Schmerzpsychotherapie

Birgit Kröner-Herwig
Jule Frettlöh
Regine Klinger
Paul Nilges
(Hrsg.)

Schmerz-
psychotherapie

Grundlagen – Diagnostik – Krankheitsbilder – Behandlung

8. Auflage

Mit 84 Abbildungen und 56 Tabellen

Mit einem Vorwort und Geleitwort
von Prof. Dr. Dr. Heinz-Dieter Basler

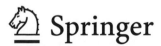 Springer

Herausgeber
Birgit Kröner-Herwig
Universität Göttingen
Göttingen, Germany

Jule Frettlöh
Universitätsklinikum Bergmannsheil Bochum
Bochum, Germany

Regine Klinger
Universitätsklinikum
Hamburg-Eppendorf (UKE)
Hamburg, Germany

Paul Nilges
Johannes-Gutenberg-Universität Mainz
Mainz, Germany

Ergänzendes Material finden Sie unter http://extras.springer.com 978-3-662-50511-3

ISBN 978-3-662-50511-3   978-3-662-50512-0 (eBook)
DOI 10.1007/978-3-662-50512-0

Die Deutsche Nationalbibliothek verzeichnet diese Publikation in der Deutschen Nationalbibliografie;
detaillierte bibliografische Daten sind im Internet über http://dnb.d-nb.de abrufbar.

Springer

Umschlaggestaltung: deblik Berlin
Fotonachweis Umschlag: deblik Berlin

Gedruckt auf säurefreiem und chlorfrei gebleichtem Papier

Springer ist Teil von Springer Nature
Die eingetragene Gesellschaft ist Springer-Verlag GmbH Berlin Heidelberg

Vorwort und Geleitwort zur 8. Auflage

Die Erforschung des chronischen Schmerzes hat in den letzten 30 Jahren in Deutschland eine sich immer stärker beschleunigende Entwicklung genommen, sodass eine erneute, inzwischen 8. Auflage des Standardwerkes zur Schmerzpsychotherapie erforderlich wurde. Als im Jahre 1986 eine Expertise zur Situation der Schmerzforschung in der Bundesrepublik Deutschland publiziert wurde, lautete deren Titel »Der Schmerz – ein vernachlässigtes Gebiet der Medizin?«. In der Tat fand der Schmerz, auch wenn er in medizinischer Diagnostik und Therapie ein ubiquitäres Problem darstellt, bis zu dieser Zeit sowohl in der medizinischen als auch in der psychologischen Forschung wenig Beachtung.

Seitdem haben die Grundlagenforschung und auch die angewandte klinische Forschung auf diesem Gebiet einen starken Aufschwung erfahren. Für die psychologische Forschung von besonderer Bedeutung war die von Melzack und Wall 1970 formulierte Erkenntnis, dass Schmerzinformationen nicht nur durch aufsteigende, sondern auch durch absteigende Bahnen aus zentralen Hirnregionen bereits auf der Ebene der Rückenmarkneurone beeinflusst werden. Mit die ersten, die diese Befunde bei der Konzeptualisierung eines psychologischen Schmerzmodells berücksichtigten, waren im Jahre 1979 Leventhal und Everhart, die auf die Modulation von Schmerzinformationen durch den Gesamtzustand des Nervensystems und auf die Filterwirkung psychischer Funktionen für die Schmerzwahrnehmung hinwiesen.

Inzwischen gibt es eine kaum noch zu überschauende Anzahl empirischer Studien, die unser Wissen sowohl über die neurophysiologischen und biochemischen Grundlagen als auch über die Schmerzpsychotherapie erweitert haben. Die ehemals von Zimmermann und Seemann gestellte Frage »Schmerz – ein vernachlässigtes Gebiet?« muss sowohl für die Medizin als auch für die Psychologie verneint werden.

Zu einer gesteigerten Effizienz der Forschung und der klinischen Versorgung hat ohne Zweifel auch die Organisation der Schmerzspezialisten in Fachgesellschaften beigetragen. So wurde im Jahre 1976 die deutschsprachige Sektion der International Association for the Study of Pain (IASP) unter dem Namen Deutsche Gesellschaft zum Studium des Schmerzes (DGSS) gegründet und im Jahre 2012 in Deutsche Schmerzgesellschaft e. V. umgewandelt. Satzungsgemäßes Ziel dieser Gesellschaft ist nicht nur die Förderung der schmerzbezogenen Forschung und Versorgung, sondern auch der schmerzbezogenen Aus-, Fort- und Weiterbildung, wobei eine interdisziplinäre Kooperation angestrebt wird. Betont werden sollte der erzielte Konsens darüber, dass eine effektive Therapie des chronischen Schmerzes nur durch eine Kooperation von Ärzten und Psychologen einschließlich weiteren Fachpersonals möglich erscheint. Viele interdisziplinäre Schmerzkonferenzen in der Bundesrepublik Deutschland entsprechen in ihrer Zusammensetzung der Überzeugung, eine dem derzeitigen Wissensstand angemessene Diagnostik und Therapie des Schmerzes sei nur durch Einbeziehung der Vertreter verschiedener Disziplinen zu gewährleisten.

Mit der Gründung der Deutschen Interdisziplinären Vereinigung für Schmerztherapie (DIVS) im Jahre 1995 erschien es aus Sicht der Psychologen wünschenswert, ebenso wie die anderen in der Schmerztherapie tätigen Disziplinen mit einer eigenen Fachgesellschaft in dieser Vereinigung vertreten zu sein, um die fachspezifischen Interessen der psychologischen Schmerztherapeuten zu vertreten. So wurde die Deutsche Gesellschaft für psychologische Schmerz-therapie und -forschung (DGPSF) gegründet, die sich in enger Kooperation mit der damaligen DGSS und der jetzigen Deutschen Schmerzgesellschaft e. V. für eine Förderung der schmerz-therapeutischen Forschung und Patientenversorgung in interdisziplinärem Kontext einsetzt.

Die 1. Auflage des jetzt in der 8. Auflage vorliegenden Werkes entstand aufgrund der Diskussion von Curricula, die im Rahmen einer für Psychologen und Ärzte als erforderlich angesehenen Aus-, Fort- und Weiterbildung in Schmerzpsychotherapie seit Mitte der 1980er-Jahre geführt wurde. Die Herausgeber der 1. Auflage, die im Jahre 1990 erschien, waren identisch mit der damaligen DGSS-Kommission für psychologische Schmerztherapie. Ihr Ziel bestand darin, das bis zu diesem Zeitpunkt in zahlreichen Einzelpublikationen sowie in einigen Übersichtsarbeiten und Monografien weit gestreute Wissen, das für eine kompetente Behandlung von Schmerzzuständen erforderlich ist, in einem einzigen Band zu konzentrieren. Der Erfolg hat dieses Konzept bestätigt. Fast regelmäßig erschienen bisher alle 3 Jahre Neuauflagen, die der Tatsache Rechnung trugen, dass Schmerzforschung und Schmerztherapie zu den sich beschleunigt weiterentwickelnden Gebieten gehörten, sodass nicht nur Aktualisierungen bestehender Kapitel vorgenommen, sondern auch fortlaufend neue Themengebiete aufgenommen wurden.

Die jetzt vorgelegte 8. Auflage spiegelt dieses Konzept wider. Neben der vollständigen Überarbeitung der bestehenden Kapitel wurde besonderer Wert darauf gelegt, das in der Grundlagenforschung der vergangenen Jahre erworbene Wissen in einer didaktisch aufbereiteten Form zugänglich zu machen. Aus diesem Grunde wurden auch Themenfelder, die erst in der vorherigen Auflage in das Werk aufgenommen worden sind, erneut aktualisiert. Es handelt sich hierbei um epidemiologische und gesundheitsökonomische Aspekte des chronischen Schmerzes, um die Bildgebung bei Schmerz, um den Zusammenhang von Psychopathologie und Schmerz sowie um die Placeboforschung und um eine Übersicht über medikamentöse Behandlungsverfahren.

Bis zur 5. Auflage wurde das Werk von Personen herausgegeben, die zu den Schmerzforschern und Schmerztherapeuten der ersten Stunde in Deutschland gehörten. Es ist für mich eine große Freude, dass ich als Mitglied des damaligen Teams gebeten wurde, ein Vorwort für die jetzige Ausgabe zu schreiben. Ich möchte diese Gelegenheit nutzen, meinen damaligen Mitstreitern Carmen Franz, Birgit Kröner-Herwig, Hanne Seemann und Hans-Peter Rehfisch herzlich für die erfreuliche und erfolgreiche Zusammenarbeit zu danken. Das jetzt verjüngte Team der Herausgeber ist dem Ziel treu geblieben, eine umfassende Einführung und ein Nachschlagewerk zur Psychologie des Schmerzes für klinisch tätige Psychologen und Ärzte zu erstellen. Ich bin sicher, dass dieser Band – ebenso wie die vorherigen Auflagen – dazu beitragen wird, die in der Schmerzforschung und Schmerztherapie tätigen Psychologen und Ärzte und auch andere Mitglieder des therapeutischen Teams für ihre Aufgabe zu qualifizieren und ihnen zum Nutzen der Schmerzkranken eine erfolgreiche Arbeit zu ermöglichen.

Prof. Dr. Dr. Heinz-Dieter Basler
Marburg, im März 2016

Die Herausgeber

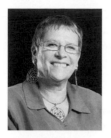

Prof. Dr. Birgit Kröner-Herwig, Dipl.-Psych.
Leiterin der Abteilung für Klinische Psychologie und Psychotherapie, Georg-Elias-Müller-Institut, Universität Göttingen, Leiterin des Weiterbildenden Studiengangs Psychologische Psychotherapie, Leiterin des Therapie- und Beratungszentrums (TBZ) an der Abteilung für Klinische Psychologie und Psychotherapie

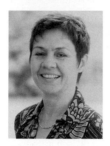

Dr. rer. nat. Jule Frettlöh, Dipl.-Psych.
Leitende Psychologin der Neurologischen Klinik und Poliklinik, Berufsgenossenschaftliches Universitätsklinikum Bergmannsheil Bochum, Mitglied der gemeinsamen Prüfungskommission für die Fort-/Weiterbildung in Spezieller Schmerzpsychotherapie der DGPSF; stellvertretende Sprecherin des AK Schmerz und Beruf der Deutschen Schmerzgesellschaft e.V.; Forschungsschwerpunkte: Psychosoziale Aspekte bei neuropathischen Schmerzen, Zielkonflikte und Schuldattribution

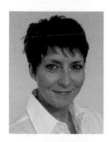

Priv.-Doz. Dr. phil. habil. Regine Klinger, Dipl.-Psych.
Leitende Psychologin des Bereichs Schmerzmedizin und Schmerzpsychologie, Klinik und Poliklinik für Anästhesiologie am Universitätsklinikum Hamburg-Eppendorf. Präsidentin der DGPSF und Vizepräsidentin der Deutschen Schmerzgesellschaft e.V. Forschungsschwerpunkte: Psychologische Schmerzbewältigung bei Kopf- und Rückenschmerzen, Placebo-/Noceboforschung, Lernprozesse bei der Entstehung und Aufrechterhaltung chronischer Schmerzen, Schmerzklassifikation

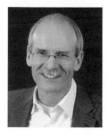

Dr. rer. nat. Paul Nilges, Dipl.-Psych.
Johannes Gutenberg-Universität Mainz, Psychologisches Institut, Weiterbildungsstudiengang Psychologische Psychotherapie; von 1985–2015 klinische und wissenschaftliche Tätigkeit im DRK Schmerz-Zentrum Mainz; Sprecher der Aus-, Weiter- und Fortbildungskommission der Deutschen Schmerzgesellschaft e.V.; Forschungsschwerpunkte: Entwicklung Psychologischer Screening-Verfahren; Reliabilität und Validität diagnostischer Klassifikationen; Faktoren und Merkmale der Chronifizierung, Bewältigungsprozesse

Inhaltsverzeichnis

I Grundlagen

1 Schmerz als biopsychosoziales Phänomen – eine Einführung 3
B. Kröner-Herwig

1.1 Schmerz – eine Definition 4
1.2 Was unterscheidet chronischen Schmerz von akutem Schmerz? 5
1.3 Biopsychosoziales Konzept des chronischen Schmerzes 9
1.4 Allgemeine Überlegungen zur Genese, Aufrechterhaltung und Nosologie 11
1.5 Fazit 15
Literatur. 15

**2 Epidemiologie und gesundheitsökonomische Aspekte
des chronischen Schmerzes** 17
C. O. Schmidt, J.-F. Chenot, T. Kohlmann

2.1 Was untersucht die Schmerzepidemiologie? 18
2.2 Verbreitung chronischer Schmerzen in der Allgemeinbevölkerung 19
2.3 Welche Körperregionen sind betroffen? 21
2.4 Bedeutung chronischer Schmerzen im Gesundheitssystem und in
der Volkswirtschaft 25
2.5 Fazit 28
Literatur. 28

3 Physiologie von Nozizeption und Schmerz 31
W. Magerl und R.-D. Treede

3.1 Einleitung 32
3.2 Abgrenzung von Nozizeption und Schmerz 32
3.3 Physiologie der Nozizeption 35
3.4 Plastizität von Nozizeption und Schmerz 59
3.5 Pathophysiologie des neuropathischen Schmerzes 65
3.6 Fazit 69
Literatur. 70

4 Akuter Schmerz 73
M. Hüppe und R. Klinger

4.1 Einleitung 74
4.2 Psychologische Einflussfaktoren auf Akutschmerz 74
4.3 Psychologische Möglichkeiten der Einflussnahme auf akute Schmerzen 77
4.4 Interventionsmöglichkeiten bei besonderen Gruppen 81
4.5 Fazit 82
Literatur. 82

5   **Neurobiologische und psychobiologische Faktoren der Chronifizierung und Plastizität**   87

H. Flor

5.1   Lernen, Gedächtnis und Neuroplastizität als wesentliche Grundlagen der Chronifizierung   88
5.2   Sensibilisierung   89
5.3   Operantes Lernen und Neuroplastizität   91
5.4   Respondentes Lernen und Priming   94
5.5   Modelllernen, Empathie und Hirnaktivität   96
5.6   Kognitive und affektive Modulation von Schmerz und zentrale Neuroplastizität . . .   96
5.7   Explizites Gedächtnis und Neuroplastizität bei Schmerz   97
5.8   Konsequenzen für die Praxis   98
5.9   Fazit   100
       Literatur.   101

6   **Bildgebung und Schmerz**   103

H. Flor

6.1   Kurze Einführung in bildgebende Verfahren   104
6.2   Beiträge der Bildgebung zur Neuroanatomie, Neurophysiologie und Psychobiologie des Schmerzes   106
6.3   Identifikation der Mechanismen chronischer Schmerzzustände   109
6.4   Schmerzmodulation   111
6.5   Fazit   113
       Literatur.   114

7   **Psychologische Mechanismen der Chronifizierung – Konsequenzen für die Prävention**   115

M. I. Hasenbring, J. Korb, M. Pfingsten

7.1   Einführung   116
7.2   Chronifizierung auf psychischer Ebene   117
7.3   Iatrogene Faktoren im Prozess der Schmerzchronifizierung   121
7.4   Präventive Aspekte   123
7.5   Fazit   128
       Literatur.   129

8   **Psychodynamische Konzepte: Schmerz, Chronifizierung und Interaktion**   133

G. Gerlach und W. Senf

8.1   Grundlagen   134
8.2   Aktuelle psychodynamische Konzepte bei Schmerzzuständen   135
8.3   Psychodynamische Betrachtungen zu Schmerzzuständen   138
8.4   Fazit   141
       Literatur.   141

9   **Placeboreaktionen in Schmerztherapie und -forschung**   143

R. Klinger, M. Schedlowski und P. Enck

9.1   Einleitung   144
9.2   Grundlagen der Placeboanalgesie   146
9.3   Entstehung und Aufrechterhaltung der Placeboanalgesie und Nocebohyperalgesie   147

9.4   Placeboreaktionen in der Schmerzbehandlung: Möglichkeiten der klinischen
        und praktischen Relevanz   151
9.5   Fazit   153
        Literatur.   154

10   **Kulturgeschichtliche Bedeutung des Schmerzes**   157
        H. C. Müller-Busch
10.1   Epistemologische Probleme   158
10.2   Vorstellungen von Schmerz in verschiedenen Kulturepochen   161
10.3   Vorstellungen von Schmerz in der Neuzeit   166
10.4   Kulturelle und geistesgeschichtliche Aspekte   170
10.5   Fazit   174
        Literatur.   174

II   Diagnostik

11   **Schmerzanamnese und Verhaltensanalyse**   179
        P. Nilges und A. Diezemann
11.1   Einleitung   180
11.2   Formen der Kontaktaufnahme   183
11.3   Vorbereitung der Anamnese   184
11.4   Erster Kontakt   185
11.5   Exploration   187
11.6   Auswertung der Anamnesedaten   203
11.7   Motivationsblockaden und Motivierungsstrategien   208
11.8   Fazit   211
        Literatur.   212

12   **Schmerzmessung und klinische Diagnostik**   215
        B. Kröner-Herwig und S. Lautenbacher
12.1   Experimentelle Schmerzmessung   216
12.2   Klinische Diagnostik
        bei chronischen Schmerzen   223
12.3   Fazit   235
        Literatur.   235

13   **Klassifikation chronischer Schmerzen: Multiaxiale Schmerzklassifikation –**
        Psychosoziale Dimension (MASK-P)   239
        R. Klinger
13.1   Einführung: Diagnostik und Klassifikation chronischer Schmerzen   240
13.2   Möglichkeiten der Vergabe von Diagnosen zum chronischen Schmerz innerhalb
        herkömmlicher Systeme   241
13.3   Multiaxiale Schmerzklassifikation – Psychosoziale Dimension (MASK-P)   247
13.4   Fazit   249
        Literatur.   250

14   Psychologische Begutachtung von Personen mit chronischen Schmerzen   251
R. Dohrenbusch und A. Pielsticker

14.1   Einführung   252
14.2   Grundlagen der Begutachtung   252
14.3   Psychologie der Begutachtungssituation   256
14.4   Probanden mit Schmerzen in sozialmedizinischer Begutachtung   258
14.5   Planung, Aufbau und Formulierung des schriftlichen Gutachtens   260
14.6   Auswahl und Zusammenstellung der Untersuchungsmethoden und -instrumente .   265
14.7   Probleme der Integration von Untersuchungsergebnissen   268
14.8   Fazit   272
        Literatur.   272

II   Behandlungsmethoden und -prinzipien

**15   Behandlung chronischer Schmerzsyndrome:
        Plädoyer für einen interdisziplinären Therapieansatz**   277
B. Kröner-Herwig und J. Frettlöh

15.1   Status quo der Behandlung chronischer Schmerzen   278
15.2   Chronisches Schmerzsyndrom und seine Erfassung   279
15.3   Zur Frage der Indikation   281
15.4   Zur Frage der Motivation   284
15.5   Ziele und Verfahren der psychologischen Schmerzbehandlung   287
15.6   Spektrum psychologisch basierter Behandlungsverfahren   288
15.7   Therapiesetting   289
15.8   Angebote interdisziplinärer Schmerztherapie   292
15.9   Effektivität interdisziplinärer und psychotherapeutischer Behandlung   294
15.10   Prognose des Therapieerfolgs   297
15.11   Fazit   298
        Literatur.   298

16   Entspannung, Imagination, Biofeedback und Meditation   303
M. Lüking und A. Martin

16.1   Einführung   304
16.2   Entspannungsverfahren im Überblick   305
16.3   Fazit   321
        Literatur.   322

17   Hypnotherapie   325
B. Peter

17.1   Einführung   326
17.2   Indikation, Kontraindikation und Nichtindikation   326
17.3   Techniken hypnotischer Schmerzkontrolle   327
17.4   Studien zur hypnotischen Schmerzkontrolle   332
17.5   Fazit   334
        Literatur.   334

18   Akzeptanz- und Commitment-Therapie 337
A. Diezemann und J. Korb

18.1   Theoretischer Hintergrund und Grundannahmen 338
18.2   Therapeutische Umsetzung 338
18.3   Was unterscheidet ACT von der kognitiven Verhaltenstherapie? 345
18.4   Wissenschaftliche Evidenz 346
18.5   Fazit 347
        Literatur. 348

19   Kognitiv-behaviorale Therapie 349
J. Frettlöh und C. Hermann

19.1   Kognitiv-behavioraler Ansatz in der Behandlung chronischer Schmerzen 350
19.2   Indikation 363
19.3   Wirksamkeit der KVT bei chronischen Schmerzsyndromen 367
19.4   Modifikationen und Fortentwicklungen der KVT bei chronischem Schmerz 368
19.5   Fazit 370
        Literatur. 371

20   Psychodynamische Psychotherapie bei chronischen Schmerzen 373
G. Gerlach und W. Senf

20.1   Psychodynamische Psychotherapie 374
20.2   Anwendung psychodynamischer Psychotherapie bei chronischem Schmerz 374
20.3   Psychodynamisches Vorgehen 375
20.4   Wirksamkeit psychodynamischer Therapieverfahren 382
20.5   Fazit 383
        Literatur. 383

21   Medikamentöse Therapie 385
D. Kindler und M. Burian

21.1   Einführung 386
21.2   Allgemeine Regeln der Analgetikatherapie 386
21.3   Therapieziel 387
21.4   Analgetika 387
21.5   Fazit 404
        Literatur. 405

22   Probleme der medikamentösen Therapie 407
J. Lutz und B. Glier

22.1   Probleme der Opioidtherapie bei Patienten mit chronischen Schmerzen 408
22.2   Medikamentenmissbrauch und -abhängigkeit bei Patienten
        mit chronischen Schmerzstörungen 418
22.3   Fazit 426
        Literatur zu 22.1 426
        Literatur zu 22.2 429

23 Praxis der Schmerztherapie – kritische Reflexion aus der Patientenperspektive 431

U. Frede

23.1 Einführung 432
23.2 Kognitiv-behaviorale Ansätze 432
23.3 Achtsamkeits- und akzeptanzbasierte Ansätze 436
23.4 Ein alternatives Welt- und Schmerzverständnis 439
23.5 Therapeutische Grundhaltungen 440
23.6 Fazit 446
Literatur. 446

III Krankheitsbilder und spezifische Krankheitsbilder

24 Kopfschmerz vom Spannungstyp 451

K. Limbrecht-Ecklundt, C. Bischoff, H. C. Traue

24.1 Diagnose und Diagnoseprobleme 452
24.2 Epidemiologie 456
24.3 Physiologische und psychophysiologische Befunde zur Entstehung und Aufrechterhaltung von Kopfschmerzen 457
24.4 Psychologische Faktoren 461
24.5 Verhaltensmedizinische Konzepte 463
24.6 Therapeutische Ansätze 466
24.7 Fazit 471
Literatur. 472

25 Migräne 475

G. Fritsche und C. Gaul

25.1 Einleitung 476
25.2 Klinisches Bild 477
25.3 Klassifikation 481
25.4 Epidemiologie 482
25.5 Pathophysiologie 482
25.6 Psychologische Mechanismen 484
25.7 Therapie 490
25.8 Fazit 499
Literatur. 499

26 Kopfschmerz bei Medikamentenübergebrauch 503

G. Fritsche

26.1 Einleitung 504
26.2 Klassifikation 504
26.3 Klinische Aspekte 506
26.4 Epidemiologie 506
26.5 Risikofaktoren 506
26.6 Psychologische Entstehungsmechanismen 507
26.7 Medizinische Entzugsbehandlung 509
26.8 Prädiktoren für einen Abusus oder Abususrückfall 511

26.9   Psychologische Behandlungsziele   512
26.10   Evidenz der psychologischen Therapie bei MOH-Patienten   513
26.11   Beispiel für ein psychologisches Behandlungsprogramm   513
26.12   Konsequenzen für die Praxis   515
26.13   Fazit   516
        Literatur.   516

27   **Muskuloskelettale Gesichtsschmerzen**   519
        J. C. Türp und P. Nilges
27.1   Einleitung   520
27.2   Untergruppen von Patienten mit myoarthropathischen Schmerzen   523
27.3   Therapie   524
27.4   Fazit   526
        Literatur.   526

28   **Rückenschmerzen**   531
        M. Pfingsten und J. Hildebrandt
28.1   Epidemiologie und sozialmedizinische Bedeutung   532
28.2   Krankheitsverlauf   533
28.3   Psychosoziale Einflussfaktoren der Chronifizierung   542
28.4   Therapie   548
28.5   Management des Rückenschmerzes   550
28.6   Fazit   551
        Literatur.   552

29   **Neuropathischer Schmerz und CRPS**   555
        J. Frettlöh, A. Schwarzer und C. Maier
29.1   Begriffsbestimmung   556
29.2   Pathophysiologie   557
29.3   Diagnostik bei neuropathischen Schmerzen   558
29.4   Typische Krankheitsbilder   560
29.5   Therapie typischer neuropathischer Schmerzsyndrome   562
29.6   Phantomschmerzen   564
29.7   Komplexes regionales Schmerzsyndrom (CRPS)   567
29.8   Fazit   587
        Literatur.   587

30   **Chronisches Unterbauchschmerzsyndrom**   591
        B. Riegel, R. Albrecht, K. Lau, U. Schnurr, B. Löwe, C. Brünahl
30.1   Einführung   592
30.2   Definition und Erfahrungen aus einer interdisziplinären Sprechstunde
        zum klinischen Erscheinungsbild   593
30.3   Epidemiologie   594
30.4   Ätiologie   595
30.5   Diagnostisches Vorgehen   599
30.6   Evidenzbasierte Therapieansätze   601
30.7   Fazit   602
        Literatur.   603

31 **Fibromyalgie** 607

K. Thieme und R. H. Gracely

31.1 Definition 608

31.2 Pathogenetische Faktoren der FM 608

31.3 Therapie 616

31.4 Fazit 619

Literatur 620

32 **Tumorschmerz** 623

D.-B. Eggebrecht und M. Falckenberg

32.1 Einleitung 624

32.2 Aufklärung 625

32.3 Diagnostik und Therapie des Tumorschmerzes aus ärztlicher Sicht 626

32.4 Der Patient im Spannungsfeld adäquater Tumorschmerztherapie 629

32.5 Diagnostik des Krebsschmerzes aus psychologischer Sicht 630

32.6 Therapeutische Zielsetzung 631

32.7 Besonderheiten psychologisch-onkologischer Schmerztherapie 632

32.8 Schmerz und seine seelischen Folgeerscheinungen
– was muss berücksichtigt werden? 634

32.9 Was ist möglich an direkter Schmerzbeeinflussung? 635

32.10 Bedeutung der Angehörigen in der Krankenbetreuung 636

32.11 Palliativmedizinischer Ansatz 637

32.12 Fazit 640

Literatur 640

IV **Spezielle Patientengruppen**

33 **Schmerz bei Kindern** 645

B. Kröner-Herwig und B. Zernikow

33.1 Einführung 646

33.2 Entwicklungsphysiologische und -psychologische Aspekte
der Schmerzwahrnehmung 646

33.3 Typische Schmerzprobleme bei Kindern 648

33.4 Schmerz infolge akuter Traumata 649

33.5 Schmerzen infolge medizinisch-diagnostischer und therapeutischer Interventionen . . 649

33.6 Krankheitsbedingte Schmerzprobleme 651

33.7 Schmerz bei psychophysiologischen Funktionsstörungen 653

33.8 Psychologische Aspekte von rekurrierendem Kopf-, Bauch- und Rückenschmerz . . 654

33.9 Schmerzdiagnostik bei Kindern und Jugendlichen 655

33.10 Therapeutische Interventionen bei akuten Schmerzzuständen 658

33.11 Behandlung von wiederkehrenden Schmerzen und Dauerschmerzen 661

33.12 Ausblick 666

33.13 Fazit 667

Literatur 668

34   Schmerz und Alter 673
H. D. Basler

34.1   Ausmaß des Problems 674
34.2   Schmerzerleben im Alter 676
34.3   Schmerzdiagnostik im Alter 678
34.4   Therapie 681
34.5   Pflege 684
34.6   Fazit 685
        Literatur 686

35   Psychopathologie und Schmerz 687
C. Schmahl und K.-J. Bär

35.1   Borderline-Persönlichkeitsstörung und posttraumatische Belastungsstörung 688
35.2   Depression 690
35.3   Schizophrenie 693
35.4   Anorexie 694
35.5   Fazit 695
        Literatur 696

36   Schmerz und Geschlecht 699
C. Zimmer-Albert und E. Pogatzki-Zahn

36.1   Einleitung 700
36.2   Geschlechtsbezogene Unterschiede in der Epidemiologie von
        Schmerzsymptomen und klinischen Schmerzsyndromen 701
36.3   Geschlechtsbezogene Unterschiede bei experimentell induziertem Schmerz 704
36.4   Zusammenhang zwischen experimentellen und klinischen Befunden 706
36.5   Geschlechtsbezogene Unterschiede in der Schmerzsensitivität –
        Einflussfaktoren und Mechanismen 707
36.6   Praktische und klinische Implikationen 717
36.7   Fazit 718
        Literatur 718

37   Schmerz bei Migranten aus der Türkei 723
Y. Erim und B. Glier

37.1   Einleitung 724
37.2   Leitsymptom »Schmerz« 725
37.3   Probleme im herkömmlichen medizinisch-therapeutischen Versorgungssystem . . 727
37.4   Medizinische, psychologische und soziale Besonderheiten
        türkischer Schmerzpatienten 729
37.5   Kulturspezifische Dynamik der Schmerzsymptomatik 731
37.6   Konsequenzen für adäquate Behandlungsstrukturen und Therapieangebote 732
37.7   Fazit 737
        Literatur 738

V   Fort- und Weiterbildung

38   Fort- und Weiterbildung »Spezielle Schmerzpsychotherapie«   743

M. Hüppe, A. Scharfenstein und G. Fritsche

38.1   Evidenz der Schmerzpsychotherapie   744
38.2   Gesundheitspolitische Aspekte   744
38.3   Struktur und Inhalte der Fort- bzw. Weiterbildung
        »Spezielle Schmerzpsychotherapie«   745
38.4   Berufspolitische Bedeutung   746
38.5   Fazit   748
        Literatur.   748

        Serviceteil   749
        Anhang   750
        Stichwortverzeichnis   768

Autorenverzeichnis

Albrecht, Rebecca, Dr. med.
Institut und Poliklinik für Psychosomatische
Medizin und Psychotherapie
Universitätsklinikum Hamburg-Eppendorf (UKE)
Gebäude O25
Martinistraße 52
20246 Hamburg
E-Mail: re.albrecht@uke.de

Bär, Karl-Jürgen, Prof. Dr. med.
Universitätsklinikum Jena
Klinik für Psychiatrie und Psychotherapie
Philosophenweg 3
07743 Jena
E-Mail: karl-juergen.baer@med.uni-jena.de

Basler, Heinz-Dieter, Prof. Dr. phil. Dr. med. habil.
Roter Hof 5
35037 Marburg
E-Mail: basler@staff.uni-marburg.de

Bischoff, Claus, Prof. Dr. Dipl.-Psych.
AHG-Klinik für Psychosomatik Bad Dürkheim
Kurbrunnenstraße 12
67098 Bad Dürkheim
E-Mail: bischoff@ahg.de

Brünahl, Christian A., Dr. med.
Institut und Poliklinik für Psychosomatische
Medizin und Psychotherapie
Universitätsklinikum Hamburg-Eppendorf (UKE)
Gebäude O25
Martinistraße 52
20246 Hamburg
E-Mail: c.bruenahl@uke.de

Burian, Mike, Dr. med., DESA
Helios Universitätsklinikum Wuppertal
Universität Witten/Herdecke
Klinik für Anästhesiologie
Heusnerstraße 40
42283 Wuppertal
E-Mail: mike.burian@ruhr-uni-bochum.de

Chenot, Jean-François, Prof. Dr. med., MPH
Universitätsmedizin Greifswald,
Körperschaft des öffentlichen Rechts
Institut für Community Medicine
Abt. Allgemeinmedizin
Fleischmannstraße 42–44
17485 Greifswald
E-Mail: jchenot@uni-greifswald.de

Diezemann, Anke, Dr. rer. nat. Dipl.-Psych.
DRK Schmerz-Zentrum Mainz
Tagesklinik für interdisziplinäre Schmerztherapie
Auf der Steig 16
55131 Mainz
E-Mail: anke.diezemann@drk-schmerz-zentrum.de

Dohrenbusch, Ralf, Priv.-Doz. Dr. Dipl.-Psych.
Universität Bonn
Institut für Psychologie
Abt. für Methodenlehre, Diagnostik und Evaluation
und Psychotherapeutische Hochschulambulanz
Kaiser-Karl-Ring 9
53111 Bonn
E-Mail: r.dohrenbusch@uni-bonn.de

Eggebrecht, Dirk, Dipl.-Psych.
Georg-August-Universität
Universitätsmedizin Göttingen
Abt. für Palliativmedizin
Robert-Koch-Straße 40
37073 Göttingen
E-Mail: dirk.eggebrecht@med.uni-goettingen.de

Enck, Paul, Prof. Dr. Dipl.-Psych.
Medizinische Universitätsklinik
Abt. für Psychosomatische Medizin
u. Psychotherapie
Forschungsbereich
Frondsbergstraße 23
72076 Tübingen
E-Mail: paul.enck@uni-tuebingen.de

Erim, Yesim, Prof. Dr. med. (TR)
Universitätsklinikum Erlangen
Psychosomatische und Psychotherapeutische Abt.
Schwabachanlage 6
91054 Erlangen
E-Mail: psychosomatik@uk-erlangen.de

Falckenberg, Maja, Dr. med.
Schmerzambulanz Alten Eichen
Hohe Weide 17b
20259 Hamburg
E-Mail: schmerzambulanz.alteneichen@hamburg.de

Flor, Herta, Prof. Dr. Dr. hc. Dipl.-Psych.
Rupprecht-Karls-Universität Heidelberg
Zentralinstitut für Seelische Gesundheit
Institut für Neuropsychologie und Klinische
Psychologie
J 5
68159 Mannheim
E-Mail: herta.flor@zi-mannheim.de

Frede, Ursula, Dipl.-Psych.
Hofgasse 2a
78337 Öhningen
E-Mail: uhj.frede@t-online.de

Frettlöh, Jule, Dr. rer. nat. Dipl.-Psych.
Berufsgenossenschaftliches Universitätsklinikum
Bergmannsheil GmbH sowie
Psychotherapiezentrum am Bergmannsheil
Bürkle-de-la-Camp-Platz 1–2
44789 Bochum
E-Mail: jule.frettloeh@rub.de

Fritsche, Günther, Dr. rer. medic. Dipl.-Psych.
Universitätsklinikum Essen (AöR)
Neurologische Klinik
Hufelandstraße 55
45122 Essen
E-Mail: guenther.fritsche@uk-essen.de

Gaul, Charly, Priv.-Doz. Dr. med.
Facharzt für Neurologie, Spezielle Schmerztherapie,
Neurologische Intensivmedizin
Migräne- und Kopfschmerzklinik Königstein
Ölmühlweg 31
61462 Königstein im Taunus
E-Mail: c.gaul@migraene-klinik.de

Gerlach, Gabriele, Dr. med.
LWL-Universitätsklinikum der Ruhr-Universität
Bochum
Klinik für Psychosomatische Medizin
und Psychotherapie
Alexandrinenstraße 1–3
44791 Bochum
E-Mail: gabriele.gerlach@rub.de

Glier, Barbara, Dr. phil. Dipl.-Psych.
Psychologische Psychotherapeutin
Josef-Schulte-Straße 7a
59846 Sundern
E-Mail: praxis.bglier@t-online.de

Gracely, Richard, Prof. Dr.
Center for Neurosensory Disorders
Thurston Arthritis Research Center
The University of North Carolina at Chapel Hill
CB# 7280
3330 Thurston Building
Chapel Hill, NC 27599-7280
USA
E-Mail: richard.gracely@dentistry.unc.edu

Hasenbring, Monika, Prof. Dr. Dipl.-Psych.
Ruhr-Universität Bochum
Abt. für Medizinische Psychologie und
Medizinische Soziologie
Universitätsstraße 150
44801 Bochum
E-Mail: monika.hasenbring@rub.de

Hermann, Christiane, Prof. Dr. rer. soc. Dipl.-Psych.
Justus-Liebig-Universität Gießen
FB Psychologie und Sportwissenschaft
Abt. Klinische Psychologie & Psychotherapie
Otto-Behaghel-Straße 10f
35394 Gießen
E-Mail: christiane.hermann@psychol.uni-giessen.de

Hildebrandt, Jan, Prof. Dr. med.
Nikolausberger Weg 126
37075 Göttingen

Hüppe, Michael, Prof. Dr.
Universität zu Lübeck
Klinik für Anästhesiologie
Ratzeburger Allee 160
23538 Lübeck
E-Mail: michael.hueppe@uni-luebeck.de

Kindler, Doris, Dr. med.
Ruhr-Universität Bochum
Berufsgenossenschaftliches Universitätsklinikum
Bergmannsheil GmbH
Abt. für Neurologie
Bürkle-de-la-Camp-Platz 2
44789 Bochum
E-Mail: doris.kindler@bergmannsheil.de

Klinger, Regine, Priv.-Doz. Dr. phil. Dipl.-Psych.
Universitätsklinikum Hamburg-Eppendorf (UKE)
Klinik und Poliklinik für Anästhesiologie
und Intensivmedizin
Bereich Schmerzmedizin und Schmerzpsychologie
Martinistraße 52
20246 Hamburg
E-Mail: r.klinger@uke.de

Kohlmann, Thomas, Prof. Dr. phil.
Universitätsklinikum Greifswald
Institut für Community Medicine
Walther-Rathenau-Straße 48
17475 Greifswald
E-Mail: thomas.kohlmann@uni-greifswald.de

Korb, Joachim, Dr. phil. Dipl.-Psych.
DRK Schmerz-Zentrum Mainz
Auf der Steig 16
55131 Mainz
E-Mail: joachim.korb@drk-schmerz-zentrum.de

Kröner-Herwig, Birgit, Prof. Dr. Dipl.-Psych.
Georg-August-Universität Göttingen
Georg-Elias-Müller-Institut für Psychologie
Abt. für Klinische Psychologie und Psychotherapie
Goßlerstraße 14
37073 Göttingen
E-Mail: bkroene@gwdg.de

Lau, Katharina, Dr. Dipl.-Psych.
Universitätsmedizin Greifswald
Institut für Medizinische Psychologie
Walther-Rathenau-Straße 48
17475 Greifswald
E-Mail: katharina.lau@uni-greifswald.de

Lautenbacher, Stefan, Prof. Dr.
Otto-Friedrich-Universität Bamberg
Abt. für Physiologische Psychologie
Markusplatz 3
96045 Bamberg
E-Mail: stefan.lautenbacher@uni-bamberg.de

Limbrecht-Ecklundt, Kerstin, Dr. Dipl.-Psych.
Universitätsklinikum Hamburg-Eppendorf (UKE)
Zentrum für Anästhesiologie und Intensivmedizin
Klinik und Poliklinik für Anästhesiologie
Bereich Schmerzmedizin und Schmerzpsychologie
Martinistraße 52
20246 Hamburg
E-Mail: k.limbrecht-ecklundt@uke.de

Löwe, Bernd, Prof. Dr. med.
Institut und Poliklinik für Psychosomatische
Medizin und Psychotherapie
Universitätsklinikum Hamburg-Eppendorf (UKE)
Gebäude O25
Martinistraße 52
20246 Hamburg
E-Mail: b.loewe@uke.de

Lüking, Marianne, Dipl.-Psych.
Therapie am Münsterplatz
Münsterplatz 12
79098 Freiburg
E-Mail: integral-lueking@t-online.de

Lutz, Johannes, Dr. med.
Zentralklinik Bad Berka GmbH
Zentrum für Interdisziplinäre Schmerztherapie
Robert-Koch-Allee 9
99437 Bad Berka
E-Mail: johannes.lutz@zentralklinik.de

Magerl, Walter, Prof. (apl.)
Dr. rer. biol. hum. et med. habil.
Rupprecht-Karls-Universität Heidelberg
Medizinische Fakultät Mannheim
Lehrstuhl für Neurophysiologie
Zentrum für Biomedizin und Medizintechnik (CBTM)
Ludolf-Krehl-Straße 13–17
68167 Mannheim
E-Mail: walter.magerl@medma.uni-heidelberg.de

Maier, Christoph, Prof. Dr. med.
Ruhr-Universität Bochum
Berufsgenossenschaftliches Universitätsklinikum
Bergmannsheil GmbH
Abt. für Schmerztherapie
Bürkle-de-la-Camp-Platz 1
44789 Bochum
E-Mail: christoph.maier@rub.de

Martin, Alexandra, Prof. Dr. Dipl.-Psych.
Bergische Universität Wuppertal
Klinische Psychologie und Psychotherapie
Max-Horkheimer-Straße 20
42097 Wuppertal
E-Mail: martin@uni-wuppertal.de

Müller-Busch, H. Christof, Prof. Dr. med.
Rüsternallee 45
14050 Berlin
E-Mail: muebu@t-online.de

Nilges, Paul, Dr. rer. nat. Dipl.-Psych.
Johannes Gutenberg-Universität Mainz
Psychologisches Institut
Weiterbildungsstudiengang Psychologische
Psychotherapie
Wallstraße 3
55122 Mainz
E-Mail: nilges@uni-mainz.de

Peter, Burkhard, Dr. phil. Dipl.-Psych.
Psychotherapeutische Praxis
Konradstraße 16
80801 München
E-Mail: burkhard-peter@t-online.de

Pfingsten, Michael, Prof. Dr. Dipl.-Psych.
Georg-August-Universität Göttingen
Universitätsmedizin Göttingen
Schmerztagesklinik und -ambulanz
Robert-Koch-Straße 40
37075 Göttingen
E-Mail: michael.pfingsten@med.uni-goettingen.de

Pielsticker, Anke, Dr. phil. Dipl.-Psych.
Institut für Schmerztherapie München
Tal 15
80331 München
E-Mail: dr.pielsticker@icloud.com

Pogatzki-Zahn, Esther, Prof. Dr. med.
Universitätsklinikum Münster
Klinik für Anästhesiologie, Intensiv- und Schmerz-
medizin
Albert-Schweitzer-Campus 1
48149 Münster
E-Mail: pogatzki@anit.uni-muenster.de

Riegel, Björn, Dr. phil. Dipl.-Psych.
Praxis für Psychotherapie im Gründerzentrum
Böternhöfen 37
24594 Hohenwestedt
E-Mail: praxis@pt-riegel.de

Scharfenstein, Annelie,
Dr. rer. biol. hum. Dipl.-Psych.
Praxis für Psychotherapie und angewandte
Psychologie
Dillstraße 28
56410 Montabaur
E-Mail: annelie@rz-online.de

Schedlowski, Manfred, Prof. Dr. Dipl.-Psych.
Universitätsklinikum Essen
Institut für Medizinische Psychologie
und Verhaltensimmunbiologie
Hufelandstraße 55
45122 Essen
E-Mail: manfred.schedlowski@uk-essen.de

Schmahl, Christian, Prof. Dr.
Klinik für Psychosomatik und
Psychotherapeutische Medizin
Zentralinstitut für Seelische Gesundheit
J 5
68159 Mannheim
E-Mail: christian.schmahl@zi-mannheim.de

Schmidt, Carsten Oliver,
PD Dr. rer. med. habil. Dr. phil.
Universitätsmedizin Greifswald
Institut für Community Medicine
Walther Rathenau Straße 48
17475 Greifswald
E-Mail: carsten.schmidt@uni-greifswald.de

Schnurr, Ulrike
Institut und Poliklinik für Psychosomatische
Medizin und Psychotherapie
Universitätsklinikum Hamburg-Eppendorf (UKE)
Gebäude O25
Martinistraße 52
20246 Hamburg
E-Mail: uschnurr@schoen-kliniken.de

Schwarzer, Andreas, Dr. med. Dr. phil.
Ruhr-Universität Bochum
Berufsgenossenschaftliches Universitätsklinikum
Bergmannsheil GmbH
Abt. für Schmerztherapie
Bürkle-de-la-Camp-Platz 1
44789 Bochum
E-Mail: andreas.schwarzer@rub.de

Senf, Wolfgang, Prof. em. Dr. med.
Praxis Gendolla
Am Alfredusbad 2
45133 Essen
E-Mail: wolfgang.senf@uni-due.de

Thieme, Kati, Prof. Dr. rer. soc. Dipl.-Psych.
Philipps-Universität Marburg
Institut für Medizinische Psychologie
Karl-von-Frisch-Straße 4
35043 Marburg
E-Mail: kati.thieme@staff.uni-marburg.de

Traue, Harald C., Prof. Dr.
Universitätsklinik für Psychosomatische Medizin
und Psychotherapie
Sektion Medizinische Psychologie
Frauensteige 6
89075 Ulm
E-Mail: harald.traue@uni-ulm.de

Treede, Rolf-Detlef, Prof. Dr. med.
Ruprecht-Karls-Universität Heidelberg
Medizinische Fakultät Mannheim
Zentrum für Biomedizin und Medizintechnik (CBTM)
Abt. Neurophysiologie
Ludolf-Krehl-Straße 13–17
68167 Mannheim
E-Mail: rolf-detlef.treede@medma.uni-heidelberg.de

Türp, Jens Christoph,
Prof. Dr. med. dent., MSc, M.A.
Universitäres Zentrum für Zahnmedizin Basel,
Universitätskliniken
Klinik für Rekonstruktive Zahnmedizin
und Myoarthropathien
Hebelstrasse 3
4056 Basel
Schweiz
E-Mail: jens.tuerp@unibas.ch

Zernikow, Boris, Prof. Dr. med.
Vestische Kinder- und Jugendklinik Datteln
Universität Witten/Herdecke
Deutsches Kinderschmerzzentrum
und Kinderpalliativzentrum
Dr.-Friedrich-Steiner-Straße 5
45711 Datteln
E-Mail: b.zernikow@kinderklinik-datteln.de

Zimmer-Albert, Christiane,
Dr. rer. nat. Dipl.-Psych.
Psychotherapeutische Praxis
Sonnenhang 10
35041 Marburg
E-Mail: praxis@zimmer-albert.de

Grundlagen

Kapitel 1   Schmerz als biopsychosoziales Phänomen –
eine Einführung   – 3
B. Kröner-Herwig

Kapitel 2   Epidemiologie und gesundheitsökonomische Aspekte
des chronischen Schmerzes   – 17
C. O. Schmidt, J.-F. Chenot, T. Kohlmann

Kapitel 3   Physiologie von Nozizeption und Schmerz   – 31
W. Magerl, R.-D. Treede

Kapitel 4   Akuter Schmerz   – 73
M. Hüppe, R. Klinger

Kapitel 5   Neurobiologische und psychobiologische Faktoren der
Chronifizierung und Plastizität   – 87
H. Flor

Kapitel 6   Bildgebung und Schmerz   – 103
H. Flor

Kapitel 7   Psychologische Mechanismen der Chronifizierung –
Konsequenzen für die Prävention   – 115
M. I. Hasenbring, J. Korb, M. Pfingsten

Kapitel 8   Psychodynamische Konzepte: Schmerz, Chronifizierung
und Interaktion   – 133
G. Gerlach, W. Senf

Kapitel 9   Placeboreaktion in Schmerztherapie
und forschung   – 143
R. Klinger, M. Schedlowski, P. Enck

Kapitel 10   Kulturgeschichtliche Bedeutung des Schmerzes   – 157
H. C. Müller-Busch

Schmerz als biopsychosoziales Phänomen – eine Einführung

B. Kröner-Herwig

1.1   Schmerz – eine Definition   – 4

1.2   Was unterscheidet chronischen Schmerz von akutem Schmerz?   – 5

1.3   Biopsychosoziales Konzept des chronischen Schmerzes   – 9

1.4   Allgemeine Überlegungen zur Genese, Aufrechterhaltung und Nosologie   – 11

1.5   Fazit   – 15

Literatur   – 15

B. Kröner-Herwig et al. (Hrsg.), *Schmerzpsychotherapie*,
DOI 10.1007/978-3-662-50512-0_1, © Springer-Verlag Berlin Heidelberg 2017

1

Lernziele

Zunächst wird die Schmerzdefinition der Internationalen Gesellschaft zum Studium des Schmerzes vorgestellt und kritisch diskutiert. Die Charakteristika des akuten und chronischen Schmerzes werden in Abgrenzung voneinander ausführlich beschrieben, da sie für das Verständnis und den Umgang mit chronischem Schmerz besonders bedeutsam sind. Das biopsychosoziale Modell des chronischen Schmerzes wird vorgestellt, wobei neben biologischen Faktoren die besondere Rolle psychosozialer Prozesse hervorgehoben wird. Die Entwicklung von Behandlungskonzepten für den chronischen Schmerz auf der Grundlage des biopsychosozialen Modells wird diskutiert.

1.1   Schmerz – eine Definition

Betrachtet man den Schmerz unter einem phylogenetischen Blickwinkel, so ist die **Sensitivität für noxische Reize** ein »uraltes« und gemeinsames Merkmal vieler, auch einfachster Organismen. Ontogenetisch betrachtet gehört Schmerz zu den frühesten, häufigsten und eindrücklichsten Erfahrungen eines jeden Individuums.

Aufgrund dessen könnte man erwarten, dass es sich bei Schmerz um ein wissenschaftlich aufgeklärtes Phänomen handelt. Befasst man sich jedoch mit dem Erkenntnisstatus im Bereich Schmerz, sieht man sich mit vielen ungelösten Fragen konfrontiert. So ist es bezeichnend, dass Melzack noch 1973 seinem Buch den Titel *The Puzzle of Pain* gab. Obwohl gerade Deutschland schon im 19. Jahrhundert einige Pioniere der Schmerzforschung wie M. von Frey und A. Goldscheider hervorgebracht hatte (Handwerker u. Brune 1987), zeigen erst die letzten 5 Jahrzehnte nach Veröffentlichung der bahnbrechenden Gate-Control-Theorie von Melzack und Wall (1965) und den wegweisenden Arbeiten zum chronischen Schmerz von John Bonica (1953), Wilbert Fordyce (1976) und Richard Sternbach (1978) einen deutlichen Zuwachs an Forschungsaktivitäten und erhebliche Wissenserweiterung. Heute haben diagnostische und therapeutische Entwicklungen der letzten 3 Jahrzehnte zum Teil bereits Eingang in die Versorgungspraxis gefunden.

Unter den vielfältigen Versuchen, den Untersuchungsgegenstand »Schmerz« zu bestimmen (Sternbach 1978), ragt das gemeinsame Bemühen einer Gruppe von Wissenschaftlern heraus, die im Auftrag der International Association for the Study of Pain (IASP) folgende Definition erstellten (IASP Subcomittee on Taxonomy, 1994):

> ❯❯ **Schmerzdefinition der IASP: »Pain is an unpleasant sensory and emotional experience with actual or potential tissue damage or described in terms of such damage.«**

Danach ist Schmerz ein **unangenehmes Sinnes- und Gefühlserlebnis**, das mit tatsächlicher oder potenzieller Gewebeschädigung verknüpft ist oder mit Begriffen einer solchen Schädigung beschrieben wird.

Diese Definition hat eine Reihe von Vorzügen. Zum einen hebt sie den **emotionalen Aspekt** als konstitutive Komponente des Schmerzgeschehens heraus und unterscheidet damit Schmerz von anderen sensorischen Wahrnehmungsprozessen, die nicht notwendigerweise eine affektive Reaktionskomponente beinhalten. Schmerz ist damit mehr als reine Reizwahrnehmung.

Es werden im Einklang mit Sternbach (1978) **Subjektivität und Privatheit der Schmerzerfahrung** hervorgehoben. Selbst wenn die Aussage sehr verklausuliert ist, wird in der Definition die einfache – wie wir heute wissen zu einfache – kausale Verknüpfung von Gewebeschädigung und Schmerzreaktion aufgegeben.

> ❯❯ **Schmerz ist (Körper-)Schmerz, auch wenn keine somatischen Auslösebedingungen identifizierbar sind.**

Die Definition der Wissenschaftler der IASP ist damit offen für komplexe, multifaktorielle **Modelle der Schmerzentstehung und -aufrechterhaltung**, die neben somatischen Auslösebedingungen auch Faktoren anderer Art berücksichtigen, welche Schmerzerleben verursachen oder moderieren können. Nach der vorgelegten Definition wird der Schmerz von dem betroffenen Subjekt als körperliches Phänomen erfahren. Damit sind rein »psychische« Schmerzen (z. B. »Trennungsschmerz«, »Heimweh«) aus dem Gegenstandsbereich der Schmerzforschung herausgenommen, auch wenn wir heute – insbesondere über bildgebende Verfahren – wissen, dass neurophysiologisch gesehen

»psychische« Phänomene wie »Mitfühlen« von Schmerzen (Empathie) in sehr ähnlichen Hirnregionen stattfinden wie die Verarbeitung des selbst erlebten Schmerzes, wobei dies besonders die affektive Verarbeitung betrifft (Singer et al. 2004).

Die IASP-Definition hat ein Defizit: Sie unterschlägt die behaviorale Seite des Schmerzes, das sog. **Schmerzverhalten**, d. h., sie definiert Schmerz einseitig als Erleben. Das Schmerzverhalten wird sehr unterschiedlich reguliert: Es kann ein rückenmarkregulierter Reflex sein (Wegziehen der Hand bei Berührung eines heißen Gegenstandes) oder ein kortikal bestimmtes, komplexes Handeln wie das Aufsuchen eines Physiotherapeuten, die zeitkontingente Einnahme eines Medikamentes oder die Vermeidung jeder Situation, die körperliche Anstrengung beinhaltet (Fordyce 1976).

Die Schmerzdefinition der IASP
- Schmerz hat eine sensorische und emotionale Qualität.
- Schmerz ist ein als körperlich wahrgenommenes Phänomen.
- Schmerz kann ohne Gewebeschädigung auftreten.
- Die **behaviorale Seite** des Schmerzes ist zu berücksichtigen.

Die IASP nimmt auch **keine** Differenzierung von akutem und chronischem Schmerz vor. Diese halten wir jedoch aus konzeptuellen Gründen für überaus wichtig: zum einen für das Verständnis der komplexen Bedingtheit des chronischen Schmerzes, und zum anderen für die besonderen Notwendigkeiten seiner Behandlung. Dabei ist vorauszuschicken, dass die an einigen Stellen nahegelegte strikte Trennung der beiden Schmerzphänomene eine eigentlich nicht zulässige Vereinfachung darstellt; beide Schmerzphänomene sind durch vielfältige Prozesse der Chronifizierung miteinander verbunden.

1.2 Was unterscheidet chronischen Schmerz von akutem Schmerz?

Das **Erleben akuten Schmerzes** ist eine fast tägliche Erfahrung. Akut bedeutet, der Schmerz dauert Se-kunden bis einige Wochen und ist in der Regel an erkennbare Auslöser wie aversive und schädigende äußere Reize oder endogene Prozesse (z. B. Gelenküberdehnung, Entzündung) gekoppelt. Die Beendigung des exogenen Reizes oder das Abklingen der endogenen Störung geht einher mit dem Abklingen des Schmerzes.

Von **chronischem Schmerz** spricht man hingegen dann, wenn der Schmerz »persists past the normal time of healing« (Bonica 1953), die Kopplung an Auslöser nicht erkennbar ist oder erkennbare Schädigungen in keiner proportionalen Beziehung zum erlebten Ausmaß des Schmerz stehen. Auch bei anhaltenden nozizeptiven Prozessen – wie bei CRPS (komplexes regionales Schmerzsyndrom) oder Rheuma –, die keine 1:1-Relation zu Schmerzen haben, spricht man ebenso von chronischem Schmerz. Die problematische Kennzeichnung (was unter »normal time« zu verstehen und welches Verhältnis zwischen Auslöser, Schädigung und Beeinträchtigung angemessen ist) wird in der Praxis oft durch ein einfaches zeitliches Kriterium ersetzt. Die Task Force der IASP (IASP Subcommittee on Taxonomy 1994) geht von einer Zeitgrenze von 3 Monaten für den akuten Schmerz aus. Als chronisch wird Schmerz bezeichnet, der 6 Monate oder mehr andauert. Das letztgenannte Kriterium hat sich im wissenschaftlichen Kontext inzwischen weitgehend durchgesetzt und ist in die Internationale statistische Klassifikation der Krankheiten und verwandter Gesundheitsprobleme, 10. Revision (ICD-10-GM; DIMDI 2009) als Kriterium für chronischen Schmerz aufgenommen worden.

> ❯ Typischerweise ist der akute Schmerz vom chronischen Schmerz zunächst einmal durch seine speziellen zeitlichen Charakteristika und Auslösungsbedingungen zu unterscheiden.

Es werden unter dem Begriff »chronisch« ausdrücklich sowohl anhaltende wie auch rezidivierende Schmerzen, etwa die anfallartig auftretende Migräne oder Neuralgien, subsumiert, wenn sie über lange Zeiträume hinweg besonders häufig auftreten. Ein neueres Konzept, das **Mainzer Stadienmodell** (Mainz Pain Staging System, MPSS; Schmitt 1990), unterscheidet verschiedene Stufen der Chronifizierung und nutzt zusätzlich qualitative Merkmale (z. B. Medikamentengebrauch, Behandlungsmodalitäten) des Schmerzsyndroms zur Definition.

> ❯❯ Beim chronischen Schmerz liegt eine enge Kopplung mit eindeutig bestimmbaren, schädigenden somatischen Faktoren in der Regel nicht vor oder identifizierbare noxische Reize stehen oft in keiner verstehbaren direkten Relation zur Stärke und/oder Lokalisation des erlebten Schmerzes.

Beim **akuten Schmerz** findet sich analog zu seiner Assoziation mit identifizierbaren Auslösern meist eine relativ gut umschreibbare Lokalisation des Schmerzes. Beim **chronischen Schmerz** dagegen sind oft verschiedene Areale des Körpers betroffen, einige Patienten berichten von Schmerzen im ganzen Körper.

Weiterhin ist akuter Schmerz in der Regel begleitet von autonomen und endokrinen **Aktivierungs- und Stressreaktionen**. Auch reflexhafte motorische Reaktionen (Muskelspannungserhöhung) können auftreten. Insbesondere autonome Stressreaktionen (erhöhter Herzschlag, Schweißausbruch) sind bei chronischem Schmerz in der Regel nicht zu beobachten. Die bei einigen chronischen Syndromen (z. B. Spannungskopfschmerz, Rückenschmerz) zu findende langfristig **erhöhte Muskelspannung** kann als Folge, aber auch als eine Entstehungsbedingung des Schmerzes betrachtet werden (Turk u. Flor 1984).

> ❯❯ Grundsätzlich ist *Schmerzerleben* ein subjektives Geschehen. *Schmerzverhalten* kann prinzipiell von anderen beobachtet werden.

Im Labor lässt sich unter ganz bestimmten Bedingungen ein »**objektiver**« **Schmerzindikator** messen, das elektroenzephalografisch erhebbare **sensorisch evozierte Schmerzpotenzial** (SEP; Bromm 1985). SEP sind Korrelate sensorischer Reizverarbeitung, treten in einer regelhaften zeitlichen Kopplung mit dem auslösenden Reiz auf und variieren in ihrer Gestalt mit den Charakteristika des Reizes.

Aus den vorhergegangenen Ausführungen zum Charakter des chronischen Schmerzes ist evident, dass diskrete zentralnervöse Reaktionen wie das SEP bei chronischem Schmerz nicht beobachtet werden können. Neue Methoden wie das **Neuroimaging** haben wichtige Befunde, insbesondere

zum experimentellen, also akuten, Schmerz hervorgebracht und waren wesentlich an der Entwicklung des Konzepts sog. »pain matrix« beteiligt, also den neuronalen Netzwerke, die an der komplexen Verarbeitung von Schmerz beteiligt sind (▶ Kap. 3, ▶ Kap. 5, ▶ Kap. 6).

Besonders interessant aus psychologischer Sicht ist dabei die neurowissenschaftliche »Objektivierung« der Modulation von Schmerz durch kognitive Prozesse. So konnten Effekte der Aufmerksamkeit oder hypnotischer Instruktionen auf das subjektive Erleben von Schmerz anhand funktioneller Magnetresonanztomografie (fMRT) quasi beobachtbar gemacht werden (Apkarian et al. 2005, Rainville et al. 2000).

Die Erforschung des klinischen, chronischen Schmerzes ist allerdings aufgrund verschiedener Einschränkungen der Methode erst in den Anfängen. Schon jetzt lassen sich Hinweise auf die neurowissenschaftlichen Korrelate des chronischen Schmerzes erkennen wie etwa eine Dysfunktion in der frontolimbischen Aktivität. Die Analyse der Konnektivität zwischen Hirnregionen zeigte Einschränkungen in der Interkommunikation verschiedener Regionen der »pain matrix« auf. Auch Veränderungen in der Dichte der grauen Substanz (wesentlich bestehend aus den Zellkörpern der Neurone) in bestimmten Hirnbereichen wurden mit chronischem Schmerz in Verbindung gebracht (Lee u. Tracey 2013).

> ❯❯ Da in der Standarddiagnostik einsetzbare objektive und verlässliche Verfahren zur Schmerzerkennung nicht zur Verfügung stehen, sind wir in der Diagnostizierung und Messung des klinischen Schmerzes ausschließlich auf das erlebende Subjekt verwiesen, d. h. auf seine Aussagen und sein Verhalten (▶ Kap. 12).

Wesentliche Unterschiede zwischen akutem und chronischem Schmerz betreffen seine **Bedeutung und Funktion für den Organismus**. Der akute Schmerz hat eine unübersehbare Warn- und Schutzfunktion, da er das Signal für die Auslösung weitere Schädigung vermeidenden bzw. heilungsförderlichen Verhaltens darstellt. Die einfachsten schmerzbezogenen Verhaltensweisen, die wir schon bei Einzellern finden, sind die sog. **Schutz- und Ver-**

meidungsreflexe, die ein Wegstreben von der Schmerzquelle beinhalten. Die beschriebenen autonomen und motorischen Aktivierungsreaktionen sollen den Organismus in die Lage versetzen, der Bedrohung zu entfliehen oder ggf. einen ihn verletzenden Gegner selbst anzugreifen.

Akuter Schmerz setzt aber auch, insbesondere beim Menschen, **komplexeres Verhalten** in Gang. Ruhe- und Schonverhalten sind bei akutem Schmerz für die Ausheilung von Verletzungen meist sinnvoll. Das Aufsuchen des Arztes auf das Warnsignal Schmerz hin kann unter Umständen lebensrettend sein. Auch die **verbale oder behaviorale Schmerzexpression** kann eine funktionale Bedeutung haben. Wie zuvor beschrieben, kann die Schmerzexpression bei anderen Menschen Empathie auslösen und dieses Mitgefühl kann Unterstützung und Hilfe motivieren. Ob man die beschriebenen Verhaltensweisen als Komponenten oder Folge des Schmerzes beschreibt, hängt von der Betrachtungsweise ab und ist eine relativ willkürliche Setzung.

> ❯ Festzuhalten ist, dass akuter Schmerz über die unmittelbar negative Valenz des Erlebens hinaus (»unpleasant experience«) eine äußerst wichtige Funktion hat, nämlich den Erhalt bzw. die Wiederherstellung der körperlichen Unversehrtheit des Organismus zu gewährleisten und ggf. soziale Unterstützung und Hilfeverhalten auszulösen.

Ganz besonders deutlich wird diese Funktion, wenn man die Geschichte eines der wenigen Menschen betrachtet, der **von Geburt an schmerzunempfindlich** war (▶ Fallbeispiel 1).

Die Leidensgeschichte(!) dieser schmerzunempfindlichen jungen Frau war also insgesamt weniger durch außergewöhnliche Unfälle als durch die zunächst einmal eher unauffälligen, aber letztlich **letalen Folgen** ihres Defizits bestimmt.

Die unmittelbare **Warnfunktion** fehlt zumeist beim chronischen Schmerz. Er ist in der Regel nicht mehr Hinweis auf eine Schädigung des Körpers, die durch geeignetes Verhalten behoben werden kann, noch gibt er Hinweise auf eine drohende Schädigung, die durch geeignete Maßnahmen zu verhindern wäre.

> ❯ Somit wird der chronische Schmerzzustand vom Symptom zur Krankheit selbst.

Im psychotherapeutischen Kontext kann im individuellen Fall, in dem etwa ein bestimmtes Verhalten oder eine Stresssituation mit einer Schmerzexazerbation einhergeht, der Schmerz vom Patienten als Hinweissignal genutzt werden, in dem Sinne, dass eine Verhaltensänderung bzw. ein Bemühen um Stressbewältigung angezeigt ist.

Auch das Behandlungsparadigma unterscheidet sich. Eine »kausale« Behandlung, im Sinne der **Behebung der »Ursachen«** der Schmerzen ist **nicht** möglich. Weitere wesentliche Unterscheidungsaspekte zwischen akutem und chronischem Schmerz (◻ Tab. 1.1) ergeben sich aus **Unterschieden in der kognitiv-emotionalen Bewertung des Schmerzgeschehens** und dem daraus folgenden Verhalten. Hier soll zunächst einmal der Patient mit chronischen Schmerzen selbst in seiner Auseinandersetzung mit dem Leiden betrachtet werden, wobei diese Auseinandersetzung stark von der Ausrichtung unseres Gesundheitssystems mitbestimmt ist.

Fallbeispiel 1

Angeborene Schmerzunempfindlichkeit
Sternbach (1963) beschreibt den Fall einer jungen Frau, die während ihres ganzen Lebens intensiv untersucht und beobachtet worden war. Sie hatte in ihrer Kindheit und Jugend spektakuläre Unfälle erlitten: So hatte sie sich Brandverletzungen 3. Grades zugezogen, als sie sich auf einen heißen Heizkörper setzte, um aus dem Fenster zu schauen. Beim Essen hatte sie sich ein Stück Zunge abgebissen. Die dabei zugezogenen Verletzungen waren jedoch nicht ihr Verhängnis. Die junge Frau starb mit 29 Jahren an Infektionen und Entzündungen von Haut, Knochen und Gelenken, die sie sich aufgrund einer dauernden dysfunktionalen Belastung ihres Bewegungsapparats zugezogen hatte. Da sie absolut schmerzinsensitiv war, standen ihr keine Körpersignale zur funktionalen Steuerung ihrer Bewegungen zur Verfügung, was zu einer chronischen Fehl- und Überbelastung führte.

◻ **Tab. 1.1** Unterscheidungsmerkmale akuter und chronischer Schmerzen

	Akut	Chronisch
Dauer	Nur kurz andauernd	Lang andauernd bzw. wiederkehrend
Ursache	Bekannt und ggf. therapierbar (z. B. Verletzung, Entzündung)	Unbekannt bzw. vielschichtig (z. B. unspezifischer Rückenschmerz) oder bekannt und nicht therapierbar (z. B. Polyneuropathie)
Funktion	Warnfunktion	Keine Warnfunktion
Intervention	Schonung, Behandlung der Schmerzursachen, (zeitbegrenzte) analgetische Behandlung	Abbau schmerzunterstützender Faktoren, z. B. Auslöserkontrolle, Veränderung von katastrophisierender Verarbeitung, Abbau von Bewegungsangst
Behandlungsziele	Schmerzfreiheit	Minderung der Schmerzen bis zur Erträglichkeitsschwelle, besserer Umgang mit dem Schmerz, Minderung der schmerzbedingten Beeinträchtigung
Psychologische Korrelate	Hoffnung auf Erfolg der Behandlung, Überzeugung von Kontrollierbarkeit	Resignation, Hoffnungslosigkeit, Hilflosigkeit

Sowohl der Patient als auch der Arzt haben im Fall des akuten Schmerzes in der Regel eine relativ klare **Kausalattribution**. Es wird davon ausgegangen, dass der Schmerz eine bestimmte identifizierbare Ursache hat. Es besteht Gewissheit, zumindest aber eine große Zuversicht hinsichtlich des vorübergehenden Charakters des Schmerzes.

Auch die **Kontrollattributionen** sind in der Regel positiv. Die Behandlung der Schmerzursachen kann mit Aussicht auf Erfolg angegangen werden. Analgetika können in der Zeit bis zur Behebung der Grundstörung den Schmerz lindern oder beheben. Damit ist die Bedrohlichkeit des Ereignisses reduziert.

❯ **Aus der Stressforschung ist bekannt, dass Vorhersehbarkeit und Kontrollierbarkeit der Stressoren die psychische Belastungsreaktion mildern. Das Ertragen auch intensiver Schmerzen wird somit erleichtert.**

Der chronische Schmerz stellt sich in der kognitiven Verarbeitung und seinen Konsequenzen völlig anders dar als der akute Schmerz.

Wie bereits beschrieben, ist häufig eine klare **Kausalattribution** nicht möglich bzw. im Laufe der Zeit werden Patient und Arzt hinsichtlich der möglichen Ursachen immer unsicherer. Die Überzeugung, den Schmerz »in den Griff« zu bekommen,

wird geringer, d. h., Überzeugungen, die Schmerzen kontrollieren zu können, werden immer schwächer. Der Patient wird durch eine Reihe erfolgloser Behandlungsversuche so enttäuscht, dass schließlich Resignation und Hoffnungslosigkeit auftreten und er an sich selbst zu verzweifeln beginnt.

Dieser Prozess wird kurzfristig durch erneute ärztliche Diagnostik und »**Heilsversprechungen**« aufgebrochen, deren Misserfolg den Patienten dann noch weiter zurückwirft. Da sich die Behandlungsversuche zumeist am Akutmodell des Schmerzes orientieren, erhält der Patient auch keine alternativen Anregungen zum Umgang mit dem Schmerz. In einigen Fällen geht die Ratlosigkeit des Patienten und seine Perspektivlosigkeit in Feindseligkeit und Aggressionen gegenüber den als »unfähig« eingeschätzten Ärzten und der gesunden Umgebung über.

❯ **Auch die behandelnden Ärzte erleben Hilflosigkeit im Umgang mit dem »chronischen Schmerzpatienten«. Ihr Bedürfnis nach Ursachenerklärung wird enttäuscht, ihr Selbstwertgefühl und ihre Kompetenzüberzeugung werden durch immer wieder erfolglose Behandlungsversuche bedroht.**

Die in unserem System auf Handeln im Sinne einer kausalen Therapie verpflichteten Ärzte reagieren oft mit der **Strategie des »Mehr desselben«** (z. B. Serien von Injektionen, wobei die erste schon keinen Erfolg zeigte) oder mit Überweisungen zu verschiedenen Fachärzten, die ebenso dem Modell des akuten Schmerzes anhängen. Diese suchen die Ursachen des Schmerzes jeweils in ihrem Fachgebiet und beginnen mit den in ihrer Disziplin gängigen Therapien. Nach weiteren Misserfolgen gibt der Arzt in der letzten Stufe dieser Entwicklung seinen Patienten häufig auf.

Als quasi letzte Instanz für den Schmerzpatienten gilt die Psychiatrie/Psychosomatik. Von dieser Institution wird erwartet, dass sie den Patienten als »Simulanten« entlarvt oder ihn zumindest als »hypochondrischen« Übertreiber seines Leidens diagnostiziert, sofern nicht noch »Schlimmeres«, nämlich psychopathologische Prozesse, als Grundlage des Schmerzes vermutet werden.

> ❱ Die ärztliche Reaktion hat natürlich wiederum Einfluss auf das Patientenverhalten. Fast immer wird die Vermutung, der Schmerz sei psychisch verursacht, vom Patienten als eine Bedrohung der eigenen Integrität wahrgenommen (DeGood 1983).

Der Patient besitzt, genau wie der Arzt, in der Regel ein **monokausales medizinisches Konzept** des **Schmerzes**, das auf seinen Erfahrungen mit akutem Schmerz beruht. Die Vermittlung an psychotherapeutische oder insbesondere psychiatrische Institutionen begründet für ihn zumeist den Verdacht, man glaube, er sei »verrückt«, sein Schmerz sei eingebildet oder aus »naheliegenden« Gründen (z. B. Rentenbegehren) vorgespielt. Darauf folgt oft genug ein verbissenes Bemühen des Patienten, sich durch Aufsuchen immer neuer Ärzte und das so erhoffte Entdecken einer organischen Ursache doch noch zu rechtfertigen und es den Ärzten und allen anderen zu »beweisen«. Diese Entwicklung, die oft genug einer effektiven, d. h. interdisziplinären, multimodalen, Behandlung mit hoher Eigenaktivität des Patienten entgegensteht, beschreibt Sternbach (1974) im Rahmen der sog. »**pain games**«, die Patient und Arzt »spielen«.

Bisher wurden in diesem Kapitel »Patienten« beschrieben, die am häufigsten in spezialisierten Ambulanzen und Kliniken zu finden sind: den in fast allen Funktionsbereichen schwer beeinträchtig-

ten »typischen« Schmerzpatienten. Es sollen aber nicht die Menschen vergessen werden, die nach zeitlichen und weiteren Rahmenkriterien **chronisch schmerzkrank** sind, aber unter Nutzung aller, insbesondere personalen Ressourcen (z. B. Akzeptanz, aktives Bewältigungsverhalten) ein aktives und zufriedenstellendes Leben **mit** Schmerz leben und auch keine Behandlung suchen.

1.3   Biopsychosoziales Konzept des chronischen Schmerzes

Chronischer Schmerz beinhaltet mehr als das Erleben von Schmerzen. Er ist als **Syndrom** zu verstehen, bei dem das Erleben des Schmerzes in seiner Intensität (Schmerzstärke), seiner Qualität (sensorisch und affektiv) sowie seiner Lokalisierung und zeitlichen Charakteristika zwar ein Kernstück des Syndroms ausmacht, aber zur Charakterisierung bei Weitem nicht ausreicht. Die Beeinträchtigung des Patienten ist wesentlich bestimmt durch die kognitiv-emotionalen und behavioralen Komponenten des Syndroms. Gerade kognitive und emotionale Aspekte des Schmerzes – wie Kontrollverlust, Hoffnungslosigkeit, Verzweiflung und Depression – sind Korrelate und vermutlich auch Verstärker der Schmerzen (◘ Abb. 1.1).

Die Fokussierung auf den Schmerz und die damit verbundene Diagnostik und Behandlung führen zu einer **Einengung der Lebensperspektive**, mit der eine gravierende Veränderung des gesamten Lebensgefüges einhergeht. Viele der Schmerzpatienten sind auf längere Zeit arbeitsunfähig (Waddell 1998), was sie weiter dem normalen Leben entfremdet. Rentenanträge werden oft schon in jungem Alter gestellt.

> ❱ Schonung auf begrenzte Zeit und Rückzug von bestimmten Aktivitäten können bei akutem Schmerz eine sinnvolle vorübergehende Strategie zur Wiederherstellung der Funktionsfähigkeit sein. Wird diese Strategie jedoch beibehalten, führt sie auf Dauer gesehen mit großer Wahrscheinlichkeit in die Chronifizierung (Fordyce 1995). Das Akutmodell des Schmerzes propagiert aber gerade dieses Verhalten.

1

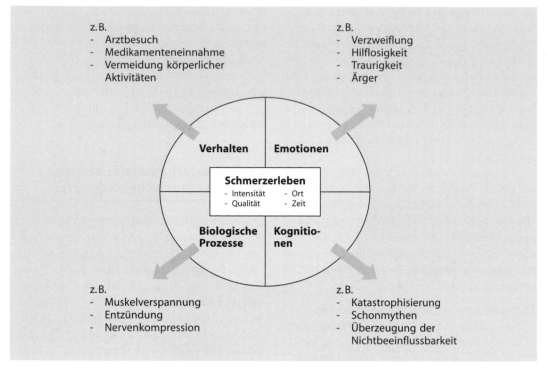

z. B.
- Arztbesuch
- Medikamenteneinnahme
- Vermeidung körperlicher Aktivitäten

z. B.
- Verzweiflung
- Hilflosigkeit
- Traurigkeit
- Ärger

Verhalten   **Emotionen**

Schmerzerleben
- Intensität   - Ort
- Qualität   - Zeit

Biologische Prozesse   **Kognitionen**

z. B.
- Muskelverspannung
- Entzündung
- Nervenkompression

z. B.
- Katastrophisierung
- Schonmythen
- Überzeugung der Nichtbeeinflussbarkeit

□ Abb. 1.1 Schmerz als multidimensionales Syndrom

Die **Familienbeziehung** ist infolge der chronischen Schmerzbeschwerden eines Mitglieds häufig beeinträchtigt. Der Patient fordert auf »Kosten« der Familie Rücksichtnahme und Schonung, oder sie werden ihm anempfohlen bzw. sogar aufgedrängt. Alltägliche Aufgaben werden von anderen Familienmitgliedern übernommen, gemeinsame Aktivitäten sind beeinträchtigt. Die sexuelle Beziehung zwischen Ehepartnern ist durch das Schmerzgeschehen oft erheblich gestört (Ambler et al. 2001). Die Zufriedenheit mit der Partnerschaft nimmt abhängig von der Qualität schmerzbezogener Interaktionen ab (Flor et al. 1987, Leonard u. Cano 2006). Es kann zu einer komplementären Koalition kommen, bei der die Schwäche des Partners zur Stärke des Anderen wird und in der der Schmerz einen hohen Stellenwert einnimmt.

Gemeinsame Aktivitäten mit Freunden und Bekannten werden häufig reduziert, da der Betroffene überzeugt ist, dies belaste entweder ihn selbst über Gebühr und/oder belaste die anderen, sodass in jedem Fall **Rückzug** die Folge ist.

> Das Schmerzmanagement selbst (Arztbesuche, Medikamenteneinnahme, Bestrahlungen, Bäder usw.) steht im Vordergrund des Lebensvollzugs und kann zum nahezu einzigen Lebensinhalt werden.

Die **Einseitigkeit der Perspektive** und die gleichzeitige Ausgefülltheit des Lebens durch den Schmerz verstärken das grüblerische, depressive Verharren in der als aussichtslos empfundenen Situation.

Bei einer Reihe von Patienten mit chronischen Schmerzen entwickelt sich ein **dysfunktionales Muster** von Überaktivität und eigener Überforderung in schmerzärmeren oder -freien Perioden einerseits und Inaktivität in den (durch die Überlastung verstärkt, aber mit Verzögerung auftretenden) Schmerzphasen andererseits. Ein solches Muster wird besonders von der Überzeugung aufrechterhalten, dass man sich Phasen von Ruhe und Entspannung nur bei Schmerz »gönnen« dürfe, Schmerz also die einzige Rechtfertigung für Erholungsphasen ist. Dies scheint besonders häufig bei

Migränepatienten vorzuliegen. In ▶ Kap. 7 stellen Hasenbring et al. die Strategie der sog. »Durchhalter« als bedeutsamen Chronifizierungsfaktor vor.

Es ist deutlich geworden, dass chronischer Schmerz in vielen Fällen mit ungünstigem Krankheitsverhalten einhergeht (Beutel 1988, Fordyce 1976), das gekennzeichnet ist durch psychosoziale Inaktivität und Rückzug, Ausrichtung auf Schonung sowie Fokussierung auf Behandlungsangebote des Gesundheitsversorgungssystems.

> ❯ Das Krankheitsverhalten bei chronischem Schmerz verstärkt und verfestigt in der Regel das Erleben von Depressivität, was wiederum mit einem negativen Selbstkonzept (Large 1985) einhergeht.

Der Patient sieht sich als Versager und Invalider, der seine sozialen Pflichten nicht mehr erfüllen kann, oder er sieht sich als Opfer des Schicksals – nur noch als »Leidender«. Diese negative Form des Selbstkonzepts kann so dominant und rigide werden, dass sie eine **Veränderung der eigenen Rollenperspektive** verhindert, wie Sternbach (1974) dies sehr nachdrücklich in seinem Buch *Pain Patients* beschreibt.

1.4 Allgemeine Überlegungen zur Genese, Aufrechterhaltung und Nosologie

Das **biopsychosoziale Modell des Schmerzes** gilt zwar insbesondere für den chronischen Schmerz, aber auch akuter Schmerz wird von psychosozialen Faktoren beeinflusst. In seinem Buch *The Puzzle of Pain* beschreibt Melzack (1973) religiös-kulturelle Riten, bei denen sich Menschen extreme noxische Reize zufügen (Aufhängung an Haken, die durch die Rückenmuskulatur gestochen sind), ohne Schmerz zu zeigen. Das von Melzack und Wall konzipierte Gate-Control-Modell (1965) gilt auch für die Modulation des akuten Schmerzes durch kognitive zentrale Verarbeitung und Kontrollprozesse.

Zur adäquaten Erfassung chronischer Schmerzsyndrome gehört die **Analyse biologischer Faktoren und psychosozialer Faktoren gleichermaßen**. Dies gilt für Diagnostik und Therapie ebenso wie für die Erklärung der Entstehung und Aufrechterhaltung.

> ❯ Die Frage nach den psychosozialen Anteilen am chronischen Schmerzgeschehen sollte nicht, wie es häufig geschieht, auf die Frage der Genese eingeengt werden, wie dies in der Tradition der klassischen Psychosomatik häufig der Fall ist.

Der Frage nach der **Kategorisierung des Schmerzes hinsichtlich seiner Genese (psychogener/somatogener Schmerz)** liegt oft ein Krankheitsmodell zugrunde, dem heute von vielen Forschern kein wissenschaftlicher oder auch nur heuristischer Wert mehr zuerkannt wird. Die Aufklärung der Ätiologie ist ein wichtiger Aspekt unter vielen, wird aber hinsichtlich seiner Bedeutsamkeit und Nützlichkeit regelmäßig überbewertet. Dies gilt insbesondere für die Planung psychotherapeutischer Interventionen. Das Augenmerk sollte auf den **Aufrechterhaltungsbedingungen des Schmerzgeschehens** liegen, deren Analyse unmittelbar nützlich für die Therapieplanung ist. Dies soll im Folgenden deutlich gemacht werden.

Beim chronischen Schmerz steht am **Beginn der Schmerzkarriere** nicht selten ein definierbares Ereignis, z. B. eine Verletzung, ein Unfalltrauma, eine Entzündung oder Operation. Aus diesem akuten Beginn entwickelt sich ein chronisches Geschehen, bei dem der chronische Schmerz seinen »Anlass« überdauert. Nach heutiger Auffassung spielen psychosoziale Prozesse, z. B. operantes Lernen, hier eine bedeutsame Rolle, die von neurophysiologischen Prozessen begleitet werden (Coderre et al. 1993).

In der Arbeitsgruppe von Apkarian (Mansour et al. 2013) ist ein neurowissenschaftlich begründetes Modell entwickelt worden, das das »persistierende Leiden an Schmerz« auf motivationale und emotionale mesolimbische Dysfunktionen, d. h. plastische Veränderungen in diesen Regionen, verbunden mit sich selbst aufrechterhaltenden Lernprozessen und einer fehlenden Extinktion von schmerzbezogenen Gedächtnispuren, also im wesentlichen zentralnervöse Prozesse, zurückführt.

Die psychische Beteiligung bei der Entwicklung und Aufrechterhaltung des chronischen Schmerzsyndroms ist am plausibelsten im Rahmen eines **Prozessmodells** zu verstehen. Ist eine erste Schmerzempfindung (z. B. Rückenschmerz durch langes »verspanntes« Sitzen, Tragen schwerer Lasten etc.) ausgelöst, wird diese unmittelbar durch die psychologischen Prozesse moduliert. So nimmt die Bewertung des Geschehens, etwa wie bedrohlich der Schmerz eingeschätzt oder in welchem Ausmaß er als kontrollierbar wahrgenommen wird, Einfluss auf das Erleben. Einstellungen und Überzeugungen, z. B. »Aktivitäten verschlimmern Schmerzen«, prägen weiter das Erleben und Verhalten im Zusammenhang mit dem Schmerz. Der emotionale Zustand wie Angst oder depressive Stimmung sind weitere Modulationsfaktoren (Lethem et al. 1983). Das Schmerzerleben wird in seiner Intensität und besonders in der affektiven Qualität (z. B. unerträglich, lästig) durch die genannten Prozesse beeinflusst. Zugleich wird das »Schmerzschicksal« durch die mehr oder weniger erfolgreichen **Bewältigungsbemühungen** des Patienten mitbestimmt (Lethem et al. 1983).

> ❯❯ Der Umgang mit dem Schmerz, das sog. Coping, beeinflusst in einem großen Ausmaß langfristig das Befinden des Patienten (Kröner-Herwig et al. 1996), wobei einem passiven, vermeidenden Bewältigungsstil eine negative Auswirkung zugeschrieben wird.

Fordyce (1976) hat zudem ganz besonders die **verstärkende Funktion von Umweltkonsequenzen** betont und die operante Verstärkung von Schmerzverhalten (Klagen, Schonung, Medikamenteneinnahme) sowie die Löschung/Bestrafung von Gesundheitsverhalten hervorgehoben. Operante Faktoren können aber auch in der Vermeidung angstoder konfliktbesetzter Situationen (z. B. am Arbeitsplatz), legitimiert durch den Schmerz, gesehen werden (Vlaeyen u. Linton 2000; ▶ Kap. 7).

> ❯❯ Angstmotiviertes Vermeidungsverhalten wird heute als bedeutsamer Faktor in der Chronifizierung betrachtet, sei es die Angst vor neuer Verletzung oder vor Schmerzverstärkung durch Aktivitäten.

Ob sich klinisch bedeutsame chronische Schmerzen im Sonderfall **ohne jede somatische Beteiligung** – zumindest zu Beginn des Geschehens – entwickeln können, erscheint fraglich. Allerdings ist sowohl die Bestätigung dieser Hypothese als auch ihre endgültige Verwerfung empirisch kaum möglich.

Sternbach und Fordyce stellen die **Dichotomisierung in psychische und somatische Faktoren** generell infrage, da sie dies für eine Scheinproblemlösung halten. Je nach Orientierung und Fokussierung kann man bestimmte Faktoren als psychisch oder somatisch bezeichnen. So korreliert z. B. eine erhöhte Muskelspannung mit subjektivem Stressempfinden und kann mit Kopfschmerzen einhergehen. Sind dann diese Kopfschmerzen nun physiologisch oder psychologisch »bedingt«?

Wenn man grundsätzlich davon ausgeht, dass in verschiedenen Entwicklungsstadien des chronischen Schmerzes verschiedene Komponenten unterschiedlich miteinander interagieren, so scheint es sinnvoll, insbesondere dann, wenn es um die Intervention geht, den aktuellen Status zu analysieren. Dabei geht es darum, die **biologischen und psychosozialen Komponenten** des Schmerzsyndroms im individuellen Fall zu identifizieren und die **aufrechterhaltenden Bedingungen** soweit als möglich zu analysieren und zu gewichten, um sie letztlich in der Therapie modifizieren zu können.

Diese Sichtweise hat sich lange von derjenigen unterschieden, die den Klassifikationssystemen psychologischer Störungen zugrunde liegt. Während die ICD bis vor Kurzem zwei Formen von Schmerzen unterschied, den »**anhaltenden somatoformen Schmerz**«, der als weitgehend »psychogen« definiert wurde, und den »**organisch aufklärbaren Schmerz**« (somatogen), konnte im Diagnostischen und Statistischen Manual Psychischer Störungen (DSM) bereits seit der Version IV ein Schmerzsyndrom klassifiziert werden, das sowohl mit psychischen als auch mit somatischen Faktoren assoziiert ist. Die deutsche Fassung der ICD wurde 2009 um die Subkategorie (F45.41) erweitert, deren Beschreibung mit dem biopsychosozialen Charakter des chronischen Schmerzes kompatibel ist (ICD-10-GM; DIMDI 2009). Im DSM-5 wird diese Entwicklung fortgeführt. Die Diagnose »Somatische Belastungsstörung Mit Überwiegendem Schmerz« ersetzt die frühere »Schmerzstörung«. Im Fokus für die Diagnosestellung stehen nicht mehr fehlende körperliche Befunde, sondern positive psychologische Kriterien wie schmerzbezogene Kognitionen, Ängste und Verhaltensaspekte (Falkai u. Wittchen 2015).

Das hier vorgeschlagene Krankheitskonzept des chronischen Schmerzes steht in enger Übereinstimmung mit den Vorschlägen der WHO in der Internationalen Klassifikation der Funktionsfähigkeit, Behinderung und Gesundheit (ICF; DIMDI 2005), in der eine Mehrebenenbetrachtung von Störungen hinsichtlich der Körperstrukturen und -funktionen (also der biologischen Seite der Störungen), der Beeinträchtigung von Aktivitäten, der sozialen Partizipation und der beteiligten Umweltfaktoren vorgeschlagen wird.

Über viele Jahrzehnte wurden die Annahmen über psychologische Einflussfaktoren bei chronischen Schmerzen im Begriff der »**Schmerzpersönlichkeit**« zusammengefasst. So hat z. B. die Charakterisierung der »pain prone personality« durch Engel (1959) die Psychosomatik des chronischen Schmerzes lange bestimmt. Heute bleibt festzuhalten, dass das Konzept der prämorbiden spezifischen Schmerzpersönlichkeit den empirischen Test **nicht bestanden** hat. Die Mehrzahl der Studien erlaubt aufgrund methodischer Mängel prinzipiell keine belastbaren Aussagen, oder die Annahmen konnten empirisch nicht untermauert werden. Somit sollte dieses Konzept endgültig »begraben« werden, was die Herausgeber dieses Buches veranlasst hat, auf eine ausführliche Diskussion dieses Konzepts in einem separaten Kapitel, wie es noch in der vorherigen Auflage dieses Buches geschehen war (Kröner-Herwig 2007), zu verzichten. Wenn es bestimmte Merkmale in der Gruppe der Schmerzpatienten gibt, die eine stärkere Ausprägung als bei Gesunden aufweisen, wie es für Depressivität, Ängstlichkeit und emotionale Labilität in vielen Studien gefunden wurde, sind diese nicht syndromspezifisch, sondern Korrelate der Auseinandersetzung von chronisch erkrankten Menschen mit ihrer Krankheit, wie man es auch bei anderen Störungssyndromen antrifft (► Fallbeispiel 2).

Fallbeispiel 2

Illustration des Zusammenwirkens verschiedener den Schmerz aufrechterhaltender Bedingungen

Der 45-jährige Herr F. leidet seit 3 Jahren nunmehr täglich unter erheblichen Rückenschmerzen. Zum ersten Mal waren diese Schmerzen beim Heben einer schweren Last aufgetreten, danach klangen sie für eine Weile wieder ab und traten dann umso heftiger und immer häufiger wieder auf. Eine umfassende medizinische Untersuchung ergab Röntgenbefunde, die auf degenerative Veränderungen der Wirbelsäule hinwiesen. Weiterhin zeigten sich Verspannungen im Bereich der spinalen Rückenmuskulatur und eine beeinträchtigte Bewegungsfunktion. Die **psychosoziale Situation** des Patienten stellt sich folgendermaßen dar: Er hat etwa 2 Jahre nach Beginn der Schmerzepisoden, verbunden mit häufigen Arbeitsunfähigkeitszeiten, seine Berufstätigkeit als Programmierer aufgegeben, da er den Anforderungen seines Betriebs nicht mehr gerecht wurde. Zudem hatte die Krankenkasse ihn zu einem Antrag auf Berentung (auf Zeit) gedrängt. Weiter ergibt sich, dass der Patient vor Beginn der Krankheit beruflich erheblich belastet war und einen Arbeitstag von 10–12 h hatte. Er fühlte sich erschöpft und überfordert, war aber gleichzeitig sehr ehrgeizig. Das Gefühl der Überforderung verstärkte sich mit Beginn des Schmerzes. Die Berentung stellte, zumindest zu Anfang, eine für den Patienten deutlich fühlbare Erleichterung dar.

Der Patient hat mittlerweile alle seine früheren **Freizeitaktivitäten** auf ein Minimum reduziert (Karten-, Tennisspielen, Segeln). Er geht kaum noch aus dem Haus. Die häuslichen Aktivitäten sind seit Beginn der Schmerzproblematik im Wesentlichen durch die Ehefrau des Patienten übernommen worden, die den Patienten von nahezu allen häuslichen Pflichten befreit, zu denen auch Arbeiten gehörten, die ihm immer sehr unangenehm waren (sich um das eigene Mietshaus kümmern, »Schriftkram« erledigen).

Mittlerweile haben sich wegen der mangelnden gemeinsamen Aktivitäten und der durchweg negativen Gestimmtheit des Patienten erhebliche **Eheprobleme** eingestellt. Die Ehefrau hat eine Beziehung zu einem anderen Mann aufgenommen. Der Patient klagt nur sehr wenig über seine Schmerzbeschwerden, die er eher schweigend und in sich gekehrt erträgt. Wenn es ihm besonders schlecht geht, zieht er sich in sein Schlafzimmer zurück und legt sich – auch tagsüber – hin. Er nimmt hohe Dosen Analgetika, die er nach Bedarf konsumiert. Sein Gefühlszustand ist geprägt von einer depressiven Grundstimmung. Er grübelt stundenlang über die möglichen Ursachen seiner Schmerzen und weitere Behandlungsalternativen und sorgt sich um seine Zukunft.

Die Analyse der beschriebenen Faktoren legt die Hypothese nahe, dass die **Wirbelsäulendegeneration** von Herrn F. zu einer Kompression sensibler Nerven führt, was mit Schmerz verbunden sein kann. Diese Hypothese müsste schmerzmedizinisch validiert werden, was jedoch häufig nicht gelingt (Nilges u. Gershagen 1994).

1

❯ **Etwa 90 % aller Rückenschmerzen treten ohne »spezifische« somatische Ursache auf.**

Der **überhöhten Muskelspannung,** die vermutlich reflektorisch sowie durch eine starke Schonhaltung aufrechterhalten wird, kommt wahrscheinlich eine schmerzverstärkende Bedeutung zu. Die muskuläre Verspannung wird im Sinne einer Stressreaktion zusätzlich durch die Ehekonflikte und die psychische Belastung des Patienten verstärkt.

Weiter ergibt sich, dass das **Rückzugsverhalten** bezüglich Freunden und Hobbys deutlich durch die Einstellung motiviert ist, dass »wer nicht arbeitet, sich auch nicht vergnügen« dürfe. Dies reflektiert die Furcht des Patienten vor der Abstemplung als »Simulant« oder »Drückeberger«.

❯ **Die selbst verordnete Passivität des Patienten, die durch ärztliche Empfehlung verstärkt wurde, gekoppelt mit der wachsenden Depressivität, führte dazu, dass sich das Verhalten und die Gedanken des Patienten nur noch auf den Schmerz konzentrieren und so zur Aufrechterhaltung der Symptomatik beitragen.**

Operante Faktoren haben in der Entwicklung des Schmerzverhaltens wahrscheinlich eine Rolle gespielt (Entlastung von beruflichem Stress, möglicherweise Entlastung von häuslichen Aktivitäten durch die Ehefrau). Mängel im Durchsetzungsverhalten von Herrn F. haben dazu geführt, dass er sich gegen die berufliche Überlastung nicht zur Wehr setzen konnte. Das Rückzugsverhalten des Patienten trägt zu muskulärer Dekonditionierung bei, was zu einer **Schmerzsensitivierung** führt.

An diesem Beispiel wird deutlich, wie **biologische und psychosoziale Anteile** das Schmerzgeschehen prägen:

— Eine Therapie müsste demnach ggf. die Möglichkeiten der medizinischen Beeinflussung der Nervenirritation berücksichtigen.
— Psychologische und physiotherapeutische Maßnahmen zur muskulären Entspannung sollten genutzt werden.
— Interventionen zum Abbau des Analgetikamissbrauch sind erforderlich.
— Psychologische und sporttherapeutische Maßnahmen zur Veränderung des dysfunktionalen Schonverhaltens und zum Aufbau von Alltags-

aktivitäten bis hin zur Wiederaufnahme des Berufs sind notwendig.
— Eine Beratung beider Partner im Ehekonflikt ist wünschenswert.
— Insgesamt sind Maßnahmen zum Abbau der Depression vorrangig.

❯ **In dem geschilderten Beispiel wurden medizinische und psychosoziale Faktoren als Korrelate bzw. aufrechterhaltende Bedingungen des Schmerzes als relativ gleichgewichtig dargestellt. Natürlich gibt es aber auch chronische Schmerzsyndrome, bei denen entweder die somatischen oder die psychosozialen Faktoren weniger deutlich ausgeprägt sind.**

An dieser Stelle soll noch einmal auf häufig anzutreffende Fehlschlüsse hingewiesen werden: Die Annahme ist unzutreffend, dass **somatische Faktoren** ausgeschlossen werden können, wenn **psychosoziale Aspekte** im Schmerzgeschehen deutlich und klar identifizierbar sind. Ebenso fragwürdig ist umgekehrt der Ausschluss psychosozialer Aspekte bei Vorliegen somatischer Faktoren. Dies geschieht sicherlich häufiger, da die Tendenz besteht, korrelative medizinische Befunde als kausal zu interpretieren (Nilges u. Gebershagen 1994) und sich mit dieser Diagnose zu begnügen.

Häufiger werden auch die Begriffe »**psychosomatisch**« bzw. »**somatopsychisch**« zur Kennzeichnung von Schmerzsyndromen genutzt. Eine derartige Beschreibung kann allenfalls als Kürzel für die Kennzeichnung des Ergebnisses einer differenzierten Schmerzanalyse betrachtet werden, womit der Schwerpunkt oder Ausgangspunkt der Schmerzsymptomatik gekennzeichnet werden soll. Dabei bleibt es offen, ob die Kennzeichnung für die Beschreibung der Symptomatik genutzt wird oder ob sie sich auf die Analyse der Bedingungsfaktoren bezieht. Da die Kennzeichnung keine differenzielle Information enthält (weder über die Art der wesentlichen psychosozialen Faktoren noch über die biologischen Faktoren) und grundsätzlich von einer Interaktion auszugehen ist, sind auch diese Begrifflichkeiten wenig hilfreich.

Eine systematische und differenzierte Schmerzanalyse hinsichtlich der verschiedenen medizinischen und psychologischen Aspekte ist durch die oben genannte Klassifizierung nicht zu ersetzen. Es besteht bei der Verwendung des Begriffspaares »somatisch« und »psychisch« weiter die Gefahr, dass die **sozialen Bezüge** des Schmerzsyndroms, d. h., wie der Patient auf sein soziales Gefüge (Beruf, Familie, Gesundheitssystem) einwirkt und dieses auf den Patienten zurückwirkt, aus dem Blick verloren werden.

Um eine Einseitigkeit des Zugangs bereits in der Diagnostik zu vermeiden, haben sich deutsche Schmerzexperten auf ein **Schmerzdiagnostik- und Klassifikationssystem** verständigt, das generell medizinische und psychosoziale Merkmale zur Kennzeichnung des Schmerzsyndroms und seiner Bedingtheit heranzieht (Klinger et al. 2016). Die sog. multiaxiale Schmerzklassifikation (MASK) verdeutlicht somit die wachsende Verbreitung des biopsychosozialen Schmerzkonzepts in Forschung und Praxis (▶ Kap. 13).

Im Bereich des Rückenschmerzes setzen sich zwei herausragende Forscher – G. Waddell und A. L. Nachemson (beides orthopädische Chirurgen) – besonders mit der Beteiligung des Gesundheitssystems an der Chronifizierung auseinander. Sie betonen nicht nur die Wirkungslosigkeit der meisten traditionellen Behandlungsmaßnahmen (insbesondere bei Rückenschmerzen), sondern stellen das **Schädigungspotenzial** gerade der operativen Maßnahmen heraus.

So formuliert Nachemson (1992) drastisch, dass insbesondere das »abnorme diagnostische und therapeutische Verhalten« der meisten Ärzte das »abnorme Krankheitsverhalten« des Patienten verursacht. Auch Waddell (1998) stellt fest, dass die Behinderung durch Kreuzschmerzen weitgehend ärztlich bedingt ist. Zu ähnlichen Schlussfolgerungen kommt auch die Task Force on Back Pain in the Workplace (Fordyce 1995) und reklamiert die **Verantwortung des Gesundheitssystems** für den geradezu epidemieartigen Anstieg der Rückenschmerzen bzw. ihrer sozialmedizinischen Folgen.

Gerade die Strategie, mit immer wieder neuen diagnostischen Bemühungen »die« Ursache des Schmerzes zu finden, führt wesentlich zu einer Fokussierung und Einengung der Perspektive des Patienten auf den Schmerz als zentralen Lebensinhalt und verhindert letztendlich funktionale Bewältigungsbemühungen des Patienten. Verschiedene Leitlinien zum Umgang mit akutem Schmerz betonen daher, dass der primäre ärztliche Untersucher

nach Ausschluss potenziell »gefährlicher« Ursachen (»red flags«) besonders auf die »yellow flags« (psychosoziale Risikofaktoren für Chronifizierung und Beeinträchtigung, vgl. ▶ Kap. 7) zu achten hat, sodass dies früher als bisher in der Behandlung berücksichtigt werden kann (vgl. Chenot et al. 2004, Schmidt et al 2014).

1.5 Fazit

Schmerz, insbesondere chronischer Schmerz, wird als Phänomen beschrieben, das durch biologische, psychologische und soziale Faktoren beeinflusst wird. Chronischer Schmerz definiert sich durch eine Dauer von >6 Monaten, eine kaum eindeutig zu identifizierende Menge an Auslösern und ist einer einfachen »kausalen« medizinischen Therapie nicht zugänglich. Eine klare Warnfunktion wie der akute Schmerz hat er nicht. Diese Eigenschaften sind für den Patienten wie für die behandelnden Ärzte verstörend und frustrierend. Es gibt eine große Menge psychologischer Einflussfaktoren, die dem chronischen Schmerzprozess und der Aufrechterhaltung unterliegen. Dazu gehören Lernerfahrungen, ungünstige Kausal- und Kontrollattributionen wie ungünstige Bewältigungsbemühungen. Das hiesige Gesundheitssystem ist durch Nichtbeachtung und Unterschätzung der psychosozialen Einflussgrößen gekennzeichnet.

Literatur

Ambler N, Williams AC, Hill P et al (2001) Sexual difficulties of chronic pain patients. Clin J Pain 17: 138–145
Apkarian AV, Bushnell MC, Treede R-D et al (2005) Human brain mechanisms of pain perception and regulation in health and disease. Eur J Pain 9: 463–484
Beutel M (1988) Bewältigungsprozesse bei chronischen Erkrankungen. VCH Edition Medizin, Weinheim
Bonica JJ (1953) The Management of Pain. Lea & Febiger, Philadelphia
Bromm B (1985) Evoked cerebral potentials and pain. Adv Pain Res Ther 9: 305–329
Chenot JF (2004) DEGAM-Leitlinie Kreuzschmerzen – eine gekürzte Fassung der Langversion. Z Allg Med 80: 353–357
Coderre TJ, Katz J, Vaccarino AL et al (1993) Contribution of central neuroplasticity to pathological pain: review of clinical and experimental evidence. Pain 52: 259–285

1

DeGood DE (1983) Reducing medical patients' reluctance to participate in psychological therapies: The initial session. Prof Psychol Res Pract 14: 570–579

DIMDI – Deutsches Institut für Medizinische Dokumentation und Information (Hrsg) (2005) ICF – Internationale Klassifikation der Funktionsfähigkeit, Behinderung und Gesundheit. Stand: Oktober 2005. WHO, Genf. http://www.dimdi.de/dynamic/de/klassi/downloadcenter/icf/endfassung/icf_endfassung-2005-10-01.pdf. Zugegriffen: 02. Februar 2016

DIMDI – Deutsches Institut für Medizinische Dokumentation und Information (Hrsg) (2009) Internationale Klassifikation der Krankheiten, German Modifikation 2009, ICD-10-GM Version 2009. https://www.dimdi.de/static/de/klassi/icd-10-gm/kodesuche/onlinefassungen/htmlgm2009/index.htm. Zugegriffen: 02. Februar 2016

Engel GL (1959) Psychogenic pain and the pain-prone patient. Am J Med 26: 899–918

Falkai P, Wittchen H-U (Hrsg) (2015) Diagnostisches und Statistisches Manual Psychischer Störungen DSM-5. Hogrefe, Göttingen

Flor H, Kerns RD, Turk DC (1987) The role of spouse reinforcement, perceived pain and activity levels of chronic pain patients. J Psychosom Bull 31: 251–259

Fordyce WE (1976) Behavioral Methods for Chronic Pain and Illness. Mosby, St. Louis

Fordyce WE (1995) Back Pain in the Workplace – Management of Disability in Nonspecific Conditions. A Report of the Task Force on Pain in the Workplace of the International Association for the Study of Pain. IASP Press, Seattle

Gerbershagen HU (1996) Das Mainzer Stadienkonzept des Schmerzes: Eine Standortbestimmung. In: Klinger D, Morawetz R, Thoden U, Zimmermann, M (Hrsg) Antidepressiva als Analgetika. Aarachne, Wien, S 71–95

Handwerker HO, Brune K (Hrsg) (1987) Deutschsprachige Klassiker der Schmerzforschung. Tageblatt-Druckerei KG, Haßfurt

IASP Subcommittee on Taxonomy (1994) Classification of Chronic Pain. IASP Press, Seattle

Klinger R, Hasenbring M, Pfingsten M (2016). Die Multiaxiale Schmerzklassifikation – Psychosoziale Dimension MASK-P, 2. Aufl. Springer, Heidelberg Berlin

Kröner-Kerwig B (2007) Die Schmerzpersönlichkeit: Eine Fiktion? In: Kröner-Herwig B, Frettlöh J, Klinger R et al (Hrsg) Schmerzpsychotherapie, 6. Aufl. Springer, Berlin Heidelberg, S 141–150

Kröner-Herwig B, Jäkle C, Seemann H et al (1996) Beeinträchtigung durch chronischen Schmerz – Welche Rolle spielen psychologische Variablen? Z Gesundheitspsychol 4: 87–96

Large RG (1985) Self-concepts and illness attitudes in chronic pain. A repertory grid study of a pain management program. Pain 23: 113–119

Lee MC, Tracey I (2013) Imaging pain: a potent means for investigating pain mechanisms in patients. Br J Anaesth 111: 64–72

Leonard MT, Cano A (2006) Pain affects spouses too: Personal experience with pain and catastrophizing as correlates of spouse distress. Pain 126: 139–146

Lethem J, Slade D, Troup JDG, Bentley G (1983) Outline of a fear avoidance model of exaggerated pain perception I, II. Behav Res Ther 21: 401–408, 409–416

Mansour AR, Farmer MA, Baliki MN, Apkarian AV (2013) Chronic pain: the role of learning and brain plasticity. Restor Neurol Neurosci 32: 129–139

Melzack R (1973) The Puzzle of Pain. Penguin, Harmondsworth

Melzack R, Wall PD (1965) Pain mechanisms: a new theory. Science 50: 971–979

Nachemson AL (1992) Newest knowledge of low back pain. Clin Orthop 279: 8–20

Nilges P, Gerbershagen HU (1994) Befund und Befinden. Report Psychol 19: 12–25

Rainville P, Bushnell C, Duncan G (2000) PET studies of the subjective experience of pain. In: Casey C, Bushnell C (eds) Pain Imaging. Progress in Pain Research and Management, vol 18. IASP Press, Washington, pp 123–154

Schmidt CO, Lindena G, Pfingsten M, Kohlmann T, Cheneot JF (2014) Vergleich zweier Screening-Fragebogen für Patienten mit Rückenschmerzen: Erfassung von Risikofaktoren für eine Chronifizierung. Schmerz: 28 365–373

Schmitt N (1990) The Mainz Pain Staging System (MPSS) for chronic pain. Pain (Suppl 5): 484

Singer T, Seymour B, O'Doherty J, Kaube H, Dolan RJ, Frith CD (2004) Empathy for pain involves the affective but not sensory components of pain. Science 303: 1157–1162

Sternbach RA (1963) Congenital insensitivity to pain: a critique. Psychol Bull 60: 252–264

Sternbach RA (1974) Pain Patients: Traits and Treatment. Academic Press, New York

Sternbach RA (1978) The Psychology of Pain. Raven Press, New York

Turk DC, Flor H (1984) Etiological theories and treatment for chronic back pain. II. Psychological models and interventions. Pain 19: 209–233

Vlaeyen JWS, Linton SJ (2000) Fear-avoidance and its consequences in chronic musculoskeletal pain: A state of the art. Pain 85: 317–332

Waddell G (1998) The Back Pain Revolution. Churchill Livingstone, Edinburgh

Epidemiologie und gesundheitsökonomische Aspekte des chronischen Schmerzes

C. O. Schmidt, J.-F. Chenot, T. Kohlmann

2.1   Was untersucht die Schmerzepidemiologie?   – 18

2.2   Verbreitung chronischer Schmerzen
in der Allgemeinbevölkerung   – 19

2.3   Welche Körperregionen sind betroffen?   – 21

2.4   Bedeutung chronischer Schmerzen im Gesundheitssystem
und in der Volkswirtschaft   – 25

2.5   Fazit   – 28

Literatur   – 28

B. Kröner-Herwig et al. (Hrsg.), *Schmerzpsychotherapie*,
DOI 10.1007/978-3-662-50512-0_2, © Springer-Verlag Berlin Heidelberg 2017

Lernziele

Chronische Schmerzen sind ein weitverbreitetes Gesundheitsproblem, das oft mit relevanten individuellen Beeinträchtigungen einhergeht, zu erheblichen Kosten im Gesundheitssystem führt und einen großen volkswirtschaftlichen Schaden anrichtet. Verbreitung, Ursachen und Folgen chronischer Schmerzen werden durch die Epidemiologie beleuchtet. Studien belegen, dass ungefähr jeder 10. Erwachsene durch chronische Schmerzen in seinem Alltag beeinträchtigt ist. Oft sind auch schon Kinder- und Jugendliche betroffen. Während bei Erwachsenen der Rücken die am häufigsten betroffene Körperregion ist, stehen bei Jugendlichen Kopfschmerzen im Vordergrund, bei Kindern Bauchschmerzen. Nur selten ist eine einzige Körperregion von Schmerzen betroffen. Als problematisch erweist sich in vielen Fällen die Bestimmung einer eindeutigen somatischen Ursache. Beispielsweise lassen sich nur ca. 10 % der Rückenschmerzen spezifische Ursachen wie degenerative Erkrankungen, entzündliche Prozesse, Tumoren oder Infektionen zuordnen. Kosten bedingen chronische Schmerzen zum einen durch die Inanspruchnahme medizinischer Leistungen sowie zum anderen durch vorübergehende oder dauerhafte Arbeitsausfälle. Kosten durch Arbeitsausfälle stehen bei Rückenschmerzen gegenüber den medizinischen Versorgungskosten im Vordergrund. Die erhebliche zeitliche Variabilität der Arbeitsunfähigkeitstage bei Rückenschmerzen verdeutlicht, dass der Umgang mit Schmerzproblemen stärker durch psychosoziale als durch objektivierbare somatische Faktoren determiniert ist. Rückenschmerzen verursachen in Deutschland die höchsten Gesamtkosten aller Schmerzprobleme, wobei Schätzungen je nach Methodik stark schwanken und bis zu 48,9 Mrd. € pro Jahr reichen.

2.1   Was untersucht die Schmerzepidemiologie?

❯ **Chronische Schmerzen sind ein wichtiger Gegenstand epidemiologischer Forschung.**

Chronische Schmerzen sind ein weitverbreitetes Gesundheitsproblem, das mit vielfältigen individuellen Beeinträchtigungen einhergeht. Sie führen zu erheblichen Kosten für das Gesundheitssystem und die Volkswirtschaft. Daher ist chronischer Schmerz seit Jahrzehnten ein wichtiger Gegenstand epidemiologischer Forschung. Dieses Fach hat deren Verbreitung, Risikofaktoren, Verlauf und Versorgung sowie medizinische, soziale und ökonomische Konsequenzen zum Gegenstand. Zu den häufigsten chronischen Schmerzproblemen gehören Rücken- und Kopfschmerzen, die nachfolgend im Fokus stehen. Andere Formen chronischer Schmerzen sind z. B. die Gruppe neuropathischer Schmerzen, Arthrose- und entzündliche Schmerzen, viszerale Schmerzen und Tumorschmerzen. Chronische Schmerzen werden in Epidemiologie und Versorgungsforschung oft losgelöst von ihrer Ätiologie (Ursache) betrachtet, da sich diese überwiegend nicht eindeutig klären lässt und eine Chronifizierung meist multifaktoriell bedingt ist.

Um die Verbreitung chronischer Schmerzen zu beschreiben, verwenden Epidemiologen mehrere Maßzahlen: Unterschieden wird die **Punktprävalenz**, welche die relative Häufigkeit von Schmerzen zu einem Zeitpunkt beschreibt, von der **Periodenprävalenz**, die deren Auftreten in einem definierten Zeitraum bezeichnet (Rothman et al. 2008). Übliche Bezugszeiträume sind 1 Monat (1-Monats- bzw. 30-Tages-Prävalenz), 3 Monate (3-Monats-Prävalenz), 1 Jahr (1-Jahres-Prävalenz) oder die Lebenszeit (Lebenszeitprävalenz). Bei der Interpretation von Prävalenzangaben muss immer berücksichtigt werden, auf welche Zielbevölkerung sich diese beziehen, z. B. Allgemeinbevölkerung, Berufstätige, Patienten, Erwachsene, Jugendliche oder Kinder. Nicht fokussiert wird in diesem Beitrag das erstmalige Auftreten chronischer Schmerzen in definierten Zeitintervallen (Inzidenz), da belastbare Daten kaum vorhanden sind (Wolff et al. 2011).

❯ **Surveys und Abrechnungsdaten sind wichtige epidemiologische Zugänge zu chronischen Schmerzen.**

Die deskriptive Schmerzepidemiologie muss mehrere methodische Hürden überwinden, um zu aussagekräftigen Ergebnissen zu gelangen, denn die Stärke und Qualität von Schmerzen entziehen sich weitgehend der objektiven Messung. Daher ist die Selbstauskunft nach wie vor der Goldstandard zur Erfassung von Schmerzen (Turk u. Melzack 2010).

Der wichtigste Zugang zum Studium chronischer Schmerzen sind damit Primärstudien, z. B. Bevölkerungssurveys, die schmerzbezogene Daten zur Beantwortung definierter wissenschaftlicher Fragestellungen erheben. Üblich sind Interviews oder Fragebögen, seltener erfolgen klinische Untersuchungen zur Komplementierung der Selbstangaben. Letztere sind für eine angemessene (Differenzial-)Diagnostik auf dem Hintergrund gängiger Klassifikationssysteme (z. B. ICD-10, International Headache Society [IHS], International Association for the Study of Pain [IASP]) wichtig.

Von schmerzepidemiologischer Relevanz sind auch Abrechnungs- und Verordnungsdaten der Krankenkassen, Krankenhäuser und anderer Akteure im Gesundheitswesen. Abrechnungsdiagnosen, Arbeitsunfähigkeitszeiten und Schmerzmittelverordnungen können zur Beschreibung der Schmerzversorgung genutzt werden. Diese Datenquellen werden auch als Sekundärdatenquellen bezeichnet, da deren Daten primär nicht zu wissenschaftlichen Zwecken erhoben wurden. Dies kann die klinische Validität erheblich beeinträchtigen (Swart et al. 2014). Neben der reinen Deskription im Sinne eines Gesundheitsmonitoring von Bevölkerungs- und Patientengruppen werden Sekundärdaten auch zur Bewertung der Qualität der Schmerzversorgung verwendet.

2.2 Verbreitung chronischer Schmerzen in der Allgemeinbevölkerung

> Die Definition chronischer Schmerzen bedingt wesentlich die Höhe geschätzter Prävalenzen.

Welche Antwort die Frage nach der Häufigkeit chronischer Schmerzen findet, hängt wesentlich von der verwendeten Definition ab (Wolff et al. 2011): Wird das mit der **International Association for the Study of Pain (IASP)** international gängige Kriterium der Persistenz des Schmerzproblems über eine Dauer von mindestens 3 Monaten verwendet, ergeben sich in mehreren Erwachsenenstichproben Punktprävalenzen bis um 50 % (Andersson et al. 1993, Elliott et al. 1999). Wird ergän-

zend das Kriterium moderater bis starker Beeinträchtigung in Freizeit oder Beruf berücksichtigt, liegen die Prävalenzen deutlich niedriger und schwanken um 7–13 % (Elliott et al. 1999, Hauser et al. 2014, Schmidt et al. 2011, Wolff et al. 2011). Ähnliches gilt, wenn die Kriterien des **American College of Rheumatology (ACR)** für chronische ausgebreitete Schmerzen (»»chronic widespread pain««) herangezogen werden. Nach dieser Definition wird zur Dauer von mindestens 3 Monaten auch die räumliche Ausbreitung der Schmerzen berücksichtigt; betroffen sein müssen beide Körperhälften, Regionen oberhalb und unterhalb der Hüfte sowie Teile des Rumpfes (lumbal, zervikal oder thorakal). Auch nach dieser Definition ergeben sich in der erwachsenen Allgemeinbevölkerung zumeist Punktprävalenzen um 10 % (Bergman et al. 2001, Macfarlane et al. 1999, Neumann u. Buskila 2003).

Die genannten Arbeiten und weitere Studien (Von Korff u. Dunn 2008) veranschaulichen, dass es nicht ausreicht, alleine die Dauer eines Schmerzproblems zu berücksichtigen, um die individuellen Folgen oder gar den Versorgungsbedarf zu erschließen: Viele Personen mit chronischen Schmerzen sind durch diese wenig oder gar nicht eingeschränkt und haben keinen oder nur einen geringen Therapiebedarf. Zu berücksichtigen ist außerdem, dass die genannten Prävalenzen überwiegend ätiologisch nicht differenzieren zwischen chronischen Schmerzen als Ursache von physischen oder psychischen Beeinträchtigungen und chronischen Schmerzen, die solche Beeinträchtigungen als sekundäres Problem begleiten (Ehde et al. 2003).

> Prävalenzen chronischer Schmerzen unterscheiden sich international erheblich.

Dass selbst bei einer einheitlichen Definition im internationalen Vergleich sehr unterschiedliche Prävalenzen für chronische Schmerzen resultieren, zeigte eine **europaweit durchgeführte Studie** (Breivik et al. 2006). In dieser wurde chronischer Schmerz definiert als ein mindestens 6 Monate andauerndes Schmerzproblem, das mehrere Male in der Woche vor der Befragung aufgetreten ist und eine Intensität von 5 oder mehr auf einer 10-stufigen Ratingskala hat.

Die in ◨ Abb. 2.1 angegebenen Punktprävalenzen aus 16 europäischen Ländern reichen von 12 %

2

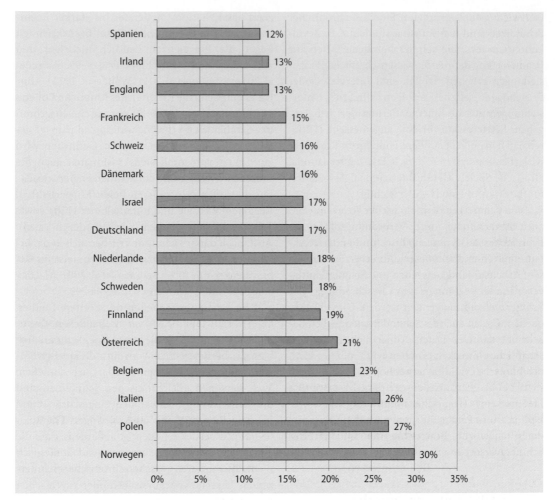

☐ **Abb. 2.1** Prävalenz chronischer Schmerzen im europäischen Vergleich. Die Angaben beziehen sich auf ein mindestens 6 Monate andauerndes Schmerzproblem, das mehrere Male in der Woche vor der Befragung aufgetreten ist und eine Intensität von 5 oder mehr auf einer 10-stufigen Ratingskala hat. (Werte: Breivik et al. 2006)

in Spanien bis 30 % in Norwegen. Die Prävalenz der deutschen Stichprobe liegt mit 17 % im Mittelfeld. Üblicherweise sind Frauen häufiger als Männer betroffen. Die Dauer des Schmerzproblems betrug in Deutschland in Durchschnitt rund 7 Jahre, was wiederum dem europäischen Mittelwert entspricht. Bei der Interpretation solch interkulturell vergleichender Zahlen ist jedoch zu berücksichtigen, dass Methodenprobleme, etwa durch Übersetzungen, und Stichprobenunterschiede die Vergleichbarkeit der Ergebnisse zwischen den Ländern einschränken können.

> ❯ **Auch Kinder und Jugendliche sind häufig von Schmerzen betroffen.**

Schmerzen betreffen häufig auch Kinder und Jugendliche. Es ergab sich eine 3-Monats-Prävalenz von Schmerzen mit einer Dauer von länger als 3 Monaten bei 44 % (Mädchen 50 %; Jungen 39 %) auf Basis einiger Studien bei fast 10.000 Kindern und Jugendlichen im Alter von 10–21 Jahren (Roth-Isigkeit 2006). Ergebnisse aus dem deutschen **Kinder- und Jugendgesundheitssurvey (KiGGS)** belegen, dass weniger als 1 % im Alter unter 10 Jahren sowie um 3–5 % im Alter von 11–

17 Jahren von täglichen Schmerzen betroffen waren (Ellert et al. 2007). Insgesamt nimmt die Prävalenz chronischer Schmerzen vom Kindes- zum Jugendalter hin zu.

2.3 Welche Körperregionen sind betroffen?

> ⟩ Die von Schmerzen am häufigsten betroffenen Körperregionen ändern sich mit dem Alter.

Chronische Schmerzen treten in verschiedenen Körperregionen unterschiedlich häufig auf (Breivik et al. 2006, Hauser et al. 2009, Schmidt et al. 2010). Am häufigsten sind muskuloskelettale Schmerzen (◻ Abb. 2.2). Dabei treten in Abhängigkeit von der Lokalisation der Schmerzen unterschiedliche Alterswendigkeiten auf.

Die ◻ Abb. 2.3 gibt die Region des Hauptschmerzes auf Basis der KiGGS-Studie und des Bundesgesundheitssurveys von 1998 an: **Kopfschmerzen** sind während der Jugend und dem frühen Erwachsenenalter der am häufigsten berichtete Hauptschmerzort. **Rückenschmerzen** treten vom frühen bis zum fortgeschrittenen Erwachsenenalter am häufigsten auf, **Bauchschmerzen** sind vor allem bei Kindern unter 10 Jahren die vorherrschende Schmerzbeschwerde, **Beinschmerzen** treten sowohl im frühen Kindesalter als auch im hohen Alter verstärkt auf.

Die beobachtete Alterswendigkeit verweist auf die unterschiedliche Bedeutung wachstumsbedingter und degenerativer Prozesse als Ursache von Schmerzen. Unter den **degenerativen Prozessen** kommt u. a. der Arthrose eine besondere Bedeutung zu (Woolf u. Pfleger 2003). Hinzu kommt die Osteoporose, die Schmerzprobleme insbesondere nach Frakturen der Wirbelkörper, der Hüft- und Handgelenke sowie anderer Knochen bedingt. In den letzten Jahren wurde auch versucht, den Anteil chronischer Schmerzen mit unterliegender **neuropathischer Komponente** zu ermitteln. Als neuropathisch werden Schmerzen beschrieben, denen eine Läsion oder Dysfunktion des Nervensystems zugrunde liegt. Schätzungen zur Punktprävalenz belaufen sich auf 7–10 % der erwachsenen Allgemeinbevölkerung (van Hecke et al. 2014). Dieser Anteil überschätzt vermutlich die tatsächliche Prävalenz neuropathischer Schmerzen wegen der Schwierigkeit, diese fragebogenbasiert zuverlässig zu klassifizieren.

> ⟩ Bei starken Schmerzbeschwerden sind meistens mehrere Körperregionen betroffen.

Personen mit Schmerzproblemen sind zumeist an mehreren Körperregionen gleichzeitig betroffen (Schmidt u. Baumeister 2007): 85 % der Personen mit Rückenschmerzen in der Woche vor der Befragung gaben beispielsweise im Bundesgesundheitssurvey 1998 auch Schmerzen in anderen Körperregionen an. Bei 79 % der Personen mit Kopfschmerzen war dies der Fall und sogar bei 95 % der Personen mit Schulterschmerzen oder Schmerzen in den Beinen oder Füßen. Den Patienten mit »reinen« Kopf- oder Rückenschmerzen gibt es also kaum. Multilokuläre Schmerzen sind zumeist mit einer stärkeren funktionellen Beeinträchtigung in Alltag und Beruf sowie mit einem häufigeren Auftreten komorbider Erkrankungen assoziiert.

2.3.1 Chronische Rückenschmerzen

> ⟩ Chronische Rückenschmerzen sind die häufigste Schmerzbeschwerde Erwachsener.

Chronische Rückenschmerzen sind die häufigste chronische Schmerzbeschwerde im Erwachsenenalter (Breivik et al. 2006). Betroffen ist überwiegend die lumbale Region der Wirbelsäule. Insbesondere im englischen Sprachgebrauch ist daher von »low« back pain die Rede, also von Rückenschmerzen in der Gegend der Lende und des Gesäßes. Eine ähnlich fokussierte Sprachwendung besteht im deutschen Sprachgebrauch nicht.

Nach dem telefonischen Gesundheitssurvey 2003, an dem über 8.000 Personen teilnahmen, betrug die **1-Jahres-Prävalenz** chronischer Rückenschmerzen, definiert als Schmerzen von mindestens 3 Monaten Dauer, die täglich oder fast täglich auftreten, 22 % bei Frauen und 16 % bei Männern (Neuhauser et al. 2005). Damit ist eine erhebliche Minderheit von 70–80 % der erwachsenen Bevölkerung, die innerhalb 1 Jahres Rückenschmerzen er-

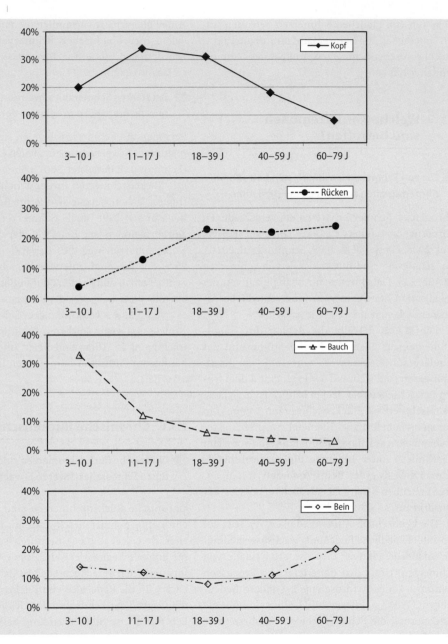

◘ Abb. 2.2 Lokalisationen chronischer Schmerzen bei Erwachsenen. »Rücken lumbal« ist als Teilmenge von »Rücken unspezifisch« zu verstehen. (Werte: Breivik et al. 2006)

fahren, dauerhaft durch diese Rückenschmerzen beeinträchtigt (Schmidt et al. 2007). Die **Lebenszeitprävalenz** chronischer Schmerzen bei Frauen betrug im telefonischen Gesundheitssurvey 2003 30 %, die der Männer 24 %. Schätzungen der Lebenszeitprävalenz sind allerdings mit großer Vor-

sicht zu interpretieren, da lange zurückliegende Episoden ungenau erinnert werden. Vermutlich besteht eine konsistente Unterschätzung.

Bei ungefähr 10 % der Erwachsenenbevölkerung sind neben dem Rücken viele weitere Körperregionen von Schmerzen betroffen (Bergman et al.

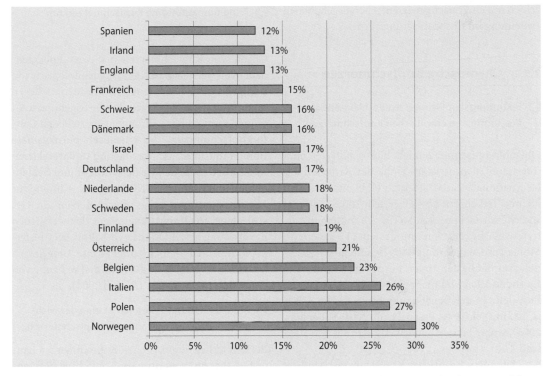

○ **Abb. 2.3** Ausgewählte Hauptschmerzregionen bei Kindern, Jugendlichen und Erwachsenen. Angaben bezogen auf die Region mit dem Hauptschmerz in den 3 Monaten vor der Befragung. *J* Jahre. (Werte: Ellert et al. 2007)

2001, Schmidt u. Baumeister 2007), wobei muskuloskelettale Beschwerden dominieren. Auffallend ist ein starker **Sozialschichtgradient** bei beeinträchtigenden Rückenschmerzen: Personen mit geringer Bildung sind erheblich häufiger betroffen als solche mit hohem Bildungsgrad, während Geschlechterunterschiede vergleichsweise gering ausfallen (Schmidt et al. 2011).

> **Eindeutige körperliche Ursachen von Rückenschmerzen können selten diagnostiziert werden.**

Den meisten Rückenbeschwerden kann keine körperliche Ursache zugeordnet werden kann. Diese sog. **unspezifischen Rückenschmerzen** machen ca. 80–90 % aller Fälle aus (Koes et al. 2006). Selten liegen »spezifische« Ursachen vor, wobei degenerativ bedingte Erkrankungen wie Kompressionsfrakturen (ca. 4 %) oder Spondylolisthesis (ca. 3 %) häufiger und entzündliche Prozesse wie ankylosierende Spondylitis (<1 %) sowie Tumore bzw. Metastasen (<0,5 %) und Infektionen (ca. 0,1 %) seltener sind

(Deyo et al. 1992). Zu beachten ist, dass Prävalenzschätzungen seltener Erkrankungen wegen der großen erforderlichen Stichproben mit erheblichen Unsicherheiten behaftet sind.

> **Psychosoziale Faktoren sind wichtige Prädiktoren für den Verlauf von Rückenschmerzen.**

Psychosoziale Prädiktoren erwiesen sich in zahlreichen Studien bei Patienten sowie in der Allgemeinbevölkerung als wichtige Einflussgrößen zur Vorhersage der Chronifizierung von Rückenschmerzen (Linton 2001, Pincus et al. 2002). Wichtige Prädiktoren sind beispielsweise **Depressivität, Distress, Somatisierung** sowie **schmerzbezogene Kognitionen**, darunter Fear-Avoidance-Beliefs, Endurance oder das Katastrophisieren. Dem entspricht auch der Zusammenhang zwischen **Arbeitsplatzmerkmalen** und Rückenschmerzen (Linton 2001). Als Risikofaktoren erwiesen sich eine niedrige Arbeitsplatzzufriedenheit, eine als monoton erlebte Arbeit, soziale Konflikte und Stress am Arbeitsplatz. Allerdings gibt es unter diesen Prädiktoren keinen ein-

2

zelnen mit einer nachgewiesenen herausgehobenen Bedeutung im Chronifizierungsprozess.

2.3.2 Chronische Kopfschmerzen

> ❯ **Spannungskopfschmerzen und Migräne sind die häufigsten chronischen Kopfschmerzen.**

Obwohl Kopfschmerzen sehr häufig auftreten, manifestieren sich diese im Sinne der Kriterien der International Headache Society (IHS) nur zu einem kleinen Teil chronisch (Silberstein 2005). Die entsprechende Gruppe von Störungen mit einer Auftretenshäufigkeit von mindestens 15 Tagen im Monat wird als »**chronic daily headache**« bezeichnet. Am häufigsten treten Beschwerden mit einer Episodendauer von mehr als 4 h auf: Die 1-Jahres-Prävalenz in der Bevölkerung beträgt etwa 3–5 % (Castillo et al. 1999, Pascual et al. 2001, Silberstein 2005), wobei Frauen häufiger als Männer betroffen sind.

Unter den chronischen Kopfschmerzen sind die **Spannungskopfschmerzen** mit einer Prävalenz von 2–3 % am häufigsten. Die Prävalenz chronischer **Migräne** beträgt rund 1–2 %. Spannungskopfschmerzen und Migräne haben mehrheitlich einen episodischen Charakter, von Letzterer sind beispielsweise nach den IHS-Kriterien rund 10–15 % der erwachsenen Bevölkerung betroffen. Auch für Kinder und Jugendliche liegen die Prävalenzen nur wenig niedriger (Kröner-Herwig et al. 2007, Zwart et al. 2004). »Neu auftretende, täglich persistierende Kopfschmerzen« sind unter den sog. **lang anhaltenden** chronischen Kopfschmerzerkrankungen wesentlich seltener: Ihre 1-Jahres-Prävalenz beträgt ungefähr 0,1 % (Schmidt u. Kohlmann 2006).

Auch bei Jugendlichen ist der Anteil mit chronischen Kopfschmerzbeschwerden gering im Vergleich zur Gesamtzahl der Betroffenen: So ergab sich in einer weiteren deutschen Studie, dass 69,4 % der befragten Jugendlichen (12–15 Jahre) in den 3 Monaten vor der Befragung von Kopfschmerzen betroffen waren, aber nur 4,4 % an 14 oder mehr Tagen im Monat. Die IHS-Kriterien der chronischen Migräne erfüllten sogar nur 0,07 %, die der chronischen Spannungskopfschmerzen 0,2 % (Fendrich et al. 2007).

> ❯ **Trigeminoautonome Kopfschmerzerkrankungen sind selten.**

Chronische Kopfschmerzen mit einer Episodendauer von weniger als 4 h sind epidemiologisch von nachgeordneter Bedeutung. Die Prävalenzen liegen unter 0,1 %. Es handelt sich um die trigeminoautonomen Kopfschmerzerkrankungen, zu denen **Clusterkopfschmerzen**, die **chronisch paroxysmale Hemikranie** und das **Short-lasting Unilateral Neuralgiform headache attacks with Conjunctival injection and Tearing (SUNCT)** zählen. Während für Migräne und Spannungskopfschmerzen ein Geschlechterverhältnis zuungunsten der weiblichen Bevölkerung besteht, ist das Verhältnis bei Clusterkopfschmerzen in markanter Weise umgekehrt. Männer sind geschätzte 4- bis 12-mal so häufig von dieser Störung betroffen (Russell 2004).

> ❯ **Medikamentenmissbrauch ist eine der wichtigsten Ursachen chronischer Kopfschmerzen.**

Bei den bisher besprochenen Kopfschmerzen handelt es sich um sog. **primäre** Kopfschmerzerkrankungen. In diesen Fällen ist eine unterliegende organische Ursache weitgehend unbekannt. Liegt eine solche Ursache vor, dies können z. B. kardiovaskuläre Störungen, zervikale Wirbelsäulenschäden oder Traumata sein, werden die Kopfschmerzen als **sekundär** bezeichnet.

Eine wichtige Form sekundärer Kopfschmerzerkrankungen sind **medikamenteninduzierte Kopfschmerzen**. Die bevölkerungsbezogene Prävalenz beträgt rund 1 % (Diener u. Limmroth 2004). Dies entspricht fast einem Drittel aller chronischen Kopfschmerzbeschwerden in der erwachsenen Bevölkerung. Frauen sind rund 3- bis 4-mal häufiger als Männer betroffen. Der übermäßige Einsatz von Schmerz- oder Migränemitteln erweist sich damit als einer der wichtigsten Risikofaktoren für die Entstehung chronischer Kopfschmerzen. Zur Klassifikation steht daher eine eigene **IHS-Kategorie** zur Verfügung (»Medication-overuse headache«) (vgl. Kap. 26).

> ❯ **Psychosoziale Risikofaktoren sind mit Kopfschmerzen assoziiert.**

Chronische Kopf- und Gesichtsschmerzen sind häufig mit Angst- und Depressionssymptomen und anderen dysfunktionalen Verhaltens- und Erlebensmerkmalen assoziiert (Huber u. Henrich 2003, Nicholson et al. 2007). Für Kinder und Jugendliche gilt Ähnliches (Kröner-Herwig u. Gaßmann, 2012). Insgesamt gestaltet sich die Bewertung des Zusammenhangs zwischen psychosozialen Faktoren und Kopfschmerzen im Vergleich zu Rückenbeschwerden als schwieriger, da weniger Evidenz aus längsschnittlichen Studien vorliegt.

2.4 Bedeutung chronischer Schmerzen im Gesundheitssystem und in der Volkswirtschaft

2.4.1 Inanspruchnahme

Rückenschmerzen sind der dritthäufigste Konsultationsanlass bei Hausärzten und der häufigste bei niedergelassenen Orthopäden und Chirurgen. Migräne und andere Kopfschmerzen spielen dagegen eine untergeordnete Rolle (Zi 2013). Im Jahr 2010 haben 26,4 % aller Erwachsenen AOK-Versicherten wenigstens einmal wegen Rückenschmerzen einen Arzt konsultiert, ca. 50 % ausschließlich ihren Hausarzt. Wie hoch der Anteil chronischer Schmerzen darunter ist, kann auf Grundlage von Abrechnungsdaten nicht beurteilt werden.

In einer Zeitreihenanalyse von Abrechnungsdaten der AOK bei **Rückenschmerzen** im Zeitraum von 2006 bis 2010 wurde ein Anstieg der Bildgebung um 40 %, der Verordnung von Opioiden um 32 % und invasiver Injektionstherapien um 69 % beobachtet. Der Anteil der Rückenpatienten, der Akupunktur erhielt, die nur bei chronischen Rückenschmerzen zulasten der Krankenkasse abgerechnet werden darf, war mit ca. 9 % stabil. Durch den Ausbau der auch heute noch nicht flächendeckend zur Verfügung stehenden speziellen Schmerztherapie stieg die Abrechnung dieser Leistung um 550 % an (Chenot et al. 2014). Für denselben 5-Jahres-Zeitraum wurde im Krankenhaus-Report der AOK eine Zunahme der Rückenoperationen um 120 % beobachtet.

Die Bewertung, ob eine Über- oder Unterversorgung bei Schmerzbeschwerden vorliegt, ist komplex und gelingt nicht immer befriedigend. Experten gehen von einer Überversorgung akuter

Schmerzen und einer Unterversorgung chronischer Schmerzen aus. Neben den globalen Veränderungen der Inanspruchnahme medizinischer Leistungen können Daten jetzt zunehmend auch regional miteinander verglichen werden. Die Bewertung und Ursachenforschung regionaler Unterschiede steht allerdings noch am Anfang.

> ❯ **Auch Kinder und Jugendliche konsultieren häufig wegen Schmerzbeschwerden.**

Ergebnisse des Kinder- und Jugendgesundheitssurveys (KiGGS) ergaben, dass etwas mehr als die Hälfte (54 %) der Eltern von 3- bis 10-jährigen Kindern wegen rekurrierender Hauptschmerzen ärztliche Hilfen in Anspruch nahm. Bei 11- bis 17-jährigen Kindern war es mehr als jeder Dritte (36 %; Ellert et al. 2007). Einer weiteren Bevölkerungsstudie zufolge hatte etwa ein Drittel der 7- bis 14-jährigen Schüler mit Kopfschmerzen oder Migräne laut Angaben der Eltern aufgrund der Symptome in den 6 Monaten vor der Befragung einen Arzt aufgesucht (Kröner-Herwig et al. 2007). Bei wiederholt auftretenden Kopfschmerzen konsultierten 57 % der Kinder mindestens einen Arzt. Die Behandlung der Kopfschmerzen war nicht nur abhängig von der Häufigkeit, sondern auch von der **Art der Kopfschmerzen**. So hatten 33 % der Kinder wegen Migräne, 7,6 % wegen Spannungskopfschmerz und 14 % wegen nicht klassifizierbarer Kopfeschmerzen mehrfach einen Arzt konsultiert.

2.4.2 Folgen chronischer Schmerzen

> ❯ **Schmerzen nehmen eine führende Rolle in Krankheitsartenstatistiken ein.**

In Deutschland sowie in vielen anderen Industrienationen belegen Schmerzen eine vordere Stelle in den Statistiken zu Fehlzeiten, Krankschreibungen und Frühberentungen. Dies ist in den von den gesetzlichen Krankenkassen geführten Krankheitsartenstatistiken dokumentiert. Im Jahr 2010 waren aufgrund von Rückenschmerzen Frauen im Durchschnitt an 12,2 und Männer an 11,4 Tagen pro Fall krankgeschrieben. Insgesamt summierten sich die Fehltage auf 14,5 Mio. Arbeitsunfähigkeitstage.

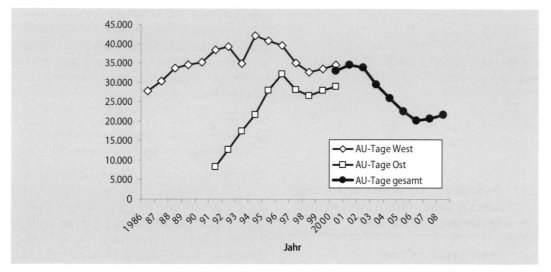

☐ **Abb. 2.4** Arbeitsunfähigkeitstage wegen Krankheiten der Wirbelsäule und des Rückens (je 10.000 Pflichtversicherte). *AU* Arbeitsunfähigkeit. (Werte: Daten zu den Krankheitsartenstatistiken der AOK)

Aus sozialmedizinischer Perspektive ist die zeitliche Wendigkeit von Arbeitsunfähigkeitstagen interessant (☐ Abb. 2.4). In den Jahren nach der Wende nahm die Zahl der Arbeitsunfähigkeitstage in den neuen Bundesländern um mehr als 200 % zu. Dies ist nicht durch eine erhöhte Morbidität erklärbar. Vielmehr zeigt sich an diesem Beispiel, dass der Umgang mit Rückenschmerzproblemen vorrangig ein soziales und nicht ein medizinisches Phänomen ist.

Laut BKK-Statistik verursachten Muskel- und Skelettbeschwerden im Jahr 2013 25,1 % aller **Arbeitsunfähigkeitstage** der erwerbstätigen Pflichtmitglieder (Knieps u. Pfaff 2014). Der größte Anteil hiervon ist durch Rückenschmerzen bedingt. Damit liegen Muskel- und Skelettbeschwerden als Ursache von Krankschreibungen noch vor den psychischen Störungen (13,8 %) und Atemwegserkrankungen (16,7 %). Frauen waren im Jahr 2013 insgesamt an 10.101 Tagen, die Männer an 13.213 Tagen je 10.000 Versicherte aufgrund von Rückenschmerzen (M54 der ICD-10) krankgeschrieben.

Seit 1990 ist der Anteil **vorzeitiger Berentungen** aufgrund verminderter Erwerbsfähigkeit durch chronische Erkrankungen von Skelett/Muskeln/Bindegewebe kontinuierlich von 27,6 % auf 13,6 % im Jahr 2013 gefallen. Diese sind nach den psychischen Erkrankungen immer noch die zweithäufigs-

te Ursache für die frühzeitige Berentung. Bei der Interpretation dieser Entwicklung müssen sowohl Änderungen in der Anerkennungspraxis als auch ein veränderte Strategie bei Rentenwünschen bedacht werden.

> **Kopfschmerzen verursachen erheblich weniger Arbeitsausfälle als Rückenschmerzen.**

Nach Angaben der AOK betrug der Anteil an Arbeitsausfalltagen wegen Migräne im Jahr 1998 an der Gesamtzahl der Arbeitsausfalltage nur 0,26 % in den alten Bundesländern und 0,29 % in den neuen Bundesländern. Im Durchschnitt fehlten die Betroffenen nach Angaben der Gesundheitsberichterstattung des Bundes aus dem Jahr 2002 zwischen 5 und 6 Tage pro Jahr am Arbeitsplatz. Der Anzahl der Arbeitsunfähigkeitsfälle und -tage aufgrund von Migräne ist bis zum Jahr 2008 leicht gesunken. Laut AOK-Statistik wurden 2008 weniger Versicherte wegen sonstiger Kopfschmerzen arbeitsunfähig krankgeschrieben als wegen Migräne. Allerdings stieg die Dauer pro Fall etwas (☐ Tab. 2.1). In seltenen Fällen wird auch eine Rente wegen verminderter Erwerbsfähigkeit bei Kopfschmerz- oder Migränepatienten bewilligt. So wurden nach Angaben der Deutschen Rentenversicherung im Jahr 2013 von allen 175.135 Zugängen in der Erwerbsminderungsrente insgesamt 97 Patienten aufgrund von

◘ **Tab. 2.1** Arbeitsunfähigkeitsfälle und -tage der Pflichtmitglieder der AOK (ohne Rentner) nach Krankheitsart im Jahr 2008 (Quelle der Daten: Krankheitsartenstatistik 2008, AOK-Bundesverband, Berlin 2009)

ICD-10-Codierung	Fälle	Tage	Tage
	je 10.000 Männer und Frauen		je Fall
M54 (Rückenschmerzen)	1.079,58	14.961,04	13,86
G43 (Migräne)	89,95	354,86	3,94
G44 (sonstige Kopfschmerzsyndrome)	25,58	165,93	6,49

Migräne und 115 Patienten wegen sonstiger Kopfschmerzsyndrome als frühzeitig erwerbsgemindert berentet.

2.4.3 Kosten chronischer Schmerzen

❯ **Die Gesamtkosten chronischer Schmerzen sind schwer zu schätzen.**

Zu den Gesamtkosten chronischer Schmerzen existieren in Deutschland keine zuverlässigen Zahlen. Eine Expertengruppe schätzte in einem durch die deutsche Bundesregierung beauftragten Gutachten die durch chronische Schmerzen bedingten volkswirtschaftlichen Kosten auf jährlich 21 bis 29 Mrd. € (Deutscher Bundestag 2003, Drucksache 15/2295). Derartige Schätzungen beruhen auf der Zusammenfassung gesundheitsökonomischer Ergebnisse, die mit sehr unterschiedlicher Genauigkeit für verschiedene Schmerzsyndrome (z. B. Kopf- oder Rückenschmerzen) vorliegen. Pauschale Schätzungen der durch chronische Schmerzen insgesamt verursachten direkten (u. a. Kosten der Behandlung, Arzneimittel) und indirekten Kosten (u. a. Arbeitsunfähigkeit, Berentung) sind deshalb lückenhaft und vermutlich durch eine erhebliche Unterschätzung der tatsächlichen Gesamtkosten gekennzeichnet.

Kosten chronischer Rückenschmerzen

Die Krankheitskostenrechnung des **Statistischen Bundesamtes** weist für das Jahr 2008 in der Kategorie der Dorsopathien (M45–M54 der ICD-10) direkte Kosten in Höhe von 9 Mrd. € und eine Anzahl von 247.000 verlorenen Erwerbstätigkeitsjahren aus (Statistisches Bundesamt 2010). Im Vergleich zum Jahr 2004 steht dabei einer Zunahme der direkten Krankheitskosten um 14 % die Abnahme der Erwerbstätigkeitsjahre um 11 % gegenüber. Die ambulanten Versorgungskosten dominierten mit einer Höhe von etwas über 5 Mrd. € im Jahr 2008.

Die aus weiteren **Studien für Deutschland** verfügbaren Kostenschätzungen weisen eine erhebliche Variabilität auf. Schätzungen der Gesamtkosten schwanken zwischen 6,3 Mrd. € (Damm et al. 2007) und 48,9 Mrd. € (Wenig et al. 2009). Die wesentlichen Gründe für die divergenten Zahlen sind unterschiedliche Datenquellen (GKV-Versicherte, Bevölkerung) sowie eine uneinheitliche Abdeckung der Kostenarten (Krankenversicherung, Rentenversicherung, private Ausgaben etc.). Vor dem Hintergrund weiterer gesundheitsökonomischer Analysen (Bolten et al. 1998, Krauth et al. 2005), die mit Gesamtkosten für Rückenleiden von jährlich 16–17 Mrd. € rechnen, dürfte die Schätzung aus der Krankheitskostenrechnung des Statistischen Bundesamtes eine belastbare Mittelgröße darstellen.

In nahezu alle Kostenschätzungen für Rückenschmerzen überwiegen die **indirekten Kosten**. Sie sind für etwa 60–70 % der Gesamtkosten verantwortlich. Während leichte oder mittelgradige Rückenschmerzen jährlich Kosten in Höhe 500–900 € pro Fall verursachen, erhöht sich dieser Betrag bei Rückenschmerzen mit höherem Schweregrad auf bis zu 7.000 € pro Jahr (Wenig et al. 2009). Hieraus resultiert eine asymmetrische Kostenverteilung: 20 % der Fälle mit schwergradigen Rückenschmerzen verursachen etwa 80 % der Gesamtkosten.

Kosten chronischer Kopfschmerzen

Die Datenlage zu den Kosten von Kopfschmerzerkrankungen ist im Vergleich zu Rückenschmerzen schlechter. In der Gesundheitsberichterstattung des Bundes durch das Statistische Bundesamt () ist nur die Migräne einzeln ausgewiesen mit direkten Kosten in Höhe von 466 Mio. € im Jahr 2008 (online unter: https://www.gbe-bund.de). Die direkten Kosten stiegen laut dieser Quelle seit 2002 von 427 Mio. € ausgehend kontinuierlich an. Zu höheren Schätzungen kamen Göbel et al. 2000, die für Ende der 1990er-Jahre die direkten Kosten für die Migräne auf 1,7 Mrd. € bezifferten, die indirekten Kosten auf 3,2 Mrd. €.

Die von den Autoren berichteten Gesamtkosten der Migräne (4,9 Mrd. €) korrespondieren gut mit dem europäischen Durchschnittswert für die Gesamtkosten von jährlich 590 € pro Migränepatient, der auf der Basis von Daten aus Deutschland, Frankreich und dem Vereinigten Königreich berechnet wurde (Berg u. Stovner 2005). Bei einer erwachsenen deutschen Bevölkerung (>20 Jahre) von rund 66 Mio. und einer Migräneprävalenz von 14 % ergeben sich aus diesem Durchschnittswert Gesamtkosten der Migräne von rund 5,5 Mrd. €. Im Unterschied zur Berechnung von Göbel et al. 2000, bei der die direkten Kosten rund ein Drittel der durch Migräne verursachten Gesamtkosten ausmachten, bedingten direkte Kosten in der europäischen Schätzung einen Anteil von weniger als 10 %.

2.5   Fazit

Chronische Schmerzen sind ein individuell, gesundheits- und volkswirtschaftlich erstrangiges Gesundheitsproblem. Ungefähr jeder 10. Erwachsene leidet an chronischen Schmerzen, die mit moderaten bis starken Beeinträchtigungen in Alltag und Arbeit einhergehen. Im Erwachsenenalter nehmen Rückenschmerzen eine führende Position in Hinblick auf die individuelle Beschwerdelast, Inanspruchnahme medizinischer Leistungen und Folgekosten ein, im Jugendalter dominieren demgegenüber Kopfschmerzen. Insbesondere bei Rückenschmerzen bedingen Arbeitsfehltage hohe indirekte Kosten. Die erhebliche zeitliche Variabilität der Arbeitsunfähigkeitstage bei Rückenschmerzen verdeutlicht, dass der Umgang mit Schmerzproblemen stärker durch psychosoziale als durch objektivierbare somatische Faktoren determiniert ist.

Literatur

Andersson HI, Ejlertsson G, Leden I, Rosenberg C (1993) Chronic pain in a geographically defined general population: studies of differences in age, gender, social class, and pain localization. Clin J Pain 9: 174–182

Berg J, Stovner LJ (2005) Cost of migraine and other headaches in Europe. Eur J Neurol 12 (Suppl 1): 59–62

Bergman S, Herrström P, Högström K, Petersson IF, Svensson B, Jacobsson LTH (2001) Chronic musculoskeletal pain, prevalence rates, and sociodemographic associations in a Swedish population study. J Rheumatol 28: 1369–1377

Bolten W, Kempel-Waibel A, Pforringer W (1998) Analyse der Krankheitskosten bei Rückenschmerzen. Med Klin 93: 388–393

Breivik H, Collett B, Ventafridda V, Cohen R, Gallacher D (2006) Survey of chronic pain in Europe: prevalence, impact on daily life, and treatment. Eur J Pain 10: 287–333

Castillo J, Munoz P, Guitera V, Pascual J (1999) Epidemiology of chronic daily headache in the general population. Headache 39: 190–196

Chenot J, Haupt C, Gerste B (2014) Zeitliche Trends bei der Versorgung von Rückenschmerzpatienten. In: Klauber J, Günster C, Gerste B, Robra B, Schmacke N (Hrsg) Versorgungs-Report 2013/2014. Schattauer, Stuttgart, S 155–184

Damm O, Bowles D, Greiner W (2007) Krankheitskostenanalyse und gesundheitsökonomische Bewertung eines modellierten Gesundheitspfades Rückenschmerzen. Bertelsmann Stiftung, Bielefeld

Deyo RA, Rainville J, Kent DL (1992) What can the history and physical examination tell us about low back pain? JAMA 268: 760–765

Diener HC, Limmroth V (2004) Medication-overuse headache: a worldwide problem. Lancet Neurol 3: 475–483

Ehde DM, Jensen MP, Engel JM, Turner JA, Hoffman AJ, Cardenas DD (2003) Chronic pain secondary to disability: a review. Clin J Pain 19: 3–17

Ellert U, Neuhauser H, Roth-Isigkeit A (2007) Schmerzen bei Kindern und Jugendlichen in Deutschland: Prävalenz und Inanspruchnahme medizinischer Leistungen Ergebnisse des Kinder- und Jugendgesundheitssurveys (KiGGS). Bundesgesundheitsblatt Gesundheitsforschung Gesundheitsschutz 50: 711–717

Elliott AM, Smith BH, Penny KI, Smith WC, Chambers WA (1999) The epidemiology of chronic pain in the community. Lancet 354: 1248–1252

Fendrich K, Vennemann M, Pfaffenrath V, Evers S, May A, Berger K, Hoffmann W (2007) Headache prevalence among adolescents – the German DMKG headache study. Cephalalgia 27: 347–354

Göbel H, Buschmann P, Heinze A, Heinze-Kuhn K (2000) Epidemiologie und sozioökonomische Konsequenzen von Migräne und Kopfschmerzerkrankungen. Versicherungsmedizin 52: 19–23

Hauser W, Schmutzer G, Glaesmer H, Brahler E (2009) Prävalenz und Prädiktoren von Schmerzen in mehreren Körperregionen. Ergebnisse einer repräsentativen deutschen Bevölkerungsstichprobe. Schmerz 23: 461–470

Hauser W, Wolfe F, Henningsen P, Schmutzer G, Brahler E, Hinz A (2014) Untying chronic pain: prevalence and societal burden of chronic pain stages in the general population – a cross-sectional survey. BMC Public Health 14: 352

Huber D, Henrich G (2003) Personality traits and stress sensitivity in migraine patients. Behav Med 29: 4–13

Knieps F, Pfaff H (2014) BKK Gesundheitsreport 2014. MMV, Berlin

Koes BW, van Tulder MW, Thomas S (2006) Diagnosis and treatment of low back pain. BMJ 332: 1430–1434

Krauth C, Grobe TG, Hoopmann M, Schwartz FW, Walter U (2005) Rückenschmerz: Krankheitskosten und Einsparpotenziale präventiver Interventionen. In: Hildebrandt J, Müller G, Pfingsten M (Hrsg) Lendenwirbelsäule. Ursachen, Diagnostik und Therapie von Rückenschmerzen. Urban & Fischer, München, S 14–26

Kröner-Herwig B, Heinrich M, Morris L (2007) Headache in German children and adolescents: a population-based epidemiological study. Cephalalgia 27: 519–527

Kröner-Herwig B, Gaßmann J (2012) Headache disorders in children and adolescents: Their association with psychological, behavioral and socio-environmental factors. Headache 52: 1387–1401

Linton SJ (2001) Occupational psychological factors increase the risk for back pain: a systematic review. J Occup Rehabil 11: 53–66

Macfarlane GJ, Morris S, Hunt IM, Benjamin S, McBeth J, Papageorgiou AC, Silman AJ (1999) Chronic widespread pain in the community: the influence of psychological symptoms and mental disorder on healthcare seeking behavior. J Rheumatol 26: 413–419

Neuhauser H, Ellert U, Ziese T (2005) Chronische Rückenschmerzen in der Allgemeinbevölkerung in Deutschland 2002/2003: Prävalenz und besonders betroffene Bevölkerungsgruppen. Gesundheitswesen 67: 685–693

Neumann L, Buskila D (2003) Epidemiology of fibromyalgia. Curr Pain Headache Rep 7: 362–368

Nicholson RA, Houle TT, Rhudy JL, Norton PJ (2007) Psychological risk factors in headache. Headache 47: 413–426

Pascual J, Colas R, Castillo J (2001) Epidemiology of chronic daily headache. Curr Pain Headache Rep 5: 529–536

Pincus T, Burton AK, Vogel S, Field AP (2002) A systematic review of psychological factors as predictors of chronicity/disability in prospective cohorts of low back pain. Spine 27: 109–120

Roth-Isigkeit A (2006) Zur Epidemiologie von anhaltenden und/oder wiederkehrenden Schmerzen bei Kindern. Monatsschr Kinderheilkd 154: 741–754

Rothman KJ, Greenland S, Lash T (2008) Modern Epidemiology. Lippincott Williams & Wilkins, Philadelphia

Russell MB (2004) Epidemiology and genetics of cluster headache. Lancet Neurol 3: 279–283

Schmidt CO, Baumeister SE (2007) Simple patterns behind complex spatial pain reporting? Assessing a classification of multisite pain reporting in the general population. Pain 133: 174–182

Schmidt CO, Kohlmann T (2006) Epidemiologie von Kopf- und Gesichtsschmerzen. In: Huggins A, Göbel H, Schilgen M (Hrsg) Gesichts- und Kopfschmerzen aus interdisziplinärer Sicht – Evidenz zur Pathophysiologie, Diagnostik und Therapie. Springer, Heidelberg, S 3–20

Schmidt CO, Raspe H, Pfingsten M, Hasenbring M, Basler HD, Eich W, Kohlmann T (2007) Back pain in the German adult population. Prevalence, severity, and sociodemographic correlates in a multi-regional survey. Spine 32: 2005–2011

Schmidt CO, Raspe H, Kohlmann T (2010) Graded back pain revisited – do latent variable models change our understanding of severe back pain in the general population? Pain 149: 50–56

Schmidt CO, Moock J, Fahland RA, Feng YY, Kohlmann T (2011) Rückenschmerz und Sozialschicht bei Berufstätigen. Schmerz 25: 306–314

Silberstein SD (2005) Chronic daily headache. J Am Osteopath Assoc 105: 23S–29S

Statistisches Bundesamt (2010) Gesundheit. Krankheitskosten. Krankheitskosten in Mio. € durch Dorsopathien (Rückenleiden, ICD10: M45-M54) nach Einrichtungen (2002–2008). Statistisches Bundesamt, Wiesbaden. http://www.gbe-bund.de/. Zugegriffen: 08. März 2016

Swart E, Ihle P, Gothe H (2014) Routinedaten im Gesundheitswesen: Handbuch Sekundärdatenanalyse: Grundlagen, Methoden und Perspektiven, 2. Aufl. Hogrefe, Bern

Turk DC, Melzack R (2010) Handbook of Pain Assessment. Guilford Press, New York

van Hecke O, Austin SK, Khan RA, Smith BH, Torrance N (2014) Neuropathic pain in the general population: a systematic review of epidemiological studies. Pain 155: 654–662

Von Korff M, Dunn KM (2008) Chronic pain reconsidered. Pain 138: 267 276

Wenig CM, Schmidt CO, Kohlmann T, Schweikert B (2009) Costs of back pain in Germany. Eur J Pain 13: 280–286

Wolff R, Clar C, Lerch C, Kleijnen J (2011) Epidemiologie von nicht tumorbedingten chronischen Schmerzen in Deutschland. Schmerz 25: 26–44

Woolf AD, Pfleger B (2003) Burden of major musculoskeletal conditions. Bull World Health Organ 81: 646–656

Zi – Zentralinstitut für die Kassenärztliche Versorgung in Deutschland (2013) Die 50 häufigsten ICD-10-Schlüsselnummern nach Fachgruppen aus dem ADT-Panel des Zentralinstituts. Zi, Berlin

Zwart JA, Dyb G, Holmen TL, Stovner LJ, Sand T (2004) The prevalence of migraine and tension-type headaches among adolescents in Norway. The Nord-Trondelag Health Study (Head-HUNT-Youth), a large population-based epidemiological study. Cephalalgia 24: 373–379

Physiologie von Nozizeption und Schmerz

W. Magerl und R.-D. Treede

3.1   Einleitung   – 32

3.2   Abgrenzung von Nozizeption und Schmerz   – 32

3.3   Physiologie der Nozizeption   – 35

3.4   Plastizität von Nozizeption und Schmerz   – 59

3.5   Pathophysiologie des neuropathischen Schmerzes   – 65

3.6   Fazit   – 69

Literatur   – 70

B. Kröner-Herwig et al. (Hrsg.), *Schmerzpsychotherapie*,
DOI 10.1007/978-3-662-50512-0_3, © Springer-Verlag Berlin Heidelberg 2017

3

Lernziele

Das nozizeptive System ist ein Subsystem der Somatosensorik mit sog. Nozizeptoren, spezifischen Sensoren zur Entdeckung faktisch oder potenziell schädigender Einwirkungen auf das Körpergewebe. Die Eigenschaften und Polymodalität der Nozizeptoren werden funktionell und molekular beschrieben. Die Eigenschaften der Zielneurone, die Besonderheiten der synaptischen Umschaltung im Rückenmark sowie der zum Gehirn aufsteigenden Bahnen werden ebenso erörtert wie die supraspinale Organisation des nozizeptiven Systems und die Rolle von Thalamus, Amygdala und Kortex. Einen besonderen Stellenwert haben die mannigfachen Plastizitätsmechanismen des nozizeptiven Systems: periphere und zentrale Sensibilisierung sowie synaptische Langzeitpotenzierung. Dies leitet über zu einem Exkurs in die Pathophysiologie des nozizeptiven Systems bei peripheren oder zentralen Läsionen (neuropathischer Schmerz).

3.1   Einleitung

3.1.1   Nozizeption – ein universelles Schutzsystem

> **Die Detektion schädigender Ereignisse (Nozizeption) ist eine universelle Eigenschaft nahezu aller Organismen. Nozizeption ist die sensorische Grundlage der Auslösung angemessenen Verhaltens zum Schutz der körperlichen Integrität.**

Das Fehlen eines funktionstüchtigen nozizeptiven Systems ist langfristig von erheblichem Nachteil; es führt zu Fehlfunktionen und Fehlbelastungen von Skelett, Muskeln und Organen, unkontrollierter Selbstschädigung und typischerweise zu einer gravierend verringerten Lebenserwartung.

Die Grundlagen des nozizeptiven Systems lassen sich in der Evolution weit zurückverfolgen. Alle Wirbeltiere, Amphibien und Mollusken verfügen über nozizeptive Systeme, die mit dem der Säuger eng verwandt sind. Einfachere Organismen besitzen in der Regel homologe Systeme der Nozizeption. Beispielsweise lassen sich bei Larven von Schmetterlingen und Nachtschwärmern eine regionale Organisation nozizeptiver Wahrnehmung, angemessene

Meidereflexe, gerichtete Angriffsbewegungen auf den Ort der noxischen Stimulation und grundlegende Prinzipien der nozizeptiven Plastizität nachweisen (Walters et al. 2001). Grundlegende Prinzipien der nozizeptiven Organisation von Säugern (lokale Organisation, endogene Schmerzkontrolle, Schmerzgedächtnis) finden sich weitgehend bereits in der Organisation der Ganglien eines Weichtiers, des Kalifornischen Seehasen (Aplysia californica). Aus der experimentellen Erforschung seines nozizeptiven Systems stammen wertvolle Erkenntnisse über Mechanismen der synaptischen Plastizität (Rayport u. Kandel 1986, Woolf u. Walters 1991).

Im Verlauf der letzten 50 Jahre haben sich unsere Vorstellungen von den Mechanismen der Nozizeption häufig gewandelt: Eine moderne Analyse der Nozizeptorfunktion setzte mit der Elektrophysiologie der späten 1960er-Jahre ein, in den 1970er-Jahren die Erforschung der nozizeptiven Systeme des Rückenmarks und der absteigenden Kontrollsysteme des Hirnstamms, die Analyse zentralnervöser Plastizitätsprozesse Mitte der 1980er-Jahre, molekularbiologische Methoden Mitte der 1990er-Jahre, und zu Beginn des 21. Jahrhunderts finden Methoden der Humangenetik, mit erheblicher Verspätung, einen Zugang zur Analyse der Nozizeption. Eine umfassende Übersicht der Entwicklung der Forschung und theoretischen Konzepte über Schmerz und Nozizeption findet sich bei Perl (2007) bzw. in aktuellen Schmerzhandbüchern/-enzyklopädien (McMahon et al. 2013, Gebhart u. Schmidt 2013).

3.2   Abgrenzung von Nozizeption und Schmerz

3.2.1   Teilaspekte der Schmerzempfindung

Nach Definition der International Association for the Study of Pain (IASP) verstehen wir unter Schmerz ein unangenehmes Sinnes- und Gefühlserlebnis, das mit tatsächlicher oder potenzieller Gewebeschädigung verknüpft ist oder mit Begriffen einer solchen Schädigung beschrieben wird. Eine Schmerzempfindung setzt sich demnach aus mehreren Teilaspekten zusammen: Die **sensorisch-diskriminative Komponente** besteht aus der Identifikation des Ortes und der Form sowie der Kodierung von Intensität und Qualität eines noxischen Reizes. Motorische Reaktionen bestehen im einfachsten Fall aus reflexhaften Bewegungsabfolgen, z. B. dem Wegziehen des Fußes beim Tritt auf einen spitzen Stein (polysynaptische spinale Fluchtreflexe), aber auch komplexeren Reaktionen wie der Fluchtreaktion. Sie können in elaborierteren Verhaltensmustern münden, z. B. der Schonhaltung.

Das **Schmerzverhalten** wird sowohl durch die emotionale Bewertung des Schmerzereignisses (**affektiv-motivationale Komponente**) als auch durch frühere Schmerzerfahrungen und die Bewertung des situativen Kontextes beeinflusst (**kognitive Komponente**). Darüber hinaus führen Schmerzreize über die Aktivierung des autonomen Nervensystems (»emotionales Motorsystem«, vegetative Komponente; Jänig 2006) u. a. zu peripheren, sympathikusvermittelten Reaktionen (Vasokonstriktion, Schweißsekretion), kardiovaskulären Reaktionen (z. B. Herzfrequenzanstieg), sowie respiratorischen Reaktionen (Steigerung des Atemantriebs).

3.2.2 Differenzierung von Nozizeption und Schmerz

Für das Verständnis physiologischer und pathophysiologischer Schmerzvorgänge muss zwischen »Nozizeption« und »Schmerz« unterschieden werden:

- **Nozizeption:** Detektion von schädigenden Ereignisse durch spezifische Sensoren (Nozizeptoren) und Verarbeitung in einem spezialisierten Teil des somatosensorischen Systems (nozizeptives System).
- **Schmerz:** Bewusste Wahrnehmung des Sinneseindrucks, unter Berücksichtigung kognitiver und emotionaler Bewertungen aus den Informationen des nozizeptiven Systems synthetisiert.

Darüber hinaus muss eine wesentliche Besonderheit des nozizeptiven Systems berücksichtigt werden: die Fähigkeit, seine Erregbarkeit je nach Reizursache, einkommender Reizintensität und Reizdauer zu verändern. Dieser meist als **Sensibilisierung** zu bezeichnender Prozess ist ein wesentliches Merkmal klinischer Schmerzzustände und ihrer

zugrunde liegenden Mechanismen (Schmerz infolge von Gewebetraumata, z. B. nach einer Verbrennung oder Quetschung, postoperativer Schmerz, Entzündungsschmerz etc.).

Schmerz kann aber auch nach Schädigung des neuronalen Apparats selbst entstehen und signalisiert dann nicht einen »regelgerecht« durch das nozizeptive System in den peripheren Geweben aufgenommenen Schaden, sondern entsteht innerhalb des nozizeptiven Systems (neuropathischer Schmerz).

> **Nozizeption ist die Verarbeitung adäquater Sinnesaktivierung (nozizeptiver Reize) in einem spezialisierten Sinnessystem (nozizeptiven System). Schmerz entsteht aus der bewussten Wahrnehmung und Bewertung dieser nozizeptiven Signale.**

3.2.3 Nozizeptives Projektionssystem

Die Bahnen des Schmerzsinns (nozizeptive Bahnen) sind ein Teil des somatosensorischen Systems. Dieses besteht nach klassischer Zählung aus 4 Neuronen:

1. Neuron (in der Peripherie)
2. Neuron im Rückenmark
3. Neuron im Thalamus
4. Neuron in der Großhirnrinde

1. Neuron Soma im ipsilateralen Spinalganglion (spinothalamisches System; grau in ◘ Abb. 3.1) bzw. im Ganglion Gasseri (trigeminothalamisches System). Die peripheren Axone sind entweder dünne myelinisierte Fasern der Gruppe III (Aδ) oder nichtmyelinisierte Fasern der Gruppe IV (C) mit freien Nervenendigungen. Das 1. Neuron hat als primäre Sinneszelle folgende Funktionen:

- Transduktion der somatosensorischen Reize in Generatorpotenziale
- Transformation in Aktionspotenzialfolgen und Erregungsleitung zum zentralen Nervensystem
- Präsynaptische Transmitterfreisetzung, reguliert durch präsynaptische Hemmung

2. Neuron Soma ipsilateral im Hinterhorn des Rückenmarks (spinothalamisches System), sein Axon

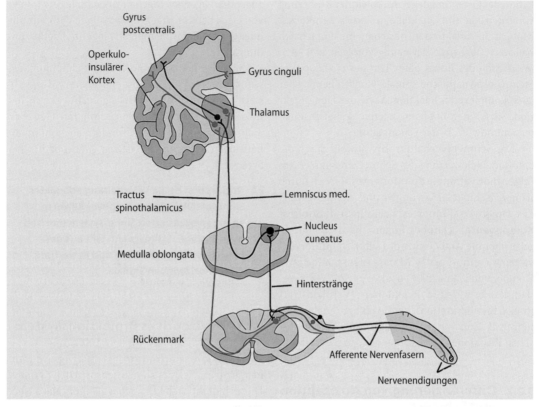

◘ Abb. 3.1 Allgemeine Organisationsprinzipien des somatosensorischen Systems. Projektionsbahnen des somatosensorischen Systems. Schwarz: Bahnen und Kerne des lemniskalen Systems (Mechanorezeption, Propriozeption) mit Leitung im
Hinterstrang. Grau: Bahnen und Kerne des spinothalamischen Systems (Thermorezeption, Nozizeption, Viszerozeption) mit
Leitung im Vorderseitenstrang. Beide projizieren über spezifische Thalamuskerne (lateral) zu den somatosensorischen Kortizes (SI, SII) und über unspezifische Thalamuskerne (medial) zum Gyrus cinguli. Der Gyrus postcentralis enthält den primären
somatosensorischen Kortex (SI). Der operkuloinsuläre Kortex enthält den sekundären somatosensorischen Kortex (SII) und
die Inselrinde. Der Gyrus cinguli enthält insbesondere im vorderen und mittleren Anteil somatosensorische Areale.
(Aus: Treede 2010)

kreuzt auf die zum Reiz kontralaterale Seite (anterolateraler Trakt; Vorderseitenstrang). Das 2. Neuron
hat folgende Funktionen (▶ Abschn. 3.3):
- Integration der synaptischen Eingänge aus der
  Peripherie und von deszendierenden Bahnen
- Projektion zu lokalen Reflexbögen (motorisch
  und vegetativ)
- Projektion zu Reflexzentren im Hirnstamm
  (supraspinale Schleife)
- Projektion zum aszendierenden retikulären
  aktivierenden System (ARAS; unspezifisches
  sensorisches System)
- Erregungsleitung zum 3. Neuron im Thalamus
  (spezifisches sensorisches System)

3. Neuron Soma kontralateral in den spezifischen
somatosensorischen lateralen Kernen des Thalamus
(VPL, VPM, VPI, VMpo; ▶ Abschn. 3.3.6). Das
3. Neuron projiziert zum »4. Neuron«. Tatsächlich
projizieren die Thalamuskerne parallel zu mehreren
Teilen des Kortex (SI, SII, Inselrinde). Eine weitere
Bahn erreicht den unspezifischen medialen Teil des
Thalamus mit Projektionen zu Gyrus cinguli,
Amygdala und Hypothalamus (▶ Abschn. 3.3.7,
▶ Abschn. 3.3.9).

4. Neuron Soma in kortikalen Regionen, wobei wir
kein einfaches kortikales nozizeptives Projektions-
gebiet finden, keinen »nozizeptiven Kortex«. Viel-

mehr existiert auf kortikaler Ebene ein verteiltes Repräsentationssystem, das direkte Projektionen zu neokortikalen Gebieten einbezieht (primärer und sekundärer somatosensorischer Kortex), aber auch Projektionen in ältere Kortexareale (Gyrus cinguli, Inselrinde) sowie zu den hierarchisch tiefer gelegenen Arealen des limbischen Systems und im Zwischenhirn (Dienzephalon), namentlich in der Amygdala und im Hypothalamus.

Aus den folgenden Gründen ist die Annahme einer 4-Neuronen-Kette nur als Metapher zu verstehen:

▬ Die Verschaltungen innerhalb eines Kerngebiets erfolgen überwiegend nicht monosynaptisch, sondern oligo- bzw. polysynaptisch.
▬ Im nozizeptiven System gibt es parallele Projektionswege mit unterschiedlicher Anzahl synaptischer Verschaltungen.

Die nachfolgenden Abschnitte geben eine Übersicht über die gegenwärtig für die Nozizeption als wichtig angesehenen Kerngebiete und ihre Verbindungen innerhalb des Zentralnervensystems (2.–4. Neuron), die Eigenschaften der Nervenzellen in diesen Kerngebieten und deren Modulation sowie die Angriffspunkte im zentralen Nervensystem für analgetische Behandlungen.

Besonderheiten der trigeminalen Nozizeption

Das Ganglion des N. trigeminus enthält das 1. Neuron der somatosensorischen Bahn. Die synaptische Verschaltung mit dem 2. Neuron erfolgt für die Mechanorezeption im ipsilateralen Nucleus principalis in der Pons, für die Thermorezeption und Nozizeption im sehr viel tiefer gelegenen ipsilateralen Subnucleus caudalis des spinalen Trigeminuskerns (oberes Halsmark).

Beide Kerne projizieren zum kontralateralen somatosensorischen Thalamus in den Nucleus ventralis posterior medialis (VPM = 3. Neuron). Der spinale Trigeminuskern entspricht funktionell dem Hinterhorn des Rückenmarks und projiziert außer in den Thalamus auch in die Formatio reticularis.

Das 4. Neuron liegt in der Großhirnrinde, im am weitesten lateral gelegenen Teil des Gyrus postcentralis. Als Analogon der Viszerozeption im trigeminalen System kann man die Innervation der Hirnhäute ansehen. Diese ist ebenfalls im spinalen Trigeminuskern repräsentiert, was bei Kopfschmerzen relevant ist. Da sich das trigeminale System vom zervikalen Rückenmark bis ins Mittelhirn erstreckt, kann es bei Infarkten oder anderen Läsionen in dieser Region zu sehr komplexen Funktionsdefiziten kommen.

3.3　Physiologie der Nozizeption

3.3.1　Periphere afferente Mechanismen (Nozizeptoren)

Qualitäten der Nozizeption

Die Nozizeption vermittelt zahlreiche **Schmerzqualitäten**, aber es gibt für den Schmerzsinn noch keine klar definierte Zahl von Basisqualitäten. Einige durch das nozizeptive System vermittelte Empfindungen werden nicht unbedingt als Schmerz identifiziert:

▬ Stechen (Aδ-Fasern zugeschrieben)
▬ Brennen (C-Fasern zugeschrieben)
▬ Schärfe von Nadelspitzen und Kanten, »Kratzigkeit« von Wollstoffen (Aδ- und C-Fasern der Haut)
▬ Jucken (Aδ- und C-Fasern der Haut; ▶ Pruritozeption und Jucken)
▬ Drücken, Bohren etc. (unklar)
▬ »Stechender Geruch« und »scharfer Geschmack« (Aδ- und C-Fasern der Schleimhäute)

Die direkte Ableitung von Aktionspotenzialen durch Mikroelektroden in nozizeptiven Axonen des Menschen (Mikroneurografie) legt nahe, dass niederfrequente Aktionspotenzialfolgen von nozizeptiven Afferenzen (in etwa unterhalb von 1 Hz) typischerweise nicht bewusst wahrgenommen werden.

Räumliches Auflösungsvermögen

Das räumliche Auflösungsvermögen der Nozizeption ist in den meisten Anteilen der Haut ähnlich hoch wie das der Mechanorezeption (ca. 1 cm räumliche Unterschiedsschwelle). Hautareale mit erhöhter Auflösung wie den Tastsinn der Fingerspitze oder der Zunge (mit 0,5–1 mm räumlicher

Auflösung), gibt es bei der Nozizeption nicht. In tiefen Geweben (Bewegungsapparat und Muskulatur) ist die Lokalisation weniger präzise. Die Fähigkeit zur Lokalisation in viszeralen Geweben (schmerzhafte Organe) ist sehr rudimentär, es kommt regelhaft zu Fehllokalisationen, z. B. bei Bauchschmerzen.

Nozizeptoren

❯ Nozizeptoren sind die zellulären Sensoren des nozizeptiven Systems.

Nozizeptive Afferenzen enden als freie Nervenendigungen nichtmyelinisierter Nervenfasern (Gruppe-IV- oder Gruppe-C-Fasern) und dünner myelinisierter Nervenfasern (Gruppe-III- oder Aδ-Fasern) in Haut, Schleimhaut, Teilen des Bewegungsapparats (Muskeln, Knochen und Gelenke, sogar Abschnitte der Bandscheibe) und einigen Eingeweideorganen, beispielsweise in der Wand vieler Hohlorgane (z. B. Blasenwand, Gallenblase, Gastrointestinaltrakt). Nozizeptive Nervenendigungen bilden ein weitverzweigtes Netz, das mit einem einzigen ableitenden Axon verbunden ist. Die rezeptiven Felder sind daher häufig groß, diskontinuierlich und heterogen in der räumlichen Verteilung der Empfindlichkeit.

In der Umgebung von Gefäßen findet sich ein dichtes Geflecht nozizeptiver Fasern (paravaskuläre nozizeptive Innervation). In der äußersten Schicht der Haut (Epidermis) reichen nozizeptive Endigungen bis in die obersten Zellschichten und enden nur wenige Zelllagen unterhalb der Hautoberfläche, in der sich sonst keine weiteren Arten von Sensoren finden (❏ Abb. 3.2a). Dies ist eine ideale Position für Sensoren, deren Funktion die Detektion aktueller oder potenzieller Gewebeschädigung ist (nozizeptiver Reiz).

Einige spezialisierte Abschnitte im Bereich von Körperöffnungen sind sogar ausschließlich nozizeptiv innerviert (Zähne, Kornea, Trommelfell). Die nozizeptive Innervation besitzt in den meisten Organen eine hohe Innervationsdichte, die überwiegende Mehrzahl aller afferenten Axone in peripheren Nerven sind nozizeptiv (ca. 90–95 %).

Nozizeptive Nervenendigungen zeigen kolbenförmige Auftreibungen, in denen sich Zellorganellen und Partikel finden (Mitochondrien, Glykogen-speicher). Hier finden metabolische Prozesse statt, die mit der Transduktion verknüpft sind. Nozizeptoren können an Faserzüge angelagert sein (z. B. im Gelenkknorpel oder in Bändern) und auf diese Weise eine erhöhte Zugspannung innerhalb dieser Gewebe detektieren.

❯ Nozizeptoren sind verzweigte freie Nervenendigungen mit dünnen Axonen.

Die Verteilung von Nozizeptoren im Gewebe ist nicht statisch. Nozizeptive Endigungen zeigen kontinuierlich sehr langsame Veränderungen ihrer Position im Gewebe (nachgewiesen durch Intravitalmikroskopie der Kornea). Dies kommt durch kontinuierliche Wachstumsprozesse zustande mit Retraktion und Wiederaussprossen, die vermutlich durch das Gewebemilieu gesteuert werden.

Axone nozizeptiver Neurone (erster und zweiter Schmerz)

Im Summenaktionspotenzial peripherer Nerven lassen sich die Gruppen der dünn myelinisierten **Aδ-Faser-Nozizeptoren** leicht anhand ihrer Gruppenlaufzeit (Latenz) von denen der nichtmyelinisierten **C-Faser-Nozizeptoren** unterscheiden (❏ Abb. 3.2b). Ihre Leitungsgeschwindigkeiten unterscheiden sich ebenfalls und betragen typischerweise 15–25 m/s für Aδ-Fasern (Bandbreite ca. 3–70 m/s), jedoch nur etwa 1 m/s für C-Fasern (Bandbreite: ca. 0,5–3 m/s).

Bedingt durch diesen Unterschied der Leitgeschwindigkeit entsteht bei längeren peripheren Leitstrecken (z. B. bei schmerzhafter Stimulation durch einen Nadelstich im Bereich der Hand) eine Laufzeitverschiebung in einer Größenordnung von mehreren Hundert Millisekunden. Damit verbunden sind eine **doppelte Schmerzempfindung** und ebenso unterschiedliche Reaktionszeiten: ein früher **erster Schmerz** (Empfindung klar definiert, Reaktionszeit bei Stimulation der Hand typischerweise etwa 200 ms) und ein nachfolgender **zweiter Schmerz** (weniger klar definiert, Reaktionszeit etwa 1.000 ms) für mechanische und thermische noxische Reize (Magerl et al. 2001). Bei kurzen peripheren Leitstrecken ist der Laufzeitunterschied nicht hinreichend für eine solche bewusste Unterscheidung. Dazu trägt auch die integrative Eigenschaft unserer Wahrnehmung bei, die zeitlich nahe Er-

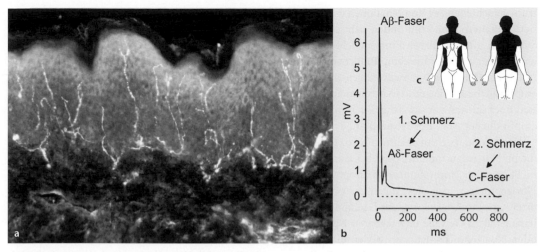

Abb. 3.2 Nozizeptive Innervation der Haut durch freie Nervenendigungen. **a** Nozizeptive Nervenendigungen verlaufen in Faszikeln mit den kleinen Gefäßen zur Haut. Die Kapillargefäße der Haut sind sichtbar als Gefäßschlingen in den Hautpapillen (dunkelgrau). Feine Verästelungen der Nervenfaszikel treten über die Gefäßschicht hinaus in die oberste Hautschicht (Epidermis) als einzelne oder verzweigte Nervenfasern bis zur Hautoberfläche ein (dünne helle Strukturen parallel zu den Gefäßen) und enden nur wenige Zelllagen unterhalb der Hautoberfläche (dünne hellgraue Strukturen oberhalb der Gefäßschicht). (Mit freundlicher Genehmigung von C. Maier, Bochum; aus: Treede 2013). **b** Summenaktionspotenziale peripherer Nerven erreichen das Rückenmark nach unterschiedlich langer Latenz (Laufzeiten korrigiert für den Menschen): Aβ-Fasern (zugeordnete Empfindung: Berührung), Aδ-Fasern (zugeordnete Empfindung: erster Schmerz), C-Fasern (zugeordnete Empfindung: zweiter Schmerz, ca.10- bis 20-mal langsamer als Aδ-Fasern). (Mod. nach Gasser 1941). **c** Bei langer Leitstrecke resultiert eine Zeitverzögerung von mehreren Hundert Millisekunden, durch die eine Unterscheidung zwischen dem ersten und zweiten Schmerz möglich ist (in den weißen Körperarealen). (Mod. nach Lewis u. Pochin 1937)

eignisse als einander zugehörig (d. h. gleichzeitig) kategorisiert (**Abb. 3.2b**).

Nozizeptive Aδ-Fasern spielen aufgrund der höheren Nervenleitgeschwindigkeit eine entscheidende Rolle für schnelle Reflexantworten. Der Prototyp dieser Reflexantworten ist der schnelle **Wegziehreflex**, der im Tierexperiment als Operationalisierung des Schmerzverhaltens genutzt wird (Wegziehen der Pfote, des Schwanzes). Nozizeptive C-Fasern sind aufgrund ihrer niedrigen Nervenleitgeschwindigkeit dafür nur bedingt geeignet. Sie haben aber in aller Regel niedrigere Aktivierungsschwellen als nozizeptive Aδ-Fasern und erfüllen optimal Eigenschaften eines empfindlichen Detektionssystems.

> Schnell leitende Aδ-Faser-Nozizeptoren bzw. langsam leitende C-Faser-Nozizeptoren sind verantwortlich für die Empfindung des ersten bzw. zweiten Schmerzes.

Polymodalität der Nozizeption

Nozizeptoren reagieren auf mechanische, thermische und chemische Reize. Sie sind Sensoren, die typischerweise mehrere verschiedene Reizmodalitäten integrieren (**Polymodalität**). Dabei ist ihre Schwelle für physikalische Reize höher als die der jeweiligen spezifischen Mechano- und Thermorezeptoren. Bei punktförmiger und kurz dauernder Reizung können sie aufgrund ihrer oberflächlichen Lage ausnahmsweise auch empfindlicher reagieren als die tiefer gelegenen Mechanorezeptoren. Beispiel: Eine Wollfaser übt nur eine geringe Kraft aus, dies aber auf eine sehr kleine Fläche. Somit entsteht eine Verformung nur innerhalb der oberflächlichen Epidermis, was jedoch schon ausreicht, um Nozizeptoren zu aktivieren und eine nozizeptive Empfindung, Kratzen, hervorzurufen.

Polymodale Nozizeptoren stellen eine große Gruppe innerhalb der Nozizeptorgesamtpopulation, ihre individuellen Empfindlichkeiten sind nicht homogen, sondern repräsentieren ein Spektrum verschiedenster Kombinationen von Teilempfindlichkeiten. Weiterhin finden sich spezialisierte Subtypen mit singulären Empfindlichkeiten, z. B. ein Typ der exklusiv hitzeempfindlichen C-Fasern (C-Hitze, CH), der hochschwelligen mechanisch empfindlichen C-Fasern (C-Mechano, CM) oder ein hochschwelliger ausschließlich mechanisch empfindlicher Aδ-Faser-Nozizeptor.

Eine Sonderstellung nehmen Nozizeptoren ein, die im Normalzustand des Gewebes kaum oder gar nicht erregbar sind (stumme Nozizeptoren). Viele Nozizeptoren zeigen diese Eigenschaft für manche ihrer Äste (stumme nozizeptive Endigungen). Diese in normalem Gewebe unerregbaren Nozizeptoren oder Nozizeptorendigungen bilden ein Reservekollektiv, dessen Rekrutierung unter den Bedingungen eines veränderten Gewebezustands erfolgen kann (z. B. im Rahmen einer Entzündung). Diese Rekrutierung einer »stillen Reserve« ist ein Mechanismus zur Erhöhung der Schmerzempfindlichkeit (▶ Abschn. 3.4.1).

> ❯❯ Nozizeptoren detektieren typischerweise eine Vielzahl von verschiedenen physikalischen oder chemischen Reizformen. Diese Eigenschaft nennen wir Polymodalität.

Pruritozeption und Jucken

Jucken ist eine Qualität der Nozizeption, die durch Nozizeptoren vermittelt wird, die ausschließlich in der Hautoberfläche zu finden sind, da Juckempfindungen in der Schleimhaut oder in tiefen Geweben nicht ausgelöst werden können. Diese Nozizeptoren sind chemosensitiv und tragen Rezeptoren für Histamin (HI-Rezeptoren), das im Rahmen immunologischer Reaktionen aus einem gewebsständigen Typ von Immunzellen (Mastzellen) freigesetzt werden kann. Solche Reaktionen sind immer von Gewebeschwellungen begleitet (Urtikaria).

Die Aktivierung des Membranrezeptors TRPV1 nozizeptiver Neurone durch Histamin (▶ Molekulare Grundlagen der Nozizeption) spielt vermutlich bei der Auslösung von Juckempfindungen ebenfalls eine Rolle. Der Proteinase-aktivierte Rezeptor Typ 2 (PAR-2) spielt eine Rolle bei der Pathophysiologie des chronischen Juckens der atopischen Dermatitis (früher: Neurodermitis). Atopische Patienten sind vermindert histaminempfindlich und zeigen keine urtikariellen Symptome.

Nichtnozizeptive niederschwellige C-Faser-Mechanorezeptoren

Kürzlich wurde gefunden, dass eine große Gruppe von C-Fasern nicht optimal durch noxische Reize, sondern bevorzugt durch leichte taktile Reize erregt wird, insbesondere wenn diese durch einen besonderen Typ bewegter Reize mit mittlerer Geschwindigkeit tangential zur Körperoberfläche stimuliert werden (etwa durch Streichbewegungen, wie beim Streicheln des Fells eines Haustieres). Es wird vermutet, dass diese niederschwelligen C-Faser-Mechanorezeptoren keine genuin nozizeptiven Funktionen erfüllen, sondern ein phylogenetisch altes System der taktilen Wahrnehmung darstellen, das der Vermittlung von Berührungsreizen im Kontext sozialer Interaktionen dient.

Molekulare Grundlagen der Nozizeption

In den vergangenen Jahren wurden erhebliche Fortschritte erzielt bei der molekularen Charakterisierung der Transduktion nozizeptiver Reize (Übersicht in Julius u. Basbaum 2001, Scholz u. Woolf 2002). Dies betrifft vor allem die spezifischen Transduktionsprozesse der **thermischen Nozizeption**.

Der erste molekular charakterisierte Membranrezeptor aus der sehr umfangreichen Familie der transient reagierenden Membranrezeptoren (»transient receptor potential«, TRP), der Typ-1-TRP-Rezeptor der Subgruppe der Vanilloidrezeptoren (TRPV1; ❏ Abb. 3.3b Inset), verknüpft mit der Detektion noxischer Hitze mit einer Schwelle von 40–43 °C (Greffrath 2006). Die Aktivierung des TRPV1-Rezeptors führt zu einem depolarisierenden Einwärtsstrom von Kationen (Na^+- und Ca^{2+}-Ionen; nichtselektiver Kationenkanal → Sensor- oder Rezeptorpotenzial), der abhängig von der Stärke in Aktionspotenzialfrequenzen kodiert wird (technisch entspräche dies einer Analog-Digital-Wandlung). Der TRPV1-Membranmechanismus findet sich sowohl in hitzeempfindlichen polymodalen C-Faser-Nozizeptoren (C-Mechano-Hitze, CMH) als auch in einer Subgruppe von Aδ-Faser-Nozizeptoren (AMH Typ II). Für einige nozizeptive Neurone mit besonders schnell leitenden Aδ-Axonen (AMH Typ I) ist die Erregungstemperatur ungewöhnlich hoch (>50 °C) und erfordert eine sehr lange Einwirkung (Utilisationszeit) von bis zu mehr als 10 s.

Für **noxische Kälte** existiert ebenfalls ein solcher spezialisierter Membranrezeptor (TRPA1), der häufig mit TRPV1 in denselben Neuronen koexprimiert ist. In vielen Tierverhaltensversuchen und in der Schmerzwahrnehmung des Menschen findet sich daher eine Korrelation der Empfindlichkeiten für noxische Hitze und Kälte, obwohl beide auf unabhängigen, jeweils hochspezifischen Membranprozessen beruhen.

Der TRPV1-Rezeptor vereint die Eigenschaften von Thermo- und Chemosensitivität und ist ein Beispiel für die Expression von Polymodalität innerhalb eines Membranrezeptortyps. Er kann auch stimuliert werden durch endogene Liganden, z. B. Protonen (Absenkung des Gewebe-pH), eine Vielzahl von Lipiden (insbesondere Abkömmlinge der Arachidonsäure) sowie exogene Substanzen, z. B. Capsaicin (aus Chilipfeffer), Zingeron (aus Ingwer), Piperin (aus Pfeffer; ◘ Abb. 3.3b). Ähnliches gilt für den TRPA1-Rezeptor, der neben noxischer Kälte durch viele Chemikalien erregbar ist, die wir als **Irritanzien** bezeichnen (z. B. Allylisothiocyanat aus Senföl, Allicin aus Knoblauch).

Umgekehrt finden sich für dieselben Aktivatoren häufig unterschiedliche Membranrezeptoren. So erregen Protonen außer TRPV1 auch eine Gruppe spezifischer protonendetektierender Ionenkanalkomplexe (»acid sensing ion channels«, ASIC), von denen eine Untergruppe sich spezifisch auf Nozizeptoren findet (»dorsal root acid sensing ion channel«, DRASIC). Dieser Mechanismus spielt eine große Rolle bei der **Detektion von Gewebeansäuerung** infolge Entzündung oder Einschränkung der Gewebedurchblutung (Ischämie), besonders ausgeprägt bei Ischämien des Herzmuskels.

Die Erregung mehrerer verschiedener Membranrezeptoren durch denselben erregenden Reiz, möglicherweise quantitativ differenziert, bedeutet die Repräsentation des Reizes im nozizeptiven System in Form der differenziellen Erregung eines Ensembles von Rezeptoren und Nervenfasern (Populationskode). Dies legt die Hypothese nahe, dass die differenzielle Erregung von Neuronenpopulationen die Grundlage der reichhaltigen Differenzierung von nozizeptiven Qualitäten darstellt (ein

ähnliches Prinzip finden wir bei Geschmack und Geruchssinn). Eine Auflistung von spezifischen auf Nozizeptoren exprimierten Membranrezeptoren findet sich in ► Anhang A11.2 im Serviceteil und unter http://extras.springer.com/.

Die Expression der Rezeptorproteine wird während der Entwicklung des Nervensystems durch **Wachstumsfaktoren** kontrolliert (z. B. Nerve Growth Factor, NGF; Glial-Derived Neurotrophic Faktor, GDNF; Brain-Derived Neurotrophic Faktor, BDNF). Diese variieren beträchtlich zwischen den innervierten Zielorganen (Haut, Muskel, Eingeweide) und haben die Ausbildung unterschiedlicher Spektren von Nozizeptorphänotypen in diesen Geweben zur Folge (Fitzgerald 2005, ► Abschn. 3.3.3). NGF und weitere Wachstumsfaktoren spielen außerdem eine Rolle bei der akuten Modulation des Spektrums nozizeptiver Sensitivitäten ausdifferenzierter Nozizeptoren (Sensibilisierung, Phänotypkonversion; ► Abschn. 3.4.1).

> ❯ Nozizeptoren sind eine heterogene Gruppe von Sensorzellen, deren spezifische Eigenschaften jeweils durch eine Vielzahl von spezialisierten Membranrezeptoren molekular definiert sind. Diese Nozizeptoreigenschaften werden durch Interaktion mit dem innervierten Gewebe spezifiziert.

Kodierung der Intensität noxischer Reize in peripheren Nozizeptoren

> ❯ Myelinisierte und nichtmyelinisierte nozizeptive Afferenzen können verschiedene Stärken noxischer Reize in der Aktionspotenzialfrequenz kodieren.

Die Reizschwellen von Nozizeptoren für mechanische Reize liegen deutlich höher als die Schwellen niederschwelliger Mechanorezeptoren des Tastsinns. In gleicher Weise liegen die Aktivierungstemperaturen für noxische Hitze und Kälte höher bzw. niedriger als die der empfindlichen Warm- und Kaltrezeptoren. Die Kodierungskennlinie der jeweiligen Schmerzempfindung bei Versuchspersonen entspricht über einen weiten Temperaturbereich (ca. 40–50 °C) der Kodierungskennlinie von polymodalen C-Faser-Nozizeptoren (◘ Abb. 3.3a).

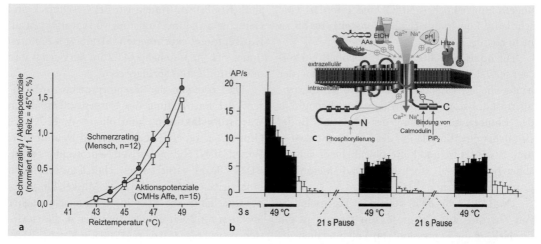

■ **Abb. 3.3 a** Kodierung der Reizintensität (Reiz-Reaktions-Kennlinie) in Nozizeptoren der Haut (Aktionspotenziale in poly-
modalen C-Fasern, CMH; Affe) und wahrgenommene Schmerzintensität (subjektive Schätzung; Mensch, ▶ Abschn. 3.3.1).
b Nozizeptoren ermüden bei dauerhafter Stimulation oder Reizwiederholung bereits nach Sekundenbruchteilen. (Daten: aus
Campbell u. Meyer 1983; mod. nach Treede 1995). **c** Schema des hitze- und chemosensitiven TRPV1-Rezeptors und seiner
Modulationsstellen. Erregung durch Vanilloide und Gewürze (z. B. Capsaicin aus Chilipfeffer Zingeron aus Ingwer, Piperin aus
Pfeffer), Ethanol (*EtOH*) in höherer Konzentration), Säure sowie Lipide, insbesondere des Arachidonsäuremetabolismus (*AAs*).
(Aus: Greffrath 2006)

Aδ-Faser-Nozizeptoren haben deutlich höhere
Schwellen und leisten erst bei höheren Reiztempe-
raturen einen Beitrag zur Hitzeschmerzwahrneh-
mung, da die spezifischen Arbeitsbereiche von C-
und A-Fasern deutlich voneinander abweichen
(mittlere Schwellen: CMH ca. 42 °C; AMH Typ II
ca. 47 °C, AMH Typ I >50 °C). Umgekehrt sind
AMH-Typ-I-Nozizeptoren, die sowohl für Hitze als
auch für chemische Reize (Capsaicin) nahezu un-
empfindlich sind, sehr empfindlich gegenüber mechanischer Stimulation, insbesondere für nadel-
stichähnliche Reize (Magerl et al. 2001).

Adaptation und Ermüdung von Nozizep-
toren; Habituation des Hitzeschmerzes

Nozizeptoren sind Proportional-Differenzial-Sen-
soren und adaptieren bei adäquater Reizung langsam. Eine wiederholte Applikation von Hitzereizen
auf dieselbe Hautstelle führt zu einer deutlichen
Abnahme der Reizantwort von polymodalen C-Faser-Nozizeptoren (Rezeptorermüdung; ■ Abb.
3.3b). Diese Adaptation beinhaltet die folgenden
beiden Komponenten:
— Desensibilisierung des Einwärtsstroms durch
  den TRPV1-Rezeptor (transiente Aktivierung
  ist kennzeichnend für diese Rezeptorfamilie).

— Akkommodation der Aktionspotenzialfrequenz, die auch bei konstantem Einwärtsstrom
  auftritt und für eine dynamische Modifikation
  der beteiligten Membrankanäle des Aktions-
  potenzials verantwortlich ist, insbesondere die
  kalziumabhängige Rekrutierung von hyper-
  polarisierenden Kaliumkanälen, die die Auslösung neuer Aktionspotenziale zunehmend
  erschweren und zu einer Adaptation der
  Aktionspotenzialfrequenz führen.

Auf der Wahrnehmungsebene korreliert diese
Adaptation eng mit dem ausgeprägten Verlust der
Schmerzstärke bei wiederholter Applikation von
Hitzereizen auf dieselbe Hautstelle (ist nur gering,
wenn in der Wiederholung jeweils eine neue [=nai-
ve] Hautstelle stimuliert wird). Der Empfindlich-
keitsverlust lässt sich augenfällig an der schnellen
Reduktion des Hitzeschmerzes beim Eintauchen in
heißes Badewasser beobachten. Hitzeempfindliche
Nozizeptoren benötigen sehr lange (ca. 10–30 min),
bis sie ihre ursprüngliche Empfindlichkeit wieder-
erlangen.

❯ **Nozizeptoren adaptieren bei dauerhafter
oder wiederholter Reizung (Ermüdung).**

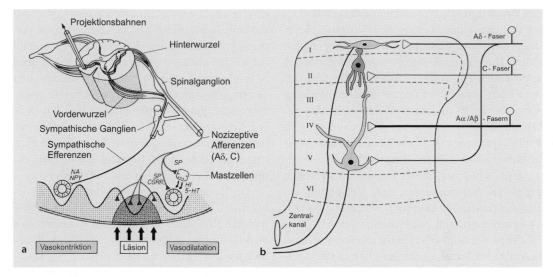

◘ Abb. 3.4 Periphere und zentrale Endigungen von Nozizeptoren. **a** Periphere sekretorische efferente Mechanismen peptiderger freier nozizeptiver Nervenendigungen (neurogene Entzündung) und segmentale Sympathikusreflexe. *Rechts:* Periphere Verzweigungen peptiderger Afferenzen führen zur retrograden (antidromen) Ausbreitung von Aktionspotenzialen in benachbarte Gewebebereiche ohne Einbeziehung zentraler Synapsen (»Axonreflex«) und Freisetzung der Neuropeptide Substanz P (*SP*) und Calcitonin Gene-Related Peptide (*CGRP*) → Vasodilatation und Plasmaextravasation (»neurogene Entzündung«). *Oben:* Nozizeptive Afferenzen werden im Rückenmark segmental auf motorische (Vorderhorn) und vegetative Output-Neurone (Seitenhorn und Intermediärzone) umgeschaltet. *Links:* Sympathische Efferenzen initiieren segmentale Reflexe, vorwiegend Vasokonstriktion. **b** Zytoarchitektonische Gliederung des spinalen Hinterhorns in Schichten (Laminae nach Rexed). Nozizeptive Axone finden sich in bevorzugten Schichten; Axone der Aδ-Fasern bevorzugen synaptische Kontakte mit ganz oberflächlichen Neuronen (Lamina I) oder solchen in tiefen Schichten (Lamina V, hellgrau). C-Fasern enden bevorzugt in Lamina II (Substantia gelatinosa, dunkelgrau). Mechanorezeptive Axone haben über Kollateralen Verbindungen zum jeweiligen Rückenmarksegment in den mittleren Schichten (Nucleus proprius; Lamina III und IV). (Mod. nach Kandel et al. 2000)

3.3.2 Periphere efferente Mechanismen

Neurogene Entzündung

Nozizeptive Nervenendigungen kodieren nicht nur die Reizeinwirkung als Aktionspotenziale, sondern schütten abhängig von der Stärke der Reizeinwirkung auch gleichzeitig kurzkettige Eiweißmoleküle (sensorische Neuropeptide) als lokal wirkende Gewebshormone ins periphere Gewebe aus (z. B. Substanz P und Calcitonin Gene-Related Peptide, CGRP). Diese Peptide bewirken in umgebenden Gefäßen eine Erweiterung von Arteriolen (Vasodilatation) und Leckage an Venolen (Plasmaextravasation), sichtbar als Erythem und Gewebeschwellung.

Die **Erythemreaktion** kann sich durch periphere Verzweigungen der Nozizeptoren über mehrere Zentimeter in das umgebende Gewebe ausbreiten

(◘ Abb. 3.4a). Diese Initialphase der Entzündungsreaktion wird daher auch als **neurogene Entzündung** bezeichnet. Die neurogene Entzündung benötigt charakteristischerweise keine synaptische Verschaltung und kann unabhängig von einer Verbindung zum zentralen Nervensystem ausgelöst werden (»Axonreflex-Erythem«). Neben der gefäßregulierenden Funktion spielt dieser Mechanismus auch eine wichtige Rolle für die Regeneration des Gewebes infolge einer Stimulation der Zellteilung durch Substanz P und bei der Initiierung der lokalen Immunreaktion durch Stimulation der Migration von Immunzellen durch Substanz P (»Gewebehomöostase«).

Die Kombination der differenzierten lokalen Wirkungen, Freisetzung der Neuropeptide in der Region der präkapillären Arteriolen, ein infolgedessen erhöhter kapillärer und postkapillärer (venolärer) Druck, Endothelkonstriktion und Gefäßlücken auf der Ebene der postkapillären Venolen erlaubt den Austritt von Plasma und immunkompetenten Zellen. Diese Immunzellen bewegen sich durch den extravasalen Raum des Gewebes in Richtung der Arteriolen (infolge der chemotaktischen Wirkung von Substanz P) und kontrollieren damit den gesamten Zwischenraum auf Fremdkörper und Fremdorganismen. Auf diese Weise kann das Gewebe immunologisch kontrolliert werden.

Eine Schädigung dieser Funktion im Rahmen peripherer Nervenschäden, z. B. metabolisch bei Diabetikern, führen zu einer Beeinträchtigung von Geweberegeneration und Immunreaktionen (Ausfall der proliferationsfördernden und immunstimulierenden Wirkung von Substanz P) und Wundheilungsstörungen in den betroffenen Geweben (»trophische Schäden«).

> **❯ Eine Subgruppe von Nozizeptoren hat sekretorische Funktion und kann bei Erregung kleine Peptide freisetzen (Substanz P, CGRP), die als Gewebshormone wirken und an der Gewebehomöostase beteiligt sind (trophische Funktionen wie Steuerung der Kapillardurchblutung, Aktivierung der Geweberegeneration und des Immunsystems)**

3.3.3 Entwicklung des nozizeptiven Systems

Die Entwicklung des nozizeptiven Systems folgt einem mehrschrittigen Prozess der Differenzierung der peripheren nozizeptiven Neurone aus undifferenzierten Vorläuferzellen. Von diesen differenzierten Neuronen überleben unter dem Einfluss von NGF aus dem umgebenden Zielgewebe nur solche Zellen, die in einem kritischen frühen Abschnitt der Entwicklung mit empfindlichen Bindungsstellen für NGF, dem sog. Typ-A-Tyrosinkinaserezeptor (trkA), ausgestattet sind.

NGF reguliert, unabhängig von seiner Bedeutung für das Überleben nozizeptiver Neurone, auch das Aussprossen von Axonen und die Expression der Neuropeptide in Nozizeptoren. NGF und andere Nervenwachstumsfaktoren spezifizieren also die Funktionalität von Nozizeptoren. Ohne die Einwir-

kung von NGF entwickeln sich nozizeptive Neurone zu hochschwelligen Aδ-Mechanonozizeptoren. Hitzeempfindliche und peptiderge C-Faser-Nozizeptoren werden nur dann entwickelt, wenn ausreichend NGF über trkA einwirken kann. Downregulation des trkA-Rezeptors in einer kritischen Entwicklungsphase und die Empfindlichkeit für Glial-Derived Neurotrophic Factor (GDNF), einen Wachstumsfaktor aus der umgebenden Glia, führt in Neuronen, die einen GDNF-Rezeptor exprimieren, zur neuronalen Diversifikation und Differenzierung.

Der Zugang zu NGF reguliert darüber hinaus lebenslang die Innervationsdichte. Die Menge an NGF und dem NGF-Rezeptor trkA (sowie einem weiteren niedrigaffinen p75-Rezeptor für NGF) regulieren nach der Differenzierung beständig den Neuropeptidgehalt und führen zur differenziellen Funktionsspezifikation abhängig vom Zielgewebe, z. B. peptidreich für viele Hautnozizeptoren, peptidarm für viele Muskelnozizeptoren. NGF reguliert akut auch die Empfindlichkeit von Nozizeptoren, z. B. im Rahmen einer Entzündung (Fitzgerald 2005).

Reflexe sind in der frühen postnatalen Periode deutlich gesteigert. Wegziehreflexe können beim Säugling sogar schon durch Berührung ausgelöst werden, da die inhibitorische Kontrolle noch nicht ausgereift ist. Gesteigerte Reflexe sind also noch kein hinreichender Nachweis einer erhöhten Schmerzempfindlichkeit bei Neugeborenen. Ein adultes Reflexmuster wird erst parallel mit der Reifung der Inhibition nach einigen Monaten erreicht. Spezifisch nozizeptive Aktivierungsmuster sind im Kortex bereits 4–6 Wochen vor der Geburt identifizierbar, jedoch beim Säugling noch schwach und erst am Ende des 1. Lebensjahres voll ausgebildet (Hartley et al. 2015). Die Fähigkeit zur Plastizität nozizeptiver Reaktionen ist zum Zeitpunkt der Geburt prinzipiell vorhanden, aber ebenfalls nur schwach ausgebildet.

3.3.4 Spinale Mechanismen – Eingänge und segmentale Organisation

Spinale Eingänge und laminäre Struktur des Rückenmarks

Die zentralen Fortsätze der primären nozizeptiven Afferenzen (Aδ- und C-Fasern) erreichen das Rückenmark über die Hinterwurzeln der Spinalnerven. Äste dieser Afferenzen können über mehrere Segmente auf- oder absteigen, ehe sie Kontakte zu den Zielzellen in der grauen Substanz ausbilden. Die nozizeptiven Afferenzen im N. trigeminus nehmen einen mehrere Zentimeter langen Weg bis zum spinalen Trigeminuskern im oberen Halsmark (vor allem zum Subnucleus caudalis). Nozizeptive Afferenzen aus den Eingeweiden (spinale viszerale Afferenzen) erreichen das Rückenmark ebenfalls ohne vorherige Umschaltung über die Hinterwurzeln der Spinalnerven, obwohl sie in der Peripherie zusammen mit den Efferenzen des Sympathikus (thorakolumbal) oder Parasympathikus (sakral) durch vegetative Ganglien hindurchlaufen. Afferenzen des N. vagus mit Somata im Ganglion nodosum ziehen unter Umgehung des Rückenmarks direkt in den Hirnstamm zum Nucleus tractus solitarii. Ob vagale Afferenzen neben ihrer Funktion für vegetative Reflexe auch zum Schmerzsinn beitragen, ist umstritten (Jänig 2006).

Das Hinterhorn des Rückenmarks ist zytoarchitektonisch in Schichten gegliedert (**Laminae** nach Rexed). Nozizeptive und nichtnozizeptive Nervenendigungen erreichen diese Laminae in charakteristischer Weise in verschiedenen Tiefen. Zunächst kommt es zu einer Umordnung und Auftrennung der Axone, sodass sich innerhalb der Hinterwurzel nozizeptive Axone nach lateral und nichtnozizeptive Axone nach medial orientieren. In der Wurzeleintrittszone (»dorsal root entry zone«, DREZ) liegen die nozizeptiven Afferenzen deshalb relativ weit lateral und ventral, während die übrigen Afferenzen eher medial und dorsal verlaufen (Willis 1985). An dieser Stelle können die nozizeptiven Afferenzen selektiv durchtrennt werden (DREZ-Läsion).

Die Zielzellen der nozizeptiven Afferenzen liegen im Hinterhorn des Rückenmarks hauptsächlich in den Schichten I, II, V und X (◘ Abb. 3.4b). Diese Schichten sind somit Eingangskerne des Rückenmarks. Die Schichten I, V und X sind gleichzeitig auch Ausgangskerne, da sie Zellen enthalten, deren Axone zu supraspinalen Kernen ziehen (Projektionsneurone). Viele spinale Neurone sind jedoch Interneurone und projizieren zu anderen nozizeptiven Neuronen im Rückenmark, ins Vorderhorn des Rückenmarks (für motorische Reflexbögen) oder ins Seitenhorn des Rückenmarks (für vegetative Reflexbögen; ◘ Abb. 3.4a).

Innerhalb der Gruppe der nozizeptiven Axone finden sich unterschiedliche bevorzugte Schichten; Axone der Aδ-Fasern bevorzugen synaptische Kontakte mit Neuronen in ganz oberflächlichen (Lamina I) oder tiefen Schichten (Lamina V). Der Lamina II des Hinterhorns kommt eine Sonderstellung zu. C-Fasern enden bevorzugt in dieser Schicht, die sehr viele, sehr kleine Zellkörper von Interneuronen enthält, die dieser Schicht lichtmikroskopisch ein gallertartiges Aussehen geben (daher: Substantia gelatinosa). Dieser Angriffspunkt bietet eine anatomisch ideale Voraussetzung für die Modulation der intraspinalen Reizweiterleitung. Aδ-Fasern verteilen sich dagegen über mehrere Schichten des Rückenmarks (◘ Abb. 3.4b).

Mechanorezeptive Axone bleiben dagegen medial und ziehen ohne synaptische Umschaltung im Hinterstrang zu den Hinterstrangkernen (Nucleus gracilis und cuneatus), wo ihre Projektionsbahn die erste synaptische Verbindung hat. Die Axone mechanorezeptiver Afferenzen haben über Kollateralen aber auch parallele Verbindungen zu Neuronen im jeweiligen Segment des Rückenmarkseintritts, wo sie niederschwellige Neurone ihres spinalen Kerngebiets in den mittleren Schichten erreichen (Nucleus proprius; Lamina III und IV, nicht dargestellt). Kollaterale erreichen aber auch konvergente nozizeptive Neurone (»wide dynamic range«, WDR). Diese Verbindungen sind unter normalen Bedingungen aber ineffektiv oder liefern nur schwachen Input. Strukturell ist diese Verdrahtung aber die anatomische Grundlage, die prinzipiell ein »Übersprechen« ins nozizeptive System ermöglicht. Dies wird relevant unter den Bedingungen der zentralnervösen Sensibilisierung (Hyperalgesie, Allodynie; ▸ Abschn. 3.4).

> **Nozizeptive Afferenzen projizieren auf Rückenmarkneurone in spezifischen Schichten des Hinterhorns (Laminae), insbesondere in Lamina I und II (oberflächliches Hinterhorn) und Lamina V (tiefes Hinterhorn).**

Synaptische Übertragung an Neuronen des Rückenmarks

Primär afferente Eingänge des Rückenmarks übertragen ihre Erregung auf spinale Neurone durch die erregende Aminosäure **Glutamat** (◘ Abb.

3.5). Die Aktivierung nozizeptiver und nichtnozizeptiver Eingänge erfolgt über eine schnelle postsynaptische ionotrope Aktivierung an **Glutamatrezeptoren** des AMPA-Subtyps (Glutamatrezeptoren GluR1–4; selektiver Agonist: α-Amino-3-Hydroxy-5-Methyl-4-Isoxazolpropionsäure). Dieser nichtselektive Kationenkanal löst in postsynaptischen Neuronen kurz dauernde (ca. 10 ms) exzitatorische postsynaptische Potenziale (EPSP) aus, die bei längerer Einwirkung schnell adaptieren. Wahrscheinlich trägt auch eine weitere Klasse schneller ionotroper Glutamatrezeptoren (Kainatrezeptoren = GluR5–7) zu dieser Aktivierung bei.

Die Erregung nozizeptiver Afferenzen wird gleichzeitig auch über Glutamatrezeptoren des NMDA-Subtyps (selektiver Agonist: N-Methyl-D-Aspartat) übertragen. Dieser besitzt eine Pore, deren Durchmesser etwa 10 % breiter ist als der des AMPA-Rezeptors, was den leichten Durchtritt von Kalziumionen erlaubt, sodass es bei Öffnung des Kanals zu einem Anstieg des intrazellulären Kalziumspiegels kommt. Dieser Kalziumanstieg ist eine wichtige Determinante synaptischer Plastizität (▶ Abschn. 3.4). NMDA-Rezeptoren induzieren besonders lang dauernde EPSP (0,5–2 s).

Die Aktivierung des NMDA-Rezeptors ist aber in der Regel dadurch erschwert, dass der Ionenkanal dieses Rezeptors im Inneren der Pore eine Bindungsstelle für Magnesium (Mg^{2+}) besitzt. Physiologisch ist ein bedeutender Anteil der NMDA-Kanäle abhängig vom Membranpotenzial eines Neurons von Mg^{2+}-Ionen besetzt, die den Durchtritt aller anderen Kationen verhindern (potenzialabhängiger Magnesiumblock des NMDA-Rezeptors). Die Aktivierung kann also in der Regel nur durch AMPA-Rezeptoren und zu einem kleinen Anteil von nicht durch Mg^{2+}-Ionen blockierten NMDA-Rezeptoren erfolgen. Die dabei entstehende Depolarisation des postsynaptischen Neurons hebt aber sukzessive den Mg^{2+}-Block des NMDA-Rezeptors auf (Potenzialabhängigkeit!), sodass bei länger dauernder Aktivierung zunehmend NMDA-Rezeptoren für die Übertragung verfügbar werden. Dies führt zu einer gesteigerten Effizienz der synaptischen Übertragung (Summation, Wind-up; ◘ Abb. 3.7).

NMDA-Rezeptoren verfügen über eine Vielzahl von Bindungsstellen, an denen ihre Empfindlichkeit moduliert werden kann. Dazu gehört die Glycinbindungsstelle, an der die Aminosäure Glycin als Koagonist binden kann und dadurch die Erregbarkeit des NMDA-Rezeptors steigert. Physiologisch ist die Glycinbindungsstelle in der Regel allerdings durch eine rechtsdrehende Aminosäure, D-Serin, besetzt und gesättigt. Eine Bindungsstelle für nichtkompetitive Antagonisten hemmt die Aktivierbarkeit des NMDA-Rezeptors. Zentral führen diese Antagonisten zu dissoziativen Veränderungen, z. B. die Partydroge Phencyclidin (PCP) und das schnell wirkende Anästhetikum Ketamin, das klinisch bedeutsam ist (dissoziative Kurznarkose).

Weiterhin verfügen spinale Neurone über verschiedene G-Protein-gekoppelte metabotrope Glutamatrezeptoren, die keine Ionenleitfähigkeit induzieren, sondern intrazelluläre Signalwege aktivieren, die indirekt zur Modulation der ionotropen Aktivierung beitragen können (z. B. durch weitere Kalziumfreisetzung aus intrazellulären Kalziumspeichern).

Neben Glutamat setzen primäre Afferenzen am spinalen Neuron kleine Peptide frei (Kotransmitter), die postsynaptisch eine nur schwache, aber lang anhaltende depolarisierende Wirkung haben (mehr als 10 s). Dazu gehören die Neuropeptide Substanz P am Neurokininrezeptor 1 (NK1) und CGRP am CGRP-Rezeptoren. Substanz P steigert außerdem die Glutamatfreisetzung über präsynaptische NK1-Rezeptoren. Eine ähnliche Wirkung hat der neurotrophe Faktor BDNF, der an den Wachstumsfaktorrezeptor Tyrosinkinase B (trkB) bindet. Die Kooperation von Substanz P und CGRP hat eine große Bedeutung, da diese Neuropeptide zum größten Teil außerhalb der Synapse freigesetzt werden und gleichzeitig CGRP hemmend auf peptidspaltende Enzyme wirkt. Dies bewirkt, dass Substanz P im Rückenmark leicht und weit diffundieren und weit entfernte Neuronenpopulationen erreichen kann (Volumentransmission). Damit tragen Neuropeptide zur räumlichen Ausbreitung der spinalen Sensitivität bei. Tierexperimentell ist nachgewiesen, dass nozizeptive Neurone, die den NK1-Rezeptor für Substanz P tragen, maßgeblich zur Ausbildung einer spinalen Sensitivierung beitragen (Khasabov et al. 2002; ▶ Abschn. 3.4).

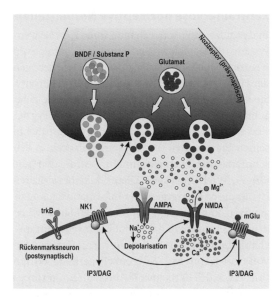

◘ Abb. 3.5 Synaptische Übertragung im Rückenmark. Der erregende Transmitter Glutamat bindet postsynaptisch an die ionotropen Glutamatrezeptor-Subtypen *AMPA* (schnelle Transmission) und *NMDA* (langsame Transmission; Blockade durch Mg^{2+}-Ionen innerhalb der Pore) sowie an G-Protein-gekoppelte metabotrope Glutamatrezeptoren (*mGlu*). Substanz P (auch Kotransmitter über den NK1-Rezeptor) und der neuronale Wachstumsfaktor Brain-Derived Neurotrophic Factor (*BDNF*) fördern präsynaptisch die Glutamatfreisetzung. *IP3/DAG* Inositoltrisphosphat/Diacylglycerol, *NK1* Neurokininrezeptor 1, *trkB* Tyrosinkinase B

> Transmitter nozizeptiver Afferenzen ist die erregende Aminosäure Glutamat. Kotransmitter sind Neuropeptide (Substanz P, CGRP) und neurotrophe Faktoren (BDNF). Ihre Interaktion ist die Grundlage der synaptischen Plastizität spinaler nozizeptiver Neurone.

Spinale motorische und vegetative Reflexe

Die nozizeptive Aktivierung spinaler Neurone führt innerhalb des Rückenmarks zu **Signalausgängen in folgenden 3 neuronalen Funktionssystemen**:

1. Aktivierung von Neuronen, deren Axone nach kontralateral kreuzen und in aufsteigenden Bahnen als **sensorische** Projektionswege zu den höher gelegenen Zentren der Somatosensorik im Hirnstamm, Thalamus und Kortex ziehen (▶ Abschn. 3.3.5 bis ▶ Abschn. 3.3.9).

2. Aktivierung von Neuronen, die in Reflexverbindungen zu Neuronen des Rückenmarkvorderhorns und segmental organisierten **motorischen Reaktionen** führen. Diese Bahnen trennen sich bereits früh von den aufsteigenden Projektionsbahnen, sodass kaum Neurone existieren, die gleichzeitig mit motorischen Zellen des Vorderhorns verbunden sind und aufsteigend projizieren. Motorische Reaktionen spielen eine Rolle in Tierexperimenten, bei denen sie operational als beobachtbares Korrelat nozizeptiven Verhaltens definiert sind (**nozizeptive Reflexe**, z. B. Wegziehreflex der Pfote, des Schwanzes beim Tail-Flick-Test, Hochspringen von einer beheizten/gekühlten Platte im Hot/Cold-Plate-Test). Nozizeptive motorische Reaktionen dienen auch beim Säugling als Surrogat der subjektiven Wahrnehmung. Nozizeptive Reflexe sind allerdings während der ersten Lebensmonate stark vom Reifezustand des kindlichen Rückenmarks bzw. der absteigenden Kontrolle abhängig. So führen bei Ratten in den ersten Lebenstagen bereits schwache (nichtnozizeptive) Stimulationen zu beidseitigen Wegziehreflexen. Im Verlauf des 1. Lebensmonats (zwischen postnatalem Tag 10 und 21) steigt die Schwelle parallel zur Entwicklung des inhibitorischen Systems so weit an, dass nach ca. 3 Wochen eine angemessene Reflexantwort zu beobachten ist, d. h., erst dann erfolgt ein Anstieg der Schwelle des Wegziehreflexes, der erst dann als nozizeptiver Reflex erkennbar wird. Parallel kommt es auch zu einer Begrenzung der Reflexe auf die stimulierte Extremität. Mit der Entwicklung des motorischen Systems und der Fähigkeit zu laufen wird der Wegziehreflex den Erfordernissen der Stabilität im Raum der Bewegungssteuerung hierarchisch untergeordnet, und seine Auslösbarkeit wird abhängig vom Bewegungszyklus. So lässt sich während eines Bewegungszyklus, beispielsweise beim Radfahren, der Wegziehreflex während der Entlastungsphase problemlos auslösen, nicht aber während der Belastungsphase. Diese Unterordnung unter die Erfordernisse eines zentral generierten Motorprogramms ist für die Stabilität der aufrechten Haltung beim Zweibeiner

essenziell, aber gilt grundsätzlich auch für Vierbeiner. In vielen Fällen sind daher Ergebnisse, die mithilfe des Schwanzwegziehreflexes erhoben wurden, nicht problemlos auf den Wegziehreflex der Pfote übertragbar.

3. Aktivierung von Neuronen, die in Reflexverbindungen zu Neuronen des Seitenhorns oder der Intermediärzone des Rückenmarks führen, in denen die spinalen Ursprungsneurone für **vegetativ-sympathische Reaktionen** liegen. Es finden sich hier unabhängige sympathische Funktionseinheiten, die zu bevorzugt segmental organisierten vegetativen Reaktionen führen (◘ Abb. 3.4a). Im Vordergrund dieser nozizeptiven Reaktionen steht der segmentale **Vasokonstriktorreflex**. Diese segmentalen Reflexe führen zu diskreten lokalen Abkühlungen, die in der Diagnostik des 19. Jahrhundert als wichtige diagnostische Zeichen galten (»Lokalzeichen«) und auf Reizphänomene im zugeordneten Segment schließen ließen, beispielsweise eine Entzündung in einem Organ mit afferenten Verbindungen auf dieser Segmenthöhe. Diese segmentale Organisation vegetativer Reflexe ist sowohl im Tierexperiment (Ratte) als auch beim Menschen nachgewiesen (Sato et al. 1997).

Sowohl motorische als auch vegetative Reaktionssysteme scheren bereits früh aus der Bahn der sensorischen Projektionswege aus. Es finden sich daher nur schwache Korrelationen motorischer oder vegetativer Reaktionen mit der subjektiven Wahrnehmung dieser Reize. Beide sind jedoch als experimentelle Parameter der spinalen Verarbeitung nozizeptiver Reize geeignet. Während motorische Reaktionen weitgehend als ein solches Maß akzeptiert sind, gelten vegetative Reaktionen traditionell (und möglicherweise unbegründet) als operationales Maß der Nozizeption für ungeeignet (Chapman et al. 1985).

❯ Nozizeptive Afferenzen steuern über spinale Reflexschleifen zu motorischen und vegetativen Ursprungsneuronen des Rückenmarks segmental organisierte motorische und vegetative Reflexe.

Zentralnervöse nozizeptive Nervenzellen

In den nozizeptiven Arealen des zentralen Nervensystems findet man neben »echten« nozizeptiven Neuronen auch solche, die auf leichte Berührungen der Haut reagieren (»low threshold«, LT-Neurone). Sie sind vermutlich nicht an der Entstehung einer Schmerzempfindung beteiligt. Eine anderer Typ besitzt ebenfalls eine niedrige Schwelle, kodiert aber in seinen Entladungen die Reizstärke bis weit in den schmerzhaften Bereich hinein (»wide dynamic range«, WDR-Neurone). Dieses Antwortverhalten ist nur durch Konvergenz der Information aus nozizeptiven und taktilen Afferenzen erklärbar. Eine dritter Neuronentyp hat so hohe Schwellen für mechanische Reize, dass er vermutlich nur Erregungen von nozizeptiven Afferenzen erhält (»high threshold«, HT-Neurone; ◘ Abb. 3.6). Ein nozizeptiv-spezifisch hochschwelliges Neuron ist dadurch definiert, dass schwache Reize keine oder eine nur schwache Aktivierung zur Folge haben (nach Willis 1985 operational definiert als <10 % der maximalen Antwortstärke eines Neurons).

Spinale nozizeptive Nervenzellen oberflächlicher Laminae

Die ersten nozizeptiven Neurone, die im Rückenmark nachgewiesen wurden, sind die hochschwelligen genuin nozizeptiven HT-Neurone im oberflächlichen Rückenmark (**Lamina I**; Willis 1985). Diese spezifisch nozizeptiven Neurone reagieren nur auf starke mechanische Reize wie Nadelstiche (ähnlich der HTM-Aδ-Faser) oder starke Hitzereize. In der Lamina I gibt es weiterhin nozizeptive Neurone, die auf Hitzereize, mechanische Reize und moderate Abkühlung reagieren (»heat pinch cold«, HPC). Lamina I enthält außerdem Neurone des Temperatursinns, die nur auf Abkühlung antworten (COLD).

Die Substantia gelatinosa (**Lamina II**) gilt als Kern für Interaktionen und Modulation sensorischer Information von der Haut. Ihre Interneurone zeigen sehr unterschiedliche Antwortmuster auf periphere Reize. Neben HT- und WDR-Neuronen gibt es auch spinale Neurone, die durch periphere Reize gehemmt werden.

Histochemisch unterscheidet sich Lamina II von ihrer Umgebung durch eine hohe Opioidrezeptordichte und eine hohe Konzentration von Sub-

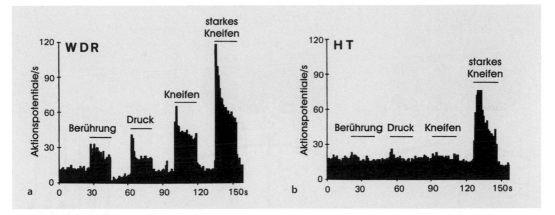

Abb. 3.6 Typische Reizantworten zentraler nozizeptiver HT- und WDR-Neurone im Hinterhorn des Rückenmarks. **a** Hochschwellige Neurone (spezifisch nozizeptiv; »high threshold«, *HT*) mit eindeutig nozizeptivem Empfindlichkeitsprofil werden nur durch Reize aktiviert, die klar noxischen Charakter aufweisen, z. B. starkes Kneifen mit gezähnter Pinzette. **b** Nozizeptive Neurone mit funktionellen synaptischen Eingängen von nozizeptiven und nichtnozizeptiven Axonen kodieren einen breiten Reizstärkebereich (konvergente nozizeptive Neurone, »wide dynamic range«; *WDR*). WDR-Neurone des tiefen Hinterhorns spielen auch eine wichtige Rolle bei der Summation nozizeptiver Reize (**Abb. 3.7**). (Mod. nach Treede u. Magerl 2003)

stanz P in den präsynaptischen Endigungen (Millan 1999). Nach jüngeren Daten gelten diese Eigenschaften vornehmlich für den äußeren Anteil von Lamina II. Der innere Anteil von Lamina II erhält dünne Afferenzen, die nur in geringem Umfang Peptide enthalten. Diese Schicht unterscheidet sich vom äußeren Anteil auch in anderen Eigenschaften (Abhängigkeit von Wachstumsfaktoren, Expression von Proteinkinasen). Welche funktionelle Bedeutung diese Unterschiede für die differenzielle Verarbeitung verschiedener Reizmodalitäten und bei verschiedenen chronischen Schmerzzuständen haben, ist noch weitgehend unklar.

> Das Rückenmark enthält zwei Klassen
> nozizeptiver Neurone:
> — Hochschwellige (spezifisch nozizeptive)
> Neurone, die nur durch noxische Reize
> aktiviert werden
> — Niederschwellige (konvergente) Neurone,
> die Eingänge aus nozizeptiven und nicht-
> nozizeptiven Afferenzen integrieren

Spinale nozizeptive Nervenzellen tiefer Laminae – nozizeptive Summation oder Wind-up

In der Lamina V des Rückenmarks findet man überwiegend große WDR-Neurone. Sie kodieren die Stärke schmerzhafter Reize sehr genau. Auch wenn nicht bekannt ist, wie die Aktivierung der WDR-Neurone durch nichtschmerzhafte Reize zentral ausgeblendet wird, sind diese Zellen doch für die sensorisch-diskriminative Komponente der Schmerzwahrnehmung wichtig (Intensitätsdiskrimination). WDR-Neurone besitzen sehr große rezeptive Felder und integrieren daher die Information vieler primärer nozizeptiver Afferenzen, liefern aber nur ungenaue Informationen über den Reizort. Die rezeptiven Felder der HT-Neurone sind kleiner und zeigen eine deutlichere somatotope Anordnung, sodass sie vermutlich die Information für räumliche Diskrimination liefern.

WDR-Neurone der tiefen Laminae zeigen eine langsame Summation bei repetitiver Reizung der C-Fasern mit Frequenzen oberhalb von ca. 0,3 Hz (**Wind-up**; **Abb. 3.7**). Diese erzeugen lang dauernde postsynaptische erregende Antworten über die Aktivierung von Glutamatrezeptoren der NMDA-Rezeptorklasse (langsame EPSP, mehrere Hundert Millisekunden Dauer), die das Membranpotenzial durch Superposition dieser langsamen EPSP lang-

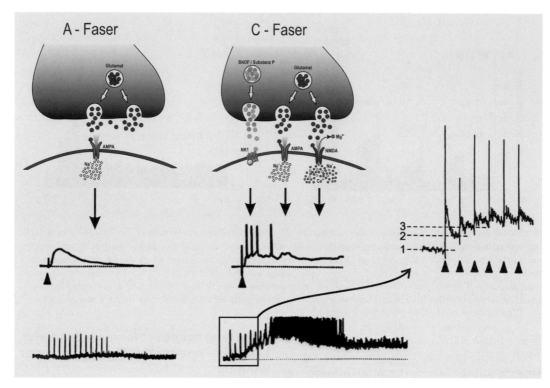

◘ Abb. 3.7 Summation von Signalen der synaptischen Übertragung an nozizeptiven Neuronen des Rückenmarks – Wind-up. Summation synaptischer Eingangssignale in konvergenten Neuronen des tiefen Hinterhorns (Lamina V) erfordert in der Regel die Aktivierung synaptischer Eingänge durch C-Fasern. Infolge lang dauernder exzitatorischer postsynaptischer Potenziale (langsame EPSP, Dauer: mehrere Hundert Millisekunden) durch Aktivierung von NMDA-Rezeptoren, aber nicht AMPA-Rezeptoren (kurz dauernde EPSP) kommt es zur Aufsummierung von EPSP (kumulative Depolarisation, Detail rechts) und Aufschaukeln der Entladung von Aktionspotenzialentladungen (»wind-up of action potentials«). (Mod. nach Urban et al. 1994)

sam zur Aktionspotenzialschwelle hin verschieben und damit die Wahrscheinlichkeit einer Aktionspotenzialentladung erhöhen.

NMDA-Rezeptor-abhängige Ionenkanäle sind häufig durch ein Magnesiumion in der Kanalpore funktionell blockiert (spannungsabhängiger Magnesiumblock, ▶ Synaptische Übertragung an Neuronen des Rückenmark). Die Blockade verringert sich durch die Depolarisation bei Aktivierung schneller Glutamatrezeptoren vom AMPA-Typ, was eine verstärkte Aktivierung von NMDA-Rezeptor-abhängigen Ionenkanälen ermöglicht. Diese verstärkte Rekrutierung von NMDA-Rezeptor-abhängigen Kanälen hat bereits nach wenigen Reizen die Auslösung von Aktionspotenzialsalven zur Folge (»wind-up of action potentials«). Sensorische Neuropeptide (Substanz P, CGRP) tragen vermutlich

ebenfalls zum Wind-up bei. Ihre EPSP sind zwar sehr klein, können aber mehr als 10 s lang andauern. Neurone, die keine Rezeptoren zur Auslösung langsamer EPSP aufweisen (d. h. keine NMDA-Rezeptoren), sondern nur schnell inaktivierende Ionenkanäle vom AMPA-Typ, zeigen kein Wind-up.

Wind-up galt lange Zeit als Prototyp der zentralen Sensibilisierung im nozizeptiven System. Sie überdauert aber die auslösenden Reize nur für einen sehr kurzen Zeitraum (maximal etwa 1 min). Länger dauernde niederfrequente Stimulation führt schnell zu einem Plateau der Reaktionsstärke, die nach ca. 100–200 Reizen kontinuierlich zu einer Abnahme der Reaktionsstärke führt (**Wind-down**), später sogar zu einer lang andauernden, gegenüber der Ausgangslage verringerten Reaktionsstärke (Langzeitdepression, »long-term depression«, LTD; ▶ Abschn. 3.4.3).

Wind-up dient daher vermutlich eher einer nur kurzfristig wirksamen Kompensation der peripheren Adaptation primärer Afferenzen oder der Kompensation der Habituation (▶ Abschn. 3.3.1). Sie spielt aber vermutlich keine Rolle bei der Entwicklung von Hyperalgesie und neuropathischem Schmerz. Hierfür ist wahrscheinlich die Langzeitpotenzierung der synaptischen Erregungsübertragung im Rückenmark verantwortlich (▶ Abschn. 3.4).

> **Nur konvergente nozizeptive Neurone des tiefen Hinterhorns (Lamina V) zeigen die Eigenschaft des Aufschaukelns (Wind-up) von Aktionspotenzialentladungen. Wind-up ist ein kurzlebiger spinaler Anpassungsmechanismus, der wahrscheinlich der Kompensation peripherer Empfindlichkeitsverluste dient. Wind-up führt nicht zu synaptischer Plastizität und ist *kein* relevanter Mechanismus der Schmerzchronifizierung.**

Übertragener Schmerz (Head-Zonen)

Neben der Konvergenz nozizeptiver Afferenzen und taktiler Afferenzen findet man im Rückenmark auch die Konvergenz nozizeptiver Afferenzen aus Haut und Eingeweiden. Die synaptischen Eingänge dieser Nozizeptoren enden an denselben spinalen nozizeptiven Neuronen. Nach der **Konvergenz-Projektions-Theorie** entsteht jeder Schmerz erst im Gehirn, und diese Empfindung wird dann in das periphere rezeptive Feld projiziert. Aufgrund der Konvergenz kutaner und viszeraler Afferenzen auf dasselbe spinale Neuron ist anhand dessen Aktivität nicht mehr entscheidbar, woher die Erregung ursprünglich kam, und die Schmerzempfindung wird in die Haut (fehl-)projiziert. Dies erklärt das Auftreten übertragener Schmerzen in den Head-Zonen bei Irritationen der Eingeweide (◘ Abb. 3.8). Die systematische Richtung dieser Fehlprojektion (nur von den Eingeweiden in die Haut, nicht umgekehrt) ist durch Lernprozesse des Körperschemas erklärbar. Die Systematik dieser Verlagerungen der bewussten Wahrnehmung interozeptiver Eingänge zu den entsprechenden Innervationssegmenten der Körperoberfläche (»Übertragung«) wurde systematisch erst- und letztmalig(!) im Jahr 1893 durch den englischen Neurologen Henry Head beschrieben und kanonisiert (Head 1893). Ein zweiter Ort, wo Konvergenz von kutanen und viszeralen Afferenzen nachgewiesen wurde, ist der laterale Thalamus.

Muskel- und Hautafferenzen können ebenfalls in derselben Weise auf spinale Neurone konvergieren. Elektrophysiologische Daten aus Experimenten am Rückenmark legen nahe, dass es keine und nur sehr wenige spinale nozizeptive Neurone mit Eingängen von Muskelnozizeptoren gibt, die nicht auch gleichzeitig synaptisch mit Nozizeptoren der Haut verbunden sind. Nozizeptive Muskelstimulation führt daher ebenfalls zu übertragener Empfindlichkeit in der Haut. Im Vordergrund steht jedoch, dass übertragener Schmerz bei Muskelirritationen eher in anderen (bevorzugt proximalen) Muskeln lokalisiert wird als in der Haut. Häufig kommt es dabei aber auch zu systemübergreifender Interaktion, bei der die mechanorezeptive Empfindlichkeit in zugeordneten Hautgebieten gehemmt wird (▶ Abschn. 3.4.2).

> **Nozizeptive Afferenzen aus verschiedenen Geweben (Haut, Muskel, Viszera) konvergieren synaptisch auf gemeinsame spinale Neurone. Dies ist die physiologische Grundlage des übertragenen Schmerzes.**

3.3.5 Spinale Mechanismen – aufsteigende Bahnen des Rückenmarks

Das Soma des 2. nozizeptiven Neurons liegt ipsilateral im Hinterhorn des Rückenmarks (◘ Abb. 3.1). Seine Axone kreuzen auf die zum Reiz kontralaterale Seite (anterolateraler Trakt; Vorderseitenstrang). Die aufsteigenden Axone der spinalen Projektionsneurone kreuzen durch die Commissura alba zur Gegenseite und verlaufen dann gemeinsam im Bereich des kontralateralen Vorderseitenstrangs zum Thalamus, zur Formatio reticularis des Hirnstamms und zum Mittelhirn (Tractus spinothalamicus, Tractus spinoreticularis, Tractus spinomesencephalicus, Tractus spinoparabrachialis).

Mediale Läsionen des Rückenmarks, z. B. bei **Syringomyelie**, können daher die aus dem entsprechenden Segment stammenden nozizeptiven Bahnen selektiv unterbrechen und somit zu einer beidseitig oder einseitig betonten Störung der Schmerz-

3

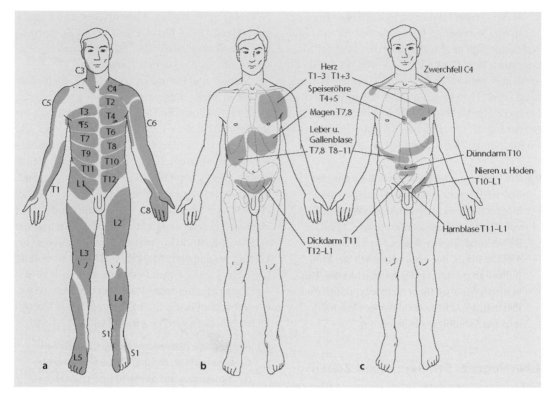

◘ **Abb. 3.8** Übertragener Schmerz durch segmentale Konvergenz und zugehörige Zonen (Head-Zonen). Infolge der synaptischen Konvergenz nozizeptiver Eingänge aus oberflächlichen und tiefen Geweben auf dieselben spinalen Neurone kommt es zu Interpretationskonflikten, die zugunsten einer Wahrnehmung in der Haut interpretiert werden. Dem unterliegt möglicherweise ein Lernvorgang. Eine charakteristische lokale Empfindlichkeit dieser Regionen (»tenderness«) lasst aber diagnostisch Rückschlüsse auf aktivierende Prozesse betroffener Organe zu. Innervationssegmente (**a**) und einige der Head-Zonen für z. B. das Herz und einige Abschnitte des Gastrointestinaltrakts (**b, c**). (Aus: Schaible u. Schmidt 2007)

und Temperatursensibilität bei erhaltenem Tastsinn führen. Die mediale Myelotomie als chirurgischer Eingriff zielt ebenfalls auf diese kreuzenden Axone. Der therapeutische Erfolg dieses Eingriffs bei viszeralen Schmerzen ist aber möglicherweise auf die Zerstörung einer anderen Struktur zurückzuführen: Axone von Projektionsneuronen sakraler und lumbaler Segmente aus Lamina X, die durch viszerale Afferenzen aus den Beckeneingeweiden erregt werden, ziehen im am weitesten medial gelegenen Teil der Hinterstränge zum Nucleus gracilis. Im Unterschied zu den Bahnen der Mechanorezeptoren ist diese Bahn, wie alle nozizeptiven Afferenzen, im Rückenmark synaptisch umgeschaltet (postsynaptische Hinterstrangbahn). Die Zerstörung dieser postsynaptischen Hinterstrangbahn durch eine punktförmige Läsion in der Mittellinie in Höhe Th 10 wurde

bereits erfolgreich in der Behandlung therapierefraktärer Tumorschmerzen eingesetzt (Nauta et al. 1997).

Der Vorderseitenstrang weist eine somatotope Gliederung auf. Die Axone der Projektionsneurone aus Lamina I liegen weiter dorsal als die aus Lamina V. Die Axone des Tractus spinothalamicus (zum Thalamus → Projektion zu Dienzephalon und Kortex; ◘ Abb. 3.1), des Tractus spinoreticularis (zur Formatio reticularis → Weckreaktion), des Tractus spinomesencephalicus (zum Mittelhirn → Aktivierung der deszendierenden Schmerzkontrolle) und des Tractus spinoparabrachialis (zum Nucleus parabrachialis → Projektion zur Amygdala → Affektreaktion) sind jedoch räumlich nicht gut voneinander abgrenzbar.

> Mehrere nozizeptive Projektionsbahnen ziehen parallel im Vorderseitenstrang zu verschiedenen supraspinalen Zielregionen des Hirnstamms und des Zwischenhirns mit sehr unterschiedlicher Funktion (Weckreaktion, Verteidigungsreaktion, Schmerzkontrolle, kortikale Projektion).

Spinale Läsionen betreffen daher meist alle aszendierenden nozizeptiven Bahnen gemeinsam. Die chirurgische Durchtrennung des Vorderseitenstrangs (anterolaterale Chordotomie, offen oder perkutan mittels Hochfrequenzstrom) zielt auf diese Bahnen. Sie wird nur noch selten durchgeführt, da dieser Eingriff mit einigen Monaten Latenz seinerseits zu chronischen Schmerzen führt. Das Postchordotomiesyndrom wird auf Deafferenzierung weiter rostral gelegener nozizeptiver Neurone zurückgeführt, die eine Spontanaktivität und/oder eine gesteigerte Empfindlichkeit gegenüber verbleibenden nozizeptiven Bahnen entwickeln; diese neurochirurgischen Beobachtungen sprechen dafür, dass einige nozizeptive Bahnen auch außerhalb des kontralateralen Vorderseitenstrangs verlaufen (z. B. postsynaptische Hinterstrangbahn der viszeralen Afferenzen).

3.3.6 Nozizeptive Funktionen des Thalamus

Ein großer Teil der im Rückenmark aszendierenden Axone zieht zu lateralen und medialen Thalamuskernen, die teilweise auch vom Tractus trigeminothalamicus und von den Hintersträngen erreicht werden. Diese Kerne projizieren ihrerseits zu verschiedenen Arealen der Großhirnrinde (◘ Abb. 3.9a). Dieses für die bewusste Wahrnehmung von Schmerzen verantwortliche System wird entsprechend den beteiligten Thalamuskernen in zwei Teilsysteme unterteilt:

- Das **laterale System** besitzt eine hohe räumliche Auflösung und spielt eine Rolle für die sensorisch-diskriminative Schmerzkomponente.
- Das **mediale System** besitzt eine schlechte räumliche Auflösung und dient der affektiven und emotionalen Schmerzkomponente.

Laterales System

Der **ventrobasale Kernkomplex** enthält die wichtigsten somatosensorische Kerne des Thalamus:
- Nucleus ventralis posterolateralis (VPL) für Afferenzen vom Rückenmark
- Nucleus ventralis posteromedialis (VPM) für Afferenzen aus den Trigeminuskernen
- Nucleus ventralis posterior inferior (VPI)

Im ventrobasalen Kernkomplex befinden sich sowohl nozizeptive Neurone, die vom Tractus spinothalamicus innerviert werden, als auch Neurone des taktilen Systems, die über den Lemniscus medialis von den Hinterstrangkernen innerviert werden (◘ Abb. 3.1). Auch die viszerale Projektionsbahn aus Lamina X des Rückenmarks trifft dort ein. Beim Menschen sind die funktionell verschiedenen Neurone nicht gleichmäßig verteilt: Nozizeptive Neurone finden sich bevorzugt in einem posterioren und inferioren Randbezirk, wo sie für neurochirurgische Eingriffe destruktiver (wie Exzision, Koagulation etc.) und augmentativer Art (z. B. die Implantation von Elektroden für therapeutische Stimulation) zugänglich sind.

Nozizeptive Neurone im ventrobasalen Kernkomplex projizieren zum primären (hauptsächlich aus VPL und VPM) und sekundären somatosensorischen Kortex (hauptsächlich aus VPI). Die Aufgabenteilung zwischen primärem (SI) und sekundärem somatosensorischem Kortex (SII) bezüglich der sensorisch-diskriminativen Schmerzkomponente ist noch unklar. Aktivierungsstudien beim Menschen mittels PET, fMRT oder EEG/MEG zeigen bei nozizeptivem Input eine im Vergleich zum taktilen System auffällig starke Aktivierung von SII. Die Aktivierung von SII durch noxische Reize erfolgt dabei zum großen Teil direkt aus dem Thalamus und erst in zweiter Linie durch eine Verschaltung über SI. Diese neuroanatomische Besonderheit gilt als eine phylogenetisch alte Variante.

Der **Nucleus ventralis medialis, Pars posterior** (VMpo) gehört trotz seines Namens ebenfalls zum lateralen System. Nozizeptive Neurone in diesem Kern projizieren zu anterioren und dorsalen Teilen der Inselrinde, die auch indirekt über SI und SII innerviert wird. Da in unmittelbar benachbarten Teilen der Inselrinde zudem weitere viszerale Bahnen und Bahnen des Geschmackssinns enden, wurde für

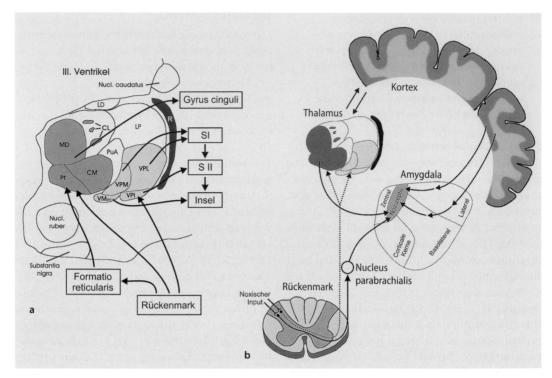

◘ Abb. 3.9 a Nozizeptive Funktionen des Thalamus – afferente und efferente Verbindungen. Schematisierter vertikaler Schnitt mit lateralen (hellgrau) und medialen Kernen (dunkelgrau). Alle nozizeptiven Thalamuskerne erhalten direkt über den Tractus spinothalamicus Afferenzen vom Rückenmark (spinothalamische Projektionsbahn), die medialen Kerne zusätzlich über die Formatio reticularis (unspezifisch im Rahmen der Aktivierungsreaktion). Thalamokortikale Projektionsneurone erreichen den primären und sekundären somatosensorischen Kortex (*SI* und *SII*), sowie die Inselrinde und den Gyrus cinguli. Mediale und laterale Abschnitte des Thalamus hemmen sich gegenseitig (reziproke Hemmung) über den seitlich der eigentlichen thalamischen Kerne gelegenen Nucleus reticularis thalami (*R*), der vorwiegend inhibitorische Neurone enthält (Verbindungen nicht eingezeichnet). *CL* Nucleus centralis lateralis, *CM* Nucleus centralis medialis, *LD* Nucleus lateralis dorsalis, *LP* Nucleus lateralis posterior, *MD* Nucleus medialis dorsalis, *Nucl.* Nucleus *Pf* Nucleus parafascicularis, *PuA* Pulvinar anterior, *VMpo* Nucleus ventralis medialis, Pars posterior, *VPL* Nucleus ventralis posterolateralis, *VPM* Nucleus ventralis posteromedialis, *VPI* Nucleus ventralis posterior inferior. (Mod. nach Treede u. Magerl 2003) **b** Nozizeptive Areale der Amygdala. Zugänge multimodaler sensorischer Eingänge aus dem Rückenmark über den Nucleus parabrachialis des Hirnstamms und aus Thalamus und Kortex werden über den lateralen Kern direkt oder indirekt (dann über den basolateralen Kern) an die laterale kapsuläre Region des zentralen Kerns der Amygdala mit hoher Dichte nozizeptiver Neurone weitergeleitet (»nozizeptive Amygdala«). Verbindungen Thalamus, Kortex und Amygdala (durchgezogene Linien); Tractus spinothalamicus (gestrichelte Linien)

die Insel eine sensorisch integrative Funktion für die Selbstwahrnehmung des Körpers vorgeschlagen. Die Efferenzen aus der Inselrinde projizieren ins limbische System (z. B. Amygdala; Neugebauer et al. 2004). Daher wird eine Beteiligung an der affektiv-emotionalen Schmerzkomponente diskutiert. Eine Schädigung der Inselrinde kann zu einem Zustand führen (sensorisch-limbische Entkopplung), in dem schmerzhafte Reize zwar als solche erkannt werden, aber die adäquaten emotionalen und motorischen Reaktionen fehlen (Schmerzasymbolie).

Mediales System

Zu den **medialen Thalamuskernen**, die vom Tractus spinothalamicus innerviert werden, gehören MDvc (Nucleus medialis dorsalis, Pars ventralis caudalis) und die intralaminären Kerne Pf (Nucleus parafascicularis), CM (Nucleus centralis medialis) und CL (Nucleus centralis lateralis). Diese 4 Kerne liegen dicht nebeneinander (◘ Abb. 3.1). Ihre nozizeptiven Neurone besitzen recht ähnliche Eigenschaften. MDvc und Pf enthalten nozizeptive Neurone, die u. a. zum Gyrus cinguli projizieren.

Der **Gyrus cinguli** ist ein ausgedehntes Kortexareal mit multiplen Funktionen in Aufmerksamkeitssteuerung, Motorik und vegetativen Reaktionen. Derzeit ist noch nicht klar, ob die affektiv-emotionale Schmerzkomponente durch Kombination dieser Funktionen zustande kommt oder ob sie im Gyrus cinguli separat repräsentiert ist.

Die intralaminären Thalamuskerne CL und CM enthalten zwar nozizeptive Neurone, werden aber auch durch Afferenzen aus der Formatio reticularis erreicht und projizieren zu ausgedehnten Bereichen der Großhirnrinde (inklusive Gyrus cinguli) und zu den Basalganglien. Sie sind funktionell eingebunden in das aufsteigende retikuläre Aktivierungssystem (ARAS) und repräsentieren möglicherweise eher die Funktion des Schmerzes als wirksamer Weckreiz.

Mediale und laterale Abschnitte des Thalamus hemmen sich gegenseitig (reziproke Hemmung) über den seitlich der eigentlichen thalamischen Kerne gelegenen Nucleus reticularis thalami. Dieser retikuläre Thalamuskern enthält vorwiegend inhibitorische Interneurone und vermittelt auch hemmende kortikothalamische Interaktionen. Ein Ausfall der über den retikulären Thalamuskern vermittelten Hemmung könnte an der Entstehung **zentraler Schmerzen** beteiligt sein (thalamischer Schmerz).

> ❯ **Nozizeptive Projektionsbahnen erreichen den Thalamus in einem spezifischen lateralen und einem unspezifischen medialen Anteil. Beide kontrollieren sich gegenseitig. Eine Störung dieser Balance kann zu einem schwer behandelbaren zentralen Schmerzsyndrom führen (thalamischer Schmerz).**

Parallel zum Tractus spinothalamicus ziehen im Vorderseitenstrang auch Bahnen zum Hirnstamm und zum Mittelhirn. Der **Tractus spinoreticularis** ist eine phylogenetisch alte Bahn, deren Axone die Formatio reticularis in der Medulla oblongata und im Pons erreichen (Willis 1985). Von dort gibt es einen indirekten Projektionsweg zu den medialen Thalamuskernen (Tractus spinoreticulothalamicus). Als Teil des medialen Systems trägt diese Bahn vermutlich zur affektiven und emotionalen Schmerzkomponente bei. Der Tractus spinoreticularis aktiviert auch das aszendierende retikuläre Aktivierungssystem (ARAS), das die Erregbarkeit

übergeordneter Zentren steuert. Auf diesem Weg können schmerzhafte Reize den Schlaf-Wach-Zyklus und die Aufmerksamkeit beeinflussen. Im Hirnstamm projizieren die nozizeptiven Bahnen außerdem zu mehreren katecholaminergen Zellgruppen. Dadurch bestehen Verbindungen zu deszendierenden Bahnen, die die nozizeptive Signalverarbeitung im Rückenmark hemmen oder steigern (▶ Abschn. 3.3.8), sowie zu vegetativen Kernen, die an der reflektorischen Steuerung von Atmung und Kreislauf beteiligt sind (systemische vegetative Reflexe).

3.3.7 Nozizeptive Funktionen der Amygdala

Der **Tractus spinomesencephalicus** erreicht das zentrale Höhlengrau des Mittelhirns (periaquäduktales Grau [PAG], periventrikuläres Grau [PVG]) und Nucleus parabrachialis; Millan 2002). Dieses Gebiet enthält Ausgangskerne der deszendierenden Schmerzhemmung (▶ Abschn. 3.3.8) und ist reich an Opioidrezeptoren. Vom Nucleus parabrachialis ziehen Bahnen zur Amygdala und zum Hypothalamus. Diese Bahnen tragen zur affektiv-emotionalen Schmerzkomponente sowie zu vegetativen und endokrinen Reaktionen auf schmerzhafte Reize bei.

Die Amygdala spielt eine zentrale Rolle bei der Integration sensorischer Reize (inklusive nozizeptiver Reize) und affektiver Inhalte (Neugebauer et al. 2004). Unter der Vielzahl der Kerne der Amygdala spielen bei dieser Integration besonders folgende Kerne eine Rolle: der laterale, basolaterale und zentrale Kern.

Sensorische Reize aller Modalitäten erreichen die Amygdala aus dem Thalamus (vorwiegend mediale und posteriore Areale) und dem Kortex (einschließlich der Insel, dem vorderen Gyrus cinguli und kortikalen Assoziationsarealen) über die hauptsächliche Eingangsstation der lateralen Amygdala, in der verschiedene sensorische Informationen konvergieren. Diese Information wird direkt oder indirekt über die basolaterale Amygdala an den Zentralkern weitergeleitet, den wichtigsten Ausgangskern der Amygdala.

Nozizeptive Eingänge aus dem Rückenmark erreichen über den Nucleus parabrachialis des Hirnstamms vorwiegend den lateralen kapsulären Teil des zentralen Kerns, in dem sich der überwiegende Teil der nozizeptiven Neurone der Amygdala findet (**nozizeptive Amygdala**, ◻ Abb. 3.9b). Die Mehrzahl der Neurone dieses Kerngebiets hat ausschließlich (HT-Neurone) oder überwiegend nozizeptive Funktion (WDR-Neurone). Obwohl sie noxische Reizstärken prinzipiell kodieren können, besitzen sie vermutlich keine sensorisch-diskriminative Funktion. Ihr Kodierungsverhalten entspricht eher einem Wechsel zwischen zwei Zuständen. Ihre rezeptive Feldstruktur (groß, bilateral) spricht auch gegen eine Bedeutung für die räumliche Diskrimination.

Der Zentralkern der Amygdala hat weitgefächerte Verbindung mit Kerngebieten des Hirnstamms (Nucleus parabrachialis, periaquäduktales Grau [PAG]) und des Dienzephalons (medialer Thalamus, lateraler Hypothalamus, Nucleus paraventricularis [PVN] des Hypothalamus). Der PVN spielt eine wichtige Rolle bei der Induktion von Stress und Angriffsverhalten. Diese Verbindungen legen eine Funktion bei der Integration von Schmerz und Affekt nahe. Unter Bedingungen der Hyperalgesie spielen neuronale Plastizitätsprozesse zwischen lateralem und basolateralem Kern der Amygdala eine Rolle. Dabei ist die Antwort der nozizeptiven Neurone spezifisch gesteigert für mechanischen nozizeptiven Input, aber nicht für thermisch nozizeptiven Input (▶ Abschn. 3.4.2).

> ❯ Die Amygdala spielt eine zentrale Rolle bei der Integration nozizeptiver oder anderer sensorischer Reize und affektiver Inhalte.

3.3.8 Segmentale und deszendierende Kontrolle

Die synaptische Signalübertragung im zentralen Nervensystem ist geprägt durch Divergenz und Konvergenz, räumliche und zeitliche Summation sowie prä- und postsynaptische Hemmung. Somit erfolgt dort keine einfache Weiterschaltung einlaufender Aktionspotenziale, sondern eine dynamische Signalverarbeitung, die ständig durch deszendierende und andere Einflüsse moduliert wird. Diese Modulation erfolgt bereits an der ersten synaptischen Umschaltstation im Hinterhorn des Rückenmarks und ist besonders gut charakterisiert.

Segmentale Hemmung

Die klinische Erfahrung zeigt, dass taktile Reize den Schmerz hemmen können. Hieraus entwickelte sich die Vorstellung, dass die Aktivierung niederschwelliger Mechanorezeptoren (Aβ-Afferenzen) zur Hemmung spinaler nozizeptiver Neurone führt. Nach der Gate-Control-Theorie sind hieran hemmende Interneurone in der Substantia gelatinosa beteiligt. Eine Form der transkutanen elektrischen Nervenstimulation (hochfrequente TENS mit niedriger Reizstärke) beruht auf diesem segmental begrenzten Hemmmechanismus.

Die Aktivierung dünn myelinisierter nozizeptiver Aδ-Afferenzen führt zu deutlich stärkerer Hemmung spinaler nozizeptiver Neurone als die Aktivierung der taktilen Afferenzen (Willis 1985). Diese Befunde widersprechen der Gate-Control-Theorie. Die niederfrequente TENS (mit hoher Reizstärke) nutzt diesen starken segmentalen Hemmmechanismus und führt möglicherweise auch direkt zu Veränderungen der synaptischen Übertragung (Langzeitdepression, ▶ Abschn. 3.4.3).

Deszendierende Hemmung

Nozizeptive Neurone des Rückenmarks stehen unter tonischer Kontrolle durch supraspinale Zentren. Die Existenz deszendierender Hemmsysteme wurde belegt durch die Entdeckung, dass elektrische Reizung im zentralen Höhlengrau und im unteren Hirnstamm bei Versuchstieren eine selektive Hemmung nozizeptiver Reflexe und Reaktionen hervorrief, ohne den Wachheitsgrad oder Reaktionen auf nichtnoxische Reize zu verändern. Elektrische Reizung homologer Hirnareale beim Menschen (»deep brain stimulation«, DBS) kann ebenfalls eine Hemmung persistierender Schmerzen bewirken. Diese reizinduzierte Analgesie wird über Bahnen im dorsolateralen Funiculus des Rückenmarks vermittelt. Die Schmerzhemmung durch elektrische Hinterstrangreizung mit implantierten Elektroden (»dorsal column stimulation«, DCS) beruht zumindest teilweise auf der Mitaktivierung dieser deszendierenden Bahnen.

Eine zentrale Rolle bei der deszendierenden Hemmung spielt das zentrale Höhlengrau (periaquäduktale Grau, PAG; ◘ Abb. 3.10) des Mittelhirns. Das PAG erhält Afferenzen aus dem Hypothalamus, der Amygdala und der Inselrinde. Eine Reizung des Nucleus paraventricularis des Hypothalamus löst neben Abwehrreflexen auch eine Analgesie aus. Die Aktivierung der Amygdala scheint bei der Analgesie während akuter Angstreaktionen beteiligt zu sein. Das PAG erhält außerdem synaptische Verbindungen aus benachbarten Hirnstammregionen; u. a. besteht eine reziproke Verbindung mit der rostralen ventromedialen Medulla oblongata, aus der die meisten deszendierenden Axone zum Hinterhorn des Rückenmarks entspringen. Schließlich erhält das PAG über den Tractus spinomesencephalicus auch Projektionen von nozizeptiven Neuronen aus dem Hinterhorn des Rückenmarks. Das PAG verfügt über eine hohe Dichte von Opioidrezeptoren; die zentrale analgetische Wirkung von Opioiden kann daher teilweise auf der Aktivierung der deszendierenden Hemmung beruhen.

Die **rostrale ventromediale Medulla oblongata** (RVM) ist die für die deszendierende Hemmung wichtigste Struktur im unteren Hirnstamm (Millan 2002; ◘ Abb. 3.10). Sie erhält erregende Afferenzen aus dem PAG und aus dem Rückenmark, Letzteres nach Umschaltung im retikulären Nucleus gigantocellularis (über den Tractus spinoreticularis). Zur RVM gehören Teile des Nucleus raphe magnus, dessen serotonerge Axone im dorsolateralen Funiculus zu den nozizeptiven Schichten des Rückenmarks ziehen.

Daneben sind auch weiter lateral im unteren Hirnstamm gelegene noradrenerge Neurone im Locus coeruleus an der deszendierenden Hemmung beteiligt. Klinisch bedeutsam ist bisher vor allem diese Hemmung über die noradrenergen deszendierenden Bahnen, die durch Gabe von a_2-adrenergen Agonisten simuliert werden kann. Auch die trizyklischen Antidepressiva wirken möglicherweise über diesen Mechanismus, da die analgetische Wirkung der selektiven Serotonin-Wiederaufnahme-Hemmer (SSRI) den unselektiv wirkenden Substanzen unterlegen ist, die auch die Wiederaufnahme von Noradrenalin hemmen können (SNRI). Eine weitere monoaminerge deszendierende Bahn aus dem hinteren Hypothalamus, die den Transmitter Dopamin enthält, ist weniger gut charakterisiert und

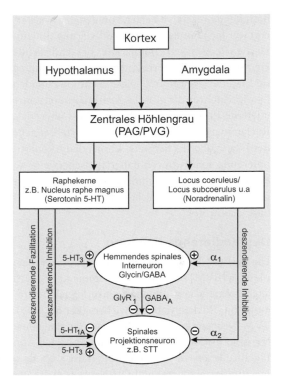

◘ **Abb. 3.10** Deszendierende Kontrolle der synaptischen Übertragung an nozizeptiven Neuronen des Rückenmarks durch absteigende Bahnen aus dem Hirnstamm. Serotonerge Neurone in der rostralen ventromedialen Medulla oblongata (RVM) und noradrenerge Neurone im dorsolateralen pontinen Tegmentum (DLPT) können die Signalübertragung in nozizeptiven Neuronen des Rückenmarks hemmen (direkt oder über Interneurone). Diese Bahnen verlaufen im dorsolateralen Funiculus. Die RVM enthält auch Neurone, die auf die nozizeptive Signalübertragung bahnend wirken können (deszendierende Fazilitation). Es besteht also eine bidirektionale Kontrolle der spinalen Sensitivität durch Zentren in der Mittellinie des Hirnstamms. RVM und DLPT werden durch Neurone im zentralen Höhlengrau (*PAG*) aktiviert. Das PAG wird einerseits durch deszendierende Bahnen aus Hypothalamus, Amygdala und Inselrinde kontrolliert, andererseits durch aszendierende Bahnen aus dem Tractus spinomesencephalicus (nicht eingezeichnet). *GABA* γ-Aminobuttersäure, *PVG* periventrikuläres Grau, *STT* spinothalamischer Trakt, *5-HT* 5-Hydroxytryptamin

erst in den vergangenen Jahren wieder in den Blickwinkel experimenteller Untersuchungen gerückt (Wood et al. 2006).

Neurone der an der deszendierenden Hemmung beteiligten Kerngebiete haben typischerweise sehr große, zum Teil die gesamte Körperfläche betreffende rezeptive Felder, von denen aus sie erregt werden können. Zu ihrer Aktivierung sind noxische Reizstärken nötig. Die deszendierende Hemmung funktioniert als negative Rückkopplung und laterale Hemmung. Diese Neurone entladen häufig synchron als globales neuronales Netz, ihre efferente Projektion verteilt sich diffus über viele Rückenmarksegmente und betrifft weite Bereiche der Körperoberfläche. Stark schmerzhafte konditionierende Reize führen daher typischerweise zu einer Reduktion der Schmerzempfindung auf der gesamten Körperoberfläche (»diffuse noxious inhibitory control«).

Deszendierende Bahnung

Die Reizung der Kerngebiete in der rostroventralen Medulla (RVM) kann nicht nur hemmend, sondern auch bahnend auf die nozizeptive Signalübertragung im Rückenmark einwirken (◘ Abb. 3.11). RVM-Neurone können nach ihrem Aktivitätsmuster im Zusammenhang mit dem Auftreten von Fluchtreflexen in On-Neurone (kurz vor dem Fluchtreflex aktiviert) und Off-Neurone (kurz vor dem Fluchtreflex gehemmt) unterteilt werden. Während die Off-Neurone an der deszendierenden Hemmung beteiligt sind, nimmt man an, dass On-Neurone die nozizeptive Signalverarbeitung im Rückenmark bahnen.

Die **Bidirektionalität der deszendierenden Wirkungen**, insbesondere vermittelt durch serotonerge Neurone (◘ Abb. 3.10), lässt sich leichter verstehen, wenn wir annehmen, dass die deszendierenden Systeme nicht einfach der Schmerzhemmung, sondern in einem allgemeinen Sinn der Regulation der Empfindlichkeit der nozizeptiven Signalübertragung dienen (z. B. bei Aufmerksamkeitssteuerung, Lernprozessen und zentraler Sensibilisierung). Funktionell erlaubt diese bidirektionale Wirkung sowohl eine Erniedrigung der Schwelle (Bahnung) als auch eine Abflachung der Reiz-Reaktions-Kennlinie (Hemmung) und ermöglicht damit dem nozizeptiven System eine dynamische, an die jeweiligen Erfordernisse angepasste Regelung des Arbeitsbereichs und die Verarbeitung eines umfangreicheren Reizstärkebereichs.

On-Neurone werden durch systemische Gabe von **Opioiden** gehemmt, Off-Neurone dagegen erregt. Umgekehrt kommt es im akuten Opioidentzug zu einer Aktivierung der On-Neurone, zur Reduktion der deszendierenden Hemmung und der Auslösung von Schmerzen. Durch das System sich gegenseitig kontrollierender On- und Off-Neurone der RVM sind die schmerzmodulierenden Kerngebiete des Hirnstamms wichtige Angriffsorte für exogen zugeführte und endogene Opioide, obwohl die Opioidrezeptordichte dort nicht ungewöhnlich hoch ist.

> ❯ Die absteigende Kontrolle des nozizeptiven Systems kommt aus dem zentralen Höhlengrau des Mittelhirns und steuert über Kerne des unteren Hirnstamms (Medulla) die Empfindlichkeit nozizeptiver Rückenmarkneurone. Die absteigende Kontrolle kann sowohl inhibitorisch (hemmend) als auch fazilitierend (erleichternd) sein.

3.3.9 Nozizeptive Funktionen des Kortex

Kortikale Areale (SI, SII, Gyrus cinguli) werden vom Thalamus parallel erreicht. Diese Aktivierung ist eingebettet in ein weitgefächertes Aktivierungsmuster, das auch subkortikale Areale einbezieht (Amygdala, Hypothalamus). ◘ Abb. 3.11 zeigt ein Blockschaltbild der auf- und absteigenden Verbindungen des zentralnervösen nozizeptiven Systems.

Apkarian et al. (2005) haben in einer Metaanalyse insgesamt 68 experimentelle Studien und 30 Studien an Schmerzpatienten mit der Messung hämodynamischer Parameter in bildgebenden Verfahren (fMRT, PET), 30 Studien mit elektrophysiologischen Methoden (EEG, MEG) sowie 24 Studien zur Neurochemie des Schmerzes analysiert: Die wesentlichen regelmäßig aktivierten und damit **konstituierenden Areale des Schmerznetzwerks** sind folgende (◘ Abb. 3.12):

- Somatosensorische Kortizes (SI, SII)
- Inselrinde
- Vorderer Gyrus cinguli (ACC)
- Thalamus
- Areale des präfrontalen Kortex

Innerhalb einiger dieser Areale (SI, SII, Inselrinde, Thalamus) finden sich Hinweise auf eine somatoto-

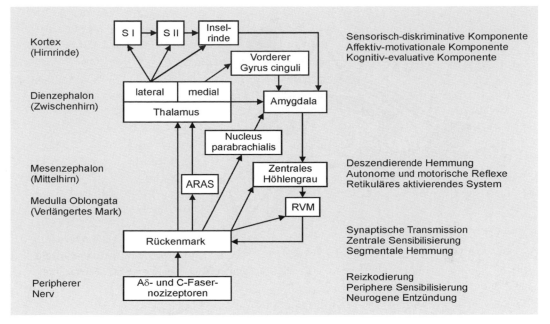

◘ Abb. 3.11 Integration der Verschaltung auf- und absteigender Bahnen des nozizeptiven Systems und prototypische Funktionen verschiedener Etagen der Verschaltung. *Links:* Aufsteigende Bahnen vom Rückenmark zu Thalamus, Amygdala und Kortex. *Rechts:* Absteigende Bahnen aus dem Kortex über Amygdala und Mittelhirn (zentrales Höhlengrau) und unteren Hirnstamm (RVM) zum Rückenmark. *SI, SII* primärer und sekundärer somatosensorischer Kortex, *ARAS* aufsteigendes retikuläres Aktivierungssystem, *RVM* rostrale ventromediale Medulla

pe Organisation, die von der der Mechanorezeption abweicht und darauf hinweist, dass beide Systeme unabhängig voneinander repräsentiert sind (Übersichten: Brooks u. Tracey 2005, Treede u. Apkarian 2008).

Die kortikale Repräsentation anderer Schmerzkomponenten ist weit lückenhafter untersucht als die Repräsentation der sensorisch-diskriminativen und affektiv-motivationalen Komponente. An Planung und Ausführung **schmerzassoziierter motorischer Programme** sind der primär-motorische Kortex (M1), der supplementär-motorische Kortex (SMA), dorsale und mittlere Anteile des vorderen Gyrus cinguli (medialer zingulärer Kortex, MCC) sowie die Basalganglien und das Zerebellum beteiligt.

Die **vegetative Komponente** von Schmerzen ist bisher ebenfalls nur unzureichend untersucht. In den wenigen Studien, in denen die Beziehung zur Modulation von kardiovaskulären Parametern (Herzfrequenz, Blutdruck) durch supraspinale Strukturen bereinigt um die Schmerzempfindung

untersucht wurde, konnten Untereinheiten innerhalb des ACC identifiziert werden, die kontextabhängig, beispielsweise durch Auslösung von Stress, die Herzfrequenz modulieren können. Eine detailliertere Darstellung der Ergebnisse bildgebender Verfahren findet sich in ► Kap. 6.

Durch phasische Schmerzreize erzeugte **evozierte Potenziale** (EEG, MEG) zeigen eine typische Signalstruktur der frühen Komponenten nozizeptiver Signalverarbeitung. Die früheste Aktivierung (N1-Komponente) findet sich temporal im Bereich des parasylvischen Kortex (SII, Inselrinde), gefolgt von einer etwas verzögerten Komponente über der Scheitelregion (N2-P2-Komponente), deren Ursprungsort im Übergang von vorderem und hinterem Gyrus cinguli liegt. Bedeutungshaltige (z. B. seltene) Reize werden außerdem von einer endogenen kognitiven Komponente (nozizeptive P300) gefolgt. Die Amplituden aller dieser Signalkomponenten können durch selektive Aufmerksamkeit (Reizzuwendung) gesteigert und durch Ablenkung (Reizabwendung) reduziert werden.

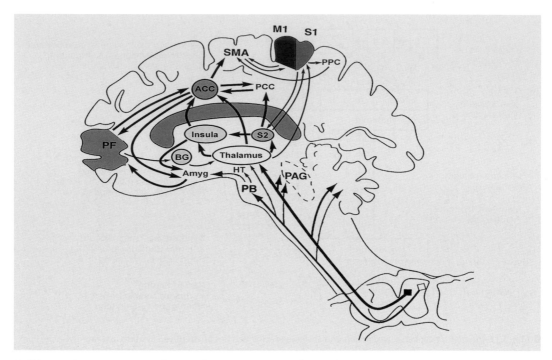

◘ Abb. 3.12 Nozizeptive Zentren des zentralen Nervensystems. Aufsteigende nozizeptive Bahnen, subkortikale und kortikale nozizeptive Areale und deren Verbindungen. *PF* präfrontaler Kortex, *BG* Basalganglien, *HT* Hypothalamus, *PB* Nucleus parabrachialis, *PAG* periaquäduktales Grau, *Amyg* Amygdala, *ACC* anteriorer Gyrus cinguli, *PCC* posteriorer Gyrus cinguli, *SMA* supplementärer Motorkortex, *M1* primärer Motorkortex, *S1* primärer somatosensorischer Kortex, *S2* sekundärer somatosensorischer Kortex, *PPC* posteriorer parietaler Kortex. (Aus: Apkarian et al. 2005)

Funktionszuweisungen zu spezifischen Funktionen sind insgesamt problematisch. Sensorisch-diskriminative Funktionen sind vermutlich in den somatosensorischen Projektionsarealen repräsentiert, die Inselrinde spielt möglicherweise eine wichtige Rolle bei der Regulation von Emotionen. Funktionsausfälle des anterioren Gyrus cinguli führen zu Schwierigkeiten bei der angemessenen Repräsentation des schmerzhaften Charakters eines nozizeptiven Ereignisses (**Schmerzasymbolie**).

Der **dorsolaterale präfrontale Kortex** (dlPFC) hat eine wichtige Funktion bei der Kategorisierung sensorischer Ereignisse, die aber von der Modalität des Sinnesereignisses unabhängig sind. Die Kategorisierung eines Schmerzreizes als »relevant« oder »irrelevant« könnte zu einer hier beginnenden intrakortikalen Kontrolle der nozizeptiven Verarbeitung gehören. Netzwerkanalysen kortikaler Aktivierung zeigen eine negative Korrelation der Aktivierung dieses Kerns mit anderen Arealen des nozizeptiven Netzwerks (Lorenz et al. 2003). Neuere Studien an Patienten mit Borderline-Persönlichkeitsstörung und einer Suppression der Schmerzempfindlichkeit, ähnlich einer Analgesie, zeigen ebenfalls dieses Muster; Hyperaktivität des dlPFC war gefolgt von einer Suppression der Aktivierung in vorderem Gyrus cinguli und posteriorem parietalem Kortex (vgl. ► Kap. 35).

> **Die kortikale Repräsentation der Nozizeption erfolgt in einem verteilten Netzwerk von Kortexarealen. Einen spezifischen »nozizeptiven Kortex« gibt es *nicht*.**

3.4 Plastizität von Nozizeption und Schmerz

3.4.1 Sensibilisierung von Nozizeptoren – primäre Hyperalgesie

> **Die Sensibilisierung von Nozizeptoren ist die Grundlage gesteigerter thermischer und chemischer Schmerzempfindlichkeit in geschädigten Geweben.**

Unter spezifischen Randbedingungen können Nozizeptoren ihre Empfindlichkeit erhöhen, unter Umständen dramatisch. Diese Fähigkeit zur **Sensibilisierung** unterscheidet die Nozizeptoren von Sensoren aller anderen Sinnessysteme. Sie steht in deutlichem Kontrast zur **Ermüdung** von Nozizeptoren bei dauerhafter oder wiederholter Stimulation (▶ Abschn. 3.3.1).

Die ersten Befunde zur Sensibilisierung von Nozizeptoren finden sich bereits in den ersten elektrophysiologischen Untersuchungen der späten 1960er-Jahre durch die Arbeitsgruppe von Ed Perl. So kann bereits ein kurz dauernder starker Hitzereiz, der eine Verbrennung 1. Grades auslöst, hitzesensitive (polymodale) Nozizeptoren sensibilisieren (◼ Abb. 3.13a).

Diese Sensibilisierung für noxische Reize hat drei Aspekte:

- Absenkung der Schwelle (z. B. für Hitzereize)
- Steigerung der Frequenz von Aktionspotenzialentladungen bei überschwelligen Reizen
- Entstehung von spontanen Entladungen in Nozizeptoren

Diese Eigenschaften können nicht unabhängig voneinander gesehen werden, in toto repräsentieren sie eine Linksverschiebung der Reiz-Antwort-Beziehung. Die Sensibilisierung kann so ausgeprägt sein, dass bereits die Temperatur des Gewebes überschwellig werden kann und damit einen spontanen Brennschmerz hervorruft.

Verschiedene Subtypen von Nozizeptoren haben eine sehr unterschiedliche Balance von Sensibilisierung und Ermüdung. So ermüden hitzesensitive Nozizeptoren des C-Fasertyps (CMH) und des Typs AMH II bei dauerhafter Stimulation sehr ausgeprägt, während gleichzeitig hochschwellige Nozizeptoren des Typs AMH I zunächst gar nicht antworten, aber dann ihre Empfindlichkeit gravierend steigern. Subjektiv spüren wir dabei einen konstanten Hitzeschmerz. Dieser Befund wurde in der Vergangenheit fälschlich so interpretiert, dass Nozizeptoren nicht adaptieren. Dies ist jedoch nicht der Fall: Tatsächlich zeigen hier verschiedene Subtypen von Nozizeptoren ein diametral unterschiedliches Verhalten, und AMH-I-Nozizeptoren besetzen die Lücke, die von den adaptierenden konventionellen polymodalen A- und C-Faser-Nozizeptoren hinterlassen wird (Ringkamp et al. 2013).

Verschiedene Reizbedingungen können Nozizeptoren kreuzweise sensibilisieren. So sensibilisieren Nozizeptoren für Hitze nach vorhergehender Stimulation mit Bradykinin oder umgekehrt. Eine Vielzahl endogener (körpereigener) und exogener Substanzen ist in der Lage, Nozizeptoren zu sensibilisieren. Dazu gehören viele Gewebshormone, die bei Gewebezerstörung freigesetzt werden, z. B. Adenosintriphosphat (ATP), das intrazellulär in hoher Konzentration vorliegt, Histamin aus Mastzellen, Serotonin aus Thrombozyten, Zytokine aus Immunzellen. Exogene sensibilisierende Substanzen umfassen viele Irritanzien, z. B. Capsaicin aus Chilipfeffer, Allylisothiocyanat aus Senföl, sowie eine Vielzahl von Toxinen, z. B. aus Quallen, Spinnengifte (◼ Abb. 3.13b, ▶ Abschn. 3.3.1).

Der prototypische Zustand, der mit einer Sensibilisierung von Nozizeptoren verbunden ist, ist die **Entzündung**. Mit Entzündungsprozessen ist das Auftreten von Schmerz so eng verknüpft, dass er zu den klassischen Kardinalsymptomen einer Entzündung gehört, die bereits Galen beschrieben hat (»calor, rubor, tumor, dolor, functio laesa«), d. h. lokale Erwärmung, Rötung, Schwellung, Schmerz, Funktionsbeeinträchtigung.

Neurophysiologisch entfalten Substanzen, die im Verlauf einer Entzündungsreaktion freigesetzt werden, eine unterschiedliche Wirkung auf Nozizeptoren (Marchand et al. 2005; ▶ Online-Material 2 unter http://extras.springer.com/):

- Direkte Erregung von Nozizeptoren mit der Auslösung von Aktionspotenzialentladungen
- Indirekte Veränderung (Sensibilisierung), die Nozizeptoren in der Folge für die sensibilisierenden Reize selbst oder andere Reize empfindlicher macht (▶ Anhang 11.1 im Serviceteil und unter http://extras.springer.com/)

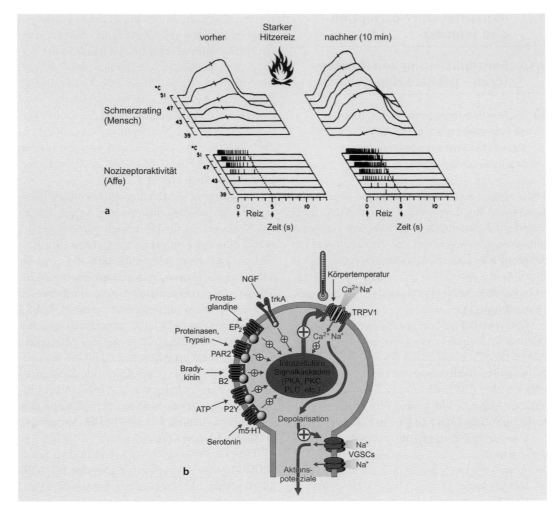

◘ Abb. 3.13 a Sensibilisierung peripherer polymodaler C-Faser-Nozizeptoren durch einen kurz dauernden starken Hitzereiz (Verbrennung 1. Grades). Verlaufskurven der Schmerzratings für experimentelle Hitzereize von Versuchspersonen (39–51 °C, für jeweils 5 s) vor und nach der Verbrennung. Aktionspotenzialentladungen in polymodalen Nozizeptoren eines Affen (Makak) vor und nach Verbrennung. In beiden Fällen kommt es zu einer Absenkung der Erregungsschwelle und einem Anstieg der überschwelligen Aktivierung. (Mod. nach LaMotte et al. 1983). **b** Molekulare Mechanismen der Sensibilisierung von Nozizepto-ren. Modulation der Empfindlichkeit des TRPV1-Rezeptors (»Hitzesensors«) bei Entzündungen durch Einwirkung von Gewebs-hormonen über deren metabotrope Rezeptoren: Adenosintriphosphat (*ATP*) an *P2Y*, Bradykinin über *B2*, Serotonin über *m5-HT*, Enzyme (Proteinasen, Trypsin) über *PAR2*, Prostaglandine über *EP2* und Nervenwachstumsfaktor (*NGF*) über Typ-A-Tyrosin-kinaserezeptor (*trkA*). Die aktivierten Rezeptoren bewirken über intrazelluläre Signalwege (Proteinkinase A [*PKA*] und C [*PKC*], Phospholipase C [*PLC*]) eine Sensitivierung von TRPV1, gefolgt von einem gesteigerten Einwärtsstrom und Erhöhung der Ak-tionspotenzialfrequenz. *VGSC* spannungsabhängiger Natriumkanal (»voltage-gated sodium channel«). (Aus: Greffrath 2006)

Im Rahmen von Entzündungsprozessen wird eine Vielzahl von Substanzen freigesetzt, die Nozizepto-ren sensibilisieren (▶ Abschn. 3.3.1). Dabei spielen Immunzellen, die im Prozess einer Gewebeverlet-zung aktiviert werden, mit einem Netzwerk pro- und antiinflammatorischer Lipide eine wichtige Rolle (Zytokine, u. a. Interleukine, Prostaglandine, Leukotriene, Cannabinoide). Alle vorstehend be-schriebenen Prozesse sind angemessene Beschrei-bungen für Mechanismen der Nozizeptoreigen-schaften am Ort einer Gewebeveränderung (Verlet-zung/Entzündung), insbesondere für eine Steigerung der Empfindlichkeit für thermische und chemische noxische Reize und die damit verbundene Steigerung der Schmerzempfindlichkeit in den geschädigten Geweben (**primäre Hyperalgesie**).

Eine Sonderstellung nehmen sog. stumme Nozizeptoren ein, die im Normalzustand des Gewebes kaum oder gar nicht erregbar sind, die aber unter den Bedingungen einer Gewebeläsion oder Entzündung diese Sensibilität de novo erlangen können. Diese Form der Phänotypkonversion eines Nozizeptors ist streng (millimetergenau!) auf das betroffene Gebiet begrenzt. Die **Rekrutierung stummer Nozizeptoren** spielt eine quantitativ bedeutsame Rolle bei der Hyperalgesie nach Entzündungen in Haut, Gelenken und Viszera.

In der Zone der primären Hyperalgesie findet sich eine generalisierte Steigerung der Schmerzempfindlichkeit für alle Reizmodalitäten (mechanisch, chemisch, thermisch) mit einer Absenkung der Schmerzschwelle und gesteigerter Schmerzhaftigkeit überschwelliger Reize. Die gesteigerte Empfindlichkeit für chemische und thermische Reize im geschädigten Gewebe basiert auf einer Sensibilisierung primärer nozizeptiver Afferenzen. Solche Sensibilisierungen sind strikt auf das verletzte Gewebe beschränkt. Die Erregbarkeit von Verzweigungen eines sensibilisierten Nozizeptors außerhalb der Verletzungszone bleiben unverändert.

3.4.2 Zentralnervöse Sensibilisierung – sekundäre Hyperalgesie

Nach Verletzungen kommt es nicht nur zu einer Steigerung der Schmerzempfindlichkeit am Ort der Verletzung selbst (primäre Hyperalgesie), sondern auch in der Umgebung (sekundäre Hyperalgesie). In der unverletzten Zone gesteigerter Schmerzempfindlichkeit besteht eine modalitätsspezifische Steigerung der Schmerzempfindlichkeit jedoch nur gegenüber mechanischen Reizen, insbesondere gegenüber spitzen oder kantigen Reizobjekten, gelegentlich auch gegen leichte Berührung.

Für diese **sekundäre Hyperalgesie** gibt es keinen überzeugenden Nachweis peripherer Veränderungen. Sie beruht auf einer Veränderung der Empfindlichkeit zentralnervöser nozizeptiver Neurone. Besondere Bedeutung gewinnt die Untersuchung

experimentell ausgelöster sekundärer Hyperalgesie durch die Tatsache, dass ihre Charakteristika denen des neuropathischen Schmerzes entsprechen. Sekundäre Hyperalgesie kann als humanexperimentelles Modell des neuropathischen Schmerzes betrachtet werden (humanes Surrogatmodell).

Sekundäre Hyperalgesie ist kein spontaner, sondern ein evozierter Schmerz. Ihre Wahrnehmung setzt sowohl die Induktion einer zentralen Sensibilisierung voraus als auch das Auftreten von Testreizen, die aufgrund der eingetretenen zentralen Sensibilisierung als gesteigert schmerzhaft empfunden werden. Die Induktion erfolgt durch Aktivierung chemosensitiver C-Fasern, die sich durch weite Verzweigungen ihrer peripheren und/oder zentralen Fortsätze auszeichnen (Treede u. Magerl 2000). Entsprechend den Testreizen werden die beiden folgenden Subtypen der sekundären Hyperalgesie unterschieden (■ Abb. 3.14):
- Bei leichter Berührung, z. B. Bestreichen mit einem Wattebausch
- Bei punktförmiger (spitzer) Reizung, z. B. Nadelstiche

Die Hyperalgesie bei leichter Berührung wird durch niederschwellige Mechanorezeptoren der $A\beta$-Fasergruppe vermittelt. Da es sich hierbei um die Auslösung von Schmerzen durch solche Reize handelt, die in normaler Haut nicht schmerzhaft sind, wird die IASP-Definition des Begriffes »Allodynie« erfüllt. Genauer müssten wir allerdings sagen, dass diese Reize keine Nozizeptoren aktivieren, was jedoch beim Patienten nicht beobachtbar ist (nur im Ausnahmefall kann dies durch die direkte Ableitung peripherer nozizeptiver Aktivierung durch Mikroneurografie nachgewiesen werden; ▶ Abschn. 3.3.1). Daher kommt der genauen operationalen Definition der Testreize beim Nachweis eine große Bedeutung zu.

> **Sekundäre Hyperalgesie wird durch Kooperation verschiedener Subtypen von Nozizeptoren verursacht, Allodynie durch spinales »Übersprechen« niederschwelliger Mechanorezeptoren in nozizeptive Bahnen.**

Diese Kooperation verschiedener Eingänge des Rückenmarks ist durch funktionelle Ausschaltungsexperimente am Menschen sehr gut untersucht (Henrich et al. 2015, Magerl et al. 2001). Es handelt sich dabei um eine Funktionsteilung, bei der capsaicin-sensitive C-Faser-Nozizeptoren einen Zustand der heterosynaptischen zentralnervösen Sensibilisierung induzieren, von dem sie selbst aber kaum profitieren. (Daraus erklärt sich das Fehlen von Hyperalgesie gegen thermische und chemische Reize in der Zone sekundärer Hyperalgesie.) Dagegen erleichtert diese zentralnervöse Sensibilisierung die synaptische Übertragung hochschwelliger (und capsaicin-insensitiver) Aδ-Mechanonozizeptoren (aus der AMH-I-Gruppe) mit der Wahrnehmungsfolge einer Hyperalgesie gegen spitze Reize. Letztere sind der adäquate (optimale) Reiz für diese Subgruppe von Nozizeptoren.

Bei stärkerer zentralnervöser Sensibilisierung können niederschwellige Mechanorezeptoren spinale nozizeptive Neurone ebenfalls hinreichend erregen. Synaptische Verbindungen mit spinalen nozizeptiven Neuronen sind hier auch im normalen Zustand des Rückenmarks strukturell präsent, aber funktionell ineffizient. Sie können aber nach Sensibilisierung eine so große Verstärkung ihrer synaptischen Effizienz erhalten, dass sie nun nozizeptive spinale Neurone hinreichend stark aktivieren können. In der Folge wird der Schmerz bereits bei leichter Berührung wahrgenommen. Diese sehr spezifische Form der Hyperalgesie nennen wir **Allodynie**.

Häufig findet sich koexistent mit dieser zentralnervösen Form der Hyperalgesie ein charakteristischer diskreter Verlust der Berührungsempfindlichkeit, dessen Ursprung ebenfalls zentralnervös ist. Vermutlich handelt es sich dabei um einen Prozess der Eingangsselektion, der indirekt durch die nozizeptive Stimulation hervorgerufen wird. Der molekulare Mechanismus dieser Hemmung ist nicht geklärt. Wahrscheinlich handelt es sich dabei um eine präsynaptische Modulation mit einer Reduktion der Transmitterfreisetzung. Möglicherweise ist dies eine Auswirkung der primär afferenten Depolarisation (PAD) benachbarter Axone durch nozizeptive Aktivität.

Weitere Modelle der Plastizität des nozizeptiven Systems werden in ▶ Kap. 5 beschrieben. Die Vielzahl der Detailprozesse im Rahmen der zentralnervösen Sensibilisierung ist der neurobiologisch hochaktuelle Gegenstand umfangreicher neurophysiologischer Forschungsprogramme (Übersicht: Scholz u. Woolf 2002, Latremoliere u. Woolf 2009).

> ❯ Hyperalgesie bei mechanischer Reizung ist das Leitsymptom einer zentralnervösen Sensibilisierung des nozizeptiven Systems.

3.4.3 Langzeitpotenzierung und Langzeitdepression – Schmerzgedächtnis

Die Analyse der Plastizität der nozizeptiven synaptischen Übertragung in Tierexperimenten (Aplysia) zeigt, dass diese viele Eigenschaften mit zellulären Gedächtnisprozessen teilt. Die Gültigkeit dieser Grundprozesse für die nozizeptive synaptische Übertragung wurde für Säuger in den frühen 1990er-Jahren auch erstmals am Rückenmark der Ratte nachgewiesen. Hochfrequente elektrische Reizung nozizeptiver Afferenzen (ein typisches Reizprotokoll zur Steigerung der synaptischen Effizienz in Hippocampus und Neokortex) steigert auch die synaptische Effizienz der Übertragung der gereizten Afferenzen im Hinterhorn des Rückenmarks für mehrere Stunden (Sandkühler 2000).

Diese zentrale Sensibilisierung hat große Ähnlichkeit mit der im Hippocampus beschriebenen nichtassoziativen inputspezifischen Form der **Langzeitpotenzierung** (»long-term potentiation«, LTP), die als möglicher zellulärer Mechanismus von Lernen und Gedächtnis gilt (Cooke u. Bliss 1997). Die im Hippocampus effektiven Reizmuster (mehrere kurze hochfrequente elektrische Pulsfolgen) führen zu spinaler LTP sowohl in isolierten Rückenmarkschnitten als auch im intakten Organismus mit intakter deszendierender Kontrolle (❏ Abb. 3.14). Die Auslösung wird allerdings durch die Ausschaltung der deszendierenden Kontrolle erheblich erleichtert. Im Tierexperiment und beim Menschen lassen sich zwei Formen der Langzeitpotenzierung unterscheiden:

- Sensitivitätssteigerung in der stimulierten synaptischen Bahn (homotope LTP)
- Sensitivitätssteigerung für Eingänge außerhalb der stimulierten synaptischen Bahn (heterotope LTP)

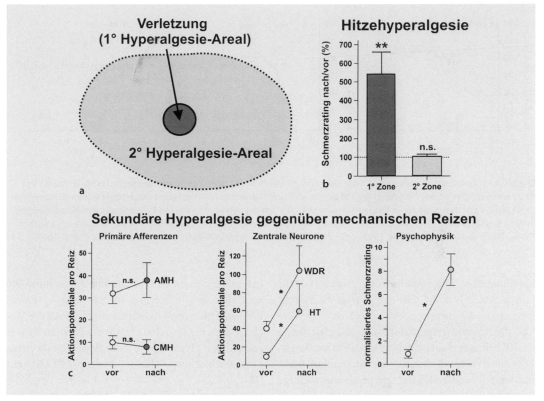

□ **Abb. 3.14** Mechanismen der primären und sekundären Hyperalgesie und Charakteristika der Sensibilisierung nozizeptiver Neurone im Rückenmark. (Mod. nach Treede u. Magerl 2000) **a** Nach Auslösung einer sekundären Hyperalgesie durch intradermale Injektion von Capsaicin werden leichte Berührungsreize als schmerzhaft empfunden; solche Reize aktivieren nicht die nozizeptiven Afferenzen und sind in normaler Haut nicht schmerzhaft (Allodynie). **b** Gleichzeitig werden Nadelstiche als etwa doppelt so schmerzhaft empfunden wie vorher; diese Reize aktivieren nozizeptive Afferenzen und sind bereits in normaler Haut schmerzhaft (Hyperalgesie). **c** Daten einer Versuchsperson. Schema der zentralen Sensibilisierung bei sekundärer Hyperalgesie. Auslöser für die sekundäre Hyperalgesie ist die Aktivierung chemosensitiver C-Fasern in benachbartem Gewebe. Hierdurch werden die Signalwege für niederschwellige Aβ-Fasern (LTM) und für hochschwellige nozizeptive Aδ-Fasern (HTM) gebahnt, nicht jedoch die Signalwege für polymodale C-Fasern. Dementsprechend zeigt die Sensibilitätsprüfung Allodynie und Hyperalgesie gegen mechanische Reize, aber keine Hitzehyperalgesie. *AMH* hitzesensitive Aδ-Faser-Mechanonozizeptoren, *CMH* hitzesensitive C-Faser-Mechanonozizeptoren, *WDR* Wide-dynamic-Range-Neurone, *HT* High-threshold-Neurone

Die heterotope LTP ist vermutlich der synaptische Mechanismus der sekundären Hyperalgesie. Auch natürliche noxische Reize (Entzündung, Nervenverletzung) können im Tierversuch eine spinale LTP auslösen. Im Humanexperiment lösen entsprechende elektrische Pulsfolgen beide Formen der LTP aus (Klein et al. 2004); andere intensive natürliche noxische Reizungen (Verbrennung, Injektion von Capsaicin o. Ä.) führen zur einer heterotopen sekundären Hyperalgesie (Klein et al. 2005, Magerl u. Klein 2006).

Die **Signaltransduktionswege** der spinalen LTP erfordern die Beteiligung multipler Transmitterrezeptoren für erregende Aminosäuren wie Glutamat (NMDA-Rezeptor, metabotrope Glutamatrezeptoren) und für Tachykinine wie Substanz P (Neurokininrezeptoren: NK1-Rezeptor, NK2-Rezeptor; ► Abschn. 3.3.4). Neben Glutamat setzen primäre Afferenzen am spinalen Neuron als Kotransmitter die Neuropeptide Substanz P (bindet an NK1), und Calcitonin Gene-Related Peptid (CGRP) frei. Substanz P steigert präsynaptisch über positive Rück-

3

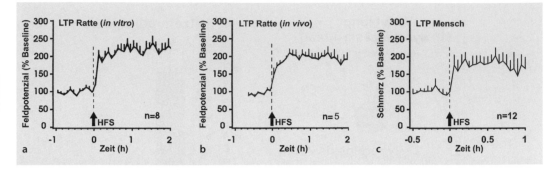

⬛ Abb. 3.15 Langzeitpotenzierung (*LTP*) der synaptischen Übertragung an nozizeptiven Neuronen des Rückenmarks der Ratte und der Schmerzwahrnehmung des Menschen. **a** LTP der nozizeptiven Übertragung durch hochfrequente Stimulation (*HFS*) von C-Faser-Nozizeptoren in vitro an Rückenmarkschnitten der Ratte (gemessen als C-Faser-induzierte Feldpotenziale in den oberflächlichen Laminae). **b** LTP der nozizeptiven Übertragung in vivo im oberflächlichen Rückenmark des intakten Tieres (Daten aus Liu u. Sandkühler 1997). **c** LTP der Schmerzwahrnehmung des Menschen (Daten aus Lang et al. 2007)

kopplung die Glutamatfreisetzung. Die Interaktion von Substanz P und CGRP hat eine große Bedeutung, da diese Neuropeptide zum größten Teil außerhalb der Synapse freigesetzt werden, und gleichzeitig CGRP hemmend auf peptidspaltende Enzyme wirkt. Dies bewirkt, dass Substanz P im Rückenmark leicht und weit diffundieren kann und damit eine wichtige Funktion für die spinale Plastizität besitzt, indem es weit entfernte Neurone anderer Rückenmarkssegmente sensitiviert (heterosynaptische Fazilitierung).

Tierexperimentell ist in selektiven Ausschaltungsexperimenten nachgewiesen, dass die Gruppe nozizeptiver Neurone, die den NK1-Rezeptor für Substanz P tragen, für die Ausbildung einer spinalen Sensitivierung absolut unabdingbar ist (Khasabov et al. 2002). NK1-Rezeptoren sind ebenfalls an der Induktion spinaler LTP beteiligt. Die Aktivierung von NMDA-Glutamat- und NK1-Rezeptoren steigert die intrazelluläre Kalziumkonzentration und aktiviert Proteinkinasen (z. B. Proteinkinase C, Calmodulinkinase CaMKII). Die Phosphorylierung von Membranproteinen durch diese Kinasen kann die Größe der postsynaptischen Antworten über einen längeren Zeitraum steigern (Stunden bis Tage; LTP1). In späteren Phasen der LTP kommt es zusätzlich zu De-novo-Proteinbiosynthese (LTP2), langfristig veränderter Genexpression (LTP3) und zu strukturellen Veränderungen im Hinterhorn.

Die Wirkungen der LTP sind typischerweise auf den konditionierten Eingang beschränkt (homosynaptische LTP). Es gibt aber auch Hinweise auf heterosynaptische LTP, sodass eine Ausweitung der zentralen Sensibilisierung auf Aβ- und Aδ-Faser-Eingänge plausibel erscheint. Somit können die Mechanismen der spinalen LTP für die Entstehung von sekundärer Hyperalgesie und Hyperalgesie beim neuropathischen Schmerz verantwortlich sein (⬛ Abb. 3.15).

Die Induktion der spinalen LTP kann durch Antagonisten an NMDA- und NK1-Rezeptoren unterdrückt werden. Ähnliche Effekte erzielt man auch durch Gabe von Opioiden. Analog zu den Verhältnissen im Hippocampus kann niederfrequente elektrische Reizung nozizeptiver Afferenzen die synaptische Effizienz im Hinterhorn des Rückenmarks für mehrere Stunden reduzieren. Dieser Prozess wird **Langzeitdepression** (LTD) genannt und ist ebenfalls über Glutamatrezeptoren vermittelt.

LTD-Prozesse sind in der Lage, eine bestehende Hyperalgesie des LTP-Typs zu verringern (Depotenzierung). Elektroakupunktur und die niederfrequente (leicht schmerzhafte) TENS nutzen vermutlich diesen Mechanismus. Ob die Erregung nozizeptiver Afferenzen zu LTP oder zu LTD führt, hängt neben den Reizparametern auch vom vorangehenden Erregungszustand des postsynaptischen spinalen Neurons ab: Hyperpolarisation begünstigt die LTD, Depolarisation die LTP. Bei intakter deszendierender Hemmung ist daher die spinale LTP schlechter auslösbar. Hieraus wurde die Hypothese hergeleitet, dass Schmerzchronifizierung auf einem Defizit der deszendierenden Hemmung beruhen könnte (Sandkühler 2000). Es bleibt in der Zukunft zu klären, ob länger anhaltende Formen der LTP (LTP2, LTP3), die in anderen Hirnstrukturen nachgewiesen sind, auch im nozizeptiven System dauerhaft auftretende Veränderungen der synaptischen Übertragung im Sinne der Chronifizierung erklären können (vgl. Pfau et al. 2011).

> ❯ Die zentralnervöse Sensibilisierung der nozizeptiven synaptischen Übertragung kann lang andauernd moduliert werden (Langzeitpotenzierung, Langzeitdepression) und hat Eigenschaften eines zellulären informationsspeichernden Systems (implizites Schmerzgedächtnis).

3.5 Pathophysiologie des neuropathischen Schmerzes

Die pathophysiologischen Forschungskonzepte für den Gegenstandsbereich der Nozizeption waren bis zum Ende der 1980er-Jahre wesentlich orientiert am Modell des Entzündungsschmerzes und der primär afferenten Sensibilisierung (▶ Abschn. 3.4.1). Seit dieser Zeit sind jedoch wesentlich Konzepte wichtig geworden, die die Plastizitätsvorgänge der zentralnervösen Signalverarbeitung als Folge intensiver nozizeptiver Stimulation (z. B. Injektion von Capsaicin, Formalin etc.) in den Vordergrund stellen.

Parallel dazu wurden verschiedene Tiermodelle entwickelt, die die Folgen einer direkten Schädigung des nozizeptiven Apparats selbst als Ursache neuroplastischer Vorgänge operationalisieren. Die überwiegende Mehrzahl dieser **experimentellen Modelle des neuropathischen Schmerzes** basieren auf Läsionen peripherer Axone (komplette oder partielle Transsektion eines peripheren Nervs, komplette oder lose Ligatur eines peripheren Nervs, Durchtrennung spinaler Nerven, Quetschung des Spinalganglions), seltener auf Läsionen des Rückenmarks (fotochemische Läsion der Hinterwurzeleintrittszone, Rückenmarkquetschung). Eine ausgezeichnete Übersicht gibt das NRC (National Research Council 2009, Appendix A – Models of Pain).

Humanexperimentell hat sich ein paralleler Forschungszweig entwickelt, der in Modellen der zentralnervösen Plastizität einen Teil der sensorischen Zeichen des neuropathischen Schmerzes nachbildet

(humane Surrogatmodelle, Klein et al. 2005; ▶ Abschn. 3.4.2 und ▶ Abschn. 3.4.3). Die Konvergenz dieser Tier- und Humanmodelle ist Gegenstand der gegenwärtigen translationalen Forschung zur Pathophysiologie des neuropathischen Schmerzes mit der Perspektive der Entwicklung mechanismusbasierter Schmerzklassifikationen und Schmerztherapien (Woolf et al. 1998). Eine umfassende klinische Darstellung verschiedener Formen des neuropathischen Schmerzes gibt ▶ Kap. 29.

3.5.1 Periphere Mechanismen

Periphere nozizeptive Axone durchlaufen nach einer Schädigung (z. B. einer Axondurchtrennung) im Verlauf der **Regeneration** sehr rasch frühere, häufig embryonale Stufen der Entwicklung. Diese werden begleitet von der Rekrutierung von Komponenten des Immunsystems, die das geschädigte Gewebe inklusive abgetrennter peripherer Axonabschnitte abräumen (Waller-Degeneration) und Wachstumsvorgänge initiieren, die das Axon langsam (ca. 1 mm/Tag) und im Idealfall vollständig entlang noch bestehender Leitstrukturen an den vormalig innervierten Ort im Gewebe aussprossen lassen. Geschädigte nozizeptive Axone erhalten im Zuge der Regeneration innerhalb weniger Stunden wieder die Fähigkeit zur physiologischen Aktivierung durch adäquate nozizeptive Reize, d. h. Mechano-, Thermo- und Chemosensitivität. Vorübergehend werden wieder Rezeptoren in der Membran eingebaut, die sonst nur in sehr frühen Entwicklungsstadien zu finden sind (z. B. für Noradrenalin).

Die **Aktivierung perineuraler Immun- und Gliazellen** (in der Peripherie sind dies die myelinbildenden Schwann-Zellen) spielt eine bedeutende Rolle bei der Reaktion auf axonale Schädigung. Unmittelbar nach der Schädigung bewegen sich im Nerven befindliche (residente) Makrophagen, die etwa 5–10 % aller Zellen in einem intakten peripheren Nerven ausmachen, rasch zum Ort der Schädigung. Die Freisetzung von Signalmolekülen (NGF, Chemokine, Leukotrien B4) aktiviert weitere Immunzellen wie neutrophile Granulozyten und zirkulierende Monozyten (die Vorläufer von Makrophagen), die aus dem Blut ins Gewebe einwandern. Diese Extravasation der Zellen wird dadurch ermöglicht, dass aktivierte Makrophagen und von den

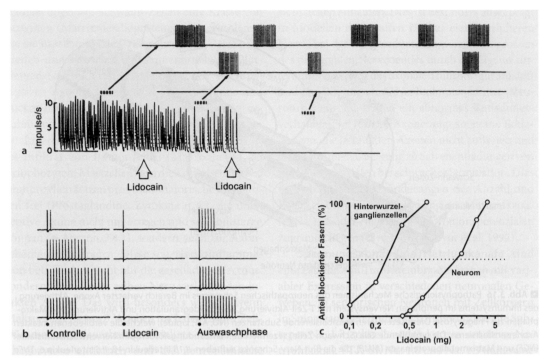

□ Abb. 3.17 a Spontanentladungen von Aktionspotenzialen in geschädigten Axonen (Neurom), häufig in Form von Salven-entladungen, als Folge eines verstärkten Einbaus von spannungsabhängigen Natriumkanälen. Drei Ausschnitte (rechts oben) zeigen repräsentative Abschnitte von jeweils 10 s (Balken markieren den jeweiligen Zeitabschnitt in der Gesamtauf-nahme) vor Gabe des Lokalanästhetikums Lidocain, nach der 1. Lidocaininjektion (Reduktion der Spontanentladungen) und nach der 2. Lidocaininjektion (Blockade der Spontanentladungen). **b** Durch Lokalanästhetika (weit unterhalb der Konzentra-tion für eine Blockade der Erregungsleitung) kann auch die reizinduzierte Salvenentladung blockiert werden. Darstellung von Aktionspotenzialentladungen nach elektrischen Einzelreizen vor, während und nach Lidocain. **c** Die normalisierende Wirkung des Lokalanästhetikums ist weit größer an den Somata der Hinterwurzelganglienzellen als am Ort des Neuroms

3.5.2 Zentralnervöse Mechanismen

Aufgrund der wiederholten oder dauerhaften Sti-mulation infolge der abnormen peripheren Aktivi-tät erleiden spinale nozizeptive Neurone vermutlich neuroplastische Empfindlichkeitssteigerungen (Modulationen), die per se noch nicht neuropathi-scher Natur sind und deren Mechanismen in ► Ab-schn. 3.4.2 und ► Abschn. 3.4.3 dargestellt sind. Da-her finden sich in einer großen Subgruppe von Pa-tienten mit neuropathischen Syndromen (vgl. ► Kap. 29) unabhängig von der Genese der Neuro-pathie ähnliche sensorische Zeichen, wie sie experi-mentell beim Probanden ausgelöst werden können (humanes Surrogatmodell, Klein et al. 2005). Es handelt sich um universelle **physiologische Folgen** eines gesteigerten nozizeptiven Inputs, die beim neuropathischen Schmerzpatienten die Pathologie begleiten.

Darüber hinaus sind aber auch eine Reihe von **pathophysiologischen Veränderungen** zu benen-nen. Immunreaktionen haben als Folge peripherer Nervenschäden eine entscheidende Bedeutung für die Modifikation der zellulären Interaktion spinaler Neurone: In der Umgebung der spinalen Endigun-gen geschädigter Neurone findet sich eine massive Aktivierung von Gliazellen. Im Rückenmark wird Mikroglia aktiviert mit einem Maximum etwa 1 Woche nach der peripheren Läsion und einem langsamen Abfall über mehrere Wochen, in späte-ren Phasen auch Astroglia, deren Antwort verzögert einsetzt und viele Monate unvermindert anhält (Scholz u. Woolf 2007). In Mikrogliazellen werden dabei mehrere intrazelluläre Signalkaskaden aktiviert, die mit Differenzierung und Zellteilung verknüpft sind (mitogen aktivierte Proteinkinase, MAP-Kinase). Diese Aktivierung erfolgt über drei extrazelluläre Signale, die der beiden Chemokine Fraktalkine und CCL2 über spezifische Rezeptoren sowie über die Toll-like-Rezeptoren (TLR) TLR2 und TLR4 (◘ Abb. 3.18).

TLR sind Rezeptoren, die eine grundlegende Funktion für die angeborene Immunität gegenüber Pathogenen aus Mikroorganismen haben. Sie aktivieren intrazellulär den nukleären Transkriptionsfaktor NF_kB, der eine zentrale Rolle spielt für die Expression proinflammatorischer Zytokine, die von den Gliazellen synthetisiert werden und benachbarte Neurone sensitivieren. Auch hier besteht die Endstrecke in der Freisetzung proinflammatorischer Lipide und verwandter Faktoren (Marchand et al. 2005). Die Unterbrechung dieser Signalwege vermindert die Ausbildung neuropathischer Verhaltensänderungen.

Eine wichtige Rolle spielen Prozesse der **spinalen Disinhibition**. Auch hier steht die Aktivierung der spinalen Mikroglia im Zentrum. In der Abfolge der Signalkette induziert ATP über P_2X_4-Rezeptoren, die von der Mikroglia de novo als Reaktion auf die Nervenverletzung gebildet werden, die Expression von BDNF. BDNF kann einerseits über trkB-Rezeptoren die Glutamatfreisetzung aus den Endigungen der Nozizeptoren erleichtern (► Abschn. 3.3.4). Es vermindert über trkB in spinalen nozizeptiven Neuronen aber auch die Expression eines Kalium-Chlorid-Kotransporters (KCC_2). Diese Veränderung entspricht einem frühen Reifezustand des zentralen Nervensystems mit einem Überwiegen der Erregung. (Ähnliche Veränderungen mit einer Abschwächung der Inhibition finden sich auch als Folge einer Reifestörung bei frühkindlicher Epilepsie.)

Infolge der verminderten Verfügbarkeit dieses hocheffizienten Mechanismus zur Ausschleusung von Chloridionen aus der Zelle kommt es nun zu einer erhöhten intrazellulären Chloridkonzentration, die das Anionengleichgewichtspotenzial der Neurone um ca. 5–10 mV zu positiveren Potenzialen verschiebt (Coull et al. 2005). Diese kleine Verschiebung hat jedoch eine durchschlagende Wirkung: Die Wirksamkeit inhibitorischer Rezeptoren (GABA-A-Rezeptoren, Glycinrezeptoren), die

über einen Chlorideinstrom diese Neurone hyperpolarisieren, ist stark abgeschwächt oder sogar aufgehoben. (Infolge der geringeren Chloriddifferenz zwischen Intra- und Extrazellulärraum nimmt der Chloridstrom stark ab.) Die Aktivierung dieser Rezeptoren kann im Extremfall (Umkehr der Chloriddifferenz) sogar erregend wirken (Keller et al. 2007).

Damit kommt es funktionell zu einer erheblichen Abschwächung der intraspinalen Hemmmechanismen oder sogar zu einer pathologischen paradoxen Erregung durch normalerweise inhibierende Synapsen. Die funktionelle Blockade der Hemmsysteme (z. B. des Glycinrezeptors durch Strychnin) führt im Tierexperiment zu Hyperalgesie und Allodynie, die Ausbildung der spinalen Plastizität ist beträchtlich erleichtert. Langfristig kann es zu strukturellem Umbau mit Aussprossung des neuronalen Dendritenbaums und neuer synaptischer Verbindungen kommen.

3.6 Fazit

Die Neurobiologie des Schmerzes hat seit der Jahrtausendwende erhebliche Fortschritte erzielt, insbesondere in der Charakterisierung molekularer Mechanismen. Dabei nimmt die Forschung zu Mechanismen des neuropathischen Schmerzes eine führende Position ein. Die neurobiologische Schmerzforschung am Menschen hat im selben Zeitraum durch die Adoption der Perspektive translationaler Forschung erheblich dazu beigetragen, die Lücke zu tierexperimentellen Ansätzen zu schließen. Beide verfolgen die Perspektive eines auf Mechanismen basierenden Ansatzes.

Die Initiative des Deutschen Forschungsverbundes Neuropathischer Schmerz (DFNS) hat ein international stark beachtetes Forschungsprojekt ins Leben gerufen, das die standardisierte Phänotypisierung von neuropathischen Schmerzpatienten und gesunden Vergleichspopulationen verfolgt. Ziel ist die Schaffung einer rationalen Datengrundlage für die mechanismenbasierte Diagnostik. Diese hat die Perspektive einer präziseren Stratifikation von Patientengruppen und damit der Entwicklung eines stärker individualisierten Behandlungsansatzes (personalisierte Medizin).

Pfau DB, Klein T, Putzer, D, Pogatzki-Zahn E, Treede RD, Magerl W (2011) Analysis of hyperalgesia time courses in humans following painful electrical high-frequency stimulation identifies a possible transition from early to late LTP-like pain plasticity. Pain 152: 1532–1539

Rayport SG, Kandel ER (1986) Development of plastic mechanisms related to learning at identified chemical synaptic connections in Aplysia. Neuroscience 17: 283–294

Ringkamp M, Raja SN, Campbell J, Meyer RA (2013) Peripheral mechanisms of cutaneous nociception. In: McMahon S, Koltzenburg M, Tracey I, Turk DC (eds) Wall and Melzack's Textbook of Pain, 6th ed. Saunders/Elsevier, Philadelphia, S 1–30

Sandkühler J (2000) Learning and memory in pain pathways. Pain 88: 113–118

Sato A, Sato Y, Schmidt RF (1997) The impact of somatosensory input on autonomic functions. Rev Physiol Biochem Pharmacol 130: 1–328

Schaible HG, Schmidt RF (2007) Nozizeption und Schmerz. In: Schmidt RF, Lang F (Hrsg.) Physiologie des Menschen, 30. Aufl. Springer, Berlin Heidelberg, S 324–342

Scholz J, Woolf CJ (2002) Can we conquer pain? Nat Neurosci 5 (Suppl): 1062–1067

Scholz J, Woolf CJ (2007) The neuropathic pain triad: neurons, immune cells and glia. Nat Neurosci 10: 1361–1368

Treede RD (1995) Peripheral acute pain mechanisms. Ann Med 27: 213–216

Treede RD (2010) Das somatosensorische System. In: Schmidt RF, Lang F, Heckmann M (Hrsg) Physiologie des Menschen, 31. Aufl. Springer, Berlin Heidelberg, S 272–297

Treede RD (2013) Elektrophysiologische Messverfahren. In: Baron R, Koppert W, Strumpf M, Willweber-Strumpf A (Hrsg) Praktische Schmerztherapie, 3. Aufl. Springer, Berlin Heidelberg, S 95–102

Treede RD, Apkarian AV (2008) Nociceptive processing in the cerebral cortex. In: Bushnell MC, Basbaum AI (eds) The Senses: a Comprehensive Reference, vol. 5: Pain. Academic Press, London Oxford Boston New York San Diego, S 669–697

Treede RD, Magerl W (2000) Multiple mechanisms of secondary hyperalgesia. Prog Brain Res 129: 331–341

Treede RD, Magerl W (2003) Zentrale nozizeptive Neurone und Bahnen. In: Egle UT, Hoffmann SO, Lehmann KA, Nix WA (Hrsg) Handbuch Chronischer Schmerz. Stuttgart, Schattauer, S 34–44

Urban L, Thompson SW, Dray A (1994) Modulation of spinal excitability: co-operation between neurokinin and excitatory amino acid neurotransmitters. Trends Neurosci 17: 432–438

Walters ET, Illich PA, Weeks JC, Lewin MR (2001) Defensive responses of larval Manduca sexta and their sensitization by noxious stimuli in the laboratory and field. J Exp Biol 204: 457–469

Willis WD (1985) The Pain System. Karger, Basel

Wood PB (2006) Mesolimbic dopaminergic mechanisms and pain control. Pain 120: 230–234

Woolf CJ, Walters ET (1991) Common patterns of plasticity contributing to nociceptive sensitization in mammals and Aplysia. Trends Neurosci 14: 74–78

Woolf CJ, Bennett GJ, Doherty M, Dubner R, Kidd B, Koltzenburg M, Lipton R, Loeser JD, Payne R, Torebjörk E (1998) Towards a mechanism-based classification of pain? Pain 77: 227–229

Akuter Schmerz

M. Hüppe und R. Klinger

4.1   Einleitung   – 74

4.2   Psychologische Einflussfaktoren auf Akutschmerz   – 74

**4.3   Psychologische Möglichkeiten der Einflussnahme
auf akute Schmerzen   – 77**

4.4   Interventionsmöglichkeiten bei besonderen Gruppen   – 81

4.5   Fazit   – 82

Literatur   – 82

B. Kröner-Herwig et al. (Hrsg.), *Schmerzpsychotherapie*,
DOI 10.1007/978-3-662-50512-0_4, © Springer-Verlag Berlin Heidelberg 2017

4

Lernziele

Akute Schmerzen kennt (fast) jeder Mensch. Untersucht sind sie besonders häufig im Zusammenhang mit Operationen. Hier zeigt sich immer wieder große interindividuelle Schmerzvariabilität, die sich durch medizinische und psychologische Faktoren erklärt. Dieses Kapitel beschreibt die psychologischen und biografischen Merkmale von Menschen, die mit Schmerzen nach Operationen in Beziehung stehen. Aufgezeigt wird auch, dass die Schmerzsituation selbst psychologische Merkmale beinhaltet. Psychologische Möglichkeiten der Einflussnahme auf akute Schmerzen werden beschrieben, und es wird auf Interventionsmöglichkeiten bei speziellen Gruppen eingegangen.

4.1   Einleitung

Fast alle Menschen kennen Schmerz als akuten Zustand, seine Dauer ist begrenzt und als Auslöser lassen sich in der Regel **aversive äußere Reize** oder **endogene Prozesse** (z. B. Entzündung) identifizieren. Akuter Schmerz hat auch eine Warnfunktion, die für die Vermeidung von körperlichen Schädigungen bedeutsam ist. Einigen Menschen fehlt die Fähigkeit einer Schmerzwahrnehmung. Eine solche angeborene **Schmerzunempfindlichkeit** (»congenital insensitivity to pain«) ist für die Betroffenen mit dramatischen Konsequenzen verbunden.

Besonders häufig treten akute Schmerzen nach **Operationen** auf, und in diesem Kontext wurden sie im klinischen Bereich vielfach untersucht. Dabei fällt vor allem die große interindividuelle Variabilität von Schmerzen auf. Bei allen Operationen und unter allen Analgesieregimen finden sich immer Patienten, die »starke« Schmerzen berichten, und auch solche, die angeben, »gar keine« Schmerzen zu haben. Die Operation selbst ist ein unzureichender Prädiktor. Klinikübergreifende Auswertungen mit dem Qualitätssicherungssystem QUIPS (Qualitätsverbesserung in der postoperativen Schmerztherapie) an mehr als 50.000 Patienten aus über 100 Kliniken belegen, dass nach »kleinen« chirurgischen Eingriffen wie Appendektomien oder Tonsillektomien starke postoperative Schmerzen gemessen werden (Gerbershagen et al. 2013).

Starke postoperative Schmerzen sollten vermieden werden, sie sind ein Risikofaktor für die Entwicklung lang anhaltender (chronischer) Schmerzen (Hinrichs et al. 2007, VanDenKerkhof et al. 2013). Persistierende Schmerzen nach gängigen Operationen treten bei 10–50 % der Patienten auf, und von diesen berichten 2–10 % eine Schmerzstärke von über 5 auf einer bis 10 reichenden Skala (Hinrichs et al. 2007, Kehlet et al. 2006). Die Reduktion postoperativer Schmerzen ist auch unter diesem Gesichtspunkt wichtiges Ziel der Patientenbetreuung nach Operationen. Hierfür sollte nicht ausschließlich auf pharmakologische Maßnahmen zurückgegriffen werden. Nach aktuellem Wissensstand sind postoperative (akute) Schmerzen abhängig von psychologischen und medizinischen Merkmalen des Patienten, von Merkmalen der Anästhesie bzw. der Operation und von psychologischen Merkmalen des klinischen Settings. Die 2007 von der Arbeitsgemeinschaft der Wissenschaftlichen Medizinischen Fachgesellschaften (AWMF) veröffentlichte S3-Leitlinie zur Behandlung akuter perioperativer und posttraumatischer Schmerzen (die gegenwärtig aktualisiert wird) empfiehlt deshalb die Integration psychologischer Maßnahmen in die postoperative Schmerzversorgung:

> »Psychologische Maßnahmen sollten in das perioperative/posttraumatische Schmerzmanagement integriert werden. (DIVS 2009)«

4.2   Psychologische Einflussfaktoren auf Akutschmerz

4.2.1   Psychologische Merkmale des Patienten

Am häufigsten wurden bislang präoperative **Angst** und präoperative **Depressivität** mit postoperativen Schmerzen in Beziehung gesetzt. Derartige Studien zeigen, dass höhere Angst/Deprimiertheit mit stärkeren Schmerzen und höherem Schmerzmittelverbrauch kovariiert (Bruce et al. 2012, Pinto et al. 2012, Theunissen et al. 2012). Patienten, die mit präoperativen Schmerzen operiert werden oder die chronische Schmerzen haben, haben mit größerer Wahrscheinlichkeit auch postoperativ stärkere

Schmerzen (Bruce et al. 2012, Gramke et al. 2009, Schiltenwolf u. Klinger 2008). Das trifft auch dann zu, wenn die chronischen Schmerzen nicht der Operationsgrund sind (Taenzer et al. 1986).

Ältere Untersuchungen haben sich vor allem auf **Persönlichkeitseigenschaften** (»trait«) der Patienten konzentriert, insbesondere auf Eigenschaftsangst (»trait-anxiety«) und emotionale Labilität/Neurotizismus. Ein bekanntes Beispiel ist die Untersuchung von Taenzer et al. (1986), die Patienten vor einer Gallenblasenoperation mehrere psychometrische Tests ausfüllen ließen. In der Regressionsanalyse erwiesen sich vor allem »Eigenschaftsangst« und »Neurotizismus« als wesentliche Prädiktoren; allein durch diese beiden Faktoren wurden 35 % der postoperativen Schmerzstärke aufgeklärt. Jüngere Untersuchungen (z. B. Kain et al. 2000) belegen einen höheren Vorhersagewert, wenn neben Persönlichkeitsmerkmalen Zustandsmaße (z. B. präoperative Angstausprägung) des Patienten berücksichtigt werden. Zustandsmerkmale haben gegenüber Persönlichkeitseigenschaften den Vorteil, dass sie grundsätzlich beeinflussbar sind. Zu den Zustandsmerkmalen kann festgehalten werden, dass präoperative »Angst«, »depressive Stimmung«, »Schmerzerwartung« und »präoperativer Schmerz« gut belegte Risikofaktoren für das Auftreten ausgeprägterer postoperativer Schmerzen sind (Clasen 2015, Hüppe 2007). Sommer et al. (2010) bezeichnen die Schmerzerwartung neben vorbestehenden Schmerzen als besten Prädiktor für die postoperative Schmerzintensität.

Ganz wesentlich werden postoperative Schmerzen von Gedanken und Bewertungen des Patienten, wie der Zustand nach der Operation sein wird und ob er beeinflussbar sein wird, geprägt. Von Bedeutung ist dabei vor allem ein Stressverarbeitungsstil, der als »**Schmerzkatastrophisierung**« bezeichnet wird. Schmerzkatastrophisierung hat die drei Teilaspekte
- gedankliche Beschäftigung mit dem Schmerz,
- katastrophisierende Sorgen, dass die Schmerzen einen schlechten Verlauf haben werden, und
- Hilflosigkeitsempfindung, d. h., nichts gegen die Schmerzen tun zu können.

Patienten mit hoher Schmerzkatastrophisierung zeichnen sich dadurch aus, dass sie sich gedanklich intensiv mit den bevorstehenden Schmerzen beschäftigen und sich von diesen Gedanken nicht lösen können. Sie antizipieren die Schmerzen als sehr ausgeprägt und mit der Einstellung, dass man nichts dagegen wird tun können. Mit der **Schmerzkatastrophisierungsskala** von Sullivan et al. (1995) kann das Merkmal gemessen werden. Mehrere Untersuchungen zeigen, dass hohe Beziehungen zwischen präoperativ bestimmter Schmerzkatastrophisierung und der postoperativen Schmerzintensität existieren. Khan et al. (2011) bezeichnen Schmerzkatastrophisierung als »key predictor« für postoperative Schmerzen und auch für die sich daraus entwickelnden chronischen Schmerzen.

Schmerzkatastrophisierung ist eine auf Schmerzen bezogene **kognitive Stressverarbeitung** (Coping). Darunter werden grundsätzlich alle psychischen Vorgänge verstanden, die beim Auftreten von Stress in Gang gesetzt werden, um den Zustand zu vermindern oder zu beenden. Negative oder dysfunktionale Stressverarbeitungsstile wirken stressvermehrend. Personen mit hoher Ausprägung an negativer Stressverarbeitung neigen dazu, unter Belastungsbedingungen zu resignieren, sich selbst für den Zustand verantwortlich zu sehen und sich gedanklich nicht davon lösen zu können. In einer Untersuchung von Schön et al. (2007) beschrieben solche Patienten ihre Schmerzen nach einer Operation im Vergleich zu einer Gruppe mit niedriger Ausprägung negativer Stressverarbeitung als deutlich stärker ausgeprägt in ihrem Leidens- und Gefühlsaspekt (affektive und sensorische Schmerzqualität). Gleichzeitig forderten diese Patienten mit der verfügbaren PCA-Pumpe aber deutlich weniger Schmerzmittel an. Hier wird deutlich, dass »Resignation« mit Verhaltenshemmung verbunden ist, und dass es nicht ausreicht, in der Klinik vom selbstapplizierten Schmerzmittelverbrauch auf die Schmerzintensität zu schließen.

Zum Konzept der Schmerzkatastrophisierung gehört auch die Erwartung, dass nach der Operation starke Schmerzen auftreten. **Schmerzerwartung** ist ein wichtiger psychologischer Prädiktor (Sommer et al. 2010). Hüppe et al. (2013) zeigten, dass das Risiko für ausgeprägte postoperative Schmerzen deutlich erhöht ist, wenn Patienten diese für wahrscheinlich halten. Im Kontext der Placeboforschung ist die Rolle der Erwartung besonders deutlich geworden. Wenn ein Patient erwartet, dass ein Medikament mit hoher analgetischer Wirksamkeit gegeben wird, ist die Analgesie deutlich stärker, als wenn diese Erwartung nicht existiert (z. B. bei »verdeckter« Analgetikagabe, wenn der Patient nicht weiß, wann und welches Schmerzmedikament er bekommt; Klinger et al. 2013, 2014, Klinger u. Flor 2014).

Die folgende Auflistung fasst die psychologischen Patientenmerkmale zusammen, die mit ausgeprägteren postoperativen Schmerzen assoziiert sind.

Psychologische Risikofaktoren für postoperative Schmerzen

Wer wird postoperativ stärkere Schmerzen haben? Patienten, die

- emotional labil sind,
- schmerzempfindlich sind,
- viel Angst haben,
- niedergeschlagen und deprimiert sind,
- schon vor der Operation (chronische) Schmerzen haben,
- nach früheren Operationen starke Schmerzen hatten,
- erwarten, dass nach der Operation starke Schmerzen auftreten,
- befürchten, dass sie den Schmerzen hilflos ausgesetzt sind und darauf keinen Einfluss haben (Resignation),
- Defizite in Schmerzbewältigungsstrategien haben.

4.2.2 Biografische Merkmale des Patienten

Für das Verständnis akuter Schmerzen und des Schmerzverhaltens sind biografische Merkmale des Patienten von Bedeutung. Da akuter Schmerz von praktisch allen Menschen in allen Lebensabschnitten erfahren wird, existieren in der individuellen Entwicklung **Lernprozesse**, die sich interindividuell und interkulturell unterscheiden. Zentrale **Bezugspersonen** (Eltern; Peergroup) können Akutschmerz verstärken und haben Modellfunk-

tion für den Umgang damit. Metakognitionen und Werthaltungen werden so gebildet, z. B.: »Bei Schmerzen hilft nur ein Medikament.«

Schmerzbezogene Einstellungen sind dabei kulturell verankert, und die interkulturellen Differenzen sind erheblich (vgl. ► Kap. 10 und ► Kap. 37). So werden Schmerzen in verschiedenen Kulturen unterschiedlich bewertet und der Umgang mit Schmerz weist große Unterschiede auf, obwohl die **Empfindungsschwelle** für Schmerzen interkulturell erstaunliche Übereinstimmung zeigt (Sternbach u. Tursky 1965). Kohnen (2003, 2007) unterscheidet auf der Grundlage ethnologischer Untersuchungen zwischen individualorientierten (z. B. Deutsche, Briten, Iren, Nordeuropäer, Nordamerikaner) und familienorientierten Gesellschaften (z. B. Italiener, Türken, Mittelmeervölker, Asiaten). In **familienorientierten Gesellschaften** findet sich danach insbesondere die Überzeugung, Krankheit und Schmerz nur mithilfe der Familie bewältigen zu können. Entsprechend werden Patienten im Krankenhaus verstärkt von Angehörigen begleitet (externale Kontrollüberzeugung), während Patienten aus **individualorientierten Gesellschaften** fachlich kompetente Informationen einzuholen und umzusetzen versuchen.

Interkulturelle Differenzen lassen sich auch für die **Schmerzbewältigung** aufzeigen, so ein fatalistischer Bewältigungsstil (häufig z. B. bei Filipinos), ein rationaler (häufig z. B. bei Nordamerikanern), ein religiöser (häufig z. B. bei Buddhisten) oder ein durch hohe Selbstkontrolle geprägter Stil (häufig z. B. bei Iren).

> **Wichtig ist, dass es sich bei solchen Klassifikationen um Gruppenanalysen handelt, deren Vorhersagewert bei einzelnen Personen nicht stringent gegeben ist.**

So weist Kohnen (2007) auch darauf hin, dass sich alle Schmerzbewältigungsstrategien in allen Kulturen finden – aber eben mit unterschiedlicher Häufigkeit.

4.2.3 Psychologische Merkmale der Schmerzsituation

Die **perioperative klinische Situation** ist durch eine Reihe psychologischer Merkmale gekennzeichnet, die für den Patienten belastungserhöhende oder auch belastungsreduzierende Wirkungen haben können. Solche Merkmale und ihre Wirkung lassen sich aus der experimentellen Stressforschung ableiten. ◘ Tab. 4.1 fasst einige Merkmale zusammen und führt Beispiele aus dem klinisch-operativen Bereich an, in denen die Merkmale zum Tragen kommen. Für Patienten ist die konkrete perioperative Situation jeweils eine Kombination aus verschiedenen Merkmalen, die sich in ihrer Wirkung verstärken, aufheben oder abschwächen können.

Beispielsweise wird in mehreren Untersuchungen ein geringer postoperativer Schmerz aufgezeigt, wenn die Leistenhernienoperation mit einer Lokalanästhesie anstelle einer Allgemeinanästhesie durchgeführt wird (z. B. Friemert et al. 2000). Dieser gut belegte Effekt kann aufgehoben werden, wenn die Patienten die Entscheidung über die Anästhesieform selber treffen können (Müllender et al. 2005). Die Patienten konnten nach ausführlicher Aufklärung eine der Anästhesieformen auswählen. Durch dieses Vorgehen wurde ein hohes Maß an Kontrollierbarkeit realisiert. In den Angaben zum postoperativen Schmerz waren die Gruppen nach der Operation gut vergleichbar.

4.3 Psychologische Möglichkeiten der Einflussnahme auf akute Schmerzen

Ein akuter Schmerz wird durch die genannten psychologischen Einflussvariablen moduliert und daher sehr individuell erlebt. Auf diese Faktoren kann durch **psychologische Interventionen** gezielt Einfluss genommen werden. In erster Linie wird eine solche Anwendung im perioperativen Bereich im Krankenhaus erforderlich. Aber auch in anderen Bereichen, in denen akute Schmerzen eine Rolle spielen, sind diese Interventionen denkbar, z. B. schmerzhafte Behandlung in der ambulanten Arztpraxis, Blutentnahmen, Zahnbehandlungen oder auch in der akuten Versorgung von Sportverletzungen im Spielsetting oder Versorgung kleiner Blessuren bei Kindern. Die Einbeziehung schmerzpsychologischer Überlegungen kann hier sinnvoll genutzt werden.

4.3.1 Patienteninformation und -aufklärung im perioperativen Setting

Die **Patientenaufklärung** ist fester Bestandteil der präoperativen Vorbereitung. Sie beinhaltet neben juristischen Aspekten, die an dieser Stelle nicht ausgeführt werden, eine Vielzahl psychologischer Ansatzpunkte, die genutzt werden können, um die Schmerzen positiv zu beeinflussen. Sie birgt aber auch die Gefahr in sich, dass die Gesamtsituation für den Patienten ängstigend und unangenehm erlebt wird. Sie sollte deshalb sehr bewusst und unter Berücksichtigung der folgenden psychologischen Aspekte durchgeführt werden. Neben einem **persönlichen Aufklärungsgespräch** bieten sich dabei auch ergänzend alternative Formen der Informationsvermittlung (Broschüren, ggf. Filme) an.

Präoperative Informationen und Schulungen erhöhen das Wissen des Patienten über den zu erwartenden postoperativen Schmerzverlauf und bieten damit auch die Möglichkeit, dass der Patient erfährt, wie man seine Schmerzen durch Medikamente und auch selber durch eigenes Zutun beeinflussen kann. Dagegen kann **Unwissenheit** und **Unklarheit** über ein zu erwartendes Ereignis (z. B. Operation und Verlauf der postoperativen Schmerzen) die präoperativen Ängste steigern. Ein hohes Angstlevel und andere emotionale Beeinträchtigungen, z. B. unrealistische Vorbehalte gegenüber der Gefahr der Abhängigkeit von Medikamenten, können wiederum zu erhöhten postoperativen Schmerzen führen (vgl. ▶ Abschn. 4.3.2).

> Die gezielte Beratung über die realistischen Ziele, Möglichkeiten und Grenzen des Schmerzmanagements kann zu einer adäquaten und erfolgreichen Schmerztherapie beitragen, den postoperativen Schmerzverlauf günstig beeinflussen und die Patientenzufriedenheit erhöhen (Devine 1992, DIVS 2009, Guruge u. Sidani 2002, Johansson et al. 2005).

Eine Informationsvermittlung sollte die **potenzielle Beeinflussbarkeit** (Kontrollierbarkeit) von Schmerzen betonen, da diese die Schmerztoleranz erhöht (Moore u. Estey 1999, Weisenberg et al. 1996) und präoperative Ängste reduziert (Ayral et

◻ Tab. 4.1 Psychologische Merkmale der anästhesiologischen/chirurgischen Situation (aus: Hüppe 2007)

Aspekt	Stressorenmerkmal (psychologisch)	Beispiel aus klinischem Bereich
Erwartetheit	unerwartet – erwartet	Notfalloperation – elektive Operation
Kontrollierbarkeit	unkontrollierbar – kontrollierbar	Nurse Controlled Analgesia – Patient Controlled Analgesia Wählbarkeit der Anästhesieform
Intensität	stark – schwach	Laparotomie – Laparoskopie
Neuartigkeit/Vorerfahrung	erstmalig – wiederholt	Ersteingriff – Revision
Wahrnehmbarkeit	wahrnehmbar – nicht wahrnehmbar	Allgemein- – Lokalanästhesie
Bedeutung	bedeutungslos – bedeutungsvoll	Appendektomie – Hysterektomie
Vorbereitetheit	uninformiert – informiert	allgemeines – patientenfokussiertes Aufklärungsgespräch

al. 2002, Ng et al. 2004, Sjoling et al. 2003). Wichtig erscheint vor allem eine individuelle Beratung und Information. So zeigen bereits ältere Analysen von Hathaway (1986), dass insbesondere ängstliche Patienten von der Vermittlung **psychologischer Informationsinhalte** profitieren. Hier sind weitere Studien notwendig, die untersuchen, welche Art der Informationen und Schulung bei welchen Patienten effektiv ist.

Inhaltlich sollte sich das präoperative Gespräch neben den operativen Aspekten auf **Informationen rund um den Schmerz** richten, seine **Medikation** und idealerweise auch auf **Handlungsanleitungen** zu den Schmerzen, die nach der Operation auftreten können. Der Patient soll aktiv in das perioperative Schmerzmanagement mit eingebunden werden. Voraussetzung dafür ist die Verwendung einer einheitlichen **Sprachregelung**, mit der Schmerzen erfasst werden (Schmerzmessung mittels einfacher Intensitätsskalen) und die Kenntnis und Vermittlung von psychologischen **Selbstkontrolltechniken** von Schmerzen. Beides fällt in das Aufgabengebiet von Psychologen, die sich auf schmerzpsychologische Bereiche spezialisiert haben. Die S3-Leitlinie der AWMF (DIVS 2009) empfiehlt evidenzbasiert die folgende Vorgehensweise:

1. Allen Patienten sollen präoperativ Informationen über den wahrscheinlichen postoperativen Schmerzverlauf angeboten werden.
2. Die Patienten sollten über Möglichkeiten der somatischen und psychologischen Schmerz-

linderung und -beeinflussung informiert und dazu angeleitet werden.
3. Bei der Informationsvermittlung über wahrscheinliche Schmerzen sollten weder unrealistische Erwartungen noch Ängste aufgebaut werden.
4. Die Patienten sollen zur Selbsteinschätzung der Schmerzen durch einfache Intensitätsskalen angeleitet werden.
5. Kinder, Jugendliche und kognitiv eingeschränkte Menschen können idealerweise in Gegenwart ihrer Bezugspersonen informiert werden.

Gräwe et al. (2010) zeigten in einer experimentellen Anordnung, dass die Umsetzung dieser AWMF-Empfehlung den postoperativen Schmerzverlauf günstig beeinflusst.

Die Information über den postoperativen Schmerzverlauf sollte die Schmerzen als Folge der Operation und damit als durchaus »normal« darstellen. Das oft propagierte und als solches auch zertifizierte »**Schmerzfreie Krankenhaus**« suggeriert Betroffenen anderes und führt eher zu irrationalen Ängsten (»Wieso habe ich in einem schmerzfreien Krankenhaus Schmerzen? Stimmt etwas mit mir nicht?«). Eine Informationsvermittlung sollte realistische Möglichkeiten der Schmerzreduktion mittels schmerztherapeutischer Verfahren aufzeigen und als Ziel die **Schmerzerträglichkeit** beinhalten. Es sollen Informationen über **psychische**

Einflussfaktoren auf den postoperativen Schmerzen gegeben werden, speziell sollte auf bestehende Ängste, Depressionen, Ärger/Wut und negative Voreingenommenheit gegenüber Medikamenten eingegangen werden. Besonders die positive Hervorhebung der Möglichkeit, dass die Patienten selber etwas tun können, um die Schmerzen zu lindern (Selbstwirksamkeit stärken), und damit die medikamentöse Wirkung erhöhen können (▶ Kap. 9), ist wichtig. Hierbei ist eine Information bzw. Beratung über **Selbstkontrolltechniken** von Schmerzen (z. B. Ablenkungstechniken, Vorstellungstechniken, Entspannungsübungen) erforderlich. Die Anleitung zur **Selbsteinschätzung** von Schmerzen und schmerzassoziierter Faktoren mittels standardisierter Skalen sollte auch die Aufforderung, relevante Schwankungen und Änderungen anzumelden, beinhalten.

> In mehreren Studien konnte die positive Wirkung von präoperativen schmerzbezogenen Edukationsinhalten belegt werden.

So zeigten Sjoling et al. (2003) dass Patienten nach Knie TEP-Implantation, die am Tag vor der Operation spezifische Informationen über Schmerzkontrolltechniken erhalten hatten, gegenüber einer Kontrollgruppe mit Routineaufklärung als Folge der Informationen präoperativ niedrigere Angstwerte hatten und postoperativ schnellere Schmerzreduktion und größere Zufriedenheit mit dem postoperativen Schmerzmanagement angaben. In der Metaanalyse von Devine (1992) werden Effektstärken um 0,40 für die Bereiche Erholung und Schmerz genannt und positive Effekte auf psychisches Befinden (Effektstärken um 0,60).

4.3.2 Nutzen von Placeboeffekten und Reduktion von Noceboeffekten

Die überzeugenden Effekte der Placebowirksamkeit im analgetischen Bereich haben dazu geführt, dass die AWMF folgende **Empfehlung** in die Leitlinie »Behandlung akuter perioperativer und posttraumatischer Schmerzen« aufgenommen hat: Der Placeboeffekt in der Schmerztherapie soll durch positive und realistische Informationen so weit wie möglich ausgeschöpft werden; der Noceboeffekt soll durch Vermeidung negativer oder angsterzeugender Informationen so weit wie möglich reduziert werden.

Dabei geht es ausdrücklich nicht darum, effektive Schmerzmedikamente durch Placebos zu ersetzen, sondern den Placeboeffekt als **Additiv** zu begreifen, welcher jedes wirksame Schmerzmedikament über seine rein pharmakologische Wirkung hinaus optimieren kann. Das hohe Potenzial des Placeboeffektes konnten vor allem Benedetti et al. (2003) in ihren Experimenten mit verdeckter Analgetikagabe aufzeigen. Stark wirksame Analgetika verloren bedeutsam an Effektivität, wenn die Patienten gar nicht wussten, dass sie Schmerzmittel bekamen. Umgekehrt zeigt sich, dass der sog. **Noceboeffekt**, quasi das Gegenteil vom Placeboeffekt, unerwünschte Nebenwirkungen von Analgetika auslösen, Symptome verschlechtern oder gar eine Besserung verhindern kann (▶ Kap. 9).

Vor diesem Hintergrund sind Empfehlungen für die Nutzung des Placeboeffektes und die Reduktion des Noceboeffektes klinisch relevant.

> Für die Behandlung akuter Schmerzen im perioperativen Bereich lässt sich im Wesentlichen ableiten, die Medikation, sei sie über Infusionen, Spritzen oder Tablettengaben appliziert, so »offen« wie möglich zu handhaben.

Je »wahrnehmbarer« (Betonung des Aussehens, des Geruches, der Informationen des Pflegepersonals bzw. der Ärzte/Ärztinnen über das Präparat) die positiven Effekte von Analgetika für die Patienten verabreicht und vermittelt werden (Kontext), desto **wirksamer** werden diese. Umgekehrt sollte über negative Effekte von Analgetikagaben nicht angsterzeugend informiert werden (z. B. unrealistische Ängste vor Abhängigkeit von Medikation). Der **Aufklärungspflicht** kann auch nachgekommen werden, wenn die Inhalte neutral, ohne negative emotionale Tönung vermittelt werden. Dabei ist jedoch eine Orientierung an dem voraussichtlichen realen Ergebnis wichtig. Enttäuschte, unrealistische hohe Erwartungen (Schmerzerleben in einer »schmerzfreien Klinik«) können Ängste erzeugen.

4

4.3.3 Psychologische Interventionsverfahren bei perioperativen Akutschmerzen

Verhaltenstherapeutisch orientierte psychologische Interventionen haben sich im Bereich der Therapie chronischer Schmerzen als effektiv erwiesen. Ihre Wirksamkeit konnte auch in der Behandlung akuter Schmerzen nachgewiesen werden, sodass sie auch in der AWMF-Leitlinie zur Akutschmerzbehandlung empfohlen werden. Wo immer möglich, sollten sie mit in das perioperative Schmerzmanagement einbezogen werden (Fernandez u. Turk 1989, Johnston u. Vögele 1993). Schmerzpsychologische Maßnahmen im perioperativen Setting können ergänzend zur medikamentösen Schmerztherapie zeitnah zur Operation eingesetzt werden. Sie müssen nicht zeitintensiv sein und kommen potenziell für alle wachen, ansprechbaren und orientierten stationären Patienten infrage. Bei fraglichen Problempatienten sollte psychologische Expertise allerdings in jedem Fall in das perioperative Schmerzmanagement einfließen (Klinger et al. 2008, Schiltenwolf u. Klinger 2008). Positive Effekte zeigen sich auch auf den längerfristigen postoperativen Schmerzverlauf (Reichart et al. 2012).

Ablenkungsstrategien

Ablenkung bei Schmerz reduziert dessen Wahrnehmung und Erleben (Boylea et al. 2008). Der gezielte Einsatz von Ablenkungsstrategien im perioperativen Bereich konnte in Studien effektiv Schmerzstärken reduzieren (Cheung et al. 2003, Hudson et al. 2015). Die Aufforderung und Ermunterung zu ablenkenden Verhaltensweisen (z. B. an bestimmte positive Erlebnisse zu denken, zu lesen, zu spielen, Gespräche zu führen, in Zeitschriften zu blättern) kann einen raschen positiven Effekt erbringen. Die psychologisch fundierte Information, dass Ablenkung einen **schmerzlindernden Effekt** hat und dass der Patient im Krankenhaus damit selbst etwas tun kann, um die Schmerzen zu beeinflussen (Stärkung der Selbstwirksamkeit und Einbeziehen des Patienten in das Schmerzmanagement), sollte deshalb in die Akutschmerzbehandlung einbezogen werden. Sofern vorhanden, sollten Psychologen/-innen in das perioperative Schmerzmanagement integriert werden und fachkompetente Anleitungen geben.

Weitere Kognitive Techniken

Als weitere kognitiv-verhaltenstherapeutische Verfahren bei Akutschmerzen sind auch **Selbstverbalisationstechniken** nach Meichenbaum (Schmerzimmunisierungstraining) und **Visualisierungsübungen** sinnvoll. Insbesondere vor Operationen kann mit einer gezielten Steuerung der Gedanken in Richtung Bewältigung und Handlungsorientierung einer gedanklichen Katastrophisierung entgegengewirkt werden (▶ Kap. 19).

Eine wichtige Rolle bei der Anwendung dieser Verfahren spielt dabei die vorhergehende Informationsvermittlung (▶ Abschn. 4.3.1). Als schmerz- und angstreduzierend hat sich die Kombination kognitiv-behavioraler Techniken (Copingstrategien) mit Informationsvermittlung erwiesen (LaMontagne et al. 2003), die am sinnvollsten präoperativ zu vermitteln sind.

Imagination, Entspannungstechniken und Hypnose

Entspannungsverfahren gehören zu den am häufigsten untersuchten psychologischen Ansätzen im perioperativen Akutschmerzbereich. Psychologische Verfahren – z. B. **Imagination, Hypnose, Relaxationsübungen** – können das Ausmaß postoperativer Schmerzen verbessern. Ein systematisches Review von Seers u. Carroll (1998) fand zwar nur bei 3 von 7 randomisierten Studien einen Effekt von Relaxationsübungen, mehrere andere Studien in den letzten Jahren konnten jedoch eindeutig einen positiven Einfluss auf postoperative Schmerzen oder den Analgetikabedarf nachweisen (Good et al. 1999, Huth et al. 2004, Roykulcharoen u. Good 2004). Einen positiven Effekt auf die perioperative Angst fanden zudem Huth et al. (2004). Die Studien von Haase et al. (2005) und Heitz et al. (1992) konnten keinen signifikanten Unterschied hinsichtlich klinischer Parameter nachweisen, allerdings fanden sie eine positive Resonanz und einen positiven Einfluss auf das Allgemeinbefinden. Eine neuere Metaanalyse belegt die positive Wirkung suggestiver psychologischer Verfahren für postoperativen Schmerz und Angst (Kekecs et al. 2014). Für den praktischen Einsatz kommen selbst kurze Entspannungstrainings mithilfe von CD- oder DVD-Aufnahmen infrage und können einen raschen positiven Effekt erbringen.

Die Effektivität einer **Hypnose** u. a. auf Schmerzen und den Analgetikakonsum zeigte eine Metaanalyse von Montgomery et al (2002). Eine Studie von Saadat et al. (2006) zeigte außerdem, dass eine Hypnose präoperative Ängste reduzieren kann.

Auch Entspannungstechniken in Form von angeleiteter **Imagination** mit Musik von Kassette vor, während und nach der Operation können das Ausmaß postoperativer Schmerzen oder den Analgetikakonsum reduzieren (Broscious 1999, Nilsson et al. 2001, Sahler et al. 2003).

Der Einfluss **intraoperativer Suggestionen** ist uneindeutig. Während die Studien von Lebovits et al. (1999) und McLintock et al. (1990) geringere postoperative Nebenwirkungen bzw. einen reduzierten Analgetikakonsum feststellten, fanden Dawson et al. (2001) keinen Effekt.

4.4 Interventionsmöglichkeiten bei besonderen Gruppen

4.4.1 Säuglinge, Kleinkinder und Jugendliche

Grundsätzlich sind die genannten psychologischen Möglichkeiten und Techniken auch bei besonderen Patientengruppen wie Säuglingen, Kindern und Jugendlichen anwendbar. Bei ihrer Anwendung geht es um den Transfer der Vorgehensweise auf die spezifischen Erfordernisse der Altersgruppe oder deren mentalen Zustand.

Es sind beispielsweise eine Vielzahl von Ablenkungs-/Copingtechniken bei Säuglingen, Kleinkindern und Jugendlichen denkbar (▶ Kap. 33), bei denen die Eltern oder Bezugspersonen eine entscheidende Rolle spielen. In ▶ Abschn. 33.10 sind einige Möglichkeiten zusammengefasst.

Auch wenn die Ergebnisse empirischer Studien in Bezug auf die Anwesenheit der Eltern bei Einleitung einer Narkose uneinheitlich sind (Bevan et al. 1990, Palermo et al. 2000, Tripi et al. 2004), sollte von einem grundsätzlich positiven Einfluss ausgegangen werden (Broome 2000). Erhöhte Zuwendung bei Kindern kann einen positiven Einfluss auf die postoperativen Schmerzen haben.

Der Grund für die heterogenen Studienergebnisse könnte u. a. darin liegen, dass die Eltern selbst hohe Angstlevel entwickeln (Watson u. Visram 2003). Umso wichtiger ist es, dass sie in psychologischen Techniken der Schmerzbeeinflussung unterrichtet werden und diese an ihr Kind weitergeben bzw. diese perioperativ mit ihnen durchführen können (vor dem Eingriff mit Kindern spielen, ablenken, adäquate, angstreduzierende Informationen über den Eingriff geben). Auf diesem Wege können sie selbst aktiv und sinnvoll ihren Kindern helfen und damit wieder Kontrolle über eigene Ängste erlangen. Sie sollten in jedem Fall angeleitet werden, ihren Kindern möglichst frühzeitig – unter altersadäquater Berücksichtigung der Entwicklungsstufe – Selbsteffizienz mithilfe psychologischer Ansätze vermitteln zu können (»Du kannst auch selber etwas gegen die Schmerzen tun, z. B. sind die Schmerzen nicht so stark, wenn Du weniger auf sie achtest und Dich stattdessen auf Dein Spiel konzentrierst«). Auch hier ist wieder der additive Effekt psychologischer Schmerztherapie zu betonen, der die notwendige ausreichende und adäquate medikamentöse Schmerztherapie ergänzt.

4.4.2 Kognitiv und oder kommunikativ eingeschränkte Patienten

Gleiches wie bei der Gruppe der Säuglinge, Kinder und Jugendlichen gilt auch für kognitiv und oder kommunikativ eingeschränkte Patienten (z. B. Demenzerkrankte) und deren Angehörige. Den Angehörigen kommt ebenfalls eine entscheidende Rolle bei der perioperativen Akutschmerzversorgung zu.

Wenngleich bei Patienten mit kognitiven Einschränkungen grundsätzlich die subjektive Selbsteinschätzung Vorrang gegenüber einer Fremdeinschätzung hat (DNQP 2004), sind die Angehörigen dann gefordert, wenn die kommunikative Funktionseinschränkung zu groß ist. Sie können die Schmerzeinschätzungen der Patienten zusätzlich zu den spezifischen Beurteilungsskalen für diese Krankheitsgruppe verifizieren und die Wirkungen des Schmerzmanagements beurteilen. Sie sollten in ihrer Rolle als Vermittler psychologischer Aspekte an den Patienten angesprochen werden. Ihnen sollte erläutert werden, dass emotionale Zuwendung und z. B. auch ablenkende Maßnahmen eine wichtige Ergänzung der Schmerzdistanzierung darstellen.

4.4.3 Patienten mit vorbestehenden Schmerzen und/oder Eingriffen an der Wirbelsäule

Die bisherigen Ausführungen zentrierten sich auf Interventionen der psychologischen Schmerztherapie, die bei Akutschmerz im perioperativen Bereich sinnvoll sind. Psychologische Expertise ist aber auch erforderlich, um präoperativ Patienten mit einem erhöhten Risiko für eine postoperative Chronifizierung von akuten Schmerzen zu identifizieren.

Am meisten untersucht ist in diesem Bereich die Gruppe derjenigen, die sich einer Wirbelsäulenoperation unterziehen. Ein hoher Anteil dieser Patienten leidet unter vorbestehenden Schmerzen oder weist andere Risikofaktoren für eine weitere Chronifizierung auf. Zu diesen als sog. »yellow flags« bezeichneten prognostisch relevante Faktoren für eine Chronifizierung zählen folgende (Linton 2000):

- Unangemessene Einstellungen und Gedanken über Rückenschmerzen (z. B. der Gedanke, dass Rückenschmerzen schädlich sind oder potenziell schwer beeinträchtigend, oder hohe Erwartungen, dass passive statt aktive Maßnahmen helfen)
- Unangemessene Schmerzverhaltensweisen (z. B. »fear-avoidance behaviour«, reduziertes Aktivitätslevel)
- Arbeitsbezogene Probleme oder Entschädigungen (z. B. geringe Arbeitszufriedenheit)
- Emotionale Probleme (z. B. Depression, Angst, Stress, Tendenz zu niedergedrückter Stimmung und sozialer Rückzug)

Diese psychosozialen und funktionalen Risikofaktoren können zum Zeitpunkt einer Operation das Operationsergebnis im Hinblick auf den postoperativen Schmerzverlauf negativ beeinflussen (z. B. Aalto et al. 2006, Arpino et al. 2004, Kohlboeck et al. 2004) und das Risiko eines Failed-back-Surgery-Syndroms erhöhen (Klinger et al. 2008, Schofferman et al. 2003). Psychologische Interventionen im perioperativen Kontext können den schmerzbezogenen Genesungsverlauf positiv beeinflussen (Archer et al. 2016, Reichart et al. 2012).

Deshalb soll elektiven operativen Eingriffen an der Wirbelsäule oder auch Eingriffen bei Patienten mit vorbestehenden Schmerzen eine psychologische, schmerztherapeutische Untersuchung vorgeschaltet werden. Bei Vorliegen von Risikofaktoren ist nach der AWMF-Leitlinie sowohl die Operationsindikation als auch die Frage alternativer Interventionen zu klären (DIVS 2009). Es sollte überlegt werden, ob ggf. vorbestehende psychische Störungen (z. B. Depressionen) zunächst **präoperativ** behandelt werden. Dabei ist empfehlenswert, dass diese psychologische Untersuchung zur Sicherstellung der Qualität den Anforderungen einer schmerzpsychologischen Diagnostik nach den Kriterien der Fort-/Weiterbildung Psychologischer Schmerzpsychotherapie (DGPSF; online unter: http://www.dgpsf.de/) entspricht (▶ Kap. 38).

4.5 Fazit

Psychologische Faktoren spielen auch bei akuten Schmerzen eine bedeutende Rolle. Sie können den akuten Schmerz verschlimmern, aber auch verringern. Psychologische Interventionen und Überlegungen sind deshalb nicht nur bei chronischen Schmerzen, sondern auch bei akuten Schmerzen effektiv. Sie sollten insbesondere im perioperativen Bereich gezielt eingesetzt werden. Diese Empfehlung wird auch von der Leitlinie zur »Behandlung akuter posttraumatischer und perioperativer Schmerzen« (AWMF) herausgegeben. Dabei kommt der Stärkung der Selbstwirksamkeit, also der Überzeugung, selber mithilfe psychologischer Überlegungen etwas gegen Schmerzen zu tun, eine besondere Rolle zu. Wünschenswert ist es, diesen Aspekt zukünftig stärker in der Gesellschaft zu verankern und diesen bereits bei Kindern zu betonen, damit eine passive Haltung, dem Schmerz »ausgeliefert« zu sein, in den Hintergrund treten kann.

Literatur

Aalto TJ, Malmivaara A, Kovacs F, Herno A, Alen M, Salmi L, Kroger H, Andrade J, Jimenez R, Tapaninaho A, Turunen V, Savolainen S, Airaksinen O (2006) Preoperative predictors for postoperative clinical outcome in lumbar spinal stenosis: systematic review. Spine 31: E648–E663

Archer KR, Devin CJ, Vanston SW, Koyama T, Phillips SE, George SZ, McGirt MJ, Spengler DM, Aaronson OS, Cheng

JS, Wegener ST (2016) Cognitive-behavioral-based physical therapy for patients with chronic pain undergoing lumbar spine surgery: a randomized controlled trial. J Pain 17: 76–89

Arpino L, Iavarone A, Parlato C, Morati A (2004) Prognostic role of depression after lumbar disc surgery. Neurol Sci 25: 145–147

Ayral X, Gicquere C, Duhalde A, Boucheny D, Dougados M (2002) Effects of video information on preoperative anxiety level and tolerability of joint lavage in knee osteoarthritis. Arthritis Rheum 47: 380–382

Benedetti F, Maggi G, Lopiano L, Lanotte M, Rainero I, Vighetti S, Pollo A (2003) Open versus hidden medical treatments: The patient's knowledge about a therapy affects the therapy outcome. Prevention Treatment 6. http://dx.doi.org/10.1037/1522-3736.6.1.61a. Zugegriffen: 04. Februar 2016

Bevan JC, Johnston C, Haig MJ, Tousignant G, Lucy S, Kirnon V, Assimes IK, Carranza R (1990) Preoperative parental anxiety predicts behavioural and emotional responses to induction of anaesthesia in children. Can J Anaesth 37: 177–182

Boylea Y, El-Deredyb W, Montesc EM, Bentleya DE, Jonesa AKP (2008) Selective modulation of nociceptive processing due to noise distraction. Pain 138: 630–640

Broome ME (2000) Helping parents support their child in pain. Pediatr Nurs 26: 315–317

Broscious SK (1999) Music: an intervention for pain during chest tube removal after open heart surgery. Am J Crit Care 8: 410–415

Bruce J, Thornton AJ, Scott NW, Marfizo S, Powell R, Johnston M, Wells M, Heys SD, Thompson AM (2012) Chronic preoperative pain and psychological robustness predict acute postoperative pain outcomes after surgery for breast cancer. Br J Cancer 107: 937–946

Cheung LH, Callaghan P, Chang AM (2003) A controlled trial of psycho-educational interventions in preparing Chinese women for elective hysterectomy. Int J Nurs Stud 40: 207–216

Clasen K (2015) Geschlechtsunterschiede in psychologischen Risikofaktoren für postoperative Schmerzen. Dissertation Universität zu Lübeck, Lübeck

Dawson P, Van Hamel C, Wilkinson D, Warwick P, O'Connor M (2001) Patient-controlled analgesia and intra-operative suggestion. Anaesthesia 56: 65–69

DIVS – Deutsche Interdisziplinäre Vereinigung für Schmerztherapie (2009) S3-Leitlinie »Behandlung akuter perioperativer und posttraumatischer Schmerzen«. Deutscher Ärzte-Verlag, Köln und AWMF-Reg.-Nr. 001-025 (bis 2013: 041/001). http://www.awmf.org/leitlinien/detail/ll/001-025.html. Zugegriffen: 04. Februar 2016

Devine EC (1992) Effects of psychoeducational care for adult surgical patients: a meta-analysis of 191 studies. Patient Educ Couns 19: 129–142

DNQP – Deutsches Netzwerk für Qualitätsentwicklung in der Pflege (Hrsg) (2004) Expertenstandard Schmerzmanagement in der Pflege. Schriftenreihe des Deutschen Netzwerks für Qualitätsentwicklung in der Pflege. DNQP, Osnabrück

Fernandez E, Turk DC (1989) The utility of cognitive coping strategies for altering pain perception: a meta-analysis. Pain 38: 123–135

Friemert B, Faoual J, Hölldobler G, Becker HP, Lampl L, Gerngroß H (2000) Eine prospektiv randomisierte Studie zur Leistenhernienreparation nach Shouldice. Vorteile für Lokalanästhesie. Chirurg 71: 52–57

Gerbershagen HJ, Aduckathil S, van Wijck AJM, Peelen LM, Kalkman CJ, Meissner W (2013) Pain intensity on the first day after surgery. Anesthesiology 118: 934–944

Good M, Stanton-Hicks M, Grass AJ, Cranston Anderson G, Choi C, Schoolmeesters LJ, Salman A (1999) Relief of postoperative pain with jaw relaxation, music and their combination. Pain 81: 163–172

Gräwe JS, Mirow L, Bouchard R, Lindig M, Hüppe M (2010) Einfluss präoperativer Patienteninformationen auf postoperative Schmerzen unter Berücksichtigung individueller Stressverarbeitung. Schmerz 24: 575–586

Gramke HF, de Rijke JM, van Kleef M, Kessels AG, Peters ML, Sommer M, Marcus MA (2009) Predictive factors of postoperative pain after day-case surgery. Clin J Pain 25: 455–460

Guruge S, Sidani S (2002) Effects of demographic characteristics on preoperative teaching outcomes: a meta analysis. Can J Nurs Res 34: 25–33

Haase O, Schwenk W, Hermann C, Muller JM (2005) Guided imagery and relaxation in conventional colorectal resections: a randomized, controlled, partially blinded trial. Dis Colon Rectum 48: 1955–1963

Hathaway D (1986) Effect of preoperative instruction on postoperative outcomes – a metaanalysis. Nurs Res 35: 269–275

Heitz L, Symreng T, Scamman FL (1992) Effect of music therapy in the postanesthesia care unit: a nursing intervention. J Post Anesth Nurs 7: 22–31

Hinrichs A, Schulz K, Järvinen I, Neugebauer E (2007) Chronifizierung postoperativer Akutschmerzen. Chir Gastroenterol 23: 7–12

Hudson BF, Ogden J, Whiteley MS (2015) Randomized controlled trials to compare the effect of simple distraction interventions on pain and anxiety experienced during conscious surgery. Eur J Pain 19: 1447–1455

Hüppe M (2007) Zum Einfluss psychologischer Faktoren auf postoperativen Schmerz: ein narratives Review. Verhaltenstherapie Verhaltensmedizin 28: 386–398

Hüppe M, Kemter A, Schmidtke C, Klotz K-F (2013) Postoperative Beschwerden. Geschlechtsunterschiede in Erwartung, Auftreten und Bewertung. Anaesthesist 62: 528–536

Huth MM, Broome ME, Good M (2004) Imagery reduces children's post-operative pain. Pain 110: 439–448

Johansson K, Nuutila L, Virtanen H, Katajisto J, Salantera S (2005) Preoperative education for orthopaedic patients: systematic review. J Adv Nurs 50: 212–223

Johnston M, Vögele C (1993) Benefits of psychological preparation for surgery: a meta-analysis. Ann Behav Med 15: 245–256

Kekecs Z, Nagy T, Varga K (2014) The effectiveness of suggestive techniques in reducing postoperative side effects:
a meta-analysis of randomized controlled trials. Anesth
Analg 119: 1407–1419

Kain ZN, Sevarino F, Alexander GM, Pincus S, Mayes LC (2000)
Preoperative anxiety and postoperative pain in women
undergoing hysterectomy. A repeated measurement
design. J Psychosom Res 49: 417–422

Kehlet H, Jensen TS, Woolf CJ (2006) Persistent postsurgical
pain: risk factors and prevention. Lancet 367: 1618–1625

Khan RS, Ahmed K, Blakeway E, Skapinakis P, Nihoyannopou-
los L, Macleod K, Sevdalis N, Ashrafian H, Platt M, Darzi A,
Athanasiou T (2011) Catastrophizing: a predictive factor
for postoperative pain. Am J Surg 201: 122–131

Klinger R, Flor H (2013) The potential of analgetic placebo
effect in clinical practice – recommendations for pain
management. In: Colloca L, Flaten MA, Meissner K (eds)
Placebo and Pain. Academic Press, London, pp 267–276

Klinger R, Flor H (2014) Clinical and ethical implications of
placebo effects: enhancing patients' benefits from pain
treatment. In: F. Benedetti, Enck P, Frisaldi E, Schedlowski
M (eds) Placebo, Handbook of Experimental Pharmacology. Springer, Berlin Heidelberg New York, pp 217–235

Klinger R, Colloca L, Bingel U, Flor H (2014) Placebo analgesia:
clinical applications. Pain 155: 1055–1058

Klinger R, Geiger F, Schiltenwolf M (2008) Läßt sich eine
»failed back surgery« verhindern? Psychologische Risikofaktoren für postoperative Schmerzen nach Wirbelsäu-
lenoperationen. Orthopäde 37: 1000–1006

Kohlboeck G, Greimel V, Piotrowski WP, Leibetseder M, Kromb-
holz-Reindl M, Neuhofer R, Schmid A, Klinger R (2004)
Prognosis of multifactorial outcome in lumbar discec-
tomy: a prospective longitudinal study investigating
patients with disc prolapse. Clin J Pain 20: 455–461

Kohnen N (2003) Von der Schmerzlichkeit des Schmerzerlebens. Wie fremde Kulturen Schmerzen wahrnehmen,
erleben und bewältigen. PVV-Verlag, Ratingen

Kohnen N (2007) Schmerzliche und nichtschmerzliche Patienten. Transkulturelle Aspekte des Schmerzerlebens.
Trauma und Berufskrankheit 9 (Suppl 3): S323–S328

LaMontagne L, Hepworth JT, Salisbury MH, Cohen F (2003)
Effects of coping instruction in reducing young adolescents' pain after major spinal surgery. Orthop Nurs 22:
398–403

Lebovits AH, Twersky R, McEwan B (1999) Intraoperative
therapeutic suggestions in daycase surgery: are there
benefits for postoperative outcome? Br J Anaesth 82:
861–866

Linton SJ (2000) A review of psychological risk factors in back
and neck pain. Spine 25: 1148–1156

McLintock TT, Aitken H, Downie CF, Kenny GN (1990) Postoperative analgesic requirements in patients exposed to
positive intraoperative suggestions. BMJ 301: 788–790

Montgomery GH, David D, Winkel G, Silverstein JH, Bovbjerg
DH (2002) The effectiveness of adjunctive hypnosis with
surgical patients: a meta-analysis. Anesth Analg 94:
1639–1645

Moore KN, Estey A (1999) The early post-operative concerns
of men after radical prostatectomy. J Adv Nurs 29:
1121–1119

Müllender A, Melichar G, Schmucker P, Hüppe M (2005) Psychologische Persönlichkeitsmerkmale, Operationsverlauf
und Genesung nach Leistenhernienoperation bei Patienten mit Präferenz für Allgemein- oder Lokalanästhesie. Anaesthesist 55: 247–254

Ng SK, Chau AW, Leung WK (2004) The effect of pre-operative
information in relieving anxiety in oral surgery patients.
Community Dent Oral Epidemiol 32: 227–235

Nilsson U, Rawal N, Unestahl LE, Zetterberg C, Unosson M
(2001) Improved recovery after music and therapeutic
suggestions during general anaesthesia: a double-blind
randomised controlled trial. Acta Anaesthesiol Scand 45:
812–817

Palermo TM, Tripi PA, Burgess E (2000) Parental presence
during anaesthesia induction for outpatient surgery of
the infant. Paediatr Anaesth 10: 487–491

Pavlin DJ, Sullivan MJL, Freund PR, Roesen K (2005) Catastrophizing: A risk factor for postsurgical pain. Clin J Pain 21:
83–90

Pinto PR, McIntyre T, Almeida A, Araujo-Soares V (2012) The
mediating role of pain catastrophizing in the relationship
between presurgical anxiety and acute postsurgical pain
after hysterectomy. Pain 153: 218–226

Reichart R, Vogel I, Weiss T, Henning S, Walter J, Kalff R (2012)
Short psychological intervention as a perioperative pain
reduction treatment in spinal neurosurgery. J Neurol
Surg A Cent Eur Neurosurg 73: 387–396

Roykulcharoen V, Good M (2004) Systematic relaxation to
relieve postoperative pain. J Adv Nurs 48: 140–148

Saadat H, Drummond-Lewis J, Maranets I, Kaplan D, Saadat A,
Wang SM, Kain ZN (2006) Hypnosis reduces preoperative
anxiety in adult patients. Anesth Analg 102: 1394–1396

Sahler OJ, Hunter BC, Liesveld JL (2003) The effect of using
music therapy with relaxation imagery in the management of patients undergoing bone marrow transplanta-
tion: a pilot feasibility study. Altern Ther Health Med 9:
70–74

Schiltenwolf M, Klinger R (2008) Patienten mit vorbestehen-
der Schmerzchronifizierung und/oder psychischen
Auffälligkeiten. Orthopäde 37: 990–996

Schön J, Gerlach K, Hüppe M (2007) Einfluss negativer
Stressverarbeitung auf postoperatives Schmerzerleben
und -verhalten. Schmerz 21: 146–153

Schofferman J, Reynolds J, Herzog R, Covington E, Dreyfuss P,
O'Neill C (2003) Failed back surgery: etiology and diagnostic evaluation. Spine 3: 400–403

Seers K, Carroll D (1998) Relaxation techniques for acute pain
management: a systematic review. J Adv Nurs 27: 466–475

Sjoling M, Nordahl G, Olofsson N, Asplund K (2003) The impact of preoperative information on state anxiety, postoperative pain and satisfaction with pain management.
Patient Educ Couns 51: 169–176

Sommer M, de Rijke JM, van Kleef M, Kessels AGH, Peters ML,
Geurts JW, Patijn J, Gramke HF, Marcus MAE (2010) Pre-

dictors of acute postoperative pain after elective surgery. Clin J Pain 26: 87–94

Sternbach RA, Tursky B (1965) Ethnic differences among housewives in psychophysical and skin potential responses to electric shock. Psychophysiology 1: 241–246

Sullivan MJL, Bishop S, Pivic J (1995) The Pain Catastrophizing Scale: development and validation. Psychological Assessment 7: 524–532

Taenzer P, Mellzack R, Jeans ME (1986) Influence of psychological factors on postoperative pain, mood and analgetic requirements. Pain 24: 331–342

Theunissen M, Peters ML, Bruce J, Gramke H-F, Marcus MA (2012) Preoperative anxiety and catastrophizing. Clin J Pain 28: 819–841

Tripi PA, Palermo TM, Thomas S, Goldfinger MM, Florentino-Pineda I (2004) Assessment of risk factors for emergence distress and postoperative behavioural changes in children following general anaesthesia. Paediatr Anaesth 14: 235–240

VanDenKerkhof EG, Peters ML, Bruce J (2013) Chronic pain after surgery: time for standardization? A framework to establish core risk factor and outcome domains for epidemiological studies. Clin J Pain 29: 2–8

Watson AT, Visram A (2003) Children's preoperative anxiety and postoperative behaviour. Paediatr Anaesth 13: 188–204

Weisenberg M, Schwarzwald J, Tepper I (1996) The influence of warning signal timing and cognitive preparation on the aversiveness of cold-pressor pain. Pain 64: 379–385

Neurobiologische und psychobiologische Faktoren der Chronifizierung und Plastizität

H. Flor

5.1   Lernen, Gedächtnis und Neuroplastizität als wesentliche Grundlagen der Chronifizierung   – 88

5.2   Sensibilisierung   – 89

5.3   Operantes Lernen und Neuroplastizität   – 91

5.4   Respondentes Lernen und Priming   – 94

5.5   Modelllernen, Empathie und Hirnaktivität   – 96

5.6   Kognitive und affektive Modulation von Schmerz und zentrale Neuroplastizität   – 96

5.7   Explizites Gedächtnis und Neuroplastizität bei Schmerz   – 97

5.8   Konsequenzen für die Praxis   – 98

5.9   Fazit   – 100

Literatur   – 101

B. Kröner-Herwig et al. (Hrsg.), *Schmerzpsychotherapie*,
DOI 10.1007/978-3-662-50512-0_5, © Springer-Verlag Berlin Heidelberg 2017

Lernziele

Chronifizierung beruht auf plastischen Veränderungen des Nervensystems, die alle Ebenen betreffen und durch Lern- und Gedächtnisprozesse entstehen. Chronischer Schmerz ist dadurch gekennzeichnet, dass diese zentralnervösen Veränderungen die Patienten für schmerzhafte, aber auch nicht schmerzhafte Reize empfänglicher machen und zu einer verstärkten Schmerzverarbeitung führen. Diese Spuren eines zentralen Schmerzgedächtnisses können auf nicht deklarative Lernprozesse wie Sensibilisierung, operante und klassische Konditionierung oder Priming zurückgehen, jedoch spielen auch deklarative Lernprozesse wie das autobiografische Gedächtnis eine Rolle. Auch Modelllernen kann wichtige schmerzbezogene Gedächtnisspuren erzeugen oder vermindern. Affektive und kognitive Faktoren können zusätzlich Gedächtnisprozesse und die Neuroplastizität modulieren. Die dysfunktionale Verarbeitung von verstärkenden Reizen spielt ebenfalls eine Rolle. Dabei scheint bei Patienten mit chronischen Schmerzen eher die Extinktion schmerzbezogener Gedächtnisspuren als deren »Erlernen« gestört zu sein. Therapeutische Interventionen müssen deshalb das Erlernen schmerzinkompatibler Verhaltensweisen und den Abbau von Schmerzverhalten sowie den Aufbau alternativer Verhaltensweisen in den Mittelpunkt stellen.

5.1 Lernen, Gedächtnis und Neuroplastizität als wesentliche Grundlagen der Chronifizierung

> Schmerz führt zu Gedächtnisspuren und damit einhergehenden Veränderungen auf allen Ebenen des nozizeptiven Systems. Er kann daher auch ohne Reizung eines peripheren Nozizeptors erzeugt werden.

Ein wichtiger Befund der Forschung der letzten Jahrzehnte ist die Erkenntnis, dass sich chronischer von akutem Schmerz primär dadurch unterscheidet, dass beim chronischen Schmerz überdauernde Gedächtnisprozesse und damit zusammenhängende maladaptive zentrale **neuroplastische Veränderungen** auftreten. Die im Sekunden- und Minutenbereich beobachtbare neuronale Plastizität nach

nozizeptiver Reizung kann vermutlich durch die Summation langsamer synaptischer Potenziale durch unmyelinisierte Fasern erklärt werden. Demgegenüber sind an den lang dauernden Änderungen der Antworteigenschaften spinaler und supraspinaler Neurone, die sich im Verlaufe von Stunden, Tagen und Monaten entwickeln, strukturelle Mechanismen unter Einbeziehung der Expression von Genen beteiligt (zu den dabei auftretenden physiologischen Mechanismen siehe ▶ Kap. 3). Dabei kommt es sowohl zu plastischen Veränderungen am Rezeptor wie auch auf der spinalen Ebene und in supraspinalen Regionen.

Das Nervensystem kann im Sinne einer **funktionellen Plastizität** mit der ihm zur Verfügung stehenden Grundausstattung eine rasche adaptive Antwort auf eine neue Art der synaptischen Aktivierung bewerkstelligen. Darüber hinaus muss es jedoch mit den Mitteln einer **strukturellen Plastizität** und der Fähigkeit zur Gedächtnisbildung tiefer greifende anatomische/biochemische Veränderungen induzieren, um mittel- und langfristig die geänderten Anforderungen an die Funktion des Zentralnervensystems herstellen zu können.

Bei den meisten Schmerzarten sind die funktionellen und strukturellen Veränderungen in allen Teilen des Nervensystems zu finden, die an der nozizeptiven Verarbeitung beteiligt sind. Hierdurch ergibt sich einerseits eine starke Komplexität bei der Analyse der Schmerzentstehung, andererseits bestehen dadurch multiple Ansatzstellen zur Modulation des Schmerzes durch interventionelle pharmakologische und psychologische Therapieverfahren.

Bei den dabei auftretenden Gedächtnisprozessen kann man deklarative oder bewusste von nicht deklarativen oder nicht bewussten Gedächtnisprozessen unterscheiden. Zu den nicht deklarativen Gedächtnisprozessen, die bei der Schmerzentstehung und -aufrechterhaltung vermutlich wichtiger sind als die deklarativen, gehören **nicht assoziative Lernprozesse** wie Habituation und Sensibilisierung sowie **assoziative Lernprozesse**, zu denen Priming, klassische und instrumentelle Konditionierung oder auch das Erlernen von Gewohnheiten zu rechnen sind. Bei den deklarativen Gedächtnisprozessen spielen autobiografische Erinnerungen eine besondere Rolle.

5.2 Sensibilisierung

> Sensibilisierung ist ein nicht assoziativer Lernprozess, bei dem eine repetitive oder tonische nozizeptive Reizung eine Gedächtnisspur hinterlässt, welche zu einer Veränderung im Zentralnervensystem führt, die für weitere schmerzhafte, aber auch nicht schmerzhafte Reize empfänglicher macht.

Die wiederholte Darbietung schmerzhafter Reize führt normalerweise zur **Habituation**, d. h. einer Abnahme der Reaktion auf den Reiz. Bei vielen chronischen Schmerzzuständen kommt es jedoch zur **Sensibilisierung** statt zur Habituation (Woolf 2011). Dabei tritt bereits am Nozizeptor eine periphere Sensibilisierung auf, die z. B. durch Entzündungsmediatoren wie Prostaglandin vermittelt ist. Gerade bei Entzündungen kommt es auch zu einer Aktivierung normalerweise stummer, »schlafender« Nozizeptoren. Darüber hinaus können Zytokine, Botenstoffe des Immunsystems, wie Interleukine proinflammatorisch wirken und zur peripheren, aber auch zentralen Sensibilisierung beitragen. Auch Neuropeptide können am Nozizeptor freigesetzt werden und die Sensibilisierung verstärken.

Als Indikator neuronaler Plastizität und zentraler Sensibilisierung wurde eine Steigerung der Antwort spinaler Hinterhornneurone nach repetitiver elektrischer Reizung von C-Fasern betrachtet. Für dieses Phänomen der gesteigerten zentralen Erregbarkeit, das auch nach Blockade der myelinisierten Fasern auftritt und unabhängig von einer peripheren Sensibilisierung ist, wurde der Begriff Wind-up geprägt. Neben dem Wind-up kommt es zu einer Langzeitpotenzierung C-Faser-evozierter Feldpotenziale im Hinterhorn, als Indikator überdauernder Lern- und Gedächtnisprozesse (Woolf 2011).

Sensibilisierungsprozesse pflanzen sich auch supraspinal fort und konnten im Thalamus, im limbischen System und im somatosensorischen Kortex nachgewiesen werden.

Wichtig ist auch, dass es deszendierende fazilitierende und hemmende Bahnen gibt, die den nozizeptiven Einstrom in supraspinale Zentren verstärken oder vermindern können. Hier spielen vor allem GABA (γ-Aminobuttersäure), aber auch Nor-

adrenalin, Serotonin, Opioide und Cannabinoide eine Rolle. Die **deszendierende Hemmung** ist bei der Placeboanalgesie besonders wichtig (▶ Kap. 9) und scheint bei der Fibromyalgie und anderen chronischen Schmerzsyndromen beeinträchtigt zu sein und sagt auch postoperative Chronifizierungsprozesse vorher (Ossipov et al. 2014).

Die Vermittlung von Informationen über die sensorische Qualität von Reizen erhöht die Habituation und vermindert das Gefühl der Überraschung, Unsicherheit und Bedrohung. Dieser Mechanismus dürfte die Grundlage vieler Studien sein, die die positiven Ergebnisse vorbereitender Information bei schmerzhaften medizinischen Prozeduren oder Operationen berichten. Auch die Verhinderung der Sensibilisierung z. B. durch N-Methyl-D-Aspartat-Antagonisten (NMDA-Rezeptorantagonisten) hat sich insbesondere bei Amputationen zur Vermeidung von Phantomschmerz als sinnvoll erwiesen.

Bei einer Reihe chronischer Schmerzsyndrome, vor allem Schmerzsyndromen der Skelettmuskulatur, findet man statt Habituation Sensibilisierung (z. B. Hölzl et al. 2005), welche sich in einer zunehmenden Schmerzempfindlichkeit am Schmerzort über die Dauer der Stimulation bei den Patienten zeigt, während es bei Gesunden zur Gewöhnung an den Schmerzreiz kommt (◘ Abb. 5.1). Diese Sensibilisierung zeigt sich nicht nur in einer höheren Schmerzempfindlichkeit, sondern auch in einer **vergrößerten Repräsentation der stimulierten Region** im somatosensorischen Kortex sowie zusätzlicher Aktivität in limbischen Arealen (▶ Kap. 6). Veränderungen in der Organisation des primären somatosensorischen Kortex als Folge chronischer Schmerzen kommen bei vielen Schmerzsyndromen vor, z. B. beim neuropathischen Schmerz, aber auch bei Schmerzsyndromen der Skelettmuskulatur.

Einige pathophysiologische Zustände wie die **Hyperalgesie** oder **Allodynie** beim Menschen werden mit dieser Art zentraler Sensibilisierung erklärt, die auch zu einer Vergrößerung der rezeptiven Felder und zu einer größeren Anzahl reagierender Neurone führt. Dabei spielen auf spinaler Ebene vor allem Substanz P, Glutamat sowie der NMDA-Rezeptor eine Rolle.

Diese kortikale Hyperreagibilität und Reorganisation, die man als **somatosensorisches Schmerz-**

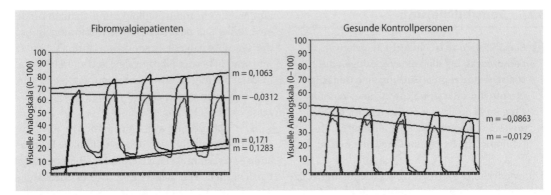

□ Abb. 5.1 Sensibilisierung und Habituation bei Schmerz. Patienten mit Fibromyalgie (**a**) und gesunde Kontrollpersonen (**b**) wurden während einer funktionellen MRT-Untersuchung mittels phasischer schmerzhafter Druckreize am Finger und am oberen Rücken repetitiv stimuliert, dann erfolgte eine Pause, dann wieder eine Stimulationssequenz usw. Es zeigte sich, dass Patienten mit Fibromyalgie sowohl am Finger als auch am Rücken die schmerzhaften Reize auf einer visuellen Analogskala (VAS) als zunehmend schmerzhafter beschrieben. Sie erlebten auch in der Phase ohne schmerzhafte Reizung (d. h. in der Stimulationspause) Schmerzen, die über die Zeit zunahmen. Hier handelt es sich offenbar um Schmerzen in der Abwesenheit von externer Stimulation. Man kann diese Veränderungen als die subjektive Komponente des »somatosensorischen Schmerzgedächtnisses« betrachten. Analoge Veränderungen finden sich in der Aktivierung des Gehirns, bei der kortikale und limbische Areale verstärkte Aktivierung zeigen

gedächtnis bezeichnet, ist umso ausgeprägter, je länger das Schmerzproblem besteht, was wiederum einen Lernprozess nahelegt. Diese Annahme wurde durch weitere Untersuchungen bestärkt, die zeigten, dass mit Schmerz assoziierte visuelle Reize (z. B. Schmerzworte) ebenfalls zu einer erhöhten kortikalen Reaktion früh nach Reizdarbietung (bis 150 ms) führen und diese kortikale Antwort klassisch konditioniert werden kann (Flor 2014).

❯ **Diese zentralen Veränderungen der Schmerzverarbeitung könnten zu einer Überempfindlichkeit für nicht schmerzhafte wie auch schmerzhafte Reize beitragen und zum Auftreten von Schmerz in der Abwesenheit adäquater peripherer Stimulation führen.**

Bei Patienten mit **Migräne** zeigte sich ein entsprechendes Habituationsdefizit auch auf akustische Reize, während es bei anderen Schmerzsyndromen wie der Fibromyalgie auf das somatosensorische System beschränkt zu sein scheint.

Über den somatosensorischen Kortex hinaus kommt es insbesondere bei der Fibromyalgie, aber auch bei neuropathischen Schmerzen zu dramatischen Veränderungen der kortikalen Repräsentation von Schmerz auch in Iimbischen Arealen, die mit der affektiven Schmerzverarbeitung zu tun

haben, sowie in frontalen Arealen der Schmerzhemmung. Interessanterweise geht die erhöhte Schmerzempfindlichkeit mit einer schlechteren Wahrnehmung des Körpers, der Muskelspannung und nicht schmerzhafter Reize am Schmerzort einher.

Diese Verzerrungen in der Körperwahrnehmung und Muskelspannung könnten erklären, warum Patienten mit chronischen Schmerzen oft Schwierigkeiten mit Entspannungsverfahren haben und zusätzlich andere körperliche Symptome entwickeln, da ihnen die korrigierende Rückmeldung aus der Peripherie fehlt.

Veränderungen in der Organisation des primären somatosensorischen und motorischen Kortex, aber auch limbischer Areale, finden sich auch bei neuropathischen Schmerzen wie dem Phantomschmerz oder dem komplexen regionalen Schmerzsyndrom. Im Gegensatz zur Sensibilisierung bei Schmerzsyndromen der Skelettmuskulatur, wo es zu einer Ausweitung rezeptiver Felder kommt, tritt z. B. beim Phantomschmerz eine Verschiebung des Schwerpunkts der neuronalen Aktivität in das von der Deafferenzierung betroffene Repräsentationsareal im Gehirn auf.

In den 80er- und 90er-Jahren des 20. Jahrhunderts konnte erstmals tierexperimentell gezeigt werden, dass das Gehirn auch im Erwachsenenalter

Phantomschmerz   ohne Phantomschmerz   Gesunde

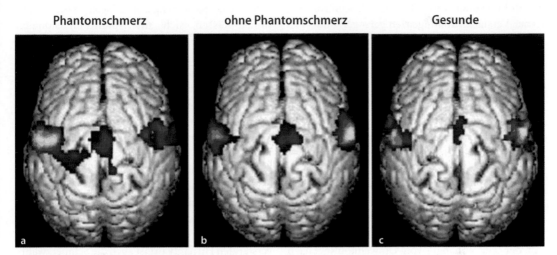

❑ **Abb. 5.2** fMRT-Abbildung. Repräsentation des Mundes im primären somatosensorischen und motorischen Kortex bei unilateral armamputierten Patienten: mit Phantomschmerz (**a**), ohne Phantomschmerz (**b**), gesunde Kontrollgruppe (**c**). Nur bei den Patienten mit Phantomschmerz zeigt sich eine Ausweitung der Repräsentation des Mundareals in das vom afferenten Zustrom befreite Handareal hinein. Je größer diese Verschiebung, desto stärker war der Phantomschmerz

plastisch ist und sich durch Verletzung, z. B. eine Amputation, und Lernen verändern lässt. So kommt es z. B. nach Amputation eines Fingers zu einem Einwandern der Repräsentation benachbarter Finger in die Repräsentation der Amputationszone im primären somatosensorischen Kortex.

Es konnte bei armamputierten Personen gezeigt werden, dass kortikalen Reorganisationsprozesse auftreten, die bis zur Aussprossung neuer Verbindungen, also zu **strukturellen Veränderungen** reichen. Es zeigte sich auch, dass diese Veränderungen hoch mit dem Phantomschmerz korrelieren. Dieser enge Zusammenhang von Hirnveränderungen und Phantomschmerz hat viele Autoren vermuten lassen, dass Phantomschmerzen und andere neuropathische Schmerzen eher auf zentrale als auf periphere Veränderungen zurückgehen (Flor et al. 2006; ❑ Abb. 5.2), obwohl periphere Veränderungen eine modulierende Funktion haben.

Es wird vermutet, dass das von neuronalem Zustrom befreite Amputationsareal nun neuronalen Input aus den Nachbararealen erhält. Da die Zuordnung des Amputationsareals zu dem Ort in der Peripherie erhalten bleibt, wird die Empfindung in das Phantomglied verlagert und als von dort kommend interpretiert.

❯ **Diese Assozlation von kortikaler Reorganisation und Phantomschmerz beruht offensichtlich auf einem Lern- und Gedächtnisprozess, da bei Personen mit angeborener Abwesenheit von Gliedmaßen weder kortikale Reorganisation noch Phantomschmerzen auftreten.**

Je mehr ein Patient vor der Amputation unter Schmerzen gelitten hatte, desto stärker waren auch der Phantomschmerz und die Hirnveränderung nach der Amputation. Auf der Basis dieser Befunde wurden neue Therapieverfahren entwickelt, die durch pharmakologische oder verhaltensorientierte Methoden die kortikale Reorganisation und damit den Phantomschmerz effektiv beeinflussen (Moseley u. Flor 2012).

5.3 Operantes Lernen und Neuroplastizität

Das sicher einflussreichste Modell zur Rolle psychologischer Faktoren beim Schmerz war die Annahme von Fordyce (Main et al. 2014), dass sich chronischer Schmerz durch die **Verstärkung von beobachtbarem Schmerzverhalten** entwickeln kann. Fordyce postulierte, dass akutes Schmerzverhalten wie Stöhnen oder Humpeln unter die Kontrolle externer Verstärkerkontingenzen gelangen und so zu einem chronischen Schmerzproblem werden kann. Die von ihm postulierten Mechanismen beinhalteten positive Verstärkung (z. B. durch Aufmerksamkeit oder den Ausdruck von Mitgefühl), negative Verstärkung von Schmerzverhalten (z. B. die Verminderung von Schmerz durch Medikamenteneinnahme oder die Einstellung körperlicher Aktivität) sowie einen Mangel an Verstärkung gesunden Verhaltens (z. B. Arbeit, körperliche Aktivität). Diese Lernprozesse können chronischen Schmerz in der Abwesenheit von nozizeptivem Einstrom aufrechterhalten. So kann Schmerzverhalten, das ursprünglich von nozizeptiven Prozessen induziert wurde, mit der Zeit abhängig von Umweltkontingenzen auftreten.

Dieses Modell hat viel Forschung generiert, die nicht nur die ursprünglichen Annahmen von Fordyce bestätigt, sondern auch gezeigt hat, dass neben dem Schmerzverhalten auch das subjektive Schmerzempfinden und physiologische Prozesse der Schmerzverarbeitung operant konditionierbar sind. So zeigte sich, dass die verbale Verstärkung der subjektiven Schmerzempfindung je nach Richtung der gewünschten Antwort zu einer verminderten oder erhöhten Schmerzempfindung führt und bei Schmerzpatienten die einmal gelernte Schmerzverstärkung sowohl in den selbst berichteten Schmerzmaßen wie auch im schmerzevozierten somatosensorischen Potenzial des Elektroenzephalogramms als Indikator zentraler Neuroplastizität schlechter löscht.

> **Diese Befunde legen nahe, dass einmal gelerntes Schmerzverhalten auf allen Ebenen des Nervensystems Spuren hinterlässt, über den Lernvorgang hinaus weiter bestehen und die spätere Schmerzverarbeitung und den Schmerzausdruck verstärken kann.**

Eine besondere Rolle spielen hier wichtige **Bezugspersonen**, die ein hohes **Verstärkerpotenzial** besitzen. Bei Partnern von Schmerzpatienten lassen sich mindestens 2 Arten von Reaktionen auf Schmerz unterscheiden: Solche, die den Schmerz verstärken (z. B. Ausdruck von Mitgefühl, Aufmerksamkeit), und solche, die vom Schmerz eher ablenken oder helfen ihn zu ignorieren (z. B. aus dem Zimmer ge-

hen, einen Spaziergang vorschlagen). Diese Reaktionen lassen sich mit multidimensionalen Schmerzfragebögen (▶ Kap. 33) erfassen und quantifizieren.

Teilt man Partner von Schmerzpatienten nach diesen beiden Kategorien ein und lässt sie im Labor einen Schmerztest beim Patienten beobachten, so zeigen sich beim Patienten völlig unterschiedliche Schmerzreaktionen – je nach Anwesenheit oder Abwesenheit und Verstärkungsmuster des Partners. Die Anwesenheit von Partnern, die den Schmerz für gewöhnlich verstärken, erhöht die Antwort des Gehirns auf den Schmerzreiz um ein Vielfaches, während die Anwesenheit eines nicht verstärkenden Partners keinen Effekt hat. Einhergehend mit der verstärkten Hirnantwort ist auch die Schmerzwahrnehmung erhöht, und zwar spezifisch für Schmerzreize, die am Ort des chronischen Schmerzes verabreicht wurden, nicht an einem Kontrollort (Flor u. Turk 2011; ◘ Abb. 5.3).

In der medizinischen Versorgung tätige Personen können ebenso wie Bezugspersonen zu »diskriminativen Reizen« für Schmerzverhalten werden und den Chronifizierungsprozess beim Patienten verstärken. Wichtig ist es hier, Aktivitäten und andere schmerzinkompatible Verhaltensweisen des Patienten zu beachten und zu verstärken, den Schmerzausdruck hingegen eher zu ignorieren und nicht zusätzlich zu verstärken. Dies trifft natürlich nicht für akute Schmerzen zu, die medizinisch versorgt werden müssen, um solche Lernprozesse möglichst gar nicht erst in Gang zu setzen.

Ebenso wichtig sind Konditionierungsprozesse, die bei der Einnahme von Schmerzmitteln auftreten. Patienten hören oft von ihren Ärzten oder wohlmeinenden Familienmitgliedern, dass sie ihre Schmerzmedikamente erst dann einnehmen sollten, wenn der Schmerz wirklich stark ist und sie sie »brauchen«. Wenn Schmerzmittel in diesem Moment, in denen der Schmerz bereits sehr stark ist, eingenommen werden, wird der negative Zustand Schmerz durch die Medikamenteneinnahme beendet, und es kommt zu einer negativen Verstärkung des Einnahmeverhaltens. Dies bedeutet für die Zukunft, dass Schmerzmittel immer häufiger und immer früher eingenommen werden und der Patient leicht in einen Missbrauch oder eine Abhängigkeit geraten kann. Dieses am Schmerz orientierte Ein-

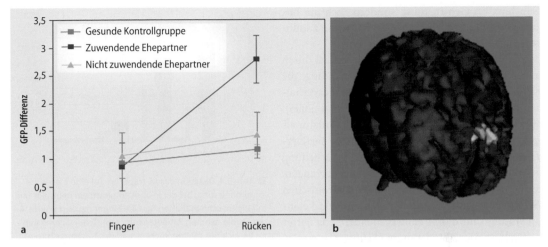

⬛ Abb. 5.3 Einfluss des Partners auf die Schmerzwahrnehmung. **a** Das Diagramm zeigt die Differenz der globalen Feldstärke (GFP) des Elektroenzephalogramms (EEG) von insgesamt 92 Elektroden während der Anwesenheit vs. Abwesenheit des Partners. Je hoher der Wert, desto stärker der Einfluss des Partners auf die durch elektrische Reize ausgeloste Hirnaktivität des Patienten mit chronischen Rückenschmerzen. Es wurde am Finger und am Rücken (Schmerzort) stimuliert. Während sich am Finger keine Unterschiede zeigten, reagierten die Patienten, die einen Schmerz verstärkenden Partner hatten (rot), deutlich starker auf die am Schmerzort applizierten Reize als die Gesunden (grün) oder die Patienten mit einem Partner, der Schmerz nicht verstärkt (gelb). **b** Bei Anwesenheit des zuwendenden Partners zeigt sich eine zusätzliche Aktivierung im frontalen Bereich, die mit einer höheren Schmerzwahrnehmung einhergeht. Diese Befunde legen nahe, dass nicht nur die Schmerzwahrnehmung, sondern auch die physiologische Verarbeitung von Schmerz durch soziales Lernen verändert wird

nahmeverhalten ist auch aus pharmakologischen Gründen wenig sinnvoll, weil ein konstantes Niveau eines schmerzstillenden Medikaments eine weitaus effektivere Analgesie vermittelt als starke Schwankungen des Plasmaniveaus.

> ❯ Verhaltenstherapeuten wie Pharmakologen empfehlen eine zeitkontingente Medikamenteneinnahme statt einer schmerzkontingenten, d. h., das Analgetikum wird zu festen Tageszeiten in festen Abständen eingenommen, unabhängig von der Schmerzstärke.

Der zeitliche Abstand sollte sich am Schmerzniveau des Patienten und der Halbwertszeit des Medikaments orientieren. Zusätzlich sollten Placeboeffekte von Medikamenten optimal genutzt werden (▶ Kap. 9).

Die negative Verstärkung des Aktivitätsniveaus ist ebenfalls ein wichtiger Prozess in der Entwicklung von Invalidität: Eine spezifische körperliche Aktivität, z. B. Gehen, wird so lange fortgesetzt, bis Schmerz auftritt, dann wird die Aktivität unterbrochen, und der Patient legt sich hin oder ruht sich aus. Der Schmerz nimmt dann ab. Die Verminde-

rung der aversiven Konsequenz Schmerz verstärkt das Beenden jeder Aktivität negativ.

> ❯ Wie im Fall der Einnahme von Medikamenten muss die Beendigung von Aktivitäten zeitkontingent erfolgen, nicht schmerzkontingent.

So spricht man in der Verhaltenstherapie von **Quotenplänen**, d. h., Ruhe und Inaktivität werden kontingent zu einer bestimmten Leistung – z. B. dem Zurücklegen einer bestimmten Distanz – und nicht kontingent zum Schmerz eingesetzt. Patienten führen somit Aktivitäten nur so lange durch, dass der Schmerz nicht zunimmt und machen dann eine Pause. Dadurch folgt die Pause auf die Aktivität und wird nicht positiv mit der Schmerzabnahme verknüpft. Sie führen die Aktivität **nicht** so lange fort, bis der Schmerz so stark ist, dass sie die Aktivität wegen der Schmerzen abbrechen.

Niedrige Aktivitätsniveaus könnten zum Teil die strukturellen plastischen Veränderungen erklären, die bei chronischen Schmerzen auftreten und zu einem beschleunigten Verlust grauer Substanz führen. Umgekehrt ließ sich zeigen, dass körperliche Aktivität nicht nur zum Aufbau neuer grauer

Substanz im Gehirn führt, sondern auch die Bildung neuer Nervenzellen steigert und somit zu substanzieller struktureller Plastizität führt.

Schmerzwahrnehmung kann auch selbst durch nicht wahrnehmbare (implizite) Verstärkung, die bei Schmerzreduktion durch Vermeidungsverhalten auftritt, moduliert werden (Hölzl et al. 2005). Ebenso können Verspannungen der Muskulatur als gelerntes Verhalten betrachtet werden, da sie kurzfristig zu einer verminderten Schmerzverarbeitung führen, jedoch langfristig mehr Schmerz erzeugen. Es ließ sich zeigen, dass Patienten mit chronischen Schmerzen antizipatorisch mit mehr Muskelanspannung und damit einhergehender reduzierter zentralnervöser Aktivierung auf Schmerz reagieren, was wiederum die Schmerzwahrnehmung herabsetzt. Dies legt nahe, dass operant konditionierte Muskelspannung auch zu Veränderungen in kortikalen und subkortikalen Netzwerken der Schmerzverarbeitung führt, was den Patienten jedoch nicht bewusst wird und dadurch unkorrigiert bleibt.

In den letzten Jahren wurde insbesondere diskutiert, inwieweit Schmerzverarbeitung und die **Verarbeitung von Belohnung** (»reward«) zusammenhängen und ähnliche neurobiologische Grundlagen im ventralen Striatum haben (Navratilova u. Porreca 2014). Es konnte gezeigt werden, dass die Konnektivität des Nucleus accumbens, der insbesondere in die Belohnungsverarbeitung involviert ist, und des frontalen Kortex die Chronifizierung vorhersagen kann (Baliki et al. 2012).

> Die Verknüpfung von Schmerz mit positiven Konsequenzen oder mit der Verringerung negativer Konsequenzen führt zur Zunahme von Schmerzverhalten auf allen Ebenen, kann gänzlich unbewusst erfolgen und erheblich zur Chronifizierung und zu maladaptiven neuroplastischen Umbauprozessen beitragen. Hier spielen insbesondere verteilte limbisch-frontokortikale Verbindungen eine Rolle.

5.4   Respondentes Lernen und Priming

Das **Modell der respondenten Konditionierung** geht davon aus, dass viele bislang neutrale Reize

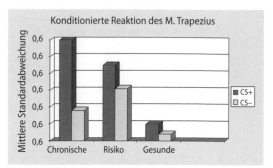

□ Abb. 5.4 Reaktion des M. trapezius auf eine klassische Konditionierung, bei der in der Lernphase ein neutrales Bild mit einem schmerzhaften Reiz am Finger gepaart wurde. An der Studie nahmen Patienten mit chronischen Schmerzen im Bereich des oberen Rückens und des Nackens (Chronische), Personen mit einem hohen Chronifizierungsrisiko (mehrere vorausgehende Schmerzepisoden) (Risiko) und Gesunde (Gesunde) teil. Gemessen wurde die Reaktion auf ein Bild, das mit Schmerz zusammen dargeboten wurde (dunkelgrau), sowie die Reaktion auf ein Bild, das nie mit Schmerz zusammen dargeboten wurde (hellgrau). Man sieht, dass die Gesunden am M. trapezius, der weit vom Ort der schmerzhaften Reizung (Finger) entfernt ist, keine differenzielle Reaktion ausbilden, während die Patienten mit chronischen Schmerzen und in geringem Maße auch die Risikopersonen auf das neutrale Bild mit einem Anstieg der Muskelspannung und einer erhöhten Hirnaktivität reagieren. Man konnte auch zeigen, dass die Patienten diese Reaktion länger beibehalten als Gesunde, auch wenn die schmerzhafte Reizung entfernt wird (Extinktion). *CS* Konditionierter Reiz

(konditionierte Reize, CS) an die Schmerzerfahrung (unkonditionierte Reaktion, UR), die auf Verletzung (unkonditionierter Reiz, US) folgt, gekoppelt werden können; mit der Zeit können sie dann selbst mit Schmerz assoziierte körperliche Reaktionen (konditionierte Reaktion, CR) und schließlich Schmerz auslösen, ohne dass ein nozizepiver Input vorhanden sein muss. In der respondenten Perspektive kann ein Patient gelernt haben, Anstiege der Muskelspannung mit allen möglichen Reizen zu assoziieren, die früher gemeinsam mit Schmerz auftraten. So können Sitzen, Stehen, Bücken oder Gehen oder auch nur der Gedanke an diese Aktivitäten antizipatorische Angst und erhöhte Muskelspannung auslösen. So erlernen Patienten mit chronischen Rückenschmerzen muskuläre Reaktionen auf Schmerzreize leichter als Gesunde und verlernen diese schlechter wieder (Flor u. Turk 2011; □ Abb. 5.4).

> **Angst vor Bewegung oder Schmerz wird als wichtiger Faktor in der Entstehung, Aufrechterhaltung und Verstärkung chronischer Schmerzen diskutiert.**

Darüber hinaus können **Stresssituationen** die Muskelspannung erhöhen und sympathische Aktivierung induzieren, die diesen Prozess verstärkt. Viele Patienten berichten, dass ein akutes Schmerzproblem chronifizierte, als in ihrem Leben persönliche Stresssituationen gemeinsam mit dem Schmerz auftraten. Stresssituationen können als zusätzliche US verstanden werden, die dann konditionierte Muskelspannungsreaktionen, sympathische Aktivierung und in der Folge Schmerz auslösen können.

Das Auftreten von Schmerz ist ein wichtiger Hinweis für die Beendigung von Aktivität. Der respondente Vorgang kann dann von operanter Konditionierung ergänzt werden, und es kann Vermeidungsverhalten aufgrund der gelernten konditionierten Reiz- und Reaktionsverhinderung auftreten. So kann es dazu kommen, dass Schmerzpatienten unabhängig von der Ursache der Schmerzen Schonverhalten entwickeln und kein korrektives Feedback mehr erhalten. Das andauernde Vermeidungs- und Schonverhalten kann dann zur Muskelatrophie und Invalidität führen.

Chronische Schmerzpatienten lernen, ihre Aufmerksamkeit auf drohenden Schmerz zu fokussieren, vermeiden immer mehr Aktivitäten und begünstigen so die Entwicklung von Angst und Depression. Alternativ können auch Durchhaltestrategien als kompensatorische Mechanismen erlernt werden (► Kap. 7). Die Verknüpfung der Schmerzerfahrung mit aversiven im Vergleich zu neutralen oder positiven Hintergrundereignissen führt zu einer verstärkten Schmerzwahrnehmung, die den Patienten nicht bewusst ist.

Konditionierungsprozesse beeinflussen auch die zentralnervöse Verarbeitung der schmerzhaften Reize. In einer Studie an gesunden Probanden zeigte sich, dass die gepaarte Darbietung von neutralen taktilen Reizen und einem schmerzhaften Reiz, wie es bei der klassischen Konditionierung üblich ist, im Vergleich zu einer ungepaarten Darbietung schmerzloser und schmerzhafter Reize zu vielfältigen Gedächtnisspuren im Gehirn wie auch in der Peripherie führt. So führte die klassische Konditio-

nierung zu einer gelernten Muskelspannungserhöhung, die mit einer zunehmenden Sensibilisierung gegenüber der Muskelspannung verknüpft war. Im primären somatosensorischen Kortex zeigte sich eine verstärkte Repräsentation sowohl des konditionierten als auch des unkonditionierten Reizes, jedoch nur in der gepaarten Bedingung, obwohl die Reize der ungepaarten Bedingung physikalisch der gepaarten Bedingung gleich waren. In den selbstberichteten Schmerzmaßen zeigte sich keine Veränderung der sensorisch-diskriminativen Komponente, jedoch eine Sensitivierung der affektiven Schmerzbewertung, unabhängig von der experimentellen Bedingung und obwohl die Personen kognitiv die gepaarte und die ungepaarte Bedingung problemlos unterscheiden konnten. Dies legt nahe, dass ein mit Schmerz assoziierter Kontext – z. B. eine bestimmte äußere Bedingung, eine Stimmung oder eine Körperwahrnehmung – insbesondere die affektive Schmerzkomponente verstärkt (Diesch u. Flor 2007).

Ein weiterer impliziter Lernvorgang ist das Priming, bei dem ein zuvor dargebotener Reiz die Wahrnehmung eines späteren Reizes durch seine Verwandtschaft mit diesem verstärkt. In einem Experiment, in dem z. B. schmerzbezogene negative, positive und neutrale Worte dargeboten und zeitgleich schmerzhafte Reize appliziert wurden, zeigte sich, dass die Wahrnehmung der schmerzhaften Reize bei den schmerzbezogenen und negativen Wörtern im Vergleich zu neutralen Wörtern erhöht war, was auf die Aktivierung eines schmerzbezogenen Gedächtnisnetzwerks durch die Wörter hinweist (Richter et al. 2014).

Nicht nur schmerzverstärkende, auch schmerzhemmende Mechanismen können durch klassische Konditionierung beeinflusst werden. So ließ sich zeigen, dass die Stressanalgesie, d. h. die verminderte Schmerzwahrnehmung, die dann auftritt, wenn man mit einem akuten Stressor konfrontiert wird, durch klassische Konditionierung beeinflusst werden und nach mehreren Lerndurchgängen z. B. auf das Ticken einer Uhr hin auftreten kann. Wie bei der unkonditionierten kommt es auch bei der konditionierten Stressanalgesie zu einer Ausschüttung der endogenen Opioide, die eine natürliche Schmerzhemmung vermitteln. Lernprozesse können somit positive und negative Konsequenzen auf die Schmerzverarbeitung haben (Olango u. Finn 2014). Beim chronischen Schmerz scheinen negative Lernprozesse und negative Stressfolgen die positiven abzulösen.

Diese Konditionierungsprozesse spielen neben der positiven Erwartung auch bei der Placeboanalgesie eine wichtige Rolle (▶ Kap. 9). Vorhergehende positive oder negative Erfahrungen mit Medikamenten beeinflussen die Einstellung zu einem neuen Medikament; die vorhergehende Erfahrung kann als Konditionierungsvorgang gesehen werden. Aus diesem Grund ist es in der psychologischen Therapie besonders wichtig, Vorerfahrungen und Einstellungen der Patienten in Erfahrung zu bringen und entsprechend zu berücksichtigen bzw. zu verändern, um erfolgreich zu therapieren (Klinger et al. 2014).

> ❯ Die assoziative Verknüpfung von neutralen Reizen mit Schmerzerfahrungen kann zu einem weit verzweigten Netzwerk von mit Schmerz verbundenen Ereignissen führen, das den Teufelskreis Schmerz – Spannung – Angst – Stress – Schmerz etabliert und aufrechterhält und zu zentralen Reorganisationsprozessen führt, die die Schmerzverarbeitung verstärken können.

5.5 Modelllernen, Empathie und Hirnaktivität

Soziales Lernen oder Modelllernen leistet ebenfalls einen wichtigen Beitrag zum Aufbau eines Schmerzgedächtnisses, obwohl es in der Literatur relativ wenig Beachtung gefunden hat. Hier geht man davon aus, dass Personen eine Reaktion, die vorher nicht in ihrem Verhaltensrepertoire war, durch die Beobachtung einer anderen Person, die dieses Verhalten zeigt, erwerben können. So erwerben Kinder Einstellungen zur Gesundheit und zur Gesundheitsversorgung über ihre Eltern und ihre soziale Umgebung. Dies erstreckt sich auch auf die Wahrnehmung und Interpretation von Symptomen und physiologischen Prozessen und damit auch auf die Wahrnehmung und den Umgang mit Schmerz.

> ❯ Die Beobachtung von anderen in Schmerzsituationen hat einen hohen evolutionären Wert, da man Schmerz so vermeiden kann. Man lernt, wie man mit Schmerz umgeht, dies führt zu einer besonderen Aufmerksamkeit für den Vorgang.

Es ließ sich zeigen, dass die Beobachtung von Schmerz zu einer **empathischen Reaktion** führt und dass beim anderen beobachteter Schmerz die gleichen Hirnareale aktiviert wie echter Schmerz – dies gilt sowohl für sensorische als auch für affektive Verarbeitungsstationen (Hein u. Singer 2008). Es kommt dabei auch zu antizipatorischen Reaktionen in der Peripherie, z. B. dem Muskel, der bei der beobachteten Person vom Schmerz betroffen ist. Schmerzüberempfindlichkeit kann leicht durch Modelllernen erworben werden (Vögtle et al. 2013).

Die Stärke der empathischen Reaktion hängt dabei von Faktoren wie der Intensität der beobachteten Empfindung beim anderen, der Einschätzung der Situation, Charakteristika des Modells und auch des Beobachters ab. Modelllernen und Empathie könnten auch die häufig beobachtete erhöhte Inzidenz von Schmerzproblemen bei Partnern von Schmerzpatienten erklären. Personen, die beruflich viel mit Schmerz zu tun haben, können lernen, diese empathischen Reaktionen zu kontrollieren, indem sie emotionsregulierende Strategien einsetzen und korrespondierende Hirnareale aktivieren (Cheng et al. 2007).

5.6 Kognitive und affektive Modulation von Schmerz und zentrale Neuroplastizität

Kognitiv-verhaltenstherapeutische Modelle chronischer Schmerzen betonen, dass die Schmerzerfahrung des Patienten wesentlich davon abhängt, wie Schmerz bewertet und bewältigt wird (Flor u. Turk 2011; ▶ Kap. 7). Der kognitiv-verhaltenstherapeutische Ansatz geht davon aus, dass
- Menschen aktiv Information verarbeiten und nicht nur passiv auf Reize reagieren,
- Gedanken (z. B. Bewertungen, Erwartungen) Stimmungen auslösen und modulieren, physiologische Prozesse beeinflussen, die

Umgebung verändern und Verhalten motivieren können,

- umgekehrt Stimmungen, Physiologie, Umgebungsfaktoren und Verhalten kognitive Prozesse beeinflussen können,
- Verhalten reziprok von der Person und Umweltfaktoren bestimmt ist,
- Personen adaptivere Denkmuster erlernen und damit Gefühle und Verhalten beeinflussen können und
- Menschen in der Lage sind, selbst ihre unangepassten Gedanken, Gefühle und Verhaltensweisen zu verändern, und dazu ermutigt werden sollten.

Die kognitiv-verhaltensorientierte Perspektive nimmt an, dass Menschen, die an chronischen Schmerzen leiden, **negative Erwartungen** hinsichtlich ihrer Fähigkeiten, bestimmte motorische Fertigkeiten oder spezifische körperliche Aktivitäten ausführen zu können, aufgebaut haben. Sie meinen, dass sie nicht mehr Treppen steigen oder etwas Schweres heben können, weil sie Schmerzpatienten sind. Sie gehen darüber hinaus davon aus, dass sie selbst keine Kontrolle über ihre Schmerzen haben. Solche negativen Annahmen über schmerzrelevante Situationen und die eigenen Fähigkeiten in solchen Situationen können ein Gefühl der Hilflosigkeit vermitteln, das zur Demoralisierung, Inaktivität und einer Überreaktion auf den Schmerz führen kann.

Diese maladaptiven Kognitionen führen selbst zu erhöhter schmerzbezogener Hirnaktivität und verstärken die **maladaptive Neuroplastizität**. So zeigte sich z. B., dass Personen mit mehr Katastrophendenken und damit einhergehender stärkerer Beeinträchtigung auch eine verstärkte Reorganisation des somatosensorischen Kortex aufweisen, und bei Patienten mit Fibromyalgie fand sich eine stärkere Aktivierung im anterioren Gyrus cinguli. Darüber hinaus sind die Effekte von Aufmerksamkeit auf Schmerz immer wieder beschrieben worden. Ablenkung führt zu einer Verminderung der Schmerzwahrnehmung und einer analogen Veränderung schmerzbezogener kortikaler und subkortikaler Netzwerke, z. B. der anterioren Insel und des periaquäduktalen Graus, das eine wichtige Rolle bei der Schmerzhemmung spielt (Villemuire u. Schweinhardt 2010).

Die affektive Komponente von Schmerz beinhaltet viele Emotionen, die meist negativ sind. Angst und Depression kommen am häufigsten komorbid mit Schmerz vor (Lumley et al. 2011). Auch konnte man zeigen, dass die zentrale Sensibilisierung, die bei chronischen Schmerzen auftritt, durch Depression, aber auch durch Angst weiter verstärkt wird und besonders in Arealen, in denen die affektive Schmerzkomponente verarbeitet wird wie dem anterioren Gyrus cinguli zu verstärkter und weiter verbreiteter Aktivität führt (Villemuire u. Schweinhardt 2010). Auch eine Involvierung präfrontaler Areale sowie des orbitofrontalen Kortex wurde gefunden. Wie in ▶ Abschn. 5.4 beschrieben, kann eine bestimmte Stresssituation zu verminderter Schmerzwahrnehmung, der sog. Stressanalgesie, führen. Es ist jedoch unbestritten, dass **länger dauernde Traumatisierung und chronisches Stresserleben** Schmerz verstärken. Wie dies genau erfolgt und warum in manchen Fällen eine Borderline-Persönlichkeitsstörung, in anderen Fällen eine posttraumatische Belastungsstörung oder chronische Schmerzen wie bei der Fibromyalgie entstehen, ist bislang nicht geklärt.

> ❯ Kognitive und affektive Prozesse können die Schmerzverarbeitung entscheidend beeinflussen und die Sensibilisierung verstärken. Sie sind wichtigere Prädiktoren für Schmerz und Beeinträchtigung sowie damit einhergehenden Hirnveränderungen als körperliche Faktoren.

5.7 Explizites Gedächtnis und Neuroplastizität bei Schmerz

Ein weiterer Mechanismus, der vermutlich sowohl zur Ausbildung einer Prädisposition für Schmerzerfahrungen als auch unmittelbar zur Chronifizierung und Aufrechterhaltung eines Schmerzproblems beiträgt, ist das **explizite oder deklarative Schmerzgedächtnis**. So können die wiederholte Antizipation von Schmerz, die damit einhergehende subjektive Bewertung (z. B. Angst) sowie die sie begleitende Aktivierung symptomspezifischer psychophysiologischer Reaktionsmuster in bestimmten Situationen langfristig zu einer Sensibilisierung für nozizeptiven Input, einer verstärkten Aufmerksamkeit und vermehrten kognitiven Einengung auf schmerzbezogene Informationen und damit letztlich zur Einschränkung und Vermeidung von körperlicher Aktivität führen.

Interessanterweise scheint insbesondere bei Patienten mit chronischen Schmerzen eine Tendenz dazu zu bestehen, in der Erinnerung die Intensität des Schmerzes zu einem bestimmten Zeitpunkt zu überschätzen. Teilweise widersprüchliche Befunde liegen zum zustandsabhängigen Lernen sowie möglichen Erinnerungsverzerrungen aufgrund der emotionalen Befindlichkeit und Schmerzstärke zum Zeitpunkt des Erinnerns vor, wobei es deutliche Hinweise darauf gibt, dass negative autobiografische Gedächtnisinhalte unter Schmerzeinfluss bevorzugt aktiviert werden. Ein Mangel bisher vorliegender Studien ist die Beschränkung auf die Erfassung weniger Parameter der Schmerzerfahrung (z. B. Intensität, Qualität) und weniger Dimensionen der emotionalen Befindlichkeit (z. B. Angst, Traurigkeit). Gleichermaßen ist im Rahmen von Gedächtnisexperimenten bisher fast ausschließlich verbales Lernmaterial (z. B. schmerzbezogene Wörter) verwendet worden (Liu et al. 2014).

Das explizite Schmerzgedächtnis ist als ein Spezialfall autobiografischer Erinnerungen zu verstehen, d. h. die Genauigkeit, Lebhaftigkeit und unmittelbare Abrufbarkeit schmerzbezogener Erfahrung hängt vom ursprünglichen Ereigniskontext (z. B. persönliche Bedeutung des Ereignisses, Überraschungsmoment, Art und Ausmaß der kurz- und langfristigen Folgen u. Ä. sowie vom Ausmaß der kognitiven und emotionalen Weiterverarbeitung des Ereignisses (z. B. wiederholtes Erzählen des Erlebnisses) ab. Die häufig berichteten Schlafdefizite und Schlafprobleme von Patienten mit chronischen Schmerzen sind bei der Therapie zu beachten, weil die Konsolidierung von neuen Informationen, wie sie z. B. in der Therapie vermittelt werden, in das Langzeitgedächtnis dadurch beeinträchtigt werden kann.

5.8   Konsequenzen für die Praxis

Konsequenzen psychobiologischer Modelle für die Schmerzpraxis wurden oben bereits angedeutet. Ein Problem insbesondere der **impliziten Lern- und Ge-**

dächtnisprozesse besteht darin, dass weder Patienten noch Behandler diese erkennen und beeinflussen können. Sie müssen oft aus dem Verhalten der Patienten erschlossen werden. Diese Lernprozesse und deren Endprodukt, das die Schmerzwahrnehmung und -verarbeitung steuernde Schmerzgedächtnis und die damit einhergehenden neuroplastischen Veränderungen, machen es notwendig, in der Behandlung chronischer Schmerzen diesen Endzustand zu berücksichtigen, der oft nicht mehr mit den ursprünglich den Schmerz auslösenden Bedingungen verknüpft ist. Im Umgang mit Patienten mit chronischen Schmerzen müssen vor allem positive und negative Verstärkungsprozesse für Schmerzverhalten vermieden und gesundes Verhalten gefördert werden.

> **Eine besondere Komplikation in der Therapie ist, dass der gelernte Schmerzausdruck wie mimisches Verhalten, aber auch ein veränderter Gang oft implizit und damit nicht bewusst ist und damit dem Patienten nur schwer verdeutlicht und schwer verändert werden kann.**

Die **Löschung von Schmerzverhalten** und anderen Schmerzgedächtnisspuren ist auch deshalb schwierig, weil der Erwerb der Reaktion generalisiert, die Löschung jedoch auf den jeweiligen Kontext begrenzt bleibt und deshalb kaum außerhalb der Therapiesituation generalisiert. Spezifische, auf Extinktion von Schmerzverhalten fokussierte Trainingsverfahren sind deshalb besonders effektiv (Flor u. Turk 2011). Diese zeichnen sich dadurch aus, dass die Patienten eine Rückmeldung bekommen – z. B. Videofeedback als unmittelbare Rückmeldung zu Schmerzverhalten und gesundem Verhalten – und ihr Verhalten dann unmittelbar anpassen können. Rollenspiele zum Abbau von Schmerzverhalten und zum Aufbau von gesundem Verhalten sind ebenfalls effektiv in der Veränderung dieser oft fest zementierten negativen Gedächtnisinhalte.

Auch kognitiv-verhaltenstherapeutische Interventionen, die sich auf schmerzbezogene Erwartungen und Katastrophendenken auswirken, können eher explizite Gedächtnisprozesse verändern, haben aber durch Umlenkung der Aufmerksamkeit und Abbau von Hypervigilanz zudem einen Effekt auf das implizite Lernen. Kognitive Interventionen wie Hypnose oder Vorstellungsübungen können auch insofern hilfreich sein, als dass das Gehirn die wahrgenommene, nicht die physikalische Realität abbildet; sie können somit die Reorganisation und Extinktion aversiver schmerzbezogener Inhalte bewirken.

Biofeedback kann hier in mehrfacher Hinsicht förderlich sein: Es zeigt dem Patienten, dass psychische Prozesse unmittelbar körperliche Vorgänge beeinflussen, und kann so die Selbstwirksamkeit und damit die Therapiemotivation erhöhen. Darüber hinaus kann Biofeedback die Körperwahrnehmung verbessern und den normalen, nicht schmerzbezogenen Input in das Gehirn verstärken. Schließlich kann es zum Erlernen schmerzinkompatibler Körperhaltungen und anderer Verhaltensweisen beitragen und führt durch die Verwendung von positiven Verstärkerplänen zu einer positiven affektiven Reaktion, die wiederum die maladaptive Neuroplastizität positiv beeinflussen kann. Auch das Gefühl der Vorhersagbarkeit und Kontrolle kann so verstärkt, Depression und Angst können abgebaut werden.

Die **Extinktion** aversiver Gedächtnisinhalte ist, wie bereits erwähnt, schwierig, weil Extinktion im Gegensatz zur Akquisition ein kontextabhängiger Prozess ist und den alten Gedächtnisinhalt nur überschreibt, nicht aber löscht. Das Erlernen neuer Verhaltensweisen im Klinikalltag wird ohne gezielte Übungen zum Transfer und ohne den Einbezug des Patientenumfeldes somit nicht effektiv sein. Ein besonderes Merkmal der Extinktion ist darüber hinaus, dass negative Ereignisse wie Stress oder eine neue Schmerzepisode das verlernte Verhalten wieder reaktivieren können. Deshalb ist der Erwerb neuer schmerzinkompatibler Verhaltensweisen besonders wichtig, die überlernt werden müssen und als Bewältigungsstrategien eingesetzt werden können.

> **Bei Patienten mit chronischen Schmerzen scheint eher die Extinktion als der Erwerb schmerzassoziierter Reaktionen gestört zu sein. Gerade die Extinktion ist hier besonders schwierig, weil sie nur auf den spezifischen Lernkontext begrenzt bleibt, leicht durch Stress gestört wird und selbst wieder vergessen werden kann.**

Die erhöhte Sensibilisierung kann auch durch gezielte **Habituationsübungen** vermindert werden, indem schrittweise Aktivität aufgebaut wird und bislang vermiedene Verhaltensweisen, die den nozizeptiven Input in das Zentralnervensystem vermindern und die absteigende Hemmung verstärken könnten, gezeigt werden. So können z. B. Patienten mit Trigeminusneuralgie lernen, bislang vermiedene Mundbewegungen wieder durchzuführen und z. B. harte Speisen zu sich zu nehmen. Dabei können auch klassisch konditionierte Gefahrensignale abgebaut und Sicherheitssignale aufgebaut werden, ohne dass auf Vermeidungsverhalten zurückgegriffen werden muss (Carlson 2007).

Über verhaltensorientierte Interventionen hinaus lassen sich aus den neurobiologischen Befunden zusätzliche Verfahren zur Verminderung maladaptiver Neuroplastizität ableiten. Es wurden bereits Methoden wie Vorstellungsübungen oder Hypnose erwähnt. Eine Möglichkeit kann auch die direkte Modulation der Hirnaktivität über Neurofeedback oder Hirnstimulationsverfahren sein.

Ein neueres Verfahren ist das **Spiegeltraining** oder dessen Kombination mit Vorstellungsübungen. Das Spiegeltraining basiert auf dem Umstand, dass das Gehirn die wahrgenommene, nicht die physikalische Realität verarbeitet und im Zweifel das visuelle gegenüber dem propriozeptiven System gewinnt. Trainiert man z. B. bei Patienten mit Phantomschmerz die intakte Hand, so sieht dies im Spiegel aus, als ob die nicht mehr vorhandene Hand die Bewegung durchführt – dies wird vom Gehirn möglicherweise so verarbeitet, als ob die amputierte Hand wieder vorhanden wäre. Es ließ sich zeigen, dass dieses Training im Vergleich zu Kontrollbedingungen ebenso wie ein Training, in dem man sich die Bewegung der Phantomhand nur vorstellt, den Phantomschmerz und auch die Umbauprozesse im Gehirn vermindert (Foell et al. 2014; ◘ Abb. 5.5).

Auch myoelektrische Prothesen haben einen ähnlichen Effekt: Je mehr mit der Prothese geübt wird, desto mehr nehmen der Phantomschmerz und die Hirnveränderung ab. Neuere Entwicklungen arbeiten mit virtueller Realität, da dadurch dem Gehirn noch leichter Veränderungen des Körperbildes suggeriert werden können.

Beim sensorischen **Diskriminationstraining** geht man z. B. davon aus, dass eine verhaltensrele-

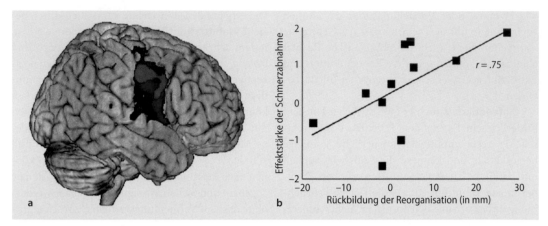

◘ Abb. 5.5 Veränderungen in der Organisation des sensomotorischen Kortex durch die Spiegeltherapie bei Phantomschmerzen. (Mod. nach Foell et al. 2014). **a** Sensomotorische Aktivität bei Lippenbewegungen vor (blau) und nach (magenta)
der Spiegeltherapie. Nach der Spiegeltherapie ist das Areal fokussierter, was auf eine geringere Ausbreitung hindeutet.
b Zusammenhang zwischen der Schmerzveränderung (y-Achse; positiv entspricht einer Reduktion) und der Normalisierung
der Organisation des primären somatosensorischen Kortex (x-Achse; positiv entspricht einer Reduktion der Reorganisation)
am Beispiel der Lippe

vante Stimulation kortikale Repräsentationsareale
wieder zurückverändern kann. Man stimuliert im
Falle von Phantomschmerz deshalb am Stumpf, bei
Patienten ohne Deafferenzierung stimuliert man
am Schmerzort, lässt die Patienten z. B. den Ort
oder die Art der Stimulation angeben und gibt den
Patienten Rückmeldung über ihre Leistung. Obwohl auch passive Stimulation zu Veränderungen
führen kann, sind Stimulationen mit aktiver Aufmerksamkeitszuwendung und Rückmeldung effektiver. Wichtig ist, dass dieses Training über einen
längeren Zeitraum (Wochen bis Monate) möglichst
regelmäßig erfolgt.

Besonders interessant ist der Versuch, Verhaltenstherapie mit solchen pharmakologischen Interventionen zu kombinieren, die eine Extinktion fördern und maladaptive Neuroplastizität abbauen
können. Solche Kombinationstherapien sind bei
anderen Störungen bereits erfolgreich eingesetzt
worden (Davis et al. 2006). Hier bieten sich Substanzen wie D-Zykloserin oder auch Cannabinoide
an. Pharmakologische Interventionen zur Verhinderung von maladaptiven Lernprozessen und Neuroplastizität können auch bei akuten Schmerzen
erfolgreich eingesetzt werden. So vermindert z. B.
die Gabe eines NMDA-Rezeptorantagonisten direkt
nach der Amputation den Phantomschmerz und

die kortikalen Umbauprozesse 1 Jahr später. Auch
bei chronischen neuropathischen Schmerzen haben
sich NMDA-Antagonisten, aber auch Substanzen
wie Pregabalin oder Gabapentin bewährt, die die
zentrale Hyperreagibilität beeinflussen können.

5.9   Fazit

Obwohl neuroplastische Veränderungen auf allen
Ebenen des Zentralnervensystems gezeigt worden
sind, die oft maladaptiven Charakter haben und eng
mit Schmerz korreliert sind, eröffnen die Befunde
zum zentralen Schmerzgedächtnis doch neue Möglichkeiten für die Diagnose und Therapie chronischer Schmerzen, die die Extinktion dieser maladaptiven Gedächtnisspuren zum Ziel haben. In
diesem Kapitel wurde die Bedeutung von Lern- und
Gedächtnisprozessen für die Chronifizierung von
Schmerz dargestellt und deren neurobiologische
Grundlagen erörtert. Die Umsetzung dieser neuen
Erkenntnisse in die Praxis ist eine wichtige zukünftige Aufgabe – ebenso wie die Weiterentwicklung
derzeitiger verhaltensorientierter und kombinierter
verhaltensbezogener und pharmakologischer oder
stimulationsorientierter Therapien.

Literatur

Baliki MN, Petre B, Torbey S, Herrmann KM, Huang L, Schnitzer TJ, Apkarian AV (2012). Corticostriatal functional connectivity predicts transition to chronic back pain. Nat Neurosci 15: 1117–1119

Carlson CR (2007) Psychological factors associated with orofacial pains. Dent Clin North Am 51: 145–160

Cheng Y, Lin CP, Liu HL, Hsu YY, Lim KE, Hung D, Decety J (2007) Expertise modulates the perception of pain in others. Curr Biol 17: 1708–1713

Davis M, Barad M, Otto M, Southwick S (2006) Combining pharmacotherapy with cognitive behavioural therapy: traditional and new approaches. J Trauma Stress 19: 571–581

Diesch E, Flor H (2007) Alteration in the response properties of primary somatosensory cortex related to differential aversive Pavlovian conditioning. Pain 131: 171–180

Flor H (2014) Psychological pain interventions and neurophysiology: implications for a mechanism-based approach. Am Psychol 69: 188

Flor H, Turk DC (2011) Chronic Pain. An Integrated Biobehavioral Approach. IASP Press, Seattle

Flor H, Nikolajsen L, Jensen TS (2006) Phantom limb pain: a case of maladaptive CNS plasticity? Nat Rev Neurosci 7: 873–881

Foell J, Bekrater-Bodmann R, Diers M, Flor H (2014) Mirror therapy for phantom limb pain: brain changes and the role of body representation. Eur J Pain 18: 729–739

Hein G, Singer T (2008) I feel how you feel but not always: the empathic brain and its modulation. Curr Opin Neurobiol 18: 153–158

Hölzl R, Kleinböhl D, Huse E (2005) Implicit operant learning of pain sensitization. Pain 115: 12–20

Klinger R, Colloca L, Bingel U, Flor H (2014) Placebo analgesia: Clinical applications. Pain 155: 1055–1058

Liu X, Li L, Tang F, Wu S, Hu Y (2014) Memory impairment in chronic pain patients and the related neuropsychological mechanisms: a review. Acta Neuropsychiatr 26: 195–201

Lumley MA, Cohen JL, Borszcz GS, Cano A, Radcliffe AM, Porter LS, Keefe FJ (2011) Pain and emotion: a biopsychosocial review of recent research. J Clin Psychol 67: 942–968

Main CJ, Keefe FJ, Jensen MP, Vlaeyen JWS, Vowles KE (2014) Fordyce's behavioral methods for chronic pain and illness. Lippincott Williams & Wilkins, Philadelphia

Moseley GL, Flor H (2012) Targeting cortical representations in the treatment of chronic pain a review. Neurorehabil Neural Repair 26: 646–652

Navratilova E, Porreca F (2014) Reward and motivation in pain and pain relief. Nat Neurosci 17: 1304–1312

Ossipov MH, Morimura K, Porreca F (2014) Descending pain modulation and chronification of pain. Curr Opin Support Palliat Care 8: 143–151

Olango WM, Finn DP (2014) Neurobiology of stress-induced hyperalgesia. In: Taylor BK, Finn D (eds) Behavioral Neurobiology of Chronic Pain. Springer, Berlin Heidelberg New York, pp 251–280

Richter M, Schroeter C, Puensch T, Straube T, Hecht H, Ritter A, Weiss T (2014) Pain-related and negative semantic priming enhances perceived pain intensity. Pain Res Manag 19: 69

Vögtle E, Barke A, Kröner-Herwig B (2013) Nocebo hyperalgesia induced by social observational learning. Pain 154: 1427–1433

Villemuire C, Schweinhardt P (2010) Supraspinal pain processing: distinct roles of emotion and attention. Neuroscientist 16: 276–284

Woolf CJ (2011) Central sensitization: implications for the diagnosis and treatment of pain. Pain 152: S2–S15

Bildgebung und Schmerz

H. Flor

6.1   Kurze Einführung in bildgebende Verfahren   – 104

6.2   Beiträge der Bildgebung zur Neuroanatomie, Neurophysiologie und Psychobiologie des Schmerzes   – 106

6.3   Identifikation der Mechanismen chronischer Schmerzzustände   – 109

6.4   Schmerzmodulation   – 111

6.5   Fazit   – 113

Literatur   – 114

B. Kröner-Herwig et al. (Hrsg.), *Schmerzpsychotherapie*,
DOI 10.1007/978-3-662-50512-0_6, © Springer-Verlag Berlin Heidelberg 2017

Lernziele

Bildgebende Verfahren wie die funktionelle Magnetresonanztomografie (fMRT) geben nur einen sehr vereinfachten Einblick in die Funktion des Gehirns. Aktivität in einer bestimmten Hirnregion bedeutet nicht, dass diese für eine bestimmte psychische Funktion »verantwortlich ist«. Sie ist lediglich in den Prozess involviert. Gerade auch beim Schmerz interagieren viele Hirnregionen, welche die Schmerzerfahrung auslösen. Strukturelle Veränderungen des Gehirns wurden bei chronischen Schmerzen ebenfalls gefunden. Stimulationsmethoden wie die transkranielle Magnetstimulation (TMS) können helfen, die Funktion von Hirnarealen und deren Verbindungen besser zu charakterisieren.

6.1 Kurze Einführung in bildgebende Verfahren

In der Schmerzforschung haben sich in den letzten Jahren bildgebende Verfahren immer mehr durchgesetzt. Dazu gehören vor allem die Positronenemissionstomografie (PET), die funktionelle und strukturelle Magnetresonanztomografie (MRT) einschließlich der Magnetresonanzspektroskopie (MRS), die Diffusions-Tensor-Bildgebung (DTI) sowie elektroenzephalografische Multikanalanalysen (EEG) und die Magnetenzephalografie (MEG). Auch die transkranielle Magnetstimulation (TMS) ist dazuzurechnen.

6.1.1 Positronenemissionstomografie

Während **nuklearmedizinische $H_2{}^{15}O$-PET-Untersuchungen** zur Darstellung von zerebralen Durchblutungsveränderungen und damit indirekt der neuronalen Aktivität (neurovaskuläre Kopplung) zunächst den Hauptanteil an Bildgebungsstudien bei Schmerzen ausmachten und wichtige Befunde lieferten, tritt diese Methode nun eher in den Hintergrund.

$H_2{}^{15}O$-PET-Studien zeichnen sich zwar durch eine große Robustheit aus und sind gut reproduzierbar, jedoch verfügen sie im Vergleich zu Methoden wie der funktionellen MRT (fMRT) über eine geringere räumliche und zeitliche Auflösung sowie eine größere Strahlenbelastung.

Mittels PET sind jedoch nicht nur Durchblutungsveränderungen ($H_2{}^{15}O$-P-ET) detektierbar, sondern durch andere Tracer können z. B. der zerebrale Glukosestoffwechsel (^{18}F-FDG-PET) oder Rezeptorverteilungen (Liganden-PET) dargestellt werden. In der Schmerzforschung haben besonders opioiderge PET-Untersuchungen, z. B. mit den Tracern [^{11}C]-Diprenorphin (unselektiver Opioidantagonist) oder [^{11}C]-Carfentanyl (selektiver μ-Rezeptoragonist), aber auch [(11)C]-raclopride, (ein D2/D3-Dopamin-Ligand) zu wichtigen Forschungsergebnissen geführt.

6.1.2 Funktionelle und strukturelle Magnetresonanztomografie

Die **Magnetresonanztomografie (MRT)** basiert auf dem Prinzip, dass die Person in ein starkes statisches Magnetfeld (im Allgemeinen 1,5–7 Tesla) gebracht wird. Dieses Magnetfeld führt zu einer geordneten Auslenkung der Kerne von Wasserstoffatomen (Protonen), die im Blut vorhanden sind und normalerweise ungeordnet rotieren. Durch das Anlegen eines 2. Magnetfeldes mit einem Radiofrequenzimpuls in derselben Frequenz beginnen die Protonen um ihre Achse zu rotieren und geben bei der Rückkehr in die Ausgangslage hochfrequente Radiowellen ab, die man messen kann. Grundlage der Messung ist somit die Auslenkung und Relaxation von Protonen im Magnetfeld.

Die **funktionelle Magnetresonanztomografie (fMRT)** verwendet dieses Prinzip, um mittels des sog. BOLD-Effektes (»blood oxygen level dependent«) Veränderungen des Gehalts an paramagnetischem Desoxyhämoglobin in spezifischen Regionen des Gehirns zu erfassen. Das Magnetresonanzsignal ist, basierend auf einer langsameren Relaxationszeit, stärker, wenn mehr mit Sauerstoff angereichertes Blut vorhanden ist. Diese Zu- oder Abnahmen sind mit der neuronalen Aktivität der entsprechenden Hirnareale gekoppelt, und die mit fMRT gewonnen Ergebnisse korrelieren mit den aus PET-Aktivierungsstudien bei identischen Paradigmen erhobenen Daten.

Es ist jedoch nicht möglich, zwischen Veränderungen durch exzitatorische bzw. inhibitorische neuronale Vorgänge zu unterscheiden, da beides zu erhöhter Oxygenierung führen kann. Auch muss immer bedacht werden, dass die bildlichen Darstellungen der Ergebnisse der fMRT darauf beruhen, dass durch bestimmte statistische Verfahren Schwellen gesetzt werden, die die sichtbaren Aktivierungsmaxima determinieren. Welche Aktivität man bei einer fMRT-Darstellung sieht, hängt somit stark von der statistischen Bearbeitung ab. Zu beachten ist, dass die fMRT-Auswertungen auf einer Subtraktionstechnik basieren und keine absoluten Aktivierungswerte liefern. Es wird immer die Aktivierung der Experimentalbedingung von einer Baseline oder Kontrollbedingung abgezogen. Die Ergebnisse eines fMRT-Experiments hängen somit stark von der Kontrollbedingung ab. Darüber hinaus sollte man nicht davon ausgehen, dass eine bestimmte psychische Funktion an eine Hirnregion, die dabei aktiv ist, gekoppelt ist, da man sich das Gehirn als ein großes neuronales Netzwerk vorstellen muss, das bestimmte Funktionen im Zusammenspiel von aktivierenden und hemmenden Prozessen vieler Hirnregionen erzeugt.

Das Gehirn im Ruhezustand kann durch die Konnektivität des BOLD-Signals mehrerer Hirnregionen charakterisiert werden. Diese **funktionelle Konnektivität** kann zwischen Aktivierungsmaxima bei einer Aufgabe (z. B. schmerzhafte Stimulation) oder im Ruhezustand (»resting state«) untersucht werden. Das sog. Default-Mode_Netzwerk (DMN) war das erste intrinsische Netzwerk des Gehirns, das man so identifiziert hat. Es zeigt zwischen Regionen wie dem posterioren Gyrus cinguli, dem medialen präfrontalen Kortex und dem Precuneus niedrigfrequente hochkorrelierte Aktivität und wird bei Aufgaben unterdrückt. Chronischer und akuter Schmerz moduliert dieses und andere zwischenzeitlich identifizierte Netzwerke, z. B. das sensomotorische Netzwerk des **Ruhezustands** des Gehirns.

Mit der Magnetresonanztomografie lassen sich auch strukturelle Veränderungen des Gehirns untersuchen. Diese **Morphometrie** erlaubt die Darstellung der normalen und pathologischen Morphologie des Gehirns mit außerordentlich hoher räumlicher Auflösung. Darüber hinaus ermöglicht sie mithilfe spezieller Softwareprogramme die 2- oder 3-dimensionale (volumetrische) Vermessung einzelner Hirnstrukturen (z. B. des Hippocampus).

Es handelt sich hierbei zwar nicht um eine Methode der funktionellen Bildgebung im engeren Sinne, da lediglich strukturelle Sequenzen akquiriert werden. Jedoch werden statistische Methoden aus der funktionellen Bildgebung benutzt, um auf diese Weise Grauwertunterschiede in einzelnen Hirnstrukturen zwischen Patientenkollektiven und Normalprobanden zu ermitteln. Morphologische Unterschiede, z. B. durch Neuronenuntergang, können auf diese Art untersucherunabhängig auf Basis von Voxeln (Volumenpixeln) herausgearbeitet werden.

6.1.3 Diffusions-Tensor-Bildgebung

Die Diffusions-Tensor-Bildgebung (DTI) erlaubt Aussagen über den **mikrostrukturellen Aufbau** und die **neurale Integrität**, insbesondere der weißen Hirnsubstanz, was ansonsten nur in Autopsiestudien möglich ist. Sie basiert auf der Bestimmung der Stärke der Molekularbewegung (Diffusion) von Wassermolekülen im Gehirn. Außerdem erlaubt sie unter bestimmten Umständen auch eine detailgetreue Darstellung der Faserverläufe von Nervenbahnen (»fiber tracking«).

6.1.4 Elektroenzephalografie und Magnetenzephalografie

Bei der Elektroenzephalografie (EEG) wird mittels eng auf dem Skalp angebrachter Elektroden die **elektrische Aktivität** des Gehirns erfasst und deren Verteilung und Auslöser mittels Mappingverfahren sowie Quellenlokalisationsmethoden identifiziert. Bei sehr guter zeitlicher Auflösung ist eine anatomische Zuordnung jedoch schlechter möglich als bei der PET oder bei fMRT-Untersuchungen.

Die Magnetenzephalografie (MEG) beruht auf der Lokalisation ereigniskorrelierter Potenziale bzw. der damit verbundenen biomagnetischen Felder. Der Vorteil dieses Verfahrens ist, dass es berührungsfrei ist, keine Elektroden gesetzt werden müssen und eine gute räumliche und zeitliche Auflösung möglich ist. Da der Generator des biomagnetischen Feldes weitgehend verzerrungsfrei und in einem kleinen Volumen registriert werden kann, ist mit der MEG eine etwas genauere Lokalisation als mithilfe des EEG möglich.

Darüber hinaus kann man mittels EEG oder MEG die rhythmische Aktivität des Gehirns gut abbilden und diese mit Schmerz in Verbindung bringen.

6.1.5 Transkranielle Magnetstimulation und transkranielle Gleichstromstimulation

Der Einsatz der transkraniellen Magnetstimulation (TMS) erlaubt es, **Hypothesen zur Funktion bestimmter Hirnareale** zu prüfen und somit über die über andere Verfahren gefundenen korrelativen Zusammenhänge hinauszugehen. Mittels TMS wird ein starker, kurzer Magnetstimulus appliziert, der im Kortex einen elektrischen Stromfluss auslöst. Die meisten TMS-Protokolle bestehen aus einer kontinuierlichen Reizfolge mit konstanter Wiederholungsrate, wobei eine langsame (0,5–1 Hz: erregbarkeitsvermindernde Stimulation) und eine schnelle Wiederholungsrate (>5 Hz: erregbarkeitssteigernde Stimulation) unterschieden werden. Die TMS erzeugt direkt Veränderungen in den Aktionspotenzialen. Die funktionellen Auswirkungen der TMS auf das Gehirn sind komplex und werden von einer Vielzahl unterschiedlicher Charakteristika des Stimulationsprotokolls wie auch von physiologischen Faktoren, beispielsweise der homöostatischen Plastizität, bestimmt. Die TMS hat keine lokalen Effekte auf das Gehirn, sondern streut auch in weiter entfernte Hirnareale aus.

Die transkranielle Gleichstromstimulation (»transcranial direct current stimulation«, tDCS) ist ein in letzter Zeit häufiger eingesetztes Verfahren, bei dem ein schwacher elektrischer Strom auf das Gehirn wirkt. Die tDCS verändert die Erregbarkeit der Nervenzellen ähnlich der Langzeitpotenzierung oder der Langzeitdepression und wirkt über eine Veränderung der elektrischen Ladung auf der Membran. Dabei erhöht die anodale Stimulation die Erregbarkeit, die kathodale Stimulation hemmt sie. Die Effekte treten normalerweise nach der Stimulation auf und sind abhängig von der Dauer und Intensität der Stimulation.

> ❯ TMS und andere Verfahren der Hirnstimulation werden zunehmend als therapeutische Verfahren eingesetzt, um eine abnorme Gehirnaktivität, die mit chronischen Schmerzen einhergeht, zu normalisieren und so den Schmerz positiv zu beeinflussen.

6.2 Beiträge der Bildgebung zur Neuroanatomie, Neurophysiologie und Psychobiologie des Schmerzes

Der Einsatz bildgebender Verfahren belegte bei experimentellen somatischen und viszeralen Schmerzreizen mit relativ hoher Übereinstimmung ein spezifisch aktiviertes **zentrales Netzwerk** unter Einbeziehung des Mittelhirns sowie thalamischer, limbischer und kortikaler Strukturen (◘ Abb. 6.1).

> ❯ Die Multiplizität der aktivierten Hirnareale, die sich bei verschiedenen Schmerzstimulationen gezeigt hat, spricht gegen eine zentrale Verarbeitungsstruktur im Sinne eines »Schmerzzentrums« für die Generierung des komplexen Sinneseindruckes Schmerz.

Diese verteilten Aktivierungen wurden »**Schmerzmatrix**« genannt, die sensorisch-diskriminative, affektiv-motivationale und kognitive wie auch motorische Reaktionskomponenten aufweist und nach einer Serie von parallelen und sequenziellen Verarbeitungsschritten ihre afferenten Zugänge über unterschiedliche anatomische Bahnensysteme erhält (▶ Kap. 3).

Die Projektionen spinothalamokortikaler Neurone in laterale und mediale thalamische Kerngebiete mit konsekutiver Weiterverarbeitung der Information entweder im somatosensorischen oder limbischen Kortex führten zur Bildung der Begriffe »laterales Schmerzsystem« und »mediales Schmerzsystem« (▶ Kap. 3).

Dem **lateralen Schmerzsystem**, zu dem auf der Ebene des Thalamus die lateralen Kerngruppen gehören, die dann zum primären und sekundären sensorischen Kortex projizieren (SI, SII), wird die Reizdetektion, Lokalisation und Qualitäts- bzw. In-

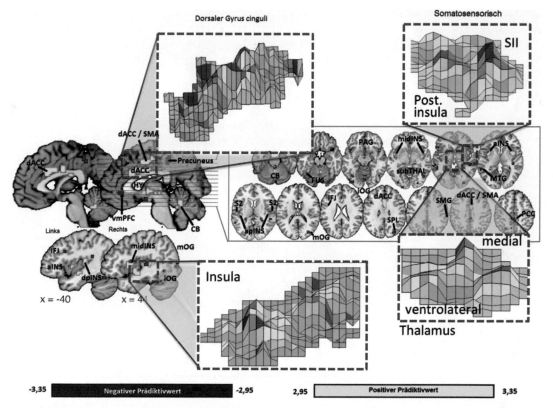

Abb. 6.1 Vorhersage von akutem Schmerz aus mittels maschinellen Lernens erstellten multivariaten Analysen. Die Abbildung zeigt die Schmerzsignatur mit Gewichten, die eine Schwelle von 0,05 (»false discovery rate«) überschreiten. Dargestellt sind Voxel, die zuverlässig Schmerz im Vergleich zu Hitzestimulation, Schmerzantizipation und Schmerzerinnerung vorhersagen. *ACC* anterior Gyrus cinguli, *CB* Zerebellum, *FUS* Gyrus fusiformis, *HY* Hypothalamus, *IFJ* inferiore frontale Junktion, *INS* Insula, *MTG* mittlerer temporaler Gyrus, *OG* Okzipitalgyrus, *PAG* periaquäduktales Grau, *PCC* posteriorer Gyrus cinguli, *PFC* präfrontaler Kortex, *SII* sekundärer somatosensorischer Kortex, *SMA* supplementär-motorisches Areal, *SMG* supramarginaler Gyrus, *SPL* superiorer Parietallappen, *TG* Gyrus temporalis, *THAL* Thalamus. Die Richtung ist wie folgt angegeben: *a* anterior, *d* dorsal, *i* inferior, *l* lateral, *m* medial, *mid* mediale Insula, *p* posterior, *v* ventral. (Mit freundlicher Genehmigung von Dr. Tor D. Wager, Department of Psychology & Neuroscience, University of Colorado at Boulder)

tensitätsdiskrimination zugerechnet. Es steuert auf diesem Wege zur sensorisch-diskriminativen Komponente des Schmerzerlebens bei.

Die affektiv-motivationale Komponente resultiert aus Verarbeitungsschritten im medialen Schmerzsystem. Hierzu gehören die medial gelegenen thalamischen Strukturen, der zinguläre Kortex sowie der präfrontale Kortex.

Die **Inselregion** nimmt in diesem Konzept eine intermediäre Position ein. Sie erhält somatischen und viszeralen afferenten Zustrom aus dem lateralen System, projiziert ihrerseits aber in das limbische System und kann damit zur emotionalen Tönung sensorischer Reize beitragen.

Eine Fülle von Bildgebungsstudien konnte an der Schmerzverarbeitung beteiligte Hirnareale aufzeigen (Apkarian et al. 2005, Wager et al. 2013). Dabei wurden einige Bereiche konsistent in nahezu allen Studien als aktiviert nachgewiesen. Hierzu gehören der Thalamus, der primäre und sekundäre somatosensorische Kortex (SI, SII), die Inselrinde, der zinguläre Kortex, der dorsolaterale präfrontale Kortex (DLPF) und das Kleinhirn. Andere zerebrale Regionen, z. B. die motorischen Hirngebiete oder die Amygdala, waren demgegenüber nur in einem Teil der Studien aktiviert.

Die Rolle des SI-Kortex, der für taktile und für nozizeptive Reize eine somatotope Gliederung auf-

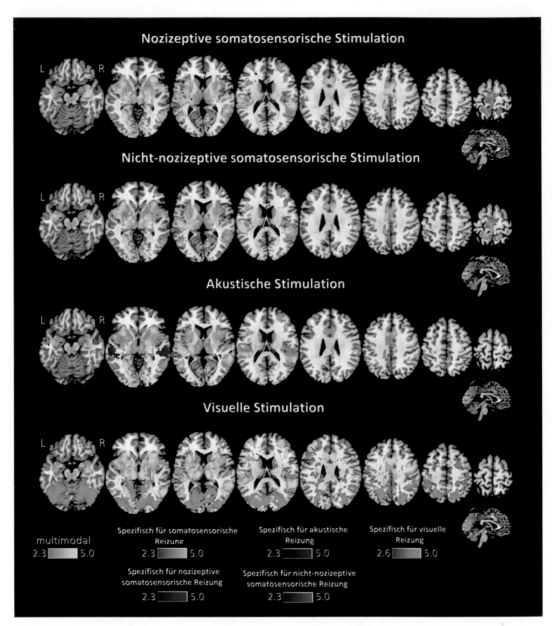

■ Abb. 6.2 Darstellung der Aktivierungen bei nicht schmerzhafter und schmerzhafter somatosensorischer Reizung sowie visueller und akustischer Stimulation. Nur die rot dargestellten Aktivierungen sind schmerzspezifisch. (Mit freundlicher Genehmigung von M. André Mouraux, Institut des Neurosciences (IoNS), Université catholique de Louvain, Brussels, Belgium)

weist, ist bei der Schmerzverarbeitung nicht eindeutig geklärt, da seine Aktivierung von Studie zu Studie stark variiert. Das Ausmaß an zentraler räumlicher und zeitlicher Summation dürfte dabei eine Rolle spielen. Teilweise scheint die Aktivierung auch vom Aufmerksamkeitsniveau abzuhängen. Im

Gegensatz dazu weist die SII-Region eine wesentlich stabilere, meist bilaterale Aktivierung auf. Während taktile und nozizeptive Reize innerhalb der SII-Region in unterschiedlichen neuronalen Verbänden verarbeitet werden, gibt es im SI-Kortex überlappende Aktivierungen. Damit scheint es innerhalb des SII-Kortex eine schmerzspezifische Region zu geben, welche nur durch nozizeptive Reize aktiviert wird. Der SII-Kortex trägt auch zur zeitlichen Verarbeitung schmerzhafter Reize bei und ist in Gedächtnisprozesse involviert. Er erhält sowohl direkt vom Thalamus als auch von SI Input.

Auch die Inselregion ist sehr konsistent in die Schmerzverarbeitung involviert. Dabei reagiert die posteriore Insel vor allem auf nozizeptive Reize, aber auch auf Temperatur. Die anteriore Insel ist in die Verarbeitung unterschiedlicher sensorischer Reize involviert, weist aber auch Gedächtnisfunktionen auf, ist an emotionalen Reaktionen sowie der sensomotorischen Integration beteiligt und spielt zudem bei der Wahrnehmung des Körpers und des Selbst eine wichtige Rolle (Craig 2009).

Der anteriore Gyrus cinguli (ACC) ist an der affektiven Schmerzkomponente beteiligt und wurde in einen mittleren, eher »kognitiven« und in Aufmerksamkeitsprozesse involvierten sowie einen ventralen, eher »emotionalen« Bereich unterteilt, der jedoch auch in die Intensitätskodierung von Schmerz involviert ist. Der rostrale ACC spielt eine wichtige Rolle bei der Placeboanalgesie (▶ Kap. 9).

In den letzten Jahren wurde auch darauf hingewiesen, dass es eine starke Überlappung der Schmerzmatrix mit Hirnaktivierungen gibt, die die **Salienz** eines Reizes abbilden, und das Konzept der Schmerzmatrix vor diesem Hintergrund kritisiert (Mouraux et al. 2011; ◘ Abb. 6.2). Deshalb ist es bei MRT-Untersuchungen besonders wichtig, die richtige Kontrollbedingung zu verwenden. Akuter Schmerz sollte so gegen ähnlich saliente Reize getestet werden, um die Spezifität tatsächlich zu ermitteln.

In den letzten Jahren wurde zunehmend die **oszillatorische Aktivität** des Gehirns als potenzieller Schmerzmarker untersucht. Dies beruht auf der Grundlage, dass miteinander interagierende Zellensembles die Schmerzwahrnehmung determinieren und in charakteristischen Frequenzen miteinander kommunizieren. Dabei wurde in unterschiedlichen Studien eine Unterdrückung von α- und β-Aktivität sowie eine ortsspezifische Zunahme von γ-Aktivität gefunden, die von der Reizdauer und anderen Reizcharakteristika abhängt (z. B. Schulz et al. 2015).

> ❯ **Die typischen Aktivierungen der sog. Schmerzmatrix treten auch bei anderen sensorischen Stimulationen auf und repräsentieren möglicherweise eher Salienz als Schmerz. Schmerz ist durch die Aktivität weit verteilter funktioneller Netzwerke charakterisiert und kann auch durch oszillatorische Aktivität abgebildet werden.**

6.3 Identifikation der Mechanismen chronischer Schmerzzustände

Es gelingt der Bildgebung zunehmend, pathogenetische Mechanismen chronischer Schmerzen aufzudecken. So haben sich bei der **Migräne** abnorme Veränderungen im Hirnstamm und beim **Clusterkopfschmerz** abnorme Veränderungen im Hypothalamus zeigen lassen, die direkt mit der Kopfschmerzaktivität assoziiert sind (Akerman et al. 2011). Bei **neuropathischen Schmerzen** finden sich abnorme Reorganisationsprozesse in den primären sensomotorischen Arealen, die wiederum eng mit der Schmerzaktivität assoziiert sind (▶ Kap. 5). Auch haben sich pathophysiologische Grundlagen für das Erleben von **Hyperalgesie** und **Allodynie** in der Bildgebung darstellen lassen (Lanz et al. 2011).

Für die **muskuloskelettalen und viszeralen Schmerzsyndrome** (z. B. die Fibromyalgie) oder Schmerzen beim Colon irritabile sind eine verstärkte zentrale Schmerzverarbeitung in weit verteilten Hirnarealen und eine gestörte deszendierende Hemmung als wesentliche Mechanismen identifiziert worden (◘ Abb. 6.3). In Liganden-PET-Studien fanden sich zudem Dysfunktionen im opioidergen und dopaminergen System. Besonders interessant sind auch Befunde zu strukturellen Veränderungen des Gehirns bei Schmerz, deren pathogenetische Bedeutung noch weiter geklärt werden muss und die im Folgenden ausgeführt sind.

Um natürliche Variationen in chronischem Schmerz und dessen neuronale Grundlagen zu untersuchen, verwendeten Baliki et al. (2006) die fMRT bei Patienten mit **chronischen Rückenschmerzen**, ohne dabei einen zusätzlichen akuten Schmerzreiz zu applizieren. Während der MRT-Messung wurden die Patienten gebeten, ihren Schmerz auf einer Skala von 0–10 (0 = kein Schmerz,

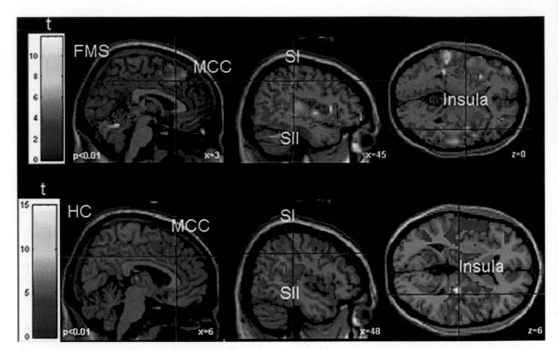

◘ Abb. 6.3 Differenzielle Aktivierung bei der fMRT während schmerzhafter Stimulation bei Patienten mit Fibromyalgie und Gesunden. *Oben:* BOLD-Aktivierung auf einen mechanischen nozizeptiven Reiz der Patienten mit Fibromyalgie (FMS), *unten:* bei Gesunden (HC). Es ergibt sich eine signifikant größere und weiter verbreitete Aktivierung bei den Patienten als bei der Kontrollgruppe. *MCC* medialer Gyrus cinguli, *SI* primärer somatosensorischer Kortex, *SII* sekundärer somatosensorischer Kortex, *p* Signifikanzwert, *t* t-Wert, *z* Koordinate

10 = stärkste Schmerzen) zu beurteilen. Eine Zunahme der spontanen Schmerzen dieser Patienten aktivierte auch die Regionen im Gehirn, welche bei akutem Schmerz aktiv sind (z. B. die anteriore und posteriore Insula, SII, den mittleren Gyrus cinguli, SI und das Zerebellum). Jedoch aktivierte anhaltend starker Schmerz zusätzlich Areale, welche bei Emotion, Kognition und Motivation aktiv sind – wie den präfrontalen Kortex, den rostralen anterioren Gyrus cinguli, den posterioren Thalamus, das ventrale Striatum und die erweiterte Amygdala. Die Aktivierung der Insula korrelierte mit der Schmerzdauer, woraus die Autoren schlossen, dass dies die Chronifizierung des Rückenschmerzes reflektiert. Im Gegensatz dazu korrelierte die Schmerzintensität mit der Aktivierung des medialen präfrontalen Kortex.

> **Beim chronischen Schmerz zeigt sich eine weitverbreitete und verstärkte Aktivierung schmerzverarbeitender Areale, die insbesondere die Inselregion, frontale Regionen, Striatum und Amygdala einschließt.**

In Bezug auf Untersuchungen zum **Ruhezustand des Gehirns** gingen Baliki et al. (2008a) davon aus, dass langfristiger Schmerz die funktionale Konnektivität der kortikalen Regionen des Default-Netzwerkes (► Abschn. 6.1.2) ändert, was wiederum den Schluss nahelegt, dass chronische Schmerzen weitreichende Auswirkungen auf allgemeine Hirnfunktionen haben und nicht nur auf die sog. Schmerzmatrix. Untersucht wurden Patienten mit chronischen Rückenschmerzen (CBP) und gesunde Kontrollprobanden, bei denen während einer einfachen visuellen Aufmerksamkeitsaufgabe der BOLD-Effekt gemessen wurde. Die Aufmerksamkeitsaufgabe war für beide Gruppen die gleiche, aber die CBP-Patienten zeigten eine geringere Deaktivierung im medialen präfrontalen Kortex, der Amygdala und im PCC. Diese Störung im DMN wurde als Ursache für viele kognitive und verhaltensbezogene Beeinträchtigungen interpretiert, welche mit chronischen Schmerzen einhergehen (z. B. Depressionen, Angst, Schlafstörungen oder exekutive Funktionsstörungen).

Neben funktionellen Veränderungen des Gehirns lassen sich auch **strukturelle Veränderungen** aufzeigen, die sowohl die graue wie auch die weiße Substanz betreffen. So untersuchten z. B. Jensen et al. (2013) sowohl strukturelle als auch funktionelle Indikatoren bei Patienten mit **Fibromyalgie** und fanden signifikante Abnahmen der grauen Substanz in den an der Schmerzverarbeitung involvierten Strukturen, insbesondere auch im ACC, was sie als Indikator für die schlechtere Schmerzhemmung bei diesen Patienten betrachteten. **Depression** war auch mit Abnahmen der grauen Substanz, jedoch in anderen Hirnregionen (limbisch), assoziiert und die Veränderungen der grauen Substanz korrelierten mit der Dauer der Erkrankung.

Besonders beim **neuropathischen Schmerz** wurden PET-Studien zur Analyse von kontinuierlichem Schmerz verwendet, da beim PET eine kontinuierliche Registrierung des regionalen zerebralen Blutflusses (rCBF) möglich ist, während bei der fMRT Schmerz »an- und ausgeschaltet« werden muss. Bei Spontanschmerzen von Patienten mit Mononeuropathien wurde ein verminderter rCBF im kontralateralenThalamus und ein erhöhter rCBF in der Inselrinde, dem ACC, dem posterioren parietalen Kortex (PPC) und dem präfrontalen Kortex gefunden (Maihöfner et al. 2010). Als Erklärung für die thalamische Absenkung des rCBF wurden eine Hemmung des verstärkten nozizeptiven Einstroms oder eine Entkopplung des rCBF von der neuronalen Aktivität diskutiert.

Periphere und zentrale **Hyperalgesie** (Überempfindlichkeit auf nozizeptive Reize) ist gerade beim neuropathischen Schmerz häufig. Bei der Hyperalgesie fanden sich Mehraktivierungen in allen Arealen der Schmerzmatrix, im Vergleich zur Allodynie jedoch verstärkte Aktivierungen im medialen Schmerzsystem. Wurden die betroffene und die nicht betroffene Seite verglichen, fanden sich Mehraktivierungen in präfrontalen Kortexarealen und in den Basalganglien und – je nach Schmerzreiz – auch in der Insula oder dem ACC. In einer Studie wurde durch verschiedene Reize ein »Hyperalgesienetzwerk« identifiziert, das aus ACC, bilateraler anteriorer Insula und bilateralem inferiorem frontalem Kortex besteht und eine zentrale Rolle bei Sensibilisierungsprozessen zu spielen scheint.

Bei der **Allodynie** (Schmerzerfahrung bei normalerweise nicht schmerzhaften Reizen) wurden vor allem Aktivierungen in SI, SII und dem Thalamus sowie dem parietalen Assoziationskortex, abhängig vom Reiz auch in der Insula, dem ACC und den Basalganglien gefunden (Maihöfner et al. 2010).

Baliki et al. (2012) fanden, dass für die **Chronifizierung von Schmerz** insbesondere die Konnektivität des mit Belohnungsverarbeitung assoziierten ventralen Striatum (Nucleus accumbens) und des Frontalkortex wichtig ist. Im Verlauf der Chronifizierung kommt es dann zu einer Aktivierung von Hirnregionen, die in die emotionale Verarbeitung involviert sind (Hashmi et al. 2014). Dies legt nahe, dass der Chronifizierungsprozess eher von emotionalen und motivationalen Reizen als von nozizeptiven Reizen bestimmt wird.

6.4 Schmerzmodulation

Schmerzmodulationsexperimente nehmen derzeit einen wichtigen Platz in der bildgebenden Schmerzforschung ein. Es besteht die Hoffnung, hierdurch Hirnareale identifizieren zu können, durch deren Beeinflussung möglichst selektiv eine verminderte Schmerzwahrnehmung erreicht werden kann. Damit könnte eine Brücke zwischen Grundlagenforschung und der häufig sehr schwierigen Therapie klinischer Schmerzsyndrome geschlagen werden. Als Modulationsparadigmen werden neben der Gabe von schmerzlindernden oder plastizitätsmodulierenden Medikamenten – Opiate, NMDA-Antagonisten, Placebo – in Ruhe bzw. bei gleichzeitigen Schmerzreizen auch **verhaltenstherapeutische Interventionen** oder TMS benutzt.

Die schmerzhemmenden supraspinalen Eigenschaften endogener Opioide scheinen durch den rostralen ACC des zingulofrontalen Kortex sowie das periaquäduktale Grau (PAG) und tiefer gelegene Hirnstrukturen vermittelt zu werden.

❯ **Experimente bei Placeboanalgesie zeigen, dass dieses Aktivierungsmuster nicht spezifisch für extern applizierte Opiate ist, sondern vielmehr ein allgemeines schmerzmodulierendes Netzwerk darstellt (▶ Kap. 9), an dem opioiderge Transmissionsmechanismen maßgeblich beteiligt zu sein scheinen.**

Die **kognitive Modulation von Schmerz** wird primär über den Parietallappen, den primären somatosensorischen, den anterioren Gyrus cinguli, den präfrontalen Kortex und das periaquäduktale Grau vermittelt (Bushnell et al. 2013). Beim chronischen Schmerz ist diese Modulation gestört. Es kommt z. B. zu vermehrtem Katastrophisieren, das mit lateraler präfrontaler Aktivität einhergeht (Loggia et al. 2014) und einer ungenügenden Hemmung von Schmerz durch positive Reize (Kamping et al. 2013), was auf dysfunktionale dopaminerge Systeme zurückzuführen ist und mit einer gestörten Aktivität im Striatum und anderen Hirnregionen wie der Insel einhergeht.

> **Die Erwartung eines schmerzhaften bzw. nicht schmerzhaften Reizes kann bereits zu schmerzortspezifischer Aktivierung des somatosensorischen Systems, aber auch limbischer Areale führen.**

Mittels TMS ließ sich zeigen, dass die intrakortikale Modulation durch GABAerge und glutamaterge Mechanismen gestört ist (Schabrun u. Hodges 2012). Untersuchungen zur Effektivität der TMS als Therapieverfahren haben zwar kurzfristig mehr Schmerzlinderung als Placebostimulation ergeben (Zaghi et al. 2010), jedoch handelt es sich um Studien mit kleinen Fallzahlen und ohne langfristige Katamnesen.

Ein weiterer positiver Aspekt bildgebender Verfahren ist die Möglichkeit, die **Effektivität von Therapien** zu überprüfen und auch mehr Aufschlüsse über Wirkmechanismen von Therapien zu erhalten. Dies ist insbesondere durch die pharmakologische fMRT möglich. Hier können über subjektive Maße und Verhaltensdaten hinaus Wirkungen von Pharmaka auf spezifische Hirnregionen und damit schmerzverarbeitende Module gezeigt werden. Es lässt sich darüber hinaus die Spezifität therapeutischer Interventionen hinsichtlich ihrer Wirkung auf spezifische Hirnregionen dokumentieren. Die Placeboforschung (▶ Kap. 9) hat hier wichtige Beiträge geliefert, da sie zeigen konnte, welche Mechanismen der Placeboanalgesie zugrunde liegen. Die durch Placebo angestoßene Analgesie ist durch Erwartung und Lernen vermittelt und aktiviert opioiderge deszendierende schmerzhemmende Mechanismen.

In den letzten Jahren wird zunehmend auch untersucht, welche neuronalen Grundlagen effektive schmerztherapeutische Verfahren haben. So untersuchten Baliki et al. (2008b) mittels fMRT 2 Gruppen von Patienten mit chronischen Schmerzen: eine Gruppe mit chronischen Rückenschmerzen (CBP) und eine Gruppe mit Osteoarthritis (OA) des Knies, während sie die jeweilige Schmerzintensität (mittels einer Fingerspannenskalierung) beurteilten. Die CBP-Patienten beurteilten ihren gegenwärtigen habituellen Schmerz und dessen Schwankungen und die OA-Patienten beurteilten die Schwankungen ihrer Akutschmerzen, wenn Druck auf ihr Knie ausgeübt wurde. Während der Schmerzbeurteilungsaufgabe berichteten die CPB-Patienten Schwankungen ihrer spontanen Schmerzintensität, ohne dass ein merklicher experimenteller Stimulus appliziert wurde. Die Aktivierung, die mit diesen spontanen Schwankungen in Zusammenhang steht, fand hauptsächlich in Arealen statt, die mit Emotion und Motivation in Zusammenhang gebracht werden (z. B. dem medialen präfrontalen Kortex und dem Nucleus accumbens). Die Aktivierungen aufgrund des Druckschmerzes der OA-Gruppe fanden im SII-Kortex, der Insula, dem supplementärmotorischen Areal (SMA), dem ACC, dem medialen frontalen Gyrus, dem Thalamus, dem rechten Putamen und der linken Amygdala statt. Dieses Aktivierungsmuster ähnelt dem von gesunden Probanden, wenn diese akuten Schmerzreize ausgesetzt sind (d. h. Aktivierung der Schmerzmatrix). In einem Prä-post-Design untersuchten die Autoren die Aktivierung der Hirnregionen vor und nach einer 2-wöchigen Behandlung der Patienten mit einem schmerzhemmenden Lidocainpflaster. Die CBP-Patienten berichteten einen signifikanten Rückgang der Schmerzintensität nach der Behandlung. Während sie vor der Behandlung eine schmerzkorrelierte Aktivität vor allem im frontalen Kortex (einschließlich des medialen präfrontalen Kortex, des rostralen anterioren zingulären Kortex, des bilateralen superioren frontalen Gyrus und des Nucleus accumbens) aufwiesen, kam es nach der Behandlung zu einer entsprechenden Verringerung des BOLD-Effekts insbesondere im medialen präfrontalen Kortex. Die Autoren kommen zu dem Schluss, dass der spontane Schmerz des chronischen Rückenschmerzes in erster Linie emotionaler Art ist

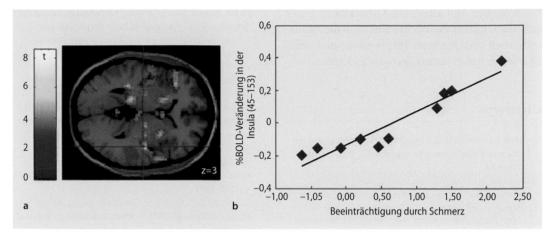

Abb. 6.4 Veränderungen in der Beeinträchtigung durch Schmerz nach einem verhaltenstherapeutischen Extinktionstraining. **a** Bei Patienten mit Fibromyalgie kommt es zu einer deutlich veränderten Aktivierung der Inselregion in Abhängigkeit von der therapeutischen Verbesserung. **b** Korrelation zwischen der veränderten Inselaktivierung und der Veränderung der Beeinträchtigung durch Schmerz im Therapieverlauf. *BOLD* »blood oxygen level dependent«, *t* t-Wert, *x-Achse* Veränderungswert aus multimodalem Schmerzfragebogen, *z* Koordinate (nach Diers et al. 2012)

und dass eine Behandlung mit Lidocain genau diese hauptsächlich emotionalen Schmerzfaktoren verringert.

Diers et al. (2012) fanden, dass eine erfolgreiche verhaltenstherapeutische Intervention bei Patienten mit Fibromyalgie zu einer Zunahme der Aktivität im primären somatosensorischen Kortex und der posterioren Inselregion führte, während vor der Therapie eine stärkere Aktivierung im ACC und der anterioren Insel vorzufinden war (**◘** Abb. 6.4). Diese Befunde lassen sich als eine Verschiebung von einer eher affektiv getönten hin zu einer mehr sensorischen Schmerzverarbeitung interpretieren (Diers et al. 2012).

Die Beiträge zur Bildgebung bei chronischen Schmerzen haben auch zur Entwicklung neuer Therapien wie Diskriminationstraining, Spiegeltherapie oder Vorstellungstraining bei neuropathischen Schmerzen geführt, die zentrale Reorganisationsprozesse rückgängig machen sollen (▶ Kap. 5). Auch neue pharmakologische Interventionen, die gezielt in diese neuroplastischen Veränderungen eingreifen sollen, wurden entwickelt.

❯ Zu den Grenzen der bildgebenden Verfahren gehört, dass sich diese Methoden derzeit sicher *nicht* zur Individualdiagnostik eignen – dafür ist die interindividuelle Varianz zu groß. Sie lassen sich somit auch nicht im Einzelfall in der Begutachtung einsetzen. Sie geben jedoch Hinweise auf pathogenetische Aspekte, die bislang mit klinischen Methoden nicht erfasst werden können, und sie können auch in der Entwicklung und Evaluation von Therapieverfahren sinnvoll sein.

6.5   Fazit

In diesem Kapitel wurden bildgebende Methoden bei Schmerz eingeführt und Beispiele für ihre Anwendung gegeben. Obwohl viele strukturelle und funktionale Gehirnveränderungen bei muskuloskelettalen Schmerzsyndromen berichtet wurden, mangelt es z. B. an Längsschnittstudien, welche spezifizieren könnten, ob diese Gehirnveränderungen als Vulnerabilitätsfaktoren oder als Konsequenz des chronischen Schmerzes zu verstehen sind.

Betrachtet man die funktionelle Bildgebung von ihrem Potenzial her, steht sie auch heute noch am Anfang ihrer Entwicklung. Untersuchungen, welche die simultane Anwendung verschiedener Methoden nutzen, werden Informationen über den Zusammenhang zwischen elektrophysiologischen und neurochemischen Vorgängen liefern. Neue statistische Auswertungsmodelle wie die Konzepte der funktionellen und effektiven Konnektivität lassen außerdem hoffen, dass in Zukunft auch die Zusammenarbeit verschiedener Hirnbereiche und deren Hierarchie besser verstanden werden kann.

Literatur

Akerman S, Holland PR, Goadsby PJ (2011) Diencephalic and brainstem mechanisms in migraine. Nat Rev Neurosci 12: 570–584

Apkarian AV, Bushnell MC, Treede RD, Zubieta JK (2005) Human brain mechanisms of pain perception and regulation in health and disease. Eur J Pain 9: 463–463

Baliki MN, Chialvo DR, Geha PY, Levy RM, Harden RN, Parrish TB, Apkarian AV (2006) Chronic pain and the emotional pain: specific brain activity associated with spontaneous fluctuations of intensity of chonic back pain. J Neurosci 22: 12165–12173

Baliki MN, Geha PY, Apkarian AV, Chialvo DR (2008a) Beyond feeling: chronic pain hurts the brain, disrupting the default-mode network dynamics. J Neurosci 28: 1398–1403

Baliki MN, Geha PY, Jabakhanji R, Harden N, Schnitzer TJ, Apkarian AV (2008b) A preliminary fMRI study of analgesic treatment in chronic back pain and knee osteoarthritis. Mol Pain 25: 4–47

Baliki MN, Petre B, Torbey S, Herrmann KM, Huang L, Schnitzer TJ, Apkarian AV (2012) Corticostriatal functional connectivity predicts transition to chronic back pain. Nat Neurosci 15: 1117–1119

Bushnell MC, Ceko M, Low LA (2013) Cognitive and emotional control of pain and its disruption in chronic pain. Nat Rev Neurosci 14: 502–511

Craig AD (2009) How do you feel – now? The anterior insula and human awareness. Nat Rev Neurosci 10: 59–70

Diers M, Yilmaz P, Rance M, Thieme K, Gracely RH, Rolko C, Flor H (2012) Treatment-related changes in brain activation in patients with fibromyalgia syndrome. Exp Brain Res 218: 619–628

Hashmi JA, Baliki MN, Huang L, Baria AT, Torbey S, Hermann KM, Apkarian AV (2013) Shape shifting pain: chronification of back pain shifts brain representation from nociceptive to emotional circuits. Brain 136: 2751–2768

Jensen KB, Srinivasan P, Spaeth R, Tan Y, Kosek E, Petzke F, Kong J (2013) Overlapping structural and functional brain changes in patients with long-term exposure to fibromyalgia pain. Arthritis Rheum 65: 3293–3303

Kamping S, Bomba IC, Kanske P, Diesch E, Flor H (2013) Deficient modulation of pain by a positive emotional context in fibromyalgia patients. Pain 154: 1846–1855

Lanz S, Seifert F, Maihöfner C (2011) Brain activity associated with pain, hyperalgesia and allodynia: an ALE meta-analysis. J Neural Transm (Vienna) 118: 1139–1154

Loggia ML, Berna C, Kim J, Cahalan CM, Gollub RL, Wasan AD, Napadow V (2014) Disrupted brain circuitry for pain-related reward/punishment in fibromyalgia. Arthritis Rheumatol 66: 203–212

Maihöfner PDC, Nickel FT, Seifert F (2010) Neuropathische Schmerzsyndrome und Neuroplastizität in der funktionellen Bildgebung. Schmerz 24: 137–145

Mouraux A, Diukova A, Lee MC, Wise RG, Iannetti GD (2011) A multisensory investigation of the functional significance of the »pain matrix«. Neuroimage 54: 2237–2249

Schabrun SM, Hodges PW (2012) Muscle pain differentially modulates short interval intracortical inhibition and intracortical facilitation in primary motor cortex. J Pain 13: 187–194

Schulz E, May, ES, Postorino M, Tiemann L, Nickel MM, Witkovsky V, Ploner M (2015) Prefrontal gamma oscillations encode tonic pain in humans. Cereb Cortex 25: 4407–4414

Wager TD, Atlas LY, Lindquist MA., Roy M, Woo CW, Kross E (2013) An fMRI-based neurologic signature of physical pain. N Engl J Med 368: 1388–1397

Zaghi S, Thiele B, Pimentel D, Pimentel T, Fregni F (2010) Assessment and treatment of pain with non-invasive cortical stimulation. Restor Neurol Neurosci 29: 439–451

6

Psychologische Mechanismen der Chronifizierung – Konsequenzen für die Prävention

M. I. Hasenbring, J. Korb, M. Pfingsten

7.1   Einführung – 116

7.2   Chronifizierung auf psychischer Ebene – 117

7.3   Iatrogene Faktoren im Prozess der Schmerzchronifizierung – 121

7.4   Präventive Aspekte – 123

7.5   Fazit – 128

Literatur – 129

B. Kröner-Herwig et al. (Hrsg.), *Schmerzpsychotherapie*,
DOI 10.1007/978-3-662-50512-0_7, © Springer-Verlag Berlin Heidelberg 2017

Lernziele

In den vergangenen 20 Jahren wurde, vor allem im Rahmen prospektiver Längsschnittstudien, nachgewiesen, dass zahlreichen psychologischen und psychobiologischen Merkmalen eine bedeutende Rolle als Risikofaktoren im Prozess der Chronifizierung akuter Schmerzen zukommt. Hierzu zählen eine depressive Stimmungslage, ungünstige Formen der emotionalen, kognitiven und verhaltensbezogenen Schmerzverarbeitung sowie chronische Stressoren im beruflichen und privaten Alltagsleben. Untersuchungen zu vermuteten Mechanismen konzentrieren sich gegenwärtig auf Prozesse der klassischen und operanten Konditionierung, Prozesse kognitiver Aufmerksamkeitssteuerung, körperlicher Aktivität sowie psychobiologischer Wechselwirkungen. In jüngerer Zeit werden darüber hinaus verstärkt iatrogene Prozesse beschrieben, die im Rahmen der medizinischen Behandlung von Schmerzpatienten eine Chronifizierung begünstigen. Aktuelle Leitlinien zur Behandlung akuter Schmerzen sehen als Konsequenz eine frühzeitige Diagnostik psychologischer Risikofaktoren (»yellow flags«) vor, deren Berücksichtigung zur Prävention der Schmerzchronifizierung beitragen soll. Erste Screeninginstrumente liegen für die Individualdiagnostik vor. Ebenso gibt es erste empirische Befunde aus kontrollierten, randomisierten Interventionsstudien bei Rückenschmerzen, die darauf hindeuten, das risikofaktorenbasierte kognitiv-verhaltenstherapeutische Interventionen bei Hochrisikopatienten den Chronifizierungsprozess abmildern können.

7.1   Einführung

> **»**Pain is not the problem but chronicity.
> (Nachemson 1998)«

> **In Deutschland leben nach jüngsten Schätzungen 5–8 Mio. Menschen, die unter chronischen Schmerzen leiden.**

Bei klinischen Schmerzproblemen ist häufig nicht in erster Linie die Inzidenz, sondern ihre **Persistenz** von Bedeutung. Dies zeigt sich z. B. an den Gesundheitskosten, die bei Rückenschmerzen zu mehr als 80 % von einer kleinen Gruppe von Patienten (ca. 10 %) mit schwerst chronischen Schmerzen verur-

sacht werden (Wenig et al. 2009). Auch bei anderen Schmerzproblemen stellt die Chronifizierung der Schmerzen das Hauptproblem, z. B. bei chronischen Nackenschmerzen (Carrol et al. 2009), chronischen Kopfschmerzen (Nicholson et al. 2007), chronischen Schmerzen nach HWS-Schleudertrauma (Robinson et al. 2013) oder Fibromyalgie (Forseth et al. 1999). Somatische Ursachen sind häufig die Basis von Schmerzen, können aber die Zunahme von Krankheitsverhalten und die vermehrte Inanspruchnahme medizinischer Leistungen sowie solcher der sozialen Versorgungssysteme nur unzureichend erklären.

> **Was selbst für den akuten Schmerz Gültigkeit hat, nämlich dass keine proportionale Beziehung zwischen den Merkmalen einer Schädigung und der Schmerzempfindung besteht, hat erst recht Gültigkeit für ein chronisches Geschehen.**

Bei chronischen Schmerzen wird die **schmerzbedingte Beeinträchtigung** nur marginal durch das Ausmaß der diagnostizierbaren Körperschäden bestimmt und korreliert auch nur schwach bis mittelstark mit der berichteten Schmerzintensität. Dagegen sind kognitive, emotionale sowie Verhaltensaspekte, die die Schmerzverarbeitung und -bewältigung betreffen, von hoher Bedeutung (Pfingsten 2004).

Bei dem Versuch, die Ätiologie und Pathogenese chronischer Schmerzen zu verstehen, hat sich der Schwerpunkt interdisziplinärer Forschungsarbeiten in den vergangenen 15 Jahren zunehmend auf den Prozess einer sich **allmählich entwickelnden Chronifizierung** verlagert. Der Begriff der Chronifizierung kennzeichnet dabei in zeitlicher Hinsicht die Phase des Überganges (»transition«) von einem akuten zu einem chronisch-persistierenden oder chronisch-rezidivierenden Schmerz (Turk 1996).

Die **empirische Forschung** konzentriert sich auf die Untersuchung folgender Fragen:

- Welche Faktoren beeinflussen den Übergang von einem akuten Schmerz zu einem chronisch-rezidivierenden oder chronisch-persistierenden Schmerz und können damit als Risikofaktoren identifiziert werden? Welche biologischen, psychologischen, sozialen und sozioökonomischen Prozesse sind daran beteiligt? Der Schwerpunkt dieser Fragestellung liegt auf den **Mechanismen der Chronifizierung**.

- Wie können **Risikofaktoren** frühzeitig, z. B. beim Auftreten erster akuter Schmerzen, anzeigen, ob bei einer Person die Gefahr einer Chronifizierung besteht und was bedeutet dies für die Therapie?

In diesem Kapitel liegt der Schwerpunkt auf psychosozialen Prozessen, die als wichtige modifizierbare Risikofaktoren der Schmerzchronifizierung gelten. Andere Mechanismen – insbesondere physiologische Chronifizierungsfaktoren, z. B. Aspekte der Neuroplastizität, werden zur Vermeidung von Redundanzen in anderen Kapiteln behandelt (► Kap. 3, ► Kap. 5). Psychosoziale Risikofaktoren werden gegenwärtig für alle der zuvor genannten Schmerzsyndrome bestätigt, jedoch mit unterschiedlichen Schwerpunkten. Dies wird in den weiteren Ausführungen kenntlich gemacht.

7.2 Chronifizierung auf psychischer Ebene

Für die psychische Ebene wurde in den vergangenen Jahren eine Vielzahl an **Faktoren** in ihrem Einfluss auf den Prozess der Chronifizierung untersucht. Sie lassen sich grob in die folgenden Bereiche einteilen:

- Emotionale Stimmung
- Schmerzbezogene Kognitionen
- (Verhaltensbezogene) Schmerzbewältigung

7.2.1 Emotionale Stimmung

> **Eine depressiv getönte Stimmungslage stellt einen zentralen Risikofaktor für die Chronifizierung akuter Schmerzen dar.**

Eine Reihe von Metaanalysen und systematischer Reviews zeigt dies für chronische Rückenschmerzen (Linton 2000, Pincus et al. 2002), chronische Kopfschmerzen (Nicholson et al. 2007), die häufig schon im Kindes- und Jugendalter identifizierbar

sind (Waldie et al. 2014) sowie für Nackenschmerzen (Lee et al. 2015).

Überwiegend handelt es sich dabei um **milde Formen von Depressivität**, die nach einer Klassifikation von Beck et al. (1961) zwischen den Stufen »keine Depression« und »mäßige bzw. schwere Depression« liegen. Psychiatrisch relevante depressive Störungen konnten dagegen im frühen Chronifizierungsprozess nicht als relevante Risikofaktoren bestätigt werden (Gatchel et al. 1995, Nicholson et al. 2007).

Eine depressive Stimmungslage kann im Einzelfall Folge sein von

- lang anhaltender Belastung im beruflichen oder privaten Alltag,
- chronischer körperlicher/mentaler Überforderung,
- einem lebensverändernden Ereignis (z. B. Verlust eines nahen Angehörigen) sowie
- bereits bestehenden Schmerzen bzw. einer ungünstigen Schmerzbewältigung.

Zur Frage **psychobiologischer Wechselwirkungen** existieren gegenwärtig verschiedene, sich mitunter ergänzende Hypothesen, für die erste bestätigende empirische Ergebnisse vorliegen. Folgende Zusammenhänge werden diskutiert:

- Eine depressive Stimmungslage (z. B. als Folge chronischer Alltagsbelastungen) ist mit einer **erhöhten muskulären Aktivität** verbunden. Diese kann einerseits zu einem rein muskulär bedingten Schmerz führen, andererseits über einen erhöhten intradiskalen Druck eine weitere Verschiebung von diskalem Gewebe nach sich ziehen, sodass es zu einer schmerzhaften Bedrängung der Nervenwurzel kommt.
- Eine länger andauernde und ausgeprägte depressive Stimmungslage geht üblicherweise mit **Passivität und Rückzugsverhalten** einher, sodass es über lang andauernde körperliche Inaktivität schließlich zur Schwächung wichtiger Muskelgruppen/Atrophie der Muskulatur kommen kann, die bei Belastung besonders schnell schmerzhaft wird.
- Eine unabhängig von der Schmerzerkrankung auftretende depressive Stimmungslage (z. B. aufgrund eines Verlusterlebnisses) wie auch eine depressive Stimmung als Folge der

schmerzbedingten Beeinträchtigung (Verlust von Verstärkungsbedingungen) intensivieren das negative emotionale Erleben, sind mit dysfunktionalen kognitiven Mechanismen vergesellschaftet und erschweren eine adaptive Bewältigung des Schmerzes.

Neben dem Faktor Depressivität kann auch das aktuelle Erleben von **Angst** die Aufrechterhaltung von Schmerzen fördern (Sieben et al. 2002), die sowohl bei Rückenschmerzen nach OP (den Boer et al. 2006) als auch bei Kopfschmerz (Lanteri-Minet et al. 2005). Diese affektive Komponente wird oft auch in Verbindung mit angstassoziierten schmerzbezogenen Kognitionen und spezifischen Formen der Schmerzbewältigung gesehen (▶ Abschn. 7.2.2, ▶ Abschn. 7.2.3).

7.2.2   Schmerzbezogene Kognitionen

Unter schmerzbezogenen Kognitionen werden zum einen momenthafte, meist automatisch ablaufende schmerzbezogene Selbstverbalisationen gefasst, zum anderen generalisierende Metakognitionen (Hasenbring 2000):

- Bezüglich der **momentbezogenen Selbstverbalisationen** lassen sich verschiedene attributionale und attentionale kognitive Prozesse unterscheiden (Murphy et al. 1997): Zu den **attentionalen Kognitionen** zählen kognitive Ablenkung, Gedankenunterdrückung sowie affektfreie Aufmerksamkeitszuwendung, zu den **attributionalen Kognitionen** zählen Katastrophisieren und Hilf-/Hoffnungslosigkeit – beides Aspekte, die mit einer Überbewertung der Schmerzerfahrung einhergehen. Weiterhin zählen hierzu Kognitionen des Bagatellisierens, die mit einer Unterbewertung einhergehen.
- Zu den am häufigsten untersuchten **krankheitsbezogenen Metakognitionen** gehören die sog. »**fear-avoidance beliefs**« (Waddell et al. 1993, s. u.). Diese stellen Überzeugungshaltungen mit Verhaltenskonsequenz dar, wonach das persönliche Schmerzleiden einen ungünstigen Verlauf nehmen wird und nicht mit einer Wiederherstellung der ursprünglichen Funktionskapazität gerechnet wird (▶ Kap. 28).

Zur Wirkung von Aufmerksamkeitsablenkung und Gedankenunterdrückung zeigen eine Reihe laborexperimenteller Untersuchungen, dass eine strukturierte, fokussierte Ablenkung (z. B. durch konkrete Aufgaben instruiert) zu einer Erhöhung der individuellen Schmerztoleranz führt, während unfokussierte Formen der Gedankenunterdrückung (»denk nicht daran«) eher emotionalen Disstress erhöhen (Lin u. Wicker 2007). Letztere zeigte sich auch gegenüber wert- oder affektfreier Aufmerksamkeitszuwendung hinsichtlich der Schmerzsensitivität unterlegen (Braams et al. 2012).

Suppressive Kognitionen, mit denen unangenehme Gefühle oder Empfindungen wie Schmerz unterdrückt werden sollen, haben sich in zahlreichen Studien als ineffektiv und sogar kontraproduktiv erwiesen: Gedankenunterdrückung führt nicht nur zu häufigeren Fehlversuchen als fokussierte Ablenkung, sondern bewirkt einen Rebound-Effekt, d. h., die unerwünschten Empfindungen drängen sich zu späteren Zeiten unfreiwillig auf (Wegner et al. 1987), beides Effekte, die emotionalen Disstress erhöhen.

Unter den automatischen attributionalen Kognitionen zählen bedrohliche Überbewertungen von Schmerzen (**Katastrophisieren**) zu den eindeutig maladaptiven Formen, während akzeptanzbasierten Bewertungen, den Schmerz z. B. als eine Herausforderung anzunehmen, protektive Wirkung zugeschrieben wird. Dies bestätigte jüngst eine erste systematische Metaanalyse sowohl für laborexperimentelle als auch für klinischen Schmerz (Jackson et al. 2014).

In einem klinischen Sinne macht dies deutlich, dass ständige Versuche, Schmerz zu kontrollieren, nicht unbedingt zu mehr Kontrolle führen, sondern dass sie die Aufmerksamkeit vermehrt auf den Schmerz fokussieren und das Verhalten umgekehrt stärker unter die Kontrolle der Schmerzen bringen. Gleichzeitig verlieren die Patienten ihre persönlichen Werte und Lebensziele immer mehr aus den Augen. McCracken und Eccleston (2005) konnten in prospektiven Studien zeigen, dass eine hohe **Schmerzakzeptanz** zu geringerer körperlicher und psychosozialer Beeinträchtigung beiträgt, während Strategien wie Ignorieren oder Ablenkung in keinem oder sogar ungünstigen Zusammenhang stehen.

❯ Laborexperimentelle wie klinische Studien zeigen maladaptive Effekte für automatische Kognitionen der Gedankenunterdrückung und des Katastrophisierens, günstige dagegen für fokussierte Ablenkung, wertfreie Aufmerksamkeitszuwendung sowie für Akzeptanz im Sinne einer Herausforderung.

Unter den generalisierenden Metakognitionen haben sich sog. »**fear-avoidance beliefs**« als maladaptiv erwiesen. Hier geht es um die Überzeugung einer ungünstigen Schmerzprognose sowie des Glaubens, dass Schmerzen durch körperliche Aktivität oder die aktuelle Arbeit verstärkt werden. Dieses Modell hat insbesondere im Chronifizierungsprozess bewegungsbezogener Schmerzen eine erhebliche Bedeutung (Vlaeyen u. Linton 2012).

Trotz der breiten Anerkennung des Modells sind einige Fragen ungeklärt und es gibt auch kritische Ergebnisse (▶ Abschn. 7.2.3). Ein Problem besteht z. B. darin, dass der bedrohliche Aspekt von Schmerz vermutlich sowohl zwischen Individuen als auch in verschiedenen Situationen stark variieren und er sowohl mit Vermeidungs- als auch mit suppressivem Verhalten einhergehen kann (Hasenbring et al. 2014). Zusätzlich handelt es sich um eine sehr individualspezifische Reaktion, die möglicherweise durch Fragebogenverfahren, in denen standardisierte Bewegungen/Belastungen vorgegeben werden, nur schwer untersuchbar ist. In einer Studie von Demoulin et al. (2013) zeigten sich z. B. nur schwache bis mittlere Interkorrelationen zwischen unterschiedlichen Methoden/Verfahren zur Objektivierung von Angst-/Vermeidungseinstellungen auf der kognitiven, emotionalen und Verhaltensebene. Für den klinischen Alltag ist bezüglich der Frage nach dem Vorhandensein von verhaltensrelevanten Angst-/Vermeidungseinstellungen eine enge Kooperation zwischen Psychologen und Physiotherapeuten sinnvoll.

7.2.3 Verhaltensbezogene Schmerzbewältigung

Schmerzbewältigungsmaßnahmen oder Copingstrategien stellen Versuche dar, Schmerzen gezielt durch individuelle kognitive oder behaviorale Maßnahmen zu lindern oder zu beseitigen.

❯ Problematische Copingstrategien finden sich im Umgang mit Schmerzen bei gleichzeitig vorhandenen körperlichen und sozialen Aktivitäten in der erhöhten Einnahme von Medikamenten und in der Schmerzkommunikation.

In der Literatur dominiert die Untersuchung der Vermeidung körperlicher oder sozialer Aktivitäten als häufig anzutreffende Form des Krankheitsverhaltens (Linton et al. 1994).

Kurzfristig hat Vermeidungsverhalten häufig positive Konsequenzen: Nach dem operanten Konditionierungsparadigma wird das Schmerzverhalten z. B. über die Reaktion des sozialen Umfeldes verstärkt, indem es beispielsweise Aufmerksamkeit und Zuwendung erzeugt, unangenehme Tätigkeiten verhindert oder zu einer kurzfristigen Verringerung der Schmerzintensität führt (wie es z. B. oftmals bei passivem Verhalten wie Schonung, Ruhe, Fernsehen, Lesen, Massage oder »schmerzkontingenter« Medikamenteneinnahme der Fall ist).

Diese positiven Konsequenzen führen zu einer höheren Wahrscheinlichkeit des weiteren Auftretens dieses Krankheitsverhaltens. Auf diese Weise findet es immer häufiger statt und unterdrückt schließlich alle positiven, aktiven Bewältigungsanstrengungen. Ein solcher Prozess verläuft in der Regel schleichend, sodass der Betroffene (oder das direkte soziale Umfeld) die drastische Veränderung der Lebensgewohnheiten nicht einmal bemerkt (Linton 2000). Eintretende Arbeitsunfähigkeit kann diesen Prozess erheblich beschleunigen, indem sie den Bruch in den Lebensgewohnheiten verstärkt und den Zugang zu wichtigen alternativen Verstärkerquellen verhindert. Die verringerte körperliche und soziale Aktivität führt wiederum zu Konsequenzen im emotionalen und kognitiven Bereich, es kommt zu katastrophisierenden Gedanken, negativen Behandlungserwartungen und schließlich depressiver Verstimmung (▶ Kap. 28).

❯ Das schmerzbedingte Vermeiden körperlicher und sozialer Aktivitäten führt kurzfristig häufig zur Schmerzlinderung, langfristig aber zu Schmerzverstärkung und schmerzbedingter (Aktivitäts-)Einschränkung.

Neben dem Vermeiden körperlicher Aktivitäten zählt das **Vermeiden sozialer Aktivitäten** und Kontakte ebenfalls zum problematischen Krankheitsverhalten. Hat ein Betroffener beispielsweise kaum noch soziale Kontakte, wenn er schmerzbedingt weder Gäste einlädt noch Freunde besucht, vermeidet er sportliche Aktivitäten, die mit sozialen Kontakten einhergehen, und gibt diese dann vollständig auf, so kommt es zum weiteren Entzug von Verstärkungsbedingungen. In einer verhaltensanalytischen Untersuchung könnte erkennbar werden, dass entsprechende Sozialkontakte insbesondere dann vermieden werden, wenn sie bereits vor der Erkrankung emotional belastend waren; damit erlangt das Schmerzverhalten eine instrumentelle Funktion (▶ Kap. 28).

In Hinblick auf unmittelbare psychobiologische Zusammenhänge werden diesbezüglich **2 Wege** angenommen:

▬ Das dauerhafte **Vermeiden sozialer Zusammenkünfte** mit anderen Menschen begünstigt und verstärkt eine depressive Stimmungslage, indem es neben der kurzfristigen Reduktion aversiver Gefühle langfristig zu einem Verlust primärer Verstärkung kommt, d. h. zu einem Verlust an Freude oder Ablenkung, die durch das Zusammensein mit anderen Menschen ausgelöst werden können.

▬ Das **Meiden körperlicher Aktivitäten** kann über die Minderbeanspruchung der Muskulatur zur Schwächung wichtiger Muskelgruppen bis hin zur Muskelatrophie führen, die bei Belastung vorschnell schmerzhaft reagiert (▶ Abschn. 7.2.1).

In mehreren empirischen Studien wurde inzwischen nachgewiesen, dass sich das beschriebene Vermeidungsverhalten besonders bei denjenigen Patienten ausbildet, bei denen kognitive Überzeugungen zum Zusammenhang zwischen Rückenschmerzen einerseits und Bewegung/Belastung andererseits stark ausgeprägt sind (»**fear-avoidance beliefs**«). Diese Kognitionen sind offensichtlich nicht allein ein Merkmal des fortgeschrittenen Chronifizierungsprozesses, sondern werden bereits bei akutem Rückenschmerz verhaltensrelevant und bestimmen den weiteren Krankheitsverlauf (Vlaeyen u. Linton 2012; ▶ Abschn. 7.2.2).

Neben dem Vermeidungsverhalten kommt auch übermäßigem suppressivem Verhalten, geprägt durch ein hohes Maß an **Durchhaltestrategien** im Umgang mit starken Schmerzen eine pathogenetische Bedeutung zu. Suppressives Verhalten, bei dem z. B. selbst bei starken Schmerzen alltägliche Arbeiten (z. B. Tätigkeiten in gebückter Haltung bei Rückenschmerz, repetitive Bewegungen bei Schulter-Arm-Schmerz, Lesen/Konzentration bei Kopfschmerz) aufrechterhalten werden, ist mit vermehrtem Schmerz assoziiert, sowohl bei Rückenschmerz (Andrews et al. 2012, Hasenbring et al. 2012) als auch bei Nackenschmerz (Larsson et al. 2007) oder Kopfschmerz (Siniatchkin et al. 1999).

Erste Studien zeigen, dass dieser im Fragebogen erfasste Verhaltensaspekt mit einer höheren Frequenz an Belastungshaltungen im Alltag (über Akzelerometer erfasst) einhergeht, während Vermeidungsverhalten mit geringsten Belastungshaltungen korrespondiert (Plaas et al. 2014). Während Vermeidungsverhalten über eine Minderbeanspruchung muskuloskelettaler Strukturen und physischen Nichtgebrauch (»disuse«) die Schmerzchronifizierung fördert, geschieht dies bei suppressivem Verhalten durch einer Überbeanspruchung (»overuse«) bzw. Überlastung (»overload«).

> ❯ **Ausgeprägt suppressives Schmerzverhalten führt kurzfristig häufig zu positiven Konsequenzen im Alltag (erfolgreiche Beendigung wichtiger Aufgaben, Verringerung von Angst vor Misserfolg und Tadel), langfristig jedoch zu Schmerzverstärkung und schmerzbedingter Aktivitätseinschränkung (»disability«) durch physische und/oder mentale Überlastung.**

Eine weitere Verhaltensweise, die eine Chronifizierung begünstigt, stellt der **übermäßige Gebrauch von Analgetika** dar. Oft stehen damit ein hohes eigenes Anspruchsniveau und Verantwortungsgefühl, verbunden mit Durchhaltestrategien und fehlenden alternativen Bewältigungsmöglichkeiten in Verbindung. In einer Längsschnittstudie über einen Zeitraum von 11 Jahren an über 32.000 Erwachsenen konnten Zwart et al. (2003) diesen Zusammenhang für unterschiedliche Schmerzbilder zeigen, wobei erwartungsgemäß der Einfluss bei Migränepatienten am stärksten war (▶ Kap. 21).

In Hinblick auf die Kommunikation von Schmerzen hat sich zudem das **nichtverbale Aus-**

drucksverhalten als Risikofaktor für die Schmerzchronifizierung erwiesen (Fordyce 1976, Hasenbring et al. 1994). Patienten, die die ausgesprochene Tendenz zeigen, Schmerzen über die Mimik, Gestik, Körperhaltung oder auch die Medikamenteneinnahme zu signalisieren, entwickelten langfristig eher rezidivierende oder persistierende Schmerzen. In Ergänzung dazu fand sich bei Patienten, die auf der Skala »Direkte Bitte um soziale Unterstützung« niedrige Werte angaben, ebenfalls eine stärkere Chronifizierung der Schmerzen (Hasenbring et al. 1994). Aus diesen Ergebnissen wird abgeleitet, dass gerade bei Personen mit geringer Fähigkeit, ihre Angehörigen direkt um Hilfe oder Unterstützung zu bitten, die Gefahr besteht, dass sie ihre Beschwerden ausschließlich gestisch oder mimisch mitteilen. Operante Verstärkungsprozesse dieses nonverbalen Verhaltens tragen dann zur Aufrechterhaltung des Schmerzverhaltens bei, welches gerade bei chronischen Patienten einen zentralen Aspekt des Schmerzproblems darstellt (Fordyce 1976).

7.2.4 Aktuelle Stressoren im Alltag

Aktuelle Stressoren im Alltag, hier insbesondere chronisch anhaltende Belastungen im beruflichen oder privaten Alltag, gehören weiterhin zu den relevanten Risikofaktoren für eine Chronifizierung akuter Schmerzen, unabhängig von der Schmerzlokalisation. In einer Stichprobe von 6.571 Beschäftigten in Kanada ohne körperliche Beschwerden erwies sich die arbeitsbezogene Stressbelastung als der wesentliche **Prädiktor für die Vorhersage von Schmerzen** nach 2–4 Jahren (Kopec u. Sayre 2004). Dieser Einfluss zeigte sich besonders deutlich bei Personen mit geringem Ausbildungsstand.

Neben hoher psychischer Beanspruchung erhöhte ein geringer eigener Kontroll- und Entscheidungsspielraum sowie eine geringe Selbstwirksamkeit das Risiko für die Entwicklung von Schmerzen, prospektive Studien zeigten dies für lumbalen Rückenschmerz (Hoogendoorn et al. 2000) wie für Kopfschmerz (Nicholson et al. 2007). Auch bei Nackenschmerz hat sich chronischer Disstress als wichtiger mediierender Faktor für den Zusammenhang zwischen Schmerz und schmerzbedingter Aktivitätseinschränkung gezeigt (Lee et al. 2015).

> ❯ Neben hohem Disstress zählen geringe eigene Kontrollmöglichkeiten sowie eine geringe Selbstwirksamkeit zu den zentralen Risikofaktoren für eine Schmerzchronifizierung.

Für den Zusammenhang von Stressbelastungen und körperlichen Schmerzen lassen sich verschiedene Erklärungsansätze heranziehen:
- Chronischer Stress bewirkt über eine Veränderung der hormonellen Stressreagibilität eine **erhöhte Schmerzsensitivität**. Diese kann durch individuelle Schmerzverarbeitung moduliert werden (Sudhaus et al. 2015).
- Physiologische Mechanismen können zudem zu einer **Erhöhung der muskulären Aktivität** in den symptomrelevanten Muskelarealen führen. Offensichtlich führt psychische Stressbelastung über deszendierende Bahnen aus der Formatio reticularis zur Aktivierung von γ-Motoneuronen und zu einer anhaltenden Erhöhung der Muskelaktivität in der symptomrelevanten Muskulatur (sog. deszendierende Aktivierung; ▶ Kap. 3). Die aus der Dysbalance resultierende Überbeanspruchung der betroffenen Muskulatur wird oft erst nach mehreren Jahren und erst beim Zusammentreffen mit zusätzlichen belastenden Faktoren (körperliche Erkrankungen, psychische Beeinträchtigungen) als schmerzhafte Verspannung manifest (Mense 1999).
- Die Möglichkeiten einer adäquaten Bewältigung können mit zunehmender Stressbelastung immer mehr eingeschränkt werden, beispielsweise indem die Zeit für kompensatorische Ausgleichsaktivitäten (z. B. Sport, Freizeitaktivitäten) oder soziale Kontakte reduziert wird.

7.3 Iatrogene Faktoren im Prozess der Schmerzchronifizierung

Indikatoren und Mechanismen der Chronifizierung von Schmerzen wurden bisher überwiegend auf der Patientenebene untersucht. Dies betrifft die in ▶ Abschn. 7.2 beschriebenen somatischen, psychologischen und sozialen Faktoren. Neben den Faktoren auf der Patientenebene sind am Gesamtgeschehen jedoch auch **Behandler- und Systemfaktoren** beteiligt, die in der Betrachtung des Chronifizierungsverlaufs oftmals vernachlässigt werden.

❯ Solche die Chronifizierung begünstigenden Einflüsse durch ärztliches Verhalten und Nichtverhalten bezeichnet man als iatrogene Faktoren.

Eine aufzählende Zusammenfassung zu iatrogenen Faktoren in der Schmerztherapie findet sich in der älteren Publikation von Kouyanou et al. (1998), die die Behandlungsverläufe bei 125 Patienten aus 2 Londoner Schmerzkliniken ausführlich untersucht sowie ihre Krankheitsgeschichte und den Behandlungsverlauf sorgfältig analysiert hatten. Die Autoren identifizierten folgende 4 Problembereiche iatrogener Faktoren:

- Überdiagnostik
- Informationsmängel
- Fehler bei der Medikation
- die Vernachlässigung psychologischer Faktoren

Dabei ist davon auszugehen, dass diese Defizite nach wie vor häufig anzutreffen sind. Allerdings handelt es sich nicht um ein schmerzspezifisches Problem, sondern um ein generelles Problem unseres Gesundheitssystems.

Die »Weichen« für den späteren chronischen Verlauf werden oft bereits am Beginn der Erkrankung gestellt. Neuere Studien haben diesbezüglich gezeigt, dass es deutliche **Defizite in der Behandlungsvorgeschichte** von Patienten mit Rückenschmerzen (Chenot et al. 2009) wie auch allgemein mit chronischen Schmerzen gibt (Schulte et al. 2010). Die Ergebnisse beider Studien zeigen, dass im Durchschnitt 12 Jahre zwischen dem Auftreten der erster Symptome/Beschwerden und der Vorstellung in einer spezialisierten Schmerzklinik vergehen. Insgesamt waren pro Patient bis zur Vorstellung in einer speziellen Schmerzklinik durchschnittlich 3 Fachärzte in das Krankheitsgeschehen involviert. Darüber hinaus findet zu wenig Kommunikation über die Relevanz der erhobenen Befunde statt. Man kann diesbezüglich von einem unstrukturierten Überweisungssystem sprechen, in dem viele fachärztliche Konsultationen stattfinden, aber eine integrierende biopsychosoziale Sichtweise ausbleibt. Wenn diese dann nach 12 Jahren stattfindet, haben sich Krankheitsüberzeugungen meist stark und veränderungsresistent verfestigt.

Ein wichtiger Faktor iatrogener Chronifizierung ist der Einfluss von therapeutischen Einstellungen/Handlungen auf kognitive Überzeugungen von Patienten. Problematische Laientheorien von Patienten werden im medizinischen Versorgungssystem oftmals unterstützt, indem vermittelt wird, dass Heilung durch passive Maßnahmen, Spritzen und Krankschreibung erreichbar sei. Dies kann auf Patientenseite zu einer ungünstigen **passiven Behandlungserwartung** führen und aktive Bewältigungsansätze verhindern.

Darlow et al. (2012) fanden in einem sorgfältigen Literaturreview deutliche Hinweise dafür, dass die **Einstellungen von sog. Health Care Professionals** (HCP; Allgemeinärzte, Physiotherapeuten, Rheumatologen, Chiropraktiker, und Orthopäden) die Überzeugungen und Einstellungen von Patienten zum Thema Rückenschmerzen und damit ihren Umgang damit sowie ihre eigenen therapeutischen Handlungen direkt beeinflussen. Speziell zeigte sich Evidenz dafür, dass eine biomechanische Orientierung der HCPs und die Stärke ihrer Angst-/Vermeidungseinstellungen damit einhergehen, dass sie ihren Patienten zu Krankschreibung und zu einer Reduzierung ihrer körperlichen Aktivitäten raten. Darüber hinaus zeigte sich, dass sie weniger wahrscheinlich den Empfehlungen der Leitlinie folgten. Es gab auch moderate Evidenz dafür, dass diese HCPs eher zur Bettruhe raten.

Ein weiteres Problem ist die vielfältige Anordnung/Durchführung von **bildgebenden Verfahren**. In mehreren Studien in den letzten Jahren konnte eindrucksvoll gezeigt werden, dass die immer weiter verfeinerte radiologische Diagnostik zwar eine hohe Sensitivität aufweist (Identifikation der »Abweichung«), andererseits aber mit einer geringen Spezifität (Identifikation des Gesunden) einhergeht (Webster et al. 2013). Im Rahmen der **Nationalen Versorgungs-Leitlinie Rückenschmerzen** (BÄK et al. 2010) wird eine Verordnung zur bildgebenden Diagnostik eng an positive Befunde aus der körperlichen Untersuchung gebunden. Insbesondere in den USA wird die Anordnung bzw. Durchführung radiologischer Diagnostik seit einigen Jahren sehr kritisch gesehen.

Chou et al. (2011) haben Ergebnisse zur Bildgebung bei Rückenschmerzen zusammengetragen und kommen im **Leitlinien-Komitee des American College of Physicians** zu folgenden Ergebnissen:

- Die Rate der durchgeführten lumbalen Bildgebung in den USA steigt alarmierend an, während es gleichzeitig Evidenz dafür gibt, dass dieser Anstieg nicht begleitet ist von Verbesserungen in den Therapieergebnissen.
- Es gibt viele Hinweise darauf, dass eine sehr hohe Sensitivität einer oftmals geringen Spezifität gegenübersteht. Viele der identifizierten Abweichungen kommen in asymptomatischen Personen so häufig vor, dass sie als normale Zeichen des Alterns begriffen werden müssen. Die klinische Relevanz dieser Auffälligkeiten sei daher fraglich.
- Mehrjährige Studien an Patienten ohne Rückenschmerzen zeigen, das sich die MRT-Befunde bei denjenigen, die nach 5 Jahren Rückenschmerzen entwickelt haben, von der Befundsituation in 84 % der Fälle nicht verändert, sondern oftmals sogar verbessert hatten.
- Bildgebung bei Rückenschmerzen korreliert mit einem 2- bis 3-fachen Anstieg der Operationsraten in den letzten 10 Jahren. Die Durchführung einer MRT innerhalb des ersten Monats von Rückenschmerzen war mit einer 8-fach vergrößerten Wahrscheinlichkeit für eine Wirbelsäulenoperation verbunden sowie mit 5-mal so hohen Kosten im Vergleich zu den Fällen, in denen keine frühe Bildgebung erfolgte. Regressionsmodelle zeigen, dass 22 % der Varianz der Entscheidungsprozesse für spinale Operationen allein durch das Vorliegen von MRT-Befunden zustande kamen, was einer 2-mal so hohen Varianzaufklärung entsprach im Vergleich zur individuellen Befundkonstellation.
- Bei 2,2 Mio. lumbalen CTs in den USA im Jahr 2007 lässt sich hochrechnen, dass diese Strahlenbelastung in ca. 1.200 Fällen zu Krebserkrankungen geführt haben kann.
- Die Ergebnisse von normalen Röntgenbefunden bei je 100 Patienten mit Rückenschmerzen haben in mehreren Studien nur bei 1–2 Patienten das therapeutische Vorgehen beeinflusst.
- Das Wissen der Patienten um einen mögli-

cherweise pathologischen Befund kann die Aufmerksamkeit der Patienten auf den »Schaden« richten und zu Überzeugungen führen, die den Krankheitsverlauf negativ beeinflussen (können), indem sie z. B. katastrophisierendes Denken fördern, den Fokus auf irrelevante Beeinträchtigungen lenken und die (notwendige) Wiederherstellung/Intensivierung der körperlichen Aktivität (Rückkehr in die Normalität) verhindern.

7.4 Präventive Aspekte

7.4.1 Screening von »yellow flags«

Was zunächst trivial erscheint, sollte als wichtiger Risikofaktor immer berücksichtigt werden:

> ❯ **Vorausgehende Schmerzepisoden sind die zumeist stärksten Prädiktoren für wiederkehrende Schmerzen. Die Ausbreitung der Schmerzen auf weitere Körperlokalisationen ist sowohl ein Merkmal als auch ein starker Prädiktor für weitere Chronifizierung (Andersson 2004, Bergman et al. 2002).**

Das Konzept psychosozialer Risikofaktoren haben erstmals Kendall et al. (1997) eingeführt, welches in Neuseeland als sog. »**yellow flag**« in die Leitlinien der Rückenschmerzbehandlung Eingang fanden. Obwohl vorrangig für Rückenschmerz entwickelt, haben diese Kriterien mit hoher Wahrscheinlichkeit auch für andere Schmerzsyndrome Gültigkeit, wobei jedoch syndromspezifische Aspekte zu berücksichtigen sind (◻ Tab. 7.1). Sie umfassen in der Regel empirisch gewonnene Merkmale, die sich als negatives Kriterium für einen langwierigen Krankheitsverlauf erwiesen haben, und beinhalten neben den Auffälligkeiten auf emotionaler, kognitiver und Verhaltensebene Merkmale aus dem direkten Umfeld der Betroffenen (Familie, Partnerschaft, Beruf) sowie Kennzeichen des vorhergehenden Krankheitsverlaufs.

7

◘ Tab. 7.1 »Yellow flags« für das Chronifizierungsrisiko (mod. nach Kendall 1997)

Yellow flags	Negative Kriterien
Kognitionen/ »beliefs«	Überzeugung, dass Bewegung/Belastung schadet
	Überzeugung, dass Schmerz vor der Wiederaufnahme von Aktivitäten vollständig verschwunden sein muss
	Katastrophisieren
	Gedankenunterdrückung
	Überzeugung, dass der Schmerz unkontrollierbar ist
	Fixierte Vorstellung über Behandlungsverlauf
Emotionen	Extreme Angst vor Schmerz und Beeinträchtigung
	Depressive Verstimmung
	Erhöhte Aufmerksamkeit für körperliche Symptome
	Hilflosigkeit/Ohnmacht/Resignation
Verhalten	Ausgeprägtes Schonverhalten
	Rückzug von normalen Alltagsaktivitäten
	Ausgeprägtes Vermeidungsverhalten
	Extremes Schmerzverhalten (auch Intensität)
	Ausgeprägt suppressives Schmerzverhalten
	Schlafstörungen
	Medikamentenmissbrauch
Familie	Überprotektiver, zu fürsorglicher Partner
	Abhängigkeitsvorgeschichte (Medikamente, Alkohol)
	Familienangehöriger als Schmerzpatient
	Gravierende partnerschaftliche/familiäre Konflikte
Arbeitsplatz	Überzeugung, dass die Arbeitstätigkeit dem Körper schadet
	Wenig unterstützende Umgebung am Arbeitsplatz
	Kein Interesse von Vorgesetzten oder Kollegen
	Unzufriedenheit am Arbeitsplatz
	Entlastungsmotivation
Diagnostik/ Behandlung	Schonverhalten/Beeinträchtigung von Behandler unterstützt
	Mehrere (zum Teil sich widersprechende) Diagnosen
	Befürchtung einer malignen Erkrankung
	Verschreibung passiver Behandlungen
	Hohes Inanspruchnahmeverhalten
	Überzeugung, dass nur eine somatische Behandlung (Operation, Blockade, Medikamente) Besserung bringt
	Unzufriedenheit über vorhergehende Behandlung

7.4.2 Vorhandene Erfassungs-instrumente

> Zum gegenwärtigen Zeitpunkt gelten
> 4 Verfahren als für das Risikoscreening
> (bei Rückenschmerzen) geeignet.

In den vergangenen Jahren wurde eine Reihe von Screeninginstrumenten entwickelt, die versuchen, auf der Basis jeweils einiger der genannten Risikofaktoren eine bestmögliche Vorhersage zu leisten. Unter den **englischsprachigen** Instrumenten haben sich der von Linton und Hallden (1998) entwickelte Örebro Musculoskeletal Pain Screening Questionnaire (MPSQ) sowie der STarT Back Screening Tool (SBT; Hill et al. 2011) am ehesten durchgesetzt.

Das **MPSQ** umfasst insgesamt 25 Items und berücksichtigt neben Schmerz und Beeinträchtigungserleben jeweils 1 Item zur Erfassung von depressiver und ängstlicher Stimmung, zur Arbeitszufriedenheit und zu schmerzbezogenem Coping sowie 3 Items zur Erfassung von »fear-avoidance beliefs«. Der Fragebogen ist mehrfach validiert, und es gibt mehrere Studien, die auch auf dessen prospektive Testqualitäten hinweisen (Boersma u. Linton 2006a, Grotle et al. 2006, Heneweer et al. 2007). Die Kürze des Verfahrens ist hoch ökonomisch, allerdings kann bezweifelt werden, ob die relevanten psychologischen Merkmale lediglich mit nur einem einzigen Item reliabel und valide erfasst werden können. In einer prospektiven Studie der Arbeitsgruppe wurde diese Kritik insofern partiell relativiert, als eine Replikation der Klassifizierung in nahezu vergleichbarem Umfang mit (Teilen der) »Originalverfahren« zur Identifikation der betreffenden Risikobereiche gelang (Tampa Scale, Coping Strategie Questionnaire, Hospital Anxiety and Depression Scale, Roland and Morris Disability Questionnaire; Boersma u. Linton 2006b).

Das **SBT** ist ein 9-Item-Instrument, welches neben psychosozialem Disstress und Fear-Avoidance (5 Items) auch einige physische Aspekte (Schmerzbeeinträchtigung, Rotationsneigung) erfasst. Das SBT ist umfangreich validiert und hat sich vor allem in physio-/manualtherapeutischen Einrichtungen bewährt (u. a. Beneciuk et al. 2013).

Im **deutschsprachigen** Bereich liegen 2 Instrumente vor, welche im Wesentlichen auf dem Avoi-dance-Endurance Questionnaire (AEQ; Hasenbring et al. 2009) basieren: das Risikoscreening zur Schmerzchronifizierung bei Rückenschmerzen (RISC-R) und der Heidelberger Kurzfragebogen Rückenschmerz (HKF-R10; Neubauer et al. 2006).

Mit dem **HKF-R10** wird mithilfe von 27 Items das Risiko einer Chronifizierung durch Zuweisung zu 5 verschiedenen Gruppen mit graduell zunehmendem Chronifizierungsrisiko abgeschätzt (A: vermutlich keine Chronifizierung, B: zu 70 % kein Chronifizierungsrisiko, C: keine Aussage möglich, D: Chronifizierungsrisiko 70 %, E: sehr hohes Chronifizierungsrisiko). Als Variablen sind Intensität und Dauer der Rückenschmerzen, Geschlecht, Schulabschluss, Ausmaß der Depressivität sowie kognitive Parameter aus dem Bereich Katastrophisieren/Hilflosigkeit eingeschlossen; zusätzlich hatte ein Item zur Wirksamkeit von Massagebehandlungen prognostische Bedeutung. Zur Auswertung ist ein Microsoft-Office-Paket erforderlich, mit dem eine manuelle Excel-basierte Auswertung erfolgen kann. Der Fragebogen ist in Deutschland bereits in einige lokale Disease-Management-Programme eingebunden. Je nach identifizierter Zugehörigkeit zu einer der Risikogruppen sollen unterschiedliche diagnostische und therapeutische Empfehlungen erfolgen.

Das **RISC-R** misst die Merkmale Depressivität und Faktoren der Schmerzverarbeitung mit bestehenden standardisierten, reliablen und validierten Skalen des AEQ und die Depressivität über das Beck-Depressions-Inventar (BDI). Das Verfahren umfasst insgesamt 36 Items. Die Durchführungsdauer des RISC-R inklusive automatisierter Befundung beträgt ca. 10 min. Gegenwärtig liegt das Verfahren sowohl in Papier- als auch digitaler Form vor, wobei letztgenannte mit hoher Testökonomie auch online betrieben werden kann. Eine Kurzversion mit dem 7 Item umfassenden BDI-PC (Beck et al. 1997) ist gegenwärtig in Vorbereitung.

Eine hohe prospektive Validität zeigte sich für die Kriterien Schmerz und Arbeitsfähigkeit an einer Stichprobe von Patienten mit subakuter Ischialgie zum 6-Monats-Follow-up (Hasenbring et al. 1994). In einer Reanalyse dieser Daten zur Optimierung der Vorhersage konnte durch ein künstliches neuronales Netzwerk mit 3 Skalen (36 Items) in 83 % der Fälle nach 6 Monaten eine korrekte Vorhersage anhaltender Schmerzen erreicht werden (Hallner u. Hasenbring 2004). Vorteilhaft erscheint am RISC-R, dass die Skalen der psychosozialen Risikofaktoren in ihrer Ausgangsform erhalten geblieben sind, wodurch die theoretische Einbettung und Interpretationsmöglichkeiten der Befunde bei guter Vorhersagegenauigkeit gewährleistet bleiben. Eine Validierung an 177 Patienten mit subakuten nicht spezifischen Rückenschmerzen bestätigte die Vorhersagevalidität (Hasenbring et al. 2012).

Alle 3 Screeninginstrumente (MPSQ, HKF-10 und RISC-R) liefern zunächst die Aussage, ob ein Patient ein **erhöhtes Chronifizierungsrisiko** aufweist (Aussage: Risiko Ja/Nein), d. h., ob aufgrund der Schmerzen mit dem Risiko persistierender oder rezidivierender Schmerzen, der schmerzbedingten Aktivitätseinschränkung (»disability«) oder der Arbeitsunfähigkeit zu rechnen ist. Sowohl der MPSQ als auch der RISC-R ermöglichen darüber hinaus bei den identifizierten Risikopatienten eine weitergehende Subgruppendifferenzierung, die insbesondere im Hinblick auf die dadurch gegebene Möglichkeit eines gezielten Einsatzes problemorientierter Interventionen große Bedeutung hat:

- Nach dem **Avoidance-Endurance-Modell (AEQ)** der Schmerzchronifizierung konnte Hasenbring (1993) die Hochrisikopatienten anhand klinisch definierter Cut-off-Scores in 3 Gruppen unterscheiden: »ängstlich/depressiv-meidend«, »depressiv-suppressiv« und »betont heiter-suppressiv«. In einer unabhängigen Replikation und Nutzung clusteranalytischer Verfahren wurde diese Gruppierung von Grebner et al. (1999) bestätigt. Im prospektiven Design zeigten alle 3 Hochrisikogruppen eine vermehrte Schmerzentwicklung (Hasenbring et al. 2012) sowie ein querschnittlich ungünstiges Belastungsverhalten im Alltag (Plaas et al. 2014).
- Für das **MPSQ** konnten Boersma und Linton (2005) durch die Verwendung von nur 8 Items bei akuten Rückenschmerzpatienten nach Clusteranalyse (mit Reklassifikation) 4 Risikogruppen identifizieren: »low risk«, »distressed fear-avoidant«, »fear-avoidant«, »low risk depressed«. Aus der Zugehörigkeit zu einer der Risikogruppen leiteten die Autoren jeweils fokussierte therapeutische Empfehlungen ab.

Die Gruppe der Low-Risk-Patienten machte 60 % der Stichprobe aus, bei denen einfache bzw. wenig aufwendige Maßnahmen in der weiteren Behandlung ausreichen sollen. Für eine Anwendung in der Praxis mit Einzeldiagnostik fehlen hierzu gegenwärtig jedoch definierte Cut-off-Scores.

7.4.3 Ansätze zur Prävention

Im Rahmen der Prävention chronischer Schmerzen (sekundäre Prävention) ist es sinnvoll, Maßnahmen in Abhängigkeit vom Vorliegen psychosozialer Risikofaktoren zu konzipieren (▶ Abschn. 7.4.1).

Im Fall eines **geringen psychosozialen Chronifizierungsrisikos** erscheint es nach dem gegenwärtigen Kenntnisstand ausreichend, in der medizinischen Behandlung akuter Rückenschmerzen eine Reihe von Prinzipien anzuwenden, die sich aus den Forschungsergebnissen der pädagogischen, klinischen und verhaltensmedizinischen Psychologie ableiten (Linton 2000). Diese Prinzipien sind in ◘ Tab. 7.2 aufgelistet.

Im Fall eines **erhöhten psychosozialen Chronifizierungsrisikos** zeigen erste empirische Befunde einer prospektiven, randomisierten Kontrollgruppenstudie, dass ein individuelles kognitiv-verhaltenstherapeutisches Behandlungsprogramm einer Schmerzchronifizierung vorbeugen kann (Hasenbring et al. 1999).

> **Bei Patienten mit akuten radikulären Schmerzen kann ein auf die individuell vorliegenden Risikofaktoren (z. B. maladaptive Schmerzverarbeitung im Sinne eines Fear-Avoidance- oder eines suppressiven Musters) zugeschnittenes kognitiv-verhaltenstherapeutisches Behandlungsprogramm der Chronifizierung der Schmerzen wirksam vorbeugen.**

Gegenwärtig wird in Deutschland eine weitere multizentrische Studie zur risikobasierten Intervention bei Patienten mit akuten Rückenschmerzen durchgeführt (Schmidt et al. 2010).

◘ Tab. 7.2 Behandlungsprinzipien für Akutschmerzpatienten

Prinzip	Beschreibung
Frühzeitige Intervention	Die Behandlung sollte möglichst vor der Veränderung der Lebensgewohnheiten erfolgen.
Kommunikative Beziehung	Eine Grundvoraussetzung für Veränderung sind Verstehen und Akzeptieren (Compliance).
Patient als Partner	Verhaltensänderungen erfordern die enge Mitarbeit des Patienten.
Klare therapeutische Ziele	Die eindeutige Definition der fokussierten Verhaltensänderungen einschließlich deren Überprüfung erleichtert die Kommunikation.
Entschärfen negativer Emotionen	Angst, Ärger, Trauer, Schuld und Frustration können den Gesundungsprozess stark behindern und müssen frühzeitig identifiziert und bearbeitet werden.
Vermittlung von Bewältigungsstrategien	Dysfunktionale Überzeugungen sind wichtige negative Merkmale des Chronifizierungsprozesses, Behandlungsziel ist die Stärkung von Selbsteffizienz und Kontrollerleben.
Nutzung von Verstärkungsmechanismen	Dies wird erreicht durch positive Verstärkung (z. B. durch Aufmerksamkeitszuwendung, positive Kommunikation) gesunden Verhaltens (z. B. von Beibehaltung der Aktivität), negative Verstärkung des Krankheitsverhaltens (Medikamente, Schonverhalten).
Koordination	Arbeitsplatz, Familie, medizinisches Versorgungssystem (andere Behandler), Kostenträger sind zusammen in den Krankheitsprozess involviert über gegenseitige Information und Abstimmung (z. B. Ziele).
Konstanz der Betreuung	Verhaltensänderungen können sich im Alltag schnell relativieren und zuruckbilden durch längere Betreuungskonstanz und regelmäßige Überprüfung des Effekts.

7.4.4 Methoden zur Erfassung des Chronifizierungsausmaßes

Schmerzstörungen – insbesondere die beiden großen Gruppen der Kopf- und Rückenschmerzerkrankungen – weisen in der Regel ein großes Variationsspektrum von leichten Befindlichkeitsstörungen bis hin zu schweren chronischen Erkrankungen auf. Vorrangiges Merkmal der Gesundheitsstörungen ist in diesen Fällen nicht mehr die Diagnose, sondern das **Ausmaß der Chronifizierung** bzw. die **Schwere der Erkrankung**.

Üblicherweise und ursprünglich angelehnt an die Ausführungen der International Association for the Study of Pain (IASP) wird die Chronifizierung im Zusammenhang mit dem **zeitlichen Fortschreiten der Erkrankung** gesehen. Obwohl ein Zusammenhang zwischen dem zeitlichen Andauern einer Schmerzsymptomatik und der Chronifizierung besteht, wird diese jedoch nicht vorrangig durch zeitliche Aspekte bestimmt. Insofern sind diese traditionellen Orientierungen nicht mehr zeitgemäß.

Im Jahr 1986 wurde von Gerbershagen ein diagnoseunabhängiges Klassifikationsmodell, das **Mainzer Stadienmodell der Schmerzchronifizierung (MPSS)**, vorgestellt, das im deutschsprachigen Raum die weiteste Verbreitung gefunden hat (Gerbershagen 1996). Die 3 stufige Stadieneinteilung setzt sich aus 4 Achsen zusammen, die die zeitlichen und räumlichen Aspekte des Schmerzgeschehens sowie das Medikamenteneinnahmeverhalten und die Beanspruchung medizinischer Leistungen anamnestisch erfassen (► Anhang A1 im Serviceteil und unter http://extras.springer.com/).

Aus der Summe der 4 verschiedenen Achsenstadien, die sich aus 10 unterschiedlichen anamnestischen Beobachtungsmerkmalen zusammensetzen, ergibt sich ein additiver Wert im Bereich von 4–12 (Achsensummenwert). Aus dem Achsensummenwert lässt sich wiederum das **Gesamtstadium der Chronifizierung** bestimmen, wobei Werte zwischen 4 und 6 dem Stadium I, Werte zwischen 7 und 8 dem Stadium II und Werte zwischen 9 und 12 dem Stadium III entsprechen (◘ Tab. 7.3).

◘ Tab. 7.3 Chronifizierungsstadien bei Schmerzsyndromen

Stadium	Beobachtungsmerkmal
Stadium I	Akuter/subakuter und remittierender Schmerz
	Wenig komplizierende Faktoren
Stadium II	Chronischer Schmerz
	Mehrere komplizierende Faktoren
	Multilokalisation, Polytherapien
	Medikamentenabusus
Stadium III	Lang andauernder chronischer Schmerz
	Viele komplizierende Faktoren
	Unklare Schmerzlokalisationen
	Langjährige Polytoxikomanie
	Schwere psychosoziale Alteration

Die **parametrischen Eigenschaften** dieses Modells wurden in 2 unabhängigen Studien untersucht (Hüppe et al. 2001, Pfingsten et al. 2000).

> **In beiden Untersuchungen konnte die Unabhängigkeit des Stagingmodells von soziodemografischen und insbesondere von schmerzspezifischen Parametern sowie dem zeitlichen Verlauf der Erkrankung erneut bestätigt werden.**

Als guter **Validitätshinweis** kann der relevante Zusammenhang zwischen dem Ausmaß der Chronifizierung einerseits und dem psychischen Befinden (Depressivität), der schmerzbedingten Beeinträchtigungen bei Verrichtungen des alltäglichen Lebens (»disability«) sowie dem Ausmaß der Arbeitsunfähigkeit andererseits bewertet werden.

Es wurden aber auch **Probleme des Stagingmodells** deutlich: Aufgrund »diagnosetypischer« Merkmale in den Einzelkriterien können Kopfschmerzpatienten im Vergleich zu Patienten mit Rückenschmerzen nur einen geringeren Chronifizierungsgrad erzielen. Dieses Ergebnis gibt Veranlassung zur Vermutung, dass eine **Graduierung von unterschiedlichen Schmerzerkrankungen** anhand eines einheitlichen Kriterienkataloges vermutlich nicht möglich ist und dass zumindest für die großen Syndromgruppen unterschiedliche Graduierungsmodelle mit jeweils krankheitsspezifischen Kriterien aufgestellt werden müssen. Weitere Probleme ergaben sich in Bezug auf die nicht mehr zeitgemäße Definition (z. B. des Medikamenteneinnahmeverhaltens), durch zum Teil hohe Interkorrelationen zwischen Einzelmerkmalen (Schmerzdauer, Auftretenshäufigkeit) sowie dadurch, dass das Krankheitsverhalten (als vom Patienten aktiv intendierte Handlung) nur partiell über Inanspruchnahme und Medikamenteneinnahme erfasst wird, und für beide Aspekte vorausgesetzt werden kann, dass sie vorrangig durch ärztliche Verschreibung initiiert werden.

Ein weiterer wichtiger Punkt ist die bisher fehlende **Veränderungssensitivität** der Graduierung nach dem Mainzer Stadienkonzept, wobei aufgrund des nicht definierten Zeitfensters keine Prä-post-Vergleiche möglich sind. Wenn das Ausmaß der Chronifizierung als relativ zeitunabhängig angesehen wird und das Resultat eines dynamischen Prozesses darstellt, in den mehrere Parameter Eingang finden, so muss auch die Möglichkeit einer Veränderung des Chronifizierungsausmaßes in positive Richtung (geringere Chronifizierung nach Behandlung) möglich sein. Auch dafür wäre eine spezifischere Berücksichtigung von Erlebens- und Verhaltensparametern erforderlich. Insgesamt erscheint die subjektive Erlebensseite des Patienten als Merkmal der Chronifizierung im vorliegenden Stadienmodell zu wenig berücksichtigt zu sein. Ob ein übergreifendes Graduierungsmodell für verschiedene Schmerzerkrankungen valide sein kann, muss eine weitergehende Analyse zeigen.

7.5   Fazit

Die **Verhinderung der Chronifizierung** (im Sinne präventiver Maßnahmen) ist als eine primäre gesundheitspolitische Aufgabe zu betrachten, die aufgrund der Komplexität des Geschehens nur in der interdisziplinären Zusammenarbeit gelöst werden kann. Eine **Erfassung der potenziellen Risikofaktoren** ist bereits zu einem sehr frühen Zeitpunkt der Krankheitsentwicklung möglich und sollte idealerweise bereits Bestandteil der hausärztlichen Diagnostik sein. Sofern weder auf der kognitiven noch der emotionalen und Verhaltensebene eine Chronifizierung eingetreten ist, kann diese im frühen Schmerzstadium mit relativ einfachen Mitteln und ohne großen Aufwand verhindert werden. Es ist dann auch nicht notwendig, zeit- und kostenaufwendige Behandlungsprogramme zu initiieren, sondern **Prinzipien** anzuwenden, die sich aus den Forschungsergebnissen der pädagogischen, klinischen und verhaltensmedizinischen Psychologie ableiten. Im Fall des Vorliegens psychosozialer Risikofaktoren für eine Chronifizierung sollten zusätzlich zur medizinischen Therapie risikofaktorenbasierte kognitiv-verhaltenstherapeutische Behandlungsangebote vorgesehen werden.

Literatur

Andersson HI (2004) The course of non-malignant chronic pain: a 12-year follow-up of a cohort from the general population. Eur J Pain 8: 47–53

Andrews NE, Strong J, Meredith PJ (2012) Activity pacing, avoidance, endurance, and associations with patient functioning in chronic pain: a systematic review and meta-analysis. Arch Phys Med Rehabil 93: 2109–2121

Beck AT, Ward CH, Mendelson M, Mock J, Erbaugh J (1961) An inventory for measuring depression. Arch Gen Psychiatry 4: 561–571

Beck AT, Guth D, Steer RA, Ball R (1997) Screening for major depression disorders in medical inpatients with the Beck Depression Inventory for primary care. Behav Res Ther 35 (8): 785–791

Beneciuk JM, Bishop MD, Fritz JM, Robinson ME, Asal NR, Nisenzon AN, George S (2013) The STarT Back Screening Tool and individual psychological measures: evaluation of prognostic capabilities for low back pain clinical outcomes in outpatient physical therapy settings. Phys Ther 93: 321–331

Bergman S, Herrström P, Jacobsson LTH, Petersson IF (2002) Chronic widespread pain: a three year followup of pain distribution and risk factors. J Rheumatol 29: 818–825

den Boer JJ, Oostendorp RAB, Beems T, Munneke M, Oerlemans M, Evers AWM (2006) A Systematic review of bio-psychosocial risk factors for an unfavourable outcome after lumbar disc surgery. Eur Spine J 15: 527–536

Boersma K, Linton S (2005) Screening to identify patients at risk. Clin J Pain 21: 38–43

Boersma K, Linton S (2006a) Expectancy, fear and pain in the prediction of chronic pain. Eur J Pain 10: 551–557

Boersma K, Linton S (2006b) Psychological processes underlying the development of a chronic pain problem. Clin J Pain 22: 160–166

Braams BR, Blechert J, Boden MT, Gross JJ (2012) The effects of acceptance and suppression on anticipation and receipt of painful stimulation. J Beh Ther Exp Psychiat 43: 1014–1018

BÄK – Bundesärztekammer, KBV – Kassenärztliche Bundesvereinigung, AWMF – Arbeitsgemeinschaft der Wissenschaftlichen Medizinischen Fachgesellschaften (2010) Nationale Versorgungsleitlinie Kreuzschmerz. http://www.versorgungsleitlinien.de/themen/kreuzschmerz. Zugegriffen: 27. Januar 2016

Carrol LJ, Hogg-Johnson S, Van der Velde G, Carragee EJ, Coté P, Nordin M, Peloso PM, Guzman J, Cassidy JD (2009) Course and prognostic factors for neck pain in the general population: results of the Bone and Joint Decade 2000–2010 Task Force on Neck Pain and Its Associated Disorders. J Manipulative Physiol Ther 32: 87–96

Chenot JF, Pieper A, Kochen MM, Himmel W (2009) Kommunikation und Befundaustausch zwischen Hausärzten und Orthopäden. Schmerz 2, 173–179

Chou R, Qaseem A, Owens DK, Shekelle P (2011) Diagnostic imaging for low back pain: advice for high-value health care from the American College of Physicians. Ann Intern Med 154: 181–189

Darlow B, Fullen BM, Dean S, Hurley DA, Baxter GD, Dowell A (2012) The association of health care professional attitudes and beliefs and the attitudes and beliefs, clinical management, and outcomes of patients with low back pain. Eur J Pain 16: 3–17

Demoulin C, Huijen IP, Somville PR, Grosdent C, Salamun I, Crielaard JM, Vanderthommen M, Volders S (2013) Relationship between different measures of pain related fear and physical capacity of the spine in patients with chronic low back pain. Spine J 13: 1039–1047

Fordyce WE (1976) Behavioral methods for chronic pain and illness. Mosby, St. Louis

Forseth KO, Husby G, Gran JT, Forre O(1999) Prognostic factors for the development of fibromyalgia in women with self-reported musculoskeletal pain. A prospective study. J Rheumatol 26: 2458–2467

Gatchel RJ, Polatin PB, Mayer TG (1995) The dominant role of psychosocial risk factors in the development of chronic low back pain disability. Spine 20: 2702–2709

Gerbershagen HU (1996) Das Mainzer Stadienkonzept des Schmerzes. In: Klingler D et al (Hrsg) Antidepressiva als Analgetika. Arachne, Linz, S 71–95

Grebner M, Breme, K, Rothoerl R, Hartmann A, Thome C, Woertgen C (1999) Coping und Genesungsverlauf n ach lumbaler Bandscheibenoperation. Schmerz 13: 19–30

Grotle M, Vollestad NK, Brox JI (2006) Screening for yellow flags in first-time acute low back pain: reliability and validity of a Norwegian version of the Acute Low Back Pain Screening Questionnaire. Clin J Pain 22: 458–467

Hallner D, Hasenbring M (2004) Classification of psychosocial risk factors (yellow flags) for the development of chronic low back and leg pain using artificial neural network. Neurosci Lett 361: 151–154

7

Hasenbring M (1993) Durchhaltestrategien – ein in Schmerzforschung und Therapie vernachlässigtes Phänomen?
Schmerz 7: 304–313

Hasenbring M (2000) Attentional control of pain and the
process of chronification. In: Sandkühler J, Bromm B,
Gebhart GF (eds) Progress in Pain Research, vol 129. IASP
Press, Seattle, pp 525–534

Hasenbring M, Marienfeld G, Kuhlendal D, Soyka D (1994)
Risk factors of chronicity in lumbar disc patients.
A prospective investigation of biologic, psychologic,
and social predictors of therapy outcome. Spine 19:
2759–2765

Hasenbring M, Ulrich, Hartmann M, Soyka D (1999) The efficacy of a risk factor based cognitive behavioral intervention and electromyographic biofeedback in patients
with acute sciatic pain. Spine 24: 2525–2535

Hasenbring M, Hallner D, Rusu AC (2009) Fear-avoidance- and
endurance-related responses to pain: development and
validation of the Avoidance-Endurance Questionnaire
(AEQ). Eur J Pain 13: 620–628

Hasenbring MI, Hallner D, Klasen B, Streitlein-Böhme I, Willburger R, Rusche H (2012) Pain-related avoidance versus
endurance in primary care patients with subacute back
pain: Psychological characteristics and outcome at a
6-month follow-up. Pain 153: 211–217

Hasenbring MI, Chehadi O, Titze C, Kreddig (2014) Fear and
anxiety in the transition from acute to chronic pain: there
is evidence for endurance besides avoidance. Pain Manag
4: 363–374

Heneweer H, Aufdemkampe G, van Tulder MW, Kiers H, Stappaerts KH, Vanhees L (2007) Psychosocial variables in
patients with (sub)acute low back pain. Spine 32:
586–592

Hildebrandt J, Pfingsten M (1990) Rückenschmerz – Ursachen
und Behandlungsmethoden. Med Monatsschr Pharm 13:
266–275

Hill JC, Whitehurst DG, Lewis M, Bryan S, Dunn KM, Foster NE,
Konstantinou K, Main C, Mason E, Somerville S, Sowden
G, Vohora V, Hay EM (2011) Comparison of stratified
primary care management for LBP with current best
practice. Lancet 378: 1560–71

Hoogendoorn WE, van Poppel MNM, Bongers PM, Koes BW,
Bouter LM (2000) Systematic Review of Psychological
Factors at Work and Private Life as Risk Factors for Back
Pain. Spine 25: 2114–2125

Hüppe M, Mattießen V, Lindig M (2001) Vergleich der
Schmerzchronifizierung bei Patienten mit unterschiedlicher Schmerzdiagnose. Schmerz 15: 179–185

Jackson T, Wang Y, Fan Huiyong I (2014) Associations between
pain appraisals and pain outcome: meta-analysis of
laboratory pain and chronic pain literatures. J Pain 15:
586–601

Kendall NA, Linton SJ, Main CJ (1997) Guide to assessing
psychosocial yellow flags in acute low back pain. Acci-
dent Rehabilitation and Compensation Insurance Corpo-
ration of New Zealand and the National Health Committee, New Zealand, Wellington

Kopec JA, Sayre EC (2004) Work-related psychosocial factors
and chronic pain: a prospective cohort study in Canadian
workers. J Occup Environ Med 46: 1263–1271

Kouyanou K (1998) A comparative study of iatrogenesis in
chronic pain patients. Pain 76: 417–426

Lanteri-Minet M, Radat F, Chautard M, Lucas C (2005) Anxiety
and depression associated with migraine: influence on
migraine subjects' disability and quality of life, and acute
migraine management. Pain 118: 319–326

Larsson B, Sogaard K, Rosendahl L (2007) Work-related neck-
shoulder pain: a review on magnitude, risk factors, bio-
chemical characteristics, clinical picture and preventive
interventions. Best Pract Res Clin Rheumatol 21: 447–463

Lee H, Hübscher M, Moseley GL, Kamper SJ, Traeger AC, Man-
sell G, McAuley JH (2015) How does pain lead to disability? A systematic review and meta-analysis of mediation
studies in people with back and neck pain. Pain 156:
988–997

Lin Y-J, Wicker FW (2007) A comparison of the effects of
thought suppression, distraction and concentration.
Beh Res Ther 45: 2924–2937

Linton SJ (2000) A review of psychological risk factors in back
and neck pain. Spine 25: 1148–1156

Linton SJ, Hallden K (1998) Can we screen for problematic
patients? Clin J Pain 14: 209–214

Linton SJ, Althoff, B, Melin L (1994) Psychological factors
related to health, back pain, and dysfunction. J Occup
Rehabil 5: 1–10

McCracken LM, Eccleston C (2005) A prospective study of
acceptance of pain and patient functioning with chronic
pain. Pain 118: 164–169

Mense S (1999) Neurobiologische Grundlagen von Muskelschmerz. Schmerz 13: 3–17

Murphy D, Lindsay S, Williams de AC (1997) Chronic low back
pain: predictions of pain and relationship to anxiety and
avoidance. Behav Res Ther 35: 231–238

Nachemson AL (1998) Perspectives of low back pain research.
Unveröffentlichter Vortrag auf dem Deutschen Schmerzkongress, Düsseldorf

Nagel B, Gerbershagen HU, Linden G, Pfingsten M (2002)
Entwicklung und empirische Überprüfung des Deutschen
Schmerzfragebogens der DGSS. Schmerz 16: 263–270

Neubauer E, Junge A, Pirron P, Seemann H, Schiltenwolf M
(2006) HKF-R 10 – screening for predicting chronicity in
acute low back pain (LBP): a prospective clinical trial.
Eur J Pain 10: 559–566

Nicholson RA, Houle TT, Rhudy JL, Norton PJ (2007) Psychological risk factors in headache. Headache 47: 413–426

Pfingsten M (2004) Psychologische Faktoren. In: Hildebrandt J,
Müller G, Pfingsten M (Hrsg) Die Lendenwirbelsäule.
Urban & Fischer/Elsevier, München, S 26–39

Pfingsten M, Hildebrandt J, Wille T (2000) Chronifizierungsausmaß von Schmerzerkrankungen. Schmerz 14: 10–17

Pincus T, Burton AK, Vogel S, Field AP (2002) A systematic
review of psychological factors as predictors of chronic-
ity/disability in prospective cohorts of low back pain.
Spine 27: 109–120

Plaas H, Sudhaus S, Willburger R, Hasenbring MI (2014) Physical activity and low back pain: the role of subgroups based on the avoidance-endurance model. Dis Rehab 36: 749–755

Robinson JP, Theodore BR, Dansie EJ, Wilson HD, Turk DC (2013) The role of fear of movement in subacute whiplash-associated disorders grades I and II. Pain 154: 393–401

Schmidt CO, Kohlmann T, Pfingsten M, Fahland RA, Lindena G, Marnitz U, Pfeifer K, Chenot JF (2010) Assessing a risk tailored intervention to prevent disabling low back pain. BMC Musk Dis 11: 1–7

Schulte E, Hermann K, Berghöfer A, Hagmeister H, Schuh–Hofer S, Schenk M, Kopf A, Vilain M, Martus P, Willich SN (2010) Referral practices in patients suffering from non-malignant chronic pain. Eur J Pain 14, 3: 308

Sieben JM, Vlaeyen JWS,Tuerlinckx S, Porttegijs PJM (2002) Pain-related fear in acute low back pain: the first two weeks of a new episode. Eur J Pain 6: 229–237

Siniatchkin M, Riabus M, Hasenbring M (1999) Coping styles of headache sufferers. Cephalalgia 19: 165–173

Sudhaus S, Held S, Schoofs, D, Bültmann J, Dück I, Wolf OT, Hasenbring MI (2015) Associations between fear-avoidance and endurance responses to pain and salivary cortisol in the context of experimental pain. Psycho-neuroendocrinology 52: 195–199

Turk DC (1996) The role of psychosocial factors in transition from acute to chronic pain. In: Jensen TS et al (eds) Proceedings of the 8th World congress on pain. IASP Press, Seattle, pp 185–214

Vlaeyen JS, Linton S (2012) Fear-avoidance model of chronic musculoskeletal pain. Pain 153: 1144–1147

Waddell G, Newton M, Somerville D, Main CJ (1993) A Fear-Avoidance Beliefs Questionnaire (FABQ) and the role of fear-avoidance beliefs in chronic low back pain and disability. Pain 52: 157–168

Waldie KE, Thompson JMD, Mia Y, Murphy R, Wall C, Mitchell EA (2014) Risk factors for migraine and tension-type headache in 11 year old children. J Headache Pain 15: 60–70

Wegner DM, Schneider DJ, Carter SR, White TL (1987) Paradoxical effects of thought suppression. J Pers Soc Psychol 53: 5–13

Webster BS, Bauer A, Choi Y, Cifuentes M, Pransky G (2013) Iatrogenic consequences of early MRI in acute work-related disabling low-back pain. Spine 38: 1936–1947

Wenig CM, Schmidt CO, Kohlmann T, Schweikert B (2009) Costs of back pain in Germany. Eur J Pain 13: 280–286

Zwart JA, Dyb G, Hagen K, Svebak S, Holmen J (2003) Analgesic use: A predictor of chronic pain and medication overuse headache. Neurology 61: 160–164

Psychodynamische Konzepte: Schmerz, Chronifizierung und Interaktion

G. Gerlach und W. Senf

8.1   Grundlagen   – 134

8.2   Aktuelle psychodynamische Konzepte bei Schmerzzuständen   – 135

8.3   Psychodynamische Betrachtungen zu Schmerzzuständen   – 138

8.4   Fazit   – 141

Literatur   – 141

B. Kröner-Herwig et al. (Hrsg.), *Schmerzpsychotherapie*,
DOI 10.1007/978-3-662-50512-0_8, © Springer-Verlag Berlin Heidelberg 2017

Lernziele

In einem psychodynamischen Krankheitsverständnis sind pathologisches Erleben und Verhalten durch eine unbewusste Konfliktdynamik gesteuert, die aus signifikanten Belastungen in der Biografie des Subjektes resultieren. Der psychodynamische Zugang ist somit biografisch ausgerichtet und fokussiert auf die aktuellen Auswirkungen der konflikthaften und strukturell vulnerablen Persönlichkeitsbedingungen. Das gilt auch für somatoforme Schmerzsyndrome, die durch anhaltende Körperbeschwerden charakterisiert sind und für die sich keine ausreichende organische Erklärung im Sinne struktureller Organpathologie finden lässt. Psychodynamische Theorien zu somatoformen Störungen, in vormaliger Terminologie funktionellen Störungen, haben unter der Überschrift »Krankheit als Konflikt« (Alexander Mitscherlich) eine lange Tradition, welche die Entwicklung der psychoanalytischen Theoriebildungen des letzten Jahrhunderts widerspiegelt.

8.1   Grundlagen

Overbeck und Overbeck (1998) geben einen ausführlichen Überblick über die historisch bedeutenden Modelle: Das sind u. a. die Ausführungen zur **Konversion** von Rangel, das Konzept der **Re- und Desomatisierung** mit Ich-Regression im Rahmen einer Metapsychologie der Somatisierung von Schur oder das Konzept zur Entwicklung des **Körper-Ich** von Hoffer. Zu nennen sind auch die eher rasch vergangenen Konzepte wie die 2-phasige Verdrängung von Mitscherlich zur Erklärung von Chronifizierungsprozessen und die Darlegungen von de M'Uzan zur Psychologie des psychosomatisch Kranken aus der Sicht der französischen Schule mit dem Konzept des »**pense operatoire**«. Heute werden Erkenntnisse aus der Bindungstheorie oder der Psychotraumatologie herangezogen (▶ Abschn. 8.2).

Überdauernden Einfluss haben die Vorstellungen von Franz Alexander (1943, 1971) und von Engel und Schmale (Engel 1959, Engel u. Schmale 1967). Alexander fasst die funktionellen somatoformen Störungen unter dem Stichwort **vegetative Neurose** als über Sympathikus- und Parasympathikusaktivierungen vermittelte psychophysiologische Folgen unverarbeiteter intrapsychischer Affekt-

spannungen auf. In Abgrenzung zur Konversion, der eine psychodynamisch relevante unbewusste Fantasie zugrunde liegt, entsteht die funktionelle somatoforme Störung als physiologische Begleiterscheinung eines konstanten oder periodisch wiederkehrenden affektiven Zustands, der dem Subjekt nicht bewusst ist.

Engel u. Schmale (1967) prägten den Begriff »**somatopsychisch-psychosomatisch**« für eine Gruppe von Störungen mit primär biologischen Faktoren, welche für die psychische Entwicklung wie auch die somatische Anfälligkeit beeinflussend sind. Aus ihrer Sicht ähneln sich Patienten, die den gleichen biologischen Faktor aufweisen, sowohl psychisch als auch in der Disposition zu einer spezifischen Krankheit. Die **Auslösesituation**, also die Lebenssituation, in welcher die Krankheit ausbricht, wird als die entscheidende Periode betrachtet, in der die beteiligten psychischen Faktoren hervortreten und beobachtet werden können. Als die typische, nicht spezifische Ausbruchssituation haben die Autoren den Komplex des »giving up – given up« beschrieben, in dem **Hilf- und Hoffnungslosigkeit** die charakteristischen Affekte für den Ausbruch einer psychosomatischen Erkrankung sind. Sie setzen das auch insbesondere in eine Beziehung zu einem realen oder auch fantasierten Objektverlust.

Darauf basieren heute die **interpersonell** angelegten psychodynamischen Modellvorstellungen, die von **Körperbeziehungsstörungen** im Sinne maladaptiver Erfahrungen des Subjektes im körperlichen Umgang in der Lebensentwicklung ausgehen, vor allem in der frühen Mutter-Kind-Beziehung (Henningsen u. Rudolf 2013). Bei diesen Erfahrungen handelt es sich um mangelnde feinfühlige Anregung zu körperlichem Wohlergehen und mangelnde empathische Unterstützung in der Bewältigung und im Verstehen unangenehmer Körpersensationen, teilweise auch um gravierende Deprivation und Gewalterfahrungen im interpersonellen Kontext, die sich im Körpererleben des betroffenen Individuums niederschlagen. Aus diesen Erfahrungen resultieren die Disposition zu den bei somatoformen Störungen typischen negativen Körpererfahrungen und -empfindungen wie auch die interpersonellen Schwierigkeiten. Diese Disposition zu negativ getönter Körpererfahrung wird von Rudolf und Henningsen (2003) als »**Störungen des**

Körpers im Kopf« – also der sensorischen in Verbindung mit der affektiven und kognitiven Körperrepräsentanz konzeptualisiert, wofür als Beleg Ergebnisse funktioneller Bildgebung des Gehirns bei somatoformen Störungen zitiert werden. Sie schlagen damit den Bogen zur aktuellen Neurowissenschaft.

> An dem interpersonell angelegten Modell lässt sich ein wesentliches Spezifikum des psychodynamischen Zugangs verdeutlichen: Aus psychodynamischer Sicht geht es zuerst darum, ein Verständnis für die Entwicklung der Störung aus den jeweils individuellen Besonderheiten und lebensgeschichtlichen Bedingungen des Einzelfalls zu entwickeln.

8.2 Aktuelle psychodynamische Konzepte bei Schmerzzuständen

Ein allgemeines psychodynamisches Konzept bei Schmerzzuständen liegt gegenwärtig nicht vor. Insgesamt kommen psychodynamische Konzepte neben anderen zur Erwähnung; die vorgestellten Konzepte basieren explizit oder implizit auf den ehemaligen in ▶ Abschn. 8.1 genannten Modellbildungen.

Vor allem die Arbeitsgruppe um Egle (Egle et al. 2003, Hoffmann 2003) hat sich in neuerer Zeit um ein psychodynamisches Schmerzverständnis auf psychoanalytischer Grundlage bemüht. Sie unterscheidet folgende psychodynamische Erklärungsprinzipien:

- **Umwandlung von Affekten** in körperliche Spannungszustände, beruhend auf dem Konzept der vegetativen Neurose
- **Konfliktentlastung** durch körpersprachlich ausgedrückte Symbolisierung, ausformuliert als psychoanalytisches Konversionskonzept
- Das Prinzip der **psychischen Substitution**, basierend auf dem psychoanalytischen Narzissmuskonzept

Hinzu kommen als theoretische Grundlagen die psychoanalytische **Bindungstheorie** und Prinzipien des **Wirksamwerdens dissoziierter Traumafolgen** im Rahmen der Psychotraumatologie.

8.2.1 Umwandlung von Affekten in körperliche Spannungszustände

Dieses Modell basiert auf dem Konzept der vegetativen Neurose (Alexander) unter Einbezug der Vorstellungen von De- und Resomatisierungsprozessen (Schur). Es wird davon ausgegangen, dass entwicklungspsychologisch gesehen Affekte zunächst als körperlich erlebt werden und erst im Laufe der Entwicklung und Reifung einer Desomatisierung unterliegen. Hoffmann (2003) bezeichnet das als »Psychisierung der Affekte«, wobei allen Affekten aber immer auch eine »somatische Begleitkomponente« verbleibe. Im Sinne einer Äquivalenzhypothese kann das somatische Symptom, etwa der Schmerz, dann gewissermaßen stellvertretend für den Affekt auftreten.

Dieses Modell geht von der Vorstellung aus, dass im Falle einer somatoformen Schmerzstörung die Desomatisierung der Affekte primär unzureichend ist oder dass eine ausgeprägte sekundäre Resomatisierung stattfindet, sodass es zu keiner psychischen, sondern zu einer somatischen Repräsentanz der Affekte kommt. Es handelt sich vor allem um unangenehme Affekte wie Angst, Furcht, Scham, Schuld, Ekel, Ärger und Wut, die psychosoziale Signal- oder Prüfaffekte für eine Problemlösung sind und die das Individuum zu einer Bereitstellungsreaktion veranlassen, die dem biologischen **Flucht-Kampf-Muster** (Cannon 1920) folgt. Schmerz entsteht demnach durch Muskelanspannungen als Begleitzeichen von Ärger und Wut.

> In diesem Modell sind die Schmerzempfindungen der stellvertretende körperliche Ausdruck von Affekten, wobei die auslösende äußere Situation oder die Konflikte, die zu den Affekten geführt haben, sowie die Affekte selbst nicht bewusst sind.

8.2.2 Konfliktentlastung durch körpersprachliche Symbolisierung

Nach dem Verständnis von Hoffmann (2003) kommt dem psychoanalytischen **Konversionskonzept** zur Erklärung psychogener Schmerzsyndrome die größte fallzahlbezogene Relevanz zu. Konversion meint den »rätselhaften Sprung« (Freud) innerpsychischer Konflikte und Vorstellungen in den körperlichen Bereich, der bis heute nicht ausreichend enträtselt werden konnte. Wesentliche Aspekte sind die zentrale Rolle der **unbewussten Vorstellung und Fantasie** als Grundlage für die »Darstellung« in der Symptombildung. Als **Abwehrvorgänge** liegen vor allem Verdrängung, aber auch Verleugnung, Verschiebung und Projektion zugrunde. Die Konversion kann mit einer Bewusstseinsveränderung bis hin zur Dissoziation sowie mit Hyperemotionalität einhergehen. Veränderungen des Selbstbildes sind begleitet von Gefühlen der Schwäche und Hilflosigkeit sowie von regressiven Wünschen, die von Schuldgefühlen entlasten.

Für dieses Schmerzerleben ist es charakteristisch, dass es in Konfliktsituationen auftritt, in denen verpönte Wünsche und damit verbundene Affekte (z. B. Aggression) **vom Bewusstsein abgehalten** werden müssen. Es tritt auch auf bei drohendem oder realem Verlust einer gefühlsmäßig ambivalent besetzten Person, einer wichtigen Tätigkeit oder eines Besitzes. Wahl und Lokalisation der Schmerzsymptomatik erfolgen aufgrund von früher selbst erlebten Schmerzen oder in der Identifikation mit subjektiv bedeutsamen Bezugspersonen, die solche Schmerzen erlitten haben, oder sie erscheinen in einem Körperbereich, der dem Ausdruck der verpönten Wünsche dienlich ist. Das Schmerzsymptom ist der Kompromiss zwischen diesen verpönten Strebungen einerseits und den sie unterdrückenden Tendenzen im Subjekt (Gewissen, Moral, Ethik) andererseits.

Die Symptome und ihr Kontext werden entsprechend dem subjektiven Krankheitsmodell der Betroffenen geschildert; ihre Darstellung ist weitgehend von ihrem Erleben und der individuellen Vorstellungswelt bestimmt, und die **Schmerzbeschreibungen** entsprechen deshalb nicht den anatomischen und pathophysiologischen Realitäten, sondern sie folgen mehr der »Kleiderordnung« als den Innervationen. Als determinierend werden belastende Kindheitserlebnisse angesehen, insbesondere Vernachlässigung, Gewalterfahrung und sexuelle Misshandlung.

8.2.3 Prinzip der psychischen Substitution

Das Prinzip der psychischen Substitution beruht auf dem **narzisstischen Mechanismus** der Schmerzentstehung. Diesbezüglich verweist Hoffmann (2003) auf die **»psychoprothetische Funktion«** des Schmerzerlebens zur Vermeidung oder Begrenzung einer »**narzisstischen Krise«** im Sinne einer subjektiv existenziellen Krise des Selbstgefühls, wobei es sich letztendlich um einen misslungenen Heilungs- und Rekonstruktionsversuch handelt. In Abgrenzung zum Konversionskonzept geht es dabei nicht primär um eine angestrebte Spannungsentlastung, sondern um die Aufrechterhaltung psychischen Funktionierens überhaupt bzw. um die Vermeidung eines psychischen Zusammenbruchs.

> **Das Schmerzerleben hat nach diesem Modell die Funktion eines Regulators des narzisstischen Gleichgewichts.**

Dies hat mit Fantasien von körperlicher Unversehrtheit, Stärke, Ausdauer und Unverletzlichkeit zu tun, die das psychische Gleichgewicht erhalten, da sie bei den Betroffenen einen wichtigen Teil des Interpretationsschemas des Körper-Selbst ausmachen. Droht ein Unfall oder eine Krankheit diese innere Vorstellung von sich selbst zu stören und ist das Individuum nicht in der Lage, diese innere Vorstellung zu modifizieren, so erhält es das narzisstische Gleichgewicht aufrecht, indem es die Schmerzempfindung, die es z. B. anlässlich eines Unfalls erlebt hat, weiter erlebt. Die narzisstische Entlastung liegt darin, dass die Schmerzen nun als Grund für den schlechten Zustand interpretiert werden, ohne die sich das Individuum vollständig gesund wähnt. Das »Schmerzerleben« schützt das Individuum vor dem Verlust der Integrität und stabilisiert damit den Selbstwert und das Selbstvertrauen.

Zugeordnet werden Schmerzzustände wie der halluzinatorische Schmerz bei Psychosen oder anderen schweren Persönlichkeitsstörungen, Schmerzzustände in Rahmen von akuter Trauer und Verlustreaktionen sowie Schmerzzustände bei narzisstischer Kränkung.

Männer sollen häufiger zu psychogenen Schmerzen als »Substitutionssymptom« neigen als Frauen.

8.2.4 Bindungstheoretische Aspekte

Die **Bindungstheorie** von Bowlby (1975) und Strauß et al. (2002) wird von Hoffmann (2003) für das Verständnis psychogener Schmerzsyndrome unter dem Gesichtspunkt zitiert, dass Schmerz für die Aktivierung des Beziehungssystems der Bindung konstituierend sei. Die Grundannahme ist, dass das Bindungssystem für eine schutzgebende Bindung aktiviert wird, wenn die reflektorische Vermeidung einer Schmerzquelle nicht gelingt. Daraus lasse sich auch das verstärkte Inanspruchnahmeverhalten von Schmerzpatienten vor dem Hintergrund des Konzepts der Bindungsstile ableiten (sicher gebunden, unsicher-abweisend gebunden, unsicher-ängstlich gebunden, besitzergreifend ambivalent; Mikails et al. 1996). Aktuelle Forschungsergebnisse zeigen einen Zusammenhang zwischen unsicherer Bindung einerseits und Schmerzintensität, Copingbemühungen und Ansprechen auf multimodale Therapie.

Gemäß Attachment-Diathese-Modell des chronischen Schmerzes (ADMCP) von Meredith et al. (2008) ist ein unsicherer Bindungsstil ein Vulnerabilitätsfaktor hinsichtlich **chronischer Schmerzen**. Experimentell induzierter Schmerz geht nach Meredith (2013) bei unsicherer Bindung mit einer stärkeren negativen Schmerzerfahrung einher als bei sicherer Bindung. Allerdings stellten Andrews et al. (2011) eine geringere Schmerzintensität und höhere Kälteschmerztoleranz bei gesunden Probanden mit vermeidendem Bindungsstil fest. Sie postulierten, dass dieses Muster die Schmerzbewältigung langfristig ungünstig beeinflussen kann.

In einer bevölkerungsbasierten repräsentativen Erhebung (McWilliams u. Bailey 2010) war ein vermeidender Bindungsstil mit häufigen oder schweren **Kopfschmerzen** positiv assoziiert; ein ängstlicher Bindungsstil war positiv assoziiert mit chronischen Schmerzen, außerdem mit arterieller Hypertonie, Schlaganfall und Herzinfarkten sowie Ulzera. Bei Patienten mit somatoformer Schmerzstörung (n = 15) beobachteten Neumann et al. (2011) ausschließlich unsichere Bindungsmuster. Verglichen mit einer nichtklinischen Kontrollgruppe beschrieben die Patienten signifikant weniger liebevolles und mehr zurückweisendes elterliches Verhalten und hatten mehr Hinweise für unbewältigte Verluste und Traumatisierungen.

Kratz et al. (2012) fanden, dass ein vermeidendes Bindungsmuster bei Patientinnen mit **Osteoarthritis** und **Fibromyalgie** mit höherer Schmerzintensität und Schmerzkatastrophisierung sowie einem geringeren sozialen Coping einherging. Patientinnen mit vermeidendem Bindungsstil zeigten an Tagen, die durch Katastrophisierung gekennzeichnet waren, einen geringeren Anstieg sozialer Copingstrategien. Bei Patientinnen mit ängstlichem Bindungsstil sagten Tage mit verstärktem Schmerz einen Anstieg an Schmerzkatastrophisierung voraus.

Ein ängstlicher Bindungsstil moderierte nach Martínez et al. (2012) die Beziehung zwischen Schmerzkatastrophisierung und **Krankheitsverhalten**, sodass sie vorschlugen, den Bindungsstil zur frühen Identifikation von Patienten zu nutzen, die zu dysfunktionaler Schmerzbewältigung neigen. Ängstliche und vermeidende Bindung war hier allerdings nicht mit der wahrgenommenen Schmerzintensität assoziiert. Martínez et al. (2012) nahmen an, dass die Einsicht der Patienten in ihren Bindungsstil und eine Modifikation assoziierter dysfunktionaler Reaktionen wichtig in der Behandlung chronischer Schmerzen sein können.

Der Bindungsstil beeinflusst einen **dyadischen Prozess** (Pietromonaco et al. 2013). Sicher gebundene Patienten mit chronischen Schmerzen berichten über weniger negative Partnerreaktionen als unsicher gebundene (Pence Forsythe et al. 2012). Umgekehrt ist anzunehmen, dass sich auch das Bindungsmuster der Behandler auf die therapeutische Interaktion auswirkt: Studenten mit vermeidender Bindung zeigen eine weniger akzeptierende Haltung gegenüber Schmerzäußerungen (Bailey et al. 2012, McWilliams et al. 2010).

Die Relevanz unterschiedlicher Bindungsstile auf den Erfolg eines **multimodalen Behandlungsprogramms** wurde durch Andersen (2012) untersucht: Unsicher gebundene Patienten benötigten signifikant mehr Opioide als sicher gebundene. Hinsichtlich des Schmerzmanagements profitierten sowohl sicher als auch unsicher gebundene Patienten gleichermaßen, allerdings blieb bei den unsicher gebundenen Patienten eine klinisch bedeutsame Angst- und Depressionssymptomatik bis zum Ende der 13-wöchigen Therapie bestehen.

Bindungsunsicherheit spielt demnach im Kontext chronischer Schmerzmanagementprogramme eine wichtige Rolle.

> ❱❱ Ein unsicherer Bindungsstil stellt einen Vulnerabilitätsfaktor hinsichtlich erschwerter Schmerzbewältigung sowie schmerzassoziierter Angst und Depressivität dar.

8.2.5 Dissoziation und Schmerzerleben

Unter dem Prinzip des **Wirksamwerdens dissoziierter Traumafolgen** kann das Konzept der Dissoziation (Nijenhuis u. Matheß 2006) aufgegriffen werden unter dem Gesichtspunkt, dass Schmerzerlebnisse nicht häufige, aber immer wieder vorkommende dissoziative Phänomene sind. Danach können plötzlich auftretende Schmerzzustände als unvermittelte Wiederbelebung einer implizit abgespeicherten Erinnerung an reale Schmerzen im Zusammenhang zurückliegender traumatischer Erlebnisse interpretiert werden.

8.3 Psychodynamische Betrachtungen zu Schmerzzuständen

Psychodynamische Theorien sind für alle, die sich nicht ausführlich damit befasst haben, wegen der vielen Vorannahmen oft wenig verständlich. Da es uns darum geht, den psychodynamischen Zugang allgemein verständlich zu machen, beschränken wir uns im Folgenden mit Verweis auf die einschlägige Literatur auf einige allgemeine Grundprinzipien für einen psychodynamischen Zugang (Mertens 2011, Reimer u. Rüger 2003, Wöller u. Kruse 2011).

8.3.1 Psychodynamisches Krankheitskonzept

Mit dem Begriff Psychodynamik werden innerseelische Abläufe beschrieben, die aus der Perspektive der tiefenpsychologischen und psychoanalytischen Krankheits- und Persönlichkeitslehre den Hintergrund des gesunden und krankhaft gestörten Erlebens und Verhaltens bilden:

- Die **Tiefenpsychologie** ist die Disziplin, welche die psychischen Prozesse unter dem Aspekt des Zusammenwirkens von bewussten und unbewussten seelischen Prozessen beschreibt.
- Die **Psychoanalyse** bezieht über diesen topografischen Aspekt (bewusst – vorbewusst – unbewusst) hinaus den strukturellen Aspekt (Modell der Psyche: Es – Ich – Über-Ich) sowie den lebensgeschichtlich-biografischen Kontext (sog. genetischer Aspekt) in das theoretische Konzept der menschlichen Persönlichkeit ein.

> ❱❱ Psychodynamische Krankheits- und Behandlungskonzepte gründen somit auf der Auffassung, dass bewusstes Erleben und Verhalten durch unbewusste motivationale Prozesse und Konfliktverarbeitung (sog. dynamische Aspekte) gesteuert sind, die in der »Tiefe« des Unbewussten ablaufen und die das menschliche Seelenleben mit spezifischen Energien ausstatten. Psychische Prozesse werden als ein Zusammenspiel dieser Kräfte verstanden, was eben als Psychodynamik bezeichnet wird.

Zur Wahrung der Übersicht werden wir nur auf die für ein psychodynamisches Verständnis besonders wichtigen Aspekte eingehen: den **Grundkonflikt** als Krankheitsdisposition, den **aktualisierten Konflikt** als Krankheitsauslösung und die **Interaktion** als chronifizierender Prozess.

8.3.2 Grundkonflikte als Krankheitsdisposition

Aus psychodynamischer Sicht entsteht psychisch bedingte Krankheit u. a. durch innerpsychische Konfliktdispositionen, die aus lebensgeschichtlichen Belastungen des Subjektes resultieren. Aus biografisch fassbaren Ereignissen – wobei es wesentlich auf die **subjektive Erfahrung** und Sinngebung dieser Ereignisse ankommt – resultieren Dispositionen und Vulnerabilitäten. Ein Beispiel wäre, wenn frühe Personenverluste, realer oder ideeller Art, zu starken Bindungswünschen und gleichzeitig zu starker Verlustangst führen, und wenn eine solchermaßen entstandene Objektabhängigkeit und

Trennungsempfindlichkeit durch eine forciert gelebte Pseudoautonomie bewältigt wird, die wiederum nachhaltig das Beziehungs- und Bindungsver-
halten des Erwachsenen prägt.

8.3.3 Aktualisierter Konflikt als Krankheitsauslösung

Das psychodynamische Verständnis der Krankheitsentstehung kann nun nicht einfach aus diesen
biografisch verstehbaren Grundkonflikten abgeleitet werden. Es ist vielmehr zu prüfen, wann und
wodurch diese lebensgeschichtlichen Dispositionen
in aktuellen Lebensereignissen »neurotische« Zu-
spitzungen erfahren, die geeignet sind, das innere
Gleichgewicht so sehr zu belasten, dass es zur Labilisierung der bisher bewährten Abwehr- und Bewältigungsformen und dann zur Symptombildung
kommt. Bisher funktionale Bewältigungsstrategien
werden dysfunktional.

Für ein psychodynamisches Krankheitsverständnis muss in einer **positiven Diagnostik** (entgegen einer Ausschlussdiagnostik mit der Formel:
»Organisch nichts gefunden, muss was Psychisches
sein«) eine aktuelle Lebenssituation nachweisbar
sein, die einen solchermaßen »neurotisch« dispo-
nierten Menschen an seinen »wunden Punkten«
berührt und dadurch den Kernkonflikt aktualisiert.
Es kann sich dabei um außergewöhnliche äußere
Ereignisse handeln (▶ Fallbeispiel - Teil 1), aber auch
um »normale« Entwicklungsaufgaben in sog.
Schwellensituationen, die aufgrund einer belasteten
Persönlichkeitsentwicklung nicht gelingen, oder es
geht um eine individuelle spezifische Störung der
inneren Erlebnisverarbeitung.

Das für sich genommen schon dramatische Ereignis wird zur Deckerinnerung für eine chronische
Vernachlässigung mit ständigen Trennungs- und
Verlusterfahrungen durch die unzuverlässige Mutter, was Herr A. auf der Basis seiner Ressource einer
guten Intelligenz durch eine forciert gelebte Pseudoautonomie bewältigt. **Unabhängigkeit – niemals
bin ich von jemandem abhängig**: Damit wäre der
Grundkonflikt benannt mit der daraus lebensge-
schichtlich gewachsenen Abwehr- und Bewälti-
gungsform, sich auf keinen Fall in einer Objektbe-
ziehung abhängig zu machen.

Bei der Klärung der auslösenden Umstände zur
Aktualisierung des Grundkonfliktes erfahren wir
von Herrn A., dass er aktuell in engerer Beziehung
zu einer Frau stehe (▶ Fallbeispiel – Teil 2).
Die Deutung, dass seine Schmerzempfindungen
sehr an das damalige Erlebnis der Verbrühung erinnern mit seinem Entschluss, nie mehr von jemandem abhängig zu sein, und dass sie ihn gleichzeitig
aktuell davor bewahren, sich in eine Beziehung einzulassen, die er sich eigentlich sehnlich wünscht,
verblüfft Herrn A. Deutlich berührt meint er dann,
so könne man das vielleicht auch sehen, er müsse
darüber nachdenken.

Aus psychodynamischer Sicht ist es durch die
aktuelle Erkrankung und durch die Bekanntschaft
zu einer Reaktivierung seiner bisher »erfolgreich«
abgewehrten Beziehungswünsche gekommen. Die
Ereignisse waren geeignet, seine Pseudoautonomie
zu erschüttern und die dahinterliegende Objektabhängigkeit bei gleichzeitiger Trennungsempfindlichkeit und Verlustangst zu mobilisieren. Seine
große Ambivalenz bekommt durch das Schmerzerleben eine eindeutige Klärung: »In diesem er-
bärmlichen Zustand kann ich doch keine Beziehung
verantworten!«

8.3.4 Interaktion als chronifizierender Prozess

Bekanntermaßen gilt der Umgang mit Patienten mit
somatoformen Schmerzstörungen als sehr schwierig, so war es auch mit Herrn A. Trotz gegenteiliger
Bemühungen seiner Ärzte beharrt er auf einer organischen Ursache seiner Schmerzen, er macht die
Experten hilflos, die Interaktionen schaukeln sich
spannungsvoll auf, »**Simulant« steht gegen »Unfähigkeit«**. Damit führt die gestörte Interaktion zur
Chronifizierung. Aus psychodynamischer Sicht hat
das damit zu tun, dass es auf dem Hintergrund der
Lebensmaxime von Herrn A. nicht zu einer Beziehung kommen darf.

❭ **Unabhängigkeit – niemals bin ich von jemandem abhängig, weil alle Menschen unzuverlässig sind (wie die Mutter) und mich enttäuschen werden.**

8

Teil 1

Herr A., ein 58-jähriger, selbstständiger Versicherungskaufmann, war an einer Gürtelrose erkrankt, die ausgeheilt ist, das Schmerzerleben ist aber geblieben. Beruflich ist er erheblich beeinträchtigt, seit Krankheitsbeginn krankgeschrieben. Zunehmend verzweifelt sucht er verschiedene Experten auf, die ihm jedoch keine Linderung verschaffen können. Er kommt dann 2 Jahre nach der akuten Erkrankung auf Empfehlung eines Versicherungskunden in die psychosomatische Sprechstunde, von weiter her angereist.

Zum Erstgespräch erscheint ein sehr gepflegter Herr, korrekt im Umgang, im Kontakt verbindlich, aber zurückhaltend, fast reserviert, abwartend und taxierend. Er tut sich sichtlich schwer, über sich zu sprechen, sich in das Gespräch einzulassen. Zuerst einmal verkündet er Diagnosen und legt Befunde vor, mit einem anklagenden Unterton, dass ihm niemand helfen kann. Das kommt ein wenig so an, als wolle man ihm nicht helfen.

Die Schmerzzustände benennt er als »der Zosterschmerz«, der nicht weniger, sondern stärker werde und unter dem er beständig leide. Bei der Mitteilung wirkt er erwartungsvoll, was er jetzt geboten bekommt. Aufgefordert, die Schmerzzustände ge-

nauer zu beschreiben, zögert er – er habe immer das Gefühl, dass man ihm das mit den Schmerzen nicht glaube, weil man ja nichts finde. Er sei aber nun wirklich nicht empfindlich, habe immer viel gearbeitet, sich nie geschont, sei nie krank gewesen. Also, die Schmerzen würde er sich nun wirklich nicht einbilden.

Herrn A. wird erläutert, dass in einer psychosomatischen Untersuchung nicht nur die objektiven Befunde interessieren, sondern mehr das subjektive Erleben, und dass die subjektive Realität genauso wichtig ist wie die objektive Realität (▶ Kap. 20). Er möge jetzt den Schmerz einmal ganz genau erläutern, dabei sei es völlig ohne Belang, ob es dafür eine Erklärung gebe oder nicht, er erlebe ihn ja.

Herr A. fühlt sich mit dieser Intervention offensichtlich ernst genommen, und wie er zunehmend lebendig seine Schmerzzustände beschreibt, wird deutlich, dass es sich nicht um einen typischen »Zosterschmerz« handelt. Er ist dann überrascht, als ihm das mitgeteilt und er gefragt wird, ob er solche Schmerzen schon einmal erlebt habe. Er zögert, denkt nach, sagt dann, dass ihn der Schmerz an ein sehr unangenehmes Erlebnis erinnere, als er 9 Jahre alt war. Was denn da gewesen sei?

Jetzt erinnert Herr A. sich sichtbar bewegt daran, wie er sich als Junge das Bein mit kochendem Wasser verbrüht hat, er hatte einen Topf vom Herd gezogen. Die Strümpfe aus Kunststoff seien »in die Haut gebrannt«, er habe fürchterliche Schmerzen gehabt.

Die Mutter habe ihn »laut schimpfend« ins Krankenhaus gebracht. Schimpfend, weil sie mit dem damaligen Lebensgefährten ins Wochenende wollte, er sollte in der Nachbarschaft untergebracht werden. Sie habe ihn ins Krankenhaus gebracht und sei erst nach ein paar Tagen wieder aufgetaucht. »Sie hat mich einfach abgegeben, ich kam in ein großes Zimmer mit alten Männern, sie verschwand, ich war mir selbst überlassen mit meinen Schmerzen und dem Kummer. Damals habe ich mir geschworen: Niemals mehr bin ich von jemandem abhängig.«

Das sei seine Lebensmaxime – Unabhängigkeit. Herr A. hat sich nie richtig auf eine Beziehung eingelassen, hat sich Frauen gegenüber immer sehr distanziert verhalten, daran seien alle Beziehungen gescheitert. Heirat? Nein, das sei nicht infrage gekommen. Er deutet an, nicht immer nur freundlich mit Frauen umgegangen zu sein, »wenn es zu eng wurde«.

Teil 2

Im Rahmen der akuten Erkrankung machte Herr A. eine Kur und hat sich dort zu seiner Überraschung und Verunsicherung verliebt. Bislang kannte er zwar intensive, aber immer nur kurz dauernde Verliebthei-

ten bis zu dem Zeitpunkt, zu dem die Beziehung enger zu werden drohte. »Von dieser Frau komme ich innerlich nicht los«, sie suche immer wieder den Kontakt, auch wenn er sie frustriere, »die lässt einfach nicht locker«. Was ihn sehr verunsichert

und ängstigt, sind gelegentlich auftauchende Gedanken und Vorstellungen an ein gemeinsames Zusammenleben. »Aber in meinem jetzigen Zustand kann ich ihr ja nichts bieten.«

Die Deutung seiner Ambivalenz und der Funktion des Schmerzes, sich nicht in die eigentlich gewünschte Beziehung einzulassen, verändert die nachfolgenden Gespräche mit Herrn A. Zuerst einmal gibt er zu erkennen, dass er sich ernst genommen und nicht mehr als Simulant abgetan fühlt. Seine Schmerzzustände haben für ihn jetzt einen subjektiven Sinn bekommen. Er erinnert sich sehr bewegt an die damaligen Umstände als Junge im Krankenhaus mit den alten Männern ohne die Mutter, die seiner Erzählung nach insgesamt unzuverlässig und häufig abwesend war. Er erinnert sich jetzt auch an eine Krankenschwester, die sich seiner angenommen und ihn auch mal in den Arm genommen hatte, von der er sich bei der plötzlichen Entlassung nicht einmal verabschieden konnte. Die Erinnerung an sie habe im lange Zeit Trost in schwierigen Lebenssituationen gespendet, und er hatte lange die unbestimmte Erwartung, er werde sie wieder einmal treffen.

Herr A. hat mit seiner Bekannten über seine Ambivalenz und über seine Ängste vor einer Bindung gesprochen und war überrascht, dass sie Verständnis zeigte. An seinem Schmerzerleben hat es zunächst nichts geändert, aber er hat sich auf eine Interaktion eingelassen. Entsprechend dem **interpersonell angelegten Modell** wird die an die Körperbeschwerden geknüpfte **Beziehungsdynamik** zum Mittelpunkt der Diagnostik und Therapie (► Kap. 20).

8.4 Fazit

Ein allgemeines psychodynamisches Konzept bei Schmerzzuständen liegt gegenwärtig nicht vor. Vorgestellte Konzepte basieren explizit oder implizit auf traditionellen psychoanalytischen Modellbildungen, welche die Entwicklung der psychoanalytischen Theorie widerspiegeln.

Allgemein gesehen ist in einem psychodynamischen Krankheitsverständnis das bewusste Erleben und Verhalten durch eine unbewusste Konfliktverarbeitung gesteuert, die aus signifikanten Belastungen in der Biografie des Subjektes resultieren. Die psychodynamische Sichtweise ist somit eine biografisch orientierte Perspektive mit einem Grundkonflikt als Krankheitsdisposition, aktualisierten Konflikten als Krankheitsauslösung und einer daraus resultierenden pathologischen Interaktion als chronifizierende Bedingung. Aus psychodynamischer Sicht geht es zuerst darum, ein Verständnis für die Entwicklung der Störung aus den jeweils individuellen Besonderheiten und lebensgeschichtlichen Bedingungen des Einzelfalls zu entwickeln. Der Zugang ist biografisch ausgerichtet, er fokussiert auf die jeweiligen konflikthaften, strukturell vulnerablen oder traumatisch gestörten Persönlichkeitsbedingungen, die sich aus den Belastungen und den Verarbeitungen der individuellen Biografie erklären. Die Symptombildung erklärt sich kausal aus seiner psychodynamischen Funktion für das betroffene Individuum.

Literatur

Alexander F (1943) Fundamental concepts of psychosomatic research. Psychosom Med 5: 205–210
Alexander F (1971) Psychosomatische Medizin. Grundlagen und Anwendungsgebiete. De Gruyter, Berlin
Andersen TE (2012) Does attachment insecurity affect the outcomes of a multidisciplinary pain management program? The association between attachment insecurity, pain, disability, distress, and the use of opioids. Soc Sci Med 74: 1461–1468
Andrews NE, Meredith PJ, Strong J (2011) Adult attachment and reports of pain in experimentally-induced pain. Eur J Pain 15: 523–530
Bailey SJ, McWilliams LA, Dick BD (2012) Expanding the social communication model of pain: are adult attachment characteristics associated with observers' pain-related evaluations? Rehabil Psychol 57: 27–34
Bowlby J (1975) Bindung. Eine Analyse der Mutter-Kind-Beziehung. Kindler, München
Cannon WB (1920) Bodily changes in pain, hunger, fear and rage, 2nd ed. Appleton, New York
Egle UT, Hoffmann SO, Lehmann KA, Nix WA (2003) Handbuch Chronischer Schmerz. Grundlagen, Pathogenese, Klinik und Therapie aus bio-psycho-sozialer Sicht. Schattauer, Stuttgart
Engel GL (1959) »Psychogenic« pain and the pain-prone patient. Am J Med 26: 899–918
Engel GL, Schmale AH (1967) Psychoanalytic theory of somatic disorder. J Am Psychoanal Assoc 15: 344–365
Henningsen P, Rudolf G (2013) Somatoforme/funktionelle Störungen: Klassifikation, psychodynamische Erklärungsmodelle, Diagnostik und Therapie In: Rudolf G, Henningsen P (Hrsg) Psychotherapeutische Medizin und Psychosomatik. Ein einführendes Lehrbuch auf psychodynamischer Grundlage, 7. Aufl. Thieme, Stuttgart, S 202–220

Hoffmann SO (2003) Psychodynamisches Verständnis von Schmerz. In: Egle UT, Hoffmann SO, Lehmann KA, Nix WA (Hrsg) Handbuch chronischer Schmerz. Schattauer, Stuttgart, S 77–88

Kratz AL, Davis MC, Zautra AJ (2012) Attachment predicts daily catastrophizing and social coping in women with pain. Health Psychol 31: 278–285

Martínez MP, Miró E, Sánchez AI, Mundo A, Martínez E (2012) Understanding the relationship between attachment style, pain appraisal and illness behavior in women. Scand J Psychol 53: 54–63

McWilliams LA, Bailey SJ (2010) Associations between adult attachment ratings and health conditions: evidence from the National Comorbidity Survey Replication. Health Psychol 29: 446–453

McWilliams LA, Murphy PDJ, Bailey JS (2010) Associations between adult attachment dimensions and attitudes toward pain behaviour. Pain Res Manag 15: 378–384

Meredith PJ (2013) A review of the evidence regarding associations between attachment theory and experimentally induced pain. Curr Pain Headache Rep 17: 326

Meredith P, Ownsworth T, Strong J (2008) A review of the evidence linking adult attachment theory and chronic pain: Presenting a conceptual model. Clin Psychol Rev 28: 407–429

Mertens W (2011) Grundlagen psychoanalytischer Psychotherapie. In: Senf W, Broda M (Hrsg) Praxis der Psychotherapie. Ein integratives Lehrbuch, 5. Aufl. Thieme, Stuttgart, S 152–190

Mikails, Henderson PR, Tasca G (1996) An interpersonally based model of chronic pain: an application of the attachment theory. Clin Psychol Rev 14: 1–16

Neumann E, Nowacki K, Roland IC, Kruse J (2011) Bindung und somatoforme Störungen: Geringe Kohärenz und unverarbeitete Bindungsrepräsentationen bei chronischem Schmerz. Psychother Psychosom Med Psychol 61: 254–261

Nijenhuis RS, Mattheß H (2006) Traumabezogene strukturelle Dissoziation der Persönlichkeit. Psychotherapie im Dialog 4: 393–398

Overbeck G, Overbeck A (1998) Seelischer Konflikt – körperliches Leiden. Reader zur psychoanalytischen Psychosomatik, 7. Aufl. Klotz, Magdeburg

Pence Forsythe L, Romano JM, Jensen MP, Thorn BE (2012) Attachment Style Is Associated with Perceived Spouse Responses and Pain-Related Outcomes. Rehabil Psychol 57: 290–300

Pietromonaco PR, Uchino B, Dunkel Schetter C (2013) Close relationship processes and health: implications of attachment theory for health and disease. Health Psychol 32: 499–513

Reimer C, Rüger U (2003) Psychodynamische Psychotherapie. Springer, Berlin Heidelberg

Rudolf G, Henningsen P (2003) Die psychotherapeutische Behandlung somatoformer Störungen. Z Psychosom Med Psychother 49: 3–19

Strauß B, Buchheim A, Kächele H (2002) Klinische Bindungsforschung. Schattauer, Stuttgart

Wöller W, Kruse J (2011) Psychodynamische Psychotherapieverfahren. In: Senf W, Broda M (Hrsg) Praxis der Psychotherapie. Ein integratives Lehrbuch, 5. Aufl. Thieme, Stuttgart, S 191–198

Placeboreaktionen in Schmerztherapie und -forschung

R. Klinger, M. Schedlowski und P. Enck

9.1   Einleitung   – 144

9.2   Grundlagen der Placeboanalgesie   – 146

9.3   Entstehung und Aufrechterhaltung der Placeboanalgesie
       und Nocebohyperalgesie   – 147

9.4   Placeboreaktionen in der Schmerzbehandlung:
       Möglichkeiten der klinischen und praktischen Relevanz   – 151

9.5   Fazit   – 153

       Literatur   – 154

B. Kröner-Herwig et al. (Hrsg.), *Schmerzpsychotherapie*,
DOI 10.1007/978-3-662-50512-0_9, © Springer-Verlag Berlin Heidelberg 2017

Lernziele

Die Entwicklung in der Placeboforschung in den letzten Jahren ermöglichte, die zugrunde liegenden neuronalen, biologischen und verhaltensbezogenen Mechanismen weitgehender zu verstehen und Implikationen für die klinische Forschung und Praxis abzuleiten (Schedlowski et al. 2015). Mittlerweile sind 12 verschiedene Placeboreaktionen, die unterschiedlichsten körperlichen Systemen zuzuordnen sind (Finniss et al. 2010), beschrieben. Der analgetischen Placeboreaktion kommt eine besondere Rolle zu, ihre Effektivität ist besonders vielfältig untersucht und unumstritten. Aus diesem Grunde ist es naheliegend, zu überlegen, wie diese auch klinisch genutzt werden kann. Dieser Gedanke ist sogar Bestandteil der AWMF-Leitlinie »Behandlung akuter perioperativer und posttraumatischer Schmerzen« (DIVS 2009).

9.1   Einleitung

9.1.1   Placebo-/Noceboreaktionen in der Schmerztherapie

Placebo- und Noceboeffekte werden in allen Bereichen medizinischer, psychologischer und nichtmedizinischer Therapie beschrieben, in der Schmerztherapie kommt ihnen eine sehr bedeutende Rolle zu. Der Begriff der »**Placeboanalgesie**« fand keine Entsprechung in anderen medizinischen Teilbereichen.

Placebo- bzw. Noceboeffekte (nicht systematisch erzeugte Phänomene) sollten begrifflich von Placebo- bzw. Noceboreaktionen (»-response«; Reaktionen, die Folge bestimmter, nachvollziehbarer Mechanismen und damit planbar/replizierbar sind) unterschieden werden. Der Begriff Placebo- bzw. Noceboreaktion grenzt sich damit gegenüber einem unsystematischen, unspezifischen Phänomen ab.

Placeboreaktion

Als analgetische Placeboreaktionen bezeichnet man Veränderungen in der Schmerzwahrnehmung, die dazu führen, dass die spezifische Wirkung der Schmerzbehandlung, sei es eine pharmakologische, psychologische oder physische, übertroffen wird (vgl. Klinger et al. 2014), d. h., die entsprechende Schmerzbehandlung bringt mehr Schmerzlinde-

rung als erwartet. Diese Definition erlaubt es, Placebo- bzw. Noceboreaktionen nicht nur im Kontext medikamentöser Schmerzbehandlungen zu sehen, sondern auch im Kontext anderer Schmerzbehandlungen, z. B. psychologischer und physiotherapeutischer Therapien.

In experimentellen Studien wird von **Placeboanalgesie** gesprochen, wenn ein akuter oder chronischer Schmerz nach Gabe einer inerten Substanz (im Labor oder im Rahmen von klinischen Prüfungen) nachlässt. Üblicherweise wird dabei ein experimenteller Schmerz (ein Elektroreiz, ein Hitzereiz, ein ischämischer Reiz) mit einem lokalen oder systemischen Scheinmedikament (einer Pille, Salbe oder Injektion ohne Wirkstoff) behandelt, während die Versuchspersonen gleichzeitig informiert werden, hierbei handle es sich um ein starkes Schmerzmittel. Unter diesen Bedingungen nehmen das Schmerzerleben sowie systemische, **autonom regulierte Reaktionen auf die Noxe** ab. In einem klassischen Experiment konnten Levine et al. bereits 1978 zeigen, dass diese »placeboinduzierte« Analgesie durch die Ausschüttung endogener Opiate mediiert ist, da sie sich mittels Naloxon, eines Opiatantagonisten, blocken ließ.

In einer Metaanalyse von Vase et al. (2002) konnten die Autoren zeigen, dass die Effektstärke der **Placeboanalgesie im Labor** etwa 6-mal größer ist als die Effektstärke einer **Placebobehandlung in einer klinischen Studie**. Dies wird von den Autoren darauf zurückgeführt, dass in Laborstudien meist eine sichere (100 %) Medikamentengabe suggeriert (»Sie erhalten jetzt das Schmerzmedikament«) wird, um die Placeboanalgesie zu erzeugen, während in klinischen, placebokontrollierten Studien die Patienten mit der Einverständniserklärung darüber informiert werden, dass sie eine 50 %ige (oder höhere oder geringere) Chance haben (bei 50 %: »Sie erhalten entweder ein Schmerzmedikament oder ein Placebo«), ein Placebo zu erhalten: Diese reduzierte »Sicherheit« der Behandlung mit einem neuen Medikament drückt sich in der reduzierten Placebowirksamkeit aus (Kotsis et al. 2012).

Noch dramatisch geringer waren die Effekte sowohl von Placebo als auch der Medikation, wenn die Patienten nicht wussten, ob überhaupt und wann sie ein Schmerzmittel bekommen sollten: Im sog. **verdeckten Placeboparadigma** (»hidden placebo paradigm«) konnten Colloca et al. 2004 zeigen, dass manchen Schmerzmitteln nach einer Operation signifikant geringere Wirkung zukommt, wenn sie verdeckt appliziert wurden. In diesen Fällen kann die antinozizeptive Wirkung zu einem bedeutenden Teil auf Placeboreaktion zurückgeführt werden.

> ❯ Obwohl weitere klinische Forschung der Placeboanalgesie erforderlich ist, können wir jedoch davon ausgehen, dass alle die Faktoren, die in klinischen Studien und im Labor Einfluss auf die Größe des Placeboeffekts bzw. der Placeboreaktion nehmen, auch im klinischen Kontext einer Routinebehandlung die Behandlungsergebnisse beeinflussen.

Noceboreaktion

Unter »Noceboreaktionen« werden all diejenigen Reaktionen auf eine Substanz oder Handlung im heilenden Kontext zusammengefasst, die eine negative Wirkung haben, d. h. die Symptome erzeugen, verschlimmern oder ihre Besserung verhindern können. Ein **schmerzbezogener** Noceboeffekt ist eine Veränderung in der Schmerzwahrnehmung, die die spezifische Wirkung der Schmerzbehandlung, sei es eine pharmakologische, psychologische oder physische, unterschreitet, d. h., die entsprechende Schmerzbehandlung bringt weniger Schmerzlinderung als erwartet.

Noceboreaktionen sind vor allem als »**unerwünschte Nebenwirkungen**« einer »Placebogabe« in klinischen Medikamentenversuchen bekannt. Sie können aber auch als die **klinischen Folgen** einer Fehldiagnose bzw. diagnostischer oder therapeutischer Maßnahmen verstanden werden, welche die Patienten in der Annahme über die Art oder Schwere der Erkrankung und ihrer Behandlung fehlleiten.

> ❯ Schmerzüberempfindlichkeit (Hyperalgesie) infolge einer inerten Substanz bzw. Handlung lässt sich wie die Placeboanalgesie ebenfalls experimentell im Labor erzeugen und folgt dort vergleichbaren Regeln, wenngleich die zugrunde liegenden biologischen Mechanismen ihrer Vermittlung vermutlich andere sind (Enck et al. 2008).

Die nur geringe **empirische Basis** zur Noceboreaktion lässt gegenwärtig noch keine sichere Aussage über ihre Grundlagen zu. Die wenigen Arbeiten belegen zumindest, dass auch hier die Mechanismen der Pawlow'schen Konditionierung (Colloca et al. 2008b) bzw. der Manipulation von Erwartungen greifen (Swider u. Babel 2013). Diese Untersuchungen bestätigen zudem einen erheblichen Geschlechtsunterschied sowohl in der Wirksamkeit von Konditionierung als auch der Erwartungen, vor allem bei Noceboeffekten, zumindest im Labor.

9.1.2 Placeboreaktionen und ihre beeinflussenden Faktoren

Neben den bereits angesprochenen Geschlechtsunterschieden sind es insbesondere **Faktoren der Arzt-Patient-Beziehung**, die die Placeboreaktion beeinflussen (können), wie die Art, Intensität, Häufigkeit und die Dauer der Kommunikation, die Art der Behandlung (mündlich, manuell, instrumentell), Merkmale des Medikamentes (einschließlich Anzahl, Dosierung, Größe, Farbe, Applikationsform, Kosten), die Erfahrung des Patienten mit bisheriger Behandlung (dieser oder anderer Krankheiten) und die Erfahrung des Arztes (Chung et al. 2012, Di Blasi et al. 2001, Flaten et al. 2006, Vase et al. 2015). Vermutlich spielt auch die Ausbildung des Arztes eine erhebliche Rolle, aber dafür gibt es bislang keine empirischen Belege.

Ein verlässliches prädiktives Modell, um die Placeboreaktion eines Individuums vorherzusagen, ist schwierig (Enck et al. 2009). Ebenso wenig ist es bislang gelungen, eine Persönlichkeitsstruktur des Placeboresponders zu identifizieren (Horing et al. 2014) oder eine genetische Prädisposition (Hall et al. 2015) verlässlich zu benennen.

Klinger und Flor (2014) haben ein klinisches Modell zur Entstehung einer Placeboreaktion beschrieben, in dem sie die zugrunde liegenden Mechanismen (▶ Abschn. 9.3) im Zusammenhang mit weiteren psychologischen Einflussfaktoren aus dem äußeren (z. B. Behandlungsraum) und auch **inneren Kontext** (z. B. emotionale Befindlichkeit wie Ängste oder Erwartungen an die Behandlung) einer Behandlungssituation gebracht haben und vor dem Hintergrund **früherer Lernerfahrungen** betrachten. Erfahrungen und Einstellungen, mit denen ein Patient in die Behandlung kommt, sind ausschlaggebend für das Ausmaß der Placeboreaktion in der Gegenwart. Jede neue Erfahrung wird auf der Basis der schon bestehenden geformt. Schlechte Erfahrungen mit Analgetika beeinflussen die Erwartungen zur bevorstehenden Behandlung negativ, positive Erfahrungen in der Vergangenheit fördern das Auftreten von positiven Erwartungen in der Gegenwart und damit auch das Auftreten von Placeboreaktionen. Für den klinischen Alltag bedeutet dies, dass die aktuelle Medikation so instruiert werden sollte, dass sie dem Patienten den Verlauf der nachfolgenden Wirkung möglichst realistisch vorhersagt (Klinger u. Flor 2014).

Das Modell greift innerhalb des aktuellen Behandlungskontextes – neben den Instruktionen des Behandlers – auch internale Reize (psychisches Befinden des Patienten) und externe Kontexthinweise (Umgebung), den Wunsch nach Symptomlinderung und die Sicherheit darüber, ob diese Linderung auch einsetzen wird, auf. Diese Faktoren beeinflussen die aktuelle Erwartung über den Behandlungsverlauf und setzen Prozesse der **selektiven Aufmerksamkeit** in Gang: Bei negativer Erwartung wird auf Negatives, bei positiver Erwartung wird auf Positives fokussiert. Dieser Aufmerksamkeitsfokus verstärkt die Behandlungseffekte, die in einer Art Rückkopplung dann wiederum durch die nachfolgenden Erfahrungen die Erwartung und damit die Placebo-/Noceboreaktion bahnen.

9.2 Grundlagen der Placeboanalgesie

Aktuelle neurobiologische und neuropsychologische empirische Befunde weisen darauf hin, dass die **Placeboreaktion** nicht durch einen generellen neurobiologischen Mechanismus zu erklären ist, sondern bei unterschiedlichen experimentellen Bedingungen oder Erkrankungen anscheinend durch **unterschiedliche Mechanismen** gesteuert wird (Enck et al. 2009, Pacheco-Lopez et al. 2006). Dabei scheinen das endogene Opioidsystem und auch das dopaminerge System im zentralen Nervensystem eine Schlüsselrolle bei der Steuerung der Placeboreaktion zu spielen.

Ein neuerer postulierter Erklärungsansatz bringt diese beiden Neurotransmitter bzw. Neuro-

peptidsysteme im Rahmen der Placeboreaktion in einen funktionellen Zusammenhang. Demnach wird die Placeboreaktion durch das sog. **Belohnungssystem im zentralen Nervensystem** moduliert (de la Fuente-Fernàndez u. Stoessl 2002). In Untersuchungen mit Parkinson-Patienten (de la Fuente-Fernàndez et al. 2004) und experimentellen Studien zur Placeboanalgesie (Scott et al. 2007) konnte dokumentiert werden, dass die Erwartung einer Belohnung, beispielsweise die Erwartung einer Symptomreduktion bei Patienten, eine wichtige Rolle bei der Placeboreaktion spielt. Diese **Erwartungshaltung** induziert eine tonische Aktivierung tegmentaler oder präfrontaler dopaminerger Neurone, die sich in das Striatum fortsetzt. Die Erwartungsphase vor Eintreten der eigentlichen Belohnung ist geprägt von einer Unsicherheit, die die dopaminerge Aktivität nachhaltig erhöht und die wiederum am ausgeprägtesten ausfällt, wenn die Wahrscheinlichkeit des tatsächlichen Eintretens der erwarteten Belohnung 50 % beträgt. Ein **Höchstmaß an Unsicherheit**, ob die erwartete Belohnung nun eintritt oder nicht (50:50), führt schließlich dazu, das ca. 30 % der dopaminergen Zellen tonisch aktiviert werden (Fiorillo et al. 2003, Lidstone et al. 2010). Umgekehrt führt die 100%ige Gewissheit darüber, ob die Belohnung eintritt bzw. ob sie nicht eintritt, nicht zu einer Aktivierung dopaminerger Zellen. Diese dopaminerge Aktivierung konnte auch nach dem Einsetzen der Belohnung beobachtet werden und fällt noch ausgeprägter aus, wenn die Belohnung überraschend eintritt.

> ❯ Die wahrgenommene Unsicherheit erhöht anscheinend die Aktivierung des Belohnungssystems im Gehirn. Dieser Mechanismus konnte auch bei Parkinson-Patienten experimentell nachgewiesen werden (Lidstone et al. 2010).

Aufbauend auf diesen Befunden wurde in einem experimentellen Ansatz das **endogene Opiatsystem** zusammen mit dem **dopaminergen System** in den Gehirnarealen analysiert, die eine zentrale Rolle im Belohnungssystem spielen und motivationales Verhalten steuern (Scott et al. 2008). Probanden wurde in einem Schmerzparadigma versichert, dass ein appliziertes Medikament (Placebo) entweder keine oder eine starke analgetische Wirkung habe. Mittels Positronenemissionstomografie (PET) konnte beobachtet werden, dass die schmerzlindernde Erwartungshaltung zu einem Anstieg der Opioidaktivität im anterioren Cingulum, dem orbitofrontalen Kortex, dem Inselkortex, im Nucleus accumbens sowie in der Amygdala führte. Parallel dazu erhöhte sich die dopaminerge Aktivität in den Basalganglien, insbesondere im Nucleus accumbens. Sowohl die dopaminerge als auch die opioiderge Aktivität waren sowohl mit der induzierten schmerzlindernden Erwartungshaltung als auch mit der subjektiv berichteten analgetischen Placebowirkung assoziiert. Der Zusammenhang zwischen der schmerzlindernden Placebowirkung und der Aktivität beider Botenstoffe war insbesondere im Nucleus accumbens stark ausgeprägt.

> **Diese Befunde zeigen deutlich, dass Dopamin und endogene Opioide anscheinend eine Schlüsselrolle bei der Vermittlung der Placeboanalgesie einnehmen (vgl. hierzu die Zusammenfassung aller Arbeiten bis 2014 von Peciña u. Zubieta 2015).**

Über die neurobiologischen Mechanismen des **Noceboeffektes** ist weit weniger bekannt. Auch hier scheinen **dopaminerge und opioiderge Mechanismen** im Nucleus accumbens eine zentrale Rolle zu spielen, denn ein induzierter Noceboeffekt war mit einer Abnahme der Aktivität dieser Transmittersysteme assoziiert (Scott et al. 2008). Allerdings scheinen auch weitere Botenstoffe wie das Cholezystokinin (CCK), das als Peptidhormon sowohl im Magen-Darm-Trakt als auch als Neurotransmitter im Gehirn aktiv ist, den Noceboeffekt zu steuern.

> **Insgesamt deuten die bisherigen Befunde darauf hin, dass Placebo- bzw. Noceboreaktionen beim Schmerz durch ein komplexes Zusammenspiel im Sinne einer Balance/Imbalance der Neurotransmitter- und Neuropeptidsysteme – insbesondere Dopamin, Opioide und CCK – gesteuert werden.**

9.3 Entstehung und Aufrechterhaltung der Placeboanalgesie und Nocebohyperalgesie

Im Zentrum der Entstehung und Aufrechterhaltung der Placebo- und Noceboreaktionen stehen **Erwartungen**. Im Bereich der Placeboanalgesie lassen sich Erwartungen von Patienten oder Probanden durch 3 aktive **psychologische Mechanismen** aufbauen und modulieren:
1. Klassische Konditionierung
2. Instruktionen
3. Soziales Lernen

Diese Mechanismen spielen sich auf Basis der in ► Abschn. 9.2 beschriebenen biologischen und neurochemischen Basis ab und setzen dort eine Kaskade der Freisetzung endogener Opioide und Nichtopioide in Gang (Colloca et al. 2013). Die 3 psychologischen Mechanismen scheinen eng miteinander zusammenzuhängen (Colloca et al. 2008a, Kirsch et al. 2004, 2014, Klinger et al. 2007, Schafer et al. 2015, Williams-Stewart u. Podd 2004). Für die Erforschung der Placeboanalgesie, besonders des klinischen Nutzens von Placeboreaktionen, ist es allerdings sinnvoll, die zugrunde liegenden Wirkmechanismen separat zu untersuchen (Colloca et al. 2008a).

9.3.1 Erwartungen vermittelt über klassische Konditionierung

Im Modell der klassischen Konditionierung wird ein Placebo als klassisch konditionierter Stimulus betrachtet, der die Placeboreaktion – die klassisch konditionierte Reaktion – auslöst.

Nach dem traditionellen Stimulus-Substitutions-Modell (Ader 1997, Price et al. 1999) führt die wiederholte Assoziation eines zunächst neutralen Stimulus (Aussehen, Farbe, Geschmack des Präparates) mit dem **unkonditionierten Stimulus** (US; pharmakologische Wirkung des Präparates) zu dieser **konditionierten Reaktion** (CR; Placeboreaktion). Das Placebopräparat wird so zum **konditionierten Stimulus** (CS; wirkstofffreies »Vehikel« eines Medikamentes, z. B. Aussehen, Farbe und Geschmack einer Tablette). Es löst eine Reaktion aus (CR, Placeboreaktion), die der ursprünglichen

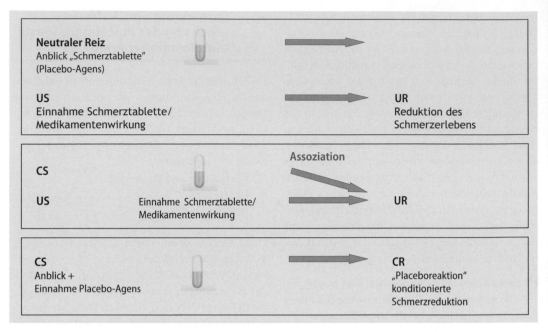

□ Abb. 9.1 Klassische Konditionierung: die erlernte Placeboreaktion. *CR* konditionierte Reaktion, *CS* konditionierter Stimulus, *UR* unkonditionierte Reaktion, *US* unkonditionierter Stimulus

pharmakologischen Wirkung des entsprechenden Verums (UR) ähnlich ist. Diese Reaktion wird nach der Assoziation allein durch das wirkstofffreie Agens (das Placebo) ausgelöst (□ Abb. 9.1).

Auf diesem Wege können Behandlungen (z. B. Analgetikatherapien) aufgrund ihrer Assoziationen mit früher erfahrenen effektiven Behandlungen positive Effekte erlangen.

Analog ist im Modell der klassischen Konditionierung die Noceboreaktion zu betrachten (□ Abb. 9.2). Als UR wird hier die unerwünschte (Neben-)wirkung eines Medikamentes betrachtet, die sich über Assoziation an das Agens, in diesem Falle den »Nocebo«, koppelt, der dann als CR die Noceboreaktion auslöst.

9.3.2 Erwartung vermittelt über Instruktionen

Nach der Erwartungstheorie ist die Placeboreaktion durch Instruktionen und die damit **antizipatorisch geweckten Erwartungen** (»response expectancies«; Kirsch 1985, 1997) hinsichtlich eines Präparates vermittelt. Ein Placebo produziert eine Reaktion,

weil der Empfänger dies erwartet, genau genommen löst das Placebo eine Erwartung in Bezug auf einen bestimmten positiven Effekt aus und die Erwartung produziert genau diesen Effekt (□ Abb. 9.3). Vergleichbar kann eine negative Erwartung, z. B. die Erwartung, ein Medikament löse unerwünschte Nebeneffekte aus, eine Noceboreaktion erzeugen.

> **Placebos bzw. Nocebos werden als Erwartungsmanipulation betrachtet. Die Stärke bzw. Sicherheit der Erwartung beeinflusst die Placebo-/Noceboreaktion.**

Weshalb Erwartungen eine Placeboreaktion auslösen, lässt sich mit unterschiedlichen vermittelnden Mechanismen bzw. Konzepten erklären: Zum einen wird eine höhere **Kontrollüberzeugung** postuliert, die Angst und Stress reduziert. Zum anderen kann eine **veränderte (selektive) Aufmerksamkeit** für positive Entwicklungen des Schmerzes angenommen werden, negative Anteile werden nicht betrachtet (Turner et al. 1994). Umgekehrt kann eine negative Erwartung die Kontrollüberzeugung reduzieren, Angst und Stress erhöhen und die selektive Aufmerksamkeit für negative Anteile erhöhen.

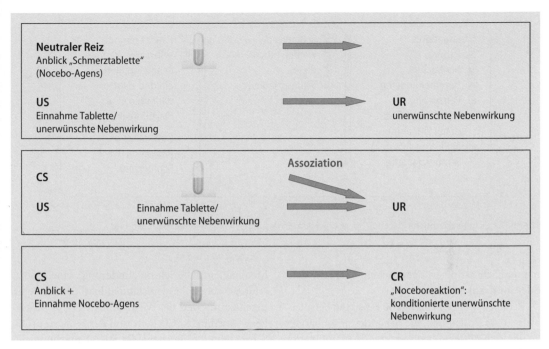

◨ **Abb. 9.2** Klassische Konditionierung: der erlernte Noceboeffekt. *CR* konditionierte Reaktion, *CS* konditionierter Stimulus, *UR* unkonditionierte Reaktion, *US* unkonditionierter Stimulus

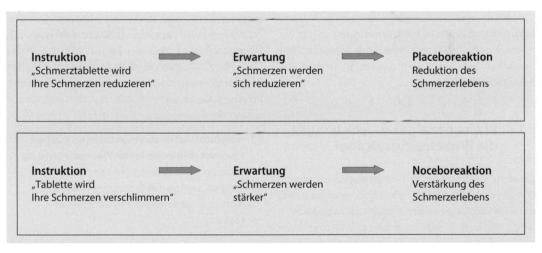

◨ **Abb. 9.3** Schmerzbezogene Placebo-/Noceboreaktion: Erwartungen vermittelt über Instruktionen

9.3.3 Erwartungen vermittelt über soziales Lernen

Erwartungen können auch über **soziale Interaktionen** oder die **Beobachtung** von sozialen Situationen vermittelt werden und auf diesem Wege Place-

boreaktionen auslösen (◨ Abb. 9.4). Patienten befinden sich bei ihren Behandlungen nicht nur in ständiger Interaktion ihren Behandlern und dem Pflegepersonal, sondern auch mit den Mitpatienten. Sie können deren Umgang mit dem Schmerzerleben oder den Umgang mit den Schmerzen beobach-

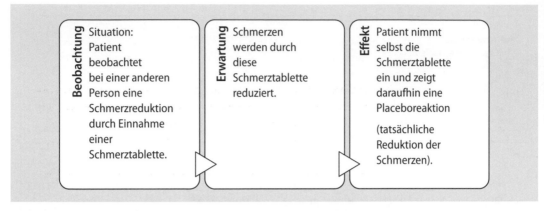

■ **Abb. 9.4** Schmerzbezogene Placebo-/Noceboreaktion: Erwartungen vermittelt über Beobachtung

ten und Schlussfolgerungen ziehen, z. B. im Warte- oder im Krankenzimmer.

Colloca und Benedetti (2009) zeigten beispielsweise, dass Probanden, die bei anderen Probanden analgetische Effekte beobachteten in Kombination mit dem Aufleuchten eines speziellen Lichts, ebenfalls schmerzlindernde Effekte zeigten, wenn sie dem Licht ausgesetzt waren.

Das Ausmaß der Placeboreaktion beim sozialen Lernen hängt dabei von den **Emotionen** ab, die der beobachteten Person entgegengebracht werden. Für den klinischen Kontext ist das soziale Lernen von besonderer Relevanz.

9.3.4 Placeboanalgesie – wie hängen die Prozesse zusammen?

Konditionierung ist das Lernen von Zusammenhängen zwischen Ereignissen, um dem Organismus die Repräsentation seiner Umwelt zu ermöglichen. Konditionierung setzt zum einen **Informationen** voraus, die der CS über den US bereitstellt, und zum anderen das **Lernen von Relationen zwischen Ereignissen**. Die Information, die der CS über den US bereitstellt, impliziert nach modernen Auffassungen über Konditionierung die Beteiligung kognitiver Prozesse, und zwar in der Art, dass Konditionierungsprozesse angewendet werden, um die Erwartung eines positiven Effektes zu erhöhen.

Konkret heißt dies für die analgetische Placeboreaktion, dass eine positive Vorerfahrung mit einem Medikament (US, Schmerzlinderung), eine Assoziation zwischen den Umständen bzw. dem äußeren Erscheinungsbild des Medikamentes (z. B. Aussehen, Geschmack, Geruch) und der Reaktion (UR, Schmerzlinderung) herstellt: Die »Umgebungsreize« des Medikamentes werden zum CS konstituiert (»Placebo«) und stellen die Information bereit, bei erneuter Einnahme einen vergleichbaren Effekt (Schmerzlinderung) erwarten zu können. Das Placebo allein kann dann eine Reaktion auslösen (CR, Placeboreaktion). Wird der Informationsgehalt des CS (»Placebo«), den eine Person als Erwartung hat, in diesem Sinne noch verstärkt (Suggestion einer positiven Medikamentenwirkung), lässt sich die CR (Placeboreaktion) noch steigern.

❯ Aufgrund dieser engen Verzahnung beider Prozesse sollten sie in der Placeboforschung nicht unabhängig voneinander betrachtet werden, sondern in ihrem gegenseitigen Nutzen für die Steigerung der Placeboreaktion.

9.3.5 Aufrechterhaltung der analgetischen Placeboreaktion

Einige Studien zur Placeboanalgesie wurden an Patienten durchgeführt und beschäftigten sich mit der Frage der Aufrechterhaltung der Placeboanalgesie über die Zeit (vgl. z. B. Klinger et al. 2007, Schafer et al. 2015, Vase et al. 2002), insbesondere unter dem

Blickwinkel der Interaktion zwischen Konditionierung und Erwartung.

In einer eigenen **experimentellen Studie** untersuchten Klinger et al. (2007) den Wirkungsmechanismus des Placeboeffektes von Salben an einer Gruppe chronisch Hautkranker (Patienten mit atopischer Dermatitis) im Vergleich zu Gesunden (gesunde Kontrollgruppe). Die zentralen Fragen dieser Studie betrafen die Mechanismen der Entstehung einer Placeboreaktion (klassische Konditionierung vs. Erwartungstheorie) und deren Aufrechterhaltung. Die Ergebnisse zeigten, dass analgetische Placeboeffekte sowohl durch Erwartungsmanipulation als auch durch Konditionierung aufzubauen waren, bei der Aufrechterhaltung spielte jedoch die Konditionierung eine entscheidende Rolle. Dabei zeigten sich die Effekte in der Patientengruppe ausgeprägter als bei der gesunden Kontrollgruppe.

9.4 Placeboreaktionen in der Schmerzbehandlung: Möglichkeiten der klinischen und praktischen Relevanz

Die Placeboforschung hat für die Schmerzbehandlung nicht das Ziel, Schmerzmedikamente durch Placebos zu ersetzen. Vielmehr geht es um die Verbesserung der schmerzmedikamentösen Wirksamkeit durch Ausschöpfung der Placeboreaktion. Die Gesamtwirksamkeit eines Analgetikums besteht nicht nur aus dessen rein pharmakologischer Wirkkomponente, sondern wird additiv zusätzlich durch die psychologische (Placebo-)Wirkkomponente ergänzt (Colloca et al. 2004). Wahrscheinlich lässt sich dieses Ergebnis ebenfalls auf andere Behandlungsbereiche sowie auf nichtmedikamentöse schmerztherapeutische Maßnahmen übertragen (Brody u. Brody 2002). Dieser »**Placeboanteil**« eines jeden **Analgetikums** kann durch verschiedene Prozesse erzeugt werden. Hierbei spielen die in ▶ Abschn. 9.3 beschriebenen Wirkmechanismen eine entscheidende Rolle. Neben der **Informationsvermittlung** können auch **Lernprozesse** zur gezielten Entstehung und Aufrechterhaltung genutzt werden und eröffnen damit ein zusätzliches Potenzial medikamentöser und weiterer schmerztherapeutischer Interventionen.

9.4.1 Weshalb sollte die analgetische Placeboreaktion genutzt werden?

Bereits zum jetzigen Zeitpunkt kann festgehalten werden, dass die analgetische Placeboreaktion klinisch relevant ist. Effektstärken reichen bis d = 2.29 (vgl. Vase et al. 2002). Für einen klinischen Einsatz spielen 2 Überlegungen eine wesentliche Rolle:
1. Ist die Placeboreaktion **systematisch reproduzierbar**? Ein zufälliges Zustandekommen ist klinisch nicht verwertbar.
2. Ist das Vorgehen mit **ethischen Richtlinien** vereinbar?

❯ Nach dem gegenwärtigen Forschungsstand lässt sich die Entstehung der analgetischen Placeboreaktion bereits zu einem hohen Anteil systematisch nachvollziehen. Die erkennbaren Wirkmechanismen sind reproduzierbar und sollten daher zur Optimierung der Schmerztherapie berücksichtigt werden. Wichtig ist jedoch, dass aus ethischen Gründen nicht alle Möglichkeiten, eine Placeboreaktion zu erzeugen, im klinischen Alltag anwendbar sind.

9.4.2 Wie lässt sich die Placeboreaktion klinisch nutzen?

Überlegungen zur klinischen Nutzung müssen **evidenzbasiert** sein. Die Kenntnis der Prinzipien und Mechanismen der Wirkungsweise ermöglicht vielfältige Anwendungen. Aus den bisherigen Studien ergeben sich folgende Möglichkeiten für die Schmerztherapie (vgl. Finniss u. Benedetti 2005, Klinger u. Flor 2014, Klinger et al. 2014):
1. Die Erwartung eines positiven Effektes ergänzt und verstärkt die analgetische Reaktion. Konsequenz für die Schmerztherapie: Positive Aspekte der Schmerztherapie sollten betont werden.
2. Kontextvariablen ergänzen und verstärken die analgetische Effektivität. Konsequenz für die Schmerztherapie: Es sollte möglichst viel offene Medikamentengabe (»open medication«) in der Schmerztherapie praktiziert werden.

3. Negative Erwartung kann die analgetische Reaktion reduzieren (Noceboreaktion). Konsequenz für die Schmerztherapie: Unnötige negative und ängstigende Informationen sollten vermieden werden.
4. Klassische Konditionierung hält die Placeboreaktion aufrecht. Konsequenz für die Schmerztherapie: Eine vorab effektive analgetische Schmerzreduktion erzeugt positive Erwartungen für nachfolgende Analgetikagaben und maximiert die Placeboreaktion. Ein effektives Schmerzmittel erlangt demnach einen hohen Anteil zusätzlicher Placeboeffektivität.

Instruktionen erzeugen Erwartungen eines positiven Effektes und ergänzen und verstärken den analgetischen Effekt

Jeder Schmerztherapeut sollte die potenzielle Placebowirkung von Analgetika und auch anderen therapeutischen Maßnahmen voll ausschöpfen, indem er die positive Wirkung des Präparates bzw. der Intervention **realistisch** hervorhebt. Dabei sollte diese Information möglichst nah an dem voraussichtlich zu erwartenden Wirkspektrum liegen, um die Glaubwürdigkeit zu erhalten und Enttäuschungen über den erwarteten Erfolg zu vermeiden. Zu berücksichtigen sind in diesem Zusammenhang auch Aspekte der eigenen Person als **Vermittler** dieser Informationen.

Zum anderen sollte auch eine potenzielle Noceboreaktion so weit wie möglich verhindert werden, z. B. durch Vermeidung negativer, unnötig angsterzeugender Informationen über das Analgetikum.

- **Kontextvariablen erzeugen Erwartungen und ergänzen und verstärken die analgetische Effektivität**

Eine **offene Analgetikagabe** (z. B. in voller Sicht, Wahrnehmung des Patienten) erzeugt bessere Ergebnisse als eine verdeckte Gabe (vgl. Benedetti et al. 2003).

> ❯ Je wahrnehmbarer (bezogen auf das Sehen, Riechen, Fühlen, Schmecken) also ein Medikament verabreicht wird, desto mehr kann die Placeboreaktion ausgeschöpft werden.

Die Grundlage bildet hier das Prinzip der klassischen Konditionierung. Dieser Lernprozess kann im klinischen Alltag gut verwertet werden. Beispielsweise sollte unter diesem Aspekt im stationären Alltag die **Aufmerksamkeitslenkung auf das Medikament**, die Infusion oder Spritze genutzt werden, um den Kontext der Schmerztherapie zu gewichten und an die Medikamentenwirkung zu koppeln. Auf diesem Weg wird eine positive Erwartung an die Medikamentenwirksamkeit aufgebaut. Ein Patient kann beispielsweise direkt darauf aufmerksam gemacht werden, sich das Medikament genau anzusehen, zu riechen und auch auf den Geschmack zu achten.

Ebenso sind hier Empfehlungen denkbar, Medikamente bewusst in einem angenehmen, z. B. entspannenden **Setting** (Kontext) einzunehmen und auf diesem Weg zum einen eine Koppelung des Medikamentes mit positiven Kontextvariablen, zum anderen die Kontextvariable mit den positiven medikamentösen Wirkungsweisen zu koppeln.

- **Negative Erwartung bezüglich eines Analgetikums bzw. die Koppelung negativer Effekte an ein Analgetikum kann dessen analgetischen Effekt reduzieren (Noceboreaktion)**

Vergleichbare Wirkmechanismen wie bei der Placeboreaktion lassen sich auch auf negative Effekte eines Analgetikums übertragen und bilden hier die Noceboreaktion ab. Hierbei geht es um **negative Erwartungen** und auch **negative Erfahrungen** mit einem Schmerzmedikament (oder einer Schmerztherapie), die dessen (deren) Wirksamkeit deutlich herabsetzen können (Benedetti et al. 2003). Klinisch relevant sind in diesem Zusammenhang wieder die Informationsvermittlung, Kontextvariablen, aber auch Vorerfahrungen über bzw. mit der jeweiligen analgetischen Behandlung. Um Noceboreaktionen möglichst zu vermeiden, sollten negative und ängstigende Informationen und Erfahrungen bei der Analgetikagabe so gering wie möglich gehalten werden.

- Klassische Konditionierung erzeugt Erwartungen und hält eine Placeboreaktion aufrecht

❯ Eine vorausgehende effektive Schmerzbehandlung (»pre-conditioning«) führt zu einer positiven Wirkungserwartung bei vergleichbaren nachfolgenden Schmerzbehandlungen und kann damit deren Placeboeffektivität maximieren (Colloca et al. 2008a, b). Ebenso kann eine effektive Schmerzbehandlung auch eine frühere (Placebo-)Erwartung bestätigen und aufrechterhalten (Klinger u. Flor 2014, Klinger et al. 2007).

In beiden Fällen spielt die **reale schmerzlindernde Erfahrung** für das Ausmaß der Placeboreaktion eine wesentliche Rolle. Klinisch bedeutsam ist dies insofern, als ein hochwirksames (effektives) Schmerzmittel auch einen hohen Anteil **zusätzlicher Placeboreaktionen** erzeugen kann. Diesen Effekt könnte man z. B. bei Medikamenten nutzen, die wegen zu hoher Nebenwirkungen abgesetzt werden müssen. Die abwechselnde intermittierende Gabe von Verum und Placebo und die damit einhergehende (pharmakologische) Dosisreduktion können bei Aufrechterhaltung der (Placebo-)Wirkung die Nebenwirkungen reduzieren.

Beispiel Die Patientin Frau K. nimmt täglich 2 Kopfschmerztabletten ein; ihre Ärzte raten dringend zu einer Reduktion. Es könnte nun zunächst statt einer der 2 (Verum-)Tabletten 1 Placebotablette genommen werden. Dann könnte diese reduziert werden und im nächsten Schritt die verbleibende Verumtablette nur noch jeden 2. Tag gegeben und am anderen Tag durch ein Placebo ersetzt werden.

Dieses Prinzip lässt sich auch als »**intermittierende Verstärkung**« der Placeboreaktion betrachten.

9.4.3 Empfehlung für die klinische Anwendung der Placeboreaktion: AWMF-Leitlinie zur Behandlung von Akutschmerzen

Auf der Basis empirischer Evidenz ist die Empfehlung, Placeboreaktionen so weit wie möglich auszu-schöpfen und Noceboreaktionen so weit wie möglich zu vermeiden, in die S3-Leitlinie der Arbeitsgemeinschaft der Wissenschaftlichen Medizinischen Fachgesellschaften (AWMF) »Behandlung akuter perioperativer und posttraumatischer Schmerzen« aufgenommen worden (DIVS 2009; vgl. ▶ Kap. 4).

Die Empfehlung bedeutet explizit nicht, dass unwissentlich medikamentöse Placebos verabreicht werden sollen. Dies wäre ethisch nicht vertretbar, wenn eine aktive Schmerztherapie möglich ist. Angesprochen ist hier explizit die **additive Placebowirksamkeit**, die die pharmakologischen Effekte eines Medikamentes ergänzt. Die Leitlinie stellt damit eine innovative Empfehlung zur Ausschöpfung der Placeboreaktion dar.

9.5   Fazit

Schmerzbezogene Placebo- und Noceboreaktionen nehmen im Bereich der Placeboforschung eine bedeutsame Rolle ein. Das endogene Opioidsystem und auch das dopaminerge System im zentralen Nervensystem spielen hierbei als neurobiologische und neurochemische Basis eine Schlüsselrolle bei der Ausbildung der Placeboreaktionen. Auf diesem Boden werden Prozesse der klassischen Konditionierung, des sozialen Lernens und Instruktionen betrachtet, die Erwartung aufbauen und modulieren und so als zugrunde liegende Wirkmechanismen die Placeboreaktionen steuern.

Bisherige Studien zeigen, dass die Placeboreaktion in der Schmerztherapie eine Optimierung spezifischer Behandlungseffekte (z. B. Steigerung der Analgetikawirkung) ermöglicht. Diese Seite wird bislang zu selten in ethische Überlegungen einbezogen. Wenngleich es unumstritten ist, dass Patienten außerhalb einer freiwilligen Teilnahme an Studien mit ausführlicher Aufklärung keine Falschinformationen über eine Behandlungsmaßnahme erhalten dürfen, ist es ethisch vor dem Hintergrund der hohen klinischen Relevanz genauso wenig vertretbar, Patienten die Placebowirksamkeit vorzuenthalten. Die Ausschöpfung der Placeboreaktion neben der pharmakologischen Kernwirksamkeit muss nicht über die Grenzen des ethisch Vertretbaren hinausgehen. Sie eröffnet neue Möglichkeiten für die Schmerztherapie.

Literatur

Ader R (1997) The role of conditioning in pharmacotherapy. In: Harrington A (ed) The placebo effect: An interdisciplinary exploration. Cambridge University Press, Cambridge, pp 138–165

Benedetti F, Pollo A, Lopiano L, Lanotte M, Vighetti S, Rainero I (2003) Conscious expectation and unconscious conditioning in analgesic, motor and hormonal placebo/nocebo responses. J Neurosci 23(10): 4315–4323

Brody H, Brody D (2002) Der Placebo-Effekt. Die Selbstheilungskräfte unseres Körpers. Deutscher Taschenbuchverlag, München (Amerik. Originalausgabe 2000: The Placebo Response. Cliff Street Books, New York)

Chung H, Lee H, Chang DS, Kim HS, Lee H, Park HJ et al (2012) Doctor's attire influences perceived empathy in the patient-doctor relationship. Patient Educ Couns 89: 387–391

Colloca L, Benedetti F (2009) Placebo analgesia induced by social observational learning. Pain 144: 28–34

Colloca L, Lopiano L, Lanotte M, Benedetti F (2004) Overt versus covert treatment for pain, anxiety, and Parkinson's disease. Lancet Neurology 3: 679–684

Colloca L, Tinazzi M, Recchia S, Le Pera D, Fiaschi A, Benedetti F, Valeriani M (2008a) Learning potentiates neurophysiological and behavioral placebo analgesic responses. Pain 139: 306–314

Colloca L, Sigaudo M, Benedetti F (2008b) The role of learning in nocebo and placebo effects. Pain 136: 211–218

Colloca L, Klinger R, Flor H, Bingel U (2013) Placebo analgesia: psychological and neurobiological mechanisms. Pain 154: 511–514

de la Fuente-Fernàndez R, Stoessl AJ (2002) The placebo effect in Parkinson's disease. Trends Neurosci 25: 302–306

de la Fuente-Fernàndez R, Schulzer M, Stoessl AJ (2004) Placebo mechanisms and reward circuitry: clues from Parkinson's disease. Biol Psychiatry 56: 67–71

Di Blasi Z, Harkness E, Ernst E, Georgiou A, Kleijnen J (2001) Influence of context effects on health outcomes: a systematic review. Lancet 357: 757–762

DIVS – Deutsche Interdisziplinäre Vereinigung für Schmerztherapie (2009) S3-Leitlinie »Behandlung akuter perioperativer und posttraumatischer Schmerzen«. Deutscher Ärzte-Verlag, Köln und AWMF-Reg.-Nr. Deutscher Ärzte-Verlag, Köln und AWMF-Reg.-Nr. 001-025 (bis 2013: 041/001). http://www.awmf.org/leitlinien/detail/ll/001-025.html. Zugegriffen: 06. April 2016

Enck P, Benedetti F, Schedlowski M (2008) New insights into the placebo and nocebo responses. Neuron 59: 195–206

Enck P, Vinson B, Malfertheiner P, Zipfel S, Klosterhalfen S (2009) The placebo response in functional dyspepsia – reanalysis of trial data. Neurogastroenterol Motil 21: 370–377

Finniss DJ, Benedetti F (2005) Mechanisms of the placebo response and their impact on clinical trials and clinical practice. Pain 114: 3–6

Finniss DG, Kaptchuk TJ, Miller F, Benedetti F (2010) Biological, clinical, and ethical advances of placebo effects. Lancet 375: 686–695

Fiorillo CD, Tobler PN, Schultz W (2003) Discrete coding of reward probability and uncertainty by dopamine neurons. Science 299: 1898–1902

Flaten MA, Aslaksen PM, Finset A, Simonsen T, Johansen O (2006) Cognitive and emotional factors in placebo analgesia. J Psychosom Res 61: 81–89

Hall KT, Loscalzo J, Ted J (2015) Genetics and the placebo effect: the placebome. Trends Mol Med 21: 285–294

Horing B, Weimer K, Muth ER, Enck P (2014) Prediction of placebo responses: a systematic review of the literature. Front Psychol 5: 1079

Kirsch I (1985) Response expectancy as a determinant of experience and behavior. Am Psychol 40: 1189–1202

Kirsch I (1997) Specifying nonspecifics: Psychological mechanisms of placebo effects. In: Harrington A (ed) The placebo effect: An interdisciplinary exploration. Cambridge University Press, Cambridge, pp 166–186

Kirsch I, Lynn SJ, Vigorito M, Miller RR (2004) The role of cognition in classical an operant conditioning. J Clin Psychol 60: 369–392

Kirsch I, Kong J, Sadler P, Spaeth R, Cook A, Kaptchuk T, Gollub R (2014) Expectancy and conditioning in placebo analgesia: Separate or connected processes? Psychol Conscious (Wash DC) 1: 51–59

Klinger R, Flor H (2014) Clinical and ethical implications of placebo effects: enhancing patients' benefits from pain treatment. In Benedetti F, Enck P, Fisaldi E, Schedlowski M (eds) Handbook of Experimental Pharmacology. Springer, Berlin Heidelberg, pp 217–235

Klinger R, Soost S, Flor H, Worm M (2007) Classical conditioning and expectancy in placebo hypoalgesia: A randomized controlled study in patients with atopic dermatitis and persons with healthy skin. Pain 128: 31–39

Klinger R, Colloca L, Bingel U, Flor H (2014) Placebo analgesia: Clinical applications. Pain 155: 1055

Kotsis V, Benson S, Bingel U, Forsting M, Schedlowski M, Gizewski ER, Elsenbruch S (2012) Perceived treatment group affects behavioral and neural responses to visceral pain in a deceptive placebo study. Neurogastroenterol Motil 24: 935–e462

Levine JD, Gordon NC, Fields HL (1978) The mechanism of placebo analgesia. Lancet 2: 654–657

Lidstone, Schulzer M, Dinelle K, Mak E, Sossi V, Ruth TJ, de la Fuente-Fernández R, Phillips AG, Stoessl AJ (2010) Effects of expectation on placebo-induced dopamine release in Parkinson disease. Arch Gen Psychiatry 67: 857–65

Pacheco-Lopez G, Engler H, Niemi MB, Schedlowski M (2006) Expectations and associations that heal: Immunomodulatory placebo effects and its neurobiology. Brain Behav Immun 20, 430–446

Peciña M, Zubieta JK (2015) Molecular mechanisms of placebo responses in humans. Mol Psychiatry 20: 416–423

Price DD, Milling LS, Kirsch I, Duff A, Montgomery GH, Nicholls SS (1999) An analysis of factors that contribute to the magnitude of placebo analgesia in an experimental paradigm. Pain 83: 147–156

Schafer SM, Colloca L, Wager TD (2015) Conditioned placebo analgesia persists when subjects know they are receiving a placebo. Response. J Pain 16: 412–420

Schedlowski M, Enck P, Rief W, Bingel U (2015) Neuro-bio-behavioral mechanisms of placebo and nocebo responses: Implications for clinical trials and clinical practice. Pharmacol Rev 67: 697–730

Scott DJ, Stohler CS, Egnatuk CM, Wang H, Koeppe RA, Zubieta JK (2007) Individual differences in reward responding explain placebo-induced expectations and effects. Neuron 55: 325–336

Scott DJ, Stohler CS, Egnatuk CM, Wang H, Koeppe RA, Zubieta JK (2008) Placebo and nocebo effects are defined by opposite opioid and dopaminergic responses. Arch Gen Psychiatry 65: 220–231

Swider K, Babel P (2013) The effect oft he sex of a model on nocebo hyperalgesia induced by social observational learning. Pain 154: 1312–1317

Turner JA, Deyo RA, Loeser JD, Von Korff M, Fordyce WE (1994) The importance of placebo effects in pain treatment and research. JAMA 271: 1609–1614

Vase L, Riley JL 3rd, Price DD (2002) A comparison of placebo effects in clinical analgesic trials versus studies of placebo analgesia. Pain 99: 443–452

Vase L, Vollert J, Finnerup NB, Miao X, Atkinson G et al (2015) Predictors of the placebo analgesia response in randomized controlled trials of chronic pain: a meta-analysis of the individual data from nine industrially sponsored trials. Pain 156: 1795–1802

Williams-Stewart S, Podd J (2004) The placebo effect: dissolving the expectancy versus conditioning debate. Psychol Bull 130: 324–340

Kulturgeschichtliche Bedeutung des Schmerzes

H. C. Müller-Busch

10.1 Epistemologische Probleme – 158

10.2 Vorstellungen von Schmerz in verschiedenen Kulturepochen – 161

10.3 Vorstellungen von Schmerz in der Neuzeit – 166

10.4 Kulturelle und geistesgeschichtliche Aspekte – 170

10.5 Fazit – 174

Literatur – 174

B. Kröner-Herwig et al. (Hrsg.), *Schmerzpsychotherapie*,
DOI 10.1007/978-3-662-50512-0_10, © Springer-Verlag Berlin Heidelberg 2017

10

Lernziele

Im Laufe der Kulturgeschichte der Menschheit haben sich mit zunehmender Kenntnis anatomischer Strukturen und physiologischer Mechanismen die Auffassungen über die funktionelle Bedeutung des Schmerzes verändert. Philosophische, religiöse und ethische Vorstellungen sowie unterschiedliche verbale und nonverbale Möglichkeiten der Kommunikation haben in allen historischen Epochen Wesens- und Sinndeutung, aber auch die Bewertung und den Umgang mit Schmerzen bestimmt. Schon die sprachliche Analyse des Phänomens Schmerz verweist auf kultur- und geisteswissenschaftliche Dimensionen, die berücksichtigt werden müssen, wenn wir uns in der Beschäftigung mit Schmerz über ein in einem besonderen Maße von Kultur bestimmtes Konstrukt zu verständigen versuchen. Schmerz als intraindividuelles bzw. soziales Kommunikationsphänomen beinhaltet soziokulturelle Zusammenhänge, deren Komplexität für Schmerzwahrnehmung, -verhalten und -erfahrung auch im Hinblick auf therapeutische Implikationen häufig nicht ausreichend beachtet wird.

10.1   Epistemologische Probleme

10.1.1 Schmerz als Erkenntnisphänomen

Die Frage nach Ursprung, Wesen, Bedeutung, Funktion und Therapie des »physischen« Schmerzes hat im Rahmen der Menschheitsentwicklung immer eine große Rolle gespielt, wie aus zahlreichen Dokumenten aus allen Kulturbereichen und historischen Epochen ersichtlich ist. Die Komplexität des Phänomens Schmerz kann nur verstanden werden, wenn der Begriff Schmerz nicht nur auf pathophysiologische Mechanismen reduziert, sondern auch seine kommunikative Dimension berücksichtigt wird.

> Schmerz und Leiden sind kulturell geprägte Bewusstseinsphänomene, deren Verständnis von einer kulturgeschichtlich orientierten Anthropologie nicht zu trennen ist (Bonica 1980, Procacci u. von Maresca 1984).

Schmerz ist nicht nur eine Manifestation der subjektiven Realität, sondern auch eine **besondere Form der Kommunikation**, sowohl mit dem eigenen Körper als auch mit dem sozialen Umfeld, in dem sich ein Mensch mit oder durch Schmerzen befindet.

Trotz aller Erkenntnisfortschritte der letzten 200 Jahre, das »Elementarphänomen Schmerz« (Toellner 1971) zu analysieren und zu objektivieren und dadurch beherrschbar zu machen, wird das soziale Leben unserer Zeit durch die Erfahrung und den Umgang mit Schmerz und Leid wesentlich bestimmt. Das **»Schmerzbewusstsein«** des 20. Jahrhunderts ist allerdings – zumindest in den westlichen industrialisierten Ländern – dadurch gekennzeichnet, dass Schmerz als fremdes, störendes Übel verstanden wird, das durch entsprechende Techniken und spezielle Therapien »bekämpft« werden muss. In Ivan Illichs (1981, S. 94) provokativem Essay »Das Abtöten von Schmerz« wird das moderne Schmerzverständnis so charakterisiert, dass Schmerz nicht mehr als unvermeidbarer Teil der subjektiven Realität des eigenen Körpers erlebt und akzeptiert wird und dass die Menschen mehr und mehr verlernt haben, Leiden im Rahmen einer bewussten Auseinandersetzung mit der Wirklichkeit anzuerkennen.

Eine **epistemologische Untersuchung oder Wesensbestimmung des Phänomens Schmerz** muss unter kulturhistorischen Aspekten die beiden folgenden Fragen berücksichtigen:

- Wie haben sich die Auffassungen über die funktionelle Bedeutung des Schmerzes mit zunehmender Kenntnis anatomischer Strukturen und physiologischer Mechanismen verändert?
- Wie haben die unterschiedlichen philosophischen, religiösen und ethischen Vorstellungen in verschiedenen Kulturen und geschichtlichen Epochen die ontologische Bestimmung von Schmerz und Leiden beeinflusst?

10.1.2 Sprache und Schmerz

Eine Analyse des Alltagssprachgebrauchs zeigt, dass das Wort »Schmerz« im Deutschen nicht nur für eine Vielzahl **körperlicher Missempfindungen**, sondern auch für **emotionale Zustände** verwendet wird. Sprechen über den Schmerz bedeutet, sich über individuelle Erfahrungen und ein in besonderem Maße kulturbestimmtes Konstrukt zu verständigen.

> In der deutschen Sprache gibt es nach Niemann (1993) wohl kaum ein Synonym, das die Zusammenhänge von körperlicher Empfindung, begleitenden Affekten, individuellen Vorstellungen und Fantasien sowie sozialen Konflikten so selbstverständlich voraussetzt wie der Begriff »Schmerz«.

Mit »Schmerz« wird ein Phänomen bezeichnet, das in seiner individuellen und existenziellen Bewusstseins- und Bedeutungsdimension letztlich allerdings genauso wenig kommunizierbar ist wie Freude, Glück, Lust, Schönheit und Wohlbefinden und nur in Analogie zu eigener sinnlicher Erfahrung verstanden werden kann. Synonyme für Schmerz sind z. B. Leid, Qual, Pein, Traurigkeit. Sauerbruch u. Wenke (1936) haben auf die **unterschiedliche Bedeutung des Wortes Schmerz** – z. B. in Sätzen wie »Ich habe Schmerzen« oder »Ich empfinde Schmerz über etwas« – hingewiesen.

Die **Wurzel des neuhochdeutschen Wortes** »Schmerz« geht zurück auf das lateinische »modere« (beißen) und das griechische »smerdnos«, das am ehesten mit »grässlich« zu übersetzen ist. Das indogermanische »smerd« (reiben) wandelte sich im mittelhochdeutschen Sprachgebrauch in den »smerze« und findet im Englischen eine Entsprechung in dem Wort »smart«, das auch »scharf« und »beißend« bedeutet. Ursprünglich war damit nur der stechende, scharfe, gut lokalisierte, akute Schmerz gemeint, während für den dumpfen, diffusen, protopathischen, chronischen Schmerz keine etymologische Zuordnung bekannt ist.

Janzen (1968) wies darauf hin, dass erst ab dem 16. Jahrhundert das Wort »schmertz« in der Schriftsprache verwendet wurde, während zuvor Begriffe wie »not« oder »seer« üblich waren, wobei sich allerdings auch heute noch in einigen nördlichen Landstrichen Deutschlands im Plattdeutschen Begriffe wie »Liefseer« (Bauchschmerzen) und »Koppseer« (Kopfschmerzen) gehalten haben. Während sich das Wort »Schmerz« vor allem im Norden Deutschlands und in Mitteldeutschland durchsetzte, wurden in Bayern, Württemberg und Österreich lange Zeit die Wörter »Pein« und »Weh« zur Kennzeichnung körperlicher Schmerzen verwendet.

Schwierigkeit, Schmerz als körperliche Empfindung begrifflich zu fassen, findet sich allerdings auch in anderen Sprach- und Kulturkreisen. Das englische »**pain**« geht wie »Pein« zurück auf das griechische »ponos« (Last, Buße) und das lateinische »poena« (Strafe), das althochdeutsche »pina« wurde im Mittelhochdeutschen »pine« und häufig mit Bestrafung für irdische Sünden in Beziehung gesetzt (Leiss 1983). Das in der französischen Sprache verwendete Wort »**douleur**« oder »**dolor**« im Spanischen und Italienischen bzw. das im Portugiesischen gebräuchliche »dor« gehen zurück auf das lateinische »dolor«, mit dem neben Schmerz auch Reue, Betrübnis und Trauer zum Ausdruck gebracht wurde, das aber ursprünglich mehr »Zerreißen« und »Behauen« bedeutet haben soll.

Das auch im deutschen gebräuchliche »**Weh**«, verwandt mit »wei« und »au« (neuhochdeutsch »auweh«) gilt als onomatopoetische Urschöpfung, um schmerzhafte Empfindungen zum Ausdruck zu bringen. Unser deutsches »Weh« ist verwandt mit dem im Sanskrit verwendeten »Wedana«. Ein ebenfalls im Sanskrit verwendetes Wort für Schmerz ist »Kasta«, das sich im spanischen und portugiesischen »**castigar**« wiederfindet. Das im Persischen für Schmerz gebräuchliche »Dard« bedeutet Gift und Gegengift gleichzeitig, es ist neben Liebe und Tod eines der bedeutendsten und in vielfältigen Bedeutungszusammenhängen verwendetes Wort, das auf Leiden des Körpers, der Seele, des Herzens und des Geistes verweist (◘ Abb. 10.1).

Auch die Anzahl der verbalen Möglichkeiten, **verschiedene Qualitäten des Schmerzes** auszudrücken, weist große kulturelle Unterschiede auf. So umfasst das Repertoire der Schmerzsprache in den indoeuropäischen Kulturen nach Lehrl (1983) mehrere Tausend Wörter, während es nach Bagchi (1987) im Hebräischen, Arabischen, Afrikanischen,

---

mordere - smerdnos - smart - smerze - Schmerz
ponos - poena - pina - pine - peine - pain
algos - algema - algesis
leit - liden - leiden - Qual
dolor - douleur - dolorous - doi - doll
kasta - castigar - dard - wedana - weh

◘ Abb. 10.1 Schmerz – etymologische Beziehungen

Japanischen, Koreanischen und Chinesischen nur ganz wenige verbale Ausdrucksmöglichkeiten für Schmerz gibt. Das im Chinesischen für Schmerz gebräuchliche Wort »tong« kann lediglich noch durch »mäßig« oder »stark« ergänzt werden, weitere Möglichkeiten, »Schmerzqualitäten« zu beschreiben, gibt es im Chinesischen nicht. Ots (1987) sieht einen Zusammenhang zwischen den geringeren linguistischen Ausdrucksmöglichkeiten und der in China viel seltener als bei uns geäußerten Beschwerde »Schmerz«.

Der **Bedeutungswandel des Wortes »Schmerz«** wird besonders deutlich, wenn es im Kontext neurophysiologischer, psychologischer, philosophisch-literarischer oder religiös-theologischer Diskussionen gebraucht wird. Die Implikation dieser »Sprachspiele« (Degenaar 1979) für die interpersonelle und interdisziplinäre Kommunikation hat auch Konsequenzen für wissenschaftliche Aussagen und therapeutische Ansätze. Auch die averbalen expressiven Schmerzäußerungen sind kulturell bestimmt. So berichten Fordyce u. Steger (1982), dass die Reaktion von Eskimos auch auf extrem schmerzhafte Traumata wie das Abreißen eines Armes in Lachen besteht.

> ❯ Schmerzprävalenz wird auch durch die sprachlichen Möglichkeiten, Schmerzen auszudrücken, bestimmt.

10.1.3 Terminologische Probleme

Ansätze, das Phänomen Schmerz zu definieren bzw. ihm terminologisch gerecht zu werden, finden sich in verschiedenen **Systematisierungsversuchen**, die bis ins Mittelalter zurückreichen. So unterscheidet schon Avicenna (980–1055) im *Canon Medicinae* (einer Enzyklopädie, die bis in das 17. Jahrhundert hinein Bestandteil des Unterrichtsprogramms an den medizinischen Fakultäten Europas war) 15 verschiedene Formen des Schmerzes, die auf Veränderungen in der Zusammensetzung der Körpersäfte zurückgeführt wurden (Todd 1985). Hahnemann (1755–1843), der Begründer der Homöopathie, nennt 73 verschiedene Formen der Schmerzempfindung. Sauerbruch u. Wenke (1936) weisen auf die kommunikativen Schwierigkeiten im

Beschreiben von Schmerzen hin, dessen Erlebnis- und Bewusstseinsdimension nur unzureichend zu vermitteln ist. Schon Locke hat in seinem Hauptwerk *Abhandlungen über den menschlichen Verstand* diese Problematik zum Ausdruck gebracht:

> ❯ »Freude und Schmerz lassen sich wie andere einfache Ideen nicht beschreiben und ihre Namen nicht definieren; man kann sie ebenso wie die einfachen sinnlichen Ideen nur aus der Erfahrung kennenlernen. (Sauerbruch u. Wenke 1936)«

10.1.4 Schmerz als Kommunikationsphänomen

Die Schlussfolgerung von Bunge u. Ardilla (1990), »das Erlebnis Schmerz sprachlich nicht mehr zu definieren, da nur das Haben des Bewusstseinsinhaltes selbst eine umfassende Bestimmung erlaubt«, ist sicherlich zu verkürzt, auch wenn damit der wichtige Aspekt zum Ausdruck gebracht wird, dass das Verstehen und die Verständigung über den Schmerz nur reduktionistisch durch Beschränkung auf seine einzelnen Komponenten bestimmt wird. Sicherlich kommen in **verbalen Schmerzäußerungen** in einer besonderen Weise sensorisch-kognitive, affektive und evaluative Komponenten zum Ausdruck, die auf kulturelle Determinanten verweisen (❏ Abb. 10.2).

> ❯ Sowohl die primären als auch sekundären bzw. sensorisch-kognitiven und affektiv-evaluativen Schmerzbegriffe enthalten eine Vielzahl von ätiologischen Vorstellungen und emotionalen Inhalten.

Unterscheide:
- **Primär klassifikatorische Schmerzbegriffe**
  "Ich habe Kopfschmerzen."
- **Sekundär beschreibende Schmerzbegriffe**
  "Ich habe seit Stunden starke, hämmernde, pochende Schläfenkopfschmerzen."
- **Tertiär bewertende Begriffe**
  "Meine wahnsinnigen Kopfschmerzen kamen ohne Vorwarnung, sie sind einfach mörderisch."

❏ **Abb. 10.2** Schmerz und Sprache

In allen Reaktionen vokaler und nonvokaler Art und besonders in den sog. sozialen und funktionalen Schmerzantworten, die die Verhaltensebene berühren, lassen sich kulturgeschichtlich bestimmte, kommunikative Bedeutungsaspekte erkennen, die in den letzten Jahren zunehmend Beachtung finden. Während die Definition der IASP (International Association for the Study of Pain) sich noch in einem hohen Maße auf die Annahme einer direkten Verbindung bzw. Übereinstimmung zwischen der Erlebensdimension des Schmerzes und der Fähigkeit zu verbaler Schmerzexpressivität stützt – wobei nach Merskey (1991) jedes Individuum den Gebrauch und die Bedeutung des Wortes »Schmerz« durch eigene, in frühen Lebensperioden gemachte Verletzungen und Erfahrungen erlernt hat und versteht –, plädieren Anand u. Craig (1996) für eine **Neudefinition des Begriffes »Schmerz«**, der seine funktionelle und kommunikative Bedeutung stärker berücksichtigt.

Als charakteristische adaptive ontogenetische Reaktionsform lebender Organismen soll sich die Bedeutung des Schmerzes auf unterschiedlichen Entwicklungsstufen durch spezifische kommunikative Signale manifestieren. Die kommunikative Spezifität behavioraler Reaktionen muss also in ihrem jeweiligen entwicklungsgemäßen Bedeutungszusammenhang erkannt, bewertet und ggf. behandelt werden. Sowohl in der Schmerzgestik als auch im Schmerzverhalten finden sich auf unterschiedlichen individuellen und soziokulturellen Entwicklungsstufen ganz verschiedenartige Manifestationsformen (Müller-Busch 2001). Fehlinterpretationen von Körpersignalen, d. h. Störungen der intrapersonalen Kommunikation, aber auch Störungen der interpersonalen Kommunikation scheinen für den Prozess der Schmerzchronifizierung eine wichtige Rolle zu spielen.

Schmerz bedeutet nicht nur Veränderung der Beziehung des Menschen zu seinem Körper, sondern »er befällt die Gesamtheit der Beziehungen zur Welt« (Le Breton 2003).

10.2 Vorstellungen von Schmerz in verschiedenen Kulturepochen

10.2.1 Schmerz in »primitiven« Kulturen

Während bei den Urmenschen Schmerzen, deren Ursachen direkt erkennbar waren – z. B. ein Dornenstich, der Biss eines Tieres, ein Sturz – als etwas Natürliches angesehen und mit primitiven Mitteln behandelt wurden, konnten Schmerzen, deren Ursachen nicht beobachtbar waren – wie Kopfschmerzen, Zahnschmerzen, rheumatische Beschwerden – nur mit dem **Wirken übernatürlicher Kräfte** in Verbindung gebracht werden. Das Eindringen von magischen Gegenständen bzw. Dämonen durch die Körperöffnungen, Mund, Ohren, Nasenlöcher, aber auch durch die Haut, war die Erklärung für solche schmerzhaften Erkrankungen.

Dazu kam die Ansicht, dass Schmerzen auch durch übernatürliche Fähigkeiten des Menschen selbst, durch Zauberei und Hexerei verursacht werden könnten. Magisch-dämonische Vorstellungen über die Entstehung von Schmerzen und Krankheiten kennzeichnen ein Weltbild, das auch heute noch in unterschiedlichen Formen bei den Naturvölkern Afrikas, Asiens und Lateinamerikas zu finden ist, z. B. in Neuguinea, Melanesien, Bali, aber auch bei den Navaho-Indianern und den Kuna-Indianern Panamas. Die Krankheits- und Schmerzvorstellungen der Naturvölker lassen sich nach unseren modernen nosologischen Kriterien allerdings nur sehr eingeschränkt beurteilen.

> **Rush (1974) und Hauschild (1982) wiesen darauf hin, dass der Glaube an magisch-dämonische Kräfte, an den bösen Blick, an den Geister- bzw. Hexenschuss auch in modernen Kulturen, besonders in den europäischen Mittelmeerländern, durchaus noch eine lebendige Tradition hat.**

Die Behandlung schmerzhafter Zustände in den primitiven Gesellschaften bestand darin, durch geeignete **Heilrituale** die mythisch angenommenen Zusammenhänge zwischen Schmerz, Betroffenem, Heilkundigem und Umwelt symbolisch zur Darstellung zu bringen, mit den Geistern zu kommunizieren und durch eine symbolische oder suggestive Extraktion des Dämons bzw. des in den Körper ein-

10

gedrungenen Gegenstands eine Modifikation organischer Funktionen zu bewirken (Levi-Strauss 1969). Die Extraktion des Leidens durch ekstatische Trance und schamanische Rituale, unterstützt durch den Gebrauch von Heilpflanzen – deren Bedeutung allerdings weniger in ihren pharmakologischen (halluzinogenen) Eigenschaften liegt als in den ihnen zugeschriebenen magischen Kräften – bildet auch heute noch bei vielen Naturvölkern die Grundlage der Behandlung von Krankheiten, Schmerzen und funktionellen Beschwerden.

Wichtig für den **Therapieerfolg** scheint zu sein, inwieweit es gelingt, eine Identifikation des Kranken bzw. seiner Symptome mit dem schamanischen Zauber bzw. der rituellen Zeremonie zu erreichen. Dabei werden auch durch gruppendynamische Prozesse und suggestive Methoden affektive Situationen geschaffen, in denen Schmerzen in einem veränderten sozialen Zusammenhang erlebt und bewertet werden. Grossinger (1984) und Frank (1981) haben auf die Gemeinsamkeit der magischen Heilverfahren bei indianischen und afrikanischen Naturvölkern mit modernen Psychotherapien hingewiesen. Levi-Strauss (1969) ordnet den Schamanismus zwischen Organmedizin und Psychoanalyse ein und charakterisiert die Psychoanalyse als moderne Form eines schamanischen Rituals.

> Schamanische Rituale spielen bei Naturvölkern eine große Rolle in der Schmerzbehandlung.

10.2.2 Archaische und antike Hochkulturen

Auch das **Schmerzverständnis in der babylonisch-assyrischen und altägyptischen Medizin** beruhte noch auf magisch-religiösen Vorstellungen. Erstmals finden sich Beschreibungen von Kopf- und Gesichtsschmerzen (Tainter 1948, Sigerist 1955), die durch anthropomorphe Geister verursacht bzw. als Strafe für die Beleidigung von Göttern gedeutet wurden.

Der Zusammenhang von Krankheitsursachen und Schmerz mit Sünde und Strafe hatte für die Diagnostik und Therapie weitreichende Konsequenzen: Es galt nicht nur zu erkennen, welcher Art

die Sünde war, sondern auch, wie die Gunst beleidigter Gottheiten wiedererlangt werden konnte.

Die **Babylonier** glaubten, dass Schmerz, der an bestimmten Körperstellen auftrete, die Folge einer moralischen Verfehlung sei, für die die Gottheit diesen Körperteil fordere. Religiöse Waschungen, Gebete und Opfergaben ergänzten die magischen Zauberhandlungen, um die Beleidigung der Gottheit zu sühnen. Allerdings wurden die rituellen Handlungen auch durch empirisch-rationale Methoden zur Linderung körperlicher Beschwerden ergänzt.

In den **antiken Hochkulturen** fanden sich erstmals Spezialisten, die für die Behandlung von Krankheiten und Schmerz zuständig wurden: Priesterärzte, die einerseits zwischen den beleidigten Göttern und den kranken, schmerzgequälten Sündern vermitteln sollten, andererseits aber auch die Aufgabe hatten, spezielle Therapieverfahren durchzuführen. Priesterärzte gab es in allen archaischen Hochkulturen, in Mesopotamien, Ägypten und China.

> Nach Schipperges (1985) stellten die Priesterärzte den Beginn einer Professionalisierung der Heilberufe bzw. Institutionalisierung der Heilkunde dar, wobei die Orientierung gesundheitlicher Konzepte in den einzelnen Kulturen allerdings erhebliche Unterschiede erkennen ließ.

Während im **alten Ägypten** der Erhalt der Gesundheit Anliegen der priesterärztlichen Bemühungen war, stand die Welt des Kranken in **Mesopotamien** im Mittelpunkt der Therapie. Bei den **Veden** wurden Gesundheit und Krankheit auf kosmische Zusammenhänge bezogen, im **alten China** auf die soziale Gemeinschaft. Procacci (1980) weist darauf hin, dass die besonders in den assyrisch-babylonischen und hebräischen, aber auch in der vedischen Kultur zu findenden Anschauungen über den Schmerz als Strafe für die Entwicklung einer christlichen Leidensethik eine wichtige Rolle gespielt haben.

Trotz aller mystischen Anschauungen über die magischen Ursachen des Schmerzes gab es in den Hochkulturen auch Bemühungen, anatomische Strukturen für die Schmerzempfindungen zu finden. Die älteste Beschreibung über den **Sitz der Schmerzempfindung** findet sich im Papyrus Ebers, der ein Traktat über Anatomie und Physiologie des Herzens enthält und auf Kenntnisse aus der 3. bis 6. Dynastie (2.660–2.160 v. Chr.) verweist. Herz und Gefäße werden als Sitz der Seele, der Gefühle und des Schmerzes angesehen – eine Vorstellung, die sich auch in alten indischen Schriften findet (Todd 1985).

10.2.3 Schmerzvorstellungen in Griechenland

> Im Krankheitsverständnis der griechischen Antike hatten alle Krankheiten ihre Ursache in einer Unreinheit der Gedanken, die sich u. a. auch im Schmerz manifestierte.

Die Schmerzvorstellungen im antiken Griechenland lassen sich in den Schriften Homers und Sophokles vor allem an Beispielen der griechischen Mythologie erkennen. In der *Ilias* werden zwar **verschiedene Formen des Schmerzes** (»penteos«, »kedos«, »algos«, »acheos«, »odune«, »pena«) beschrieben, es findet sich jedoch kein Hinweis auf eine Unterscheidung zwischen somatischen oder psychischen Ebenen. Schmerzen werden selten in ihrer unmittelbar erlebten Intensität dargestellt, sondern in einer zeitlichen Dimension bzw. in dem Ausmaß, in dem eine Person auch in zeitlicher Hinsicht bestimmt wird und Schmerz unter zeitlichen Aspekten erlebt (Rey 1993). Neben der Deutung des Schmerzes als Götterzeichen bzw. als Strafe oder Fluch findet sich in Homers *Ilias* eine neue, **funktionelle Bedeutung des Schmerzes als Warnsignal**: Die Vorstellung des »bellenden Wachhundes von Gesundheit« (Sauerbruch u. Wenke 1936). Bauer (1996) wies darauf hin, dass mit dem griechischen »algein« nicht nur eine passive Empfindung, sondern eine aktive Verhaltensweise gemeint war.

Um die Mitte des 1. Jahrtausends v. Chr. wurden in allen Kulturen die religiös-magischen Auffassungen über die Entstehung des Schmerzes durch rationales Denken ersetzt. Für die **Entwicklung der modernen physiologisch orientierten Schmerztheorien** besonders bedeutsam wurden die spekulativen philosophischen Aktivitäten im antiken Griechenland etwa 500–430 v. Chr. Während von Alkmeus, einem Schüler von Pythagoras und Anaxagoras, aufgrund empirischer Untersuchungen

das Gehirn als Träger aller Gefühle und des Verstandes angesehen wurde, war Empedokles der Auffassung, dass Blut und Herz Sitz des Denkens, der Gefühle und des Schmerzes seien (Procacci u. von Maresca 1984).

Die physiologischen Überlegungen zum Problem des Schmerzes von Hippokrates, Demokrit, Platon und Aristoteles beruhten weniger auf empirischen Untersuchungen als auf philosophischen Spekulationen.

Das **hippokratische Modell der Schmerzentstehung** stützt sich auf die von dem »Vater der Medizin« begründete Säfte- und Temperamentenlehre, die im *Corpus Hippocraticum* in der Schrift *Über die Natur der Menschen* formuliert wurde: Schmerz entsteht dann, wenn eine Dyskrasie der im menschlichen Körper bestehenden Säftekonstellation (Blut, Schleim, gelbe und schwarze Galle) eingetreten ist.

Im antiken Griechenland wurden Religion, Mythos und medizinische Erkenntnisse eng miteinander verknüpft, z. B. im Asklepioskult, bei dem die Betroffenen zunächst fasteten und sich reinigten, dann (medikamentös) in einen Heilschlaf versetzt wurden, um von Asklepios, dem Sohn Apolls, von den Schmerzen befreit zu werden.

Nach **Platons** und **Demokrits** Auffassung sind Empfindungen wie Schmerz, Freude und Berührung Eigenschaften der im Herz lokalisierten Seele. Sie werden durch das Eindringen atomarer Teile der Elemente Feuer, Erde, Luft und Wasser in das sterbliche Soma ausgelöst, wodurch Erregungen der unsterblichen Psyche entstehen. Auch für **Aristoteles** ist das Herz »sensorium commune«, Empfindungszentrum für Schmerz und andere Gefühle. Schmerz und Freude werden bei ihm allerdings nicht zu den von ihm erstmals beschriebenen 5 klassischen Sinne (Sehen, Hören, Riechen, Schmecken, Tasten) gezählt (Dallenbach 1939).

Bei Epikur bekam der Schmerz erstmals eine individuelle anthropologische Dimension, indem er das Freisein von Schmerz und seelischer Aufregung als höchstes Gut bzw. Glück (Eudämonie) bestimmte.

Die hippokratische Humoralpathologie und Symptomatologie, Platons spekulative Ideenlehre und Aristoteles metaphysische Sinnesphysiologie haben das wissenschaftliche Denken in Medizin und Psychologie in Europa bis in die Neuzeit stark beeinflusst, wobei besonders die **Empfindungslehre des Aristoteles** eine dogmatische Bedeutung erlangte (Procacci u. von Maresca 1984).

> Platons Ideenlehre und Aristoteles Sinnesphysiologie haben die Auffassungen über den Schmerz in der Neuzeit lange bestimmt.

10.2.4 Nervensystem und Schmerz – Galen

Die Vorstellungen römischer Gelehrter über den Schmerz, besonders von Celsus im 1. ahrhundert v. Chr. und Galen im 2. Jahrhundert n. Chr., bauten auf der **hippokratischen Lehre**, aber auch auf den empirischen und experimentellen Studien der Schule von Alexandria, vor allem von Herophilos und Erasistratos, auf. Mit zunehmender Kenntnis der Anatomie, physiologischer und pathologischer Vorgänge wurde **Schmerz als Symptom pathologischer Mechanismen**, z. B. einer Entzündung (Celsus), eingeordnet und als diagnostischer Hinweis auf Erkrankungen innerer Organe gewertet.

Der aus Pergamon stammende, aber in Rom wirkende Arzt und Anatom Galen lokalisierte aufgrund der anatomischen Ergebnisse von Herophilos und Erasistratos sowie mithilfe eigener Studien die **Schmerzempfindung im zentralen Nervensystem** und unterschied neben motorischen und sensiblen Nerven solche für den Transport von Schmerzen. Er nahm an, dass deren Hohlräume mit dem von Plato postulierten Seelenpneuma gefüllt seien. In seinem Hauptwerk *De locis affectis* wurden anhand unterschiedlicher Schmerzqualitäten – wie stechend, pulsierend, drückend und bohrend – wichtige diagnostische Kriterien zur Schmerzlinderung genannt, die er als göttliche Aufgabe (»divinum est sedare dolorem«) charakterisierte. Galens Unvermögen – im Gegensatz zu Aristoteles –, für die Seele einen sicheren Sitz im Körper zu finden, hat nach Keele (1962) dazu beigetragen, dass seine wichtigen anatomischen und physiologischen Erkenntnisse über die Entstehung und Leitung von Schmerzen lange Zeit von der christlich dogmatisierten Wissenschaft ignoriert wurden.

Mit dem Untergang des römischen Reiches waren jedoch auch eine weitgehende Verschüttung

empirisch-rationalen Wissens über die **Mechanismen der Schmerzentstehung** und wohl auch über **analgetische Behandlungsmethoden** verbunden. Hinweise über die Anwendung narkotisch und analgetisch wirksamer Substanzen finden sich in zahlreichen Dokumenten dieser Kulturepoche (Krantz 1978).

> Die im antiken Griechenland begonnene Entmythisierung von Krankheit und Schmerz veränderte auch die therapeutischen Konzepte. In Homers Dichtungen finden sich keine Spuren mehr, die auf magische Behandlungsmethoden hinweisen (Baissette 1986).

Aufbauend auf den von den Priesterärzten entwickelten empirischen Maßnahmen zur Schmerzlinderung haben Celsus und Galen die **3 Säulen der klassischen Therapie** formuliert, die auch heute noch für interdisziplinär orientierte Ansätze in der Schmerztherapie Gültigkeit besitzen: **Chirurgie, Pharmazeutik, Diätetik**. Die klassische hippokratische Diätetik kann durchaus als Urform einer verhaltensorientierten Therapie angesehen werden, indem sie nicht nur auf die Veränderung bestimmter Ess- und Trinkgewohnheiten zielte, sondern sich auch auf ökologische, soziale und psychische Aspekte bezog.

> Die griechische und römische Diätetik kann als Urform einer verhaltensorientierten Therapie angesehen werden.

10.2.5 Schmerz und christliche Leidensethik

Die frühe christliche Leidenslehre verwarf die tradierten Erkenntnisse der Ägypter, Griechen und Römer als heidnisch. Erneut wurde körperlicher Schmerz, den ja viele der verfolgten Christen selbst erfahren hatten, mystifiziert und in Analogie zum Leidensweg Christi als **eigener Weg zur Erlösung** gesehen.

Die Ideologie des Schmerzertragens hat ihre Wurzeln allerdings nicht nur in der christlichen Glaubenslehre, sondern – wie Illich (1981) bemerkt – schon in den vorchristlichen Philosophien bzw. in neuplatonischen Vorstellungen, wobei stoische, epikureische und skeptische Elemente mit platonischen und aristotelischen Gedanken verbunden werden. Die **Auffassung vom Schmerz als Strafe Gottes** hat in den abendländischen christlichen Kulturen die Haltung zum Schmerz ebenso geprägt wie die Lehre vom Kismet als gottgewolltes Schicksal bei den Mohammedanern oder bei den Hindus die Idee des Karmas.

> **Wesentlicher Bestandteil der christlichen Leidenslehre ist die Vorstellung, dass das Ertragen von Schmerzen als Zeichen innerer Kraft gelte und dass Erlösung letztlich nur durch die Gnade Gottes erlangt werden könne.**

Im Glauben wird **Schmerz zur Lebensform**, wobei in bestimmten Ritualen, Meditationen, Gebeten, beim Handauflegen, Kreuzschlagen oder der Reliquienverehrung sicherlich auch therapeutisch wirksame suggestive Elemente zu finden sind (◘ Abb. 10.3).

Besonders deutlich wird die christliche Wesensbestimmung des Schmerzes bei **Thomas von Aquin**. Für ihn sind Schmerzen und Freude gleichermaßen Eigenschaften der Seele, Leidenschaften (»passiones«), die durch den menschlichen Willen, durch geistige Kräfte beherrscht werden können. Sein Lehrsatz: »Der selige Genuss, der in der Beschauung göttlicher Dinge liegt, vermindert den körperlichen Schmerz, deshalb ertrugen Märtyrer ihre Qualen geduldiger, weil sie ganz in die Liebe Gottes versenkt waren« (Thomas von Aquin: *Summa theologiae III*; zit. nach Sauerbruch u. Wenke 1936), deutet an, welche Kraft dem Glauben bzw. mentalen Fähigkeiten für den **Umgang mit Schmerzen** zugeschrieben wurde. In keiner anderen Religion wurde Schmerz so sehr dogmatisiert, ideologisiert und als schicksalhafter Bestandteil des Lebens angesehen wie im frühen Christentum.

Brodniewicz (1994) hat darauf hingewiesen, dass die Aussage des Thomas von Aquin über Schmerz, Trauer, Freude und Lust und seine Anweisungen zum Umgang mit diesen Affekten auch in der **modernen Psychotherapie** aufgegriffen wurden und im Rahmen verhaltenstherapeutischer Behandlungskonzepte wieder Aktualität bekommen haben.

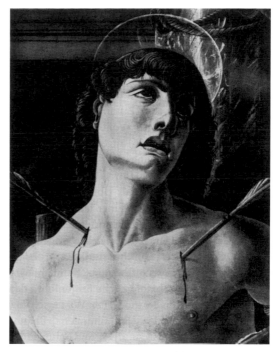

◘ **Abb. 10.3** Der Heilige Sebastian von Cosimo Tura, Gemäldegalerie Dresden

10.2.6 Europäisches Mittelalter – Paracelsus

Das europäische Mittelalter war gekennzeichnet durch die Beschränkungen, die die Kirche wissenschaftlichem, kulturellem und sozialem Leben auferlegt hatte. Menschen, die Substanzen zur Schmerzlinderung anboten oder einnahmen, wurden als mit dem Teufel im Bunde angesehen bzw. als Hexen verbrannt. Unter dem Dogma, dass **Schmerz eine »Sündenkrankheit«** (Goebel 1982), aber auch ein Weg zur Läuterung sei, wurden alle Anstrengungen, Schmerzen zu lindern, als Versuche angesehen, sich Gottes Willen zu widersetzen. Die Vorstellungen und Bewertungen des Schmerzes bis zum 16. und 17. Jahrhundert waren im Wesentlichen durch das Gedankengebäude der christlichen Glaubenslehre und Ethik bestimmt.

Jeder Versuch der Behandlung des Schmerzes, der als schicksalhaftes Phänomen im Rahmen einer universellen Gesamtordnung angesehen wurde, konnte nur im Zusammenspiel mit den außerhalb des Menschen wirkenden Kräften erfolgen. Auch

sche oder psychische Funktionsstörung zu analy-
sieren, sondern als besonderes Bewusstseins- und
Kommunikationsphänomen auf unterschiedlichen
Ebenen zu verstehen.

Sowohl für den akuten als auch den chronischen
Schmerz gilt, dass dieser nicht nur durch die individuelle Disposition, die soziale Entwicklung und die
Spezifität einer Erkrankung entsteht, sondern als
»Empfindungserlebnis« und »Verhaltensphäno-
men« eine über die »individuelle Wirklichkeit« hi-
nauswirkende Erfahrung ist, die nicht nur die Lebenssituation des Einzelnen, sondern auch sein
Lebensumfeld entscheidend bestimmt. Diese De-
termination ist jedoch nicht einseitig zu sehen:

> » »Es ist nicht immer der Schmerz, der das Leben
> unerträglich macht, sondern häufig ist es
> umgekehrt, dass das Leben den Schmerz uner-
> träglich macht. (Bresler 1979)«

Anregende Vorstellungen zur **Überwindung des
mechanistischen Schmerzverständnisses** finden
sich bei Plügge (1962), besonders aber in der anthropologischen Medizin Victor von Weizäckers (1986,
1987), der von einer »Ordnung der Schmerzen«
spricht und einen »Zerstörungs- und Werde-
schmerz« unterscheidet. Auch Georg von Grod-
decks (1983) teleologisch gestellte Frage nach dem
Sinn der Schmerzen verweist auf eine anthropologische Orientierung, die in der integrierten Psychosomatik von von Uexkülls (1986), aber auch in systemtheoretischen Vorstellungen aufgegriffen und
weiterentwickelt wurde (Buytendijk 1962, Engel
1977).

Gemeinsam ist diesen »**ganzheitlichen**«
Schmerzmodellen, dass biologische und psychosoziale Determinanten des Schmerzerlebens miteinander verbunden werden und die Frage nach der
Bedeutung des Schmerzes als Leib-Seele-Problem
unter individuell existenziellen und kulturellen
Aspekten als Erkenntnisproblem in der therapeutischen Beziehung mitberücksichtigt wird. Die
Einführung systemtheoretischer Modelle zur Beschreibung biologischer, psychologischer und
medizinischer Phänomene hat in der Auseinandersetzung mit mechanistischen und vitalistischen
Vorstellungen in der Medizin auch dazu geführt,
dass eine Neubewertung von traditionellen Behandlungsmethoden, z. B. von Akupunktur und

Homöopathie, erfolgte und anstelle der Elimination
des Schmerzes das Konzept einer angemessenen
Schmerzbewältigung größere Bedeutung erlangte.

Schmerzkonzepte der Neuzeit
- Schmerz als körperliche Funktionsstörung
- Schmerz als mechanisches Reflexgesche-
  hen
- Schmerz als innerpsychischer Konflikt
- Schmerz als Störung regulativer Systeme
- Schmerz als neurophysiologische Reaktion
- Schmerz als biopsychosoziales Phänomen
- Schmerz als Kommunikationsvorgang

> Traditionelle Behandlungsmethoden in der
> Schmerztherapie haben durch systemtheo-
> retische und »ganzheitliche« Schmerzmodel-
> le eine Neubewertung erhalten.

10.4 Kulturelle und geistes-geschichtliche Aspekte

10.4.1 Bedeutung von Kultur

> Wolff u. Langley (1968) wiesen darauf hin,
> dass individuelles Schmerzerleben auch von
> soziokulturellen und ethnischen Faktoren
> abhängig ist.

So zeigte Zborowski (1952) in einer klassischen Studie an irischen, jüdischen, italienischen und amerikanischen Schmerzpatienten, dass sich diese in
Schmerzwahrnehmung, Verhalten und Bewertung
deutlich unterschieden. Amerikaner zeigten die
höchste Schmerztoleranz, die jüdischen Schmerzpatienten das stärkste Deutungsbedürfnis und die
Italiener das stärkste Verlangen nach symptomatischer Therapie. Auch Sternbach u. Tursky (1965)
fanden in experimentellen Studien bei amerikanischen und irischen Frauen höhere Schmerztoleran-
zen als bei italienischen und jüdischen. Weisenberg
(1982) berichtete über eine **unterschiedliche
Schmerztoleranz und Verhaltensunterschiede** bei
Puerto Ricanern, schwarzen und weißen Amerika-
nern. Schiefenhövel (1980) führte die von ihm be-

obachtete höhere Schmerztoleranz bei den Eipo in Westguinea auf frühe Erfahrungen mit Initiationsriten in der Kindheit zurück.

Craig (1980) wies auf die Bedeutung von Lernprozessen, kultureller Sozialisation, familiärer Determinanten und des **Erwerbs einer spezifischen Schmerzsprache** für die Entwicklung einer unterschiedlichen Schmerztoleranz und eines unterschiedlichen Schmerzverhaltens hin.

> ❯ Besonders für die hochzivilisierte westliche Welt gilt, dass die hohe Bedeutung von Schmerz als Beschwerdesymptom beim Menschen auch durch die entwickelten Möglichkeiten der Kommunikation, vor allem von sprachlichen Ausdruckformen, zustande kommt.

Für ein Verständnis des Phänomens Schmerz im transkulturellen Vergleich sind ferner auch **ethisch-religiöse Paradigmen** bedeutsam, unter denen die individuelle Schmerzerfahrung bewertet und gedeutet wird. Sowohl in der christlichen als auch in der jüdischen Theologie gelten Schmerz und Leid als Folge des Sündenfalls, als Zeichen Gottes. Die christliche Haltung zum Schmerz kann sich sowohl in der Ideologie des Schmerzertragens manifestieren – die in der Verinnerlichung des Schmerzes, in asketischer Verweigerung jeder Hilfe, in büßender Erkenntnis die Nähe Gottes zu suchen – ihre extreme Ausdrucksform findet. Sie kann aber auch in der des Mitleids, in humanitärer Hilfe und Nächstenliebe ihre Entsprechung finden. Die Auffassung von Leiden als notwendigem Bestandteil des menschlichen Lebens auf dem Weg zur Erlösung und als Hinweis auf die Begrenztheit der menschlichen Existenz hat für das Verständnis der Schmerzerfahrung, für die Bewertung von Schmerztoleranz, aber auch für Therapieansätze in den christlich bestimmten Kulturen eine große Bedeutung bekommen.

Im Islam gilt der **Schmerz als Prüfung Gottes**, die in Geduld und Ausdauer bestanden werden kann, wenn Schmerz im Vertrauen auf die göttliche Gnade als vorbestimmtes Schicksal ertragen wird. In der hinduistisch-buddhistischen Weltanschauung wird **Schmerz als schicksalmäßig dem Leben zugehörig** angesehen und kann durch meditative Übungen beherrscht werden. Die »4-fache Wahrheit vom Schmerz« hat eine zentrale Bedeutung in

der Lehre von Siddhartha Gautama (Buddha), um den Weg zu Erleuchtung und Erlösung zu finden. So lässt sich auch verstehen, dass das geringe Vertrauen der Hindus in die moderne naturwissenschaftliche Medizin darin begründet ist, das diese keine Mantras, Meditationsübungen zur konzentrativen Entspannung, sondern nur Medikamente verschreiben. Pharmakologische Verfahren behindern jedoch die meditativen Anstrengungen, um die Transzendierung des Schmerzes zu ermöglichen (Pandya 1987).

In der chinesisch-konfuzianischen Tradition dagegen gelten Schmerz und Leiden keineswegs als göttliches Schicksal, sondern als **Wesensmerkmal der menschlichen Existenz**. Im Rahmen einer kosmischen Ordnung, in deren Mittelpunkt der Mensch selbst steht, wird Schmerz in seiner dynamischen Funktion in Beziehung zu den Gesundheit und Krankheit bestimmenden Regulationsprozessen gedeutet. Der westliche Leib-Seele-Dualismus ist der traditionellen chinesischen Denkweise fremd. Schmerz wird als Störung von Energieflüssen, von im Gleichgewicht stehenden polaren Beziehungen verstanden, wobei Krankheit und Schmerz in der traditionellen chinesischen Medizin anderer nosologischer Kriterien bedürfen.

> ❯ Die Berücksichtigung chinesischer Vorstellungen über den Schmerz könnte allerdings dazu führen, einem umfassenden, von ganzheitlichen Voraussetzungen getragenen Schmerzverständnis näher zu kommen (Tu 1987).

10.4.2 Künstlerische Kreativität und Schmerz

Menschliches Leid und Schmerz haben zu allen Zeiten künstlerische Kreativität und philosophisches Denken beeinflusst (Grüny 2004, Morris 1991, Schipperges 1985). Schmerz war und ist ein zentrales Thema der darstellenden Kunst – auch in der Moderne (Blume et al. 2007). Procacci (1988) wies darauf hin, dass es fast 1.000 Jahre lang ausschließlich religiöse Themen waren, in denen Schmerz in der bildenden Kunst zur Darstellung gebracht wurde. Beispiele für diese »ars patiendi« sind die »Vertreibung aus dem Paradies« von Massaccio (❏ Abb.

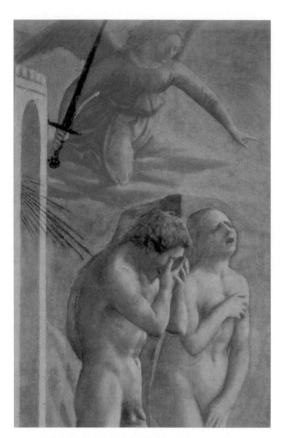

Abb. 10.4 Vertreibung aus dem Paradies von Tommaso Masaccio, 1427, Florenz

10.4), Michelangelos »Pieta Palestrina« sowie die Werke Giottos.

Erst im Barock wurden auch profanere Aspekte des Schmerzes dargestellt, so bei Breughel und Brouwer, auch in Caravaggios »Zahnextraktion«. Im 19. Jahrhundert finden sich dann sogar Karikaturen, z. B. bei Cruikshank oder bei Rolandson über Patienten mit Koliken und Gicht. Die bekanntesten künstlerischen Darstellungen im 20. Jahrhundert, die Schmerz zum Thema haben, sind Munchs »Der Schrei« und Picassos »Guernica«. Besonders zu erwähnen ist auch die mexikanische Malerin Frida Kahlo, die in ihrem nach einem schweren Verkehrsunfall entstandenen künstlerischen Schaffen ihr eigenes Schmerzerleben zum bestimmenden Thema gemacht hat.

> Lessing hat in seiner Schrift *Über die Grenzen der Malerei und Poesie*, in der er sich mit der im 16. Jahrhundert aufgefundenen Laokoon-Statue beschäftigt, auf die Schwierigkeit der Kunst hingewiesen, Leiden und Schmerz zum Ausdruck zu bringen.

Tolstois großartige Novelle *Der Tod des Ivan Iljitsch* ist vielleicht das beeindruckendste Beispiel in der Literatur, in der der schon im Alten Testament im Buch Hiob gestellten **Frage nach der Bedeutung des Schmerzes** nachgegangen wird. In vielen Arbeiten, die sich mit der ethisch-religiösen und sozialen Dimension des Schmerzes für die Seinsbestimmung des Menschen beschäftigten, finden sich Hinweise auf Tolstoi. Auch Theodor Storms nachdenklich-ahnungsvolles Gedicht »Beginn des Endes« ist ein Beispiel für die zahlreichen Versuche, eigenes Schmerzerleben in eine literarische Form zu bringen.

Novalis und Nietzsche bemühten sich um eine romantisch verklärte »Teleologie des Schmerzes«. »Jeder Schmerz ist eine Erinnerung unseres hohen Ranges«, schreibt der lungenkranke Novalis, für den »das schmerzliche Vergnügen zur Individualisierung« beiträgt (Sauerbruch u. Wenke 1936). Auch für den wahrscheinlich an schweren Migräneanfällen leidenden Nietzsche gehörte körperlicher Schmerz zu den arterhaltenden Werten, dessen Sinn im Leben selbst zum Ausdruck kommt. Die **Heroisierung des Schmerzes als aktives Lebensgefühl**, die sich u. a. bei E. Jünger und N. Hartmann findet, entsprach einer in bürgerlichen Kreisen im ersten Drittel des 20. Jahrhunderts verbreiteten Idealisierung preußisch-spartanischer Einstellungen.

Bei Th. Bernhard dagegen, der in seinem autobiografischen Roman *Der Atem* in jungen Jahren selbsterlebte Krankheits- und Schmerzerfahrungen beschreibt, dient Schmerz der **lebensnotwendigen Selbstfindung**. Auch P. Noll versucht, in seinen *Diktaten über Sterben und Tod* im Schmerz einen Sinn zu finden, der die Auseinandersetzung mit der Gegenwart ermöglicht.

Auch die **Schmerztherapie** hat durch die Kunst, insbesondere durch die Musik, schon von alters her immer wieder wichtige Impulse bekommen (Kümmel 1977, Müller-Busch 1997). Unter dem Aspekt, dass Schmerz mehr ist als nur ein physiologischer

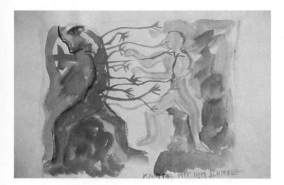

◳ **Abb. 10.5** Schmerzzeichnung eines Patienten

Defekt, ist es deswegen konsequent, dass die **Anregung kreativer Potenziale durch künstlerische Therapien**, die neue Erlebnisdimensionen eröffnen, zunehmend auch in der Behandlung von Patienten mit chronischen Schmerzen berücksichtigt wird (Müller-Busch 1991; ◳ Abb. 10.5).

10.4.3 Philosophie und Schmerz

Degenaar (1979) und Schmitz (1985) haben auf die verschiedenen Ansätze, sich dem »Phänomen« Schmerz aus philosophischer Sicht zu nähern, aufmerksam gemacht. Erkenntnistheoretische Überlegungen finden in den neueren **Schmerztheorien** allerdings nur wenig Berücksichtigung. Dabei gibt es in der – noch nicht geschriebenen – Geschichte der »Schmerzphilosophie« viele Hinweise, die für ein erweitertes Verständnis des Phänomens »Schmerz« bedeutsam sind. So erscheint bei Kant der Schmerz als »Stachel aller Tätigkeiten«, für Pascal wurde er Ansporn zu intellektuellen Höchstleistungen, bei Fichte und Schelling wurde Schmerz transzendiert und als Impuls zur »dauernd kämpfenden Tätigkeit, durch die der Mensch erst seine Freuden und all seinen Genuss findet«, verstanden, bei Nietzsche wurde der Schmerz zum »Befreier des Geistes«, zum »Lehrmeister«, der den Philosophen zwingt, in die letzte Tiefe zu steigen« (Schipperges 1985).

Auch in der neueren Philosophie – bei Kierkegaard, Husserl, Heidegger, Merleau-Ponty und Jaspers – finden sich Beiträge, sich dem Problem des Schmerzes aus phänomenologischer und existenzphilosophischer Sicht zu nähern. In Puccettis (1975) Auseinandersetzung mit Buytendijks (1962) Wertbestimmung von Schmerz als »malum« wird die Notwendigkeit von Schmerzen im Rahmen evolutionärer Prozesse infrage gestellt. Ontologische Bestimmungsversuche und philosophische Untersuchungen zur **Wahrnehmungsproblematik von Schmerzen** wurden von Bieri (1987) aufgegriffen, um am Beispiel des Schmerzes als gleichermaßen Seins- und Bewusstseinsphänomen die Sackgasse des ontologischen Dualismus aufzuzeigen. So ist die Frage nach der Entstehung, dem Wesen und dem Sinn des Schmerzes – trotz aller faszinierenden Befunde der kognitiven Neurobiologie zur Genese psychischer Phänomene – untrennbar mit der Frage nach der Entstehung, dem Wesen und dem Sinn des Bewusstseins verknüpft.

In den provokativen Überlegungen der amerikanische Kulturwissenschaftlerin Elain Scarry (1992) wird die Widersprüchlichkeit des Schmerzerlebens und der menschlichen Verletzlichkeit in seiner politischen Dimension analysiert, wobei die antizivilisatorische Gewalt, die Tyrannei (Kuhlmann 1992) des Schmerzes »nichts Geringeres als die Erzeugung und Auflösung dessen, was wir Welt nennen« (Scarry 1992) impliziert und damit auch wichtige ethische Fragen aufwirft. Die politische Dimension und Sinnbestimmung des Schmerzes haben angesichts weltweiten Terrors und Folter heute eine besondere moralische Aktualität für das humane Miteinander, nichts hinterlässt so viele Spuren in der Welt wie der Schmerz.

Angesichts der Tatsache, dass trotz aller Fortschritte die **Illusion und Suggestion von Schmerzfreiheit** eine Fiktion bleibt, muss jedoch auch die Relevanz philosophischer Überlegungen hinterfragt werden, wenn damit nicht auch eine Neubestimmung traditioneller Erkenntniswege verbunden wird. So wurden von Aydede (2005) die affektiv evaluativen Dimensionen der Schmerzerfahrung im Hinblick auf ihre Bedeutung und Wertigkeit für den hedonistischen Zeitgeist, aber auch für die wissenschaftliche und therapeutische Herangehensweise wieder stärker hinterfragt. Schmerz ist nicht nur eine individuelle Bewusstseinserfahrung, sondern im sozialen Miteinander auch ein kulturelles Konstrukt. Die Einsicht, dass die »Selbstbefangenheit«, mit der wir dem Phänomen Schmerz begegnen – unter der Prämisse, dass er ganz selbstverständlich zu vermeiden, zu unterdrücken und auch zu bekämpfen ist – auch als Resultat unserer kulturellen Sozialisation anzuerkennen und zu verstehen ist, eröffnet Perspektiven, die für die Sinnbestimmung therapeutischen Tuns von Bedeutung ist.

> **❯❯ Philosophische und erkenntnistheoretische Überlegungen finden in den modernen Schmerztheorien, aber auch therapeutischen Konzepten nur wenig Berücksichtigung. Die philosophische Erkenntnis, dass das Erleiden von Schmerz nicht objektiviert werden kann, sondern die Einstellung dazu – die Art, wie sich der Betroffene und sein soziales Umfeld zum Schmerz verhalten – das Bewusstseins- und Kommunikationsphänomen »Schmerz« entscheidend bestimmt, könnte dazu beitragen, auch im therapeutischen Umgang mit dem Schmerz neue Wege zu finden.**

10.5   Fazit

Schmerz und Leiden sind kulturell geprägte Bewusstseins- und Kommunikationsphänomene, deren Verständnis von einer kulturgeschichtlich orientierten Anthropologie nicht zu trennen ist. Die modernen Möglichkeiten der Schmerztherapie haben zu einer Medikalisierung des Phänomens »Schmerz« geführt, durch das die kulturgeschichtlichen und geisteswissenschaftlichen Dimensionen häufig nicht ausreichend beachtet werden. Die Komplexität des Phänomens »Schmerz« kann jedoch nur verstanden werden, wenn auch die historischen, kulturellen, philosophischen und anthropologischen Zusammenhänge unserer eigenen Sozialisation und »Selbstbefangenheit« berücksichtigt werden.

Literatur

Anand KJS, Craig KD (1996) New perspectives on the definition of pain. Pain 67: 3–6

Aydede M (2005) Pain: New Essays on Its Nature and the Methodology of Its Study. MIT Press, Cambridge, MA

Bagchi AK (1987) Pain and Language. Acta Neurochir (Suppl) 38: 182–184

Baissette G (1986) Die Medizin bei den Griechen. In: Toellner R (Hrsg) Illustrierte Geschichte der Medizin. Andreas & Andreas, Salzburg, S 179–292

Bauer AW (1996) Zwischen Symbol und Symptom: Der Schmerz und seine Bedeutung in der Antike. Schmerz 10: 169–175

Bieri P (1987) Pain: a case study for the mind-body problem. Acta Neurochir (Suppl) 18: 157–164

Blume E, Schnalke T, Hürlimann A, Tyradellis D (2007) Schmerz. Kunst + Wissenschaft. Begleitbuch zur Ausstellung «Schmerz». DuMont, Berlin

Bonica JJ (1980) Introduction. In: Bonica JJ (ed) The management of pain. Lea & Febiger, Philadelphia, pp 1–17

Bresler DE, Truro R (1979) Free yourself from pain. Simon & Schuster, New York

Brodniewicz J (1994) Über das Schmerzphänomen. Peter Lang, Frankfurt am Main

Bunge M, Ardila R (1990) Philosophie der Psychologie. J.C.B. (Paul Siebeck), Tübingen

Buytendijk FJJ (1962) Pain: its modes and functions. University of Chicago Press, Chicago

Craig KD (1980) Ontogenetic and cultural influences on the expression of pain in man. In: Kosterlitz HW, Terenius LY (eds) Pain and Society. Dahlem Workshop, Verlag Chemie, Weinheim, pp 37–53

Dallenbach KM (1939) Pain: history and present status. Am J Psychol 52: 331–347

Degenaar JJ (1979) Some philosophical considerations on pain. Pain 7: 281–304

Engel GL (1977) The need for a new medical model: a challenge for biomedicine. Science 196: 129–136

Fordyce WF, Steger JC (1982) Chronischer Schmerz. In: Keeser W et al. (Hrsg) Schmerz. Fortschritte der Klinischen Psychologie, Bd 27. Urban & Schwarzenberg, München, S 296–349

Frank JD (1981) Die Heiler. Klett-Cotta, Stuttgart

Goebel R (1982) Vom Schmerz und von der Krankheit. Urachhaus, Stuttgart

von Groddeck G (1983) Der Sinn der Krankheit. In: Siefert H (Hrsg) Krankheit als Symbol. Fischer, Frankfurt am Main, S 132–139

Grossinger R (1984) Wege des Heilens. Kösel, München

Grüny C (2004) Zerstörte Erfahrung – eine Phänomenologie des Schmerzes. Königshausen & Neumann, Würzburg

Hauschild T (1982) Medizinische Mythen und Rituale. In: Brinkmann M, Franz M (Hrsg) Nachtschatten im weißen Land. Verlag Gesundheit, Berlin, S 269–283

Illich I (1981) Die Nemesis der Medizin. Rowohlt, Reinbek

Janzen R (1968) Über den Schmerz. In: Janzen R (Hrsg) Schmerzanalyse als Wegweiser zur Diagnose. Thieme, Stuttgart, S 1–8

Kallinke D (1988) Chronische Schmerzpatienten. Spekulationen zur Entwicklung eines neuen Patiententyps. Thesenpapier für die internationale Fachkonferenz Ethnomedizin (06.–08.05.1988), Heidelberg

Keele KD (1962) Some historical concepts of pain. In: Keele CA, Smith R (eds) The assessment of pain in men and animals. Universities Federation for Animal Welfare, London, pp 12–27

Krantz JC (1978) The rendezvous with pain and home remedies with special reference to the origins of aspirin. JAMA 33: 223–224

Kümmel WF (1977) Musik und Medizin. Alber, Freiburg

Le Breton D (2003) Schmerz. Diaphanes, Zürich

Lehrl S (1983) Viele Worte für den Schmerz. Struktur der Schmerzsprache. Forschungsmitteilungen der DFG 2: 21–22

Leiss J (1983) Sprache und Schmerz, eine medizinsoziologische Studie. Dissertation, Universität München

Levi-Strauss C (1969) Strukturale Anthropologie. Suhrkamp, Frankfurt am Main

Lukas-Nülle M (2007) Chronischer Schmerz – soziökonomische Faktoren in ihrer Bedeutung für die Inanspruchnahme von Gesundheitsleistungen. In: Tiesmeyer K et al (Hrsg) Der blinde Fleck – Ungleichheiten in der gesundheitlichen Versorgung. Hans Huber, Bern, S 323–336

Kuhlmann A (1992) Die Tyrannei des Schmerzes. Die Zeit. Nr. 41. http://www.zeit.de/1992/41/die-tyrannei-des-schmerzes. Zugegriffen: 06. Februar 2016

Macht DI (1915) The history of opium and some of its preparations and alkaloids. JAMA 64: 677

Melzack R (1978) Das Rätsel des Schmerzes. Hippokrates, Stuttgart

Merskey H (1991) The definition of pain. Eur J Psychiatry 6: 153–159

Morris DB (1991) The Culture of Pain. University of California, San Francisco

Müller-Busch HC (1991) Künstlerische Therapien und chronischer Schmerz. Schmerz 5: 115–121

Müller-Busch HC (1997) Schmerz und Musik. Fischer, Stuttgart

Müller-Busch HC (2001) Soziokulturelle Aspekte des Schmerzes. In: Bach M, Aigner M, Bankier B (Hrsg) Schmerzen ohne Ursache – Schmerzen ohne Ende. Facultas, Wien

Nickel R, Raspe HH (2001) Chronischer Schmerz: Epidemiologie und Inanspruchnahme. Nervenarzt 72: 897–906

Niemann U (1993) Integration und Verantwortung: Theologische, anthropologische und ethische Aspekte des Schmerzphänomens. In: Zenz M, Jurna I (Hrsg) Lehrbuch der Schmerztherapie. WVG, Stuttgart

Ots T (1987) Medizin und Heilung in China. Reimer, Berlin

Pandya SK (1987) Hindu philosophy on pain: an outline. Acta Neurochir (Suppl) 38: 136–146

Pernick MS (1985) A calculus of suffering. Columbia University Press, New York

Plügge H (1962) Wohlbefinden und Mißbefinden. Beiträge zur medizinischen Anthropologie. Niemeyer, Tübingen

Procacci P (1980) History of the pain concept. In: Kosterlitz HW, Terenius LY (eds) Pain and society. Dahlem Workshop, Verlag Chemie, Weinheim, pp 3–12

Procacci P (1988) Pain and suffering in art. In: Dubner I et al. (eds) Proceedings of the Vth World Congress on Pain. Elsevier, Amsterdam, pp 25–30

Procacci P, von Maresca M (1984) Pain concept in western civilization: a historical review. In: Benedetti C et al. (eds) Advances in Pain Research and Therapy, vol 7. Raven Press, New York, pp 1–11

Puccetti R (1975) Is pain necessary. Philosophy 58: 259–269

Rey R (1993) History of pain. Edition la Decouverte, Paris

Rothschuh KE (1965) Geschichtliches zur Physiologie des Schmerzes. Documenta Geigy, Basel, S 3–7

Rush J (1974) Witchcraft and sorcery. Thomas, Springfield

Sauerbruch F, Wenke H (1936) Wesen und Bedeutung des Schmerzes. Junker & Dünnhaupt, Berlin

Scarry E (1992) Der Körper im Schmerz. Fischer, Frankfurt am Main

Schiefenhövel W (1980) Verarbeitung von Schmerz und Krankheit bei den Eipo. Med Psychol 6: 219–234

Schipperges H (1985) Homo patiens. Piper, München

Schmitz H (1985) Der Schmerz als Konflikt in philosophischer Sicht. Therapiewoche 35: 4805–4812

Sigerist HE (1955) A history of medicine, vol 1. Grune & Straton, New York

Sternbach RA (1986) Survey of pain in the United States. Clin Pain 2: 49–53

Sternbach RA, Tursky B (1965) Ethnic differences among house-wives in psychophysical and skinpotential responses to electric shock. Psychophysiology 1: 241–246

Tainter ML (1948) Pain. Ann NY Acad Sci 51: 3–24

Todd EM (1985) Pain: Historical perspective. In: Aronoff GM (ed) Evaluation and treatment of chronic pain. Urban & Schwarzenberg, Baltimore, pp 1–16

Toellner R (1971) Die Umbewertung des Schmerzes im 17. Jahrhundert in ihren Voraussetzungen und Folgen. Med Hist 6: 36–45

Tu WM (1987) A Chinese perspective on pain. Acta Neurochir (Suppl) 38: 147–151

von Uexküll T (1986) Geschichte der deutschen Psychosomatik. Philosophische und historische Wurzeln. Psychother Psychosom Med Psychol 36: 18–24

Weiner H (1986) Die Geschichte der psychosomatischen Medizin und das Leib-Seele-Problem in der Medizin. Psychother Psychosom Med Psychol 36: 361–391

Weisenberg M (1982) Cultural and ethnic factors in reaction to pain. In: Al-Issa I (ed) Culture and Psychopathology. University Park, Baltimore, pp 187–198

von Weizäcker V (1986/87) Gesammelte Werke, Bd 5, 6, 7. Suhrkamp, Frankfurt am Main

Wolff BB, Langley S (1968) Cultural factors and the response to pain. A review. Am Anthropol 70: 494–501

Zborowski M (1952) Cultural components in responses to pain. J Soc Iss 8: 16–30

Zimmermann M (2001) Zur Geschichte des Schmerzes. In: Zenz M, Jurna I (Hrsg) Lehrbuch der Schmerztherapie. Wiss. Verlagsgesellschaft, Stuttgart, S 3–24

Zimmermann M, Seemann J (1986) Der Schmerz – ein vernachlässigtes Gebiet der Medizin. Springer, Berlin Heidelberg

Diagnostik

Kapitel 11   **Schmerzanamnese und Verhaltensanalyse**   – 179
P. Nilges und A. Diezemann

Kapitel 12   **Schmerzmessung und klinische Diagnostik**   – 215
B. Kröner-Herwig und S. Lautenbacher

Kapitel 13   **Klassifikation chronischer Schmerzen:**
Multiaxiale Schmerzklassifikation –
Psychosoziale Dimension (MASK-P)   – 239
R. Klinger

Kapitel 14   **Psychologische Begutachtung von Personen**
mit chronischen Schmerzen   – 251
R. Dohrenbusch und A. Pielsticker

Schmerzanamnese und Verhaltensanalyse

P. Nilges und A. Diezemann

11.1 Einleitung   – 180

11.2 Formen der Kontaktaufnahme   – 183

11.3 Vorbereitung der Anamnese   – 184

11.4 Erster Kontakt   – 185

11.5 Exploration   – 187

11.6 Auswertung der Anamnesedaten   – 203

11.7 Motivationsblockaden und Motivierungsstrategien   – 208

11.8 Fazit   – 211

Literatur   – 212

B. Kröner-Herwig et al. (Hrsg.), *Schmerzpsychotherapie*,
DOI 10.1007/978-3-662-50512-0_11, © Springer-Verlag Berlin Heidelberg 2017

Lernziele

In diesem Beitrag werden wir auf Voraussetzungen und Besonderheiten eingehen, die bei der psychologischen Anamnese von Patienten mit chronischen Schmerzen wichtig sind. Ausgehend von unseren eigenen Erfahrungen schlagen wir – nach einer kurzen theoretischen Einführung – Strukturierungshilfen vor, geben Hinweise auf typische Hürden und Probleme und gehen auf mögliche weitere Konsequenzen für die Patienten ein. Unsere Absicht ist es, vor allem praktische Hilfen und Hinweise sowie eine praxisnahe Anleitung mit beispielhaften Gesprächssequenzen und Vorschlägen zur Problemlösung zu geben.

11.1   Einleitung

Der Begriff »**Anamnese**« wird weitgehend synonym mit den Bezeichnungen »klinisches Interview«, »Erstgespräch«, »Exploration« und »Befragung« gebraucht. In der angloamerikanischen Literatur wird nahezu ausschließlich der Terminus »Interview« verwendet.

Die **Anamneseerhebung** ist im klinischen Alltag ein diagnostisches Routineverfahren ohne verbindliche Standardisierung. Die Inhalte und Methoden sind variabel, Grundsätze oder Empfehlungen basieren auf klinischen Erfahrungen. Dadurch sind Vollständigkeit, Vergleichbarkeit und Kommunizierbarkeit von erhobenen Informationen eingeschränkt. Mit dieser methodischen Offenheit ist die Gefahr verbunden, lediglich »selbst versteckte Ostereier zu finden«, d. h. entsprechend der theoretischen Orientierung implizite Hypothesen durch Selektion und Gewichtung von Fragen und Informationen scheinbar zu bestätigen.

Dem Mangel an Standardisierung stehen allerdings entscheidende Vorteile gegenüber, über die unabhängig von der Therapierichtung zwischen Klinikern Übereinstimmung besteht:

- Die Reaktionsmöglichkeiten auf die Patienten sind variabler, die sprachliche Ebene kann freier und lebendiger angepasst werden.
- Themen, die sich während des Interviews als wesentlich herausstellen, können leichter fokussiert werden.
- Nonverbales Verhalten kann besser registriert werden.

- Die Interaktionsstile von Patienten entwickeln sich realitätsnäher, mögliche Stärken oder Defizite werden dadurch prägnanter.

Nach unserer Erfahrung sind die **vielfältigen Aspekte chronischer Schmerzen** ohne diese Offenheit eines Interviews nicht explorierbar.

> Bei einer Befragung von über 100 Schmerzkliniken und -zentren in den USA wurde deutlich, dass das klinische Interview das wichtigste und am häufigsten angewendete Verfahren in der Diagnostik darstellt: Über 96 % der befragten Psychologen setzen diese Methode ein (Hickling et al. 1985).

Die meisten Kliniker folgen eher vagen Regeln bezüglich **Form und Inhalt der Anamnese**. Im klinischen Alltag bestehen außerdem notwendige Kompromisse und Begrenzungen, z. B. durch Zeitdruck.

Eine vertrauensvolle Atmosphäre zu schaffen ist eine wesentliche Voraussetzung, um zuverlässige Informationen zu erhalten. Von anderen Interviewformen unterscheidet sich das klinische Interview vor allem dadurch, dass situative und nonverbale Aspekte (Gefühle, Verhalten) registriert und in die Hypothesenbildung einbezogen werden.

Der Vielfalt der unterschiedlichen Schmerzarten entsprechend bestehen Unterschiede hinsichtlich möglicher Charakteristika und Schwerpunkte bei der Erhebung einer Anamnese. Prägend für dieses Arbeitsfeld ist der ständige Bezug auf somatische Prozesse. Während in der klinischen Psychologie/Verhaltensmedizin für unterschiedliche Beschwerden multifaktorielle Konzepte die Regel darstellen und Krankheit/Gesundheit weniger als klar abgrenzbare Klassen, sondern vielmehr als Kontinuum angesehen werden, neigen sowohl Schmerzpatienten als auch somatische Behandler eher zu möglichst einfachen Ursache-Wirkung-Modellen. Zu Beginn und bei Veränderungen eines Schmerzproblems ist die Suche nach Ursachen der angemessene Algorithmus. Bei der überwiegenden Zahl der Patienten mit längerer Schmerzanamnese gleicht diese Jagd nach den »eigentlichen Ursachen« dem Huhn-Ei-Dilemma. Dieses Vorgehen ist oft über Jahrzehnte leitend für (ergebnislose) Diagnostik und (erfolglose) Therapie.

❯ Idealerweise findet die psychologische Anamnese als fester Bestandteil der Schmerzdiagnostik in einem interdisziplinären Team statt. Für eine einzelne Person allein ist es bei den komplexen somatisch-psychischen Wechselwirkungen kaum möglich, alle relevanten Informationen zu ermitteln und vor allem deren Relevanz einzuschätzen.

Wir verstehen die **Anamnese bei Schmerzpatienten** als Gespräch zur Erhebung von Informationen zu Art, Umfang und Entwicklung gegenwärtiger und vergangener Beschwerden, zu Erfahrungen, Einstellungen und Erwartungen in Hinsicht auf Entstehungsbedingungen und Änderungsmöglichkeiten, zu vergangenen und gegenwärtigen Einflüssen durch Lebensumstände und Bezugspersonen sowie zu Änderungsmotivation, -zielen und -möglichkeiten.

Vor allem zu Beginn der Schmerzforschung waren – als Gegenposition zu monokausalen biomedizinischen Modellen – einfache psychologische Ätiologiekonzepte weitverbreitet. Dazu gehörte z. B. das Konzept des »pain-prone patient« oder des Schmerzes als Depressionsäquivalent (Blumer u. Heilbronn 1982, Engel 1959). Diese Konzepte betonen nach den Ergebnissen der neueren Forschung – und auch nach unserer klinischen Erfahrung – psychopathologische Besonderheiten von hoch ausgelesenen Patientengruppen. Dadurch entsteht der irreführende Eindruck, es handele sich bei Patienten mit chronischen Schmerzen um eine homogene Gruppe mit einer im Vergleich zur übrigen Bevölkerung hohen Prävalenz psychischer Störungen und einem gleichartigen Muster von Beeinträchtigung in der biografischen Entwicklung.

Die Angaben zur **Prävalenz von Depressionen, Angststörungen und somatoformen Störungen** schwanken jedoch erheblich und sind abhängig vom Behandlungsrahmen (Turk u. Rudy 1990). Chronischer Schmerz ist somit kein Grund, per se auf eine psychische Störung zu schließen, wie epidemiologische Studien eindrucksvoll belegen (Demyttenaere et al. 2007).

Eigene Studien zeigen eine hohe Abhängigkeit der Häufigkeit von Diagnosen vom Grad der Chronifizierung, klassifiziert mit dem Chronifizierungsschema nach Gerbershagen (1995). Während im niedrigsten Chronifizierungsstadium Diagnosen nach DSM-III-R (Wittchen et al. 1989) aus den Störungsgruppen »somatoforme Schmerzstörungen« bei 6 %, »affektive Störungen« bei 18 % und »Angststörungen« bei 13 % der Patienten gestellt wurden, lagen im höchsten Chronifizierungsstadium die entsprechenden Störungen bei 22 %, 39 % bzw. 25 % vor (Wurmthaler et al. 1996).

Selbst in Untersuchungen mit nachgewiesen erhöhter Prävalenz von psychischen Störungen in Schmerzpopulationen stellt sich die Frage nach der Spezifität: Der (Kurz-)Schluss auf eine ätiologische Bedeutung etwa depressiver Störungen für bestimmte Schmerzsymptome ist kaum möglich, und selbst bei Patienten mit klaren psychopathologischen Befunden bedeutet dies selbstverständlich nicht, dass körperliche Faktoren zu vernachlässigen sind.

❯ **Psychische Störungen immunisieren nicht gegen körperliche Erkrankungen. Umgekehrt bestehen auch bei klarer somatischer Pathologie häufig psychische Einflussfaktoren, die den weiteren Verlauf der Beschwerden entscheidend beeinflussen können.**

Verantwortlich für die Unterschiede – selbst bei vergleichbaren Untersuchungs- und Klassifikationsinstrumenten – sind u. a. **Selektionseffekte** auf mehreren Ebenen:

- Nur ein Teil der Menschen mit Schmerzen sucht einen Arzt auf.
- Nur ein Teil der Patienten mit chronischen Schmerzen wird an Schmerzambulanzen oder -kliniken überwiesen.
- Nur ein Teil dieser Patienten wiederum wird zu psychologischen/psychiatrischen Untersuchungen geschickt.

Schmidt (1990) merkte an, dass bei der Psychodiagnostik auf dem Gebiet der Gesundheits- und medizinischen Psychologie »in jüngerer Zeit eine deutliche Abwendung von der ›Klinifizierung‹ festzustellen« sei. 10 Jahre später konstatiert Margraf (2000b, S. 142), dass mit der Entwicklung empirisch fundierter, reliabler und valider Systeme, wie dem DSM-IV (Saß et al. 1996) und der ICD-10 (International Classification of Diseases der WHO; Dilling u. Dittmann 1990), »die **Klassifikation psychischer Störungen** heute wieder als eine Basis verhaltenstherapeutischer Arbeit akzeptiert« wird.

Die Integration in die klinisch-psychologische Arbeit mit Schmerzpatienten wird dadurch möglich und sinnvoll, dass insbesondere im DSM-5 (Falkai et al. 2014) die Diagnostik multiaxial und deskriptiv angelegt ist. Erst mit dieser Weiterentwicklung ist es möglich, einen Wechsel von vereinfachenden Ursache-Wirkung-Annahmen hin zu komplexen, aber angemessenen Modellen zu erreichen und die Bedeutung psychischer Faktoren als aufrechterhaltende Prozesse angemessen zu berücksichtigen. Für Rücken- und Nackenschmerzen konnte dies von Linton (2000) in einer Überblicksarbeit gut belegt werden.

Diese Entwicklung hat auch für das Vorgehen bei der Anamneseerhebung unmittelbare Bedeutung. Die Frage: »Was hat den Schmerz ursprünglich verursacht?«, tritt in den Hintergrund gegenüber der Frage: »Was hat akute Schmerzen daran gehindert, wieder zu verschwinden, welche Risikofaktoren waren und sind Barrieren gegenüber einer Remission?« (Main u. Spanswick 2001). Konsequenz dieser Veränderungen ist die Erweiterung der deutschen Fassung der ICD-10: 2009 wurde die Diagnose »chronische Schmerzstörung mit somatischen und psychische Faktoren« (F45.41; Nilges u. Rief 2010) aufgenommen, bei der solche meist subklinischen Faktoren als Kriterien enthalten sind.

Für Patienten von Schmerzambulanzen und -kliniken bestehen folgende wesentliche Gemeinsamkeiten und damit zu erwartende Schwierigkeiten:

- Nur wenige Patienten haben eine Eigenmotivation, das Gespräch mit Psychologen zu suchen – sie werden »geschickt«.
- Sie sind verunsichert, fühlen sich abgeschoben, haben Angst um ihre Glaubwürdigkeit.
- Sie haben falsche Vorstellungen von dem, was sie erwartet, z. B. Angst vor Manipulation durch den Psychologen.
- Ihnen fehlt das Verständnis für psychophysiologische Zusammenhänge.
- Sie gehören sicherlich in der Mehrzahl auch nicht zum üblichen Klientel psychologischer Praxen.
- Sie sind nur schwer zu einer psychologischen Behandlung motivierbar, selbst wenn die Indikation eindeutig ist.

Bei dieser Ausgangslage wundert es nicht, dass auch für viele Psychologen **Schmerzpatienten als schwierige Patienten** gelten. Egan (1989) stellt fest (hier sinngemäß übersetzt): »Vermutlich alle Schmerztherapeuten, egal welcher Profession, erleben Phasen, in denen sie in einem Meer der Verzweiflung aufgrund von Misserfolgen untergehen« – und hoffentlich auch wieder auftauchen.

> ❯ **Ein Beitrag des kanadischen Arztes Goldman (1991) beleuchtet das Thema aus der Patientenperspektive. Er trägt den Titel »Chronic-pain patients must cope with chronic lack of physician understanding« (Patienten mit chronischen Schmerzen müssen chronisches Unverständnis der Ärzte bewältigen).**

Uns liegt viel daran, für diese »heikle« Patientengruppe Verständnis zu wecken und Hilfen für die Überwindung der typischen Hindernisse im **Erstkontakt** zu beschreiben. Wir möchten auf typische Fallen hinweisen, in die Psychologe und Patient geraten können, und scheinbare »Umwege« zeigen, die eher zum Ziel führen.

Besonderheiten im Interaktionsverhalten von Schmerzpatienten können mit der Bedeutung der Schmerzen für die Patienten zu tun haben, sie können auch mit ihren bisherigen Erfahrungen im Gesundheitswesen zusammenhängen. »Schließlich sollte man nicht verkennen, dass der Patient mit chronischen Schmerzen wohl praktisch ohne Ausnahme schon lange ein ›Verlierer‹ im Umgang mit dem medizinischen Versorgungssystem ist. Gemeint ist hier, dass der Patient wiederholt versucht hat, eine Lösung für sein Schmerzproblem zu finden und dass ihm dies nicht gelungen ist. Außerdem ist es […] fast sicher, dass ihm angedeutet wurde, dass der Schmerz weitgehend oder teilweise eingebildet, ›nur im Kopf‹ usw. sei« (Fordyce 1980).

Fast jeder Patient hat schon solche Hinweise von medizinischen Fachleuten, Freunden oder Angehörigen gehört. Die Folge davon kann sein, dass die Patienten misstrauisch, skeptisch, wütend, hilflos und resigniert sind. Statt ein psychologisches Anamnesegespräch als Hilfsangebot zu verstehen, sehen sie es eher als Angriff auf ihre Ehrlichkeit und Aufrichtigkeit und als Versuch, ihr Schmerzproblem »auf die Psyche abzuschieben«.

Diese Erfahrungen prägen die meisten Patienten ganz entscheidend – mit beträchtlichen Auswirkungen auf den Verlauf der Anamneseerhebung. Patienten äußern ihre Vorbehalte selten direkt im ersten Kontakt. Deshalb ist es besonders wichtig, für die Einstellung, mit der der Patient zum Gespräch kommt, sensibel zu sein.

❯ Vorbehalte der Patienten gegenüber einer psychologischen Anamnese sind bei Patienten mit primär somatischen Symptomen üblich. Sie stellen eine nachvollziehbare und typische Hürde im Kontakt dar, die als lösbares Problem akzeptiert und angesprochen werden sollte.

11.2 Formen der Kontaktaufnahme

In wenigen Fällen suchen Schmerzpatienten ohne Arztüberweisung psychologische Hilfe. Bei Patienten, die sich direkt an psychologische Praxen oder innerhalb einer Klinik an Psychologen wenden, finden wir unterschiedliche **Motive**. Dies geht von bereits vorhandenem Wissen bezüglich psychophysiologischer Einflussfaktoren bei Schmerz über psychische Störungen oder psychosoziale Belastungen, bei denen Hilfe erwartet wird, bis hin zu der sog. Flucht in die Psyche als veränderbarem Faktor, wenn Patienten insgeheim befürchten, an einer unheilbaren chronischen Krankheit zu leiden. Zunehmend häufiger werden Psychotherapien auf Empfehlungen von Anwälten begonnen, um während eines laufenden Renten- oder Schmerzensgeldverfahrens »Punkte zu sammeln«. Arbeits-, Sozial- und Gesundheitsämter fordern manchmal eine Therapie als Auflage.

❯ Vor Beginn einer Psychotherapie ist eine diagnostische (Mit-)Abklärung durch einen Arzt selbstverständlich.

Psychologische Praxen sollten Kontakte zu Ärzten oder Kliniken aufbauen und pflegen, die nicht zu bedenkenloser Maximaldiagnostik neigen. Denn dabei besteht wiederum die Gefahr, dass eine Fülle von Nebenbefunden erhoben wird, die dann ins Zentrum der Aufmerksamkeit von Arzt und Patient rücken. Mit den eigentlichen Beschwerden haben sie nichts

zu tun, gleichzeitig verzögern sie aber eine **suffiziente psychologische (Mit-)Behandlung** und fördern – so die Ergebnisse einiger Studien – die Chronifizierung (Indahl et al. 1995, Kendrick et al. 2001).

Kontakte über niedergelassene Ärzte haben den Vorteil, dass meist ein direkter Bezug zu den Lebensumständen der Patienten besteht. So ist mit vielen Hausärzten ein guter Informationsaustausch über psychosoziale Hintergrund- und Einflussfaktoren möglich. Oft suchen sie nach einer kompetenten Stelle, die zusätzliche Überzeugungsarbeit bei den Patienten leistet. Denn viele Hausärzte (und zunehmend auch Zahnärzte) fühlen sich zeitlich und fachlich überfordert, wenn Patienten wiederholt klagend in ihre Praxis kommen und keine Besserung feststellbar ist.

Die Überweisung zum Psychologen nach Abschluss der medizinischen Abklärung ist sicherlich die häufigste, aber gleichzeitig die ungünstigste Ausgangslage. Nachdem eine – oft ausgedehnte – medizinische Diagnostik keine plausiblen Befunde erbracht hat, wird eine psychologische Untersuchung angeordnet: Zu Recht argumentieren Patienten, sie würden »als ›psychisch‹ abgestempelt, weil man sonst nichts findet«.

❯ Bei Patienten, die bereits im ärztlichen Aufnahmegespräch Hinweise auf psychische Belastungen und/oder Einflussfaktoren erkennen lassen, sollte der Diagnose- und Behandlungsplan die psychologische Konsultation beinhalten. In diesem Fall und bei von Beginn an gemeinsamer Diagnostik und Therapie durch Arzt und Psychologen ist in der Regel ein geringerer Widerstand zu erwarten.

Wünschenswert und mittlerweile in spezialisierten Einrichtungen weitgehend üblich ist eine **interdisziplinäre Diagnostik** bei allen Patienten mit chronischen Schmerzen. Gerade Patienten mit eindeutigen körperlichen Erkrankungen – z. B. klinisch relevantem Bandscheibenvorfall, Tumor – sind psychisch belastet; sie sind nicht immun gegen psychische Störungen. Ohne Frage müssen die notwendigen und möglichen medizinischen Therapien primär durchgeführt werden. Psychologie muss jedoch auch für diese Patienten über einen Status der »gutartigen Vernachlässigung« (Turk u. Fernandez 1990) hinauskommen.

Resultat und Atmosphäre der Anamnese hängen wesentlich von den Rahmenbedingungen ab. Bereits vor dem ersten Anamnesegespräch trägt es wesentlich zur Akzeptanz bei, wenn

- die Überweisung für den Patienten nachvollziehbar erklärt wird,
- die Patienten die Interdisziplinarität als selbstverständlich erleben können,
- Einführungsvorträge mit patientengerechter Darstellung der Bedeutung psychologischer Faktoren angeboten werden.

11.3   Vorbereitung der Anamnese

Nach unseren Erfahrungen hat sich ein **sorgfältiges Durcharbeiten vorhandener Unterlagen mit vorbereitenden Notizen** bereits vor dem ersten Kontakt aus verschiedenen Gründen als sehr sinnvoll erwiesen:

- Patienten fühlen sich ernst genommen, wenn sie merken, dass man den Inhalt ihrer Akten kennt, besonders wenn sie bereits negative Erfahrungen mit Therapeuten gemacht haben, die die Vorbefunde und die Krankheitsgeschichte trotz mehrerer Kontakte nicht kennen.
- Das Ansprechen von somatischen Befunden schafft Vertrauen darauf, dass der Psychologe medizinische Kenntnisse hat und die Somatik ernst nimmt.
- Patientenunterlagen können Informationen zu psychologischen Fragestellungen geben, z. B. jahrelange Behandlung wegen »wechselnder Beschwerden«, ärgerlicher Unterton in Arztbriefen, auffallende Häufung von Arztbefunden in bestimmten Zeiträumen.
- Einige Schmerzpatienten vergessen oder bagatellisieren frühere Krankheiten und besondere Lebensereignisse. Gezieltes Nachfragen aufgrund von Vorbefunden ergibt häufig ein vollständigeres Bild.
- Dokumentierte Informationen von Schwestern und Ärzten zu Angaben und Verhalten (z. B. am Aufnahmetag und in der ärztlichen Untersuchungssituation) können wertvolle Hinweise zur Entwicklung diagnostischer Hypothesen geben (z. B. Wer brachte den Patienten, kam der Patient liegend, mit Gehstützen, im Rollstuhl?).

- Die Patienten erwarten berechtigterweise, dass ihre Vorarbeit berücksichtigt wird. Das heißt, wenn Patienten (wie inzwischen Standard) schon vor der Aufnahme einen Schmerzfragebogen mit darin enthaltenen psychologischen Fragebögen ausfüllen, ist es sinnvoll, sich bereits in der Anamnese auf diese Informationen zu beziehen. Vorliegende Fragebogenergebnisse können als wichtige Hilfe dienen – die Exploration wird wesentlich erleichtert, wenn im Gespräch die Vorangaben der Patienten als Anknüpfungspunkte gewählt werden.

Die Unterlagen sollten allerdings mit der nötigen **Distanz** gelesen werden. Kenntnisse zu den üblichen Erfahrungen, die Patienten auf dem Weg in die Chronifizierung machen, den iatrogenen Faktoren im Chronifizierungsprozess sowie den häufigsten Missverständnissen und Wissensdefiziten im Gesundheitswesen sind dabei sinnvoll (▶ Kap. 7). Bei mangelnden körperlichen Befunden, bei verschiedenen Schmerzlokalisationen oder auch einem appellativen oder affektiven Schmerzverhalten tauchen in den Akten geradezu inflationär Diagnosen wie die »somatoforme Schmerzstörung« oder eine »Somatisierungsstörung« auf, welche vielleicht fälschlicherweise die Bedeutung von psychologischen Aspekten überbetonen. Bei genauerer Diagnostik werden jedoch häufig die diagnostischen Kriterien nach ICD-10 bzw. dem früher verwendeten DSM-IV nicht erfüllt und die Vergabe der Diagnose durch die Vorbehandler war ein Ausdruck ihrer Hilflosigkeit im Umgang mit der schwer zu beeinflussenden Symptomatik.

> **Auch darf man sich als Psychologe nicht von wohlklingenden medizinischen Diagnosen »ins Bockshorn jagen« lassen. Viele Diagnosen imponieren durch Pseudowissenschaftlichkeit (Nilges u. Gerbershagen 1994; ▢ Tab. 11.1).**

◻ Tab. 11.1 Häufig gestellte medizinische Schmerz-diagnosen und ihre Übersetzung

Diagnose	Übersetzung
Lumbalgie	Kreuzschmerz
Lumbalsyndrom	Kreuzschmerz
Lumbago	Kreuzschmerz
Lumboischialgie	Kreuz-Bein-Schmerz
LWS-Syndrom	Meist: Kreuzschmerz
HWS-Syndrom	Meist: Nacken-/Kopfschmerz
Degenerative Verän-derungen der Wirbel-säule	Bei den meisten Menschen Normalbefund
Diskrete Protrusion L4/L5	Kaum sichtbare Vorwölbung der Bandscheibe, meist ohne klinische Relevanz
Schulter-Arm-Syndrom	Schulter-Arm-Schmerz
Zervikalsyndrom	Meist: Nacken-/Kopf-schmerz
Trigeminusneuralgie	Klar definierte Form von Gesichtsschmerzen, zu-meist aber »diagnostischer Mülleimer« für Gesichts-schmerzen
Atypische Trigeminus-neuralgie	Gesichtsschmerzen, die keine Trigeminusneuralgie sind
Okzipitalisneuralgie	Schmerzen im Hinterkopf
Kokzygodynie	Steißbeinschmerzen

11.4 Erster Kontakt

❯ Patienten äußern ihre Skepsis gegenüber einer psychologischen Anamnese selten direkt, sondern verhalten sich zunächst meist angepasst. Sie befürchten negative Konsequenzen bei einer offenen Ablehnung.

Die gelegentlich vorgeschlagene **Einstiegsfrage**: »Was führt Sie zu mir?«, oder ähnliche offene Fragen am Gesprächsanfang sind meist unpassend und provozierend, sie fördern nach unserer Erfahrung eher die Reaktanz. Fast immer kommen darauf Ant-

worten wie: »Ich wurde geschickt, ich weiß nicht warum.« Dadurch wird die Beziehungsaufnahme eher behindert.

Zu **Beginn der psychologischen Anamnese** ist eine kurze Erläuterung des Ziels, der Inhalte sowie der voraussichtlichen Dauer des Gesprächs sinnvoll (viele Patienten sind Kurzkontakte von 5–10 min gewöhnt), z. B.:
- »Frau G., ich habe mir vorhin Ihre Unterlagen durchgesehen und mir dazu Notizen gemacht. Ich möchte mit Ihnen gemeinsam noch einmal einige Punkte durchgehen. Wir haben dafür heute etwa 1 h Zeit.«
- »Viele Patienten mit chronischen Schmerzen berichten, dass ihre Lebensqualität beeinträchtigt sei, dass sie im Beruf und auch im Familienleben Einschränkungen erfahren, dass sie sich hilflos im Umgang mit ihren Beschwerden fühlen.«
- »Dieses Gespräch soll dazu dienen, mit Ihnen zusammen einmal in Ruhe zu besprechen, wie Sie mit dem Schmerz leben und welche Auswirkungen der Schmerz auf Ihr Leben hat.«

Diese und ähnliche **Einleitungen** finden meist auch bei Patienten Zustimmung, die skeptisch auf die Frage nach psychischen Ursachen warten: Auswirkungen der Schmerzen auf ihr Leben nehmen fast alle wahr.

Manche Patienten verhalten sich sozial erwünscht, kommen zum Gesprächstermin, haben aber bereits vorher »beschlossen«, nichts von ihrer tatsächlichen Situation preiszugeben. Falls Patienten diesen Eindruck im Gespräch vermitteln, sollten die möglichen Ursachen für dieses Verhalten freundlich, aber eindeutig angesprochen und entlastende Informationen gegeben werden. So können Beispiele von anderen Patienten in einer ähnlichen Situation wesentlich zur Entspannung beitragen: »Viele Patienten erwarten, dass Psychologen nur nach Problemen oder nach Schwierigkeiten in der Familie und am Arbeitsplatz fragen. Niemand spricht gerne darüber, auch wenn diese Dinge völlig normal sind. Aber oft sind es gar nicht diese Themen, die eine Rolle für die Schmerzen spielen. Bei den meisten Patienten sind es ganz normale Alltagsbelastungen, an die man sich scheinbar schon gewöhnt hat, die gar nicht mehr registriert werden, aber trotzdem auf die Nerven gehen können.«

> ❯❯ **Der Patient sollte das Gefühl haben, selbst darüber entscheiden zu können, was und wie viel er über sich erzählen möchte. Dies sollte auch an kritischen Stellen im Gespräch betont werden.**

Im Folgenden sind einige typische Beispiele für **Patientenreaktionen** zu Beginn eines psychologischen Anamnesegesprächs aufgeführt:

- »**Ich hab' doch alles schon so oft erzählt!**« – Dieser Satz signalisiert selten eine grundsätzlich ablehnende Haltung. Häufig genügt es, diesen Ausruf – meist verbunden mit einem Seufzer – als Ausdruck echten Ärgers und der Resignation von Patienten darüber zu verstehen, dass sie ihre Krankengeschichte wiederholt erzählt haben, ohne dass sich ihre Situation bisher wesentlich verändert hat. Wird angemessenes Verständnis vermittelt, ist ein Einstieg in das Anamnesegespräch sehr viel leichter möglich. Zudem kann der Psychologe/die Psychologin auf eigene »Vorleistungen« zurückgreifen: »Ich habe mir schon gedacht, dass Sie die vielen Fragen, die Ihnen immer wieder gestellt wurden, nicht zum hundertsten Mal wieder beantworten wollten. Deshalb habe ich mir einige Punkte aus ihren Akten notiert, die ich gerne mit Ihnen gemeinsam durchgehen möchte.«
- »**Das steht doch alles in meinen Akten, ich habe ja die ganzen Fragen beantwortet.**« – Die Bearbeitung des Schmerzfragebogens kostet viel Zeit. Viele Patienten haben das Gefühl, diese Zeit unnötig investiert zu haben, da sie doch wieder ähnliche Fragen beantworten sollen. Wenn der Fragebogen bei dem Gespräch vorliegt, kann man darauf zurückgreifen und erklären, dass man manche Dinge noch genauer oder besser verstehen und deshalb bestimmte Aspekte noch einmal ansprechen möchte. Erforderlich ist dabei natürlich, dass man auch tatsächlich den Inhalt des Fragebogens kennt, um gezielt nachfragen zu können.
- »**Ich weiß gar nicht, was ich hier soll! Ich hab' keine Probleme, ich hab' doch nur Schmerzen!**« – Unter dem scheinbaren Widerspruch – an körperlichen Beschwerden zu leiden, die

jedoch keine nachweisbare organische Ursache haben sollen – verspüren Patienten den Druck, beweisen zu müssen, dass sie »wirklich« und nicht »eingebildet« krank sind. Parallel dazu werden Konflikte und selbst alltägliche Belastungen oft präventiv negiert und bagatellisiert. Hier ist es unter Umständen sinnvoll, die Frage zurückzugeben: »Haben Sie eine Vermutung?« oder »Was vermuten Sie, was hat sich Ihr Arzt gedacht, als er Sie hier anmeldete?« Die Befürchtungen direkt anzusprechen, ist eine weitere Möglichkeit: »Denken Sie, dass Ihre Schmerzen für eingebildet gehalten werden?«, »Glauben Sie, man hält Sie für nervenkrank?« Direkt und möglichst frühzeitig sollte vermittelt werden, dass Schmerzen nicht durch Einbildung entstehen können: »Warum sollte man sich Schmerzen einbilden? Wenn es Einbildung überhaupt gibt, würde man sich sicherlich etwas Angenehmes einbilden – z. B. keine Schmerzen mehr zu haben.«
- »**Stellen Sie nur Ihre Fragen, bei mir ist alles in Ordnung; ich hab' nichts zu verbergen.**« – Obwohl dieser Satz vordergründig meist freundlich gesagt wird und scheinbar Kooperationswillen ausdrückt, ist die Abwehr hier unter Umständen besonders stark. Diese Patienten haben den Wunsch, das Gespräch zu steuern, und lassen nicht selten den Interviewer »auflaufen«.

Vorsicht ist bei der von uns so bezeichneten »**Flucht in die Psyche**« erforderlich. Das betrifft diejenigen Patienten, die gleich zu Beginn des Gesprächs psychische Probleme als Ursache ihrer Schmerzen in den Vordergrund stellen. Obwohl es den Psychologen freuen mag, so ist hier dennoch Skepsis geboten. Zum einen kann hinter dieser »Flucht in die Psyche« die Furcht vor einer chronischen körperlichen Erkrankung stecken. Zum anderen kann dies Verhalten eine »Pseudokooperation« bedeuten: »Auch die zahlreichen psychotherapeutischen Maßnahmen haben nicht geholfen!« oder »Wenn die Ärzte nicht weiterwissen, dann kann es vielleicht wirklich psychisch sein, also soll sich der Psychologe mal anstrengen.« Einige dieser Patienten haben bereits Vorerfahrungen mit psychosozialen Versorgungseinrichtungen (»Ich habe schon eine Psychotherapie gemacht, aber das hat leider für die Schmerzen auch nichts genutzt«). Art und Ausmaß einer solchen Vorbehandlung müssen genau abgeklärt werden. Oft stellt sich dann heraus, dass eine suffiziente Behandlung nicht durchgeführt wurde, dass lediglich 2 Termine bei einem Psychologen oder unregelmäßige Gesprächskontakte beim Hausarzt stattfanden.

> Gelegentlich findet man auch den Wunsch, den Experten als »Schiedsrichter« einzusetzen: Der Kontakt zum Psychologen dient manchen Patienten vor allem dazu, die Ausweglosigkeit zu betonen und sich von kompetenter Seite bestätigen zu lassen, dass Lösungen unwahrscheinlich sind.

Die möglichen »**Funktionen**« von Schmerz bzw. **Schmerzverhalten in sozialen Beziehungen** lassen sich gelegentlich aus dem Verhalten in der Anamnesesituation erschließen. Von Beginn des Gesprächs an sollte darauf geachtet werden, was der Patient mit seinem Verhalten bcim Interviewer »bewirken will«, welche Einstellungen, impliziten Regeln und Pläne sein Verhalten steuern und welche Hypothesen sich dazu aus der sozialen Situation des Interviews entwickeln lassen (vertikale Verhaltensanalyse). Absichten und Einstellungen drücken sich indirekt in Gesprächsäußerungen aus, wobei dies umso deutlicher wird, je freier und ungesteuerter der Patient über sich berichten kann:

- **Laute Schmerzäußerungen und Stöhnen** können bedeuten:»Sieh, wie schlecht es mir geht, tu' was für mich, kümmere dich um mich«, und drücken meist den Wunsch nach Zuwendung, Verständnis und Entlastung aus.
- »**Das Schmerzzentrum ist meine letzte Hoffnung!**« – Die mögliche Bedeutung wäre hier etwa: »Alle anderen Ärzte waren Versager. Jetzt strengen Sie sich mal an und tun Sie mehr für mich als die anderen.«
- »**Bisher konnte mir keiner helfen. Selbst Professor B. sagte, einen Fall wie mich habe er noch nie gehabt.**« – Dies lässt sich meist übersetzen mit: »Schon so viele haben versucht mir zu helfen – Sie werden es auch nicht können« oder »Mir geht es besonders schlecht – ich verdiene besondere Beachtung«.

- »**Mein Hausarzt sagt, ich soll die Rente einreichen.**« – Dieser Satz kann indirekt sowohl etwas über die subjektive Schwere der Erkrankung aus als auch über die Einstellung zur persönlichen Verantwortung für eine Veränderung aussagen.
- **Bagatellisieren der Beschwerden und Unterdrücken von Entlastungsmöglichkeiten, z. B. Aufstehen im Gespräch,** kann Ausdruck dafür sein, dass der Patient verdeutlichen möchte, wie sehr er sich zusammenreißt, oder dass er keine »Schwäche« zeigen möchte.

11.5 Exploration

> Ziel der Exploration ist es, mögliche Einflussfaktoren auf die Beschwerden zu erkennen. Diese können prädisponierende, auslösende und stabilisierende Bedeutung haben (zum Ursachenbegriff: Margraf 2000a).

Ein weiteres Ziel besteht darin, eine **erste diagnostische Zuordnung** zu erhalten und mit dem Patienten gemeinsam die eventuelle Indikation und mögliche Schwerpunkte für eine psychologische Weiterbehandlung herauszuarbeiten. In unserer Arbeit orientieren wir uns intern am DSM-5, nach außen werden die entsprechenden ICD-10-Diagnosen verwendet.

Eine schmerzspezifische Klassifikation psychosozialer Faktoren (MASK-P) mit operationalisierten Achsen haben Klinger et al. (2000) vorgelegt. Kriterien für die Klassifikation von Verhalten, Emotionen, Kognitionen, Krankheitskonzepten, Stressoren, aktuellen und biografischen Traumata, Personenmerkmalen, Aspekten der Stressverarbeitung, der Psychophysiologie, von Konfliktverarbeitungsstilen sowie einer Einschätzung der für Entwicklung bzw. Aufrechterhaltung bedeutsamen Faktoren werden formuliert (▶ Kap. 13). Ziel ist es, eine stärker an der Behandlung orientierte Strukturierung der Exploration von Informationen zu erreichen.

Im klinischen Alltag sind aus zeitlichen Gründen Begrenzungen auf Interviewschwerpunkte notwendig. Trotzdem ist es sinnvoll, sich mit strukturierten Methoden vertraut zu machen. Sie zur eigenen Schulung wiederholt zu benutzen, ist eine sinnvolle Vorgehensweise (und sei es nur, um hinterher festzustellen, welche wichtigen Fragen nicht gestellt worden sind!).

Im Laufe unserer klinischen Tätigkeit entwickelte sich aufgrund unserer spezifischen Erfahrungen und der Integration strukturierter Vorgaben eine Vorgehensweise, die klare Ordnungsgesichtspunkte enthält. Beispielfragen, Interviewsequenzen und Hinweise auf weitere Informationsquellen (Fragebögen, Schmerzskalen etc.) sowie Besonderheiten finden sich in ▶ Abschn. 11.5.1. Über Vor- und Nachteile sind wir uns im Klaren, kritische Punkte sind u. a. die Zuverlässigkeit der erhobenen Informationen und der Bezug zur späteren Therapie.

> Bei einem Vergleich zwischen Erstgespräch und dem früher verwendeten Strukturierten Klinischen Interviews (SKID) auf der Grundlage des DSM-IV (Wittchen et al. 1997) finden sich allerdings Belege dafür, dass auch mit dem klinischen Erstgespräch eine valide Diagnostik möglich ist und dass hier gegenüber einer sehr strukturierten Vorgehensweise auch gewisse Vorteile bestehen (Saile et al. 2000). Dies betrifft insbesondere die **Akzeptanz durch Patienten** – ein Gesichtspunkt, der bei Schmerzpatienten besondere Bedeutung hat.

11.5.1 Themenschwerpunkte, Explorationshilfen und Fragebögen

◨ Tab. 11.2 gibt einen Überblick über Themenschwerpunkte und kann als Richtlinie für die Anamnese betrachtet werden.

> Die Themen sollen sich möglichst selbstverständlich im Gespräch entwickeln, d. h., der Interviewer hat die Gliederungspunkte im Kopf (oder auf einem strukturierten Anamnesebogen vermerkt), knüpft aber an das an, was vom Patienten bereits angesprochen wurde. Damit bleibt der Gesprächscharakter erhalten, Überleitungen erfolgen nicht abrupt, und der Patient fühlt sich nicht »ausgefragt«.

Wir halten es für **unerlässlich, während der Anamnese Notizen anzufertigen**. Die Rekonstruktion der oft zahlreichen Daten aus dem Gedächtnis nach einem Gespräch ist bei den üblicherweise komplexen Schmerzanamnesen unmöglich. **Stichpunktartige Aufzeichnungen** vorher und vor allem während des Gesprächs stören den Ablauf nur unwesentlich und haben einige Vorteile:

— Sie können ein wichtiges Hilfsmittel zur (Vor-) Strukturierung sein.
— Sie sind zur Dokumentation unverzichtbar.
— Hypothesen können notiert und markiert werden, auf die im späteren Gesprächsverlauf zurückzukommen ist.
— Wichtige und erwünschte Äußerungen von Patienten können gezielt und wirksam verstärkt werden: »Können Sie das bitte noch einmal wiederholen? Das möchte ich mir unbedingt aufschreiben.«

Das Ziel der Notizen sollte dem Patienten erläutert werden, besonders wenn gegenüber der psychologischen Anamnese Skepsis besteht. Wichtig erscheint uns hierbei, immer wieder den Blickkontakt mit dem Patienten zu suchen und sich nicht »hinter den Notizen zu verschanzen«.

11.5.2 Erläuterung der einzelnen Anamnesethemen

Schmerzspezifische Fragen und typische Schwierigkeiten sollen im Folgenden anhand von Beispielen erläutert werden. Die folgenden »**Regeln**« haben sich im Laufe unserer klinischen Praxis entwickelt. Sie können als grobe Orientierung dienen, können helfen, häufige und typische Fehler zu vermeiden, und können zu einer guten Arbeitsbasis beitragen:

— Symptomatischer Zugang, d. h. Beginn mit den Schmerzen selbst
— Wechsel zwischen Information und Exploration
— Keine Kategorisierung in psychogen vs. somatogen
— Integration der Vorbefunde, d. h. Nutzung möglichst vieler Vorinformationen
— Prozessanalyse, d. h., der Schwerpunkt liegt auf der Entwicklung und den aufrechterhaltenden Faktoren (auslösende Situation und »eigentli-

◻ **Tab. 11.2** Themenschwerpunkte der Anamnese

Themenschwerpunkt	Ergänzende Information
Aktuelle Beschwerden	
Schmerzlokalisation, Schmerzqualität, Häufigkeit, Dauer, Intensität, Schmerzbeginn	Schmerz-Fragebogen der Deutschen Schmerzgesellschaft; Schmerzzeichnung; Schmerzempfindungsskala (SES); numerische Ratingskala
Entwicklung und Grad der Chronifizierung	
Behandlungsbeginn, Behandlungsversuche, Medikamentenanamnese, sozialmedizinische Verfahren	Mainzer Stadieneinteilung des Schmerzes (MPSS; Frettlöh et al. 2003, Gerbershagen 1995); Graduierung nach von Korff (1990)
Einflussfaktoren, Bedingungen und Folgen	
Verstärkungs- und Linderungsfaktoren, Schmerzverhalten, Eigenaktivität, Medikamenteneinnahmeverhalten, vorhandene Bewältigungsstrategien, emotionale Reaktion auf den Schmerz, Reaktionen von Bezugspersonen, Ausmaß der Beeinträchtigung durch Schmerz (Alltag, Arbeit, soziale Kontakte, Sexualität, Lebensqualität)	Schmerztagebuch; Aktivitätenliste; Pain Disability Index (PDI); Fragebogen zur Erfassung der Schmerzverarbeitung (FESV); Funktionsfragebogen Hannover (FFbH); Kieler Schmerz-Inventar (KSI); Medical Outcome Study Short-Form 36 Health Status Questionnaire (SF-36; Bullinger u. Kirchberger 1998) bzw. Fragebogen zum Gesundheitszustand (SF-12 als abgekürzte Version mit 12 Items)
Krankheitskonzept	
Subjektive Erklärungsmodelle, Einstellungen wie Akzeptanz der Schmerzen und der Beeinträchtigungen, krankheitsbezogene Metakognitionen wie »fear-avoidance beliefs« und »endurance beliefs«, Kausalattributionen, Veränderungserwartung und -motivation	Fear-Avoidance Beliefs Questionnaire (FABQ); Freiburger Fragebogen – Stadien der Bewältigung chronischer Schmerzen (FF-STABS); Chronic Pain Acceptance Questionnaire (CPAQ)
Sonstige Beschwerden	
Aktuelle Beschwerden (Zusammenhang mit Hauptschmerz?), aktuelle Krankheiten, frühere Beschwerden, frühere Erkrankungen, Unfälle, Operationen, depressive Symptomatik (früher/heute), Ängstlichkeit (früher/heute), Stressbelastung, Angstanfälle, vegetative Symptome, Psychopathologie	Beschwerdenliste (BL); State-Trait Anxiety Inventory (STAI); Allgemeine Depressionsskala (ADS); Symptom-Checkliste 90-R (SCL-90-R); Unsicherheitsfragebogen (U-Fragebogen); Hospital Anxiety and Depression Scale (HADS); Depressions-, Angst und Stressskalen (DASS)
Familienanamnese	
Krankheiten der Angehörigen, Todesfälle, Familienstruktur (Geschwisterreihe, Rollen, Aufgabenverteilung), emotionale Atmosphäre, Erziehungsstil	–
Entwicklung und aktuelle Lebenssituation	
Beziehung zur Herkunftsfamilie, Ablösung vom Elternhaus, schulische/berufliche Entwicklung (Arbeitsstil, Ziele, Beziehung zu Kollegen, Betriebsklima, Arbeitszufriedenheit, Bezahlung), Partnerschaft/Ehe/Sexualität, Kinder, Wohnsituation, finanzielle Situation, soziale Kontakte, Interessen, Hobbys (bei allen Themen: Veränderungen durch Schmerz?)	Lazarus-Fragebogen zur Lebensgeschichte; Arbeitsbezogene Verhaltens- und Erlebensmuster (AVEM; Schaarschmidt u. Fischer 2006)
Persönlichkeit, Bewältigungsstrategien	
Selbstbeschreibung, Fremdbeurteilung, Stressbewältigungsverhalten	Selbstbeurteilungsfragebögen, Stressverarbeitungsfragebogen (Janke et al. 2000), Copingfragebögen

che« Ursache sind oft nicht mehr rekonstruierbar oder irrelevant)
— Fremdanamnese, wenn möglich

11.5.3 Aktuelle Beschwerden

Bei Patienten mit langer Krankengeschichte ist die eigentliche **Schmerzlokalisation** meist unter einer Fülle von medizinischen Daten, Begriffen und Vorstellungen begraben:
— Psychologe: »Wo haben Sie die Schmerzen?«
— Patient: »Ich hab's mit der Bandscheibe« oder »L4/L5« oder: »Ich habe eine Fibromyalgie«.

> Das Bedürfnis nach kausalen Zuschreibungen führt zur Übernahme von medizinischen Begriffen, deren Bedeutung für den Patienten erfragt werden sollte.

Bei genauerer Nachfrage stellen sich die genannten Diagnosen oft als **Verdachtsdiagnosen** heraus. Auch kann die angegebene Lokalisation eher der privaten medizinischen Theorie der Patienten als bekannten anatomischen Verhältnissen entsprechen, wenn beispielsweise die »Bandscheibe L4/L5« Schmerzen verursacht, die den gesamten Rücken bis in den Nacken hinein und beide Beine rundum betreffen. Inzwischen informieren sich Patienten regelmäßig im Internet – das Ergebnis ist meist mehr verwirrend als aufklärend und beruhigend. Einige Schmerzgesellschaften (z. B. Deutsche Schmerzgesellschaft, online unter: http://www.dgss.org; Deutsche Gesellschaft für psychologische Schmerztherapie und -forschung, online unter: http://dgpsf.de/) haben inzwischen »seriöse« Patienteninformationen auf ihren Homepages veröffentlicht, die sinnvolle Ausgangspunkte für eigene Recherchen von Patienten sein können.

Die Lokalisation der Schmerzen kann unter physiologischen und psychologischen Aspekten eingeschätzt werden. Obwohl in erster Linie Aufgabe des Arztes, ist es für Psychologen wichtig, abwägen zu können, ob eine Schmerzausbreitung eher physiologischen (z. B. radikuläre oder neuropathische Schmerzen), psychophysiologischen (z. B. Spannungskopfschmerzen) oder keinen bekannten Mechanismen entspricht.

> Wichtig ist es zudem, auf den Ausdrucksgehalt der Schmerzlokalisation mit seinen verschiedenen Bedeutungen zu achten.

Schmerzen können den Beschwerden ähneln, die bei Familienangehörigen oder anderen wichtigen Menschen aufgetreten sind. Sie können Hinweise auf befürchtete Erkrankungen liefern (linksseitig lokalisierte Brustschmerzen als Ausdruck eines befürchteten Herzinfarkts) oder Ausdruck des Befindens sein (»Ich habe ständig so einen Druck im Kopf, ich kann nicht klar denken und fühle mich einfach niedergeschlagen«).

Fragen dazu sind z. B.:
— »Jetzt im Moment, welche Schmerzen haben Sie da?«
— »Welches sind Ihre Hauptschmerzen? Zeigen Sie bitte möglichst mit einem Finger, wo der Schmerz beginnt, wohin er ausstrahlt, wo er aufhört.«
— »Wo haben Sie noch Schmerzen? Sind diese Schmerzen unabhängig von den anderen Schmerzen?«
— »Wo haben Sie noch Schmerzen?« (So lange fragen, bis nichts mehr genannt wird.)

Die Patienten sollten, wenn nicht bereits im Schmerzfragebogen erfolgt, mit einem breiten Farbstift ihre Schmerzareale in ein Schema vom menschlichen Körper einzeichnen. Dieses Verfahren ist sinnvoll, um Informationen über das Ausmaß der Beeinträchtigung zu erhalten. Die Angaben können zudem für die Bewertung von Therapieergebnissen Bedeutung haben. Je mehr Beschwerden bestehen, desto größer ist das Risiko für die Chronifizierung von Schmerzen (Ohrbach u. Dworkin 1998, Thomas et al. 1999).

Bei der Schmerzqualität werden traditionell die 3 Dimensionen von Melzack (1975) unterschieden:
— Sensorisch (z. B. stechend, brennend, pochend)
— Affektiv (z. B. erschöpfend, grausam, bestrafend)
— Evaluativ (z. B. unerträglich, stark)

Inzwischen hatten empirische Überprüfungen im englischen und deutschen Sprachraum eine Reduzierung auf die beiden Dimensionen »sensorisch« und »affektiv« zur Folge (zur Übersicht: Geissner

1996). Die **affektive Dimension** beschreibt dabei den »Leidensaspekt«; enge Beziehungen zu Angst, Depression und Hilflosigkeit sind feststellbar.

> Eine hohe Ausprägung auf der affektiven Schmerzdimension weist auf die Bedeutung psychischer Einflussfaktoren hin. Dies besagt nichts über die Genese: Auch Schmerz bei einer Krebserkrankung kann stark affektiv gefärbt sein.

Fragen dazu sind z. B.:
- »Können Sie mir bitte Ihre Schmerzen schildern. Manche Patienten sagen z. B., ›die sind stechend‹. Wie ist das bei Ihnen?«
- »Schildern Sie den Schmerz bitte einmal mit den Worten: ›als ob …‹!«
- »Wie würden Sie Ihre Schmerzen beschreiben?«
- »Waren die Schmerzen von Anfang an so?«

Schmerzbeschreibungen können sehr bildhaft sein, z. B. »wie ein Betonblock im Rücken« oder auch – bei einem Spannungskopfschmerz – »wie ein Band oder eine Klammer um den Kopf« oder »wie im Schraubstock«. Solche bildhaften Kennzeichnungen sind kein Ausdruck für eine psychische Auffälligkeit, sondern sie unterstreichen häufig visuell den sensorischen Charakter des Schmerzes und können auch Hinweise auf die Art des Schmerzes geben (myofaszial, eher neuropathisch).

Ergänzend dazu sind standardisierte Schmerzskalen empfehlenswert, bei denen der Patient seine Schmerzen anhand vorgegebener Items mit Intensitätsabstufungen quantifizieren kann, z. B. die Schmerzempfindungsskala (SES) von Geissner (1996). Ein Teil des Fragebogens der Deutschen Schmerzgesellschaft (früher: DGSS, Deutsche Gesellschaft zum Studium des Schmerzes) ist die **Schmerzbeschreibungsliste** (SBL; Korb u. Pfingsten 2003). Eine Besprechung dieser Verfahren mit den Patienten kann ein Ausgangspunkt für die Einführung psychologischer Aspekte sein: »Bei Durchsicht und Auswertung Ihrer Unterlagen ist mir aufgefallen, dass Sie sich – auch im Vergleich mit anderen Schmerzpatienten – besonders stark durch Ihre Beschwerden belastet fühlen, dass sie Ihnen besonders viel auszumachen scheinen. Haben Sie eine Idee warum?«

Typische Fragen zu Häufigkeit und Dauer (»Wie oft tritt der Schmerz auf?«, »Wie lange hält der Schmerz an?«, »Gibt es schmerzfreie Zeiten?«) zielen auf Besonderheiten in der Schmerzwahrnehmung und -beschreibung ab: »Ich hab' mich schon so an den Schmerz gewöhnt, dass ich ihn manchmal gar nicht mehr wahrnehme«, »Manchmal weiß ich gar nicht, ob der Schmerz noch da ist – aber wenn ich darauf achte, dann ist er doch noch da« vs. »Wenn ich mich auf mein Hobby konzentriere, dann vergesse ich den Schmerz auch schon mal«.

Viele Patienten neigen zu Generalisierungen in der Schmerzbeschreibung: Sie haben immer Schmerzen, nichts lindert die Beschwerden, nie können sie sich vom Schmerz ablenken, jede Bewegung tut weh.

> Für das beobachtbare Verhalten während der Anamnese gilt: Besteht eine Diskrepanz zwischen dem geschilderten Schmerz und dem Verhalten, und woran kann diese Diskrepanz liegen? Hierbei kann eine inadäquate Selbsteinschätzung (zu negativ, zu positiv) genauso eine Rolle spielen wie Aufmerksamkeitsfaktoren in Form von Ablenkung, Konzentration und Konstanzphänomene.

Zur **Erfassung der Schmerzintensität** sind einfache Verfahren gebräuchlich. Dabei hat sich die numerische Ratingskala (NRS von 0–10) inzwischen gegenüber der traditionell verwendeten visuellen Analogskala (VAS) durchgesetzt (Seemann u. Nilges 2001). Ein Vorteil der NRS liegt vor allem darin, das die Schmerzstärke schnell verbal vermittelbar und auch bei motorischen Schwierigkeiten der Hände nutzbar ist. Insbesondere im Klinikalltag gewöhnen die Patienten sich sehr schnell an die Angabe der Schmerzstärke.

Schmerzintensität kann sich beziehen auf:
- Schmerz im Augenblick
- Schmerz in der letzten Woche
- Durchschnittlichen Schmerz
- Frühere Schmerzintensität
- Nächtlichen Schmerz
- Schmerz morgens sofort nach dem Aufwachen
- Schmerz in vielen spezifischen Situationen

Schwierigkeiten bei der Einschätzung haben gelegentlich ältere Patienten.

Angaben zur Schmerzintensität beinhalten nicht nur Informationen über die Stärke der Beschwerden, sondern können z. B. auch Appell sein oder Informationen über die emotionale Befindlichkeit, den Leidensdruck oder auch die Beeinträchtigung beinhalten.

Schmerzangaben unterliegen zudem Erinnerungsverzerrungen und sind situationsabhängig. Auch die Schmerzerfahrung hat Einfluss auf die Einschätzung der Intensität. Diese verschiedenen Einflussfaktoren auf die Schmerzangaben konnten in einer Studie von Williams et al. (2000) eindrucksvoll nachgewiesen werden.

Der Schmerzbeginn kann mit folgenden Fragen erfasst werden:

- »Wann haben Sie diesen Schmerz erstmals bemerkt?«
- »Wann wurde er stärker/schwächer?«
- »Hatten Sie früher schon einmal ähnliche Schmerzen?«

Die scheinbar einfache **Frage nach dem Beginn und dem zeitlichen Verlauf der Beschwerden** führt nicht selten zu einer Aufzählung bisheriger Behandlungen:

- Psychologe: »Wann haben Sie erstmals Kopfschmerzen bemerkt?«
- Patient: »Also seit der chiropraktischen Behandlung kann ich überhaupt nicht mehr sitzen, und dann haben die mir in der Kur eine Massage verpasst, seitdem habe ich diese wahnsinnigen Kopfschmerzen.«

Immer wieder werden als Beginn z. B. von Gesichtsschmerzen zahnärztliche Eingriffe angegeben. Bei Nachfrage (»Warum wurden die Zähne denn gezogen?«, »Hatten Sie vorher schon einmal Gesichtsschmerzen?«) wird oft berichtet, dass Schmerzen bereits vor dem Eingriff bestanden, hinterher jedoch stärker oder zu Dauerschmerzen wurden. Schmerzen, die ausschließlich oder überwiegend direkte Operationsfolge sind, treten häufig auf (Perkins u. Kehlet 2000). Notwendig ist es jedoch, gerade bei **Ursachenzuschreibungen** durch Patienten genauer nachzufragen. Vermutungen wie: »Die haben mich verpfuscht« oder »Es wurde ein Nerv verletzt«, müssen in jedem Fall ernst genommen und detailliert exploriert werden. Auch wenn sie sich von medizinischer Seite nicht immer bestätigen lassen, ist es für die weiteren therapeutischen Schritte zwingend notwendig, den Patienten bei der Klärung dieser Frage zu unterstützen.

> **Die Entwicklung von Schmerzen bzw. Dauerschmerzen nach Operationen ist häufig und kann mit einer Vielzahl von Faktoren zusammenhängen, die ohne ein kompetentes und vor allem vorurteilsfreies interdisziplinäres Team nicht mit ausreichender Sicherheit zu ergründen und zu gewichten sind.**

Bei der Frage nach **Auslösern der Schmerzen** erwarten die Patienten oft die Suche nach Problemen – und reagieren ablehnend. Dies lässt sich umgehen, indem geeignete Beispiele anderer Patienten vorgeschlagen werden:

- »Sie haben erstmals im Juni diese Kreuzschmerzen bemerkt. Waren Sie damals körperlich sehr belastet?«
- »Manche Patienten entwickeln ja Kreuzschmerzen, wenn sie sehr viel zu tun haben, z. B. beruflich, und dann noch nebenbei ein Haus bauen, den Nachbarn helfen oder einen Umzug haben. Wie war das bei Ihnen?«
- »Wissen Sie noch den Tag, an dem es anfing? Wie kommt es, dass Sie sich den Tag so gut merken konnten?« (Manchmal sind es Geburtstage, Todestage von Angehörigen und andere markante Zeitpunkte, aber auch Zeiten der Überforderung, die den Patienten den Schmerzbeginn gut erinnern lassen und erste Hinweise auf mögliche Auslösefaktoren geben.)

Weitere Fragen dazu sind z. B.:

- »Was haben Sie unternommen, nachdem der Schmerz anfing?«
- »Was haben Sie gedacht, gefühlt?«
- »In welcher Lebenssituation haben Sie sich damals befunden?«
- »Wer hat Sie damals unterstützt?«
- »Wie reagierte Ihre Frau/Ihr Mann damals, wie reagiert sie/er heute?«

11.5.4 Entwicklung und Chronifizierung

Hier sollte zwischen **Schmerzbeginn** und **Behandlungsbeginn** unterschieden werden. Im Anamnesebogen der Deutschen Schmerzgesellschaft findet sich die Frage nach dem genauen Datum des Schmerzbeginns. Häufig tragen Patienten hier den Tag des ersten Arztbesuchs oder die erste Krankschreibung wegen Schmerzen ein. Auch in der Anamnese werden solche Zeitpunkte als eigentlicher Beginn genannt. Bei Nachfrage wird regelmäßig deutlich, dass die Schmerzen bereits vor diesen markanten Daten bestanden.

Nur wenige Patienten entwickeln von einem auf den anderen Tag anhaltende Schmerzen mit hoher subjektiver Beeinträchtigung. Die meisten berichten von wiederkehrenden Schmerzen über einen größeren Zeitraum, die sie längere Zeit gut bewältigt haben. Die eigentliche chronische Phase mit dauerhaften Schmerzen, Behinderungen im Alltag und wiederholten Arztbesuchen entwickelt sich häufig parallel mit einer Zunahme von Belastungen oder lebensverändernden Ereignissen, die zusätzliche Anpassungsleistungen erfordern.

Fragen dazu sind z. B.:
- »Wann wurde der Schmerz so schlimm, dass Sie erstmals zum Arzt gingen?«
- »Wann wurde es so schlimm, dass Sie häufiger zum Arzt gingen?«
- »Ab wann haben die Tabletten nicht mehr richtig geholfen?«
- »Ab wann wurde der Schmerz so schlimm, dass Sie Ihre Arbeit nicht mehr so gut bewältigen konnten wie früher?«
- »Wann haben Sie den Arzt gewechselt?«

> **Die Anzahl bisheriger Behandlungsversuche sollte ebenso erhoben werden wie die Bewertung der fehlgeschlagenen Behandlungen durch die Patienten.**

Dabei ist die **Arzt-Patienten-Interaktion** von Bedeutung: »Schlimmer wurde es seit der Krankengymnastik – aber man hatte mich ja gezwungen, das zu machen, obwohl ich genau gewusst habe, dass ich diese Übung nicht machen konnte«, »Professor S. meint auch, ich werde die Schmerzen nicht mehr los«.

Das in der Literatur als »doctors hopping« bezeichnete Verhalten kann sowohl vom Patienten ausgehen als auch von einem unsicheren Hausarzt, der nichts übersehen möchte und immer weiter überweist. Häufig geben Patienten an, schon alle Behandlungsmöglichkeiten »probiert« zu haben. Zu prüfen ist dabei, wie intensiv die jeweilige Methode durchgeführt wurde und mit welchem Grad an Verantwortungsübernahme dies geschah (»Ich habe alles genauso gemacht, wie der Doktor gesagt hat, aber es hat nichts genützt«). Insbesondere Methoden, die Eigeninitiative erfordern (Krankengymnastik, Entspannungsverfahren), werden leider sehr schnell wieder aufgegeben. Die häufig festzustellende Tendenz, Verantwortung für das eigene Befinden zu delegieren, ist sicherlich auch durch die Erfahrungen mit unserem Gesundheitssystem sowie damit verbundenen unrealistischen Erwartungen geprägt:
- »Mein Hausarzt sagt auch, ich könne in dem Zustand nicht mehr arbeiten.«
- »Der Orthopäde sagte, alle diese Übungen seien nicht gut für mich, weil meine Wirbelsäule kaputt ist.«
- »Das hat auch nichts genützt, ich habe immer noch Schmerzen.«
- »Es gibt keine unheilbaren Krankheiten, es gibt nur unfähige Ärzte.«

Mangelnde Selbstverantwortung findet sich auch beim **Medikamenteneinnahmeverhalten** nicht selten. Allerdings entwickelt sich ein verstärkter Medikamentenkonsum schon allein aufgrund des Missbrauchs- und Abhängigkeitspotenzials vieler Schmerzmittel. Ein hoher Medikamentenkonsum wird leicht verurteilt. Zu bedenken ist jedoch, dass dabei mangelnde alternative Behandlungsangebote, leichtfertige Verschreibungspraxis und Einstellungen der Patienten miteinander in Wechselwirkung treten.

> **Bei Kopfschmerz werden fast automatisch Medikamente eingenommen und/oder verordnet. Bei einer regelmäßigen Einnahme (>15 Einnahmetage im Monat) tritt als häufige Nebenwirkung ein medikamenteninduzierter Dauerkopfschmerz auf, sodass den Medikamenten selbst ein maßgeblicher Anteil am**

- »Welche Tätigkeiten mussten andere Familienmitglieder übernehmen?«
- »Beschreiben Sie doch einmal einen typischen Tag aus der letzten Woche.«

Ein Fragebogen, der u. a. Verhaltensweisen der Partner als Reaktion auf das Schmerzproblem erfasst, also z. B. zuwendende, ablenkende, bestrafende Reaktionen, ist das **Multidimensional Pain Inventory (MPI)** in der deutschen Fassung von Flor et al. (1990).

Ein anderes dysfunktionales Schmerzverhalten sind Vermeidung und Schonung, welche eine körperliche Dekonditionierung und ein sehr kontrolliertes Bewegungsmuster (»guarded movements«) (Main u. Watson 1996) begünstigen. »Guarded movements« gehen häufig mit einer erhöhten Anspannung der Muskulatur und einer erhöhten schmerzbezogenen Angst vor einer weiteren Schädigung oder Schmerzverstärkung einher. So werden bei Kreuzschmerzen typischerweise Bücken, Tragen, Heben vermieden, und die Patienten haben ein »rückengerechtes« Bewegungsmuster internalisiert (in die Knie gehen, über die Seite rollend aus dem Bett aufstehen). Nackenschmerzpatienten vermeiden häufig Überkopfarbeit sowie Extensionen der Halswirbelsäule, z. B. beim Friseur oder Zahnarzt. Zur gezielteren Exploration der vermiedenen Belastungen kommt die PHODA (Photograph Series of Daily Activities; Dubbers et al. 2003) zum Einsatz.

Eine sinnvolle Ergänzung zur Anamnese stellt auch eine **Liste zur Erfassung alltäglicher Aktivitäten** dar, die es in vielen Variationen gibt. Protokolliert werden Tätigkeiten im Verlauf des Tages. Dieses Verfahren ist für die Diagnostik wichtiger Einflüsse auf den Schmerz ebenso nützlich wie als Baseline für eine sich anschließende Therapie (z. B. Aktivitätsaufbau, adäquatere Arbeitseinteilung, Integration von Entspannungssequenzen im Alltag).

Als Screeningverfahren zur Einschätzung des Grades der subjektiven Beeinträchtigung lässt sich der mit 7 Items kurze Pain Disability Index (PDI; Dillmann et al. 1994) verwenden. Dieses Instrument wird auch von den Patienten gut akzeptiert. Im Vergleich zu anderen Verfahren ist der PDI weniger syndromabhängig, d. h., er ist bei Kopfschmerzpatienten ebenso verwendbar wie bei Patienten mit Rückenschmerzen. Bei Migränepatienten ist jedoch zu berücksichtigen, dass der Patient während der Attacke hohe Werte angibt und in den schmerzfreien Phasen dazwischen gar nicht beeinträchtigt sein kann. Auch der Funktionsfragebogen Hannover (FFbH; Kohlmann u. Raspe 1994) erfasst diese Aspekte.

Neben den Einschränkungen im Alltag und Beruf sollte die Sexualität genauer exploriert werden. Dieses Thema ist häufig sowohl aufseiten des Patienten als auch des Therapeuten tabu. Viele Patienten sind jedoch regelrecht entlastet, wenn dieses Thema angesprochen wird, da häufig Beeinträchtigungen (Vermeidung sexueller Aktivität aus Angst vor einer Schmerzverstärkung oder ein Ausstrahlen der Beschwerden in die Genitalien) oder auch sexuelle Funktionsstörungen (verminderte sexuelle Appetenz oder Erregbarkeit) auftreten (Diezemann 2014). Ängste können auch schon in der Anamnese in diesem Zusammenhang durch gezielte Informationen reduziert werden.

11.5.6 Krankheitskonzepte

> Die Exploration der subjektiven Krankheitstheorie und daraus resultierender Erwartungen ist von entscheidender Bedeutung für den weiteren Verlauf der Behandlung.

Fast alle Patienten gehen explizit oder implizit von einem **Akutschmerzkonzept** für ihre chronischen Schmerzen aus. Häufig bestehen unrealistische Hoffnungen auf eine schnelle Heilung. Diese Erwartungen sind verständlich, sie müssen ernst genommen und angesprochen werden, um eine Basis für die Übernahme von Eigenverantwortung und damit für eine effiziente Schmerzbehandlung aufzubauen. Hierbei reicht meistens nicht die rationale Erklärung, vielmehr ist der Abschied von solchen Vorstellungen oft »Trauerarbeit« (Williams 1998).

Einige Erklärungsmodelle tragen entscheidend zur Entwicklung und Stabilisierung der Chronifizierung bei, ohne Kenntnis und Veränderung dieser Konzepte kann psychologische Arbeit aussichtslos sein:

- Schmerz als Hinweis auf eine bösartige Krankheit
- Schmerz als Hinweis darauf, dass etwas übersehen worden ist

— Schmerz als Hinweis darauf, dass etwas
Schlimmes passieren wird (z. B. baldiges
Angewiesensein auf einen Rollstuhl)

Gelegentlich äußern Patienten zunächst irritierende
Vorstellungen von der Mechanik ihres Körpers, sie
erinnern sich vermutlich selektiv und verzerrt an
Aussagen von Vorbehandlern. Diese führen dann
im Sinne einer **sich selbst erfüllenden Prophezeiung** zu Passivität, zunehmender Behinderung und
verstärkten Beschwerden:
— »Es springen Wirbel heraus.«
— »Der Arzt bei der Röntgenuntersuchung damals
hat schon gesagt, dass ich mit dieser Wirbelsäule
noch mal Ärger bekommen werde.«
— »Als der Doktor damals mein Röntgenbild
gesehen hat, hat der sich gewundert, dass ich
noch keine Schmerzen hatte.«
— »Der Arzt sagte, ich sei eigentlich 40 Jahre zu
jung für meine Wirbelsäule.«
— »Wenn ich mich falsch bewege, bricht etwas
kaputt, und ich bin gelähmt.«
— Arzt zu einer 80-jährigen Patientin:
»Für Ihre Knochendichte sind sie noch erstaunlich mobil.«
— Zitat aus einem Arztbrief: »Herr D. stellte sich
am … bei mir vor und gab an, ihm seien
3 Halswirbelkörper operativ entfernt worden.
Seit der Zeit könne er seinen Kopf nicht mehr
halten (das könnte ich auch nicht).«

Obwohl sich gerade bei **Rückenschmerzen** in den
letzten Jahren Ätiologie- und Therapiekonzepte
drastisch veränderten, wird noch immer den mit
bildgebenden Verfahren festgestellten degenerativen Wirbelsäulenveränderungen von Arzt- und
Patientenseite eine unverhältnismäßig große Bedeutung beigemessen. Die Prävalenz dieser Auffälligkeiten ist sehr hoch, und die klinische Relevanz
ist oft fragwürdig (z. B. Jensen et al. 1994; ▸ Kap. 7).
Solche iatrogenen Faktoren bei der Chronifizierung
– allein schon durch die Diagnosestellung samt sim-
plifizierender Erklärungen und Prognosen – haben
eine nachgewiesene Wirkung auf das Ausmaß der
Beschwerden und die mit Schmerz verbundene Behinderung (Abenhaim et al. 1995, Indahl et al. 1995,
Kendrick et al. 2001).

> **Die Krankheitskonzepte der Patienten spiegeln
> regelmäßig ihre Erfahrungen in einem primär
> auf somatische Pathologie ausgerichteten Sys-
> tem von Diagnostik und Behandlung wider. Ihre
> sog. somatische Fixierung ist eine häufige Kon-
> sequenz von missverständlichen und falschen
> Informationen, Diagnosen und Empfehlungen.**

Das persönliche Erklärungsmodell sollte zusammen
mit der Beschwerdenentwicklung exploriert werden.
Auf die Frage: »Was glauben Sie, wo ihre Schmerzen
herkommen«, erfolgt regelmäßig die Antwort: »Das
weiß ich nicht, deswegen bin ich ja hier.« Als nächste Frage bietet sich an: »Das ist klar, mir geht es auch
nicht um eine exakte wissenschaftliche Erklärung.
Aber jeder Mensch hat ja Vermutungen, womit
Schmerzen zusammenhängen, wie denken Sie darüber?« Oder: »Wenn ihre Bekannten Sie fragen: ›was
hast du denn?‹ Was antworten Sie denen?«

Einstellungen und Haltungen wie eine Akzeptanz gegenüber den Schmerzen und den damit
verbundenen Beeinträchtigungen lassen sich mit
Fragebögen wie dem CPAQ (Chronic Pain Acceptance Questionnaire; McCracken et al. 2004, in der
deutschen Übersetzung von Nilges et al. 2007) erfassen. Das Ausmaß der Akzeptanz gibt Hinweise
auf dysfunktionale Bewältigungsstrategien wie
Durchhalten und »Kampf gegen den Schmerz« bzw.
Vermeidung und damit verbundenen zunehmenden Einschränkungen. Der CPAQ erfasst, inwiefern
der Patient bereit ist, trotz des Schmerzes aktiv zu
bleiben und sich an anderen Zielen als der Schmerzfreiheit zu orientieren.
Hinweise für eine **mangelnde Akzeptanz** sind:
— Ausgeprägte Wut, Ärger auf den Schmerz und
über die Beeinträchtigung
— »Kampf gegen den Schmerz«
— Bestimmung des Denkens, des Handelns und
der Emotion durch den Schmerz (»Schmerz
sitzt am Steuer«)
— Ignorieren von Leistungsgrenzen
— Festhalten an bisher erfolglosen Bewältigungsbemühungen
— Ständige Suche nach neuer Diagnostik und
weiteren Behandlungsmöglichkeiten
— Vermeiden von Belastungen, die Schmerz
hervorrufen können
— Resignation, Passivität, Niedergeschlagenheit

Die Erfassung der Akzeptanz spielt auch für die **Therapieplanung** eine wichtige Rolle. Mit zunehmender Chronifizierung spielen akkommodative Bewältigungsstrategien wie der Aufbau von realistischen Zielen, das Absenken des Anspruchsniveaus und die Akzeptanz eine immer wichtigere Rolle. Strategien der Akzeptanz- und Commitment-Therapie (ACT, ▶ Kap. 18) werden zunehmend in die Behandlungsprogramme integriert (Dahl et al. 2005, Hayes et al. 2004).

Ebenfalls bedeutsam für eine Therapieplanung ist die Veränderungserwartung und -motivation des Patienten. Das Transtheoretische Modell von Prochaska und Di Clemente (1982) wurde ursprünglich für die Veränderungsmotivation bei Suchtpatienten entwickelt. Kerns (Kerns et al. 1997, Kerns u. Rosenberg 2000) beschreiben in Anlehnung an dieses Modell 4 »pain stages of change« (deutsche Übersetzung FF-STABS, Freiburger Fragebogen zu den Stadien der Bewältigung von chronischen Schmerzen; Maurischat et al. 2002). Abhängig von dem Veränderungsstadium, in dem sich der Patient befindet, werden in der Therapieplanung zu Beginn erst einmal informative, edukative und klärungsorientierte Strategien zum Einsatz kommen. Gerade diese Inhalte können – im Wechsel mit der Exploration – schon im Erstgespräch vermittelt werden.

Schmerzbezogene Metakognitionen wie »endurance beliefs« oder »fear-avoidance beliefs« werden häufig im Zusammenhang mit den Schmerzbewältigungsstrategien und auch der psychischen Reaktion auf die Beschwerden erfasst.

11.5.7 Sonstige Beschwerden

Weitere **aktuelle und frühere körperliche und psychische Beschwerden** zu erfassen, ist erforderlich. Einige Patienten schildern sich als »außer den Schmerzen kerngesund«. Erst gezieltes Nachfragen bringt manchmal zutage, dass auch der Magen »schon immer empfindlich war – jetzt nur noch mehr durch die Medikamente«, dass gegen den hohen Blutdruck schon seit Jahren Medikamente eingenommen werden und dass es noch eine Reihe anderer Beschwerden gibt, die auf die »Wechseljahre« zurückgeführt werden. Frühere Erkrankungen sind oft nur mühsam explorierbar, z. B.:

━ Psychologe: »Gab es früher schon einmal zeitweise körperliche Beschwerden?«
━ Patient: »Nein, nie.«
━ Psychologe: »Hatten Sie schon mal etwas mit dem Magen oder mit dem Herzen?«
━ Patient: »Nein, ich war immer gesund, bevor ich die Schmerzen bekam.«
━ Psychologe: »Wurde schon mal ein EKG gemacht?«
━ Patient: »Ja, aber das ist schon lange her – da war aber alles okay.«
━ Psychologe: »Bei welcher Gelegenheit zum ersten Mal?«
━ Patient: »Ach, das war, als ich so Mitte 20 war – da war ich mal beim Hausarzt, weil ich so Herzbeschwerden hatte – es war aber nichts am Herzen. Der Hausarzt sagte, das sei nervös bedingt.«

Weitere Nachfragen führten zu klaren Hinweisen, dass der Patient längere Zeit unter wiederkehrenden »Herzattacken« gelitten hat, die auf funktionelle Herzbeschwerden oder Panikattacken hinwiesen.

❯ **Art, Anzahl und Zeitpunkte früherer Operationen können Hinweise auf eine Tendenz zur Entwicklung körperlicher Beschwerden in Zeiten erhöhter Belastung geben, die Bewertung von Eingriffen lässt Rückschlüsse auf die Einstellung gegenüber dem eigenen Körper und seiner Unversehrtheit zu. Eine lange Liste von Operationen, zunächst bagatellisiert, kann sich auf Nachfrage als Abfolge langwieriger Komplikationen und Häufung von Eingriffen mit zweifelhaften Indikationen herausstellen.**

Auch bei primär körperlich oder mechanisch begründbaren Schmerzen und nachfolgenden Operationen ist es oft aufschlussreich, sich die Begleitumstände, den Heilungsverlauf, die erinnerten Aussagen von Ärzten und die Art der damaligen Beschwerden schildern zu lassen. Es geht nicht darum, Schuld zuzuweisen oder die damalige Operationsindikation infrage zu stellen (was zum Gesprächsabbruch führen kann, wenn Patienten diesen Eindruck gewinnen!). Ziel ist es vielmehr, die **emotionale Verarbeitung der Beschwerden und Operationen** zu verstehen. Häufig ist die Krankengeschichte nicht von Anfang an auffällig. Eine oder zwei Operationen werden zunächst anscheinend gut bewältigt. Ab einem bestimmten Zeitpunkt aber tritt eine Entwicklung mit Chronifizierung ein. Viele, auch kleinere Unfälle in der Vorgeschichte sind weniger ein Beweis für die Existenz eines »Unfalltyps« als ein möglicher Hinweis auf einen ungünstigen Umgang mit dem eigenen Körper und seinen Leistungsgrenzen.

Zu beachten ist auch an dieser Stelle, dass Erklärungen nicht vorschnell im Bereich der Psychopathologie zu suchen sind: Viele der im Chronifizierungsprozess bedeutsamen Faktoren sind eher als normalpsychologische Varianten zu werten. Es sind häufig positiv bewertete Verhaltensweisen, die aber im Sinne von Risikofaktoren berücksichtigt werden müssen (»hart gegen sich selbst sein«, »keine Schwächen zeigen«, Nichtbeachtung von Stressreaktionen des Körpers). Während Schonung und Rückzug inzwischen als Risikofaktoren gut erforscht sind, werden »Verhaltensexzesse« noch immer leicht übersehen. Die Ergebnisse von Hasenbring (1992) belegen jedoch die Bedeutung von »Durchhaltestrategien« für die Entwicklung und Chronifizierung von Beschwerden.

Viele unterschiedliche Beschwerden können auch im Rahmen einer Somatisierungsstörung (ICD-10 F45.0) auftreten. Die Symptome sollten auf jeden Fall abgefragt werden.

Allerdings treten im Rahmen von Schmerzerkrankungen und Medikamenteneinnahme auch begleitend vielfältige vegetative Symptome wie vermehrtes Schwitzen und Frieren, kalte Akren, Unruhe, Schlafstörungen, Schwindel, Parästhesien, Pollakisurie etc. auf, ohne damit zu den Kriterien für eine psychische Störung beizutragen.

An dieser Stelle des Interviews sind auch psychische und psychopathologische Symptome zu erfragen. Da es in der Anamnese bis zu diesem Punkt primär um körperliche Beschwerden ging, ist das Vertrauen der Patienten oft schon gewonnen.

Abhängig von der Gesprächsatmosphäre und der Kooperation der Patienten kann es manchmal sinnvoll sein, die Fragen nach psychischen Beschwerden zunächst deutlich als Frage nach psychischen Reaktionen auf den Schmerz zu stellen, z. B.: »Viele Menschen mit chronischen Schmerzen berichten, dass die Stimmung sehr darunter leidet, dass sie gereizt oder ängstlich werden, dass das Interesse an verschiedenen Dingen nachlässt. Wie ist es bei Ihnen?«

> **Nach unserer Erfahrung ist die Suggestivwirkung solcher Aussagen eher gering. Dafür ist die Hilfe groß, wenn solche Vorgaben dem Patienten vermitteln, dass psychische Reaktionen auf Schmerzen »normal« sind und nichts mit »verrückt« oder »nervenkrank sein« zu tun haben.**

Einige Patienten werden jedoch auch diese »Brücken« nicht akzeptieren und angeben, dass sie keine Veränderungen in ihrem **psychischen Erleben** bemerkt hätten (was nicht selten auch zutrifft).

In diesem Interviewabschnitt sollten depressive und ängstliche Symptome exploriert werden.

Dabei ist zu unterscheiden zwischen häufigen Begleitreaktionen von chronischem Schmerz (Schlafstörungen, Nervosität und sozialer Rückzug) und klinisch relevanten **depressiven Störungen** – eine schwierige Differenzierung. Patienten betonen oft, dass psychische Veränderungen erst seit Schmerzbeginn aufgetreten seien. Damit haben sie meist recht, wie einige Studien und Übersichtsarbeiten belegen (Dohrenwend et al. 1999, Fishbain et al. 1997), z. B.:

- Psychologe: »Seit wann bestehen die Nervosität und die Schlafstörungen?«
- Patient: »Seitdem ich die starken Schmerzen habe.«
- Psychologe: »Hatten Sie denn auch früher schon mal Zeiten, in denen Sie schlechter schlafen konnten?«
- Patient: »Ja, schon mal, das ist aber schon länger her.«
- Psychologe: »Wie lange?«
- Patient: »So vor 8 Jahren.«
- Psychologe: »Wie ging es Ihnen zu der Zeit sonst?«
- Patient: »Ich war nervös, hatte so ein Tief.«
- Psychologe: »Können Sie das Tief näher beschreiben?«
- Patient: »Wie gesagt, ich konnte nicht schlafen, war nervös und mir war alles zu viel. Ich hatte zu nichts mehr Lust.«
- Psychologe: »Was haben Sie dagegen unternommen?«
- Patient: »Der Arzt hat mir Tabletten verschrieben.«

Die Tatsache, dass vom Arzt verschriebene Medikamente eingenommen wurden, weist auf die klinische Bedeutung der Beeinträchtigung hin. Die weitere Anamnese und der Vergleich mit der Schmerzentwicklung können zeigen, dass die anderen Beschwerden 3–4 Jahre vor den Schmerzen im Rahmen einer Belastungssituation begannen.

Ein Problem für die Therapieplanung ist regelmäßig das »Beharren« der Patienten auf der Schmerzbedingtheit depressiver Verstimmungen: »Wenn Sie mir meine Schmerzen nehmen, bin ich wieder der glücklichste Mensch der Welt.« Diese alleinige Orientierung auf Schmerzfreiheit als Voraussetzung für eine Verbesserung der Stimmung lässt kaum Spielraum für Psychotherapie. Ziel sollte es an dieser Stelle sein, die »feste Verbindung« zwischen Schmerz und Stimmung zu lockern: Einige Patienten geben relativ konstante Schmerzen über Jahre an, während für die depressiven Stimmungen abgrenzbare Phasen bestehen. Hier ist es sinnvoll zu fragen: »Wie schaffen Sie es, dass es Ihnen trotz Schmerzen manchmal noch einigermaßen gut geht?«

Ängste sind sehr sorgfältig zu explorieren, da sie sich – vor allem bei längerer Krankengeschichte – häufig hinter rein körperlich beschriebenen Symptomen verbergen. Sie werden als posttraumatische Belastungsstörungen besonders bei Patienten, die Schmerzen nach Unfällen entwickeln, nicht selten beobachtet.

> ❯ Angstentwicklungen werden unserer Erfahrung nach besonders häufig verkannt. Hinweise im Interview dafür sind Brustschmerzen – auch als Dauerschmerz –, ausgesprochene Vermeidungsfunktion von Schmerzen sowie die vegetativen Angst- und Panikäquivalente.

Zur Abklärung von Angst und Depression sollte auf Fragebögen zurückgegriffen werden: Die Allgemeine Depressionsskala (ADS; Hautzinger u. Bailer 1993) thematisiert schmerzübergreifend depressive Symptome. Ebenfalls verwendet wird noch immer die HADS (Hospital Anxiety and Depression Scale; Herrmann-Lingen et al. 2011). Dieser Fragebogen war Bestandteil des deutschen Schmerzfragebogens und wurde inzwischen durch die Depressions-Angst-Stress-Skalen (DASS; Nilges u. Essau 2015) ersetzt, die zusätzlich zu Symptomen von Depressivität und Angst eine erhöhte Belastung durch Stress erfasst.

Zunehmende Bedeutung erlangen allerdings solche Verfahren, bei denen ein expliziter Bezug zu den Beschwerden hergestellt wird. Dazu gehören der Fragebogen zur Erfassung der Schmerzverarbeitung (FESV; Geissner 2001), der u. a. schmerzbezogene Hilflosigkeit, Depression, Angst und Ärger erfasst. Besonders Letzterer sollte genau exploriert werden. Es finden sich vielfältige Ärgerquellen im Zusammenhang mit chronischen Schmerzen: z. B. der Schmerz selbst, die Behandler, Gott, die Arbeitgeber, die eigene Person, das soziale Umfeld etc. (Fernandez u. Turk 1995). Aber auch der Umgang mit Ärger, die damit verbundenen körperlichen Reaktionen (z. B. hormonell und muskulär) sowie die Ärgerintensität weisen Zusammenhänge mit dem Schmerzerleben und auch dem Verhalten während der Schmerztherapie auf (Burns et al. 2000).

Ebenfalls häufig und vor allem bei Patienten mit Rückenschmerzen verwendet wird der FABQ (Fear-Avoidance Beliefs Questionnaire) in der Übersetzung von Pfingsten et al. (1997). Dieser erfasst Kognitionen dazu, inwiefern körperliche Anstrengung und Arbeit Auslöser für die Schmerzen sind, dem Körper schaden und deshalb vermieden werden sollten. Spezifische körperliche Angstsymptome (z. B. Herzrasen, Kloßgefühl) werden u. a. mit der Beschwerdenliste (von Zerssen 1976) erfasst.

Als Screeningverfahren für sehr unterschiedliche Bereiche eingesetzt wird auch die SCL-90-R (Derogatis 1977). Die Skala Somatisierung wird allerdings besonders schnell »auffällig«, da sie u. a. Schmerzen selbst erfasst und damit für die Gruppe der Schmerzpatienten nur eingeschränkt interpretiert werden kann. Dieses Problem besteht bei allen Verfahren, bei denen die Validierungsstichproben aus körperlich gesunden Probanden bestehen.

> ❯ Zu einer sorgfältigen Anamneseerhebung gehört die Erfassung verschiedener Belastungsbereiche (u. a. Depression, Angst, sonstige Beschwerden) mit verschiedenen Verfahren (Gespräch, Fragebögen). Dabei sind Interpretationsgrenzen zu bedenken, wenn Fragebögen eingesetzt werden, die nicht für Menschen mit primär körperlichen Beschwerden normiert wurden. In diesen Fällen besteht die Gefahr, dass körperliche Symptome als vermeintliche Psychopathologie fehlinterpretiert werden.

11.5.8 Familienanamnese

> Fragen nach Krankheiten und Todesfällen in der Herkunftsfamilie sind unerlässlich, um Erfahrungen, Einstellungen und Modelle bei Krankheit und Gesundheit nachvollziehen zu können.

Die Exploration früherer Krankheiten in der Familie ermöglicht einen günstigen Einstieg in die **biografische Anamnese** (Krankheiten, Todesursachen, ähnliche Beschwerden, chronische Krankheiten, Schmerzverhalten der Angehörigen). Ein Beispiel: Eine Patientin mit linksseitigem Gesichtsschmerz beschreibt ihre Schmerzen als »inneren Krampf in der Wange« und als Schmerz in der Schläfe. Bei der Familienanamnese schildert sie, die Mutter sei an einem »Gehirnschlag« gestorben und deutet dabei automatisch auf ihre eigene Schmerzstelle an der Schläfe.

In diesem Rahmen bietet es sich an, auch die Beziehungen zu den Familienmitgliedern zu explorieren: Beziehung zu den Eltern, die Position in der Geschwisterreihe und die Beziehung unter den Geschwistern. Bei einigen Schmerzpatienten findet eine frühe Verantwortungsübernahme innerhalb der Familie mit einem hohen Ausmaß an Arbeitsbelastung statt (z. B. Sorge für jüngere Geschwister, Eltern durch Arbeit sehr belastet, ein Elternteil früh verloren).

Die Idealisierung der Beziehungen und der Atmosphäre in der Herkunftsfamilie ist nach unseren Beobachtungen die Regel. Oftmals kommt erst im späteren Verlauf der Behandlung ein hohes Ausmaß an Belastungen zutage. So heißt es, im Erstgespräch hellhörig zu sein, ohne jedoch den Patienten zu bedrängen. Dabei können Fragen nach dem Ausmaß noch bestehender Kontakte einen Eindruck von der Qualität der Beziehungen vermitteln (»Wie oft treffen sich die Familienmitglieder?«, »Wann haben Sie zum letzten Mal mit Ihrer Schwester geredet?«).

Einige Patienten berichten nach einigem Zögern von hohen Belastungen wie Alkoholismus und/oder sexuellem Missbrauch in der Herkunftsfamilie. Sie haben oft erstmals in einer Schmerzklinik oder -ambulanz Gelegenheit, über diese traumatisierenden Erfahrungen zu sprechen. Gleichzeitig ist die Angst ausgeprägt, dass diese Informationen missbraucht werden, um die Beschwerden »als psychisch abzustempeln«. Bei dieser Patientengruppe ist es besonders wichtig, zu vermitteln, dass Schmerz und damit auch dessen Behandlung mehrgleisig zu sehen ist. Dazu gehört auch, dass anhaltend quälende Erfahrungen, die nie verarbeitet wurden, unsere Fähigkeiten einschränken, aktuelle Belastungen wie Schmerz zu bewältigen. Dass die Lokalisation der Beschwerden mit der ursprünglichen Traumatisierung zusammenhängt (z. B. Unterleibsschmerzen bei sexuellem Missbrauch), ist eine gelegentliche Beobachtung. Gefährlich ist allerdings der – leider ebenfalls noch immer häufige – Umkehrschluss.

11.5.9 Persönliche Entwicklung und aktuelle Lebenssituation

> Bei der Exploration der persönlichen Entwicklung und aktuellen Lebenssituation des Patienten ist besonders auf zeitliche Zusammenhänge mit dem Beginn oder der Zunahme körperlicher Beschwerden zu achten.

Besondere Lebensereignisse (z. B. Ablösung vom Elternhaus, Heirat, Geburt der Kinder, Ablösung der Kinder, berufliche Veränderungen), Krisen (z. B. Trennung, Scheidung, Nichtverwirklichung von Zielen, gehemmte berufliche Entwicklung), Konflikte (intra- und interpersonelle Konflikte) und Belastungen (z. B. Pflege von Angehörigen, vermehrte berufliche Verantwortung) finden sich regelmäßig zu den Zeiten, in denen auch Beschwerden einsetzen oder zum Problem werden. Dabei feststellbare **Parallelen zwischen der Schmerzanamnese und der Lebensgeschichte** müssen – bei aller Faszination, die mit diesen Phänomenen verbunden ist – mit der gleichen Vorsicht behandelt werden wie alle retrospektiven Daten: Es kann sich um entscheidende Informationen von ätiologischer Relevanz handeln, es können jedoch auch lediglich zeitliche Parallelen bestehen, die weder subjektiv noch objektiv in Bezug zu den Beschwerden stehen. Solche Informationen sollten als Ausgangspunkt für Hypothesen gewertet und im weiteren Verlauf überprüft werden.

Hypothesen, die sehr verschlossene Patienten als »gefährlich« erleben könnten, können als »abwegige Vermutungen« formuliert werden: »Mir fällt da gerade eine Patientin mit ähnlichen Beschwerden ein, bei der war es …«.

Die eigene Einschätzung sollte als Hypothese mit Patienten offen besprochen und damit die Plausibilität überprüft werden. Erst dadurch werden auch die Änderungsmotivation und notwendigen Schritte auf Patientenseite klar (»Also Kreuzschmerzen hatte ich ja schon immer, aber die gingen auch wieder weg, aber seit ich meine Mutter zu mir genommen habe – die ist ja immer verwirrter geworden – kenne ich gar keine schmerzfreien Tage mehr«).

Zu klären sind weiterhin Veränderungen in wichtigen Lebensbereichen aufgrund der Schmerzen und seit dem Schmerzbeginn. Diese Fragen haben das Ziel, Hypothesen über mögliche funktionale Bedeutungen der Schmerzen zu entwickeln. **Fragen** dazu sind z. B.:

- »Wenn Sie morgen früh wach werden und die Beschwerden wären weg, was würde sich für Sie verändern?«
- »Was hat sich geändert, seit Sie die Schmerzen haben?«
- »Wie hätte sich Ihr Leben entwickelt, wenn Sie nicht diese Schmerzen bekommen hätten?«
- »Was ist das Schlimmste an diesen Schmerzen für Sie?«

Antworten der Patienten können sein:
- »Ich hätte mir wieder eine Arbeitsstelle gesucht, als die Kinder aus dem Haus gingen.«
- »Wir hätten wohl noch ein Kind gekriegt.«
- »Ich hätte vielleicht den Mut gehabt, mich scheiden zu lassen.«
- »Ich wäre beruflich weitergekommen.«
- »Ich hätte dann mein Diplom machen können.«
- »Ich könnte dann wieder alles so schnell erledigen wie früher.«

11.5.10 Persönlichkeit, Bewältigungsstrategien

Nicht nur die direkten Schmerzbewältigungsstrategien sind interessant, sondern auch die sonstigen **Muster beim Umgang mit Problemsituationen und Stress**; Bei der Exploration dieser Verhaltens- und Erlebensweisen werden ebenfalls mögliche Funktionen der Schmerzen deutlich. Einen neutralen Einstieg ermöglicht hierbei die Arbeits- und Berufssituation. **Fragen** dazu sind z. B.:

- »Haben Sie Stress an Ihrem Arbeitsplatz? Wie sieht der aus?«
- »Wie würden Sie Ihren Arbeitsstil beschreiben?«
- »Was würde Ihr Chef über Sie sagen?«
- »Wie sieht Ihr Arbeitsplatz aus? Wann machen Sie Feierabend, Pausen etc.?«
- »Was macht Ihnen an Ihrer Arbeit am meisten Spaß?«
- »Was ärgert Sie an Ihrer Arbeit?«
- »Was ärgert Sie an Kollegen?«

Mögliche **Verstärkungsfaktoren und Funktionen der Schmerzen** stehen oft in Zusammenhang mit mangelnder sozialer Kompetenz (nicht Nein sagen können, nicht um Hilfe bitten können), mit Perfektionismus (nichts liegen lassen können) oder mit mangelnder Entspannungsfähigkeit (nicht abschalten können).

Hierbei geht es um die Exploration möglicher Verhaltensdefizite, bei denen Schmerz nicht nur Symptom von Überforderung sein kann, sondern auch ausgleichende Funktionen übernehmen kann. Dies betrifft u. a. assertive Fähigkeiten, z. B. sich abzugrenzen, sich durchzusetzen, sich unbeliebt zu machen, direkte Forderungen zu stellen oder sich vor Überforderung zu schützen, z. B.:

- »Seit ich die Schmerzen habe, musste ich das lernen.«

oder:

- Psychologe: »Wie reagieren Sie, wenn Ihre Mutter anruft und möchte, dass Sie helfen?«
- Patient: »Es geht eben jetzt oft nicht mehr. Ich kann einfach vor Schmerzen nicht.«

Auch zur Exploration dieser Aspekte können zirkuläre Fragen hilfreich sein:

- Psychologe: »Was würde Ihr/e Freundin/Frau/Mann/Freund auf die Frage antworten, was Sie in den nächsten Monaten ändern müssten, damit es Ihnen besser geht?«
- Häufige Antworten sind: »Nein sagen lernen«, »sich nicht immer so verrückt machen«, »mal was liegen lassen«.

Einige dieser Bereiche können zuverlässig mit Fragebögen erfasst werden: Der **U-Fragebogen** (Ullrich u. de Muynck 1998) erfasst z. B. Defizite sozialer Kompetenz, der **Fragebogen zur Erfassung der Schmerzverarbeitung** (Geissner 2001) oder das Kieler Schmerz-Inventar (KSI; Hasenbring 1994) eine Reihe von Bewältigungsformen mit explizitem Schmerzbezug. Die Ergebnisse können im Gespräch als Anknüpfungspunkte genutzt werden. Ähnlich wie Laborwerte haben Punktwerte und Prozentränge für die meisten von uns – und erst recht für Patienten in primär somatischen Settings – eine höhere Plausibilität als »einfache Vermutungen«: »Sie haben den Fragebogen wie besprochen ausgefüllt und mir zukommen lassen. Bei der Auswertung hat sich die Vermutung aus unserem letzten Gespräch bestätigt, dass Sie sich schwerer als andere tun, wenn es um Durchsetzung geht. Sehen Sie hier, dieser Punktwert ist sehr hoch und bedeutet, dass Sie auf jeden Fall etwas gegen diese Schwierigkeiten unternehmen sollten.«

Fragebögen zum Umgang mit Stress (Fragebogen zur Stressverarbeitung; Janke et al. 2000) können Hinweise auf übergreifende dysfunktionale Verhaltensweisen und Defizite geben wie mangelndes emotionales, kognitives oder auch soziales Coping. Habituelle Besonderheiten, z. B. überhöhte Ansprüche an sich und andere, ausgeprägter Perfektionismus, Gerechtigkeitssinn oder Zwanghaftigkeit, können ein dysfunktionales Durchhalten begünstigen und damit zu einer Schmerzaufrechterhaltung beitragen.

> **Die Ergebnisse von Fragebögen sollten mit Patienten detailliert besprochen werden. Die Plausibilität der Diagnostik und der Therapieempfehlungen kann dadurch noch zunehmen, dass die im Gespräch erkennbaren Problembereiche (z. B. nicht Nein sagen können) durch einen entsprechenden Messwert (erhöhter Punktwert) in einem Fragebogen bestätigt werden.**

11.6 Auswertung der Anamnesedaten

11.6.1 Integration von Informationen aus unterschiedlichen Quellen

Die Anamnese verstehen wir als Startpunkt für die Entwicklung und Überprüfung von Hypothesen. Diagnostische Vermutungen sollten anhand mehrerer Quellen überprüft werden. Es ist notwendig, die erhobenen Informationen, beispielsweise zur Entwicklung der Beschwerden, mit den Angaben der Patienten im Schmerzfragebogen, bei der (dokumentierten) ärztlichen Anamnese sowie in den Vorbefunden miteinander zu vergleichen und damit die **Reliabilität der eigenen Daten** sicherzustellen. Dies gilt ebenso für die anderen Inhalte der Anamnese: Depression, Angst, sonstige körperliche Beschwerden, Reaktionen der Angehörigen oder Angaben zur sozialen und beruflichen Situation sollten mit vorhandenen Außenkriterien in Bezug gesetzt werden. Wenn möglich, sollten zusätzlich **Fremdanamnesen** erfolgen.

> **Psychologe und Patient sind nicht gegen selektive Wahrnehmungen und Bewertungen resistent. Je weniger standardisiert die Anamneseerhebung ist – mit allen eingangs genannten Vorteilen – desto größer ist diese Gefahr.**

Informationen, die zur **Komplettierung der eigenen Hypothesen** beitragen, sind im stationären Setting durch andere Arbeitsbereiche verfügbar: Physiotherapeuten und Pflegepersonal erleben die Patienten meist in alltagsnahen Situationen und können die eigenen Schlussfolgerungen ergänzen oder korrigieren. Hypothesen über Art und Ausmaß psychischer Störungen müssen ebenfalls mittels vorhandener oder zusätzlicher Informationen (z. B. durch ergänzende Testverfahren) überprüft werden.

> **Häufig haben wir feststellen müssen, dass sich das einigermaßen vollständige Bild von Art, Ausmaß und psychosozialen Hintergründen der Beschwerden unserer Patienten erst skizzieren lässt, wenn solche Zusatzinformationen und Vergleiche unterschiedlicher Datenquellen genutzt werden.**

11.6.2 Verhaltens- und Problemanalyse

Modelle der Problemanalyse haben sich in der klinischen Psychologie und Verhaltenstherapie als Erweiterung einer Systematisierungs- und Orientierungshilfe aus der ursprünglichen Verhaltensanalyse entwickelt. Diese Erweiterung umfasst die Analyse des Problemverhaltens auf 3 Ebenen: das Verhalten in der Situation, die Ebene von Regeln und Plänen und die Ebene der Systemregeln. Es entsteht ein erweitertes Verständnis der Problemgenese, was eine systematische Strukturierung des Therapieprozesses mit Ziel- und Mittelanalyse erleichtert (Kanfer et al. 1996).

Die Anamnesedaten sind die Basisdaten für eine erste Strukturierung und Reflexion der Problemstellung. Hierbei ist es sinnvoll, vorläufige Ist-Soll-Diskrepanzen zu erfassen. Es können gleichzeitig mehrere Probleme nebeneinander als behandlungsbedürftig bestehen: Der Patient möchte z. B. weniger Schmerzen haben, es bestehen depressive Verstimmungen, die mit einem sozialen und sexuellen Rückzug und Konflikten in der Partnerschaft einhergehen, und es wird ein ausgeprägtes Angstvermeidungsverhalten deutlich. Aufgabe von Therapeut und Patient ist es, gemeinsam die Problembereiche zu identifizieren und voneinander abzugrenzen, aber auch die Zusammenhänge zu erkennen. Für die weitere Therapieplanung sollten dann erste Ansatzpunkte für eine Problembearbeitung ausgewählt werden.

Funktionales Bedingungsmodell

Zunächst wird eine horizontale Verhaltensanalyse auf der Ebene des Verhaltens in Situationen mit dem Patienten erarbeitet: »Wie sieht das konkret aus?« In diesem funktionalen Bedingungsmodell werden Hypothesen darüber erstellt, welche vorausgehenden, vermittelnden oder nachfolgenden Bedingungen das Problemverhalten aufrechterhalten (im Überblick: Bartling et al. 1998, S. 42)

Dieses Modell soll nun beispielhaft am Angstvermeidungsverhalten eines Rückenschmerzpatienten erläutert werden:

- **Die interne und externe Situation als zeitlich vorausgehende Bedingung oder Ereignis:**
  - **S1e:** Aussage des behandelnden Arztes: »Passen Sie bloß auf, sonst rutscht die nächste Bandscheibe auch noch raus«, »Immer schön rückengerecht bewegen und nichts schwer heben«.
  - **S2e:** Stress am Arbeitsplatz, Zeitdruck
  - **SI:** ängstliche Stimmungslage, verunsichert, angespannt
- **Wahrnehmungsprozess (Orientierung, Aufnehmen, Kodieren von Informationen):** Hierzu gehören z. B. die Richtung der Informationsaufnahme (innen/außen, lage- bzw. handlungsorientiert, die bevorzugte Sinnesmodalität):
  - **WP:** Patient ist visuell auf die Wirbelsäulendarstellung im MRT-Befund orientiert, sieht Wirbelsäule als fragiles Gerüst, dies wird durch die Aussage des Arztes noch unterstützt.
- **Innere Verarbeitung als Bewertung und Interpretation der Situation und als Handlungsvorbereitung:** Die innere Verarbeitung bezieht sich z. B. auf kognitive Prozesse wie Kausal- und Kontrollattributionen, Erwartungen, Ziele, Bedürfnisse oder die Selbstwirksamkeitserwartungen:
  - **IV:** »Die Rückenschmerzen sind durch die körperliche Belastung verursacht, deshalb ist die Bandscheibe herausgerutscht«, »Ich muss aufpassen und darf mich nicht zu sehr belasten, sonst passiert das Gleiche wieder«.
- **Verhalten in seinen Modalitäten:** Dies ist das Kernstück der praktischen Arbeit, von hier aus wird das Problemverhalten zunächst gemeinsam mit dem Patienten beschrieben und dann erst werden die vorangegangenen und nachfolgenden Bedingungen analysiert:
  - **Vm (motorisch):** Vermeidung von Heben und Bücken, Abstützen beim Aufstehen, rückengerechtes (über die Seite rollendes) Aufstehen aus der liegenden Position
  - **Ve (emotional):** unsicher, ängstlich
  - **Vk (kognitiv):** »Pass bloß auf«, »Immer in die Knie gehen!«, »Oh Vorsicht, nicht zu krumm werden«, »Das lass ich lieber die Kinder tragen«.
  - **Vph (physiologisch):** erhöhter Muskeltonus in der paravertebralen Muskulatur
- **Konsequenzen:** Diese werden nach verschiedenen Aspekten unterteilt: Zeitpunkt (kurz-

fristig/langfristig = k/l); Entstehungsort (extern/intern = e/i); Qualität: Eintreten einer positiven Konsequenz (+ = Belohnung), Wegfall einer antizipierten positiven Konsequenz (+ durchgestrichen = Löschung), Eintreten eines negatives Zustands (– = Bestrafung), Wegfall einer antizipierten negativen Konsequenz (– = negative Verstärkung):

- **Kki–:** Erwartete Schmerzverstärkung wird vermieden, Angst vor Bewegung, diese wird vermieden.
- **Kli–:** Vermeidung eines antizipierten erneuten Bandscheibenvorfalls, Arbeitsunfähigkeit und damit Vermeidung körperlich anstrengender Arbeit
- **Kkle+:** Familie übernimmt Aufgaben im Haushalt, eventuell vermehrte Zuwendung
- **Kli–:** Angst um den Arbeitsplatz, finanzielle Nöte, zunehmendes Disuse-Syndrom (Abbau der Kondition, Muskulatur)

Ebene der Regeln und Pläne

An die Problemanalyse in horizontaler Ebene schließt sich nun die Analyse in vertikaler Ebene an. Hierbei werden situationsübergreifend Ziele betrachtet. Im Folgenden werden Prozesse der Handlungsregulation wie übergeordnete Schemata, Verhaltensmuster, Reaktionsbereitschaften, längerfristige Motivationen und Lernprozesse etc. berücksichtigt. Relevante Aspekte bei Schmerzpatienten können hier z. B. die »endurance belicfs«, »avoidance beliefs«, ausgeprägter Perfektionismus und eine hohe Selbstverpflichtung oder auch Reaktionsbereitschaften in Form von Impulsivität der Ärgerreaktionen, einhergehend mit vegetativen Reaktionsmustern sein.

> ❯ Die praktische Plananalyse kann grundsätzlich von 2 Richtungen vorgenommen werden: »Bottom up« und »Top down« (Caspar 1989).

Bottom up (von unten nach oben) Von häufig auftretendem Verhalten in Situationen wird ein **gemeinsamer Nenner** gesucht, wie beispielhaft bei folgender Patientin, bei der ein ausgeprägter Durchhalteappell und ein starkes Leistungsmotiv vorherrschen:

1. Frau A. überfordert sich regelmäßig bei Hausarbeiten, macht keine Pausen.

2. Trotz massiver Schmerzverstärkung führt sie ihre physiotherapeutischen Übungen weiter durch, ohne nachzufragen, ob dies so seine Richtigkeit hat bzw. welche Veränderungen sie bei ihrem Übungsprogramm vornehmen sollte.
3. Die Hilfsangebote von Nachbarn und Verwandten schlägt sie aus.
4. Sie zeigt Schwierigkeiten beim Entspannungstraining und kann keine hedonistischen Aktivitäten benennen.

Wichtige Anhaltspunkte für übergeordnete Plane kann auch das Interaktionsverhalten des Patienten geben: Was löst der Patient in mir aus? Welches Bild möchte der Patient eventuell bei mir von sich erwecken?

Top down Ein weiteres Vorgehen für die Planerschließung ist dasjenige von oben nach unten. Im Gespräch mit dem Patienten wird günstiger Weise von Bedürfnissen, Zielen, Regeln oder wiederkehrenden Mustern gesprochen, die dem Verhalten X übergeordnet sind. **Fragen**, um Regeln und Pläne zu beurteilen sind z. B.:

- Durch welches Ziel wird ein erwünschtes, aber nicht gezeigtes Verhalten blockiert?
- Welche Ziele stehen im Widerspruch zueinander?
- Ist die Zielsetzung rational und realistisch?

Deutlich werden hierbei häufig Zielkonflikte, die auftreten können: Der Patient möchte aktiv am Leben teilnehmen, seinen Kindern ein guter Vater sein (und z. B. mit ihnen Fußball spielen), aber gleichzeitig jegliche Schmerzverstärkung und potenzielle Gefährdung seiner Gesundheit vermeiden. Oder der Patient würde gerne arbeiten, da dies eine wesentliche Quelle seines Selbstwertgefühls darstellt, aber er traut sich dies nicht zu und möchte die finanzielle Unsicherheit vermeiden, indem er eine Rente beantragt.

> ❯ Die Plananalyse kann somit einen wesentlichen Beitrag zum Verständnis der Aufrechterhaltung der Probleme des Patienten darstellen.

Ebene der Systemregeln

Die individuellen Regeln und Pläne werden maßgeblich durch die Systeme, die der Patient für sich als verbindlich ansieht, mitbestimmt. Systemregeln stellen Vorschriften für das Zusammenleben und die Interaktionen in sozialen Systemen dar und haben einen großen Einfluss auf das individuelle Verhalten.

Es lassen sich verschiedene Systeme wie die Familie, der Freundeskreis, die Selbsthilfegruppe, die Arbeitskollegen oder auch das medizinische Versorgungssystem oder das Subsystem Therapeut-Patient unterscheiden.

> ❯ Die Systemregeln sind häufig implizite Regeln, die nicht klar formuliert oder ausgesprochen werden. Die Regeln verschiedener Systeme können auch im Widerspruch zueinander stehen.

So kann z. B. eine implizite Regel in der Familie herrschen: »Wir belasten andere nicht durch unsere Sorgen und Probleme und zeigen keine Schwäche.« Der Patient hat nicht gelernt, über seine Schmerzen und Probleme zu sprechen, er zeigt keine Gefühle und weist ein dysfunktionales Durchhalten auf, welches im Widerspruch zu der Regel im Therapeut-Patient-System steht, welche eine Kommunikation über die Beschwerden während der Physiotherapie voraussetzt, um eine individuelle Passung zu erreichen.

Folgende Aspekte sind nach Kanfer et al. (1996) von Bedeutung:

Problemstabilisierung durch das System Bei Schmerzpatienten kann das medizinische System das Beibehalten passiver Maßnahmen fördern. Sobald der Patient Ansätze von Eigenaktivität zeigt, zeigt der behandelnde Neurologe, der eine rein medikamentöse Behandlung favorisiert, seinen Unmut gegenüber dem Patienten. Die implizite Regel lautet, dass der Patient den Empfehlungen des Arztes folgt und keine selbstständigen Überlegungen zum Therapiekonzept vornimmt. Mit zunehmendem Alter der Patienten wird die Eigenaktivität deutlich weniger von Behandlern gefördert (Macfarlane et al. 2012).

Systemstabilisierung durch das Problem Welche Bedeutung hat das Problem für die Mitglieder des Systems? Das fürsorgliche Verhalten der Ehefrau gegenüber dem schmerzgeplagten Ehemann stabilisiert die Ehe und verhindert eine Distanzierung der Frau durch vermehrtes Nachgehen eigener Interessen nach dem Erwachsenwerden der Kinder.

Systemdynamik Welche Veränderungen der Systemregeln sind vorstellbar? Welche Entwicklungsprozesse sind erkennbar? Welche Auswirkungen können bestimmte therapeutische Interventionen haben?

Zielanalyse

Die Phase der Problemanalyse erfasste vorläufig Ist-Soll-Diskrepanzen und widmete sich dann der ausführlichen Ist-Analyse. Die Zielanalyse geht nun über den rein diagnostischen Aspekt hinaus und befasst sich im weiteren therapeutischen Prozess mit dem Soll-Zustand. Was möchte der Patient erreichen? Was soll sich verändern? Welche Ressourcen bringt er mit? Welche Erwartungen hat er? Was ist der Patient bereit, zu investieren (Zeit, Energie, andere Veränderungen, die er bei Erreichen des Soll-Zustands akzeptieren müsste)? Welche fördernden und hemmenden Faktoren gibt es durch das Umfeld? Was soll erreicht werden? Wie sehen Zwischenziele aus? Wie realistisch sind die Ziele? Besonders die letzte Fragestellung wird über die Anamnese und Diagnostik hinaus einen wesentlichen Einfluss auf die therapeutische Beziehungsgestaltung haben.

Auch wenn sich nach anfänglichen Motivationsblockaden vonseiten des Patienten gegenüber einer psychologischen Mitbehandlung eine therapeutische Beziehung aufbauen lässt, kommt es doch häufig vor, dass die Patienten unrealistische Ziele wie z. B. »Schmerzfreiheit« haben. Dabei können auch falsche Vorstellungen über das therapeutische Vorgehen eine Rolle spielen: »Sie können mir doch die Schmerzen weghypnotisieren.«

> ❯ Einer sorgfältigen Zielanalyse sollte deshalb nach der Anamnese und Problemanalyse ausreichend Raum zugeschrieben werden.

11.6.3 Bericht für den Arzt

Psychologen, die in Kliniken arbeiten, werden eine zusammenfassende Darstellung ihrer diagnostischen Befunde und therapeutischen Empfehlungen an den zuständigen Arzt weiterleiten oder als Teil des Entlassungsberichts ausarbeiten. Diese Form der Informationsübermittlung ist zwar notwendig, aber für beide Seiten nicht ausreichend: Aus zeitlichen Gründen ist eine **Beschränkung auf zentrale Punkte** erforderlich, die Darstellung von Schlussfolgerungen ist meist nur sehr verkürzt möglich, gelegentlich erfolgt auch eine »Selbstzensur« der offiziellen (und hinsichtlich der Weitergabe kaum kontrollierbaren) Berichte. Als Kompromiss bietet es sich an, eine »Notizseite« in der Textverarbeitung der Klinik-EDV einzurichten, auf der, auch für den behandelnden Arzt einsehbar, Hypothesen, Vermutungen, Gesprächsinhalte, Vereinbarungen mit Patienten (z. B. »Hausaufgaben«) und das geplante weitere Vorgehen »ins Unreine« geschrieben werden. Diese »persönlichen Notizen« können dann als Grundlage für den endgültigen Bericht dienen und lassen sich bei weiteren Gesprächen abrufen und ergänzen.

> Ein detaillierter Austausch von Informationen innerhalb des Behandlungsteams sollte auf jeden Fall im Rahmen von Teambesprechungen erfolgen. Im ambulanten Setting sind regelmäßige konsiliarische Erörterungen unerlässlich.

11.6.4 Diagnostische Schlussfolgerung

Die heute gebräuchlichsten **Klassifikationssysteme** für psychische Störungen sind das **DSM-5** (Falkai et al. 2014)) und die **ICD-10** (Dilling u. Dittmann 1990). Hinsichtlich der Aspekte Operationalisierung, Differenzierung und Kommunizierbarkeit ist dem DSM-5 der Vorzug zu geben.

> Eindeutige klassifikatorische Einordnungen anhand gut definierter und nachvollziehbarer Kriterien sind aus verschiedenen Gründen notwendig. In Zeiten knapper Kassen werden zunehmend Gesichtspunkte der Qualitätskontrolle und damit klarer Behandlungsindikationen an Bedeutung gewinnen. Zudem dienen die Diagnosen einer besseren Kommunikation unter den Behandlern, wenn eindeutige Diagnosekriterien beachtet werden. Verstärkt werden auch juristische Aspekte eine Rolle spielen, da Gerichtsverfahren wegen Schmerzensgeld oder Rentenanträgen zunehmen.

Mit einer »Ein- oder Zweiwortdiagnose« oder einer »Ziffer« ist es selbstverständlich nicht getan. **Ziel der psychologischen Diagnostik** sollten Begründung, Entwicklung und Planung weiterer Handlungsmöglichkeiten sein. Die derzeit zur Verfügung stehenden diagnostischen Klassifikationssysteme stellen zwar gegenüber traditionellen Konzepten einen wichtigen Fortschritt dar, sie sind jedoch bei Weitem noch nicht ausreichend, um differenzierte Beschreibungen der Entwicklung chronischer Schmerzen und Indikationen für spezifische therapeutische Vorgehensweisen zu ermöglichen. Stärker therapieleitend für die meisten Patienten werden die Diagnosen bzw. Klassifikationen nach MASK-P sein (Klinger et al. 2000).

11.6.5 Implikationen für die Weiterbehandlung

Maßgebliche **Ziele der Anamnese** sind die Entscheidung über die weiteren therapeutischen Maßnahmen und die mögliche Planung einer psychologischen Weiterbehandlung. Oft sind Kombinationen von psychologischen, physiotherapeutischen und medizinischen Verfahren sinnvoll.

Eine psychologische Weiterbehandlung kann eine primär symptomatische Zielsetzung haben, d. h. der Vermittlung psychologischer Verfahren zur direkten Schmerzbeeinflussung, zur Verarbeitung von Schmerzen und zum verbesserten Umgang mit körperlichen Beeinträchtigungen dienen. Psychologische Behandlung kann darüber hinaus auf die Therapie psychischer Störungen im Zusammenhang mit Schmerz gerichtet sein: Depressionen und Ängste als Reaktion auf Schmerz bzw. als disponierende, aufrechterhaltende oder ätiologische Faktoren stellen (auch bei nachgewiesener somatischer Erkrankung) in der Regel eine Indikation für eine psychologische (Mit-)Behandlung dar. Dies gilt ebenso für Risikofaktoren, die bei einer ausschließlich somatischen Therapie körperlicher Probleme zu Komplikationen führen können (z. B. habituelle Überforderung der körperlichen Leistungsfähigkeit, unrealistische Erwartungen oder ausgeprägte Ängste bei operativen Eingriffen).

> ⊘ Die Anamnesedaten geben erste Hinweise für eine differenzierte Therapieindikation: Die Planung der weiteren psychologischen Behandlung und eine genauere Problembeschreibung orientieren sich zunächst an diesen Informationen, eine ständige Überprüfung im weiteren Verlauf ist notwendig.

11.7 Motivationsblockaden und Motivierungsstrategien

Die in der Anamnese gewonnenen Informationen dienen u. a. der Entscheidung, ob eine **psychologische Weiterbehandlung** empfohlen wird und sinnvoll ist. Die Motivation aufseiten des Patienten gilt dabei meist als Voraussetzung, sie wird als »0-1-Variable« betrachtet: Ist sie vorhanden, umso besser für Patient und Psychologen, fehlt sie, hat der Patient »Pech gehabt«. Für den größten Teil unserer Schmerzpatienten wäre die psychologische Arbeit recht früh zu Ende, falls diese rigide Sichtweise beibehalten würde. In der Regel bestehen bei Schmerzpatienten diverse Vorbehalte gegen eine psychologische Behandlung.

> ⊘ Motivationsblockaden zu explorieren und frühzeitig zu klären ist Voraussetzung für die Entwicklung einer tragfähigen therapeutischen Beziehung.

Ursachen für Motivationsblockaden können sein:
- **Informationsdefizite über Schmerz:** Akuter und chronischer Schmerz werden nicht unterschieden, es wird von »echten« und »eingebildeten« Schmerzen ausgegangen.
- **Informationsdefizite über die psychosoziale Versorgung:** Die Unterschiede zwischen Psychologe, Psychiater und Psychotherapeut sind meist nicht bekannt.
- Regelmäßige **Konnotationen im Zusammenhang mit Psychologie** sind »anormal«, »geistig krank« oder »verrückt«.
- **Zweifel an der Glaubwürdigkeit** wurden bereits früher geäußert, Begriffe wie »Einbildung«, »Aggravation« oder »Simulation« belasten die Beziehungen zu den Behandlern.

Das erste und entscheidende Motivationshindernis besteht für die meisten Patienten in **unrealistischen Vorstellungen und Erwartungen** im Hinblick auf ein Verständnis ihres »Körpers als wartungsfreier Maschine mit unbegrenzter Lebensdauer« (Franz 1990) und den damit verbundenen Konsequenzen für die Bewertung und Verarbeitung von Schmerz. Die ungenügende Exploration und Bearbeitung dieses Aspekts sind nach unserer Einschätzung eine wesentliche Ursache für eine oftmals fehlende Akzeptanz gegenüber psychologischen Maßnahmen oder gar für das Scheitern psychologischer Behandlungen. Die feste Überzeugung, dass ein körperlicher Defekt entweder mit ausschließlich medizinischen Mitteln oder überhaupt nicht mehr behebbar ist, lässt psychologische Verfahren zur verbesserten Bewältigung körperlicher Erkrankungen belanglos erscheinen, z. B.:

- Patient: »Ich habe Verschleiß an der Wirbelsäule, der Arzt hat doch auch gesagt, das sind degenerative Veränderungen. Je mehr ich mich belaste und bewege, umso schlimmer wird es doch!«
- Psychologe: »Beim Auto ist es tatsächlich so, dass etwa die Kupplung, je öfter sie benutzt wird, umso schneller verschleißt und umso schneller abnutzt. Unser Körper ist zum Glück nicht mit einem Auto zu vergleichen. Knochen und Gelenke werden dann Probleme machen, wenn sie über- oder unterbelastet werden. Schonung über längere Zeit ist dabei ein sicheres Mittel, unseren Körper zu schädigen. Durch schrittweise zunehmende Beanspruchung und Belastung, also durch Training, können wir unsere Leistungsfähigkeit verbessern. Dabei haben viele Patienten das Problem, dass sie zwischen kurzzeitiger Überforderung und anschließender Resignation hin und her kippen. Oft ist es sinnvoll, die Hilfe eines Außenstehenden in Anspruch zu nehmen, um eine bessere Balance zu erlernen.«

In der Auseinandersetzung mit möglichen somatischen Ursachen entwickeln einige Patienten **Strategien der kognitiven Vermeidung**: Ähnlich wie bei manchen Phobien wird die Auseinandersetzung mit dem »phobischen Reiz«, in diesem Fall der vermuteten körperlichen Erkrankung, nur graduell gesucht und bei steigender Angst abgebrochen. Oft werden medizinische Schlagworte oder bruchstückhafte Informationen, die miteinander sogar teilweise inkompatibel sind, gesammelt und je nach Situation als Erklärung in den Vordergrund gestellt. Im Unterschied zu einer (wünschenswerten) multifaktoriellen Sichtweise handelt es sich hier um multiple monokausale Konzepte.

Medizinisch-anatomische Grundkenntnisse sind notwendig, um sich als Diagnostiker nicht völlig verwirrt zu fühlen: So ist es äußerst unwahrscheinlich, dass Kopfschmerzen, die seit 20 Jahren in gleichbleibender Intensität bestehen, mit einem Tumor zusammenhängen. Eine Hilfe für die Patienten kann darin bestehen, die vermuteten Ursachen konsequent zu Ende zu denken und zu möglichen logischen Widersprüchen zu kommen: Am Ende wird in der Regel deutlich, dass völlig unzusammenhängende Ursachen nebeneinander bestehen – z. B. der »Verschleiß an der Halswirbelsäule«, »Hormone, die mir fehlen«, »eingeklemmte Nerven«, »das Amalgam, das ich neben dem Gold im Mund habe« und »die Vererbung durch meine Mutter« gleichzeitig als Ursache für Migräneanfälle.

> **Eine heimliche Befürchtung ist meist zusätzlich ein Tumor.**

Diese Ängste, Vermutungen und »Ahnungen« werden erst auf gezielte Nachfrage hin geäußert, sie können, falls diese Aspekte übersehen werden, zu »unerklärlicher« **Stagnation in psychologischen Behandlungen** führen, z. B.:

- Patient: »Ich spüre das doch wirklich, ich kann mir das doch nicht einbilden.«
- Psychologe: »Es gibt keine körperliche Erkrankung ohne psychische Beteiligung. Der einzige zuverlässig schmerzfreie Zustand ist beim Menschen die völlige Ausschaltung seiner Psyche – die Vollnarkose. Umgekehrt gibt es keine seelischen Vorgänge, die nicht auch in irgendeiner Weise körperliche Folgen haben. Einige Ausdrücke beschreiben das recht gut. So sagt man etwa, ›dem sitzt die Faust im Nacken‹, wenn jemand unter starkem Druck steht, und viele Menschen haben in solchen Situationen tatsächlich Nackenschmerzen. Andere ›beißen die Zähne zusammen‹ und belasten dadurch die Gesichtsmuskulatur.«

Ein kurzer Umweg mit dem Patienten zusammen kann aus dem Konflikt »somatisch oder psychisch« herausführen. Nach einer systematischen Sammlung der vom Patienten vermuteten körperlichen Ursachen können weitere Einflussfaktoren erfasst werden. Alle Einflüsse können dann entsprechend ihrer Gewichtung durch den Patienten zu einem »Kuchendiagramm« auf 100 % zusammengestellt werden. Dadurch ist zum einen die Konzentration auf veränderbare Komponenten möglich, zum anderen kann die scheinbar statische »organische« Ursache weiter differenziert werden. Wenn z. B. »die Lendenwirbelsäule« mit 50 % angegeben wird, kann weitergefragt werden: »Was davon ist ›Knochenmasse‹, wie viel gestehen Sie der Muskulatur zu, welchen Anteil hat die Körperhaltung?« etc., z. B.:

- Patient: »Aber das bedeutet doch, dass ich versagt habe, wenn ich damit nicht fertig werde und eine Therapie beim Psychologen machen soll!«
- Psychologe: »Schmerz ist zunächst ein Warnsignal, Sie haben also völlig ›gesund‹ auf eine für Sie schwierige Situation reagiert. Würden Sie auf die Idee kommen, sich einen Blinddarm selbst herausoperieren zu wollen? Warum der Anspruch, eine schwierige Situation alleine ohne fachliche Hilfe lösen zu wollen?

Einige Patienten haben jedoch auch ein sehr psychisch orientiertes Krankheitsmodell und weisen deshalb vielleicht eine zu geringe Motivation für physiotherapeutische Behandlungen und Eigenübungen auf. Das »Kuchendiagramm« kann hier helfen, andere Faktoren wie zu schwache und verspannte Muskulatur, Schonhaltungen etc. aufzugreifen, aber auch eine Entlastung zu schaffen, wenn Patienten sich selbst zu sehr »die Schuld zuschieben«: »Ich habe nie auf meinen Körper geachtet und mich kaputt gemacht«, »Wenn ich nicht so empfindlich wäre, hätte ich diese Probleme nicht«.

Wichtige Bezugspersonen (»beste Freundin«, erwachsene Kinder, Partner) haben gelegentlich schon »Tipps« gegeben, die an dieser Stelle aufgegriffen werden können, z. B.:

- Psychologe: »Sie sagten, dass Sie das beste Verhältnis zu Ihrer mittleren Tochter haben, dass die eher wie eine Freundin ist. Sie kennt Ihr

Schmerzproblem ja schon lange, und Sie haben sicher schon einige Male darüber gesprochen, was Sie verändern müssten, damit es Ihnen besser geht. Was sagt sie denn zu Ihnen?«
— Patientin: »Na ja, sie meint, ich würde mich immer zu schnell verrückt machen. Außerdem sei ich zu nachgiebig gegenüber meinem Mann und würde alles schlucken. Sie hat mir mal gesagt, ich soll das mit einem Psychologen oder so durchsprechen.«

> Die Vermittlung von Informationen über Ursachen, Modelle und Einflussfaktoren auf Schmerz – auch als normale Variante menschlicher Reaktionen – ist in der Regel ein erster notwendiger Schritt, um Patienten zur weiteren psychologischen Behandlung zu motivieren.

Vermittelt werden sollten Informationen, die entlastend wirken: Die **ausführliche Erklärung psychophysiologischer Zusammenhänge** zwischen Stress, Anspannung und Schmerz bietet beispielsweise eine Erfolg versprechende Ausgangsbasis. Die Einbettung der Erklärungen in den beruflichen/sozialen Kontext der Patienten und die gemeinsame Erarbeitung alltagsnaher Beispiele sind hierbei selbstverständlich (▶ Fallbeispiel 1 und ▶ Fallbeispiel 2).

> Es ist ein Kunstfehler, sich während der Exploration auf Auseinandersetzungen darüber einzulassen, ob es sich um einen »organischen« oder »psychischen« Schmerz handelt. Der damit für die Patienten verbundene Angriff auf ihre Glaubwürdigkeit ist mit dem Aufbau einer vertrauensvollen Patient-Therapeut-Beziehung nicht vereinbar.

Fallbeispiel 1

Der 52-jährige Dreher und Fräser konnte nach einer chiropraktischen Behandlung wegen Arm- und Kreuzschmerzen vorübergehend seinen Kopf nicht mehr bewegen. Er klagte nun zusätzlich zu den alten Beschwerden über starke Kopfschmerzen. Eine mehrmonatige Krankschreibung, zunehmende Probleme am Arbeitsplatz und Angst vor Arbeitsplatzverlust waren die Folge, gleichzeitig setzte eine hartnäckige Suche nach dem, »was da kaputt gegangen ist«, ein. Der Patient war sehr aggressiv, muskulär erheblich angespannt, seine Werte im EMG-Biofeedback waren auffallend erhöht. Gleichzeitig entwickelte er starke depressive Symptome und körperbezogene Ängste.
Auf die Frage nach bisherigen Behandlungen mit schmerzlinderndem Ergebnis fiel ihm kein Verfahren ein. Insbesondere die progressive Muskelentspannung sei für ihn unmöglich, er könne »überhaupt nicht entspannen«, wisse auch gar nicht, wie er sich dann fühlen solle, wenn er entspannt sei, er sei »ja eigentlich immer ein ruhiger Mensch«.

Die Exploration ergab, dass er zum Ausgleich für seine körperlich anstrengende Tätigkeit als Freizeitimker aktiv war. Er könne stundenlang seinen Bienen zuschauen und fühle sich dabei ruhig und wohl. Auf detaillierte Nachfrage hin berichtete er, dass er selbst oft nicht spüre, wenn er »geladen« sei. Er bemerke jedoch anhand der Häufigkeit, mit der ihn seine Bienen stechen, dass »etwas nicht in Ordnung« mit ihm sei – wenn er z. B. Ärger in der Firma oder Krach mit Verwandten habe. Auch seine Frau schaue manchmal nur auf seine zerstochenen Arme und wisse dann schon, dass er wieder »nervös« sei.
Anhand dieser Information konnten mit ihm auf sehr anschauliche Art Bezüge zwischen psychischen und somatischen Vorgängen erarbeitet werden. Die Einflüsse von Angst und damit verbundener reflektorisch erhöhter Muskelspannung bei bereits ausgeheilter Verletzung waren für ihn nachvollziehbar. Direkt beobachtbares **erwünschtes Verhalten** ist ein überzeugender Ansatzpunkt zur Förderung einer differenzierten

Wahrnehmung, der Entwicklung von Problembewusstsein und Unterstützung der Selbstwirksamkeitsüberzeugung bereits in der Anamnese. Patienten mit Rückenschmerzen eröffnen das Gespräch gelegentlich mit Bemerkungen wie: »Ich kann nur 10 min sitzen.« Bei guter Konzentration und entspannter Gesprächsatmosphäre ist es für fast alle dieser Patienten möglich, eine längere Zeit zu sitzen. Diese Information wird häufig negativ bewertet, als »Diskrepanz zwischen Aussagen und Verhalten«, als Hinweis auf Aggravation oder Simulation der Patienten. Tatsächlich handelt es sich um einen guten Ansatzpunkt für die Vermittlung der unterschiedlichen Aspekte von Schmerz: Bei seiner Bewertung unterschätzt der Patient, für ihn unmittelbar nachvollziehbar, seine tatsächlichen Fähigkeiten. Erwünschtes Verhalten kann so direkt aufgegriffen und verstärkt werden.
Auch in einer späteren Behandlung zu bearbeitendes Problemverhalten sollte unmittelbar bei Auftreten »markiert« werden.

Die 47-jährige Patientin mit 2–3 Migräneanfällen pro Woche berichtete in der ersten Anamnesestunde von Selbstwertproblemen, Selbstabwertung und Ängstlichkeit. Dies sei ihr immer wieder von Mann und Tochter gesagt worden, sie selbst könne das nicht nachvollziehen. Tatsächlich bestand dieses Problem »lediglich« in privaten Beziehungen. Im Beruf war die Patientin sehr gut durchsetzungsfähig und selbstsicher, ihre Professionalität und langjährige Erfahrung hatten ihr zu einer guten Position verholfen.
Als Hausaufgabe bis zur 2. Sitzung wurde sie gebeten, Situationen zu notieren, die ihr zu dieser Thematik während des Klinikaufenthalts auffielen. Sie zog zu Beginn des 2. Termins einen Zettel aus der Tasche und begann mit den Worten: »Das ist sicher ganz dumm und auch nicht chronologisch, was ich mir da aufgeschrieben habe, aber …«. Der Einstieg fiel für den Psychologen hier besonders leicht: »Können Sie bitte noch mal langsam zum Mitschreiben wiederholen, was Sie gerade gesagt haben?«
Die für die Patientin in dieser Situation direkt erlebbaren und damit einprägsam nachvollziehbaren Selbstwertdefizite standen in engem Bezug zur Auslösung und Verstärkung ihrer Kopfschmerzen. Sie begann eine ambulante psychologische Behandlung.

Sinnvoll kann es sogar sein, angebotene übersimplifizierende Vermutungen von Patienten über die möglichen psychischen Einflussfaktoren während dieser frühen Phase infrage zu stellen und mit der Exploration fortzufahren. Wichtig ist dieser Punkt u. a. bei »**naiven« Konzepten zur Entstehung von Krebs**: Einige Patienten belasten sich zusätzlich dadurch, dass sie bei Krebserkrankungen nach der eigenen Verantwortung suchen (»Ich habe oft gedacht, ich habe Magenkrebs, weil ich in meinem Leben so viel geschluckt habe«).

Günstig für die Entwicklung einer tragfähigen Therapiemotivation, die auch die ersten Schwierigkeiten (z. B. Fragen der Kostenübernahme durch Krankenkassen, Suche nach einem Therapieplatz) übersteht, ist es, Ziele zu erarbeiten, die parallel zur unmittelbaren Schmerzreduzierung für den Patienten Bedeutung haben. Die Behandlungsbedürftigkeit beispielsweise einer Angststörung mit erheblichen Einschränkungen der Lebensqualität besteht unabhängig von damit verbundenen Kopfschmerzen. Wenn es gelingt, dies auch dem Patienten zu vermitteln, ist ein wesentliches Hindernis für eine psychologische Behandlung beseitigt, können zu erwartende Stagnationen oder Rückschläge im therapeutischen Prozess und kann auch die zu erwartende und in den meisten Therapien immer wieder auftretende »Rivalität« mit somatischen Krankheitskonzepten besser aufgefangen werden.

Zur Vorbereitung der Überweisung zur ambulanten Psychotherapie, aber auch als Startpunkt für Behandlungen bei ambivalenter Motivation, hat es sich nach unserer Erfahrung bewährt, den Patienten als Hausaufgabe zur nächsten Stunde die Beantwortung von 2 Fragen »aufzugeben«:

- Welche Gründe sprechen gegen eine Psychotherapie?
- Was müsste sich in 6 Monaten in Ihrem Alltag als Folge der Behandlung ändern, damit Sie sagen würden, das war erfolgreich?

> **Diese Form der Vorbereitung hilft, die Motivation zu klären, Hindernisse frühzeitig zu erkennen und realistische Ziele zu entwickeln, die auch kurzfristige Durststrecken zu überwinden helfen.**

11.8   Fazit

Wir haben uns an charakteristischen Patienten, Gesprächsverläufen, Schicksalen und Schwierigkeiten orientiert, denen wir bei unserer Arbeit täglich begegnen. Ziel unserer Darstellung war es, Themengebiete, Gesprächsinhalte, Strategien und Techniken darzustellen, die für diesen Tätigkeitsbereich kennzeichnend sind. Wir sind jedoch überzeugt, dass deren Kenntnis und Anwendung allein nicht ausreicht, um mit Patienten zu arbeiten, die häufig »schwierig« sind. Patienten erleben mit zunehmender Erkrankungsdauer immer stärker Skepsis, Misstrauen und Abwertungen durch Behandler und Bezugspersonen. Professionelle Distanz und Misstrauen verbessern keinesfalls die Zuverlässigkeit diagnostischer Schlussfolgerungen (Carter u. Weber 2010). Professionelle Nähe und Freundlichkeit

Pfingsten M, Leibing E, Franz C, Bansemer D, Busch O, Hildebrandt J (1997) Erfassung der »fear-avoidance-beliefs«
   bei Patienten mit Rückenschmerzen. Deutsche Version
   des fear-avoidance-beliefs questionnaire« (FABQ-D).
   Schmerz 11: 387–395
Prochaska JO, Di Clemente CC (1982) Transtheoretical
   therapy: toward a more integrative model of therapy.
   Psychother Theory Res Practice 19: 267–288
Saile H, Weiland-Heil K, Schwenkmezger P (2000) Lassen sich
   in klinischen Erstgesprächen valide Diagnosen stellen?
   Z Klin Psychol Psychother 29: 214–220
Saß H, Wittchen HU, Zaudig M (1996) Diagnostisches und
   statistisches Manual psychischer Störungen – DSM-IV.
   Hogrefe, Göttingen
Schaarschmidt U, Fischer A (2006) Arbeitsbezogene
   Verhaltens- und Erlebensmuster (AVEM). Harcourt Tests
   Services, Frankfurt am Main
Schmidt LR (1990) Psychodiagnostik in der Gesundheitspsy-
   chologie. In: Schwarzer R (Hrsg) Gesundheitspsychologie.
   Hogrefe, Göttingen, S 79–92
Seemann H, Nilges P (2001) Schmerzdokumentation. In: Zenz
   M, Jurna I (Hrsg) Lehrbuch der Schmerztherapie, 2. Aufl.
   Wissenschaftliche Verlagsgesellschaft, Stuttgart,
   S 159–174
Thomas E, Silman AJ, Croft PR, Papageorgiou AC, Jayson MIV,
   McFarlan GJ (1999) Predicting who develops chronic low
   back pain in primary care: a prospective study. BMJ 318:
   1662–1667
Turk DC, Fernandez E (1990) On the putative uniqueness of
   cancer pain: do psychological principles apply? Behav
   Res Ther 28: 1–13
Turk DC, Rudy TE (1990) Neglected factors in chronic pain
   treatment outcome studies – referral patterns, failure to
   enter treatment, and attrition. Pain 43: 7–25
Ullrich R, de Muynck R (1998) ATP (Assertivness Training
   Programm): Einübung von Selbstvertrauen und sozialer
   Kompetenz. Pfeiffer, München
Williams AC (1998) Depression in chronic pain: mistaken
   models, missed opportunities. Scand J Behav Ther 27:
   61–80
Williams AC, Davies HTO, Chaduri Y (2000) Simple pain rating
   scales hide complex idiosyncratic meanings. Pain 85:
   457–462
Wittchen HU, Sass H, Zaudig M, Koehler K (1989) Diagnos-
   tisches und statistisches Manual psychischer Störungen
   DSM-III-R Revision. Beltz, Weinheim
Wittchen HU, Wunderlich U, Gruschwitz S, Zaudig M (1997)
   Strukturiertes klinisches Interview für DSM-IV. Hogrefe,
   Göttingen

Wurmthaler C, Gerbershagen HU, Dietz G, Korb J, Nilges P,
   Schillig S (1996) Chronifizierung und psychologische
   Merkmale – Die Beziehung zwischen Chronifizierungsstadien bei Schmerz und psychophysischem Befinden,
   Behinderung und familiären Merkmalen. Z Gesundheitspsychologie 4: 113–136
Vangronsveld KL, Linton SJ (2012) The effect of validating and
   invalidating communication on satisfaction, pain and
   affect in nurses suffering from low back pain during a
   semi-structured interview. Eur J Pain 16: 239–246.
von Zerssen D (1976) Die Beschwerdenliste. Beltz, Weinheim

Schmerzmessung und klinische Diagnostik

B. Kröner-Herwig und S. Lautenbacher

12.1   Experimentelle Schmerzmessung   – 216

12.2   Klinische Diagnostik bei chronischen Schmerzen   – 223

12.3   Fazit   – 235

Literatur   – 235

B. Kröner-Herwig et al. (Hrsg.), *Schmerzpsychotherapie*,
DOI 10.1007/978-3-662-50512-0_12, © Springer-Verlag Berlin Heidelberg 2017

Lernziele

Zunächst werden die Prinzipien der experimentellen Schmerzmessung dargestellt und ihre Rolle im klinischen Feld diskutiert. Anders als beim klinischen Schmerz kann beim experimentellen Schmerz sowohl die Reiz- wie die Reaktionsseite quantifiziert werden. Die wesentlichen Schmerzinduktionstechniken und Schmerzreaktionsparameter sowie die Nutzung des Quantitative Sensory Testings (QST) werden vorgestellt. Ein besonderer Abschnitt befasst sich mit der Schmerzsensibilität im aktivierten Schmerzsystem.

Anschließend werden kurz einige besondere Probleme der biomedizinischen Diagnostik thematisiert und im Folgenden ausführlich die wesentlichen Bereiche der psychosozialen klinischen Diagnostik dargestellt. Verfahren zur Erhebung des Schmerzerlebens sowie zur Beschreibung der kognitiv-emotionalen, behavioralen und sozialen Dimensionen des chronischen Schmerzes werden beschrieben, soweit sie der klinischen Syndrombeschreibung bzw. -analyse und Therapieevaluation dienen. Empfehlungen für eine Standarddiagnostik werden gegeben.

12.1 Experimentelle Schmerzmessung

Warum bedarf es neben der Messung klinischer Schmerzen zusätzlich der Induktion und Messung experimenteller Schmerzen beim Schmerzpatienten? Meist bleiben bei der klinischen Schmerzmessung die Übertragungseigenschaften des Schmerzsystems und deren Störung unbestimmt. Die experimentelle Induktion und Messung von Schmerzen ermöglicht dagegen, sowohl den Input (Reiz) als auch den Output (Reaktion) aus dem Schmerzsystem differenziert zu messen. Bei Schmerzpatienten können daher mit der experimentellen Schmerzmessung beispielsweise regionale oder überregionale (systemische) **Hyperalgesien, Amplifizierungstendenzen** (z. B. verstärkte zeitliche Summation) und **Schmerzinhibitionsdefizite** erfasst werden. Hierdurch wird es teilweise auch möglich, die Beiträge der Noxe, der peripheren und zentralen Nozizeption sowie der psychischen Schmerzverarbeitung zu trennen.

Dies wird am Beispiel der Feststellung einer erhöhten Druckschmerzhaftigkeit durch Fingerpalpation deutlich, die oft zentraler Bestandteil der Definition und Diagnose bestimmter rheumatischer und orthopädischer Erkrankungen ist und eine experimentelle Schmerzmessung darstellt. Schon hierbei sind alle wesentlichen Elemente dieser Messstrategie zu finden. Der Schmerz tritt nicht spontan auf, sondern wird zum Zweck der Untersuchung induziert. Der Untersucher beobachtet das offene oder verdeckte Verhalten des Patienten daraufhin, ob bestimmte als schmerzindikativ angenommene Reaktionen auftreten. Der Zeitpunkt des Auftretens oder die Intensität der Reaktion geben dem Untersucher Hinweis auf die lokale oder – bei wiederholter Prüfung an verschiedenen Orten – generelle Reagibilität des Schmerzsystems auf Druck.

Ursprünglich wurde die experimentelle Schmerzmessung nur eingesetzt, um die basale Schmerzsensibilität zu prüfen. Mittlerweile wird das Schmerzsystem aber teilweise auch in aktiviertem Zustand untersucht, um physiologische Schmerzverstärkungs- und -hemmformen nachvollziehen zu können und damit die diagnostische Aussagekraft der Schmerzmessung zu erhöhen (◘ Tab. 12.1). Auf diese neuen Strategien in der experimentellen Schmerzmessung wird in ▶ Abschn. 12.1.5 genauer eingegangen.

12.1.1 Schmerzinduktionstechniken

Die Induktion von Schmerzen zum Zweck der Sensibilitätsprüfung muss exakt kontrollierbar sein, zum einen um die Risiken für den Patienten zu minimieren und dessen Toleranzen zu respektieren, zum anderen um physikalisch präzise angeben zu können, welcher **Reizstärke** der Patient ausgesetzt war (Arendt-Nielsen u. Lautenbacher 2004, Gracely 2006). Letzteres ist unerlässlicher Teil der Schmerzsensibilitätsprüfung, da die exakte Reizkontrolle hier – im Gegensatz zur Messung klinischer Schmerzen – erlaubt, die subjektive, behaviorale oder physiologische Reaktion quantitativ auf den Auslöser, d. h. die experimentelle Noxe, zu beziehen.

Früher ist man größtenteils von der physiologischen und psychologischen Äquivalenz der verschiedenen Schmerzinduktionsmethoden ausgegangen, und es war daher eher die technische Verfügbarkeit, die über den konkreten Einsatz der

❑ **Tab. 12.1** Messstrategien bei der experimentellen Schmerzmessung

Messziel	Vorgehen	Physiologische Grundlage
Basale Schmerzsensibilität	Applikation von Testreizen in größeren Intervallen; Quantifizierung der Reaktionen mit psychophysikalischen und psychophysiologischen Methoden	Individuumspezifische Sensibilität des Schmerzsystems in Ruhe
Sensibilität im aktivierten Schmerzsystem		
– Zeitliche Summation	Applikation einer Serie von kurzen Testreizen in kurzen Intervallen; Quantifizierung der Reaktionen wie oben	Veränderung der Sensibilität bei wiederholter bzw. dauerhafter Einwirkung einzelner Noxen (z. B. monolokulärer Dauerschmerz)
– Räumliche Summation	Gleichzeitige Applikation von Testreizen an mehreren Orten; Quantifizierung der Reaktionen wie oben	Veränderung der Sensibilität bei gleichzeitiger Einwirkung mehrerer Noxen (z. B. multilokulärer Schmerz)
– DNIC[a] oder CPM[b]	Gleichzeitige oder serielle Applikation eines meist langen konditionierenden Reizes und eines kürzeren Testreizes; Quantifizierung der Reaktionen wie oben	Veränderung der Sensibilität, wenn Schmerzhemmung über konditionierenden Reiz ausgelöst wird (z. B. Schmerzdämpfung durch vorbestehende Schmerzen)

[a] Diffuse Noxious Inhibitory Controls oder [b] Conditioned Pain Modulation: physiologische Grundlage des Phänomens, dass ein lang anhaltender, relativ intensiver Schmerzreiz heterotop zur Hemmung der Verarbeitung weiterer Schmerzreize führt (»Schmerz unterdrückt Schmerz«)

verschiedenen Methoden entschied. Heute ist bekannt, dass die verschiedenen Schmerzinduktionsmethoden unterschiedliche Ergebnisse bezüglich der Schmerzsensibilität eines Individuums gewinnen lassen (Neddermeyer et al. 2008). Was zunächst eher als Fehlervarianz angesehen wurde, wird jetzt als **systematische Unterschiedlichkeit** verstanden, da die verschiedenen Schmerzinduktionsformen das Schmerzsystem in unterschiedlichen Teilen mit unterschiedlicher räumlicher Ausdehnung und zeitlicher Dynamik aktivieren.

So stimulieren Druckreize eher tiefer liegende Nozizeptoren, die auch spinal anders verschaltet sind und verarbeitet werden, während Hitzereize ihre Wirkung auf die Hautnozizeptoren beschränken (Rollman u. Lautenbacher 2001). Das Eintauchen in eiskaltes oder heißes Wasser stimuliert größere Areale als die punktuelle Reizung mit einem Laserstrahl. Die minutenlangen (tonischen) experimentell induzierten Ischämien eines Körperteils aktivieren andere primäre Afferenzen (größtenteils C-Nervenfasern) und stellen andere Verarbeitungsanforderungen an das Schmerzsystem als die millisekundenkurze (phasische) Stromstimulation mittels Elektroden (größtenteils Aδ-Nervenfasern).

Die so bedingten Unterschiede bezüglich der aktivierten Afferenz- und Efferenzsysteme (deszendierenden Schmerzinhibitionssysteme) sowie bezüglich der räumlichen und zeitlichen Summation nozizeptiver Signale sind auch mit unterschiedlichen **subjektiven Schmerzqualitäten** verbunden. Manche experimentellen Schmerzen wirken daher vertraut und wenig bedrohlich, während andere äußerst artifiziell und ungewohnt erscheinen. Je nach Fragestellung in Diagnostik und Forschung muss hier eine Auswahl getroffen werden. ❑ Tab. 12.2 gibt einen Überblick über die gängigsten Verfahren zur Schmerzinduktion.

◻ **Tab. 12.2** Methoden der Schmerzinduktion

Physikalische Dimension	Methode
Mechanische Stimulation	– Nadelstich, von Frey-Borsten – Druck auf Muskelgewebe oder Knochen[a] – Quetschen von Hautfalten – Dehnung von Viszera
Thermische Stimulation	– Strahlungshitze (Infrarot, Laser) – Kontakthitze[b] (Peltier-Elemente, Heizstäbe, Thermoden mit zirkulierenden Flüssigkeiten) – Eis- bzw. Heißwasser
Elektrische Stimulation	– Transkutane Elektroden – Intrakutane Elektroden – Intramuskuläre Elektroden – Dentale Elektroden
Chemische Stimulation	– Kutane und muskuläre Anwendung von Capsaicin, Senföl etc. – CO_2-Reizung der Nasenschleimhaut – Intramuskuläre Infusion von hypertoner Kochsalzlösung
Blockade der Gewebe-durchblutung	Gewebeischämie, ausgelöst durch Blutdruckmanschette am Oberarm mit oder ohne Muskelarbeit

[a] Häufig angewendete Methode (Druckdolorimeter); Stimulatoren mit manueller oder computergesteuerter Druckregulation (sehr sicher, mittlere Präzision) kommerziell erhältlich
[b] Häufig angewendete Methode (Kontaktthermoden); Stimulatoren mit computergesteuerter Temperaturregulation (sehr sicher, hohe Präzision) kommerziell erhältlich, aber kostenintensiv

12

> **Wesentliche Kriterien einer guten Schmerzinduktionsmethodik**
> ▬ Kein Risiko einer Gewebeschädigung
> ▬ Wiederholbarkeit
> ▬ Auslösung einer eindeutigen Schmerzqualität
> ▬ präzise Reizkontrolle (Intensität, Zeit)
> ▬ Anwendbarkeit an verschiedenen anatomischen Orten
> ▬ Sensitivität gegenüber natürlichen therapiebedingten Veränderungen der Schmerzsensibilität

12.1.2 **Psychophysikalische Messverfahren**

Die gängigen psychophysikalischen Verfahrenstypen sind in ◻ Tab. 12.3 zur Übersicht dargestellt; die jeweiligen spezifischen Ausformungen und Verfahrenskombination können hier in ihrer Vielzahl nicht dargestellt werden (Arendt-Nielsen u. Lautenbacher 2004, Gracely 2006). Ähnlich wie bei der Auswahl der richtigen Schmerzinduktionsmethode muss bei der Auswahl der Verfahren zur Erfassung der experimentellen Schmerzen bedacht werden, dass die unterschiedlichen Messmethoden nicht äquivalent sind, sondern unterschiedliche Aspekte des Schmerzgeschehens abbilden.

Das am häufigsten eingesetzte psychophysikalische Verfahren ist die Messung der **Schmerzschwelle**, also die Feststellung der minimalen physikalischen Stärke eines Reizes, die zuverlässig eine Schmerzreaktion auslöst. Die Schmerzschwelle legt das untere Ende des Schmerzbereichs fest. Am oberen Ende des Schmerzbereichs liegt die **Toleranzschwelle**, definiert als die Reizstärke, die während einer Untersuchung gerade eben noch als tolerierbar zugelassen wird, bzw. die Reizstärke, bei der der Proband oder Patient die Schmerzinduktion abbrechen lässt. Der Vorteil dieser Verfahren ist, dass sie in ihren Anforderungen für Untersucher wie Patient gleichermaßen einfach sind.

◻ **Tab. 12.3** Verfahrenstypen der psychophysikalischen Schmerzmessung

Verfahrenstyp	Skalierung des Ergebnisses	Messbereich
Schmerzschwelle	Stimulusabhängig	Punktuell im unteren Schmerzbereich
Toleranzschwelle	Stimulusabhängig	Punktuell im oberen Schmerzbereich
Verbale Kategorialskala	Reaktionsabhängig	Gesamter Schmerzbereich
Numerische Ratingskala	Reaktionsabhängig	Gesamter Schmerzbereich
Visuelle Analogskala	Reaktionsabhängig	Gesamter Schmerzbereich
Größenschätzverfahren	Reaktionsabhängig	Gesamter Schmerzbereich

Gerade der Stellenwert der Schmerzschwelle ist, obwohl häufig kritisiert, nach wie vor hoch, da die metrisch exquisiteren Alternativen Patienten mit geringerer Schulbildung, höherem Alter und eingeschränkter Sprachfähigkeit leicht überfordern. Wesentlichste Einwände gegen die Schwellenmessungen sind die mangelhafte Trennung von sensorischen, emotionalen und motivationalen Komponenten der Schmerzreaktion und ihre punktartigen Abbildungseigenschaften, die nur Anfang oder Ende des Schmerzbereichs abbilden.

Da die Schmerz- und Toleranzschwellen in Reizstärkeeinheiten (Intensität oder Zeit) ausgedrückt werden, gelten sie als »**stimulusabhängige**« **Methoden** (Gracely 2006). Gängige psychophysikalische Prozeduren zur Feststellung der Schmerz- und Toleranzschwellen sind die Grenzwertmethode, die Herstellungsmethode und die Methode der konstanten Reize, wobei die ersten beiden Verfahren im klinischen Kontext am gängigsten sind. Für die wiederholte Messung von Schwellen, die eine zeitlich engmaschige Verlaufsmessung erlaubt, sind sog. Staircase- bzw. Trackingprozeduren entwickelt worden, bei denen die Reizstärken kontinuierlich in Abhängigkeit von den vorausgehenden Reaktionen schwellennah gehalten werden.

Mit der Methode der Schmerzschwellenmessung konnten einige typische Veränderungen der Schmerzsensibilität bei chronischen Schmerzsyndromen nachgewiesen werden. Während sich Patienten mit Fibromyalgie als generell schmerzempfindlicher (nicht nur an den Tender-Points und nicht nur bei Druck) erwiesen haben, konnte bislang für Patienten mit chronischem Rückenschmerz keine eindeutige Veränderung gezeigt werden. Bei Patienten mit mehr regionalen chronischen Schmerzen wie mit temporomandibularem Schmerzsyndrom, bestimmten Formen myofaszialer Schmerzen und mit primären Kopfschmerzen (Spannungs- und Clusterkopfschmerz, Migräne) waren die Hypersensibilitäten im symptomatischen Körperteil besonders ausgeprägt, aber keineswegs immer auf diesen Ort beschränkt (Lautenbacher u. Fillingim 2004).

Für die Erfassung der psychophysikalischen Zusammenhänge zwischen Reiz und Reaktion über den gesamten Schmerzbereich kann eine Reihe von Beurteilungsskalen eingesetzt werden (◻ Abb. 12.1). Die meisten **Beurteilungsskalen**, z. B. visuelle Analogskalen, verbale und numerische Beurteilungsskalen, eignen sich sowohl zur Beurteilung experimenteller als auch zur Beurteilung klinischer Schmerzen.

❯ **Man muss sich bei der Auswahl immer im Klaren darüber sein, dass generelle Empfehlungen nicht sinnvoll sind. Eine Erhöhung der kategorialen Auflösung, beispielsweise auf mehrere Zehnerbereiche beim Verfahren der Kategorienunterteilung (Goebel 1992) oder gar der Übergang zur kontinuierlichen Messung wie bei der visuellen Analogskala steigert potenziell die metrische Qualität, sie steigert jedoch auch die kognitiven Anforderungen an den Beurteiler/Patienten (Rollman 1992).**

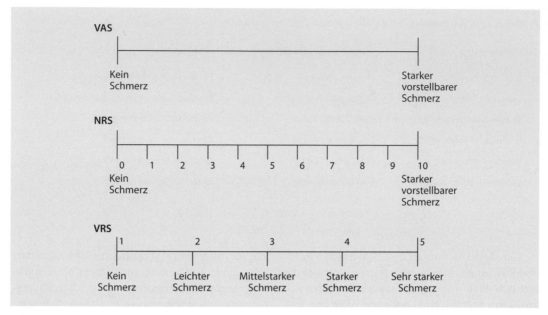

☐ Abb. 12.1 Skalenformate zur Erhebung der Schmerzintensität. *VAS* visuelle Analogskala, *NRS* Numerische Ratingskala, *VRS* verbal markierte mehrstufige Ratingskala

Ein weiteres mögliches Problem stellt die Auswahl geeigneter **Skalenanker** bzw. -markierungen dar. Beispielsweise hängt die individuelle Bedeutung des verbalen Ankers »stärkster vorstellbarer Schmerz« stark von den Vorerfahrungen sowie der aktuellen Stimmung und ggf. dem gegenwärtigen Schmerz ab. Folge können interindividuell unterschiedliche Verteilungen von Schmerzurteilen auf einer Schmerzskala trotz ähnlicher Schmerzen sein.

Da bei allen eben dargestellten Verfahren das Ergebnis in Skaleneinheiten der Beurteilung vorliegt, werden sie auch als »**reaktionsabhängige**« **Methoden** bezeichnet. Diese Skalen können durch entsprechende Instruktionen, Skalenbezeichnungen und -markierungen auch zur mehrdimensionalen Schmerzmessung eingesetzt werden. So ist der parallele Einsatz zweier visueller Analogskalen zur Messung von Schmerzsensorik und -affekt (Unangenehmheit oder »unpleasantness«) mittlerweile häufige Praxis in psychophysikalischen Experimenten (Price u. Harkins 1987).

Spezialverfahren in der Schmerzpsychophysik, die hier nur benannt, aber nicht diskutiert werden können, sind Methoden der Signal-Entdeckungs-Theorie (alternativ: sensorische Entscheidungs-

theorie), Forced-Choice-Verfahren und Methoden der funktionellen Schmerzmessung (vgl. auch Gracely 2006).

12.1.3 Quantitative Sensory Testing

Die psychophysikalischen Messverfahren (▶ Abschn. 12.1.2) haben in Form des sog. Quantitative Sensory Testing (QST) Einzug in die klinische Schmerzmessung gehalten. Man versteht unter QST **Batterien von Sensibilitätstests**, wozu auch immer schmerzspezifische Tests gehören. So wird beispielsweise die Berührungs-, Temperatur- und Schmerzsensibilität mit Schwellen- und Beurteilungsverfahren gemeinsam gemessen. Bislang ist es ein Problem, dass diese Testbatterien nicht standardisiert sind und daher häufig unterschiedliche Einzeltests beinhalten. Eine gewisse **Standardisierung** hat der Deutsche Forschungsverbund Neuropathischer Schmerz mit einem Vorschlag für eine Testbatterie erreicht und damit internationale Akzeptanz gefunden (Rolke et al. 2006). Der Nutzen von QST für die Diagnostik neuropathischer Schmerzen ist mittlerweile erwiesen (Walk et al. 2009), für die Diagnostik muskuloskelettaler Schmerzen liegen vielversprechende Ergebnisse vor (Pavlaković u. Petzke 2010). Es besteht auch begründete Hoffnung, dass das QST dazu beitragen kann, Schmerzen nach den beteiligten pathophysiologischen Mechanismen zu diagnostizieren und zu behandeln (Cruz-Almeida u. Fillingim 2014). QST besteht in der Regel aus halboder nicht-automatisierten Einzeltests, die trotz der Abhängigkeit von der Durchführungskompetenz des Untersuchers größtenteils zufriedenstellende Zuverlässigkeit zeigen (Werner et al. 2013).

12.1.4 Psychophysiologische und behaviorale Messverfahren

Die Zeiten, in denen man subjektive Schmerzparameter sowohl in der experimentellen als auch in der klinischen Schmerzmessung am liebsten vermeiden und durch objektive, nicht auf dem Erleben des Patienten basierende, ersetzen wollte, sind glücklicherweise vorbei.

> **Die Messung subjektiver Schmerzparameter hat sich allerseits zur anerkannten Disziplin entwickelt (Gracely 1999). Trotzdem sind physiologische Reaktionen auf experimentelle Schmerzreize interessant, wenn die Gesamtheit nozizeptiver Prozesse erfasst werden soll.**

Viele vegetative und endokrine Reaktionen sind jedoch sehr unspezifisch und zeigen eher den mit dem Schmerz assoziierten Stress oder die Neuartigkeit der Reizung als den Schmerz selbst an. Daher lassen sie auch oft – trotz des Persistierens des subjektiven Schmerzerlebens – nach, wenn der Schmerz seine Stresshaftigkeit bzw. »novelty« verloren hat (Gracely 2006). Geht es jedoch um die Interaktion von Schmerz mit Angst, Aktivierung, Stress und Immunreaktion, sind vegetative und endokrine Reaktionsgrößen sicherlich relevant, aber oft nur im Rahmen von Forschungsprojekten zu erheben.

Ein interessanter somatischer Indikator von Schmerz ist der **nozifensive Beugereflex** (R-III-Reflex), der mittels elektrischer Reizung des N. suralis ausgelöst und über die Reaktion des M. biceps femoris quantifiziert wird (Skljarevski u. Ramadan 2002). Die Korrelation mit subjektiven Indikatoren der Schmerzsensibilität ist gut und durch die Existenz supraspinaler Einflüsse ist der Reflex auch nicht nur Spiegel spinaler nozizeptiver Reagibilität. Hier bietet sich eine Alternative zu den schmerzevozierten Hirnpotenzialen in der Untersuchung von Patienten, bei denen subjektive Indikatoren der Schmerzsensibilität aufgrund sprachlicher oder kognitiver Defizite oder anderer kommunikativer Probleme nicht zu gewinnen sind (Gracely 1999). Jedoch kann auch der nozifensive Beugereflex nur in Speziallabors erhoben werden.

Schon seit einiger Zeit werden **Hirnpotenziale** infolge schmerzhafter Reize untersucht (Arendt-Nielsen u. Lautenbacher 2004, Treede 2003). Diese wurden nach ihrem häufigsten Ableitungsort Vertexpotenziale genannt. Es sind schwache Potenzialschwankungen, die nur durch entsprechende Mittelungsverfahren sichtbar gemacht werden können. Sie zeigen in ihrer Amplitude eine enge Korrelation mit der empfundenen Schmerzintensität und gelten daher als »Schmerzpotenziale«.

Tatsächlich sind die Potenziale, die oberhalb der Schmerzschwelle ausgelöst werden, in ihrer Form kaum anders als die unterhalb ausgelösten und nur durch ihre größere Amplitude unterscheidbar. Die schmerzevozierten oder – vorsichtiger ausgedrückt – schmerzkorrelierten Hirnpotenziale mit Latenzen zwischen 80 ms und 1.400 ms sind sicherlich Korrelate des Schmerzerlebens, spiegeln aber nicht eindeutig dessen funktionelle neuronale Grundlage wider. Hierfür spricht, dass die schmerzevozierten Hirnpotenziale gegenüber Aufmerksamkeits- und Habituationseffekten sowie parallel ablaufenden motorischen Prozessen sehr empfindlich sind, was bei zeitgleicher Messung des subjektiven Schmerzempfindens nicht in der Form zu beobachten ist (Gracely 1999).

Eine weitere Einschränkung ist die methodisch begründete Notwendigkeit, nur artifizielle Schmerzreize verwenden zu können. Die Reize müssen alle sehr kurz sein und einen präzise kontrollierbaren sowie feststellbaren Beginn aufweisen; sie sollen möglichst in nicht vorhersagbaren Intervallen verabreicht werden, um reliabel Potenziale auslösen zu lassen. Hierzu werden in der Regel Laseroder Hitzereize über schnellaufheizende Kontaktthermoden (»contact heat evoked potentials«) eingesetzt.

> ❯ Die Messung schmerzevozierter Hirnpotenziale ist trotz der beschriebenen methodischen Einschränkungen und der schwierigen Quellenanalysen zur Ortung des zerebralen Sitzes der Potenzialgeneratoren sicherlich eine wertvolle Spezialmethode, die Aufschlüsse über die strukturelle und funktionelle Integrität der nozizeptiven Bahn- und Verarbeitungssysteme erlaubt und daher bei ausgewählten Patienten in Kombination mit somatosensorisch evozierten Potenzialen zur Anwendung kommen sollte (Treede 2003).

Der Nachweis zentraler nozizeptiver Prozesse bei länger andauernder experimenteller Stimulation ist im Prinzip mit der Elektroenzephalografie (EEG) möglich. Die mit dieser Technik erhobenen Befunde waren aber bislang recht unspezifisch und variabel. Bessere Ergebnisse versprechen in diesem Zusammenhang die Magnetenzephalografie (MEG), die Positronenemissionstomografie (PET) und die funktionelle Kernspintomografie (fMRT; Casey u. Bushnell 2000). Unter experimenteller Schmerzstimulation konnten speziell mit dem fMRT die kortikalen und subkortikalen Schmerznetzwerke mit den Knotenpunkten somatosensorischer Kortex I und II, Inselkortex, anteriorer und posteriorer Gyrus cinguli, Thalamus und Zerebellum dargestellt und in ihrer Funktionalität (z. B. als Korrelationen mit anderen Schmerzindikatoren) analysiert werden. Dies geschah jedoch bislang nur in wissenschaftlichen Untersuchungen an gesunden Personen und Patienten (Apkarian et al. 2005). Mittlerweile sind sogar die relativ schnell bei chronischen Schmerzen einsetzenden Veränderungen der kortikalen Dicke bei Patienten darstellbar (Cagnie et al. 2014). Für die diagnostische Prüfung des Schmerzsystems sind diese geräte-, personal- und kostenintensiven Methoden der Bildgebung meist durch Fehlen von Normwerten noch nicht geeignet.

Schmerz führt zudem zu einer Vielzahl von behavioralen Phänomenen (Vermeidungs- und Schonverhalten, Schutzreflexe, kurative Verhaltensweisen etc.), die experimentell kaum zu nutzen sind. Anders sieht das beim **mimischen Schmerzausdruck** aus, der im Labor besonders gut zu erfassen ist und bei Kenntnis auch dem Kliniker bei der Schmerzdiagnose sehr helfen kann. Die Feinanalyse findet mit dem **Facial Action Coding System** statt; es existieren aber auch Skalen zur Fremdbeobachtung (Kunz 2015). Typische Schmerzzeichen sind das Zusammenziehen der Augenbrauen, Heben der Wangen, Anspannen der Augenlider, Schließen der Augen, Naserümpfen und Heben der Oberlippe, wobei die interindividuelle Varianz des Ausdrucks hoch ist (Kunz u. Lautenbacher 2014). Besonders wichtig sind solchen Analysen bei Personen, die sich verbal noch nicht (Kinder) oder nicht mehr (Patienten mit kognitiven und linguistischen Beeinträchtigungen) äußern können.

12.1.5 Messung der Sensibilität im aktivierten Schmerzsystem

Zeitliche Summation Sie kann mit Serien von Schmerzreizen mit relativ kurzen Intervallen (<2 s) ausgelöst werden, sodass spätere Schmerzreize in der Serie stärkere Empfindungen auslösen (Arendt-Nielsen u. Lautenbacher 2004). Sonst nicht schmerzhafte Reize können auf diese Weise auch schmerzhaft werden. Die wiederholte Reizung führt zu einer Addition synaptischer Potenziale in Rückenmarksneuronen, die letztendlich eine verstärkte neuronale Reaktion hervorruft, was zu einer kurzfristigen **Sensivierung** führt. Diese Sensivierung kann jedoch auch nach Beendigung der peripheren Reizung fortbestehen (Dickenson u. Sullivan 1987). Dieses Phänomen wird **Wind-up** genannt (▶ Kap. 3) und gilt als wichtiger pathophysiologischer Mechanismus für die Auslösung und Aufrechterhaltung akuter und chronischer Schmerzen.

Zeitliche Summation kann durch wiederholte thermische, mechanische oder elektrische Reizung ausgelöst werden, wobei als Stimulationsorte Haut, Muskel und sogar Viszera infrage kommen (Arendt-Nielsen u. Lautenbacher 2004). Die zeitliche Summation kann sowohl mit den dargestellten psychophysikalischen als auch den psychophysiologischen (vor allem R-III-Reflex) Methoden gemessen werden. Besonders bei Patienten mit Fibromyalgie wurde konsistent eine deutlich verstärkte zeitliche Summation nachgewiesen, was als klarer ätiologischer Hinweis auf das Vorliegen einer zentralen Sensivierung angesehen wird (Staud u. Spaeth 2008).

Räumliche Summation Sie tritt auf, wenn potenziell schmerzhafte Reize auf eine größere Fläche verabreicht werden (Arendt-Nielsen u. Lautenbacher 2004). Je größer das Hautareal ist, auf dem Hitze, Kälte oder Druck verabreicht werden, desto niedriger wird die Schmerzschwelle. Dieser Effekt ist besonders ausgeprägt bei Applikationen innerhalb eines Dermatoms, aber auch über mehrere Dermatome hinweg nachweisbar (Nielsen u. Arendt-Nielsen 1997). Als vergleichsweise einfache Induktionsmethode bietet sich das variabel tiefe Eintauchen eines Körperteils in kaltes oder heißes Wasser an. Für die Quantifizierung der Summationseffekte werden in der Regel psychophysikalische Verfahren verwendet.

CPM Es handelt sich hierbei um eine spezielle Form der **Schmerzhemmung**, nämlich die Conditioned Pain Modulation (CPM; Yarnitsky 2010). Früher wurde diese Hemmung nach ihren physiologischen Grundlagen »diffuse noxious inhibitory controls« (DNIC) genannt. Die CPM kann beim Menschen untersucht werden, indem gleichzeitig an ganz unterschiedlichen Körperstellen (heterotop) ein intensiver, lang anhaltender Reiz als konditionierender Stimulus und ein in der Regel schwächerer und kürzerer Reiz als Teststimulus appliziert werden. Typische Kombinationen von konditionierendem und Teststimulus sind Eis- oder Heißwasser einerseits und kurze Elektro- oder Hitzereize andererseits (Willer et al. 1984). Die CPM-Testprotokolle sind leider noch zu vielfältig; einige erlauben jedoch sicherlich Messungen mit zufriedenstellender Zuverlässigkeit (Granovsky et al. 2015).

Zur CPM-Quantifizierung werden in der Regel Beurteilungsskalen (◘ Abb. 12.1) verwendet und die Differenz zwischen der Beurteilung der Testreize mit und ohne zeitgleiche Applikation des konditionierenden Reizes berechnet. Die apparativ sicherlich aufwendige Methode erlaubt recht zuverlässig die Erfassung von **Defiziten der Schmerzhemmung**, wie sie bereits bei einigen chronischen Schmerzsyndromen (Fibromyalgie und andere muskuloskelettale Schmerzsyndrome, Migräne, Spannungskopfschmerz, Reizdarm) nachgewiesen wurde (Pud et al. 2009). Die Frage bleibt, ob die defizitäre Schmerzhemmung eine Prädisposition darstellt oder als physiologische Erschöpfung infolge chronischer Schmerzen zu sehen ist.

> **Die experimentelle Prüfung der Schmerzsensibilität ist immer dann angezeigt, wenn Störungen der Übertragungscharakteristika im Schmerzsystem vermutet werden.**

Solche Veränderungen können beispielsweise regional durch entzündliche Prozesse und überregional (systemisch) durch zentrale Sensitivierung bei wiederholten Noxen zustande kommen. Bei der experimentellen Schmerzmessung, die von der einfachen Fingerpalpation bis zur hoch technisierten Schmerzinduktion mittels Laser reicht, sind exakte Reizkontrolle und genaue Reaktionsmessung oberstes Gebot. Nur so gewinnt die experimentelle Schmerzmessung den notwendigen Wert als Ergänzung der klinischen Schmerzmessung, bei der in der Regel immer nur die Reaktionsseite gegeben und messbar ist. Mittlerweile haben sich neben der experimentellen Messung der Sensibilität des Schmerzsystems im Ruhezustand einige Messstrategien etabliert, um das Schmerzsystem im aktivierten Zustand (Untersuchung von Summations- und Hemmungsmechanismen) zu untersuchen.

12.2 Klinische Diagnostik bei chronischen Schmerzen

Die **Multidimensionalität chronischer Schmerzsyndrome** erfordert eine Diagnostik, die sowohl die biomedizinische und psychosoziale Ebene des Problembereichs erfasst als auch innerhalb der Ebenen verschiedene Aspekte differenziert. **Ziel der Schmerzdiagnostik** ist zum einen die angemessene **Deskription** des Schmerzsyndroms inklusive seiner psychosozialen Korrelate, zum anderen die Analyse der auslösenden und aufrechterhaltenden Bedingungen der Störung. Die Schmerzdiagnostik dient damit der Behandlungsplanung, auch die konkrete Form der Therapieprozesskontrolle wie die Wirksamkeitsprüfung lassen sich daraus ableiten.

> **Aufgaben der Schmerzdiagnostik**
> - Beschreibung des Syndroms und seiner psychosozialen Korrelate
> - Analyse der auslösenden und Aufrechterhaltungsbedingungen
> - Ableitung von Behandlungszielen
> - Ableitung von Therapieprozess- und Erfolgsvariablen

12.2.1 Methodische Aspekte biomedizinischer Schmerzdiagnostik

Die biomedizinischen Methoden der Schmerzdiagnostik können an dieser Stelle weder ausführlich dargestellt noch fachlich angemessen diskutiert werden. Auf einige allgemeine methodische **Probleme der biomedizinischen Schmerzdiagnostik** soll dennoch eingegangen werden, da sie innerhalb der multiprofessionellen Zusammenarbeit in Forschung und Praxis relevant werden.

> **In der schmerztherapeutischen Versorgung hat die biomedizinische Diagnostik einen vorrangigen Stellenwert. Es wird immer zunächst zu klären sein, ob somatische Schmerzursachen vorliegen, deren Behebung mit großer Wahrscheinlichkeit zur Beseitigung der Schmerzen führt.**

Ein Schwerpunkt der diagnostischen Aufgaben des medizinischen Schmerztherapeuten liegt auf der **Sichtung, Gewichtung und Integration der vielfältigen Befunde**, die meist zuvor von Fachärzten verschiedener Disziplinen erhoben worden sind, woraus sich die Notwendigkeit weiterer schmerzmedizinischer Diagnostik ableiten lässt.

Der Praxis der schmerzmedizinischen Diagnostik sind einige bedeutsame Schwächen abzuleiten, die auf dem **Mangel an Standardisierung des Vorgehens**, der **Objektivierung** und auch der **Quantifizierung** der Befunde beruhen. Eine Problematisierung dieser Schwächen findet jedoch nur selten statt, vielleicht deshalb, weil medizinischer Diagnostik im Vergleich zu psychologischer sozusagen »von Natur aus« ein hoher Grad an Objektivität und Reliabilität zugesprochen wird.

Auf einen weiteren, besonders prekären Schwachpunkt wiesen schon Nilges u. Gerbershagen (1994) in eindrücklicher Weise hin:

> **Viele Befunde empirischer Studien, genauso wie die klinischen Erfahrungen, zeigen, dass häufig *korrelative* medizinische Befunde zu organischen Schädigungen als *kausal* für das Schmerzgeschehen beurteilt werden.**

Dies ist besonders eindrücklich beim **chronischen Rückenschmerz**, der nach der übereinstimmenden Sicht von Experten zu über 90 % ohne eine zu spezifizierende »Ursache« auftritt (Waddell 1998), bei dem aber immer wieder »Kausalfaktoren« diagnostiziert werden. Dabei werden »wissenschaftlich« klingende Diagnoselabel wie Lumbalgie oder LWS-Syndrom benutzt. Diese bedeuten nichts anderes, als dass der Patient Schmerzen im unteren Bereich des Rückens hat und enthalten keinerlei erklärende Information.

> **Der somatische Befund – *Korrelat* oder *Kausalfaktor*? Ein besonderes Problem der biomedizinischen Diagnostik des chronischen Schmerzes.**

Generell werden **somatische Aspekte** der Störung **überbewertet**. Dies kann zu nachteiligen Folgen für die Patienten führen, von iatrogen schädigenden invasiven Eingriffen bis zur »Betonierung« von organischen Defektmodellen des Schmerzes, die den Patienten daran hindern, eigene aktive Bewältigungsbemühungen als aussichtsreich und nützlich wahrzunehmen.

Objektivität, Reliabilität und Validität bestimmter diagnostischer Maßnahmen müssen daher in Zukunft auch im biomedizinischen (wie auch psychologischen) Bereich stärker reflektiert und genauer untersucht werden. Erste Ansätze hierzu lassen sich bereits erkennen. Mit der Entwicklung des sog. **Multiaxialen Klassifikationssystems für Schmerzstörungen** (▶ Kap. 13) ist ein wichtiger Schritt zur Vereinheitlichung diagnostischer Prozeduren getan worden, was langfristig zu einer Verbesserung der Schmerzdiagnostik führen sollte.

Als ein Schritt auf diesem Weg ist auch die Entwicklung des **Deutschen Schmerzfragebogens** zu betrachten, dessen Beantwortung von jedem Schmerzpatienten vor Beginn der Behandlung eingefordert werden sollte (online unter: http://www.dgss.org/deutscher-Schmerzfragebogen/). Dieser erfasst die wichtigen Daten zum Schmerzleben und -verhalten sowie sozialmedizinische Daten wie Behandlungsdaten. Allerdings sind einige Skalen aus urheberrechtlichen Gründen Produkt von Selbstentwicklungen und entsprechen nicht immer den national und international gebräuchlichen Fragebögen, die zumeist auch umfassender evaluiert sind. Das dazugehörige Handbuch gibt Informationen zur Evaluation (z. B. Reliabilität) in größeren Gruppen von Schmerzpatienten. Ein direkter Vergleich der eigenen Patientendaten mit diesen ist aber nur eingeschränkt möglich.

> **Deutscher Schmerzfragebogen (DSF) der Deutschen Schmerzgesellschaft: Erfassungsbereiche**
> ▬ Identifizierende Daten zur Person
> ▬ Schmerzlokalisation (Grafik: »Schmerzmännchen«)
> ▬ Daten zu Dauer und Verlauf etc.
> ▬ Schmerzqualität
> ▬ Schmerzintensität
> ▬ Schmerzbedingte Beeinträchtigung (Pain Grade nach von Korff et al. 1994)
> ▬ Subjektive Kausal- und Kontrollattribution
> ▬ Beeinflussbarkeit/moderierende Faktoren
> ▬ Allgemeines Wohlbefinden (Herda et al. 1998)
> ▬ Depressions-Angst-Stress-Skalen (DASS; Nilges u. Essau 2015)
> ▬ Bisherige Behandler u. Behandlungen
> ▬ Medikamenteneinnahme
> ▬ Weitere Krankheiten und Folgen
> ▬ Demografie/Versicherungen
> ▬ Sozialrechtliche Situation
> ▬ Gesundheitsbezogene Lebensqualität (QLIP; vgl. SF12, Ware et al. 1996)

12.2.2 Bereiche der klinischen Schmerzdiagnostik

Traditionell werden die Bereiche, die eine psychosoziale Diagnostik zu erfassen hat, bestimmt durch Parameter der kognitiv-emotionalen (oder subjek-

tiven), der behavioralen (oder motorischen) sowie der physiologischen Ebene. Daneben werden auch relevante soziale Daten erfasst.

Schmerzerleben

Hierbei geht es um die Erfassung quantitativer Variablen, wie der **Schmerzstärke**, die mittels verschiedener Skalen (◻ Abb. 12.1) erfasst werden kann.

Natürlich sind auch Informationen zur Schmerzdauer und -häufigkeit (vgl. z. B. DSF) zu erheben. Auf die Erfassung der Qualität des Schmerzerlebens wird noch gesondert eingegangen.

Die Erhebung der quantitativen Schmerzerlebensvariablen sollte in der Regel ereignisnah (also zeitlich eng gekoppelt an das Erleben) erfolgen und als Verlaufsmessung konzipiert werden. Dazu werden meist sog. **Schmerztagebücher** eingesetzt. Zu Vergleichszwecken können neben aktuellen auch retrospektive Einschätzungen wie »stärkster Schmerz« oder »durchschnittlicher Schmerz« in den »vergangenen 4 Wochen« o. Ä. eingeholt werden. Einige Therapeuten lassen auch die Erträglichkeitsgrenze des Schmerzes skalieren.

Zumeist wird eine numerische Ratingskala als Grundlage der Protokolleintragungen in einem Schmerztagebuch (▶ Anhang A3 im Serviceteil und unter http://extras.springer.com/) verwendet, in dem täglich zu vorgegebenen Zeitpunkten neben anderen Informationen die Schmerzstärke dokumentiert werden soll. Ist das Raster der täglichen Eintragungen eng (z. B. stündlich), so ergibt sich die Dauer des Schmerzes direkt aus diesen Eintragungen. Ansonsten hat eine gesonderte Einschätzung zu erfolgen.

Bei episodischen Schmerzen (z. B. Migräne) ist die Häufigkeit von Schmerzepisoden für einen repräsentativen Zeitraum zu erfassen. Dieser sollte nicht unter 4 Wochen liegen. Ansonsten richtet sich die Dauer der Tagebuchdokumentation nach diagnostischen und therapeutischen Erwägungen im Einzelfall.

> ❯ **Farrar u. Young (2001) konnten zeigen, dass unabhängig vom Ausgangsniveau eine Änderung in den Ratingwerten der Schmerzintensität um ca. 30 % als »klinisch bedeutsame« Veränderung gelten kann. Dies ermöglicht die Einschätzung der Relevanz von Veränderungen.**

Im Tagebuch kann auch die effektive Dimension der Schmerzen über die Skalierung der »Unangenehmheit« (»unpleasantness«) erfasst werden. Die zeitlich differenzierte Erfassung ist allerdings eher unüblich.

> ❯ Das Schmerztagebuch gilt trotz seiner potenziellen Mängel immer noch als der Königsweg zur Dokumentation des Schmerzverlaufs.

Der Nachteil der Tagebuchmethode, die nicht kontrollierbare »Verfälschung« der Daten durch mangelnde **Compliance im Protokollverhalten** des Patienten (z. B. nachträgliches, stereotypes Ausfüllen der Tagebücher), kann durch den Einsatz sog. **elektronischer Tagebücher** verringert werden (Müller et al. 2004, Ott et al. 2000). Hier wird der Patient durch besondere Signalgebung an die Dokumentation erinnert und das Protokollverhalten kann selbst erhoben werden (z. B. durch Speicherung der Eingabezeiten).

Die Befürchtung, dass infolge der täglichen Protokollierung durch die besondere Aufmerksamkeitszuwendung die **Schmerzwahrnehmung intensiviert** wird, ist empirisch nicht bestätigt worden (von Baeyer 1994). Dennoch sollte die Tagebuchführung nur so lange durchgeführt werden, wie sie zur Informationsgewinnung gebraucht wird.

Im Schmerztagebuch kann die Erfassung der Schmerzintensität in **Zusammenhang mit bestimmten Aktivitäten** des Patienten ein wichtiges therapeutisches Instrument für die Veränderung der Selbstwahrnehmung des Patienten sein. So zeigt sich z. B. die vom Patienten vermutete enge Korrelation von Schmerz und körperlicher Aktivität nicht, oder der »immer gleiche« Schmerz erweist sich als veränderlich in Abhängigkeit von bestimmten Situationen oder der Stimmung des Patienten. Die Aufdeckung und therapeutische Nutzung solcher vom Patienten zunächst nicht erwarteten Zusammenhänge bzw. Diskrepanzen ist nur möglich, wenn Therapeut und Patient die protokollierten Daten gemeinsam systematisch analysieren.

Bei der **Dokumentation von Kopfschmerzen** kann es nützlich sein, auch vorausgehende oder korrelierende Symptome (z. B. Unilateralität des Schmerzes, Übelkeit) pro Schmerzepisode zu erfassen. Dies kann in Tagebüchern berücksichtigt werden (Kopfschmerztagebuch ▶ Anhang A4 im Serviceteil und unter http://extras.springer.com/).

Der erste Ansatz zu der Erhebung der **erlebten Schmerzqualität** stammt sowohl konzeptuell als auch verfahrenstechnisch von R. Melzack (1975), der mit seinem **McGill Pain Questionnaire** den sensorisch-diskriminativen Anteil des Schmerzerlebens (z. B. Erleben des Schmerzes als reißend, stechend) von dem kognitiv-evaluativen und dem motivational-affektiven Anteil unterscheiden wollte. Die letztgenannten Komponenten lassen sich allerdings empirisch nicht trennen, da sie gemeinsam den »Leidensaspekt« des Schmerzes (beängstigender, mörderischer Schmerz) thematisieren.

> ❯ Die Schmerzempfindungsskala (SES) von Geissner (1996) erfasst mehrere sensorische und 2 affektive Skalen, die zu einem globalen »sensorischen« sowie einem »affektiven« Skalenwert zusammengefasst werden können (vgl. ▶ Abschn. 12.2.1; siehe auch DSF).

Der **sensorische Score** beschreibt das Ausmaß der Wahrnehmungsdifferenzierung des Schmerzes, während der **affektive Score** die emotionale Bewertung des Schmerzes beschreibt. Auf ein Missverständnis sei an dieser Stelle hingewiesen: Der affektive Score sagt nichts über den »psychogenen« Anteil des Schmerzes aus. Therapeutische Interventionen wirken meist auf beide, sowohl die sensorisch-diskriminative als auch die affektive Dimension der Schmerzwahrnehmung ein, die in einem mittleren Ausmaß positiv miteinander korrelieren.

Neben der Qualität wird auch die **Lokalisation der Schmerzen** erfasst. Es erwies sich auch als nützlich, diese vom Patienten anhand einer Zeichnung oder Grafik dokumentieren zu lassen (z. B. Ohlund et al. 1996; ▶ Anhang A6 im Serviceteil und unter http://extras.springer.com/), was für einen Mediziner bei der Beurteilung des »physiologischen« Hintergrundes der Schmerzausbreitung oder die Beurteilung der Chronifizierung hilfreich sein kann.

Kognitiv-emotionale Prozesse bei chronischen Schmerzen

Auf die **Erhebung komplexerer Verarbeitungsprozesse** auf der kognitiv-emotionalen Ebene zielen Verfahren ab, die Erwartungen, Überzeugungen und Einstellungen hinsichtlich des Schmerzes bzw. seiner Folgen sowie begleitende emotionale Prozesse erfassen.

12

Der **Fear-Avoidance Beliefs Questionnaire** (FABQ; Pfingsten et al. 2000) erfasst in 3 Subskalen, die Überzeugung, dass »**Arbeit**«
- der »Grund für die Schmerzen« ist,
- »mit Schmerzen unmöglich« ist und
- »körperliche Aktivitäten die Schmerzen verschlimmern«.

Ein hohes Ausmaß an »fear-avoidance beliefs« hat sich als negativer Prognosefaktor für den Therapieerfolg erwiesen (▶ Kap. 28). Eine Berücksichtigung dieser Überzeugungen in frühen Phasen der Therapie sollte dabei helfen, therapeutische Misserfolge zu vermeiden.

Der Verarbeitungsmodus **Katastrophisierung** hat sich als bedeutsame Einflussgröße für die subjektive Schmerzstärke und die Beeinträchtigung erwiesen (Keefe et al. 2004, Sullivan et al. 2001). Die Pain Catastrophizing Scale von Sullivan et al. wurde von Meyer et al. (2008) in der deutschen Version validiert. Im Fragebogen zur Erfassung schmerzbezogener Selbstinstruktionen (FSS; Flor 1991) wird Katastrophisierung unter dem Begriff »hinderliche« Selbstinstruktionen erfasst. Auch das Kieler Schmerz-Inventar (KSI; Hasenbring 1994) enthält eine Katastrophisierungsskala. Die von Quint et al. (2011) entwickelte zweidimensionale Skala zu Erfassung von Angst-Vermeidungs-Überzeugungen (adaptiert auf ältere Rückenschmerzpatienten) enthält ebenso eine Skala für die Erfassung dieser Variable.

Schmerzbezogene Angst wird in der viel genutzten Pain Anxiety Symptom Scale, vor allem in ihrer Kurzform (PASS-20; McCracken u. Dhingra 2002) gemessen, die von Kreddig et al. (2015) an einer deutschen Stichprobe erprobt und analysiert wurde. Der Fear of Pain Questionnaire (McNeil u. Rainwater 1998) erhebt Angst in 4 Bereichen, die in den Faktoren »severe«, »minor«, »injection« und »dental pain« repräsentiert sind (Asmundson et al. 2008), hat aber in Deutschland noch keine große Verbreitung gefunden. Als weiterer Angsterfassungsbogen soll die Tampa Scale for Kinesiophobia (Kori et al. 1990, deutsche Fassung von Rusu et al. 2014) genannt werden, die im Kontext des Fear-Avoidance-Modells die Bewegungsangst insbesondere bei Rückenschmerzpatienten erfassen soll. **Schmerzvigilanz** und -**bewusstheit** wird von dem Pain Vigilance and Awareness Questionnaire (PVAQ; McCracken 1997) mit den Subskalen »attention to pain« und »attention to change« erhoben. Die deutsche Fassung ist bei Lautenbacher (Lautenbacher et al. 2009) erhältlich. Alle diese Fragebögen erfassen verwandte Konstrukte, d. h., sie weisen relativ große Interkorrelationen auf. Alle diese Trait-Variablen gelten als Prädiktoren für die Schmerzschwere, schmerzbezogenen Disstress und ähnliche Parameter. Für die meisten Skalen ist der spezifische Konstruktanteil noch nicht hinreichend geklärt.

Die Rolle von **Attribuierungsprozessen** für chronische Krankheiten wird in Hinblick auf ihre Relevanz bei der Therapieplanung und für den Therapieerfolg vielfach diskutiert. So gibt es Ansätze, die sog. Ursachenattributionen bei Patienten mit chronischen Schmerzen erfassen. Dabei wird zwischen internalen und externalen Kausalattributionen (Hasenbring 1994) oder zwischen medizinischen und psychologischen Kausalattributionen (KAUKON; Kröner-Herwig et al. 1993) unterschieden. Auch Kontrollattributionen im Sinne des **Selbstwirksamkeitskonzepts** können erhoben werden (Fragebogen zur Erfassung der schmerzspezifischen Selbstwirksamkeit, FESS; Mangels et al. 2009), da diese vermutlich besonders wichtig für den Aufbau von funktionalem Bewältigungsverhalten sind.

> Die Erhebung von Attributionsprozessen und allgemeinen Schmerzüberzeugungen ermöglicht dem Therapeuten einen Einblick in die subjektive Krankheitstheorie des Patienten und eine gezielte Bearbeitung von Krankheitsannahmen, die der Akzeptanz und dem Erfolg einer psychologisch fundierten Schmerztherapie im Wege stehen könnten.

Wie bei anderen chronischen Erkrankungen spielen **Bewältigungsstrategien** eine bedeutsame Rolle für den Verlauf der Krankheit bzw. den Grad der Beeinträchtigung durch die Krankheit, wie u. a. Jensen u. Karoly (1991) und Kröner-Herwig et al. (1996) zeigen konnten. Bei gleicher Schmerzintensität sind dysfunktionale Bewältigungsstrategien starke Prädiktoren für ein hohes Ausmaß an Beeinträchtigung durch den Schmerz. Man kann behaviorale und kognitive Strategien unterscheiden (Geissner 2000), wobei Letztere sich nur schwer von bestimmten Verarbeitungsprozessen wie den sog. Selbstinstruk-

◘ **Tab. 12.4** Diagnostik kognitiv-emotionaler Verarbeitungs- und Bewältigungsmerkmale (deutschsprachig)	
Instrumente	**Bereiche, Skalen**
Katastrophisierungsskalen (Meyer et al. 2008, Quint et al. 2011; siehe auch KSI, Hasenbring 1994 und FSS, Flor 1993)	Katastrophisieren von Schmerz und Schmerzfolgen, Verstärkung, Hilflosigkeit, Rumination
Fragebogen zur Erfassung der schmerzspezifischen Selbstwirksamkeit (FESS; Mangels et al. 2009)	Selbstwirksamkeit bei Schmerzen
Fragebogen zur Erfassung der Schmerzverarbeitung (FESV; Geissner 2000)	Kognitive Schmerzbewältigung: kognitive Umstrukturierung, Kompetenzerleben, Handlungsplanungsfertigkeit
	Behaviorale Schmerzbewältigung: mentale Ablenkung, Ruhe und Entspannung, gegensteuernde Aktivitäten
Kieler Schmerz-Inventar (KSI; Hasenbring 1994)	Copingreaktion in Schmerzsituationen: Vermeiden sozialer Aktivität, Bitte um soziale Unterstützung, Vermeiden körperlicher Aktivität, nichtverbaler/motorischer Ausdruck, entspannungsfördernde Ablenkung, Durchhaltestrategien, passive Maßnahmen, aktive Maßnahmen
	Kognitive Reaktionen in Schmerzsituationen: Hilf- und Hoffnungslosigkeit, Behinderung, Katastrophisieren, Durchhalteappell, Copingsignal, Bagatellisieren, psychologische Kausalattribution
Schmerzakzeptanzfragebogen (Nilges et al. 2007)	Aktivitätsbereitschaft/Schmerzbereitschaft
Inventar zur Erhebung von Kausal- u. Kontrollattributionen bei chronischen Schmerzpatienten (KAUKON; Kröner-Herwig et al. 1993)	Psychosoziale und medizinische Attributionen zur Ursache und Kontrollierbarkeit von Schmerz
Fear-Avoidance Beliefs Questionnaire (FABQ; Pfingsten et al. 2000)	Überzeugung, dass Arbeit der Grund für die Schmerzen ist, Arbeit mit Schmerzen unmöglich ist, körperliche Aktivitäten die Schmerzen verschlimmern
Fear of Pain Questionnaire (FPQ; Kreddig et al 2015)	Schmerzangst
The Pain Vigilance And Awareness Questionnaire (PVAQ; Lautenbacher et al. 2009)	Prozesse der Schmerzaufmerksamkeit (Bewusstheit, Vigilanz, Überbeschäftigung, Selbstbeobachtung)
Tampa Scale for Kinesiophobia (Rusu et al. 2014)	Angst vor Bewegungen (die Schmerz auslösen/verstärken)

12

tionen oder der Katastrophisierung unterscheiden lassen, die selbst auch als Bewältigungsversuche verstanden werden können.

Im deutschen Sprachraum liegen mehrere multidimensionale Instrumente vor, u. a. der **Fragebogen zur Erfassung der Schmerzverarbeitung** (FESV; Geissner 2000) oder das **Kieler Schmerz-Inventar** (KSI; Hasenbring 1994), die auch Bewältigungsstrategien erfassen (◘ Tab. 12.4). Der FESV erfasst behaviorale und kognitive Bewältigungsstrategien (◘ Tab. 12.4). Das KSI erfasst in dem Teilinventar »Copingreaktionen in Schmerzsituationen« (CRSS) verschiedene Bewältigungsstrategien primär behavioraler Art, während im Teilinventar

»kognitive Reaktionen in Schmerzsituationen« (KRSS) mehr Verarbeitungsweisen oder – im Sinne Geissners – Überzeugungen, Einstellungen und Haltungen operationalisiert sind. Aus der Darstellung der Skalen in ◘ Tab. 12.4 ist erkennbar, dass insbesondere im KSI kognitive und emotionale Verarbeitung überlappen.

Im Rahmen der Konzepte der sog. Akzeptanz- und Commitment-Therapie des chronischen Schmerzes ist ein Inventar zur Erfassung der **Akzeptanz** entwickelt worden, der Chronic Pain Acceptance Questionnaire (CPAQ; McCracken et al. 2004). Der Fragebogen wurde von Nilges et al. (2007) übersetzt und psychometrisch überprüft. Er umfasst die Skalen »activity engagement« (Aktivitätsbereitschaft: Bereitschaft, Lebensziele ungeachtet des Schmerzes zu verfolgen) und »pain willingness« (Schmerzbereitschaft: Überzeugung, dass absolute Vermeidung und Kontrolle des Schmerzes unmöglich sind). Diese Skalen erfassen sog. Resilienzfaktoren, da ein hohes Ausmaß an »activity engagement« und »pain willingness« mit einem **höheren Funktionsniveau** assoziiert ist, anders als Katastrophisierung, schmerzbezogene Ängste oder vermeidendes Coping. Ein ähnliches Instrumentarium, der Pain Solutions Questionnaire (PaSol) mit den 4 Faktoren »solving pain«, »meaningfulness of life«, »acceptance of the insolubility of pain« und »belief in a solution« ist von De Vlieger et al. (2006) entwickelt worden. Zu diesen Resilienzmerkmalen können auch generelle Optimismusfaktoren gezählt werden – vgl. die deutsche Version der Revision des Life-Orientation-Tests (LOT-R) von Glaesmer et al. 2008.

> Viele klinische Fallberichte ebenso wie eine große Anzahl empirischer Untersuchungen mit standardisierten Erhebungsinstrumenten zeigen, dass bei Schmerzpatienten **depressive Symptome** sehr häufig auftreten (Williams et al. 2006).

Für ein erstes Screening der **allgemeinen affektiven Negativität** stehen sehr ökonomische und psychometrisch valide Instrumente zur Verfügung wie die Allgemeine Depressionsskala (ADS; Hautzinger et al. 2012; ◘ Tab. 12.5), die darüber hinaus auch Verlaufsmessungen ohne eine große Belastung des Patienten ermöglichen. Sollte das Screening auffällige Werte ergeben, ist eine weitergehende Diagnostik einzuleiten. Hier kann das in der Depressionsdiagnostik am häufigsten verwendete **Beck-Depressionsinventar** (BDI II) eingesetzt werden, das den Vergleich mit verschiedenen Subpopulationen ermöglicht (repräsentative Eichstichprobe, Patienten mit Depressionsdiagnose). Dies gilt auch für die **Hospital Anxiety and Depression Scale** – deutsche Fassung (HADS-D), die sich besonders für die Erfassung der Depression auch körperlich erkrankter Patienten eignet, da sie bestimmte krankheitsbezogene Symptome nicht als Depressionszeichen wertet. Auch die multidimensionalen Inventare der FESV und KSI enthalten depressionsrelevante Informationen, die direkt die emotionale Verarbeitung des Schmerzes betreffen. Hohe Depressionswerte können ein Anlass sein, Interventionen, die primär auf die Modifizierung des depressiven Erlebens und Verhaltens zugeschnitten sind, den Vorrang zu geben.

Ob sich die getrennte Erfassung des Merkmals **Ängstlichkeit** lohnt, ist fraglich, da Depressivität und Ängstlichkeit hoch korrelieren und eine spezifische Therapieindikation daraus kaum abzuleiten ist. Außerdem werden beide Merkmale in den multidimensionalen Schmerzfragebögen FESV und KSI schmerzbezogen miterfasst. Diskutiert wird in letzter Zeit, ob die Erfassung des Konstruktes **Schmerzangst** (Carleton et al. 2009, Gheldof et al. 2006) bei Patienten mit chronischen Schmerzen einen zusätzlichen Gewinn in der klinischen Diagnostik bringt. Denkbar ist, dass eine hohe Schmerzangst die therapeutische Nutzung von Konfrontationsübungen, wie sie von Boersma (2004) konzipiert wurden, nahelegt. Zur Erfassung der Schmerzangst ist der englischsprachige Fragebogen Pain Anxiety Symptom Scale (PASS; McCracken u. Dhingra 2002; deutsche Fassung von Quint 2007) geeignet. Die Tampa Scale for Kinesiophobia (Woby et al. 2005; deutsche Fassung von von Rusu et al. 2014) erfasst direkt die schmerz-/bewegungsbezogene Angst vor Neuverletzung oder Schmerzverschlimmerung, wie sie im Fear-Avoidance-Modell (► Kap. 7) thematisiert wird.

Als weitere emotionale Variable von möglicher Bedeutung für die Diagnostik ist Ärger diskutiert worden (Okifuji et al. 1999). Selbst wenn sein Stellenwert für die Therapie noch nicht hinreichend geklärt ist, könnte doch die Erfassung sinnvoll sein. Hier kann wieder auf die Erhebung des schmerzbezogenen Ärgers im FESV und KSI hingewiesen werden.

Behaviorale Aspekte des chronischen Schmerzsyndroms

Die behavioralen Aspekte chronischer Schmerzen sind in ihrer besonderen Bedeutung zuerst von Fordyce (1976) herausgestellt worden. Unter **Schmerzverhalten** wird verstanden:

- Verbaler Schmerzausdruck (Klagen, Beschwerden)
- Paraverbaler Schmerzausdruck (Stöhnen, Gestik, Mimik und Körperhaltung)

◨ **Tab. 12.5** Instrumente schmerzbezogener Reaktionen und der allgemeinen Affektivität	
Instrumente	**Bereich, Skalen**
Fragebogen zur Erfassung der Schmerzverarbeitung (FESV; Geissner 2000)	Schmerzbedingte Hilflosigkeit und Depression, schmerzbedingte Angst, schmerzbedingter Ärger
Kieler Schmerz-Inventar (KSI; Hasenbring 1994)	Angst/Depression, gereizte Stimmung, gehobene Stimmung (siehe auch »KRSS« in ◨ Tab. 12.4)
Bewegungs-und Verletzungsangst (TSK; Rusu et al. 2014)	Angst vor und Vermeidung von Bewegungen, die mit Schmerz oder Neuverletzungen verbunden sein könnten
Beck Depression Inventar (BDI II; Hautzinger et al. 2006)	Depression
Allgemeine Depressionsskala (ADS; Hautzinger et al. 2012)	Depression
Hospital Anxiety and Depression Scale (HADS-D; Hermann et al. 1995)	Depression, Angst

— Vermeidungs- und Schonverhalten (zum Teil als behaviorales Bewältigungsverhalten deklariert)

Weitere wichtige Verhaltensklassen sind der **Medikamentengebrauch** sowie das Verhalten im Gesundheitsversorgungssystem, das **Inanspruchnahmeverhalten**.

Als in gewisser Weise »paradox« kann man die Tatsache ansehen, dass trotz der immer wieder betonten **Wichtigkeit des offenen Verhaltens** dieses in der Regel nicht direkt, also durch unabhängige Beobachter, in optimaler Weise im natürlichen Verhaltensraum, erfasst wird. Meistens wird »Verhalten« durch Selbstbericht des Patienten erhoben. Hierbei können kognitive Verarbeitungsprozesse zum Tragen kommen, die unter Umständen realitätsverzerrend wirken (Kremer 1981).

> ❯❯ Als direktes Verhaltensbeobachtungsinstrument ist vorrangig das von Keefe u. Block (1982) entwickelte Beobachtungsverfahren zu nennen, das sich allerdings in der Praxis nicht bewähren konnte.
> Die Anwendung von Verhaltensinventaren ist allerdings im Bereich pädiatrischer Schmerzen sowie der Geriatrie weitverbreitet (vgl. ▶ Kap. 33 und ▶ Kap. 34).

Keefe u. Block (1982) erfassen per Video **Schmerzverhalten in standardisierten Situationen** (Sitzen, Gehen, Stehen) und beurteilen es hinsichtlich verschiedener Kategorien (»guarding«, »bracing«, »rubbing«, »grimacing«, »sighing«). Die Validität hinsichtlich unterschiedlicher Schmerzsyndrome und der Übertragbarkeit des Schmerzverhaltens auf natürliche Lebenssituationen ist beschränkt.

Möglicherweise erbrächte eine Verhaltensbeobachtung in spezifisch konzipierten Leistungssituationen (mit kognitiven Anforderungen wie Konzentrationstests bzw. physischen Anforderungen wie dem Heben von Lasten) validere Aussagen über diesen Bereich des Schmerzverhaltens, wie sich dies in einigen Untersuchungen andeutet (Thieme et al. 2007). Verfahren dieser Art sind allerdings bislang nicht systematisch für Ziele der klinischen Einzeldiagnostik entwickelt worden.

Ähnlichkeit mit diesem Ansatz hat die von Waddell (1998) vorgeschlagene Erfassung der **»non-organic signs«** bei Rückenschmerzpatienten, die aus dem Patientenverhalten während der ärztlichen Untersuchung abgeleitet wird. Problematisch hieran ist, dass diese mit Exazerbations- oder Simulationstendenzen in Verbindung gebracht wurden.

Verhaltensaspekte beinhalten natürlich auch **Parameter der Inanspruchnahme des Gesundheitssystems** (z. B. Arztbesuche, Inanspruchnahme von Massagen, Physiotherapien, Klinikaufenthalte), die vor und nach einer Schmerzbehandlung ebenso erfasst werden sollten wie die Häufigkeit und Dauer von **Arbeitsunfähigkeitszeiten** (DSF, ▶ Abschn. 12.2.1).

> Ein Instrumentarium, das die Nachteile globaler Selbstbeurteilungsfragebögen – die unter Umständen eher Überzeugungen abbilden, als dass sie als Verhaltensbericht gelten können – zu vermeiden sucht, ist das schon im Zusammenhang mit der Erfassung des Schmerzerlebens dargestellte Schmerztagebuch, in dem auch Aktivitäten protokolliert werden.

Neben den eigentlichen Schmerzerlebensparametern kann der Patient auch sein **Medikamenteneinnahmeverhalten** und seine **Aktivitäten** kontinuierlich (z. B. pro Stunde) über den Tag hinweg beobachten und protokollieren (Schmerztagebuch ▶ Anhang A3 im Serviceteil und unter http://extras.springer.com/). Dieses Dokumentationsforum stellt allerdings hohe Anforderungen an den Patienten, an Motivation, Disziplin, Sorgfalt und Genauigkeit. Diese Art der Tagebuchführung kann aber Erkenntnisse über das Aktivitätsspektrum eines Patienten, d. h. insbesondere das Ausmaß von Ruckzugs- und Schonverhalten, und damit auch über die **behaviorale Seite von Depressivität und Schmerz** erbringen, zu denen man aufgrund des globalen Selbstberichts des Patienten nicht gelangen würde.

Auch **Einschränkungen auf der Verhaltens- bzw. Handlungsebene** werden in der Regel nicht direkt, sondern durch Self-Report-Instrumente erhoben. Hier ist das sog. Sickness Impact Profile (SIP; Westhoff 1993) zu nennen, dessen Einsatz bei chronischen Schmerzen aber wenig geeignet ist. So ist eine Reihe von Items eher auf die Differenzierung von »todkranken« und »sehr kranken« Patienten ausgerichtet.

Die Verhaltensbeeinträchtigung wird vom MPI-D (Multidimensional Pain Inventory; deutsche Fassung von Flor et al. 1990), einem international sehr gebräuchlichen multidimensionalen Fragebogen über die subjektive Einschätzung des Patienten und über die Erhebung der absoluten **Frequenz alltäglicher Aktivitäten** erhoben, was einer behavioralen Erfassung nahekommt. Verhaltensnah ist auch der Funktionsfragebogen Hannover Rücken (FFbH-R; Kohlmann u. Raspe 1996), der über behavioral formulierte Items die Behinderung des Patienten durch Rückenschmerz erfasst. Dies gilt auch für die jeweiligen Versionen für Po-

lyarthritis- und Koxarthrosepatienten. Alle Fragebögen können von der Webseite des DRK Schmerz-Zentrums Mainz (2015) heruntergeladen werden. Auch der Tübinger Bogen zum Schmerzverhalten (TBS; Flor u. Heimerdinger 1992) holt über Selbstbericht des Patienten verhaltensbezogene Informationen ein.

Erfassung des Schmerzverhaltens und der Beeinträchtigung
- Direkte Fremdbeobachtung (Erwachsenenbereich: keine validen Instrumente vorhanden)
- Fragebögen/Interviews:, MPI-D, FFbH-R und weitere Instrumente wie TBS, PDI

Subjektive Beeinträchtigung

Die subjektive Beeinträchtigung ist von besonderer Bedeutung, da sie zum einen als **Indikatorvariable für psychologische Schmerztherapie** gilt, zum anderen ihre Minderung das primäre Ziel der Therapie darstellt.

> Es besteht unter den meisten Schmerztherapeuten Konsens, dass »Beeinträchtigung« als die Kernvariable des Therapie-Outcome gilt.

Patienten können trotz verbleibender Restschmerzen, im Extremfall sogar bei gleichbleibender Schmerzstärke und -dauer, durch die Therapie eine **bedeutsame Minderung der Beeinträchtigung** erfahren und damit ein höheres Ausmaß an Lebensqualität erlangen.

Die Beeinträchtigung wird zumeist über die **Einschätzung des Patienten** selbst erfasst und ist somit ein subjektiver Kennwert. Die Verfahren der Erhebung unterscheiden sich. Im FFbH-R wird sie über Art, Häufigkeit oder Umfang der Einschränkung spezifischer Verhaltensweisen bei Rückenschmerz erfasst. Der MPI-D erfasst die Beeinträchtigung auch als subjektive Einschätzung und Behinderungen von Aktivitäten. Der FESV sowie das KSI erheben insbesondere die emotionale Beeinträchtigung (◘ Tab. 12.5).

Der **Pain Disability Index** (PDI; Dillmann et al. 1994) erhebt die Beeinträchtigung mittels eines Patientenratings auf einer NRS (0–10) in 7 Lebensbereichen (familiäre und häusliche Verpflichtungen, Erholung, soziale Aktivitäten, Beruf, Sexualleben, Selbstversorgung, lebensnotwendige Tätigkeiten). Sinnvoll ist die Nutzung des Gesamtmittelwerts bzw. der Gesamtsumme, da in der Regel die 7 Einzelskalen stark korrelieren. Gegebenenfalls können die Diskrepanzen in der Einschätzung der Beeinträchtigung zwischen verschiedenen Lebensbereichen wichtige Hinweise auf die individuelle Situation des Patienten liefern. Der PDI ist sehr ökonomisch einzusetzen und lässt sich auch für die Einschätzung der Beeinträchtigung durch andere (komorbide) Störungen nutzen (z. B. Angststörung, Depression).

Der sog. **Von-Korff-Index** (von Korff et al. 1994, vgl. Raspe u. Kohlmann 1994) erfasst die Schwere des Schmerzes und lässt den Patienten auf der NRS die Beeinträchtigung in 3 Lebensbereichen einschätzen. Es wird eine getrennte Graduierung nach der Schmerzstärke unabhängig von der Beeinträchtigung der Aktivitäten vorgenommen und das Ausmaß der Beeinträchtigung gesondert erfasst und diese von »leicht« bis »hochgradig« klassifiziert. Die begriffliche Form des Graduierungssystems ist zumindest im Deutschen semantisch etwas verwirrend, sodass hier das **Mainzer Stadienmodell** (Mainz Pain Staging System, MPSS; Schmitt 1990) bevorzugt wird, welches auch das Ausmaß der Beeinträchtigung thematisiert, dabei aber von Chronifizierungsstadien spricht (online unter: http://drk-schmerz-zentrum.de, Downloads für Ärzte und Psychologen). Die komplementäre Seite der Beeinträchtigung erfassen Fragebögen zur Lebensqualität bzw. zur Lebenszufriedenheit (▶ soziale Aspekte des Schmerzgeschehens).

Soziale Aspekte des Schmerzgeschehens

❯ Besonders in der angloamerikanischen Schmerztherapie wird großer Wert darauf gelegt, die Wahrnehmungen, Bewertungen und das Verhalten der nächsten Angehörigen (»significant others«; Turk et al. 1983) in Bezug auf den Schmerzpatienten zu erfassen, da davon ausgegangen wird, dass diese Einfluss auf das Verhalten und Erleben des Patienten sowohl in der Phase der Chronifizierung als auch für die Zeit während und nach der Therapie ausüben.

Das MPI-D erfasst die **partnerbezogene Wahrnehmung** des Schmerzpatienten, d. h., inwieweit er das Verhalten der engsten Bezugsperson als »strafend«, »unterstützend« oder »ablenkend« wahrnimmt. Dabei ist »unterstützendes« Verhalten in Übereinstimmung mit lerntheoretischen Annahmen mit stärkerer Beeinträchtigung der Patienten korreliert. Aber auch die Einstellung des Partners zum Patienten kann mit einer modifizierten Version des MPI-D (Befragung des Partners) direkt erfasst werden.

Ein Verfahren zur Einschätzung der familiären Situation (**familiäre Adaptabilität und Kohäsion** mit den Skalen »Adaptibilität«, »Umgang«, »Verstrickung«, »Loslösung« und »Entfremdung«) wurde von Saile u. Dieterich (1992) vorgelegt.

12.2.3 Rolle des problemanalytischen Interviews

In den vorangegangenen Kapiteln war im Wesentlichen von objektiven Verfahren (bezüglich ihrer Durchführung und Auswertung) zur psychosozialen Diagnostik chronischer Schmerzsyndrome die Rede. Eine der wichtigsten Methoden aus der Sicht der Kliniker ist und bleibt aber das **problemanalytische Interview**. Ein am SORCK-Modell (Stimulus, Organismus, Reaktion, Kontingenz, Konsequenz; Kanfer u. Saslow 1965; ▶ Kap. 11) orientiertes Schmerzinterview ist die Basis einer funktionalen Verhaltensanalyse.

❯ Im Sinne eines systematisierten und strukturierten Vorgehens ist die Nutzung eines Interviewleitfadens empfehlenswert (Strukturiertes Interview zum chronischen Schmerz, SICS; Kröner-Herwig 2000).

Mit dem Interview werden Aspekte erfasst, die sich über psychometrische Self-Report-Instrumente nicht erschließen lassen. Insgesamt ist die Problemanalyse geeignet, funktionelle Zusammenhänge zwischen Umweltkontingenzen und dem Verhalten und Erleben des Patienten aufzudecken. Dies gilt insbesondere für **operante und respondente Prozesse** in der Schmerzaufrechterhaltung. Auch die **Rolle von Moderatorvariablen** (z. B. Zusammenhang zwischen dem Auftreten bestimmter automatischer Gedanken und Schmerzverstärkung) kann mit Mitteln des problemanalytischen Gesprächs aufgeklärt werden. Weiterhin sollten Werthaltungen und Zielvorstellungen des Patienten – insbesondere auch konfliktbesetzte bzw. ambivalente – exploriert werden.

Wesentlichen Stellenwert erhält das problemanalytische Interview dadurch, dass seine Daten zur **Ableitung psychologischer Hypothesen** über aufrechterhaltende Faktoren des Schmerzgeschehens und die wesentlichen Bereiche der Beeinträchtigung dienen, was wiederum die Zielbestimmung und Planung der therapeutischen Intervention bestimmt.

12.2.4 Instrumente der allgemeinen klinischen Psychodiagnostik

Schulte (1995) hat vorgeschlagen, neben der störungsspezifischen Diagnostik, immer auch eine **allgemeine Psychodiagnostik** durchzuführen. Der empfohlene Einsatz von depressionsdiagnostischen Instrumenten wie ADS oder BDI-II entspricht diesem Vorschlag. Ebenso ist der Einsatz eines ökonomischen psychopathologischen Screening-Instruments angezeigt, wie es das Brief Symptom Inventory (BSI) die Kurzform des SCL-90R darstellt, das einen Messwert für die Einschätzung des Ausmaßes psychopathologischer Symptombelastung darstellt (Franke 2000). Dieser Kennwert erlaubt die Einordnung des Patienten in verschiedene Vergleichspopulationen.

Sämtliche dieser diagnostischen Instrumente lassen sich auch für die **Wirksamkeitsbestimmung** der Schmerztherapie einsetzen. Es kann empfohlen werden, auch den allgemeinen psychosomatischen Symptomstatus über eine Beschwerdenliste (z. B. BL; von Zerssen u. Koeller 1976) zu erfassen.

In neuerer Zeit wird immer wieder vorgeschlagen, als störungsübergreifendes und unspezifisches Maß die »Lebensqualität« zu erheben.

> ❯ Dies wird ganz besonders von Medizinern propagiert, die erkannt haben, dass einzelne objektive, somatische Symptommaße (z. B. Wundheilung nach einer Operation) wenig über das Gesamtbefinden des Patienten in seinem Lebensalltag aussagen.

In diesem Zusammenhang ist immer wieder der **Einsatz des SF-36** (Bullinger 2000) diskutiert worden, der international viel genutzt wird und ein ökonomisches Instrument darstellt (▶ Abschn. 12.2.1). Ein unbestreitbarer Gewinn des Einsatzes dieses Instruments in der Schmerzdiagnostik wäre die Möglichkeit des Datenvergleichs zwischen verschiedenen Patientenpopulationen, verschiedenen Zentren und Therapieansätzen.

Während viele sog. Lebensqualitätsfragebögen die Variable eigentlich nur mit umgekehrten Vorzeichen, also über Mängel, Defizite und Belastungen, erfragen, schlagen wir die direkte Erfassung im Sinne des »Fragebogens zur Lebenszufriedenheit« vor (Henrich u. Herschbach 2000).

Für die **psychopathologische Charakterisierung** des Schmerzpatienten wird vorgeschlagen, generell eine Diagnoseerhebung nach ICD-10 oder DSM vorzunehmen. Dies wäre weniger in Hinsicht auf die Diagnose der sog. somatoformen Schmerzstörung wichtig (Neuerung der ICD-Klassifikation: ▶ Kap. 13) sondern hinsichtlich des Vorliegens komorbider Diagnosen (z. B. einer Dysthymie oder Angststörung). Zu diesem Zweck ist der Einsatz strukturierter Interviews, wie das **Diagnostische Interview bei psychischen Störungen** (DIPS; Margraf u. Schneider 2000) oder das **Strukturierte Klinische Interview** für DSM-IV, Achse-I (SKID-I; Wittchen et al. 1997) im Sinne einer systematischen und reliablen Erhebung von Vorteil (▶ Kap. 13), solange diese Art Verfahren für Diagnosen nach DSM-5 noch nicht zur Verfügung stehen. Eine Empfehlung für die **Schmerzstandarddiagnostik** gibt ◻ Tab. 12.6.

12.2.5 Offene Fragen der klinischen Schmerzdiagnostik

Es ist bereits in ▶ Abschn. 12.2.1 auf die besonderen Probleme der **biomedizinischen Diagnostik** hingewiesen worden. Mit gewissen Besonderheiten lassen sich diese auch in der **psychosozialen Diagnostik** erkennen. So ist z. B. die Relevanz der Erhebung bestimmter Variablen für die Beschreibung der Schmerzsyndrome, für die Indikation bzw. Prädiktion und die Therapieplanung bislang zum Teil nicht ausreichend geklärt (z. B. der Kausal- und Kontrollattributionen).

◼ **Tab. 12.6** Empfehlungen zur psychologischen Schmerzstandarddiagnostik

Instrumente	Erfasste Merkmale
Strukturiertes Interview zum chronischen Schmerz (SICS; Kröner-Herwig 2000)	Diverse (z. B. Kognitionen, Verhalten, Stimmung, soziale Interaktion)
Schmerztagebuch (über 1 Woche)	Schmerzintensität, Beeinträchtigung, Stimmung (numerische Ratingskalen: 1–10), Schmerzdauer, Medikamenteneinnahme, ggf. Aktivitäten
Schmerzempfindungsskala (SES; Geissner 2000)	Schmerzqualität (sensorisch, affektiv)
Fragebogen zur Erfassung der Schmerzverarbeitung (FESV; Geissner 2000) oder Kieler Schmerz-Inventar (KSI; Hasenbring 1994)	vgl. ◼ Tab. 12.4
Pain Disability Index (PDI; Dillmann et al. 1994	Schmerzbedingte subjektive Beeinträchtigung in 7 verschiedenen Lebensbereichen (z. B. Sexualität)
Allgemeine Depressionsskala (ADS; Hautzinger et al. 2012)	Depressivität
Brief Symptom Inventory (BSI; Franke 2000)	Psychopathologische Symptombelastung
Beschwerden-Liste (BL; von Zerssen u. Koeller 1976)	Psychosomatische Beschwerden
Fragebogen zur Lebenszufriedenheit (FLZ; Henrich u. Herschbach 2000)	Lebenszufriedenheit
Strukturiertes Klinisches Interview für DSM-IV (SKID; Wittchen et al. 1997)	Psychische Störungen

❯❯ **Auch im psychologischen Bereich ist weiter an der Entwicklung reliabler, konstruktvalider und ökonomischer Messinstrumente zu arbeiten.**

Konstruktunschärfen sind insbesondere im Bereich der Erhebung von Bewältigungs- und Verarbeitungsprozessen zu finden. Die Erfassung von Schmerzverhalten und behavioralen Beeinträchtigungen bedarf einer Weiterentwicklung (z. B. Überprüfung in standardisierten, möglichst validen Situationen, Entwicklung von möglichst allgemein verwendbaren Verhaltensparametern).

Eine generelle Frage betrifft den Zusammenhang von Daten der Fremd- und Selbstbeobachtung. So wäre es wichtig, zu wissen, ob **Selbstberichtdaten**, die leichter zu erheben sind, einen generellen Bias aufweisen. Einige Untersuchungen zeigten, dass ein relativ enger Zusammenhang zwischen Selbstberichtdaten des Patienten und den Aussagen seiner engsten Bezugspersonen besteht (Stieg et al. 1987). Dies könnte bedeuten, dass der Patient als reliable und valide Datenquelle zu betrachten ist und sich damit aufwendige Fremdbeobachtungen erübrigen könnten.

Auch das Problem der **Datenintegration** ist im psychosozialen Bereich noch nicht gelöst. Ein empirischer Versuch zur Datenreduktion und Klassifikation von Schmerzpatienten ist von Turk u. Rudy (1988) unternommen und mehrfach repliziert worden. Sie konnten aufgrund der Integration der Skalen des MPI 3 Gruppen von Schmerzpatienten unterscheiden.

Klassifizierung von Patienten mit chronischen Schmerzen (mod. nach Turk u. Rudy 1988)
- Dysfunktionales Profil:
  - Hohe Schmerzintensität
  - Hoher Grad an Interferenz von Schmerz und Aktivitäten
  - Niedriges Ausmaß an Kontrollerleben

- Hohe affektive Beeinträchtigung
- Niedriges Aktivitätsniveau
- Interpersonales Stressprofil:
  - Mangelnde soziale Unterstützung
- »Adaptive copers/minimizers«:
  - Niedrige Schmerzintensität
  - Niedrige affektive Beeinträchtigung
  - Hohe Kontrolle
  - Hohes Aktivitätsprofil

Strategier und Chawlisz (1997) untersuchten als Erste die prognostische Bedeutung dieser Schmerzklassifizierung für den **Therapieerfolg bei Rückenschmerzpatienten** und fanden die stärksten Veränderungen bei den sog. dysfunktionalen Patienten und ansonsten Interaktionen zwischen Schmerztypus, Behandlungsform und Art der Erfolgskriterien.

Einen anderen, weniger an einer Typologie orientierten Weg wählte eine deutsche Arbeitsgruppe, zusammengesetzt aus Schmerzmedizinern und -psychologen, mit der Erstellung des **Multiaxialen Schmerzklassifikationssystems (MASK)**, das ursprünglich eine medizinische und eine psychosoziale Achse aufwies (▶ Kap. 13). Aktuell wird aber die psychosoziale Dimension, MASK-P, weiterentwickelt, um als Ergänzung zur Diagnostik mit dem ICD-10 psychosoziale Faktoren von Patienten mit chronischen Schmerzen zu erfassen und darzustellen.

12.3 Fazit

Im ersten Abschnitt des Kapitels wird die Bedeutsamkeit der Anwendung experimenteller Schmerzmessungsmethoden auch beim klinischen Schmerz verdeutlicht. Dies gilt besonders für die Erhebung von Reiz-Reaktions-Charakteristiken im »aktivierten« System beim individuellen Patienten. Diese Messungen können besonders zur Entwicklung von Hypothesen zur Rolle von Sensivierungsprozessen oder auch defizitärer Schmerzhemmung beim Patienten beitragen, die wiederum Einfluss auf die Therapiemaßnahmen haben können. Der Einsatz in der individuellen Diagnostik und Schmerzevaluation ist allerdings zumeist sehr aufwendig. Ob sich

dieser Aufwand lohnt, muss weitere Forschung zeigen. Die Ausführung dieses Kapitels macht die Probleme der medizinischen Schmerzdiagnostik deutlich, insbesondere die Tendenz zu somatischen Kausaldiagnosen ohne ausreichende Grundlage. Dies sollte jedem medizinischen wie psychologischen Schmerztherapeuten bewusst sein, sodass schwere therapeutische Fehler vermieden werden können.

Es wurden wichtige Konstrukte der kognitiv-emotionalen Diagnostik – z. B. Selbstwirksamkeit, Bewältigung und Katastrophisierung – erläutert und dafür geeignete Messinstrumente vorgestellt. Dabei wurde als wesentlicher Bestandteil der Diagnostik die Erfassung der Beeinträchtigung und ihrer Graduierung hervorgehoben, die letztendlich die Ableitung der Ziele der Therapie für den Patienten bestimmen sollte. In der Diagnostik sollte der direkten Erfassung von Schmerzverhalten im natürlichen Umfeld mehr Gewicht gegeben werden, wobei der Selbstbeobachtung eine wichtige Rolle zukommt. Es sollte nicht nur die Bedeutung des Schmerzes für den Patienten, sondern auch für seine Bezugspersonen in der Diagnostik berücksichtigt werden, da deren Interaktion einen großen Einfluss auf Schmerzerleben und -beeinträchtigung haben kann. Die Problemanalyse hat in der Praxis der Schmerztherapie den größten Stellenwert für die Gestaltung der Therapie. Dabei soll die Analyse der Schmerzproblematik zunächst im Fokus stehen, die Erfassung allgemeiner psychosozialer Problemaspekte und deren Zusammenhang mit dem Schmerz darf aber nicht vernachlässigt werden. Es wird auf die Wichtigkeit der Evaluation der individuellen Therapie in der Praxis verwiesen, die eine Voraussetzung der Weiterentwicklung der Kompetenzen des Therapeuten in der Schmerztherapie darstellt.

Literatur

Apkarian AV, Bushnell MC, Treede RD, Zubieta JK (2005) Human brain mechanisms of pain perception and regulation in health and disease. Eur J Pain 9: 463–484

Arendt-Nielsen L, Lautenbacher S (2004) Assessment of pain perception. In: Lautenbacher S, Fillingim RB (Hrsg) Pathophysiology of Pain Perception. Kluwer Academic/Plenum Publishers, New York, S 25–42

Asmundson GJ, Bovell CV, Carleton RN, McWilliams LA (2008) The Fear of Pain Questionnaire–Short Form (FPQ-SF):

factorial validity and psychometric properties. Pain 134: 51–58

von Baeyer CL (1994) Reactive effects of measurement of pain. Clin J Pain 10: 18–21

Boersma K, Linton S, Overmeer T, Janssona M, Vlaeyen V, de Jong J (2004) Lowering fear-avoidance and enhancing function through exposure in vivo. A multiple baseline study across six patients with back pain. Pain 108: 8–16

Bullinger M (2000) Erfassung der gesundheitsbezogenen Lebensqualität mit dem SF-36-Health Survey. Bundesgesundheitsbl Gesundheitsforsch Gesundheitsschutz 43: 190–197

Cagnie B, Coppieters I, Denecker S, Six J, Danneels L, Meeus M (2014) Central sensitization in fibromyalgia? A systematic review on structural and functional brain MRI. Semin Arthritis Rheum 44: 68–75

Carleton RN (2009) The multidimensionality of fear of pain: construct independence for the Fear of Pain Questionnaire – Short Form and the Pain Anxiety Symptoms Scale-20. J Pain 10: 29–37

Casey KL, Bushnell MC (2000) Pain imaging. IASP Press, Seattle

Cruz-Almeida Y, Fillingim RB (2014) Can quantitative sensory testing move us closer to mechanism-based pain management? Pain Med 15: 61–72

De Vlieger P, Van den Bussche E, Eccleston C, Crombez G (2006) Finding a solution to the problem of pain: conceptual formulation and the development of the Pain Solutions Questionnaire (PaSol). Pain 123: 285–293

Dickenson AH, Sullivan AF (1987) Evidence for a role of the NMDA receptor in the frequency dependent potentiation of deep rat dorsal horn nociceptive neurones following C fibre stimulation. Neuropharmacology 26: 1235–1238

Dillmann U, Nilges P, Saile H, Gerbershagen HU (1994) Behinderungseinschätzung bei chronischen Schmerzpatienten. Schmerz 8: 100–110

DRK Schmerz-Zentrum Mainz (2015) Schmerzfragebögen für Ärzte und Psychologen. http://www.drk-schmerz-zentrum.de/mz/06_downloads/6–2_aerzte. php?navid=41. Zugegriffen: 17. März 2016

Farrar JT, Young JP (2001) Clinical importance of changes in chronic pain intensity measured on an 11-point numerical pain rating scale. Pain 94: 149–158

Flor H (1991) Psychobiologie des Schmerzes. Hans Huber, Bern

Flor H, Heimerdinger K (1992) Erfassung des Schmerzverhaltens. In: Geissner E, Jungnitsch G (Hrsg) Psychologie des Schmerzes – Diagnose und Therapie. Beltz Psychologische Verlags-Union, Weinheim, S 99–106

Flor H, Rudy TE, Birbaumer N, Streit B, Schugens MM (1990) Zur Anwendbarkeit des West-Haven-Yale Multi- dimensional Pain Inventory im deutschen Sprachraum. Daten zur Reliabilität und Validität des MPI-D. Schmerz 4: 82–87

Fordyce WE (1976) Behavioral Methods for Chronic Pain and Illness. Mosby, St. Louis

Franke GH (2000) BSI: brief symptom inventory von LR Derogatis (Kurzform der SCL-90-R); deutsche Version; Manual. Beltz Test, Göttingen

Geissner E (1996) Die Schmerzempfindungsskala – SES. Hogrefe, Göttingen

Geissner E (2000) Fragebogen zur Erfassung der Schmerzverarbeitung. Hogrefe, Göttingen

Gheldof ELM, Vinck J, Bussche Evd, Vlaeyen JWS, Hidding A, Crombez G (2006) Pain and pain-related fear are associated with functional and social disability in an occupational setting: evidence of mediation by pain- related fear. Eur J Pain 10: 513–525

Glaesmer, H, Hoyer J, Klotsche J, Herzberg PY (2008) Die deutsche Version des Life-Orientation Tests (LOT-R) zu dispositionellem Optimismus und Pessimismus. Z Gesundheitspsychol 16, 26–31

Goebel H (1992) Schmerzmessung:Theorie, Methodik, Anwendung bei Kopfschmerz. Fischer, Stuttgart

Gracely RH (1999) Pain measurement. Acta Anaesthesiol Scand 43: 897–908

Gracely RH (2006) Studies of pain in human subjects. In: McMahon SB, Koltzenburg M (Eds) Textbook of pain (5th ed). Elsevier/Churchill Livingstone, Edinburgh, S 267–289

Granovsky Y, Miller-Barmak A, Goldstein O, Sprecher E, Yarnitsky D (2015) CPM test-retest reliability: »standard« vs »single test-stimulus« protocols. Pain Med. doi: 10.1111/pme.12868

Hasenbring M (1994) Kieler Schmerzverarbeitungsinventar (KSI). Hans Huber, Bern

Hautzinger M, Keller F, Kühner C (2006) Beck Depressions-Inventar: BDI II. Revision. Harcourt Test Services, Frankfurt am Main

Hautzinger M, Bailer M, Hofmeister D, Keller F (2012) ADS – Allgemeine Depressionsskala. Beltz, Göttingen

Henrich G, Herschbach P (2000) Questions on Life Satisfaction (FLZ-super(M)): a short questionnaire for assessing subjective quality of life. Eur J Psychol Assess 16: 150–159

Herda CA, Scharfenstein A, Basler HD (1998) Marburger Fragebogen zum habituellen Wohlbefinden. Medizinisches Zentrum für Methodenwissenschaften und Gesundheitsforschung. Klinikum der Philipps-Universität Marburg, Marburg

Hermann C, Buss U, Snaith RP (1995) Hospital Anxiety and Depression Scale – Deutsche Version (HADS-D). Ein Fragebogen zur Erfassung von Angst und Depressivität in der somatischen Medizin. Hans Huber, Bern

Jensen MP, Karoly P (1991) Control beliefs, coping efforts and adjustment to chronic pain. J Consult Clin Psychol 59: 431–438

Kanfer FH, Saslow G (1965) Behavioral analysis. Arch Gen Psychiatry 12: 529–538

Keefe FJ, Block AR (1982) Mini-series on behavioral analysis of chronic pain. Behav Ther 13: 363–375

Keefe FJ, Rumble ME, Scipio CD, Giordano LA, Perri LM (2004) Psychological aspects of persistent pain: current state of the science. J Pain 5: 195–211

Kohlmann T, Raspe HH (1996) Der Funktionsfragebogen Hannover zur alltagsnahen Diagnostik der Funktionsbeeinträchtigung durch Rückenschmerzen (FFbH-R). Rehabilitation 35: 1–8 von Korff M, Stewart W, Lipton R (1994) Assessing headache severity. New directions. Neurology 44: 40–46

Kori SH, Miller, RP, Todd DD (1990) Kinesiophobia: a new view of chronic pain behavior. Pain Manag 3: 35–43

Kreddig N, Rusu AC, Burkhardt K, Hasenbring MI (2015) The German PASS-20 in patients with low back pain: New aspects of convergent, divergent, and criterion-related validity. Int J Behav Med 22: 197–205

Kremer EG (1981) Behavioral approaches to treatment of chronic pain: the inaccuracy of patient self-report measures. Med Phys Med Rehab 62: 188–191

Kröner-Herwig B (2000) Rückenschmerz. Hogrefe, Göttingen

Kröner-Herwig B, Greis R, Schilkowsky J (1993) Kausal- und Kontrollattributionen bei chronischen Schmerzpatienten – Entwicklung und Evaluation eines Inventars (KAUKON). Diagnostica 39: 120–137

Kröner-Herwig B, Jäkle C, Seemann H, Peters K, Frettlöh J et al (1996) Beeinträchtigung durch chronischen Schmerz – Welche Rolle spielen psychologische Variablen? Z Gesundheitspsychol 4: 87–96

Kunz M (2015) Behavioural/facial markers of pain, emotion, cognition. In: Pickering G, Gibson S (Eds) Pain and Emotions. Springer International Publishing, Cham, S 123–133

Kunz M, Lautenbacher S (2014) The faces of pain: a cluster analysis of individual differences in facial activity patterns of pain. Eur J Pain 18: 813–823

Lautenbacher S, Fillingim RB (2004) Pathophysiology of pain perception. Kluwer Academic/Plenum Publishers, New York

Lautenbacher S, Huber C, Kunz M, Parthum A, Weber PG, Griessinger N, Sittl R (2009) Hypervigilance as predictor of postoperative acute pain: its predictive potency compared with experimental pain sensitivity, cortisol reactivity, and affective state. Clin J Pain 25: 92–100

Mangels M, Schwarz S, Sohr G, Holme M, Rief W (2009) Der Fragebogen zur Erfassung der schmerzspezifischen Selbstwirksamkeit (FESS). Diagnostica 55: 84–93

Margraf J, Schneider S (2000) Diagnostik psychischer Störungen mit strukturierten Interviews. In: Margraf J (Hrsg) Lehrbuch der Verhaltenstherapie. Springer, Berlin Heidelberg

McCracken LM (1997) «Attention« to pain in persons with chronic pain: a behavioral approach. Behav Ther 28: 271–284

McCracken LM, Dhingra L (2002) A short version of the Pain Anxiety Symptoms Scale (PASS-20): Preliminary development and validity. Pain Res Manag 7: 45–50

McCracken LM, Vowles KE, Eccleston C (2004) Acceptance of chronic pain: component analysis and a revised assessment method. Pain 107: 159–166

McNeil DW, Rainwater AJ (1998) Development of the fear of pain questionnaire – III. J Behav Med 21: 389–410

Melzack R (1975) The McGill Pain Questionnaire: major properties and scoring methods. Pain 1: 277–299

Meyer K, Sprott H, Mannion AF (2008) Cross-cultural adaptation, reliability, and validity of the German version of the Pain Catastrophizing Scale. Psychosom Res 64: 469–478

Müller KG, Bieber C, Müller A, Blumenstiel K, Eich W (2004) Psychosoziale Faktoren bei einer Fibromyalgiepatientin. Erfassung mittels eines elektronischen Schmerztagebuchs – Kasuistik und multivariate Zeitreihenanalyse. Schmerz 18: 45–52

Neddermeyer TJ, Flühr K, Lötsch J (2008) Principle component analysis of pain thresholds to thermal, electrical, and mechanical stimuli suggests a predominant common source of variance. Pain 138: 286–291

Nielsen J, Arendt-Nielsen L (1997) Spatial summation of heat induced pain within and between dermatomes. Somatosens Mot Res 14: 119–125

Nilges P, Gerbershagen HU (1994) Befund und Befinden. Report Psychologie 19: 12–25

Nilges P, Essau C (2015) Die Depressions-Angst-Stress-Skalen. Der DASS – ein Screeningverfahren nicht nur für Schmerzpatienten. Schmerz 29: 649–657

Nilges P, Köster B, Schmidt CO (2007) Schmerzakzeptanz Konzept und Überprüfung einer deutschen Fassung des Chronic Pain Acceptance Questionnaire. Schmerz 21: 57–67

Ohlund C, Eek C, Palmbald S, Areskoug B, Nachemson A (1996) Quantified pain drawing in subacute low back pain. Validation in a nonselected outpatient industrial sample. Spine 21: 1021–1031

Okifuji A, Turk DC, Curran SL (1999) Anger in chronic pain: investigations of anger targets and intensity. J Psychosom Res 47: 1–12

Ott R, Hinkel M, Scholz OB (2000) Das elektronische Bonner Schmerztagebuch (EBST): Vorstellung einer PC-Desktop-Version für den stationären Bereich. Verhaltenstherapie 10: 160–165

Pavlaković G, Petzke F (2010) The role of quantitative sensory testing in the evaluation of musculoskeletal pain conditions. Curr Rheumatol Rep 12: 455–461

Pfingsten M, Kröner-Herwig B, Leibing E, Kronshage U, Hildebrandt J (2000) Validation of the German version of the Fear-Avoidance Beliefs Questionnaire (FABQ). Eur J Pain 4: 259–266

Price DD, Harkins SW (1987) Combined use of experimental pain and visual analogue scales in providing standardized measurement of clinical pain. Clin J Pain 3: 1–8

Pud D, Granovsky Y, Yarnitsky D (2009) The methodology of experimentally induced diffuse noxious inhibitory control (DNIC)-like effect in humans. Pain 144: 16–19

Quint S (2006) Die Pain Anxiety Symptom Scale D 65+: Adaptation und psychometrische Überprüfung an älteren Patienten mit chronischem Rückenschmerz. Institut für Medizinische Psychologie, Marburg

Raspe H, Kohlmann T (1994) Disorders characterised by pain: A methodological review of population surveys. J Epidemiol Community Health 48: 531–537

Rolke R, Baron R, Maier C, Tölle TR, Treede RD, Beyer A, Binder A, Birbaumer N, Birklein F, Bötefür IC, Braune S, Flor H, Huge V, Klug R, Landwehrmeyer GB, Magerl W, Maihöfner C, Rolko C, Schaub C, Scherens A, Sprenger T, Valet M, Wasserka B (2006) Quantitative sensory testing in the

German Research Network on Neuropathic Pain (DFNS): standardized protocol and reference values. Pain 123: 231–243

Rollman GB (1992) Cognitive effects in pain and pain judgement. In: Algom D (Ed) Psychophysical approaches to cognition. Elsevier, Amsterdam, S 515–574

Rollman GB, Lautenbacher S (2001) Sex differences in musculoskeletal pain. Clin J Pain 17: 20–24

Rusu AC, Kreddig N, Hallner D, Hülsebusch J, Hasenbring MI (2014) Fear of movement/(Re) injury in low back pain: confirmatory validation of a German version of the Tampa Scale for Kinesiophobia. BMC Musculoskelet Disord 15: 280

Saile H, Dieterich U (1992) Zur Überprüfung des Circumplex-Modells: Familiäre Adaptabilität und Kohäsion bei chronischen Schmerzpatienten. System Familie 4: 223–235

Schmitt N (1990) The Mainz Pain Staging System (MPSS) for chronic pain. Pain (Suppl 5): 484

Schulte D (1995) Wie soll Therapieerfolg gemessen werden? Z Klin Psychol Psychother 22: 374–393

Skljarevski V, Ramadan NM (2002) The nociceptive flexion reflex in humans (review). Pain 96: 3–8

Staud R, Spaeth M (2008) Psychophysical and neurochemical abnormalities of pain processing in fibromyalgia. CNS Spectr 13 (Suppl 5): 12–17

Stieg RL, Flor H, Rudy TE, Turk DC (1987) Significant others' perceptions of and responses to chronic pain patients. Pain 4: 165

Strategier LD, Chawlisz K (1997) Multidimensional assessment of chronic low back pain: predicting treatment outcomes. J Clin Psychol Med Settings 4: 91–110

Sullivan MJL, Thorn B, Haythornthwaite JA, Keefe F, Martin M, Bradley LA, Lefebvre JC (2001) Theoretical perspectives on the relation between catastrophizing and pain. Clin J Pain 17: 52–64

Thieme K, Turk DC, Flor H (2007) Responder criteria for operant and cognitive-behavioral treatment of fibromyalgia syndrome. Arthritis Care Res (Hoboken) 57: 830–836

Treede RD (2003) Neurophysiological studies of pain pathways in peripheral and central nervous system disorders. J Neurol 250: 1152–1161

Turk DC, Rudy TE (1988)Toward an empirically derived taxonomy of chronic pain patients: integration of psychological assessment data. J Consult Clin Psychol 56: 233–238

Turk DC, Meichenbaum D, Genest M (1983) Pain and behavioral medicine: a cognitive-behavioral perspective. The Guildford Press, New York

Waddell G (1998) The Back Pain Revolution. Churchill Livingston, Edinburg

Walk D, Sehgal N, Moeller-Bertram T, Edwards RR, Wasan A, Wallace M, Irving G, Argoff C, Backonja MM (2009) Quantitative sensory testing and mapping: a review of nonautomated quantitative methods for examination of the patient with neuropathic pain. Clin J Pain 25: 632–640

Ware J Jr, Kosinski M, Keller SD (1996) A 12-Item Short-Form Health Survey: construction of scales and preliminary tests of reliability and validity. Med Care 34: 220–233

Werner MU, Petersen MA, Bischoff JM (2013) Test-retest studies in quantitative sensory testing: a critical review. Acta Anaesthesioligica Scandiniavica 57: 957–963

Westhoff G(1993) Handbuch psychosozialer Messinstrumente – Ein Kompendium für epidemiologische und klinische Forschung zu chronischer Krankheit. Hogrefe, Göttingen

Williams LJ, Jacka FN, Pasco JA, Dodd S, Berk M (2006) Depression and pain: an overview. Acta Neuropsychiatr 18: 79–87

Willer JC, Roby A, LeBars D (1984) Psychophysical and electrophysiological approaches to the pain-relieving effects of heterotopic nociceptive stimuli. Brain 107: 1095–1112

Wittchen HU, Wunderlich U, Gruschwitz S, Zaudig M (1997) Strukturiertes Klinisches Interview für DSM-IV, Achse-I (SKID-I). Hogrefe, Göttingen

Woby SR, Roach NK, Urmston M, Watson PJ (2005) Psychometric properties of the TSK-11: a shortened version of the Tampa Scale for Kinesiophobia. Pain 117: 137–144

Yarnitsky D (2010) Conditioned pain modulation (the diffuse noxious inhibitory control-like effect): its relevance for acute and chronic pain states. Curr Opin Anaesthesiol 23: 611–615

von Zerssen D, Koeller DM (1976) Die Beschwerdenliste. Beltz, Weinheim

Klassifikation chronischer Schmerzen: Multiaxiale Schmerzklassifikation – Psychosoziale Dimension (MASK-P)

R. Klinger

13.1 Einführung: Diagnostik und Klassifikation chronischer Schmerzen – 240

13.2 Möglichkeiten der Vergabe von Diagnosen zum chronischen Schmerz innerhalb herkömmlicher Systeme – 241

13.3 Multiaxiale Schmerzklassifikation – Psychosoziale Dimension (MASK-P) – 247

13.4 Fazit – 249

Literatur – 250

B. Kröner-Herwig et al. (Hrsg.), *Schmerzpsychotherapie*,
DOI 10.1007/978-3-662-50512-0_13, © Springer-Verlag Berlin Heidelberg 2017

Lernziele

Im diesem Kapitel werden **Möglichkeiten der Klassifikation chronischer Schmerzen** im Rahmen der ICD bzw. des DSM, der Klassifikation der IASP und der Kopfschmerzklassifikation der International Headache Society (IHS) skizziert. Viele dieser Diagnosen sind mit Problemen verbunden. Insbesondere die Systematisierung psychosozialer Faktoren ist mangelhaft. Vor diesem Hintergrund wird eine speziell für die Systematisierung psychosozialer Faktoren chronischer Schmerzen geschaffene Klassifikation, die Multiaxiale Schmerzklassifikation – Psychosoziale Dimension (MASK-P), vorgestellt. Die **psychosoziale Dimension der MASK** (MASK-P) bietet sowohl unter klinischen als auch wissenschaftlichen Gesichtspunkten bedeutsame Vorteile für eine Systematisierung chronischer Schmerzen: Sie lässt sich mit den internationalen Klassifikationsansätzen verbinden und kann insbesondere die neue Diagnose »Schmerzstörung mit somatischen und psychischen Faktoren« (F45.41) durch die zusätzlich differenziert dargestellten psychosozialen Faktoren ergänzen. Hiermit kann die biopsychosoziale Perspektive des Schmerzes in einer Klassifikation umgesetzt werden.

13.1 Einführung: Diagnostik und Klassifikation chronischer Schmerzen

Die Quintessenz eines diagnostischen Prozesses ist die Diagnose. Sie lässt sich im günstigsten Fall einem **Klassifikationssystem** zuordnen und sollte zumindest global Hinweise auf Therapieindikationen ermöglichen. Die Klassifikation chronischer Schmerzen ist oft sehr schwierig und bahnt gleichzeitig den Behandlungsprozess. Ein ▶ Fallbeispiel illustriert die Probleme.

Bei Patienten mit chronischen Schmerzen kommt es nicht selten zum mehrfachen **Wechsel der Diagnosen**. Als Konsequenz folgt in der Regel ein ebenso häufiger **Wechsel der Therapieverfahren**, insbesondere vollzieht sich im längerfristigen Verlauf häufig ein Wandel der »somatogenen« Sicht des Schmerzproblems in Richtung einer »psychogenen« Sichtweise.

Diagnosen sind therapierelevant und sollten eine Indikation für das **Therapiekonzept** erkennen lassen. Erhebliche Probleme entstehen aber, wenn die Auswahl an Diagnosemöglichkeiten begrenzt ist und diese dem gegenwärtigen Stand des Wissens von Schmerzproblemen nicht gerecht wird. Dies wird in dem beschriebenen Fallbeispiel deutlich. Der diagnostische Prozess war charakterisiert durch die scheinbar erforderliche Entscheidung, ob es sich

13

Fallbeispiel

Frau W., 34 Jahre alt, leidet seit dem 17. Lebensjahr unter chronischem, linksseitigem Gesichtsschmerz, anfallartig auftretend. Die Schmerzen traten wenige Tage nach einer für die Patientin emotional stark belastenden Situation auf. Vor dem Hintergrund diverser somatischer Untersuchungen und der im Folgenden gestellten rein somatischen Diagnose »Trigeminusneuralgie« erfolgte zwischen dem 17. und dem 26. Lebensjahr eine ausschließlich medikamentöse Behandlung.

Es kam schleichend zu einer Beschwerdezunahme, die schließlich so heftig war, dass eine neurochirurgische Intervention (Janetta-Operation) durchgeführt wurde. Bis zum 31. Lebensjahr waren die Schmerzen deutlich gelindert. Im Folgenden kam es dann jedoch zu einer Entwicklung mit wechselnder Beschwerdesymptomatik, einhergehend mit häufig wechselnden somatischen Diagnosen (z. B. wurde neben der Diagnose »Trigeminusneuralgie« auch die einer »Myoarthropathie« gestellt). Ebenso kam es zu starken Beeinträchtigungen im privaten und beruflichen Bereich, verbunden mit depressiven Symptomen und ausgeprägter Selbstwertproblematik.

Die Patientin zog sich mehr und mehr aus dem sozialen Leben zurück. Schließlich war die Patientin in einem psychisch derart desolaten Zustand, dass während eines stationären Aufenthalts in einer Kieferklinik die Diagnose »Trigeminusneuralgie« gänzlich in Zweifel gezogen und eine psychische Genese der Schmerzen angenommen wurde. Mit der nunmehr nur noch deskriptiven Formulierung »chronische Gesichtsschmerzen im linken Oberkiefer« wurden sämtliche somatischen Behandlungen abgesetzt und der Patientin eine psychiatrische Behandlung empfohlen.

entweder um eine somatische oder um eine psychische Ursache der Schmerzen handelt. Doch genau diese dichotome Anordnung wird der Multidimensionalität von Schmerzen nicht gerecht und verhindert eine dem aktuellen Stand der Wissenschaft angemessene, nämlich interdisziplinäre Behandlung des Schmerzpatienten.

Die **Aufhebung der somatischen Diagnose** hatte in dem Fallbeispiel die direkte therapeutische Konsequenz, sämtliche somatische Therapien einzustellen und als »Restkategorie« eine psychiatrische Behandlung zu empfehlen. Aus dem Verlauf der Schmerzentwicklung der Patientin wird deutlich, dass bereits zum Zeitpunkt der Entstehung der Gesichtsschmerzen psychische Faktoren zumindest korrelativ relevant waren. Unabhängig davon, ob diese nun im kausalen Zusammenhang mit der Schmerzentstehung standen oder nicht, scheinen sie aber in der weiteren Entwicklung der Schmerzen eine immer stärkere Rolle zu gespielt zu haben (sozialer Rückzug, Ängste, depressive Entwicklung infolge der Schmerzen). Allerdings schließen sie die Existenz somatischer Faktoren bei der Diagnose »Trigeminusneuralgie« nicht aus. Es ist also erforderlich, beide Seiten angemessen in einer Diagnose darzustellen und beide Seiten auch in ein interdisziplinäres Behandlungskonzept aufzunehmen. Dieses diagnostische und therapeutische Vorgehen setzt ein biopsychosoziales Krankheitsverständnis voraus.

❯ Die Diagnostik und Klassifikation chronischer Schmerzen ist generell schwierig und für die weitere Behandlung konsequenzenreich. Es empfiehlt sich ein kritischer Umgang mit Diagnosen und klassifikatorischen Zuordnungen.

13.2 Möglichkeiten der Vergabe von Diagnosen zum chronischen Schmerz innerhalb herkömmlicher Systeme

Bonica hat bereits 1979 eine allgemein akzeptierte Systematik von Schmerzerkrankungen gefordert. Der Bedarf einer **Taxonomie chronischer Schmerzen** wird seither immer wieder hervorgehoben (Merskey u. Bogduk 1994). Gegenwärtig wird für die Klassifikation chronischer Schmerzen der inter-

nationale Diagnoseschlüssel herangezogen, die **ICD**. Anstelle des Kapitels V (F) »Psychische und Verhaltensstörungen« der ICD-10 (Dilling et al. 2005) steht zudem das ebenfalls international anerkannte Verfahren **DSM** zur Verfügung. Verschiedene Schmerzfachgesellschaften haben daneben eigene Systematiken zur Klassifikation von Schmerzen entwickelt.

Systematiken zur Klassifikation von Schmerzen

- **ICD:** Internationale Klassifikation von Krankheiten
- **DSM:** Diagnostisches und Statistisches Manual Psychischer Störungen
- **IASP:** Klassifikation der International Association of the Study of Pain
- **IHS:** Kopfschmerzklassifikation der International Headache Society
- **MASK-P:** Multiaxiale Schmerzklassifikation – Psychosoziale Dimension

---

13.2.1 Möglichkeiten der Vergabe von Diagnosen zum chronischen Schmerz innerhalb der international gebräuchlichen Diagnoseschlüssel ICD und DSM

Der **ICD** kommt weltweit große Bedeutung zu. Sie ist die offizielle Diagnoseklassifikation und Basis für die international vergleichbare Todesursachenstatistik der WHO, die sowohl für den wissenschaftlichen als auch den klinischen Bereich von allen Fachgebieten zur Systematisierung von Diagnosen verwendet wird (ICD-10-GM: DIMDI 2016; ICD-10-WHO: WHO 2016). Für die zukünftige Version ICD-11 sind grundsätzliche Veränderungen für den Schmerz geplant (Treede et al. 2015). Es soll ein eigenes Kapitel für Schmerzen geben. Die Arbeiten werden voraussichtlich 2018 abgeschlossen.

Die ICD ist die Grundlage der Krankenhausdiagnosestatistik und ermöglicht die Abrechnung nach dem Vergütungssystem der Diagnosis Related Groups (DRG). Für den deutschsprachigen Bereich arbeitet das Deutsche Institut für Medizinische Dokumentation und Information (DIMDI; online unter: http://www.dimdi.de) als WHO-Kooperationszentrum für Klassifikationen eng mit der WHO zusammen. Das Institut ist in mehreren Arbeitsgruppen der WHO-Klassifikationszentren aktiv und an der Pflege der Original-ICD-10 durch die WHO beteiligt. Das DIMDI erstellt neben der deutschsprachigen ICD-10-WHO (gemäß WHO-Originalausgabe; WHO 2016) für die Todesursachenstatistik auch die ICD-10-GM, die an das deutsche Gesundheitswesen angepasste Fassung.

Die ICD-10-WHO-Onlineversion sowie die jährlich aktualisierten Fassungen der ICD-10-GM gibt das DIMDI in verschiedenen Dateiformaten kostenfrei heraus (online unter: http://www.dimdi.de/static/de/klassi/index.htm; https://www.dimdi.de/dynamic/de/klassi/downloadcenter/index.html).

❯ Seit dem 01.01.2000 ist die ICD verbindlicher Diagnoseschlüssel sowohl für niedergelassene Ärzte als auch für die Krankenhäuser. Schmerzen müssen deshalb in diesen Bereichen als ICD-Diagnose verschlüsselt werden.

Wenngleich die ICD aufgrund der Möglichkeiten für einen internationalen Vergleich unübersehbare Vorteile bietet, bereitet sie für die Verschlüsselung chronischer Schmerzen einige Probleme. Die 10. Revision der ICD setzt sich aus 21 Kapiteln zusammen, die Krankheiten und verwandte Gesundheitsprobleme aus unterschiedlichen Fachgebieten beinhalten. Für das **psychiatrische Kapitel V** wird speziell für Forschungsfragen oft auch das **DSM-5** (APA 2013; deutsche Ausgabe: Falkai u. Wittchen 2015) verwendet, weil es spezifischere Kriterien beschreibt.

Für die **Schmerztherapie** ergibt sich das Problem, dass die verschiedenen Schmerzdiagnosen über diese 21 Hauptkapitel mit über 250 Krankheits- bzw. Verschlüsselungsgruppen verstreut sind und so keine übersichtliche Systematik mehr vorliegt. Spannungskopfschmerzen (ICD-10 G44.2) werden z. B. unter dem Hauptkapitel VI »Erkrankungen des Nervensystems« (ICD-10 G) subsumiert, Rückenschmerzen (ICD-10 M54.x) z. B. unter Kapitel XIII »Erkrankungen des Muskel-Skelett-Systems und des Bindegewebes«.

Es wird nicht von einem standardisierten Ordnungsschema für Schmerzen ausgegangen, sondern es werden **unterschiedliche Bezugssysteme** (aus-

lösende Ursache, Lokalisation, Art der Krankheit, Körpersystem, Symptom vs. Krankheit) zugrunde gelegt. Zum Beispiel wird der medikamenteninduzierte Kopfschmerz unter G44.4 »Arzneimittelinduzierter Kopfschmerz, anderenorts nicht klassifiziert« in dem Kapitel G00–G99 »Krankheiten des Nervensystems« subsumiert. Der Missbrauch von Analgetika ist unter der Ziffer F55.2 im psychiatrischen Kapitel F5 »Verhaltensauffälligkeiten mit körperlichen Störungen und Faktoren« zu kodieren.

❯ Aus Sicht der Schmerztherapeuten ist die ICD-Klassifikation in ihrer bisherigen Fassung damit sehr unsystematisch. Sie *müssen* im Grunde sehr gute Kenntnis *aller* Kapitel der ICD haben, um die Diagnosen richtig verschlüsseln zu können. In der zukünftigen Version ICD-11 wird Schmerz aufgrund dessen in einem eigenen Kapitel aufgeführt mit dem Titel »Krankheiten oder klinische Bedingungen, die mit chronischem Schmerz assoziiert sind« (Treede et al. 2015).

Darüber hinaus gibt es auch inhaltliche Gründe, die für die Schmerztherapie problematisch sind. Dies gilt besonders für die **Beschreibung von Chronifizierungsprozessen**. In den Kategorien G43 »Migräne«, G44 »Sonstige Kopfschmerzsyndrome« oder M54 »Rückenschmerzen« gibt es so gut wie keine Differenzierung in Hinblick auf den zeitlichen Verlauf verschiedener Schmerzsyndrome. In der Unterkategorie G44.2 »Spannungskopfschmerzen« werden beispielsweise chronische und episodische Kopfschmerzen zusammengefasst. Die Anwendung derart globaler Kategorien (ICD-10) beinhaltet die Gefahr einer Pseudobetrachtung von Krankheiten, die nur aufgrund mangelnder Zuordnungsalternativen entsteht und deshalb für epidemiologische Auswertungen nicht brauchbar ist. Aus schmerztherapeutischer Sicht sind Kodierungen zur Differenzierung der Verlaufsform oder der Häufigkeit sehr wichtig.

Ein weiteres Problem ist, dass sowohl die ICD als auch das DSM nur begrenzt eine integrative Darstellung von somatischen und psychosozialen Anteilen ermöglicht. Seit Januar 2009 – bislang allerdings nur in der deutschen Version (ICD-10-GM; DIMDI 2016) – ist dies mit der neuen Diagnose »Schmerzstörung mit somatischen und psychischen Faktoren« (F45.41) möglich. Die ICD orientierte sich damit an der **DSM-IV** (APA 2000, Saß et al. 2003). Hier gibt es neben der »Schmerzstörung in Verbindung mit psychischen Faktoren« (DSM-IV-TR 307.80) auch die »Schmerzstörung in Verbindung mit sowohl psychischen Faktoren wie einem medizinischen Krankheitsfaktor« (DSM-IV-TR 307.89; zusätzlich wird die somatische Diagnose unter Angabe des ICD-Kodes angegeben). Bei beiden Diagnosen kann bestimmt werden, ob es sich um akute (Dauer <6 Monate) oder chronische (Dauer >6 Monate) Schmerzen handelt. Eine Differenzierung der psychologischen Faktoren ist jedoch nicht möglich.

> ❯ Die Diagnose »Schmerzstörung mit somatischen und psychischen Faktoren« (F45.41) überwindet das bisher dichotome Konzept zwischen somatischen und psychogenen Schmerzen. Dennoch fehlt eine differenzierte Beschreibung und Kodierungsmöglichkeit von psychologischen Faktoren. Hierfür sollten ergänzende Systeme, z. B. MASK-P (▶ Abschn. 13.3) verwendet werden.

Prinzipiell sind weitere mögliche Wege der Klassifikation von Schmerzen anhand ICD bzw. DSM denkbar. Alle sind jedoch mit einigen **Problemen** behaftet, die im Folgenden skizziert werden:

- Neben der somatischen Schmerzdiagnose wird eine Diagnose aus dem psychiatrischen Kapitel der ICD-10 vergeben. Grundlage ist dabei das gesamte Diagnosespektrum. Das Problem besteht darin, dass psychosoziale Beeinträchtigungen bei chronischen Schmerzen in den meisten Fällen nicht die Kriterien einer psychiatrischen Erkrankung erfüllen. Es besteht die Gefahr einer falsch positiven Diagnose, die den Patienten stigmatisieren und das Schmerzgeschehen fälschlicherweise als psychogen darstellen könnte.

- Es wird die ICD-10-Diagnose F45.40 »Anhaltende somatoforme Schmerzstörung« vergeben. Es ergibt sich das Problem, dass die Diagnose in ihren Kriterien sehr unklar und unspezifisch bleibt und sie lediglich über Ausschlusskriterien definiert wird – die Schmerzen werden als psychogen betrachtet.

- Unter dem Kapitel »Persönlichkeits- und Verhaltensstörungen« wird die Ziffer F62.8 »Sonstige andauernde Persönlichkeitsänderun-

gen« vergeben. Diese Ziffer beinhaltet andauernde Persönlichkeitsänderungen nach Erlebnissen, die nicht Extrembelastungen oder psychische Erkrankungen darstellen, wie z. B. »Persönlichkeit bei chronischem Schmerzsyndrom«. Diese Diagnose ist nach DRG relevant für die stationäre multimodale Schmerzbehandlung. Die Zuordnung von Schmerzpatienten in diese Kategorie ist jedoch sehr kritisch zu betrachten, da sie letztendlich eine Zuordnung in die Kategorie der Persönlichkeitsstörungen bedeutet. Sie kennzeichnet, dass ein Patient eine tief greifende Veränderung der Persönlichkeit mit nur geringen Chancen der therapeutischen Beeinflussung aufweist. Sie bleibt ebenso einem dichotomen Krankheitsmodell verhaftet.

- Ein unter dem Gesichtspunkt der Differenzierung geeigneter Weg ist es, ergänzend zu der medizinischen Diagnose auf die Z-Kodierungen der ICD-10 zurückzugreifen (z. B. Z63.0 »Probleme in der Beziehung zum Ehepartner oder Partner«, Z73.0 »Ausgebranntsein«, Z73.2 »Mangel an Entspannung oder Freizeit«). Diese Kodierungen stellen keine Krankheiten als solche dar, sondern eher »psychosoziale Zustände, die der Beobachtung bedürfen« und fallen damit nicht unter den Katalog behandlungsbedürftiger Diagnosen. Sie sind als Ergänzung einer Diagnose in Betracht zu ziehen und können sinnvolle Ansatzpunkte für die Therapieplanung ergeben.

F45.40: Anhaltende somatoforme Schmerzstörung (nach ICD-10, Kap. V (F); DIMDI 2016)

Die vorherrschende Beschwerde ist ein andauernder, schwerer und quälender Schmerz, der durch einen physiologischen Prozess oder eine körperliche Störung nicht vollständig erklärt werden kann. Er tritt in Verbindung mit emotionalen Konflikten oder psychosozialen Problemen auf, denen die Hauptrolle für Beginn, Schweregrad, Exazerbation oder Aufrechterhaltung der Schmerzen zukommt. Die Folge ist meist eine beträchtlich gesteigerte persönliche oder medizinische Hilfe und Unterstützung.

Dazugehörige Begriffe
- Psychialgie
- Psychogener Kopfschmerz
- Psychogener Rückenschmerz
- Somatoforme Schmerzstörung

Ausschluss
- Schmerz, andernorts nicht klassifizierbar (R52)
- Spannungskopfschmerz (G44.2)
- Nicht näher bezeichnete Rückenschmerzen (M54.9)

F45.41: Chronische Schmerzstörung mit somatischen und psychischen Faktoren (nach ICD-10-GM, Kap. V (F); DIMDI 2016)

Im Vordergrund des klinischen Bildes stehen seit mindestens 6 Monaten bestehende Schmerzen in einer oder mehreren anatomischen Regionen, die ihren Ausgangspunkt in einem physiologischen Prozess oder einer körperlichen Störung haben. Psychischen Faktoren wird eine wichtige Rolle für Schweregrad, Exazerbation oder Aufrechterhaltung der Schmerzen beigemessen, jedoch nicht die ursächliche Rolle für deren Beginn. Der Schmerz verursacht in klinisch bedeutsamer Weise Leiden und Beeinträchtigungen in sozialen, beruflichen oder anderen wichtigen Funktionsbereichen. Der Schmerz wird nicht absichtlich erzeugt oder vorgetäuscht (wie bei der vorgetäuschten Störung oder Simulation). Schmerzstörungen insbesondere im Zusammenhang mit einer affektiven, Angst-, Somatisierungs- oder psychotischen Störung sollen hier nicht berücksichtigt werden.

Ausschluss
- Andauernde Persönlichkeitsänderung bei chronischem Schmerzsyndrom (F62.80)
- Psychologische Faktoren oder Verhaltensfaktoren bei andernorts klassifizierten Erkrankungen (F54)

F54: Psychologische Faktoren oder Verhaltensfaktoren bei andernorts klassifizierten Erkrankungen (nach ICD-10, Kap. V (F); DIMDI 2016)

Diese Kategorie soll verwendet werden, um psychische und Verhaltenseinflüsse zu erfassen, die eine wesentliche Rolle in der Ätiologie körperlicher Erkrankungen spielen, die in anderen Kapiteln der ICD-10 klassifiziert werden. Diese psychischen Störungen sind meist unspezifisch und lang anhaltend (wie Sorgen, emotionale Konflikte, ängstliche Erwartung etc.) und rechtfertigen nicht die Zuordnung zu einer anderen Störung im Kapitel V.

Inklusive
- Psychische Faktoren, die körperliche Störungen bewirken
- Beispiele für den Gebrauch dieser Kategorie sind:
  - Asthma (F54 und J45.–)
  - Colitis ulcerosa (F54 und K51.–)
  - Dermatitis (F54 und L23–L25)
  - Magenulkus (F54 und K25.–)
  - Reizdarmsyndrom (F54 und K58.–)
  - Urtikaria (F54 und L50.–)
- Soll eine assoziierte körperliche Krankheit angegeben werden, ist eine zusätzliche Schlüsselnummer zu benutzen.

Exklusive
- Spannungskopfschmerz (G44.2)

Die Verwendung der ICD-10-Diagnose F45.40 »Anhaltende somatoforme Schmerzstörung« ist für eine integrative Sichtweise von Schmerzen sehr problematisch. Sie bietet keine Möglichkeit, den somatischen Anteil der Schmerzen mit anzugeben, und geht von einem dichotomen Konzept von Schmerzen (psychogen oder somatogen) aus. Die Kategorie soll für andauernden, schweren und quälenden Schmerz verwendet werden, »der durch einen physiologischen Prozess oder eine körperliche Störung nicht hinreichend erklärt werden kann« (DIMDI 2016). Migräne und Spannungskopfschmerzen werden hierbei ausgeschlossen. Spannungskopfschmerz soll dem Kapitel G der ICD zugeordnet werden.

Als Beispiel für einen zugehörigen Begriff der Kategorie F45.40 wird der sog. **»psychogene Rückenschmerz«** genannt. Diesem Begriff liegt eine dichotomes Krankheitskonzept (somatogen – psychogen) zugrunde, welches nach dem Stand der aktuellen Wissenschaft als überholt gilt und längst durch das biopsychosoziale Krankheitskonzept abgelöst wurde (▶ Kap. 1). Letzteres macht gerade bei Rückenschmerzen Sinn: Wenngleich bei Rückenschmerzen selten spezifische Krankheitsprozesse festzustellen sind, so sind im überwiegenden Maße degenerative und funktionelle Veränderungen im Muskel-Skelett-Bereich als zusätzliche ursächliche Komponente zu sehen. Betroffen sind dabei die Bandscheiben, die kleinen Wirbelgelenke sowie der Halte- und Stützapparat der Wirbelsäule (Muskeln und Bänder). Eine Veränderung der biomechanischen Integrität der Wirbelsäule bedingt letztendlich eine Schwächung des Bewegungssegments mit kompensatorischer muskulärer Beanspruchung und dadurch entstehenden Schmerzen (Hildebrandt u. Schöps 2001). Diese biologische Seite muss neben psychologischen und sozialen Faktoren multimodal in der Behandlung berücksichtigt werden und damit sinnvollerweise auch in einer Schmerzdiagnose abzubilden sein.

> ❯ Schmerzen sind immer eine Interaktion somatischer Faktoren mit psychologischen Faktoren (Flor 1991, Flor u. Stolle 2006, Hasenbring 1992, Hildebrandt u. Schöps 2001). Eine Zuordnung von Schmerzen als entweder psychogen oder somatogen ist unzureichend. Schmerzdiagnosen ist ein biopsychosoziales Krankheitsmodell zugrunde gelegt, und dies sollte sich auch in der Diagnose widerspiegeln.

Diese **Differenzialdiagnostik** setzt voraus, dass schmerztherapeutisch versierte Organmediziner vor dem Hintergrund der Zusammenschau aller erforderlichen Befunde diese Beurteilung abgeben. Oft wird die Diagnose F45.40 aber in Zentren gestellt, denen diese fachlichen Kompetenzen gar nicht zur Verfügung stehen. In diesen Fällen besteht die Gefahr einer hohen Zahl falsch positiver F45.40-Diagnosevergaben: Man erkennt, was man kennt. Als Äquivalenz zur ICD werden chronische Schmerzen in dem **DSM-IV** (APA 2000, Saß et al.

2003) als »Schmerzstörung in Verbindung mit psychischen Faktoren« (DSM-IV-TR 307.80) oder »Schmerzstörung in Verbindung mit sowohl psychischen Faktoren wie einem medizinischen Krankheitsfaktor« (DSM-IV-TR 307.89) klassifiziert.

Abgelöst wird diese Version derzeit von dem **DSM-5.** Es hebt die Unterscheidung, »medizinisch begründbar« vs. »medizinisch nicht begründbar« gänzlich auf, und es wird nicht mehr von einem dichotomen Krankheitsmodell ausgegangen. Die Bedeutung medizinisch nicht erklärbarer somatischer Störungen wurde deutlich abgewertet. Unabhängig vom organmedizinischen Korrelat kann diese Diagnose dann vergeben werden, wenn kognitiv-emotionale und Verhaltensmerkmale im Umgang mit körperlichen Symptomen festgestellt werden können (z. B. Kriterium B: »Exzessive Gedanken, Gefühle oder Verhaltensweisen bezüglich der somatischen Symptome oder damit einhergehender Gesundheitssorgen«). Es wird nicht mehr von Schmerzstörung gesprochen, sondern lediglich bestimmt, ob **»mit überwiegendem Schmerz«** zutrifft. Das DSM-5 entspricht mit der Überwindung des dichotomen Konzepts dem gegenwärtigen Forschungsstand zu Schmerz, sodass die Diagnose für Schmerzstörungen prinzipiell wegweisend ist.

Dennoch werden auch erhebliche Probleme mit dieser neuen Kategorie in Verbindung gebracht. In erster Linie wird eine fehlerhafte Kategorisierung vieler Patienten als psychisch krank befürchtet (Frances 2013). Es mangelt bislang an empirischen Belegen für diese Kategorie. Andererseits benennt die Kategorie an der Störung beteiligte psychische Faktoren, bleibt allerdings weiterhin sehr global. Hier bedarf es ergänzender Systeme, wenn man konkrete Ansatzpunkte für Therapieindikationen von Schmerzpatienten aufzeigen möchte.

Zusammenfassend kann festgehalten werden, dass die Aufnahme der Diagnose ICD F45.41 »Schmerzstörung mit somatischen und psychischen Faktoren« als Äquivalent der mittlerweile allerdings auch wieder überholten DSM-IV-TR-Diagnose 307.89 »Schmerzstörung in Verbindung mit sowohl psychischen Faktoren wie einem medizinischen Krankheitsfaktor« einer biopsychosozialen Sichtweise des chronischen Schmerzes gerecht wird und eine interdisziplinäre Diagnose ermöglicht. Welche Neuentwicklungen die ICD-11 mit der grundsätzlichen Revision der Schmerzdiagnosen durch ein eigenes Schmerzkapitel mit sich bringt, insbesondere wie die psychische Seite darin eingeht, ist noch offen. Bisher sieht die F45.41 keine weitergehende differenzierte Systematisierung der jeweiligen »psychischen Faktoren« vor. Wünschenswert wäre dies, um aus der Diagnose Therapieindikationen ableiten zu können.

13.2.2 IASP-Taxonomie

Die IASP-Taxonomie (Merskey 1986, Merskey u. Bogduk 1994) ist eine Systematik, die speziell für den Bereich chronischer Schmerzen entwickelt wurde und als **vorläufiger Versuch einer standardisierten Darstellung relevanter Schmerzsyndrome** gilt. Sie umfasst sowohl eine Beschreibung von Schmerzsyndromen nach bestimmten Kriterien (z. B. Definition, Schmerztopik, betroffenes System, Begleitsymptome) als auch ein Kodierungssystem mit 5 Achsen (Bonica 1990, Merskey 1986, Merskey u. Bogduk 1994):

- Körperregion
- System
- Zeitliches Auftreten der Schmerzen
- Intensität und Dauer der Schmerzen
- Ätiologie

> ❯ Obwohl die IASP-Taxonomie auch psychologische Aspekte umfasst, ist eine integrative Darstellung gemeinsam mit den somatischen Aspekten in einer Diagnose kaum möglich. Mit der Ergänzung um die MASK-P (▶ Abschn. 13.3) bietet sie allerdings gute Ansatzpunkte, um eine integrative Diagnose darzustellen.

Psychische Einflüsse lassen sich zum einen im Sinne des Vorhandenseins einer psychiatrischen Erkrankung verschlüsseln, wobei auf den Ausschluss einer organischen Ursache hingewiesen wird. Oder sie lassen sich unter ätiologischen Gesichtspunkten als »dysfunktional inkl. psychophysiologisch« oder »psychischer Genese, z. B. Konversionsstörung, depressive Halluzination« zuordnen.

Sofern die IASP-Taxonomie universell Anwendung finden soll, müsste sie hinsichtlich ihrer **psychologischen Diagnosemöglichkeiten** deutlich erweitert und überarbeitet werden. Hinsichtlich ihrer praktischen Anwendbarkeit kann – wie es auch für andere differenziertere Systeme möglich ist – die Gefahr bestehen, dass die Anwender das System aufgrund der Komplexität nur bis zu einem gewissen Grad umsetzen können, d. h. eine Selektion wichtiger Kodierungsmöglichkeiten treffen, die übrigen dagegen nicht beachten.

13.2.3 Kopfschmerzklassifikation der IHS

Für den Bereich der Kopf- und Gesichtsschmerzen existiert eine sehr differenzierte Klassifikation der International Headache Society, die International Classification of Headache Disorders (ICHD-II), die mittlerweile in ihrer 3. Ausgabe vorliegt (IHS 1988, 2004, 2013). Sie umfasst insgesamt **14 verschiedene Kategorien**, neben denen zusätzlich die zeitliche Dauer und das Ausmaß der Chronifizierung kodiert werden kann.

Die neue IHS-Kopfschmerzklassifikation (ICHD-III) bietet für eine differenziertere Sichtweise von Kopfschmerzen für den klinischen und Forschungsbereich wichtige Ansatzpunkte. Besonders hervorgehoben werden ihre Vorteile für die klinische Anwendung mit der klaren und präzisen Charakterisierung der einzelnen Syndrome, verbunden mit zahlreichen differenzialdiagnostischen Verweisen und ihrer unkomplizierten Beschwerdenzuordnung bei den symptomatischen Kopfschmerzformen (Olesen et al. 2003). Jedoch ist es generell fraglich, ob es sinnvoll ist, für einzelne Schmerzsyndrome (also z. B. Kopfschmerz, Rückenschmerz) spezielle Klassifikationen zu schaffen. Für die Anwendungspraxis ist vielmehr eine übergreifende Systematik der Schmerzklassifikation erforderlich, so wie sie derzeit auch für die ICD-11 geplant ist.

Ebenso wie bereits die ICHD-II beinhaltet auch die ICHD-III die Kategorie 12 »Kopfschmerz zurückzuführen auf psychiatrische Störungen« mit den 2 Subkategorien 12.1 »Kopfschmerz zurückzuführen auf eine Somatisierungsstörung« (F45.0) und 12.2 »Kopfschmerz zurückzuführen auf eine psychotische Störung« (der psychotischen Störung entsprechender ICD-Code). Es soll diagnostiziert werden, ob die psychiatrische oder psychotische Symptomatik in einem ursächlichen Zusammenhang mit den Kopfschmerzen steht, die in diesem Fall als sekundär eingeordnet werden. Die Kopfschmerzen können aber auch als primärer Kopfschmerz eingeordnet werden und zusätzlich kann die Kategorie 12 im ICHD-III verwendet werden, um auszudrücken, dass der Kopfschmerz primär ein eigenständiges Problem war, bei der Chronifizierung aber die psychiatrische Störung ursächlich beteiligt ist. Wenn es keinen ursächlichen Zusammenhang gibt, dann sollen der Kopfschmerz und die psychiatrische Störung separat kodiert werden.

Die Systematik bleibt damit sehr einem dichotomen Modell verhaftet, in dem es primär um die Klärung einer somatischen vs. psychiatrischen Ursache geht. Unklar bleibt zudem, aus welchen Gründen in den Subkategorien die Wahl genau auf diese 2 Störungen bzw. Störungsbereiche der ICD fiel. Kritisch ist anzumerken, dass von psychischen Einflussfaktoren ansonsten auch in der neuen ICHD-III keine Rede ist und diese demzufolge auch nicht verschlüsselt werden können.

Es wird keine Möglichkeit geschaffen, neben den somatischen auch psychische Anteile des Kopfschmerzes in einer umfassenden Diagnose integrativ darzustellen, indem man auf eine psychiatrische Diagnose zurückgreift. Wieder ist man gezwungen, sich dichotom zu entscheiden, also entweder eine somatogene oder psychogene (in diesem Falle psychiatrische) Diagnose zu wählen; wenngleich Kopfschmerz sicherlich der Bereich ist, bei dem die Aufnahme psychischer Faktoren im Sinne der Modulation des Schmerzgeschehens in die Diagnose sinnvoll und erforderlich ist. So wird zwar bei der Migräne unter dem Zusatz »aggravierende Faktoren« auch der Begriff »psychosoziale Stressfaktoren« genannt; eine Systematik, mit der genauer beschrieben wird, um welche Faktoren es sich handelt, gibt es allerdings nicht. Genau dies wäre aber wichtig, um diese Aspekte auch therapierelevant hervorzuheben. Eine Kombination mit der MASK-P (► Abschn. 13.3) stellt hierbei eine sinnvolle Ergänzung dar.

13.3 Multiaxiale Schmerzklassifikation – Psychosoziale Dimension (MASK-P)

Vor dem Hintergrund der mangelnden Möglichkeiten, in bisherigen Klassifikationssystemen psychosoziale Faktoren bei Schmerzdiagnosen angemessen zu benennen, wurde die Multiaxiale Schmerzklassifikation – Psychosoziale Dimension (MASK-P) entwickelt (Klinger et al. 1992, 2000, 2016). Sie ermöglicht, gemeinsam mit den bestehenden somatischen Schmerzklassifikationen, z. B. der ICD, eine **interdisziplinäre Diagnose** darzustellen. MASK-P bietet sich hervorragend an für eine Kombination mit dem geplanten Schmerzklassifikationsansatz in der zukünftigen ICD-11.

❯ MASK-P ermöglicht eine dem internationalen Forschungsstand entsprechende Integration somatischer und psychosozialer Anteile bei der Vergabe von Schmerzdiagnosen.

MASK-P Die psychologischen Beschreibungsachsen der MASK-P ermöglichen dem Diagnostiker eine **deskriptive Erfassung psychosozialer Variablen** auf 10 Beschreibungsachsen und die **Vergabe einer Schmerzdiagnose** auf Achse 11 »MASK-P-Diagnosen« (► Anhang A2 im Serviceteil und unter http://extras.springer.com/). Auf jeder Teilebene können so viele Ziffern wie nötig vergeben werden. Die einzelnen Unterpunkte aller Achsen sind in einem ausführlichen Manual (Klinger et al. 2000, 2016) genau operationalisiert, auch unter Angabe möglicherweise hinzuzuziehender Testverfahren.

> **MASK-P: Psychosoziale Dimension der »Multiaxialen Schmerzklassifikation«**
> ▬ **Achse 1:** Motorisch-verhaltensmäßige Schmerzverarbeitung
> ▬ **Achse 2:** Emotionale Schmerzverarbeitung
> ▬ **Achse 3:** Kognitive Schmerzverarbeitung
> ▬ **Achse 4:** Krankheitsbezogene Metakognitionen
> ▬ **Achse 5:** Aktuelle Stressoren
> ▬ **Achse 6:** Traumata/Belastungen in der Lebensgeschichte
> ▬ **Achse 7:** Habituelle Personenmerkmale

- **Achse 8:** Maladaptive Stressverarbeitung
- **Achse 9:** Psychophysiologische Dysregulation
- **Achse 10:** Konfliktverarbeitungsstil
- **Achse 11:** MASK-P-Diagnosen – funktionale Zusammenhänge

Die auf der **Diagnosenachse 11** genannten Ziffern stellen jeweils Integrationen der bereits unter den vorangestellten beschreibenden Achsen 1–10 ausdifferenzierten Auffälligkeiten dar. Sie sind eine Art logische Verknüpfung im Sinne funktionaler Zusammenhänge der deskriptiven Merkmale (Achsen 1–10). Diese Achse wurde auf ausschließlich theoretischer Basis entwickelt. Die zukünftige Revision wird auch eine empirische Überarbeitung erforderlich machen.

Abgrenzung der MASK-P-Ziffern zu psychopathologischen Störungen nach ICD/DSM Die Unterpunkte aller Achsen stellen psychische Faktoren dar, die bei der Entstehung und Aufrechterhaltung der Schmerzen eine Rolle spielen können. Sie werden in Abgrenzung zu psychopathologischen Störungen gemäß DSM bzw. ICD als »Auffälligkeiten« bezeichnet. Damit soll auf einem hypothetischen Kontinuum der Bereich zwischen »unauffällig« und »psychopathologisch« gekennzeichnet werden, der am ehesten »normale psychologische Reaktionen« umfasst. Wenn die Kriterien eines psychopathologischen Störungsbildes erfüllt sind, dann ist zunächst die entsprechende Verhaltensauffälligkeit in MASK-P zu kodieren. Ergänzend wird im Diagnose- und Befundbogen die entsprechende Diagnose im Klartext und unter Angabe der Verschlüsselung angegeben.

Achsenzusatzkodierung Jeder Achse ist eine Achsenzusatzkodierung mit den Ziffern 1–4 vorangestellt. Die Ziffern 1 und 2 erklären sich selbst. Sie werden in das Kästchen vor »Achsenzusatzkodierung« der jeweiligen Achse im Rating-Bogen eingetragen. Ziffer 3 und 4 werden jeweils in die Kästchen vor den Items eingetragen und bedeuten gleichzeitig, dass der Untersucher diese vergeben hat. Die Ziffer 3 bedeutet, dass der Patient das Vorliegen der entsprechenden Auffälligkeiten der Ach-

se nicht nachvollziehen kann, also nicht mit dem Urteil des Untersuchers übereinstimmt. Die Ziffer 4 bedeutet das Gegenteil: Der Patient stimmt mit dem Urteil des Untersuchers überein. Für jede der Achsen 1–11 wird **eine** Achsenzusatzkodierung vergeben, die bei der Dokumentation aus technischen Gründen der Datenverarbeitung der inhaltlichen Kodierung vorangestellt und durch einen Punkt getrennt wird.

Zeitzusatzkodierung Achse 6 »Traumata/Belastungen in der Lebensgeschichte« hat abweichend von den übrigen Achsen eine »Zeitzusatzkodierung«, die für jede beobachtete Belastung zu kodieren ist. Hierdurch ist eine genaue Angabe möglich, welchem Zeitraum der Lebensgeschichte die explorierten Belastungen zuzuordnen sind. Kodiert wird eine Ziffer zwischen 1 und 7.

Diagnosenachse 11: MASK-P-Diagnosen Auf der Diagnosenachse werden Hypothesen zur Entstehung und/oder Aufrechterhaltung von Schmerzen formuliert. Sie beinhalten Annahmen über biopsychosoziale Wechselwirkungen und Zusammenhänge aus verhaltenstheoretischer, tiefenpsychologischer oder systemtheoretischer Sicht. Die Grundlage für die Ziffernvergabe auf dieser Achse ist eine eingehende Diagnostik auf der Basis dieser theoretischen Richtungen. Die Ziffern .111–.114 bilden die verhaltenstheoretischen, die Ziffern .115–.118 die tiefenpsychologisch bzw. systemtheoretischen Bezüge ab. Die Unterziffern (z. B. .1112 »Schmerz bei depressiv-suppressiver Schmerzverarbeitung«) stellen Differenzierungen der Oberziffern dar.

> Sofern noch keine weitere Spezifizierung der Diagnosekategorie möglich ist oder Unsicherheiten bestehen, soll die jeweils globalere Diagnose vergeben werden, um mögliche falsch positive Diagnosen zu vermeiden. Neben der differenzierten und systematisierten Darstellung der Schmerzsyndrome anhand der MASK-P-Achsen werden durch die verschiedenen Diagnosen auf Achse 11 auch Vergleichsmöglichkeiten unterschiedlicher Schmerzprobleme, z. B. für Forschungszwecke, geschaffen.

Ableitung von Therapieindikationen Die MASK-P-Systematisierung bietet die Möglichkeit, differenzierte Hinweise auf Therapieindikationen abzuleiten und einer interdisziplinären Schmerztherapie gerecht zu werden. Beispielsweise besagt die Angabe der Ziffern 17 »Ausgeprägtes Durchhalteverhalten«, 26 »Mangelnder Emotionsausdruck« und 71 »Selbstüberforderung bei exzessivem Leistungsanspruch«, dass die psychologische Schmerzbehandlung dem Patienten sowohl Strategien für die Umsetzung eines ausgewogeneren Wechsels zwischen Be- und Entlastung als auch für einen adäquateren Ausdruck von Gefühlen vermitteln sollte. Darüber hinaus muss der Patient seine habituell vorhandene Selbstüberforderung abbauen und zu einem angemessenen Leistungsverhalten und -maßstab angeleitet werden.

Nutzen für Ausbildungszwecke Die psychosoziale Dimension (MASK-P) kann als idealer Leitfaden zur strukturierten Informationserhebung bei der psychologischen Anamnese verwendet werden. Sie gehört zu den Lehrinhalten der Ausbildung »Psychologische Schmerzpsychotherapie« der Akademie für Schmerzpsychotherapie der DGPSF e.V. (online unter: http://www.dgpsf.de/ und http://www.schmerzpsychotherapie.net/). In Ausbildung befindliche psychologische Schmerztherapeuten können sich durch die Systematik einen Überblick über zu erhebende Aspekte bei chronischen Schmerzen verschaffen und die Anamnese vervollständigen. Durch die zusätzlich für die einzelnen Unterpunkte angegebenen Fragebögen sind Kriterien angegeben, die eine Evaluation des diagnostischen Prozesses ermöglichen.

> **MASK-P gehört zum Lernzielkatalog des Curriculums »Psychologische Schmerzpsychotherapie« der Akademie für Schmerzpsychotherapie der DGPSF e.V. Sie bietet sehr gute Möglichkeiten, die psychologische Diagnostik bei Patienten mit Schmerzen zu lehren.**

Eine **interdisziplinäre Diagnose** mit MASK-P umfasst nach einer deskriptiven Beschreibung des Schmerzbildes die übergeordnete Richtung der Schmerzverarbeitung sowie die differenzierten psychosozialen Faktoren der Schmerzproblematik:

Beispiel für eine MASK-P Diagnose in Kombination mit dem ICD-10 bei Rückenschmerz
- Radikulärer Rückenschmerz (ICD-10 M54.16)
- Bei ängstlich-vermeidender Schmerzverarbeitung (MASK-P 4.11.1.1):
  - 11 Ausgeprägt nonverbales Schmerzverhalten
  - 14 Defizite im Bitten um soziale Unterstützung
  - 15 Ausgeprägte Vermeidung körperlicher Aktivitäten
  - 23 Ängstliche Stimmung

13.4 Fazit

Die **ICD** ist in den meisten Bereichen unseres Gesundheitssystems obligatorisch. Es empfiehlt sich für die Verschlüsselung chronischer Schmerzsyndrome in den überwiegenden Fällen eine Kombination der somatischen Diagnose mit der ICD-10-Kodierung F45.41. Für den Fall, dass bei einem Schmerzpatienten die Kriterien einer psychopathologischen Störung im Sinne der ICD bzw. DSM voll erfüllt sind, sollte der Zusammenhang mit Schmerzen überprüft und dokumentiert werden.

> **Für Spezialeinrichtungen zur Schmerztherapie bietet es sich zum gegenwärtigen Entwicklungsstand an, parallel zur ICD/DSM mit der MASK-P zu klassifizieren. Die in den ICD/DSM-Diagnosen nicht näher bezeichneten »psychischen Faktoren« können nach MASK-P (▶ Anhang A2 im Serviceteil und unter http://extras.springer.com/) auch im Diagnoseteil des Befundberichts ergänzt werden und wichtige Therapieindikationen liefern.**

Im Folgenden wird eine mögliche **Schreibweise** am Beispiel unseres eingangs skizzierten Falles »chronischer Gesichtsschmerz« verdeutlicht:
- Trigeminusneuralgie (ICD-10 G50.0)
- Schmerzen bei klassischen Konditionierungsprozessen (ICD-10-GM F45.41/DSM-IV 307.89, MASK-P 4.112)
- MASK-P-Befund:
  - **Achse 1:** 4.11, 16
  - **Achse 2:** 4.21, 23, 24, 26
  - **Achse 3:** 4.32, 33
  - **Achse 4:** 4.46
  - **Achse 5:** 4.52, 55

- **Achse 6:** 4.69.2
- **Achse 7:** 4.73, 77
- **Achse 8:** 3.82
- **Achse 9:** 3.95, 96
- **Achse 10:** 4.102
- ICD-10 Komorbidität: Soziale Phobie (ICD-10 F40.1/DSM-IV 300.23), Depressionen, rezidivierend (ICD-10 F33.2/DSM-IV 296.33)

Erläuterung Die Schreibweise z. B. »4.11« bedeutet: 4 = Pat. sieht Auffälligkeit; .11 = 1. Achse, 1. Auffälligkeit; die Schreibweise z. B. >4.69.2< bedeutet: 4 = Pat. sieht Auffälligkeit; .69.2 = 6. Achse, 9. Auffälligkeit, Zeitzusatzkodierung: 2 = Jugendzeit; die Schreibweise z. B. >4.102< bedeutet: 4 = Pat. sieht Auffälligkeit; .102 = 10. Achse, 2. Auffälligkeit (Pat.: Patient/Patientin).

Hierdurch wird die Diagnose spezifischer und auch therapierelevant. Anhand der **MASK-P** ist es möglich, Informationen systematisch zu erfassen und zu dokumentieren. Ein solcher Befund ermöglicht es, für die Weiterbehandlung konkrete Ansatzpunkte für therapeutische Implikationen abzuleiten. Die MASK-P bietet gemeinsam mit der somatischen Diagnose nach ICD oder IASP-Klassifikation die Möglichkeit, eine **interdisziplinäre Schmerzdiagnose** abzubilden.

Literatur

APA – American Psychiatric Association (2000) Diagnostic and Statistical Manual of Mental Disorders: DSM-IV, 4th ed. (Text revision DSM-IV-TR). APA, Arlington

APA – American Psychiatric Association (2013) Diagnostic and Statistical Manual of Mental Disorders: DSM-5. 5th ed. APA, Washington

Bonica JJ (1979) The need of a taxonomy (Editorial). Pain 6: 247

Bonica JJ (1990) Definitions and taxonomy of pain. In: Bonica JJ (ed) The Management of Pain, vol I. Lea & Febinger, Philadelphia, p 18

Dilling H, Mombour W, Schmidt MH (Hrsg) (2005) Internationale Klassifikation psychischer Störungen ICD-10, Kap V (F) – Klinisch-diagnostische Leitlinien. Huber, Göttingen

DIMDI – Deutsches Institut für Medizinische Dokumentation und Information (Hrsg) (2016) Internationale Klassifikation der Krankheiten, German Modifikation, ICD-10-GM Version 2016. https://www.dimdi.de/static/de/klassi/icd-10-gm/. Zugegriffen: 12. April 2016

Falkai P, Wittchen HU (Hrsg) (2015) Diagnostisches und Statistisches Manual Psychischer Störungen DSM-5®. Hogrefe, Göttingen

Flor H (1991) Psychobiologie des Schmerzes. Huber, Göttingen

Flor H, Stolle AM (2006) Learning, brain plasticity and pain – implications for treatment. Nervenheilkunde 25: 445–461

Frances A (2013) The new somatic symptom disorder in DSM-5 risks mislabeling many people as mentally ill. BMJ 346: f1580

Hasenbring M (1992) Chronifizierung bandscheibenbedingter Schmerzen. Risikofaktoren und gesundheitsförderndes Verhalten. Schattauer, Stuttgart

Hildebrandt J, Schöps P (2001) Schmerzen am Bewegungsapparat, Rückenschmerzen. In: Zenz M, Jurna I (Hrsg) Lehrbuch der Schmerztherapie. Wiss. Verlagsgesellschaft, Stuttgart, S 577–586

IHS – Headache Classification Committee of the International Headache Society (1988) Classification and diagnostic criteria for headache disorders, cranial neuralgias and facial pain. Cephalgia 8 (Suppl 7): 1

IHS – Headache Classification Committee of the International Headache Society (2004) The International Classification of Headache Disorders, 2nd ed. ICHD-II. Cephalalgia 24 (Suppl 1): 1–160

IHS – Headache Classification Committee of the International Headache Society (2013) The International Classification of Headache Disorders, 3rd edition (beta version). Cephalalgia 33: 629–808

Klinger R, Hasenbring M, Pfingsten M (1992) Zum Problem der Klassifikation chronischer Schmerzen. In: Geissner E, Jungnitsch G (Hrsg) Psychologie des Schmerzes Diagnose und Therapie. Beltz, Weinheim, S 205

Klinger R, Hasenbring M, Pfingsten M, Hürter A, Maier C, Hildebrandt J (2000) Die Multiaxiale Schmerzklassifikation MASK – Bd 1: Psychosoziale Dimension MASK-P. Deutscher Schmerzverlag, Hamburg

Klinger R, Hasenbring M, Pfingsten M (2016). Die Multiaxiale Schmerzklassifikation – Psychosoziale Dimension MASK-P, 2. Aufl. Springer, Heidelberg Berlin

Merskey H (1986) Classification of chronic pain. Descriptions of chronic pain syndromes and definitions of pain terms. Prepared by the International Association for the Study of Pain, Subcommittee on Taxonomy. Pain 3 (Suppl): S1–226

Merskey H, Bogduk N (1994) Classification of chronic pain: descriptions of chronic pain syndromes and definitions of pain terms. International Association of the Study of Pain, Task Force on Taxonomy, 2nd ed. IASP Press, Seattle

Olesen J, Goadsby P, Steiner T (2003) The International Classification of Headache Disorders, 2nd ed. Lancet Neurology 2: 720

Saß H, Wittchen HU, Zandig M, Houlen I (Hrsg) (2003) Diagnostisches und statistisches Manual psychischer Störungen (DSM-IV-TR). Textrevision. Hogrefe, Göttingen

Treede, RD, Rief W, Barke A et al (2015) A classification of chronic pain for ICD-11. Pain156: 1003–1007

WHO – World Health Organization (2016) International Statistical Classification of Diseases and health related Problems, ICD-10-WHO. http://www.who.int/classifications/icd/icd10updates/en/. Zugegriffen: 12. April 2016

13

Psychologische Begutachtung von Personen mit chronischen Schmerzen

R. Dohrenbusch und A. Pielsticker

14.1 Einführung – 252

14.2 Grundlagen der Begutachtung – 252

14.3 Psychologie der Begutachtungssituation – 256

14.4 Probanden mit Schmerzen in sozialmedizinischer Begutachtung – 258

14.5 Planung, Aufbau und Formulierung des schriftlichen Gutachtens – 260

14.6 Auswahl und Zusammenstellung der Untersuchungsmethoden und -instrumente – 265

14.7 Probleme der Integration von Untersuchungsergebnissen – 268

14.8 Fazit – 272

Literatur – 272

B. Kröner-Herwig et al. (Hrsg.), *Schmerzpsychotherapie*,
DOI 10.1007/978-3-662-50512-0_14, © Springer-Verlag Berlin Heidelberg 2017

Lernziele

Psychologische Gutachten über Personen mit Schmerzen gewinnen in unterschiedlichen Rechtsbereichen an Bedeutung. In sozial- und zivilrechtlichen Verfahren werden Psychologen (mit Diplom oder Masterabschluss) verstärkt zur Entscheidungsfindung bei Fragen zur sozialrechtlichen Bewertung von Schmerzen und Schmerzfolgen, zur Verursachung somatoformer Schmerzen, zur Therapie- oder Rehaindikation oder zu prognostischen Fragen hinzugezogen. Der folgende Beitrag beleuchtet Aspekte der Begutachtung von Personen mit chronischen Schmerzen, darunter typische gutachterliche Fragestellungen, die Rolle des Sachverständigen und die Bedeutung interprofessioneller Zusammenarbeit. Schwerpunkte liegen auf der Erstellung psychologischer Gutachten sowie der Identifikation und Bewertung motivationaler Einflüsse.

14.1 Einführung

Die rechtliche Bewertung dauerhafter Schmerzen und ihrer Auswirkungen auf das Funktions- und Leistungsniveau ist von erheblicher gesellschaftlicher und wirtschaftlicher Bedeutung. Allein im Jahr 2013 wurden insgesamt ca. 84.000 Personen aufgrund von Krankheiten als erwerbsgemindert eingeschätzt, davon die meisten aufgrund muskuloskeletaler und psychischer Erkrankungen. Im Jahr 2012 wurden über 970.000 Leistungen zur medizinischen Rehabilitation erbracht, davon 36 % aufgrund meist schmerzhafter Erkrankungen am Bewegungsapparat und 22 % aufgrund psychischer und Verhaltensstörungen, die ebenfalls in Kombination mit körperlichen Beschwerden auftreten können.

Die Zahlen spiegeln einen erheblichen Begutachtungsbedarf wider. Psychologischer Begutachtungsbedarf entsteht, wenn die gutachterlichen Fragestellungen den Auswirkungen der Beschwerden auf das allgemeine und erwerbsbezogene Funktions- und Leistungsniveau der Betroffenen gelten. Zu begutachten sind aber auch die möglichen (z. B. unfallbedingten) Ursachen von Schmerzen. **In allen Fällen setzt die psychologische Begutachtung von Schmerzen eine medizinische Untersuchung und Befundung voraus.** Umgekehrt gilt aber ebenfalls: Der medizinische Befund sollte insbesondere

bei Fragen zu krankheitsbedingter Funktions- und Leistungsminderung mit einer **gesonderten psychologischen Beurteilung der körperlichen, geistigen, emotionalen und sozialen Funktions- und Leistungsfähigkeit** verknüpft werden. Dies gilt unabhängig davon, ob ärztlicherseits eine körperliche Erkrankung als Schmerzursache ausgeschlossen oder nachgewiesen wurde.

Ein begriffliches Rahmengerüst zur Beurteilung gesundheitlicher Funktionsstörungen gibt derzeit die Internationale Klassifikation von Funktionsstörungen und Behinderungen. Die ICF-Systematik hat sich vom Vorgängermodell ICIDH, dem Krankheitsfolgemodell, gelöst. Es wurde die Vorstellung aufgegeben, dass aus medizinischen Diagnosen der Grad der individuellen Beeinträchtigung oder Funktions- und Leistungsminderung hinreichend zuverlässig abgeleitet werden könne (vgl. ICF; WHO 2005). Insofern erfordert die Beurteilung von Partizipationsbeeinträchtigungen (Beeinträchtigungen der Teilhabe am Leben in der Gesellschaft), die durch chronische Schmerzen bedingt sein können, in aller Regel **psychologisches Fachwissen**, da sich die Psychologie im Schwerpunkt mit der Beschreibung, Erklärung und Vorhersage körperlicher, psychischer und sozialer Funktionen beschäftigt. Hier sind Psychologen gefordert, mittels diagnostischer und statistischer Methoden und unter Berücksichtigung psychologischer Theorien ihren Beitrag zur Entscheidungsfindung zu leisten.

> **Psychologische Begutachtung ist vor allem dann angezeigt, wenn eine Diskrepanz zwischen körperlichem Schaden und den Beschwerden vermutet wird, bei komorbiden psychischen Störungen und wenn Fragen der Verhaltensmotivation oder der Gültigkeit (Validität) von Beschwerdeaussagen im Vordergrund stehen.**

14.2 Grundlagen der Begutachtung

14.2.1 Rechtliche Stellung des Sachverständigen

Psychologen sind ebenso wie Ärzte zur Übernahme von Gutachtenaufträgen, insbesondere von Gerichten und Justizbehörden, verpflichtet (Begutachtungspflicht). Sie können als Haupt- oder Nebengutachter benannt werden. Richter sind frei in ihrer Entscheidung, welchen Sachverständigen sie beauftragen. (Alle im Text verwendeten Berufs-, Gruppen- und Personenbezeichnungen gelten sowohl für Frauen als auch für Männer.)

> ⓘ **Sachverständige sind Berater der Entscheidungsträger. Ihre Urteile und Entscheidungen treffen sie allein aufgrund ihrer Fachkenntnis und nicht aufgrund persönlicher Bewertungen, Einstellungen oder Überzeugungen.**

Wird der psychologische Sachverständige als Hauptgutachter benannt, ohne dass zuvor alle relevanten körperlichen Mängel ausreichend medizinisch untersucht und bewertet wurden, muss er zuvor medizinische Zusatzgutachten anfordern. Der Sachverständige unterliegt bezüglich der Untersuchungsergebnisse nicht der Schweigepflicht, sondern ist gehalten, die Untersuchungsergebnisse im Gutachten und ggf. auch vor Gericht zu erläutern.

Ein Auftrag zu einem Gutachten kann nicht ohne Angaben von Gründen abgelehnt werden. Die möglichen Gründe, z. B. dass eine Fragestellung nicht in das eigene Fachgebiet fällt, die eigenen Kenntnisse überfordert oder Zeitmangel, müssen dem Auftraggeber dargelegt werden.

Die **rechtlichen Grundlagen** der Durchführung der Sachverständigentätigkeit sind in den Prozessordnungen (§§ 402–414 ZPO »Beweise durch Sachverständige«, §§ 72–85 StPO »Sachverständige und Augenschein«, § 109 SGG »Vorschlagsrecht für Sachverständige«) aufgeführt. Weitere Hinweise und Kommentare zur rechtlichen Stellung des Sachverständigen sowie zu den sozialrechtlichen Grundlagen klinischer Begutachtung liefern Erlenkämper (2002) sowie Roth u. Seibel (2003).

14.2.2 Definition von Gutachten

Ein psychologisches Gutachten ist eine wissenschaftliche Leistung, die darin besteht, aufgrund wissenschaftlich anerkannter Methoden und Kriterien nach Regeln der Gewinnung und Interpretation von Daten zu konkreten Fragestellungen fundierte Feststellungen zu treffen. Es handelt sich

dabei um die Antwort eines Experten auf Fragen, zu denen aufgrund psychologischen Fachwissens, des aktuellen Forschungsstandes und einschlägiger Berufserfahrung Stellung genommen wird (Kühne u. Zuschlag 2001).

Anstelle eines Gutachtens kann auch eine weniger umfangreiche gutachtliche Stellungnahme (Stellungnahme nach Aktenlage) erstellt werden. Hierbei handelt es sich meist um die Beantwortung eines weniger komplexen Sachverhalts oder um ergänzende Fragen, die sich aus einem bereits vorliegenden Gutachten ergeben haben.

Psychologische Begutachtung zeichnet sich in aller Regel durch ein multimethodales Vorgehen aus, bei dem Informationen mithilfe verschiedener Methoden (z. B. Interview, Fragebogen, Verhaltensbeobachtung, körperliche Funktionstests, kognitive Funktions- und Leistungstests, psychophysiologische Tests, Kontrollskalen, Validierungstests) aus verschiedenen Datenquellen (Proband, Sachverständiger, behandelnde Ärzte, Vorgutachter, Angehörige) gewonnen und vergleichend aufeinander bezogen werden.

14.2.3 Anforderungen an Gutachten

Wissenschaftlich begründet ist ein Gutachten, wenn es sich auf wissenschaftliche Methoden stützt und am aktuellen wissenschaftlichen Kenntnisstand orientiert. Chronische Schmerzen sollten in diesem Sinne als multipel determiniert und von prädisponierenden, auslösenden und aufrechterhaltenden Einflüssen mitbestimmt konzipiert werden. Außerdem sollte zwischen der Beurteilung der Erkrankung bzw. psychischen Störung einerseits und deren Auswirkungen auf das Funktionsniveau unterschieden werden. Je nach Fragestellung kann es erforderlich sein, die aktuelle wissenschaftliche Literatur zu einem bestimmten Thema zu sichten und diese Kenntnisse in die gutachterliche Bewertung mit einzubringen.

> ⓘ **Ein Gutachten muss auf der Grundlage wissenschaftlicher Erkenntnisse und Konzepte erstellt werden. Es sollte in verständlicher Sprache formuliert sein, weil die Adressaten meist fachfremd sind.**

Es wird erwartet, dass der Sachverständige sein Fachgebiet beherrscht und die einschlägige Fachliteratur kennt. Außerdem erwartet der Auftraggeber vom Sachverständigen Neutralität (Unparteilichkeit), Objektivität, Unbestechlichkeit, Vertraulichkeit (Schweigepflicht gegenüber Dritten) sowie einen am Datenschutz orientierten Umgang mit den zur Verfügung gestellten Daten.

Wesentliche inhaltliche Forderungen an das Gutachten selbst sind die Nachvollziehbarkeit der Auswahl und Bewertung der zugrunde gelegten Informationen, die Schlüssigkeit der Argumentation und die sachliche Nachprüfbarkeit des Gutachtens, sodass es sowohl für den Auftraggeber als auch für die Begutachteten und andere Verfahrensbeteiligte überzeugend ist.

14.2.4 Fragestellungen und Auftraggeber

Gutachterliche Fragestellungen können Ursachen von Schmerzzuständen, das Erscheinungsbild der Schmerz- und Beschwerdesymptomatik, die Angemessenheit von Behandlungen, die Auswirkungen der Beschwerden auf das Funktions- und Leistungsniveau sowie die Prognose von Schmerz- und Behandlungsverläufen betreffen. Auftraggeber können **Versicherungsträger** (z. B. Kranken-, Renten-, Unfallversicherung), **Behörden** (z. B. Bundesagentur für Arbeit), **Berufsgenossenschaften, Gerichte** (z. B. Sozialgericht) und auch **Privatpersonen** sein.

Anfragen von **Krankenkassen** können die Arbeitsunfähigkeit bzw. den daraus resultierenden Anspruch auf Krankengeld oder die Wirksamkeit von Therapiemaßnahmen betreffen. **Rentenversicherer** stellen Fragen zur Berufs- und Erwerbsunfähigkeit, zum Rehabilitationsbedarf oder zu Möglichkeiten einer beruflichen Umschulung. **Unfallversicherer** interessiert die Frage nach der Kausalität, d. h. der Verursachung von (z. B. schmerzbedingten) Erkrankungen und deren Folgen. Bei Erklärungslücken zwischen vermuteter Ursache (z. B. geringfügiger Schädigung durch ein Unfallereignis) und Wirkung (z. B. weitreichender Funktionsstörung) können psychologische Konzepte dazu beitragen, funktionale Zusammenhänge zu erklären und die Rechtmäßigkeit von Leistungsan-

sprüchen zu begründen. Auch **Einrichtungen der Länder** können Auftraggeber sein, etwa bei der Anerkennung von Versorgungsansprüchen (z. B. nach dem sozialen Entschädigungsrecht bei Opfern von Gewalttaten oder im Schwerbehindertenrecht). Der folgende Überblick zeigt Beispiele gutachterlicher Fragestellungen für verschiedene Auftraggeber.

Gutachterliche Fragestellungen ausgewählter Auftraggeber

- Krankenversicherung:
  - Stellt die Schmerzerkrankung eine hinreichende Erklärung für die Arbeitsunfähigkeit des Probanden dar?
  - Wie Erfolg versprechend ist eine ambulante/stationäre psychotherapeutische Behandlung?
  - Wie ist der weitere Verlauf der Schmerzsymptomatik prognostisch zu beurteilen?
- Rentenversicherung:
  - Ist der Versicherte noch in der Lage, trotz der Schmerzen bis zu x % der normalen Arbeitszeit in seinem Beruf/auf dem allgemeinen Arbeitsmarkt tätig zu sein?
  - Ist der Versicherte in der Lage, einer leichten/mittelschweren/schweren Tätigkeit im Umfang von x h pro Woche nachzugehen?
  - Inwiefern ist der Versicherte in seiner geistigen Leistungsfähigkeit/in Bezug auf die Übernahme verantwortungsvoller Tätigkeiten/in Bezug auf Arbeiten mit Publikumsverkehr eingeschränkt?
  - In welchem Umfang ist eine Besserung durch eine Rehabilitationsmaßnahme zu erwarten?
  - Könnte der Versicherte die beklagten Beeinträchtigungen mit zumutbarer Willensanspannung selbst überwinden?
  - Ist die psychische Belastbarkeit des Versicherten im Vergleich zum Zeitpunkt vor 2 Jahren (Beginn der Zeitrente) unverändert eingeschränkt?
- Unfallversicherung:
  - Inwiefern können die Restbeschwerden des Versicherten auf den Unfall zurückgeführt werden?

– Welche unfallunabhängigen Einflüsse haben die nach dem Schadensereignis aufgetretenen Schmerzen mit überwiegender Wahrscheinlichkeit mit beeinflusst?
– Wären die Beschwerden auch durch jeden anderen geringfügigen Anlass ausgelöst worden?
– Wurden bestehende Leiden durch den Unfall wesentlich verschlimmert?
▬ Pflegeversicherung:
– Ist aufgrund der Schwere der Schmerzsymptomatik die Zuweisung des Versicherten in eine andere Pflegestufe erforderlich?
– Ist der Versicherte durch die Schmerzen im Alltag so beeinträchtigt, dass er die wichtigsten Verrichtungen ohne fremde Hilfe nicht selbst vornehmen kann?
▬ Land (z. B. soziales Entschädigungsrecht):
– Sind die Schmerzen, die nach dem Überfall bei der Klägerin aufgetreten sind, zum ganz überwiegenden Teil durch die Straftat verursacht worden oder sind sie zum ganz überwiegenden Teil auf straftatunabhängige Einflüsse zurückzuführen?

14.2.5 Ausgewählte Rechtsbegriffe: Grad der Behinderung (GdB), Minderung der Erwerbsfähigkeit (MdE), Grad der Schädigungsfolgen (GdS)

Zielgrößen gutachterlicher Bewertung sind häufig graduelle Einschätzungen krankheitsbedingter Funktionseinschränkungen. Exemplarisch dafür stehen die Bezeichnungen GdB, MdE und GdS. Die Begriffe quantifizieren die **Auswirkungen von Funktionsbeeinträchtigungen in allen Lebensbereichen** und nicht nur im Erwerbsleben, sie betreffen aber unterschiedliche Rechtsbereiche und sind daher auch unterschiedlich anzuwenden. So ist die MdE/GdS nur auf Schädigungsfolgen (»kausal«), der GdB hingegen auf alle Gesundheitsstörungen

unabhängig von ihrer Ursache (»final«) bezogen. Die über GdB und MdE/GdS vorgenommenen Bewertungen orientieren sich an der Abweichung gegenüber dem für das Lebensalter typischen Zustand. Durch diese rechtliche Vorgabe gewinnen altersnormierte Testverfahren in der Begutachtung an Bedeutung.

Für die Einschätzung des GdB und der MdE wurden bis zum 31.12.2008 die »**Anhaltspunkte für die ärztliche Gutachtertätigkeit** im sozialen Entschädigungsrecht und nach dem Schwerbehindertengesetz« zugrunde gelegt (BMAS 2008). Seit dem 1.9.2009 gelten die »**Versorgungsmedizinischen Grundsätze (VMG)**«. Die hierzu relevanten Informationen sind online verfügbar unter: http://www.bmas.de/DE/Themen/Soziale-Sicherung/Versorgungsmedizin/inhalt.html.

Die in den veröffentlichten GdB-/MdE-Tabellen angegebenen Graduierungswerte sind aus langer Erfahrung gewonnen und stellen alters- und trainingsunabhängige Mittelwerte dar (VMG; BMAS 2008, S. 14). Sie schließen die bei den angegebenen Erkrankungen oder Verletzungen üblicherweise bestehenden Schmerzen mit ein. Bei einer »über das übliche Maß hinausgehenden, eine spezielle ärztliche Behandlung erfordernden Schmerzhaftigkeit«, können höhere Werte angesetzt werden (BMAS 2008, S. 24), etwa bei Kausalgien, starken Stumpfbeschwerden oder Wirbelsäulenschäden. Treten Schmerzen im Zusammenhang mit psychischen Störungen auf (z. B. einer Schmerzstörung), so gelten die dafür vorgesehenen Bewertungen. Diese orientieren sich am nicht näher definierten »Schweregrad« der Störung und den damit verbundenen »Anpassungsschwierigkeiten«.

14.2.6 Interprofessionalität der Begutachtung

Die einleitenden Ausführungen haben gezeigt, dass die rechtliche Bewertung von Schmerzen und Schmerzfolgen eine fachübergreifende Zusammenarbeit erfordert. **Rechtliche Expertise** ist nötig, um zu beurteilen, in welchen rechtlichen Bewertungs- und Entscheidungskontext schmerzbezogene Gesundheitsprobleme zu stellen sind. **Medizinische Expertise** ist erforderlich, um körperliche Krankheitsursachen, die Art der Erkrankung sowie Behandlungsmöglichkeiten zu beurteilen. **Psychologische Expertise** ist erforderlich, um psychische Phänomene (Erleben, Verhalten, Schmerzen) psychodiagnostisch zu sichern und die Bedeutung nichtpathologischer Eigenschaften (z. B. Persönlichkeitsmerkmale, Bewältigungsverhalten, Motive) im Krankheitsprozess und die Auswirkungen von Schmerzen auf das Funktions- und Leistungsniveau einschätzen zu können.

Bislang wird die Bedeutung psychologischer Konzepte und Methoden für die rechtliche Bewertung schmerzbezogener Gesundheitsprobleme nicht von allen an der Begutachtung beteiligten Gruppen gesehen. Zwar wird ein psychologisches Zusatzgutachten vereinzelt als Qualifikationsnachweis des Hauptgutachters angesehen (Dertwinkel et al. 1999). Dennoch sieht die aktuelle Ärztliche Leitlinie zur Begutachtung »von Schmerzen« die verantwortliche gutachterliche Bewertung der Auswirkungen von Schmerzen auf das Funktions- und Leistungsniveau der Betroffenen allein bei Ärzten. Probleme dieser Positionierung haben wir an anderer Stelle kommentiert (Dohrenbusch 2014).

14.3 Psychologie der Begutachtungssituation

Die Begutachtungssituation selbst ist geprägt durch komplementäre soziale Rollen und spezifische Erwartungshaltungen. Während der Sachverständige zu Objektivität und persönlicher Zurückhaltung verpflichtet ist, ist der Proband persönlich unmittelbar beteiligt. Er hat ein aktives Interesse am Ausgang der Begutachtung, das die Untersuchungsabläufe ebenfalls prägen kann. Durch die Interessen und Motive des Probanden, die relative Unbestimmtheit psychischer Phänomene und Beschwerden und den begrenzten Nutzen diagnostischer Methoden für die rechtliche Bewertung der Gesundheitsprobleme und ihrer Auswirkungen kann die Begutachtung zum Schauplatz für emotionale Reaktionen, für Probleme der Verhaltenskontrolle und für die Überzeichnung von Problemen werden.

> Die Begutachtung von Personen mit chronischen Schmerzen ist ein dynamischer Prozess, der vom wechselseitigen Verhalten der Untersuchungsbeteiligten bestimmt ist. Der Gutachter ist gehalten, die spezifischen Rollenerwartungen, individuellen Zuschreibungsprozesse, antizipierten Untersuchungsfolgen und Kontextbedingungen der Begutachtung bei der Beurteilung des Probanden mit zu berücksichtigen.

Die Dynamik der Interaktion zwischen Proband und Gutachter lässt sich aus verschiedenen Perspektiven beschreiben. Die Kenntnis der Perspektiven kann dem Sachverständigen helfen, situative Einflüsse bei der Auswahl und Bewertung relevanter Informationen zu erkennen und konstruktiv zu wirken.

14.3.1 Begutachtung als soziale Interaktion mit komplementären Rollenerwartungen

Die Rolle des Sachverständigen ist durch Bemühen um Objektivität, Wissenschaftlichkeit, Ergebnisorientierung und Neutralität gekennzeichnet. Demgegenüber wird vom Probanden erwartet, offen und zutreffend über seine gesundheitliche Sachverhalte zu berichten und sich den erforderlichen diagnostischen Maßnahmen zu unterziehen. Dies gilt vor allem dann, wenn er die juristische Beweislast für den Nachweis seiner gesundheitlichen Probleme trägt. Komplementär sind die Rollen insofern, als der Sachverständige die Bedingungen (Untersuchungsmethoden, Fragen) vorgibt und der Proband gehalten ist, sich diesen anzupassen. In allen Fällen muss der Proband im Rahmen seiner Mitwirkungspflicht mit den Untersuchungsmethoden bzw. dem Vorgehen in der Untersuchung einverstanden sein. Ein unangepasstes oder abweisendes Untersuchungsverhalten (z. B. Verweigerung einer Untersuchung, Abwehr von Themen) kann dem Probanden nur dann negativ ausgelegt werden, wenn es nicht Ausdruck eines krankheitswertigen Leidens ist. Proband und Sachverständiger verfügen insofern innerhalb komplementärer Rollenerwartungen über unterschiedliche Gestaltungsmittel, um die Interaktion und das Untersuchungsergebnis zu beeinflussen.

14.3.2 Begutachtung als soziale Interaktion mit charakteristischen Attributionsmustern

Mit Rollenerwartungen können charakteristische Attributionsmuster verbunden sein, die die Abläufe in der Begutachtung mit beeinflussen können.

> Es ist von Bedeutung, welche zugrunde liegenden Motive oder Absichten sich Proband und Sachverständiger in Bezug auf bestimmte Verhaltensweisen gegenseitig zuschreiben.

Beispielsweise kann eine kritische Frage des Sachverständigen zum bisherigen Therapieverhalten die Überzeugung des Probanden verstärken, der Gutachter stelle seine Behandlungsmotivation infrage. Diese Attribution kann Auswirkungen auf das nachfolgende Antwort- oder Testverhalten haben. Zeigt der Proband danach auffallend schlechte Testleistungen oder demonstratives Klageverhalten, dann kann es entscheidend sein, ob der Sachverständige diese Auffälligkeiten eher unbewussten bzw. krankheitswertigen Einflüssen oder bewusstseinsnahen Verfälschungsmotiven zuschreibt. Im ersten Fall könnte das Klageverhalten als Beleg für die Schwere der Beeinträchtigung, im letzten Fall als Hinweis auf die Überwindbarkeit der Beschwerden interpretiert werden. Bedeutsam ist es, wenn **Merkmale gesundheitlicher Beeinträchtigung auf stabile interne Faktoren attribuiert** werden können. Entsprechend nimmt die Wahrscheinlichkeit einer rechtlichen Anerkennung schmerzbedingter Funktionsbeeinträchtigungen zu, wenn der Sachverständige überzeugend darlegen kann, dass die Beeinträchtigungen zeitüberdauernden und in der Person lokalisierten Bedingungen zuzuschreiben sind.

14.3.3 Begutachtung als soziale Interaktion mit antizipierten Konsequenzen

Jede Begutachtungssituation ist durch antizipierte Konsequenzen der Begutachtungsentscheidung mitbestimmt. Je gravierender die antizipierten Konsequenzen der Begutachtung für den Probanden sind, umso mehr gewinnen Fragen der Beschwer-

denvalidierung und Identifikation verzerrter Beschwerdedarstellungen an Bedeutung. Antizipierte Konsequenzen können auch dazu beitragen, dass **»demand characteristics«** an Bedeutung gewinnen. Darunter versteht man Bemühungen des Probanden, die Untersuchungshypothese des Sachverständigen aus der Untersuchungssituation heraus zu erschließen und das eigene Verhalten auf die vermutete Hypothese abzustimmen.

Der Sachverständige sollte bemüht sein, die Konsequenzen seiner gutachterlichen Bewertungen für beide Konfliktparteien (z. B. Proband vs. Versicherung) gleichermaßen zu reflektieren. In diesem Zusammenhang ist sowohl auf die Gefahr der Überidentifikation des Sachverständigen mit den Interessen des Auftraggebers als auch mit den Interessen des Probanden hingewiesen worden (z. B. Dertwinkel et al. 1999, Konrad 1992).

> Je erheblicher die Konsequenzen der Entscheidung für den Probanden, umso höher ist das Risiko verzerrter Beschwerdedarstellungen. Daher sollten immer diagnostische Maßnahmen zur Validierung psychischer Befunde ergriffen werden.

14.3.4 Einfluss situativer Rahmenbedingungen auf die Interaktion

Schließlich spielen Rahmenbedingungen der Untersuchung in der Interaktion und für die Entscheidungsfindung eine Rolle. So konnte für Merkmale wie die Freiwilligkeit der Teilnahme an der Untersuchung, spezifische Erwartungen, Art und Verständlichkeit von Instruktionen, Art der Gesprächsführung, Merkmale des Untersuchungsortes oder die Anwesenheit Dritter bei experimentellen Untersuchungen ein Einfluss auf das Untersuchungsergebnis nachgewiesen werden (Mertens 1975). Die meisten dieser Merkmale lassen sich auf Begutachtungsbedingungen übertragen. Bezogen auf die Begutachtung von Schmerzen bedeutet das, dass möglichst umfangreiche und sich wechselseitig kontrollierende diagnostische Maßnahmen ergriffen werden sollten, um den vielfältigen Bedrohungen der internen und externen Validität zu begegnen.

14.4   Probanden mit Schmerzen in sozialmedizinischer Begutachtung

> Personen in sozialmedizinischer Begutachtung befinden sich häufig in einer Ausnahmesituation, die von körperlichen, psychosozialen und beruflichen bzw. einkommensbezogenen Beeinträchtigungen gekennzeichnet ist.

Wissenschaftliche Studien haben gezeigt, dass sich Probanden in sozialmedizinischer Begutachtung in verschiedenen Merkmalen von Therapiepatienten unterscheiden. Betroffen sind personenbezogene Merkmale und Einflüsse aus den prozeduralen und zeitlichen Rahmenbedingungen, die sich in der Interaktion mit dem Sachverständigen zeigen können und die auch das Begutachtungsergebnis beeinflussen können.

14.4.1 Personenmerkmale

Chronisch schmerzkranke Gutachtenprobanden haben häufig die Erfahrung einer zunehmenden **Verschlechterung ihrer gesundheitlichen Situation** gemacht. Sie verfügen nur noch über eingeschränkte Möglichkeiten, Funktions- und Leistungsausfälle zu kompensieren. Aus einer zunächst unlösbar scheinenden sozialen oder beruflichen Situation heraus können sich berufliche Entlastungsforderungen oder ein Rentenwunsch entwickeln. Letzterem gehen häufig vermehrte **Arbeitsunfähigkeitszeiten** voraus.

Nicht selten geht ein krankheitsbedingter Rentenwunsch mit psychosozialen Veränderungen einher. Nach einer Studie zur beruflichen Belastungserprobung sind Patienten mit Rentenwunsch durch eine wesentlich **negativere Beurteilung ihres aktuellen Leistungsvermögens** gekennzeichnet als vergleichbar kranke Patienten ohne Rentenwunsch (Hillert et al. 1998).

> Chronisch Schmerzkranke mit beruflichem Entlastungswunsch stellen Funktionsbeeinträchtigungen stärker heraus und bewerten ihre berufliche Situation pessimistischer.

Diese negativere Selbsteinschätzung korrespondiert mit einer pessimistischeren Einschätzung der Möglichkeit, in Zukunft wieder berufliche Leistungen erbringen zu können. Eine Studie an Rückenschmerzpatienten (Grossmann et al. 1998) zeigt, dass Personen mit negativen berufsbezogenen Zukunftsvorstellungen und subjektiv reduzierter Leistungsfähigkeit (Arbeitsunfähigkeit, Rentenwunsch) durch folgende Merkmale gekennzeichnet sind:

- Negativere Beurteilung des bisherigen Behandlungserfolgs
- Ausgedehntere und dauerhaftere Schmerzen
- Seltenere Schmerzlinderung durch Aktivität und Bewegung
- Subjektiv stärkere schmerzbedingte Funktionsbeeinträchtigung, insbesondere in den Bereichen Beruf, Erholung und soziale Aktivitäten

Wenn Arbeitgeber die Betroffenen in dieser Situation auffordern, wegen ihrer körperlichen Probleme nach externen Lösungen zu suchen, dann sind die eingeleiteten Behandlungs- oder Rehabilitationsversuche oft wenig erfolgreich.

Patienten mit Rentenwunsch geben nach einer Studie von Geissner et al. (1996) tendenziell **ausgedehntere Schmerzen** und ein ausgeprägteres **affektives und sensorisches Schmerzerleben** an. Zugleich berichten sie über einen **höheren Schmerzmittelkonsum** und stärkere Beeinträchtigungen durch **komorbide psychische Symptome**. Sehr häufig genannt werden **psychovegetative Allgemeinsymptome** wie innere Unruhe, Anspannung, Schlaflosigkeit usw. (vgl. Marx et al. 1988). Gemessen an der psychischen Begleitsymptomatik und ausgewählten Persönlichkeitsmerkmalen scheinen Patienten mit Rentenwunsch weniger vom stationären Behandlungsangebot zu profitieren. Dies zeigen auch Ergebnisse eines dänischen Schmerzzentrums. Hier erwies sich der Rentenstatus als guter Prädiktor für den Therapieerfolg (Becker et al. 1998), da Patienten mit laufendem Rentenverfahren nach 3 und 6 Monaten im Gegensatz zu bereits berenteten Patienten keinerlei Verbesserungen hinsichtlich der Schmerzintensität und der Lebensqualität mehr zeigten.

> Chronisch schmerzbeeinträchtigte und beruflich entlastungsmotivierte Probanden schätzen im Vergleich zu Patienten aus dem Therapiesetting ihren Gesundheitszustand

tendenziell schlechter ein, sie zeigen negative leistungsbezogene Einstellungen und Erwartungen und reagieren meist schlechter auf Behandlungsversuche.

Auch die **Schmerzempfindlichkeit** stellt sich in Abhängigkeit vom Rentenwunsch der zu Begutachtenden unterschiedlich dar. Eine eigene Studie (Dohrenbusch 2002) konnte an 70 Patienten mit Fibromyalgie zeigen, dass Patienten mit Rentenwunsch dazu neigen, die Schmerzhaftigkeit von Druckreizen eher ins Verhältnis zu den erinnerten lokalen klinischen Schmerzen als ins Verhältnis zur tatsächlichen Druckstärke zu setzen. Für Patienten mit Rentenwunsch war die Messung der Schmerzempfindlichkeit insofern eher Anlass, über Schmerzerinnerungen zu berichten. Das Ergebnis spricht für ein **verändertes kognitives Bezugssystem** bei der Schmerzbeurteilung in dieser Personengruppe.

14.4.2 Einfluss prozeduraler und zeitlicher Rahmenbedingungen

Neben Krankheitsmerkmalen können sich auch **zeitliche und organisatorische Einflüsse** auf das Begutachtungsgeschehen auswirken. Meist hängt der konkrete Begutachtungszeitpunkt weniger von medizinischen Bedingungen und Erfordernissen als von Versicherungsfristen ab. Begutachtung ist häufig an bestimmte Zeitpunkte oder Fristen gebunden (z. B. Ende der Lohnfortzahlung, Ende der Kassenleistung oder der Zeitrente, Aufnahme oder Abschluss einer Rehabilitationsmaßnahme, gesetzliche Widerspruchsfristen). Dadurch können sich zeitliche Verschiebungen ergeben, sodass längst vergangene Beschwerden oder Krankheitsverläufe zu bewerten sind. Mitunter wird dadurch einer stereotypen Beschwerdedarstellung Vorschub geleistet.

14.4.3 Interaktionsbezogene Merkmale

Probanden mit chronifizierten Beschwerden oder Schmerzen unterliegen in der Begutachtung dem Dilemma, einerseits deutlich machen zu müssen, dass die Beschwerden und Beeinträchtigungen gravierend genug sind, um Entlastungsforderungen zu begründen. Dazu kann es gehören, dass die Beschwerden **verdeutlichend** oder scheinbar übertrieben in der Untersuchung präsentiert werden. Im Einzelfall kann das demonstrative Herausstellen von Beschwerden zur Annahme einer geringeren Schwere der Beeinträchtigungen oder zu der Annahme führen, die Beschwerden würden bewusst übertrieben und könnten daher noch mit »zumutbarer Willensanspannung« (▶ Abschn. 14.7.3) überwunden werden.

Andererseits riskiert der Proband die Anerkennung seiner Beeinträchtigungen, wenn er sie nicht deutlich genug macht, indem er z. B. die Beschwerden **verharmlost**, Behandlungserfolge betont oder seine noch erhaltene Funktionsfähigkeit herausstellt. Ein solches Verhalten kann den Eindruck fördern, das Leiden sei nicht gravierend genug, um Entlastungsforderungen zu rechtfertigen.

Schließlich riskiert der Proband die Zurückweisung seiner Entlastungsforderungen, wenn er z. B. aus Enttäuschung über den bisherigen Krankheitsverlauf keine ausreichende **Bereitschaft zur Wiederherstellung seiner Gesundheit** und Arbeitsfähigkeit signalisiert. In diesem Fall kann der Sachverständige die Beeinträchtigungen auf bewusstseinsnahe motivationale, d. h. prinzipiell änderbare, Verhaltenseinflüsse zurückführen.

Eine Möglichkeit, diesem Dilemma zu entgehen, besteht für Probanden darin, ihre Bereitschaft zur Kompensation der gesundheitlichen Beeinträchtigungen und ihre bisherigen Kompensationsbemühungen gegenüber dem Sachverständigen herauszustellen, zugleich aber auf die geringe oder zeitlich limitierte Wirksamkeit dieser Bemühungen hinzuweisen. Auf diese Weise werden **Doppelbindungen** erzeugt (Watzlawick et al. 2000), da gesundheitsbezogenes Handeln als motiviert und zielgeleitet und zugleich sinnlos qualifiziert wird. Sichtbar werden können solche widersprüchlichen Botschaften ganz unmittelbar in der Exploration, aber auch im Vergleich unterschiedlicher Test- und Erhebungsergebnisse.

Vor diesem Hintergrund bewegen sich chronisch schmerzkranke Probanden in der Begutachtung teilweise auf einem schmalen Grat zwischen Verdeutlichung und Dissimulation, also dem Risiko der Zuschreibung übertriebener Beschwerdedarstellungen und dem Risiko, dass die gesundheitlichen Beeinträchtigungen unterschätzt werden. Um Entlastungsforderungen als begründet darzustellen, müssen die Betroffenen sowohl die Intensität der Beeinträchtigungen als auch eingeschränkte Kompensationsmöglichkeiten und -fähigkeiten überzeugend darstellen.

Der Sachverständige sollte sich dieser Zusammenhänge, insbesondere auch der Ambivalenz des Probanden, bewusst sein und sie bei der Bewertung des Beschwerdebildes berücksichtigen. In der Regel erfordert dies einen hohen Grad an kommunikativer Kompetenz und die Fähigkeit, widersprüchliche Botschaften sicher zu erkennen und adäquat darauf zu reagieren.

> ❯ Das Interaktionsmuster zwischen Proband und Gutachter kann durch Ambivalenzen, widersprüchliche Botschaften und antizipierte Konsequenzen mitbestimmt sein. Deren Berücksichtigung erfordert vom Sachverständigen eine hohe kommunikative Kompetenz.

14.5 Planung, Aufbau und Formulierung des schriftlichen Gutachtens

> ❯ Die Planung und Durchführung der Begutachtung orientiert sich grundsätzlich an der jeweiligen Fragestellung des Auftraggebers und den daraus abgeleiteten psychologischen Hypothesen.

Eine systematische Zusammenstellung möglicher Gutachtengliederungen findet sich bei Zuschlag (2002). Für den Aufbau des psychologischen Gutachtens wird in Anlehnung an Fisseni (1997), Zuschlag (2002) und Dohrenbusch (2007) folgende Gliederung vorgeschlagen.

Gutachtengliederung
- Formale Angaben:
  - Art des Auftrags (z. B. Gutachten, Stellungnahme)
  - Auftraggeber, Auftragsdatum, Aktenzeichen des Auftraggebers
  - Personaldaten des Untersuchten
  - Informationsquellen (z. B. Akten, Vorgutachten, Explorationen, Verhaltensbeobachtungen)
  - Untersuchungstermine
- Anlass und Auftrag bzw. Fragestellung:
  - Anlass für die Begutachtung (z. B. Unfall, Krankheit)
  - Fragestellung des Auftraggebers (die Wiederholung der konkreten Fragestellungen wird von manchen Auftraggebern aus Platzgründen explizit nicht gewünscht)
  - Beweisfragenabhängig ggf. ergänzende Formulierung der psychologischen Fragestellung
  - Informationen aus der Akte (relevante Vorbefunde)
- Untersuchungsbericht:
  - Verhaltensbeobachtung
  - Anamnese
  - Ergebnisse objektiver Testverfahren (Fragebögen, Funktions- und Leistungstests)
  - Ergebnisse zur Beschwerdevalidierung
  - Zusammenfassung der Ergebnisse
- Stellungnahme:
  - Beantwortung der Beweisfragen
- Literaturangaben:
  - Verzeichnis der für die wissenschaftliche Begründung verwendeten Literatur

14.5.1 Formale Angaben

Der folgende Text veranschaulicht exemplarisch die einleitenden Angaben eines Gutachtens (▶ Psychologisches Gutachten – Teil 1), das im Folgenden anhand eines Beispiels aus der Praxis fortgeführt wird.

Psychologisches Gutachten –
Teil 1: Einleitung
Im Auftrag des Sozialgerichts K. vom xx.xx.xxxx erstatte ich das folgende Gutachten. Anlass ist die Klage der Versicherten Frau X., geb. xx.

xx.xxxx, gegen die XY-Versicherung wegen Gewährung einer Rente.

Das Gutachten soll zu den Folgen des Unfalls am xx.xx.xxxx Stellung nehmen. Insbesondere soll beurteilt werden, wie sich die nach dem Unfall aufgetretenen Schmerzen auf die geistige Leistungsfähigkeit der Klägerin ausgewirkt haben und in welchem Umfang durch die Folgeschäden eine Minderung der Erwerbsfähigkeit besteht. Außerdem soll eine ausführliche Auseinandersetzung mit Vorgutachten erfolgen. Das Gutachten stützt sich auf:

- Eine Exploration im Umfang von 1,5 h Dauer,
- kontinuierliche Verhaltensbeobachtung über 4 Stunden,
- die Ergebnisse der psychologischen Testungen zur klinischen Symptomatik, zum Bewältigungsverhalten, zur Persönlichkeitsdiagnostik, zum Funktions- und Leistungsniveau
- Ergebnisse zur Beschwerdenvalidierung,
- die vorliegenden Aktenbefunde und Stellungnahmen.

Die psychologische Untersuchung fand am xx.xx.xxxx in … statt.

14.5.2 Vorgeschichte und Aktenlage

Bei der Zusammenstellung der Vorgeschichte nach Aktenlage sollte die bisherige Krankheitsgeschichte **chronologisch, spezifisch** auf den zu beurteilenden Sachverhalt bezogen und **wertungsfrei** dargestellt werden. Im Beispielfall sollte die Akte z. B. auf Informationen zur geistigen Leistungsfähigkeit im bisherigen Krankheitsverlauf hin überprüft werden, sodass alle für die Beantwortung der Beweisfragen notwendigen Informationen übersichtlich zusammengestellt sind. Wertungsfrei bedeutet, dass keine Vorsortierung von Informationen zugunsten einer Konfliktpartei (Versicherte oder Versicherung) vorgenommen wird.

14.5.3 Untersuchungsbericht und Ergebnisse der Untersuchung

Grundsätzlich sollten Untersuchungsergebnisse aus mindestens 3 Datenquellen getrennt dargestellt werden: aus **Verhaltensbeobachtung, Exploration** und standardisierten **Testverfahren**. Ein gesonderter Teil sollte sich auf Erkenntnisse zur Gültigkeit der beklagten Beschwerden und Beeinträchtigungen beziehen (**Beschwerdenvalidierung**).

Alle Ergebnisse werden in der **Vergangenheitsform** dargestellt.

Verhaltensbeobachtung

Das beobachtete Verhalten prägt den Eindruck, den der Sachverständige unmittelbar vom Probanden gewinnt. Informationen zu fo9lgenden Merkmalen sollten nach Möglichkeit erhoben und dokumentiert werden:

- **Psychopathologische Verhaltensauffälligkeiten**: Hinweise aus dem Untersuchungsverhalten auf Störungen der Wahrnehmung, des Bewusstseins, der Aufmerksamkeit oder des Gedächtnisses, formale oder inhaltliche Denkstörungen, Vermeidungsverhalten, Zwangsverhalten, Hinweise auf Störungen des Affekts, des Antriebs und der Affektregulation, Störungen der Psychomotorik
- **Interaktionsverhalten**: Konzentration und Aufmerksamkeit im Interaktionsverlauf, soziale Kompetenz, soziales Rollenverhalten, Neigung zu widersprüchlichen Botschaften und Doppelbindungen, Sensitivität und Kritikfähigkeit, Hinweise auf (Über-)Angepasstheit
- **Beschwerdenverhalten**: verbales und nonverbales Klageverhalten, Kompensationsverhalten (Ausgleichsbewegungen), spontane Wechsel zu schmerzbezogenen Themen, Stöhnen, Schmerzgestik, Mimik, Körperhaltung, Abhängigkeit des Beschwerdeverhaltens von sozialen oder sonstigen situativen Bedingungen, histrionische Tendenzen
- **Arbeitsverhalten**: Instruktionsverständnis, Daueraufmerksamkeit, Sorgfalt und Ausdauer bei der Bearbeitung von Fragebögen oder Tests, Testmotivation, Pausenbedürfnis und Pausengestaltung

Exploration

In Anlehnung an die Ärztliche Leitlinie zur Schmerzbegutachtung (Widder et al. 2008) sollten Informationen zu folgenden Bereichen exploriert werden:

- **Allgemeine Anamnese:** Angaben zur biografischen Entwicklung, Entwicklung der körperlichen Erkrankungen und psychischen Störungen, bei Fragestellungen zur Bewertung von Schädigungsfolgen (Kausalität) Angaben zu prämorbiden Besonderheiten bzw. vulnerablen Einflüssen, zum Unfallereignis und zum weiteren Verlauf
- **Arbeits- und Sozialanamnese:** Schul- und Berufsausbildung, Arbeitsbiografie, besondere psychische und physische Belastungen am Arbeitsplatz, Dauer und Begründung für Arbeitslosigkeit und Arbeitsunfähigkeit, Entwicklung der familiären Situation, Angaben zur Leistungsmotivation
- **Spezielle Schmerzanamnese:** Lokalisation, Häufigkeit und Charakter der Schmerzen, Abhängigkeit von äußeren und inneren Bedingungen, Verlauf mit/ohne Remissionen, biografische Schmerzerfahrungen: körperliche Misshandlung, emotionale Vernachlässigung, mehrfache postoperative Schmerzsituationen, Schmerzmodell bei wichtigen Bezugspersonen
- **Behandlungen:** Dauer, Intensität und Ergebnis bisheriger Behandlungen, Häufigkeit und Regelmäßigkeit eigener Bewältigungsaktivitäten, Therapiemotivation, Art und Umfang körperlicher und psychologischer Trainings, Häufigkeit und Dauer der Einnahme von Medikamenten und deren Nebenwirkungen, physiotherapeutische Behandlungen, sonstige symptomlindernde oder -verstärkende Maßnahmen
- **Einschränkungen in den Aktivitäten des täglichen Lebens:** Schlaf, Tagesablauf, Mobilität, Selbstversorgung, Haushaltsaktivitäten wie Kochen, Putzen, Waschen, Bügeln, Einkaufen, Gartenarbeit, erforderliche Ruhepausen, Fähigkeit zum Auto- und Radfahren, bei Kausalitätsbegutachtungen Angaben zum prämorbiden Aktivitätsniveau
- **Einschränkungen der Partizipation in gesellschaftlichen Lebensbereichen:** Familienleben einschließlich Sexualität und schmerzbeding-

ter Partnerprobleme, soziale Kontakte; Freizeitbereich wie Sport/Hobbys/Vereinsleben, soziale Unterstützung und Qualität der Partnerbeziehung, bei Kausalitätsbegutachtungen Angaben zu prämorbiden Partizipationseinschränkungen
- **Selbsteinschätzung der Leistungsfähigkeit:** eigene Einschätzung des positiven und negativen Leistungsbildes (z. B. anhand der Diskussion von Verweistätigkeiten mit geringer Beanspruchung)
- **Fremdanamnese:** Exploration z. B. von engen Familienmitgliedern, Freunden oder Arbeitskollegen mit Einverständnis des Probanden

Ergebnisse psychologischer Testverfahren

Die folgenden Gruppen von Erhebungs- und Testverfahren können zur Begutachtung von Probanden mit chronischen Schmerzen geeignet sein:

- **Standardisierte und normierte Fragebögen:** Persönlichkeitsfragebögen mit Kontrollskalen zur Erfassung von Antworttendenzen, Fragebögen zur Schmerz- und Krankheitsbewältigung, zu krankheits- und gesundheitsbezogenen Einstellungen und Überzeugungen, zu Funktions- und Leistungsbeeinträchtigungen, zu Verhaltensmotiven, zur Psychopathologie
- **Psychologische Funktions-und Leistungstests:** z. B. zur Konzentrationsfähigkeit, Lernfähigkeit, Gedächtnis, Intelligenz, Sprache, exekutiven Funktionen, Ausdauer, Sorgfalt
- **Psychophysikalische Tests:** zu Besonderheiten der Wahrnehmung, insbesondere der Schmerzwahrnehmung
- **Psychophysiologische und körperliche Funktionstests:** Tests zur psychophysiologischen Reaktivität, zur körperlichen bzw. kardiovaskulären Belastbarkeit, zu Fitness, Kraft, Ausdauer und psychomotorischer Beweglichkeit

Eine kurze Beschreibung der eingesetzten Testverfahren mit Hinweisen zur Interpretation der ermittelten Werte sollte dem Ergebnisbericht jeweils vorausgehen. Die Testergebnisse sollten vor ihrer inhaltlichen Interpretation auf ihre Gültigkeit überprüft werden (▶ Abschn. 14.6). Sofern vorhanden, sollten Normwerte sowohl in Bezug auf die Normalbevölkerung als auch in Bezug auf Schmerzpatientenkollektive Grundlage der Interpretation sein (▶ Psychologisches Gutachten – Teil 2).

Psychologisches Gutachten – Teil 2: Untersuchungsbericht und -ergebnisse

Bei den Verfahren zur Erfassung affektiver Beeinträchtigungen zeigten sich stark erhöhte Belastungen durch depressive Verstimmungen und allgemeine körperliche Beschwerden. Die erreichten Prozentränge lagen außerhalb der für die Normalbevölkerung geltenden Grenzen und gingen auch über das für Schmerzpatienten übliche Maß deutlich hinaus.

Es ist sinnvoll, die Ergebnisdarstellung so zu strukturieren, dass die Ergebnisse den Beweisfragen leicht zugeordnet werden können (z. B. Ergebnisse zu körperlichen, emotional-affektiven, kognitiven und sozialen Beeinträchtigungen). Die Darstellung von Ergebnissen einzelner Untersuchungsmethoden sollte mit einer kurzen Zusammenfassung abgeschlossen werden, welchen Erkenntnisgewinn dieses Ergebnis liefert (▶ Psychologisches Gutachten – Teil 3).

Psychologisches Gutachten – Teil 3: Untersuchungsbericht und -ergebnisse (Fortsetzung)

Zur Beurteilung der konzentrativen Belastbarkeit im Untersuchungsverlauf wurde der Konzentrationstest d2 jeweils zu Beginn und am Ende der Untersuchung durchgeführt. Der Test eignet sich zur Beurteilung der Konzentrationsleistung, der Sorgfalt und des Arbeitstempos bei einfachen Tätigkeiten.

Zwischen der 1. und der 2. Erhebung zeigte sich eine statistisch bedeutsame Abnahme des Arbeitstempos und der Konzentrationsleistung. Die Leistungsgüte war in beiden Erhebungen durchschnittlich, was auf ausreichende Willensanstrengung und Genauigkeit schließen lässt. Die Konzentrationsleistung war in der 2. Erhebung unterdurchschnittlich ausgeprägt. Die Ergebnisse sprechen dafür, dass die Konzentrationsleistung im Verlauf einer 3-stündigen konzentrativen Belastung bedeutsam abfiel (…).

Ergebnisse zur Beschwerdenvalidierung

Ergebnisse zur Beschwerdenvalidierung betreffen Informationen zur Gültigkeit von Klagen und Beschwerden. Es existieren unterschiedliche Vorschläge und Kriterienlisten, welche Methoden zur Validierung von Schmerz- und Beschwerdenangaben geeignet sind (vgl. Dohrenbusch 2007, 2009, Widder et al. 2008). Die in der Begutachtungsliteratur verbreitete Unterscheidung von unbewussten **Verdeutlichungstendenzen** und bewusstseinsnaher **Aggravation** oder **Simulation** erscheint bislang **nicht hinreichend operational gesichert** und liefert allenfalls eine vorläufige Orientierung.

Insbesondere bei Klagen über chronifizierte und generalisierte Schmerzen mit Diskrepanzen zwischen Befund, Befinden und Funktionsbeeinträchtigungen sowie erhöhter Komorbidität mit psychischen Störungen und deutlichen Entlastungsmotiven sollten einige der unter ▶ Abschn. 14.7.1 aufgeführten Kontrollmaßnahmen erfolgen.

Bei der Bewertung diskrepanter oder extrem unwahrscheinlicher Ergebnisse oder Angaben ist zu beachten, dass **kein einzelnes Kontrollverfahren eine bewusste Täuschungsabsicht des Probanden definitiv beweist**. Häufen sich jedoch Hinweise darauf, dass die angegebenen Beschwerden und Beeinträchtigungen mit überwiegender Wahrscheinlichkeit nur fraglich gültig sind, dann steigt damit auch die Wahrscheinlichkeit, dass der Untersuchte den geforderten Nachweis (»Vollbeweis«) seiner gesundheitlichen Beeinträchtigungen nicht erbringen konnte. In diesem Fall kann zwar nicht bestritten werden, dass der Proband an angegebenen Schmerzen oder Beschwerden leidet. Es kann aber ergebnisabhängig **bestritten werden, dass er die Schmerzen und Beschwerden/Beeinträchtigungen in der jeweils angegebenen Qualität oder Intensität** aufweist. Diese Einschränkung sollte im Gutachten dann auch explizit aufgeführt sein.

14.5.4 Stellungnahme

In der Stellungnahme werden die Beweisfragen beantwortet. Dabei kommt es darauf an, Bewertungen und Argumente möglichst konkret und verständlich und mit erkennbarem Bezug zu vorliegenden

Akteninformationen und neu gewonnenen Untersuchungsergebnissen zu formulieren.

> ❯ **Die Ausführungen sollten auf wissenschaftlicher Grundlage, zugleich aber für den Auftraggeber auch nachvollziehbar begründet werden. Sie sollten dem aktuellen Stand der Forschung entsprechen, zugleich aber die gesetzlichen Vorgaben berücksichtigen.**

Dabei können Abweichungen zwischen rechtlichen, medizinischen und psychologischen Sprachregelungen zu Problemen führen. Zum Beispiel stimmt der sozialrechtliche Kausalitätsbegriff nicht mit dem medizinischen Ätiologiebegriff überein. Gilt die Beweisfrage der Kausalität (Verursachung) einer Störung (z. B. einer Schmerzstörung), dann muss sich der Sachverständige in seiner Beurteilung zwar an wissenschaftlichen Ergebnissen und Erkenntnissen zur Ätiologie der Störung orientieren. Ausschlaggebend für die Beantwortung der Beweisfragen ist aber letztlich, wie diese Erkenntnisse in den sozialrechtlichen Denkansatz zur Kausalität integrierbar sind. Es kann z. B. sein, dass ein geringfügiger Schaden, der aus wissenschaftlicher Sicht ein nachgeordneter Risikofaktor für die Entstehung einer Erkrankung ist, im Einzelfall durchaus als wesentliche Bedingung für den später eingetretenen Gesundheitsschaden anzusehen ist, der dann auch Entschädigungsforderungen begründet.

Die wahrscheinlich häufigste einleitende Beweisfrage zielt auf den Krankheitswert der Beschwerden bzw. auf die klassifikatorische Diagnostik nach ICD-10.

> ❯ **Bei Klagen über chronische Schmerzen sind medizinische Befunde unverzichtbar, auch wenn ganz überwiegend Krankheitsfolgen zu bewerten sind.**

Können die beklagten Schmerzen und Beschwerden keinem medizinischen Krankheitsfaktor und auch keiner psychischen Störung zugeordnet werden, dann ist der Krankheitswert der Beschwerden fraglich. Dadurch können im Einzelfall die Voraussetzungen zur Anerkennung der Krankheitsfolgen entfallen.

Bei folgenden krankheitswertigen psychischen Störungen können chronische Schmerzen das Beschwerdebild bestimmen: chronischer Schmerz mit somatischen und psychischen Faktoren (seit 2009 in der deutschen ICD-10), somatoforme Schmerzstörung, Somatisierungsstörung, somatoforme autonome Funktionsstörung, hypochondrische Störung, psychologische Faktoren und Verhaltensfaktoren bei andernorts klassifizierten (ggf. schmerzhaften) Erkrankungen, Vaginismus, Dyspareunie, Anpassungsstörung als Reaktion auf einen schmerzhaften Zustand, artifizielle Störung, Entwicklung körperlicher Symptome aus psychischen Gründen.

Geht es um die Einschätzung der schmerz- und krankheitsbedingten Funktions-, Aktivitäts- und Partizipationsbeeinträchtigungen, dann sind häufig GdB- oder GdS-Bewertungen gefragt (▶ Abschn. 14.2.5). Nach den »Versorgungsmedizinischen Grundsätzen« sind GdB und GdS in Zehnergraden (0–100) und die MdE in Prozentsätzen anzugeben. GdB und GdS setzen eine über einen Zeitraum von mindestens 6 Monaten sich erstreckende Gesundheitsstörung voraus. Schwankungen im Gesundheitszustand sind mit geschätzten Durchschnittswerten zu berücksichtigen.

> ❯ **Die sozialrechtliche Bewertung psychischer Störungen kann zwischen GdB-/GdS-Graden von 0–100 variieren. Sie bemisst sich vor allem daran, wie stark die Erlebnis- und Gestaltungsfähigkeit des Betroffenen eingeschränkt und soziale Anpassungsschwierigkeiten ausgeprägt sind. Hier gewinnen psychologische Mess- und Testverfahren an Gewicht.**

Bei der Ermittlung des Gesamt-GdB/GdS-Grades durch alle Funktionsbeeinträchtigungen dürfen die Werte für einzelne Gesundheitsstörungen nicht einfach addiert werden. Vielmehr sind die Auswirkungen der einzelnen Funktionsbeeinträchtigungen **in ihrer Gesamtheit unter Berücksichtigung ihrer wechselseitigen Beziehungen** maßgebend (▶ Psychologisches Gutachten – Teil 4).

Psychologisches Gutachten – Teil 4: Stellungnahme

Ich schlage vor, die Folgen des Unfalls in Form der somatoformen Schmerzstörung auf die Erlebnis- und Gestaltungsfähigkeit der

Versicherten mit einem GdS von 30 v. H. und die Auswirkungen der rezidivierenden depressiven Episode mit einem GdS von 20 zu bewerten. In der Summe bewerte ich die unfallbedingten Beeinträchtigungen mit einem Gesamt-GdS von 40.

Begründung: Beide Störungen lassen sich als krankheitswertige Störungen mit jeweils spezifischen Auswirkungen auf Alltagsfunktionen bestimmen. So gehen die Schmerzen mit verminderter Belastbarkeit am Arbeitsplatz, Erschöpfungsgefühlen und sozialem Rückzug einher (…). Im Alltag sind bei der Versicherten Schmerzen und depressive Symptome miteinander verknüpft, da Schmerzzunahme bei ihr häufig depressive Antriebsminderungen auslöst und der geminderte Antrieb eine Zunahme der Schmerzen erkennbar fördert.

14.5.5 Schlussformel

Nach den gesetzlichen Bestimmungen muss der Sachverständige sein Gutachten selbst erstatten, er darf es nicht an andere Personen delegieren. Sofern weitere Personen an der Erstellung des Gutachtens beteiligt waren, sollte das Gutachten mit dem Vermerk schließen »**Einverstanden aufgrund eigener Untersuchung und Urteilsbildung**«. Mit seiner Unterschrift weist sich der Sachverständige als Autor des Gutachtens aus.

14.6 Auswahl und Zusammenstellung der Untersuchungsmethoden und -instrumente

Normierte Testverfahren und standardisierte Fragebögen gehören zur Grundausstattung psychologischer Begutachtung und werden im Sozialgerichtsverfahren auch ausdrücklich gefordert. Zwar wird in den Leitlinien zur Schmerzbegutachtung der medizinischen Fachgesellschaften betont, dass diese Verfahren für die Begutachtungssituation nicht valide seien. Wir teilen diese Einschätzung aber nicht, weil die Verfahren bei sachkundiger Anwendung

zur **Beschwerdevalidierung**, zur inhaltlichen **Interpretation des Beschwerdebildes** und zum rechtlich geforderten **Abgleich mit Altersnormen** genutzt werden können. Selbstverständlich setzt die inhaltliche Interpretation der Testergebnisse in der Begutachtung vorgeschaltete Validierungsbemühungen voraus. Das bedeutet aber nicht, dass diese Verfahren in der Begutachtung generell nicht valide seien. Problematischer erscheinen da die fragliche Reliabilität und Validität freier Interviews, auf die bislang viele Gutachter (nach Ausschluss medizinischer Krankheitsfaktoren) ihre sozialmedizinischen Bewertungen stützen.

Im Einzelfall kann es nützlich sein, die gemessenen Individualwerte des Probanden auf spezifische Normkollektive zu beziehen. Es ist z. B. sinnvoll, die Angaben eines Probanden zur Qualität seiner arthrosebedingten Schmerzen mit Werten anderer Arthrosepatienten zu vergleichen. Der Gebrauch psychologischer Testverfahren in der sozialrechtlichen Begutachtung erfordert aber nicht zwingend spezifische Vergleichsnormen. Es ist daher auch nicht erforderlich, dass die verwendeten Verfahren an Probanden aus Begutachtungssituationen entwickelt oder normiert worden sind.

> ◗ Wenn generalisierte Antworttendenzen und Verfälschungstendenzen zuvor kontrolliert wurden, sind bevölkerungsnormierte psychologische Testverfahren für Begutachtungszwecke geeignet, insofern der Einzelne letztlich mit der »Normalbevölkerung« verglichen werden soll (vgl. Dohrenbusch et al. 2008).

Schließlich sollte sich gemäß rechtlicher Vorgaben die Bewertung krankheitsbedingter Beeinträchtigungen aus dem Vergleich zu altersgleichen Normalpersonen ableiten und nicht aus dem Vergleich zu anderen Personen in sozialrechtlichen Konfliktsituationen.

Auswahl und Zusammenstellung der Test- und Erhebungsmethoden orientieren sich entweder direkt an den Beweisfragen oder an den auf die Beweisfragen ausgerichteten psychologischen Fragestellungen. Testübersichten finden sich beim **Leibniz-Zentrum für Psychologische Information und Dokumentation** (ZPID; online unter: http://www.zpid.de/psychologie/psychologietests.php), bei Biefang et al. (1999), im Brickenkamp Handbuch psychologischer und pädagogischer Tests (Brähler et al. 2002) sowie in den aktuellen Testkatalogen z. B. der Firmen Hogrefe, Swets oder Schuhfried. Eine Auswahl häufig in der sozialrechtlichen Begutachtung eingesetzter Testverfahren ist bei Dohrenbusch (2015) und in der nachfolgenden Übersicht aufgeführt. Die Literaturangaben zu den hier genannten Verfahren können den genannten Quellen entnommen werden.

> **Überblick über Untersuchungsmethoden und -instrumente**
> - Klassifikatorische Diagnostik:
>   - Strukturierte klinische Interviews (SKID, DIA-X)
> - Fragebögen zu Schmerzdiagnostik und Coping:
>   - Kieler Schmerz-Inventar (KSI)
>   - Fragebogen zur Erfassung der Schmerzverarbeitung (FESV)
>   - Schmerzempfindungsskala (SES)
>   - Mehrdimensionale Schmerzskala (MDSS)
>   - Freiburger Fragebogen zur Krankheitsbewältigung (FKV)
> - Fragebögen zu Funktionsbeeinträchtigungen:
>   - SF-36-Fragebogen zum Gesundheitszustand (SF-36)
>   - Pain Disability Index (PDI)
>   - Funktionsfragebogen Hannover (FFbH)
> - Testverfahren zu psychosozialen Beeinträchtigungen:
>   - Allgemeine Depressionsskala (ADS)
>   - Depressivitätsskala (DS/DS')
>   - Hospital Anxiety and Depression Scale (HADS)
>   - Symptom-Checkliste (SCL-90-R)
> - Testverfahren zur Leistungsdiagnostik:
>   - Aufmerksamkeits-Belastungs-Test d2
>   - Benton-Test (BT)
>   - Diagnostikum für Zerebralschädigung (DCS)
>   - Verbaler Lern- und Merkfähigkeitstest (VLMT)
>   - Wechsler-Intelligenztest für Erwachsene – Revision 2006 (WIE)
>   - Intelligenz-Struktur-Test 2000 R (IST-2000 R)
>   - Zahlenverbindungstest (ZVT)

> - Testverfahren zur Beschwerdevalidierung/ Instrumente mit Kontrollskalen:
>   - Verhaltens- und Erlebensinventar (VEI)
>   - Minnesota Multiphasic Personality Inventory 2 (MMPI-2)
>   - 16-Persönlichkeitsfaktoren-Test (16 PF)
>   - Testbatterie zur Forensischen Neuropsychologie (TBFN)

14.6.1 Klassifikatorische Diagnostik

Die klassifikatorische Diagnostik (Vergabe der ICD-10-Diagnose) kann durch strukturierte Interviews gesichert werden. Allerdings erscheint der damit verbundene Aufwand im Verhältnis zum Nutzen eher hoch, weil es in der Begutachtung chronischer Schmerzen entweder um deren Verursachung (Kausalität) oder um Erkrankungsfolgen (GdB), aber nur selten primär um differenzialdiagnostische Fragen geht. Für die Bewertung der Beschwerdefolgen kann es unerheblich sein, ob sie auf eine Somatisierungsstörung oder eine somatoforme Schmerzstörung zurückgeführt werden.

14.6.2 Testverfahren zur Schmerzdiagnostik

Schmerzdiagnostische Methoden können helfen, das Erscheinungsbild und den Erlebnischarakter von Schmerzen reliabel und valide zu beschreiben. Es können Methoden zur Schmerzdeskription, zur Schmerzverarbeitung und zur Messung der Schmerzempfindlichkeit unterschieden werden.

Eine **orientierende Erfassung des subjektiven Schmerzerlebens** leisten numerische Ratingskalen (NRS) oder Körperschema-Bildvorlagen. Aufschluss über die sensorische und affektive Qualität der Schmerzen geben Deskriptorenlisten wie die Mehrdimensionale Schmerzskala (MDSS) oder die Schmerzempfindungsskala (SES). Fragebögen zur Schmerzverarbeitung bilden unterschiedliche Formen des Umgangs mit chronischen Schmerzen ab. Eine gängige Unterscheidung betrifft dabei die zwischen schmerzfokussierenden und schmerzvermeidenden Bewältigungsstrategien. Wenig verbreitet sind bislang in der Begutachtung chronisch Schmerzkranker kontrollierte Schmerzempfindlichkeitsmessungen, obwohl sie sich gut zur Abschätzung der Reliabilität individueller Schmerzurteile eignen können. In einer Untersuchungsreihe konnten wir zeigen, dass geringe Zuverlässigkeit und erhöhte Kontextabhängigkeit von Schmerzempfindlichkeitsurteilen mit vermehrtem Krankheits- und Inanspruchnahmeverhalten einhergehen. Über weitere Methoden der Schmerzdiagnostik informiert Dohrenbusch (2001).

14.6.3 Testverfahren zu psychosozialen Beeinträchtigungen und Funktionsbeeinträchtigungen im Alltag

Patienten mit chronischen Schmerzen weisen im Verlauf ihrer Erkrankung gehäuft spezifische **psychische Veränderungen** sowie **allgemeine Funktionsstörungen im Alltag** auf (Pielsticker et al. 2005). Orientierende Hinweise auf die aktuelle Beeinträchtigung durch psychische Symptome gibt z. B. die Symptom-Checkliste (SCL-90-R). Das Verfahren misst die subjektiv empfundene Beeinträchtigung durch körperliche und psychische Symptome innerhalb der letzten 7 Tage. Je nach angegebenen Beeinträchtigungen können ausgewählte psychische Bereiche vertiefend erfasst werden. Bei Probanden mit chronischen Schmerzen sind die folgenden Merkmale häufig auffällig: gedrückte Stimmung oder Stimmungslabilität, Erschöpfung, Reizbarkeit oder erhöhte Aggressivität, körperbezogene oder generalisierte Ängste, innere Unruhe, Einschlaf- oder Durchschlafstörungen, Probleme mit der Einnahme psychotroper Substanzen, sozialer Rückzug. Zur vertiefenden dimensionalen Diagnostik dieser Beschwerden eignen sich störungsspezifische Verfahren (z. B. zu Depressivität, Angst, somatoformen Beschwerden) sowie Persönlichkeitsfragebögen.

Die Auswahl der Verfahren zur Erfassung von Funktionsbeeinträchtigungen im Alltag (z. B. Haushalt, Körperpflege, Bewegung, Kommunikation) sollten auf das zu begutachtende Krankheitsbild abgestimmt werden. Dazu stehen jeweils spezifische und an relevanten Vergleichskollektiven normierte Fragebögen zur Verfügung (z. B. für Probanden mit

rheumatoider Arthritis, Fibromyalgie, chronischen Rückenschmerzen, Hüftarthrose, Kopfschmerzen).

> ❯ Zur dimensionalen Diagnostik und Schweregradbeurteilung psychosozialer Beeinträchtigungen und komorbider psychischer Störungen sollten störungsspezifische Fragebögen, Persönlichkeitsfragebögen und Fragebögen zu Funktionsbeeinträchtigungen verwendet werden.

14.6.4 Testverfahren zur Leistungsdiagnostik

Leistungsdiagnostische Verfahren sind zur Beurteilung schmerzbedingter Leistungsbeeinträchtigungen unverzichtbar. Häufig wird bei Probanden mit chronischen Schmerzen die Frage gestellt, in welchem Umfang sie noch leichte (sitzende) Tätigkeiten erbringen können. Übersetzt in eine psychologische Terminologie bedeutet das z. B.: Wie lange und wie gut kann sich der Proband trotz Schmerzen und Schmerzmedikation noch konzentrieren? Wie beeinträchtigt sind Lern- und Denkfähigkeit? Wie gut können komplexe Tätigkeiten bewältigt werden?

Zur Beurteilung kognitiver Funktionen existiert ein breites Spektrum leistungsdiagnostischer Verfahren zu verschiedenen Aspekten der **Konzentration** (z. B. Wachheit, Vigilanz, selektive und geteilte Aufmerksamkeit, Interferenzneigung), des **Gedächtnisses** (Arbeitsgedächtnis, semantisches, episodisches/autobiografisches, prospektives Gedächtnis) und des **Denkens** (Intelligenz, spezielle kognitive Funktionen). In der Praxis hat sich bei Probanden mit chronischen Schmerzen zumindest eine orientierende Diagnostik zur Konzentrationsfähigkeit und zum Arbeitsgedächtnis bewährt, zumal viele schmerzkranke Probanden über Konzentrations- und Vigilanzprobleme klagen.

14.6.5 Testverfahren zur Beschwerdenvalidierung

Zu unterscheiden sind Fragebögen mit Kontrollskalen für **generalisierte Antwort- und Verfälschungstendenzen** sowie **Beschwerdenvalidie-**

rungstests. Zur 1. Gruppe gehören Instrumente wie das Verhaltens- und Erlebensinventar (VEI), der 16-PF-Persönlichkeitsfragebogen oder der Minnesota Multiphasic Personality Inventory (MMPI-2). Diese Verfahren enthalten Kontrollskalen, die über die inhaltliche Gültigkeit und damit über die Interpretierbarkeit des individuellen Skalenwertes informieren. Überschreitet ein Proband z. B. das sog. Lügenkriterium der Allgemeinen Depressionsskala, dann ist das Antwortverhalten so inkonsistent, dass das Ergebnis nicht inhaltlich interpretiert werden sollte. Eine deutlich erhöhte **Neigung zur Angabe unwahrscheinlicher Eigenschaften und Beschwerden kann ein Hinweis auf die fehlende Erlebnisnähe** dieser Klagen sein.

Ein Prinzip von Beschwerdenvalidierungstests besteht darin, die Abweichungen eines individuellen Antwortmusters von Zufallsverteilungen zu testen. Ein anderes Prinzip besteht darin, Testaufgaben (z. B. zur Konzentration) zur Bearbeitung vorzugeben, die so leicht sind, dass sie auch von schwer neurologisch geschädigten oder beeinträchtigten Probanden problemlos gelöst werden können. Macht ein deutlich weniger schwer geschädigter Proband dann in einem solchen Test auffällig viele Fehler, dann kann dies als Hinweis auf negative motivationale Einflüsse im Untersuchungsverhalten gewertet werden. Eine Zusammenstellung derartiger Tests haben Heubrock u. Petermann (2000) vorgelegt.

14.7 Probleme der Integration von Untersuchungsergebnissen

> In einer Zusammenstellung von Erfahrungen mit stationärer Rentenbegutachtung konnte auf der Grundlage von ca. 10.700 Einzelgutachten gezeigt werden, dass Schwankungen in den Leistungsbeurteilungen zu einem erheblichen Teil nicht vom jeweiligen Schweregrad der Erkrankung, sondern von den individuellen Gewichtungen der Sachverständigen bestimmt waren (Marx et al. 1988).

Auch wenn die Bemühungen um eine Vereinheitlichung des gutachterlichen Vorgehens und um Qualitätssicherungsstandards in der Begutachtung von Schmerzpatienten in den letzten Jahren zugenommen haben (Widder et al. 2008), so bleiben doch immer noch erhebliche Entscheidungsspielräume. Die Gründe für die **interindividuelle Variabilität von Gutachterentscheidungen** sind vielfältig. Eine Einschränkung sachlich begründeter Entscheidungen ergibt sich aus der eher schwachen empirischen Begründung von Bewertungskriterien. Wichtige Aspekte der Urteilsfindung bleiben den individuellen Maßgaben der Sachverständigen überlassen. Dies betrifft u. a. die Erfassung und Bewertung willentlicher Einflüsse auf Beschwerden und Beeinträchtigungen.

14.7.1 Verdeutlichungstendenz, Aggravation, Simulation

Ein Grund für die interindividuelle Variabilität sozialmedizinischer Begutachtungsentscheidungen kann in der Schwierigkeit vermutet werden, zwischen **willkürlich-zielgerichteten** und **unwillkürlich auftretenden** Verhaltens- und Beschwerdeäußerungen zu unterscheiden.

In der Praxis wird diese Differenzierung durch Leitlinien angestrebt. So formuliert die Deutsche Rentenversicherung Bund:

> » Aggravation beschreibt eine bewusst intendierte gravierende Darstellung einer vorhandenen Störung zu bestimmten, klar erkennbaren Zwecken. Sie ist in der Begutachtungssituation häufig – in unterschiedlichen Ausmaßen – anzutreffen. (Grosch et al. 2006)

Abzugrenzen sei Aggravation von einer eher unbewussten **Verdeutlichungstendenz** vorhandener Beschwerden, die in der Untersuchungssituation primär aus dem Motiv heraus geschehe, den Gutachter vom Vorhandensein der Beschwerden zu überzeugen. Verdeutlichung sei in der Untersuchungssituation häufig anzutreffen. Wenn der Gutachter Aggravationstendenzen begründet vermutet bzw. nachweist, dann muss er dies bei der Beurteilung des Schweregrades der Störung und der Leistungsfähigkeit berücksichtigen.

Simulation ist definiert als das bewusste Vortäuschen einer krankhaften Störung zu klar erkennbaren Zwecken. Bei der Begutachtung im Rentenverfahren wird sie selten beobachtet (Grosch et al.

2006, S. 17). Wie bereits ausgeführt, liefert die Unterscheidung keine verlässlichen Kriterien zur Unterscheidung einer »bewusst intendierten« und einer »nicht vollständig bewusst intendierten« Verdeutlichung. Dies ist umso problematischer, als der Sachverständige zwar über die **Situationsangemessenheit eines Schmerzverhaltens** durch Vergleich mit anderen Patienten befinden kann; ob ein Verhalten aber »bewusst intendiert« oder »nicht bewusst intendiert« ist, kann durch Befragungen und (freie) Verhaltensbeobachtungen kaum zuverlässig ermittelt werden. Die Ausrichtung der Bewertung an der Bewusstseinsnähe und der Situationsangemessenheit stellt daher ohne geeignete Validierungstests und standardisierte Kontrollverfahren eine Überforderung für Sachverständige dar, die vielfach nur durch Rückgriff auf implizite Theorien gelöst werden kann (vgl. Dohrenbusch 2009).

> ❯ Um ein Schmerzverhalten als »aggravierend« oder »bewusst zielgerichtet« qualifizieren zu können, sind in aller Regel multiple Vergleiche unterschiedlicher Untersuchungsergebnisse aus verschiedenen Datenebenen und Datenquellen erforderlich.

In der Begutachtungspraxis sollten Maßnahmen zur Beschwerdevalidierung multiple Vergleiche zwischen explorativ, testdiagnostisch und durch Beobachtung gewonnenen Ergebnissen sowie Fremdberichten beinhalten. Zur Validierung von Schmerzangaben im engeren Sinne eignen sich folgende Prozeduren:

- **Beschwerdenvalidierungstests** zur Überprüfung der motivationalen Voraussetzungen bei psychologischen Leistungstests (vgl. Merten u. Dohrenbusch 2012): Eine schmerzbedingte Leistungsminderung kann nur dann über Leistungstests belegt werden, wenn die Testperson sich um ein optimales Testergebnis bemüht hat. Ohne Prüfung dieser Voraussetzung sollte ein schwaches Testergebnis nicht als Beleg für eine reale Leistungsminderung interpretiert werden.
- **Standardisierte Kontrollskalen** zur Erfassung negativer Antwortverzerrungen (Merten u. Dohrenbusch 2012).
- **Intraindividuelle Vergleiche zum Schmerzempfinden** auf der Grundlage wiederholter

Messungen: Erhebliche intraindividuelle Abweichungen des Schmerzempfindens innerhalb kurzer Zeit können Hinweise auf die Beteiligung motivationaler Faktoren an der Schmerzbeschreibung sein.
- **Vergleich des individuellen Schmerzempfindens** mit einem in Bezug auf die Schmerzen vergleichbaren Patientenkollektiv: Auffällig erhöhte Werte für sensorische Schmerzqualitäten, die als uncharakteristisch für das zu bewertende Beschwerdebild gelten, können auf die eingeschränkte Gültigkeit der individuellen Angaben hinweisen (Windemuth 1997).
- Überzufällige **Abweichungen** zwischen den Skalenwerten **konvergent valider Testverfahren** zur Schmerzqualität oder zur Schmerzbewältigung (inkonsistente Testwerte).
- Kontrolle der **Abhängigkeit des Schmerz- und Klageverhaltens von sozialen Bedingungen**: Variiert das verbale oder nonverbale Schmerzverhalten erheblich, z. B. in Abhängigkeit von der Anwesenheit bestimmter Personen in der Untersuchung, dann kann das für den instrumentellen Charakter und gegen den Krankheitswert der Schmerzen sprechen.
- **Analyse des Interaktionsverhaltens:** Verdeutlichungstendenzen können z. B. im Interview durch einen fortgesetzten »spontanen« Wechsel des Probanden zu schmerzbezogenen Themen, durch katastrophisierende Wortwahl, demonstratives nonverbales Schmerzverhalten und eine inhaltliche Fokussierung auf nicht veränderbare Schmerzursachen zum Ausdruck kommen. Zugleich werden eng umschriebene Fragen zu Schmerzen und Beeinträchtigungen unnötig ausführlich oder weitschweifig beantwortet. Dies kann auch in schriftlichen Selbstberichten oder Schmerzratings zum Ausdruck kommen (Häuser 2007).
- Bei **experimenteller Schmerzmessung** kann die Abweichung einer mittleren Schmerzschwelle von der zuvor ermittelten individuellen Schmerzschwelle gegen die Zuverlässigkeit der Schmerzangaben sprechen: Bei auffälliger Abweichung ist der Proband nicht in der Lage, seine eigenen Schmerzschwellenurteile nach kurzer Pause hinreichend zuverlässig zu replizieren. Ebenso kann die forcierte Ausrichtung

lokaler Schmerzempfindlichkeitsurteile an der Intensität lokaler klinischer Schmerzen Zweifel an der Gültigkeit von Schmerzschwellenurteilen begründen (Dohrenbusch 2002).

- **Konsistenz- und Plausibilitätsprüfungen** sind bei Diskrepanzen zwischen massiven subjektiven Beschwerden (einschließlich Selbsteinschätzung in Fragebogen) und der erkennbaren körperlich-psychischen Beeinträchtigung in der Untersuchungssituation, zwischen eigenen Angaben und fremdanamnestischen Informationen, zwischen schwerer subjektiver Beeinträchtigung und einem weitgehend intakten psychosoziale Funktionsniveau im Alltag und zwischen dem Ausmaß der geschilderten Beschwerden und der Intensität der Inanspruchnahme von Therapie anzuwenden.
- Überprüfung der **Konsistenz der Angaben zur analgetischen Medikation:** Bei Hinweisen auf mangelhafte Medikamentencompliance sollte eine Kontrolle des Serumspiegels im Labor erfolgen.

Bei der Bewertung von Aggravations- oder Simulationstendenzen ist zu berücksichtigen, dass die in der Untersuchung demonstrativ verzerrt oder verfälschend dargestellten Schmerzen und Beschwerden reale Beeinträchtigungen des Probanden im Alltag nicht prinzipiell ausschließen. Bislang liegen kaum empirisch gestützte Erkenntnisse dazu vor, inwieweit aufgrund motivational verzerrter Angaben in Begutachtungssituationen Beeinträchtigungen im Alltag zuverlässig vorhergesagt werden können.

> Ob Beschwerden oder Schmerzen in einer Untersuchungssituation tatsächlich vorgetäuscht wurden, lässt sich selbst unter Einbeziehung einer aufwendigen psychologischen Diagnostik meist nur näherungsweise bestimmen. Letztlich ist es entscheidend, ob die für die Beantwortung der Beweisfragen relevanten Sachverhalte mit der nötigen Sicherheit (im juristischen Sinne eines »Vollbeweises«) festgestellt werden können. Eine verallgemeinernde Unterscheidung (Täuschungsverhalten liegt insgesamt vor – liegt insgesamt nicht vor) sollte vermieden werden.

14.7.2 Dissimulation

Als Dissimulation wird die Tendenz bezeichnet, **Störungen oder Beschwerden in abgeschwächter Form oder verharmlosend darzustellen** oder sie in ihrer Qualität oder Intensität zu leugnen. Mitunter dissimulieren Probanden mit chronischen Schmerzen ihre körperlichen Beschwerden in der Begutachtung, um so auf ihre Anstrengungs- und Durchhaltebereitschaft hinzuweisen. Diese Verhaltenstendenz scheint aber eher mit misslungener Anpassungsleistung einherzugehen. Hasenbring et al. (1994) konnten an Patienten mit chronischen Schmerzen zeigen, dass fortgesetzte Durchhaltestrategien mit Nähe zu Verleugnungs- und Dissimulationstendenzen eine Schmerzchronifizierung begünstigen.

Manche Probanden neigen in der Begutachtung dazu, schmerzbegleitende psychische Störungen oder psychosoziale Beeinträchtigungen verharmlosend darzustellen oder zu leugnen, um so auf die **körperliche Bedingtheit ihrer Beschwerden** hinzuweisen. Sie scheinen geneigt, ihre Schmerzen als Folge und Ergebnis einer körperlichen Schädigung zu interpretieren und eigene Einflussmöglichkeiten tendenziell zurückzuweisen.

Mitunter ist dissimulierendes Verhalten Ausdruck einer Dysbalance zwischen schmerzfokussierenden und schmerzvermeidenden Bewältigungsstrategien, die sich langfristig dysfunktional auswirkt.

Der Sachverständige sollte vor diesem Hintergrund prüfen, inwiefern die beobachteten Dissimulationstendenzen als Ausdruck eines **situationsübergreifenden Copingstils** zu bewerten sind. Nur in diesem Fall kommt ihnen eine negative prognostische Valenz zur Abschätzung des weiteren Krankheitsverlaufs zu. Weist der Proband durch Beschwerdeverharmlosung oder Schmerzverleugnung in der Untersuchungssituation hingegen vor allem auf seine Selbstkontrollbemühungen hin, so kommt diesen dissimulierenden Verhaltensweisen nach derzeitigem Kenntnisstand keine prognostische Bedeutung zu.

> ❯ Dissimulation im Begutachtungskontext kann als Hinweis auf die Selbstkontrollbemühungen des Probanden, aber auch als Ausdruck einer Dysbalance zwischen schmerzfokussierenden und schmerzvermeidenden Bewältigungsstrategien interpretiert werden. Ist die beobachtete Dissimulationstendenz Ausdruck eines allgemeinen dissimulierenden Schmerzcopingstils, so kommt ihr eine negative prognostische Valenz zu.

Weiterführende Kompetenzen als psychologischer Gutachter können in dem von der DGPSF zertifizierten Curriculum zur Begutachtung psychischer und schmerzbezogener Krankheitsfolgen erworben werden (online unter: http://institut-ism.de).

14.7.3 Zumutbare Willensanspannung

Ein weiteres Begutachtungsproblem betrifft die Frage der Überwindbarkeit der gesundheitlichen Beeinträchtigungen mittels »zumutbarer Willensanspannung«. Oft wird bei GdB- und MdE-/GdS-Entscheidungen gefragt, ob der Proband die Beschwerden in absehbarer Zeit mit zumutbarer Willensanspannung überwinden könnte. In den Leitlinien der Deutschen Rentenversicherung für die sozialmedizinische Beurteilung von Menschen mit psychischen Störungen heißt es dazu:

> » Liegt eine bewusstseinsnahe Verdeutlichungstendenz vor, wird davon auszugehen sein, dass der Proband die Hemmungen, die einer Arbeitsaufnahme entgegenstehen, mit zumutbarer Willensanspannung innerhalb von 6 Monaten (juristisch festgelegte Frist) überwinden kann. […] Wenn ein Proband die Hemmungen, die einer Arbeitsaufnahme entgegenstehen, mit zumutbarer Willensanspannung nicht mehr überwinden kann, muss die Leistungsfähigkeit als aufgehoben betrachtet werden, unabhängig davon, dass ein zeitlich uneingeschränktes körperliches Leistungsvermögen besteht. (Grosch et al. 2006)

Inhaltlich ist die zur Überwindung der Beschwerden erforderliche »zumutbare Willensanspannung« in der Literatur kaum spezifiziert. Praktisch wird zumeist die Prognose proportional zum bisherigen Krankheitsverlauf beurteilt. Demnach spreche ein bisher insgesamt ungünstiger Verlauf im Allgemeinen gegen die zukünftige Überwindbarkeit der Beschwerden. Diese Heuristik erscheint jedoch problematisch (vgl. Dohrenbusch 2007). Will man Beweisfragen zur zumutbaren Willensanspannung mit Bezug auf psychologische Motivationskonzepte beantworten, dann können die folgenden Fragen dazu orientierend beitragen:

— Wie erfolgreich ist die Behandlung der beklagten Beschwerden im Normalfall?
— Welche eigeninitiativen Anstrengungen hat der Proband bisher zur Überwindung seiner gesundheitlichen Beeinträchtigungen unternommen?
— Welche motivationalen Einflüsse haben dazu beigetragen, dass die Behandlung/Rehabilitation im Falle des Probanden bisher nicht/nicht ausreichend erfolgreich war?
— Inwieweit verfügt der Patient über das Potenzial, durch Training oder verstärkte Anpassungsleistungen gesundheitliche Beeinträchtigungen in Zukunft besser zu bewältigen?
— Inwieweit ist die Willensausprägung oder der Antrieb durch Persönlichkeitsmerkmale oder psychische Störungen beeinträchtigt?

Insgesamt ist die Interpretation einer »zumutbaren Willensanspannung« bisher noch mit erheblichen Freiheitsgraden für den Sachverständigen verknüpft. Eine stärkere konzeptionelle Klärung und fachliche Abstimmung darüber, wie bewusstseinsnahe Motive und das damit verbundene Bewältigungs- und Inanspruchnahmeverhalten in die sozialrechtliche Bewertung chronisch schmerzkranker Personen integriert werden können, erscheint derzeit geboten.

> ❯ Die Beantwortung der Frage, ob der Proband die Beschwerden mit zumutbarer Willensanspannung überwinden könnte, ist mit erheblichen Interpretationsunsicherheiten für den Sachverständigen verknüpft. Eine Annäherung an die Entscheidungsfindung können psychologische Motivationskonzepte leisten.

14.7.4 Ausrichtung an Leitlinien zur Begutachtung

Bislang existiert weder eine psychologische Leitlinie zur Begutachtung von Personen mit psychischen Störungen, noch zur Begutachtung von Personen mit Schmerzen. Die hierzu vorliegenden ärztlichen Leitlinien enthalten aber Hinweise und Empfehlungen zum gutachterlichen Vorgehen und zu psychologischen Prozessen in der Begutachtung, die auch von gutachterlich tätigen Psychologen beachtet werden sollten.

Fragen der willentlichen Steuerungsfähigkeit sind in den letzten Jahren stärker in den Fokus geraten, damit sind zugleich auch psychologische Konzepte der Persönlichkeitsdiagnostik, der Handlungsmotivation und Motivationsdiagnostik, der Analyse des Bewältigungsverhaltens und der Emotions- und Verhaltensregulation für die Begutachtung wichtiger geworden. Eine Ausrichtung an der **Leitlinie für die ärztliche Begutachtung von Menschen mit chronischen Schmerzen** empfiehlt sich vor allem bei den nach Rechtsbereichen getrennten Bewertungen schmerzbedingter Funktionsstörungen.

Aus psychologischer Sicht problematisch erscheint hingegen die primär ätiologische Unterscheidung der Leitlinie in »Schmerz als Leitsymptom einer Gewebeschädigung«, »Schmerz bei Gewebeschädigung mit psychischer Komorbidität« und »Schmerz als Leitsymptom einer psychischen Erkrankung«, weil diese Unterscheidung und die darauf basierenden Bewertungsheuristiken tendenziell zulasten einer gesonderten Funktionsdiagnostik gehen (vgl. Dohrenbusch 2014).

Auch kann die Leitlinie Probleme der Ansammlung von Detailinformationen ohne stärkeren Einsatz psychodiagnostischer und psychometrischer Methoden nicht überzeugend lösen. Validierungsprobleme werden eher mit Verweis auf Eindrucksbildung und die Anregung zu vielfältigen Konsistenzprüfungen zu lösen versucht, testpsychologische Gütekriterien und Fehlerrisiken werden nur unzureichend beachtet. Nützliche Strukturierungshilfe liefert aber die **Leitlinie zur Begutachtung psychischer und psychosomatischer Erkrankungen**, auf die in der ärztlichen Leitlinie zur Begutachtung von Schmerzen verwiesen wird (Schneider et al. 2012).

14.8 Fazit

Die psychologische Begutachtung von Personen mit chronischen Schmerzen erfordert Grundkenntnisse zu rechtlichen Rahmenbedingungen sowie zu Ursachen und Behandlungsmöglichkeiten von Schmerzen. Spezielle psychologische Begutachtungskompetenzen betreffen die multimethodale Erfassung intakter und gestörter körperlicher und psychosozialer Funktionen sowie fundierte Kenntnisse zu Prinzipien und Methoden der Beschwerdenvalidierung. Konkrete Hinweise zum gutachterlichen Vorgehen liefern auch für psychologische Gutachter derzeit noch die medizinischen Leitlinien und Kommentare zur Begutachtung psychischer und psychosomatischer Erkrankungen, teilweise auch die ärztliche Leitlinie zur Begutachtung von Schmerzen. Es kann erwartet werden, dass psychologische Konzepte und psychodiagnostische Testverfahren die Praxis der Begutachtung chronisch Schmerzkranker in Zukunft noch stärker als bisher prägen wird.

Literatur

Becker N, Hojsted J, Sjogren P, Eriksen J (1998) Sociodemographic predictors of treatment outcome in chronic nonmalignant pain patients. Do patients receiving or applying for disability pension benefit from multidisciplinary pain treatment? Pain 77: 297–287

Biefang S, Potthoff P, Schliehe F (1999) Assessmentverfahren für die Rehabilitation. Hogrefe, Göttingen

BMAS – Bundesministerium für Arbeit und Soziales (2008) Anhaltspunkte für die ärztliche Gutachtertätigkeit im sozialen Entschädigungsrecht und nach dem Schwerbehindertenrecht (Teil 2 SGB IX). BMAS, Bonn

Brähler E, Holling H, Leutner D, Petermann F (Hrsg) (2002) Brickenkamp Handbuch psychologischer und pädagogischer Test. Hogrefe, Göttingen

Dertwinkel R, Graf-Baumann T, Zenz M (1999) Die Begutachtung in der Schmerztherapie. Schmerz 13: 283–291

Dohrenbusch R (2001) Schmerzmessung in der Praxis: Konzepte und Methoden. arthritis + rheuma. Zeitschrift für Rheumatologie und Orthopädie 21: 87–97

Dohrenbusch R (2002) Schmerzurteil und Kontext. Beiträge zur Klassifikation generalisierter Schmerzen. Cuvillier, Göttingen

Dohrenbusch R (2007) Begutachtung somatoformer Störungen und chronifizierter Schmerzen. Kohlhammer, Stuttgart

Dohrenbusch R (2009) Symptom- und Beschwerdevalidierung chronifizierter Schmerzen in sozialmedizinischer Begut-

14

achtung. Teil 1: Terminologische und methodologische Zugänge. Schmerz 23: 231–240

Dohrenbusch R (2014) Ärztliche Begutachtung von Menschen mit chronischen Schmerzen. Positionen und Kommentare. JC Schmerzmed 4: 218–222

Dohrenbusch R (2015) Psychologische Mess- und Testverfahren für die Begutachtung im Sozial-, Zivil- und Verwaltungsrecht. Referenz-Verlag, Frankfurt

Dohrenbusch R, Nilges P, Traue H (2008) Leitlinie für die Begutachtung von Schmerzen (Kommentar). Psychotherapeut 53: 63–68

Erlenkämper A (2002) Arzt und Sozialrecht. Steinkopff, Darmstadt

Fisseni HJ (1997) Lehrbuch der psychologischen Diagnostik. Hogrefe, Göttingen

Geissner E, Heuser J, Goebel G, Fichter M (1996) Stationäre verhaltensmedizinische Therapie bei Patienten mit chronischen Schmerzen: Behandlungsansatz und Evaluation. Z Gesundheitspsychol 4: 152–176

Grosch EV, Fischer K, Irle H, Legner R (2006) Leitlinien für die sozialmedizinische Beurteilung von Menschen mit psychischen Störungen. In: Deutsche Rentenversicherung (Hrsg) DRV-Schriften, Bd 68. Wdv, Bad Homburg

Grossmann P, Wellpott P, Grossmann S, Ostermann H-W (1998) Berufliche Zukunftsvorstellungen von Patienten nach orthopädischer Rehabilitation: Wie drücken sie sich aus? Welche Faktoren beeinflussen sie? Rehabilitation 37: 68–77

Hasenbring M, Marienfeld G, Kuhlendahl D, Soyka D (1994) Risk factors of chronicity in lumbar disc patients. A prospective investigation of biologic, psychologic and social predictors of therapy outcome. Spine 15: 2759–2765

Häuser W (2007) Rentenbegehren, selbst eingeschätzte Schmerzintensität und Behinderung von Probanden mit Fibromyalgiesyndrom. Schmerz 21: 539–544

Herrmann C, Buss U, Snaith, RP (1995) HADS-D Hospital Anxiety and Depression Scale – Deutsche Version. vgHans Huber, Bern

Heubrock D, Petermann F (2000) Testbatterie zur Forensischen Neuropsychologie TBFN. Neuropsychologische Diagnostik bei Simulationsverdacht. Swets & Zeitlinger, Frankfurt

Hillert A, Cuntz U, Heldwein C, Froben B, Fichter M (1998) Die berufliche Belastungserprobung im Rahmen klinisch-stationärer Verhaltenstherapie: Praktische Durchführung, soziodemographische und psychologische Charakteristika der Patienten als Verlaufsprädiktoren. Prax Klin Verhaltensmed Rehabil 42: 28–34

Konrad N (1992) Die psychiatrisch-psychologische Beurteilung neurotischer Störungen im Rentenverfahren auf der Basis eines strukturell-sozialen Krankheitsbegriffs. Versicherungsmedizin 44: 45–48

Kühne A, Zuschlag B (2001) Richtlinien für die Erstellung psychologischer Gutachten. Deutscher Psychologen Verlag, Bonn

Marx I, Grafe G, Weishaupt H (1988) Erfahrungen mit stationärer Rentenbegutachtung. Dtsch Rentenversicher 4–5: 275–300

Merten T, Dohrenbusch R (2012) Psychologische Methoden der Beschwerdenvalidierung. In: Schneider W, Henningsen P, Dohrenbusch R, Freyberger HJ, Irle H, Köllner V, Widder B (Hrsg) Begutachtung bei psychischen und psychosomatischen Erkrankungen. Hans Huber, Bern, S 186–222

Mertens W (1975) Sozialpsychologie des Experiments. Hoffmann & Campe, Hamburg

Pielsticker A, Haag G, Zaudig M, Lautenbacher S (2005) Impairment of pain inhibition in chronic tension-type headache. Pain 118: 215–223

Roth S, Seibel E (2003) Gesetzliche Grundlagen der Rentenversicherung. In: Verband Deutscher Rentenversicherungsträger (Hrsg) Sozialmedizinische Begutachtung für die gesetzliche Rentenversicherung. Springer, Berlin Heidelberg, S 3–28

Schneider W, Henningsen P, Dohrenbusch R, Freyberger HJ, Irle H, Köllner V, Widder B (Hrsg) (2012) Begutachtung bei psychischen und psychosomatischen Erkrankungen. Hans Huber, Bern

Scholz OB (1994) Schmerzmessung und Schmerzdiagnostik. Methoden, Analysen, Ergebnisse am Beispiel rheumatischer Erkrankungen. Karger, Basel

Watzlawick P, Beavin J, Jackson DD (2000) Menschliche Kommunikation. Formen Störungen Paradoxien. Hans Huber, Bern

WHO – World Health Organization (2005) ICF – Internationale Klassifikation der Funktionsfähigkeit, Behinderung und Gesundheit. http://www.dimdi.de/static/de/klassi/icf/index.htm. Zugegriffen: 28. Januar 2016

Widder B, Dertwinkel R, Egle UT et al (2008) Leitlinie zur Begutachtung von Schmerzen. Psychotherapeut 52: 334–346

Windemuth D (1997) Möglichkeiten der psychologischen Aggravationsdiagnostik bei orthopädischen Schmerzpatienten durch den Einsatz einer mehrdimensionalen Schmerzskala. Verhaltenstherapie & Verhaltensmedizin 18: 407–414

Zuschlag B (2002) Das Gutachten des Sachverständigen. Hogrefe, Göttingen

Behandlungsmethoden und -prinzipien

Kapitel 15 Behandlung chronischer Schmerzsyndrome: Plädoyer für einen interdisziplinären Therapieansatz – 277
B. Kröner-Herwig und J. Frettlöh

Kapitel 16 Entspannung, Imagination, Biofeedback und Meditation – 303
M. Lüking und A. Martin

Kapitel 17 Hypnotherapie – 325
B. Peter

Kapitel 18 Akzeptanz- und Commitment-Therapie – 337
A. Diezemann und J. Korb

Kapitel 19 Kognitiv-behaviorale Therapie – 349
J. Fettlöh und C. Hermann

Kapitel 20 Psychodynamische Psychotherapie bei chronischen Schmerzen – 373
G. Gerlach und W. Senf

Kapitel 21 Medikamentöse Therapie – 385
D. Kindler und M. Burian

Kapitel 22 Probleme der medikamentösen Therapie – 407
J. Lutz und B. Gier

Kapitel 23 Praxis der Schmerztherapie – kritische Reflexion aus der Patientenperspektive – 431
U. Frede

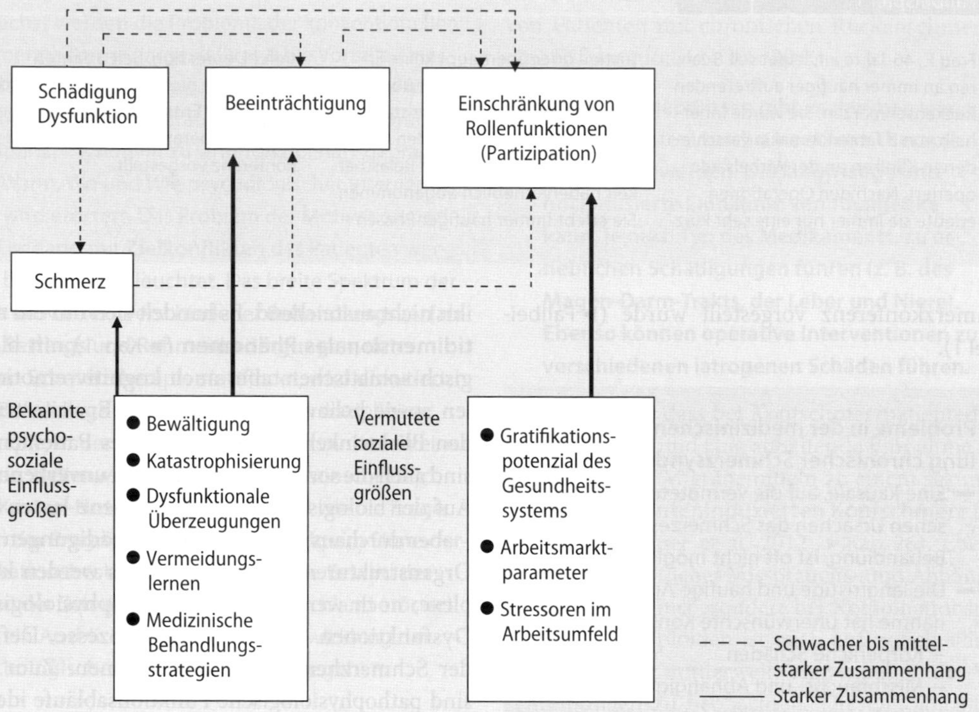

□ **Abb. 15.1** Modell des Zusammenhangs von Schädigung, Beeinträchtigung, sozialem Handicap und Schmerz

zes zum Ausdruck (»Der Schmerz ist mörderisch, quälend«). Katastrophisierendes Grübeln über das »Warum gerade ich…« führt zu Verzweiflung oder Wut. Komplexe kognitive Prozesse wie die persönlichen Überzeugungen des Patienten über die Schmerzursache sowie Annahmen über seine Beeinfluss- bzw. Kontrollierbarkeit können erhebliche **emotionale und behaviorale Konsequenzen** haben. Die Befürchtung, dass der Schmerz das Anzeichen einer »unheilbaren« Krankheit ist oder die Erwartung »Niemand kann mir mehr helfen« können Angst, Resignation und Depressivität zur Folge haben. Eine mangelnde Selbstwirksamkeitserwartung und ungünstige Bewältigungsstrategien sind wesentlich mitbestimmend für die erlebte Hilf- und Kontrolllosigkeit bei Schmerzen (Skidmore et al. 2015).

Die behaviorale Seite des chronischen Schmerzsyndroms stellt sich in den unmittelbar schmerzkontrollierenden Verhaltensweisen des Patienten dar, z. B. Schonung, Medikamentenkonsum, Inanspruchnahme des Gesundheitssystems, und betrifft im Weiteren viele Aktivitäten in Beruf, Haushalt und Freizeit.

❯ **Schmerzverhalten hängt nicht unmittelbar mit der erlebten Schmerzintensität zusammen.**

Sozial relevante Aspekte des Schmerzsyndroms, z. B. Arbeitsunfähigkeit, führen sowohl zu finanziellen Problemen als auch zur Isolierung und Dequalifikation. Die Beziehungen innerhalb des sozialen Bezugssystems des Schmerzpatienten (z. B. Familie und Kollegenkreis) verändern sich häufig zum Negativen, nicht zuletzt auch aufgrund der häuslichen und beruflichen Aktivitätseinengung. Insgesamt wird das soziale Netzwerk des Patienten eher kleiner. In Einzelfällen kann allerdings die Schmerzerkrankung auch zur selektiven Erweiterung des sozialen Umfeldes führen (Anschluss an Selbsthilfegruppen, Kontakte mit Ärzten, Hilfs- und Heilpersonal). Soziale Veränderungen sind nicht nur eine Folge des Schmerzes, sie können auch an der Chronifizierung von Schmerz beteiligt sein. Dies zeigen z. B. Befunde zur Bedeutung der beruflichen Unzufriedenheit für die Vorhersage von chronischen Schmerzen (Linton 2000). Auf den erheblichen Einfluss des Gesundheitssystems (frühe Berentung, Krankenhaustagegeld etc.) und der Arzt-Patienten-Interaktion (z. B. bezüglich Hilfsmittel- und Arbeitsunfähigkeitsbescheinigungen) kann an dieser Stelle nur kurz hingewiesen werden.

Gefordert sind deshalb Behandlungsansätze, die der **Multidimensionalität des Schmerzes** gerecht werden, und das bereits bei der Diagnostik des Schmerzproblems.

> ❯ Vor der Planung einer Therapie steht zunächst die Erfassung der individuellen Komponenten des Schmerzsyndroms. Dazu gehört eine sorgfältige Analyse der aufrechterhaltenden Bedingungen der Schmerzstörung im biologisch-somatischen wie im psychosozialen Bereich.

Die **medizinische Diagnostik** (insbesondere die apparative) des chronischen Schmerzes hat in unserem Gesundheitssystem eine hohe Reputation. Allerdings gibt es gerade im Schmerzbereich starke Zweifel an ihrer Validität, d. h., inwiefern ihren Befunden eine ausschlaggebende Bedeutung für die Aufrechterhaltung und Prognose des Schmerzsyndroms zukommt. Allzu häufig werden **korrelative** Befunde als **Belege für Kausalitäten** interpretiert und damit falsche Schlussfolgerungen hinsichtlich der Behandlung gezogen. Eine indirekte Folge davon ist die Verzögerung oder gar die Außerachtlassung psychosozialer Interventionsmöglichkeiten.

Die **psychologische Syndromdeskription und -analyse** erfordert die Anwendung spezifischer diagnostischer Verfahren (▶ Kap. 12, ▶ Kap. 13). Hierzu zählen:

- Strukturierte Schmerzinterviews
- Selbstbeobachtungsmethoden
- Psychometrische Test- und Erhebungsverfahren (▶ Kap. 12)

Die **Analyse der sozialen Einbettung** des Schmerzsyndroms darf dabei nicht aus dem Blick geraten. Diese Ausführungen beinhalten bereits ein Plädoyer für eine **interdisziplinäre Schmerzdiagnostik**, in der Mediziner und Psychologen möglichst von Anfang an gemeinsam tätig werden – idealerweise

unter Einbezug von Sport-, Physio- und Soziotherapeuten.

> ❯ Eine interdisziplinäre Schmerzdiagnostik ist bei chronischen Schmerzen unabdingbar.

Eine ausführliche und stringente psychologische »Problemanalyse« ist der erste Schritt auf dem Weg zur **Formulierung von Therapiezielen**. Dass diese Zielplanung meist sehr viel differenzierter ist und ggf. andere Zielbereiche erfasst, als der Patient und sein Arzt es erwarten, stellt gelegentlich ein Problem für die Akzeptanz psychologischer Behandlungsansätze dar. Eine zentrale Zielgröße ist vor allem die **Minderung der Beeinträchtigung** des Patienten **durch den Schmerz**. Dies geschieht häufig über die Veränderung von Moderatorvariablen (z. B. Abbau katastrophisierender Gedanken) und nicht unbedingt über die Schmerzintensität. Das nachvollziehbare Ziel einer völligen Schmerzbeseitigung ist sowohl unrealistisch als auch kontraproduktiv. Es führt Behandler und Patienten auf einen falschen, mit Frustrationen gepflasterten Weg. Frettlöh et al. (2009) konnten an einer deutschen Stichprobe von mehr als 10.000 Schmerzpatienten zeigen, dass erfreulicherweise ein Großteil der Betroffenen einer solchen unrealistischen Zielvorstellung nicht mehr anhängt.

Zur Minderung der Beeinträchtigung auf kognitiv-emotionaler und behavioraler Ebene sind interdisziplinär arbeitende Behandlungsteams am besten geeignet, die auf der Grundlage eines gemeinsamen Schmerzkonzepts ihr spezifisches Fachwissen in die therapeutische Waagschale werfen (Martin et al. 2013).

15.3 Zur Frage der Indikation

Auf der Basis dieser Grundeinstellung hat die Deutsche Schmerzgesellschaft 2014 ein Konsensuspapier zur multimodalen Schmerztherapie (Arnold et al. 2014) erarbeitet, mit dem sie in Diagnostik und Therapie die Zusammenarbeit verschiedener Berufsgruppen in einem kommunizierenden Team fordert und fördern will. Kayser et al. hatten noch 2008 konstatieren müssen, dass in der Versorgungspraxis in Deutschland diese Behandlungsorganisation eher die Ausnahme als die Regel ist.

15.6   Spektrum psychologisch basierter Behandlungsverfahren

Die im Folgenden aufgeführten Interventionen werden heute zumeist in **multimodalen psychologischen Programmen** integriert und nur noch selten als separate Therapieverfahren eingesetzt.

Zu den wohl am häufigsten eingesetzten Verfahren zählen **Entspannungstechniken**, wie die progressive Muskelrelaxation (PMR), die sich besonders in der Therapie von Kopfschmerzsyndromen bewährt haben.

> Ebenso kann die Wirksamkeit von Biofeedback (BFB) in der Behandlung von Kopfschmerzen als sicher gelten (Nestoriuc u. Martin 2007, Nestoriuc et al. 2008). Aber auch bei anderen Schmerzsyndromen (z. B. temporomandibuläre Dysfunktion) ist diese Intervention effektiv.

Auch **hypnotische Interventionen** haben sich als nützlich erwiesen, insbesondere wenn sie in ein verhaltenstherapeutisches Gesamtkonzept eingebettet werden (Jacobs et al. 2001). Das Review zur Hypnose von Stoelb et al. (2009) über randomisierte kontrollierte Studien bei akutem und chronischem Schmerz kommt zu positiven Schlussfolgerungen über die Wirksamkeit des Verfahrens; auch eine gewisse Nachhaltigkeit der Verbesserungen hat sich gezeigt (Jensen et al. 2008). Allerdings sind sowohl die Einsetzbarkeit als auch das Wirkspektrum bei chronischen gegenüber akuten Schmerzen noch nicht ausreichend erforscht, insbesondere im Vergleich mit anderen Therapieverfahren.

Besonders bei der Behandlung von Rückenschmerzen haben sich die sog. **operanten Prozeduren** bewährt (systematische Fremd- und Selbstverstärkung von Veränderungen des Krankheits- bzw. Gesundheitsverhaltens; Turner u. Chapman 1982), dies insbesondere aus Sicht der amerikanischen Schmerzkliniken. Dagegen kommt ein jüngeres Review eher zu einer negativen Beurteilung dieses Vorgehens (Ostelo et al. 2005). Überraschend erfolgreich scheint der Einsatz operanter Verfahren bei Fibromyalgiepatienten zu sein (Thieme et al. 2006).

Erste Versuche zur Anwendung von **Expositionsverfahren** in der Behandlung von Rückenschmerzpatienten mit hoher Fear-Avoidance-Ausprägung (▶ Kap. 7) haben sich bewährt (Bailey et al. 2010), scheinen allerdings der allgemeinen KVT nicht überlegen und in der Anwendungsindikation eingeschränkter (bei vorwiegend hoher Fear-Avoidance-Ausprägung) zu sein.

Andere verhaltenstherapeutische Therapiemodule sind nie in **isolierter** Anwendung, sondern stets als Bestandteil komplexer multimodaler Therapiepakete evaluiert worden (▶ Abschn. 15.9, ▶ Abschn. 19.3). Dies gilt auch für die unterschiedlichen **Strategien der kognitiven Umstrukturierung** (Beck 1999), die bis heute einen hohen Stellenwert in der KVT bei chronischem Schmerz haben.

Interventionen zur sog. **Functional Restoration** (Mayer et al. 1987, Pfingsten et al. 1993), vor allem sporttherapeutische Maßnahmen zur Wiederherstellung der physischen Kondition (Ausdauer, Flexibilität, Mobilität), werden in der Regel nicht unter der Verantwortung von Psychologen durchgeführt, sind aber wesentlich über psychologische Prozesse wirksam, vor allem durch die Reduzierung von Schmerzangst und die Erhöhung der Selbstwirksamkeitsüberzeugung. Den bei diesen Programmen einbezogenen Psychologen kommt dabei in erster Linie die Aufgabe zu, die Implementierung der körperlichen Aktivitäten in den Lebensalltag des Patienten vorzubereiten und deren Aufrechterhaltung zu fördern. Des Weiteren gilt es, die negativen Aspekte eines verzerrten Selbstbildes (z. B. behindert oder invalide sein) zu bearbeiten, ebenso die Schmerz- und Bewegungsangst sowie die daraus folgenden »Schonmythen« oder Durchhaltestrategien.

In der Übersicht von Kröner-Herwig (2016) zur Schmerztherapie bei chronischen Rückenschmerzen schneidet die multimodal-interdisziplinäre Therapie, wenn sie einen gewissen Umfang überschreitet (>100 h), im Vergleich zumeist besser ab als unimodale Verfahren.

Spektrum wirksamer psychologischer Interventionsverfahren
- Relaxationsverfahren
- Biofeedback
- Hypnose
- Unimodale verhaltenstherapeutische Methoden (z. B. operantes Konditionieren, Exposition)

- Functional Restoration (bewegungsaktivie-
  rende Interventionen)
- Akzeptanz- und Commitment-Therapie
  (ACT)
- Multimodale KVT (unter Einschluss ver-
  schiedener Verfahren)

In den letzten Jahren wurde die **Akzeptanz- und
Commitment-Therapie** (**ACT**; McCracken u.
Vowles 2014) einer vielfachen empirischen Wirksamkeitsprüfung unterzogen, die generell positiv
ausgefallen ist (Ruiz 2012). ACT formuliert als ein
wesentliches Ziel für den Patienten die Perspektiv-
übernahme, dass der Schmerz nicht beseitigt oder
»besiegt« werden kann, und somit die grundsätzliche Akzeptanz des Schmerzes (▶ Kap. 18). Ein ver-
bissener Kampf **gegen** den Schmerz könne somit
niemals erfolgreich verlaufen und würde den Patienten nachhaltig enttäuschen, verbittern und
erschöpfen. Das Akzeptieren des chronischen
Schmerzes soll aber nicht als resignative Anpassung
an die Realität oder inneres Aufgeben, sondern in
Verbindung mit dem geforderten Commitment als
funktionale Bewältigung der persönlichen Problemsituation verstanden werden. Dabei wird dem
Patienten die Notwendigkeit des Commitments
bzw. »Engagements« für seine persönlichen Ziele in
der Therapie immer wieder verdeutlicht. Die Sinn-
haftigkeit der Aktivierung eigener Kräfte mit dem
Ziel der aktiven Gestaltung des eigenen Lebens trotz
der Schmerzen steht im Fokus dieses therapeutischen Vorgehens.

> Damit ist die Zielrichtung dieses Ansatzes
> letztendlich der Zielsetzung der KVT in weiten
> Bereichen ähnlich: Sie fördert eine angepasste
> realistische Zielperspektive beim Patienten
> und sieht ebenfalls in der aktiven Lebensge-
> staltung und der Verbesserung der Lebensqua-
> lität das Hauptziel der Behandlung.

Ein deutlicher Unterschied besteht hinsichtlich der
Zugrundelegung des sog. **kognitiven Modells** in der
Interventionsgestaltung der **KVT**. Hier setzt die KVT
stark auf die steuernde Funktion der Kognitionen,
die wiederum Auswirkungen auf Emotionen, Verhalten und das Schmerzerleben haben sollen

(▶ Kap. 19). So wird in der KVT viel Wert auf kognitive Umstrukturierung dysfunktionaler Überzeugungen, Schemata und Grundhaltungen gelegt. Der
Abbau von »Katastrophisierung« ist damit ein foka-
ler Punkt der Therapie (▶ Kap. 1).

Die ACT vermittelt dagegen dem Patienten,
dass Kontrollbemühungen eher kontraproduktiv
sind. Dementsprechend soll der Patient eine Haltung entwickeln, die ihm hilft, die Wahrnehmung
dessen, was aktuell körperlich und kognitiv-emo-
tional in ihm abläuft, zu verbessern, dies aber ohne
jede Bewertung und ohne den Versuch der Einflussnahme. Der Patient soll sich seiner Empfindungen
bewusst werden, im Sinne der Registrierung eines
momentanen und vergänglichen Zustandes. Die
ACT hat somit den sog. **achtsamkeitsbasierten
Ansatz** integriert (Mindfulness-Based Stress Reduction, MBSR; Kabat-Zinn 1982).

Zum jetzigen Zeitpunkt lässt sich zusammenfassend festhalten: Die ACT scheint vergleichbar
effektiv zu sein wie die KVT (Baranoff et al. 2013)
und trotz einiger deutlicher Unterschiede im Vorgehen letztlich ähnliche Prozesse anzustoßen (z. B.
Abbau von Katastrophisierung, Erhöhung der
Schmerzakzeptanz; Wetherell et al. 2011). Leider
lässt sich bisher nichts über eine differenzielle Indikation beider Verfahren sagen. Ebenso wenig wissen wir bislang über die Möglichkeit und Wirksamkeit, ACT in eine interdisziplinäre Therapie einzu-
binden, was für die KVT schon sicher belegt ist.

Empirisch begründete Aussagen darüber, welche der dargestellten **Interventionsmethoden** bei
welchen Schmerzstörungen, zu welchem Zeitpunkt,
bei welchem Patienten und unter welchen Rahmenbedingungen angemessen sind, können bislang
nicht getroffen werden. Die letztendliche Interven-
tionsentscheidung kann somit nur aus der Zielbestimmung abgeleitet werden (z. B. Aktivitätsaufbau
bei identifizierten Aktivitätsdefiziten, Angstabbau
bei »fear-avoidance«).

15.7   Therapiesetting

Eine mangelhafte Befundlage zeigt sich auch hinsichtlich der Bedeutung des Settings, in dem
Schmerzpsychotherapie durchgeführt wird. Die
vorliegenden Einzelstudien, Metaanalysen oder

den kann, und fördern somit in besonderem Maße die Selbstwirksamkeitsüberzeugung des Patienten. Die Einstellung, Therapie sei ein passiver Prozess des »Geheiltwerdens« von einer Krankheit, kann auf diese Weise verhindert bzw. abgebaut werden.

> ❯❯ Vor- und Nachteile ambulanter und stationärer Therapieangebote sind bei der individuellen Indikationsentscheidung sorgfältig abzuwägen. Eine empfehlenswerte, aber noch zu selten realisierte Variante der Schmerztherapie ist die tagesklinische Behandlung.

15.8   Angebote interdisziplinärer Schmerztherapie

Zuverlässige, neuere Zahlen über den Stand der Behandlungssituation in Deutschland liegen nur begrenzt vor (Frettlöh et al. 2009, Willweber-Strumpf et al. 2000). Es gibt eine relativ geringe Anzahl von spezifischen (meist universitären) **Schmerzbehandlungsinstitutionen**, die neben ambulanter auch stationäre Therapie anbieten können und größtenteils den Anästhesieabteilungen von Kliniken angeschlossen sind. Es handelt sich bei diesen Kliniken um sog. tertiäre Versorgungseinrichtungen, in denen sich meist hoch chronifizierte Patienten mit zahllosen frustranen Behandlungsversuchen einfinden.

Diese Schmerzzentren bieten in der Regel sowohl medizinische als auch psychologische Diagnostik und Therapie an. Auch spezielle physio-, sport- und manchmal auch soziotherapeutische Angebote gehören dazu. Die psychotherapeutische Behandlung innerhalb dieser Institutionen wird zumeist als Brücke bzw. Vorbereitung zur Aufnahme einer ambulanten psychologischen Therapie gesehen. Reine Schmerzkliniken gibt es nur sehr vereinzelt.

Auf längere stationäre Behandlung ausgerichtet sind die verschiedenen **Rehabilitations- und psychosomatischen Kliniken**, von denen viele dazu übergegangen sind, ein spezielles Behandlungskonzept für Patienten mit chronischen Schmerzen anzubieten. Diese Rehabilitationskliniken sind nicht einfach durch ihre Fachgebietsbezeichnung zu identifizieren – mit Ausnahme der orthopädischen Reha-

einrichtungen, die sich in hohem Maße mit muskuloskelettalen Schmerzsyndromen, besonders dem Rückenschmerz, befassen. Behandlungskonzepte dieser Kliniken basieren nicht per se auf einem biopsychosozialen Schmerzmodell. Eine interdisziplinäre Behandlung unter Einschluss speziell ausgebildeter psychologischer und ärztlicher Schmerztherapeuten ist hier ebenfalls nicht die Regel.

> ❯❯ Ein übereinstimmendes Profil der Rehabilitations- und psychosomatischen Kliniken kann somit nicht gezeichnet werden.

Aus der großen Zahl der sog. Psychosomatischen Kliniken haben vor allem **verhaltenstherapeutisch bzw. verhaltensmedizinisch ausgerichtete Kliniken** spezielle Angebote für Schmerzpatienten installiert, die sowohl standardisierte Programme im Gruppensetting als auch ergänzende einzeltherapeutische Angebote umfassen. Hier prägen naturgemäß psychosoziale Interventionen das Behandlungsangebot, während eine schmerzmedizinische Expertise nicht überall vorhanden ist.

Aus deutschen Kliniken liegen seit Kurzem auch Evaluationen des therapeutischen Vorgehens vor, die sich zumeist interdisziplinär kennzeichnen lassen und beachtliche positive Effekte aufzeigen konnten:

— Lange et al. (2011) untersuchten die interdisziplinäre stationäre Behandlung von Fibromyalgie in einer kontrollierten Wirksamkeitsstudie und stellten im 6-Monats-Follow-up eine mittelfristige Verbesserung der Symptomatik anhand verschiedener Parameter des psychischen Befindens und der Gesundheit fest.

— Gebler und Maercker (2012) überprüften ein interdisziplinäres stationäres Programm, bei dem die klassische Schmerztherapie um Elemente einer existenziellen Perspektive erweitert war, und fanden einen additiven Effekt dieser therapeutischen Erweiterung sowie höhere Zufriedenheitswerte.

— Auch Mangels et al. (2009) berichten über eine randomisierte kontrollierte Studie an Rückenschmerzpatienten im stationären Setting mit 3 Behandlungsbedingungen: traditionell orthopädisch, verhaltensmedizinisch sowie eine Kombination aus verhaltensmedizinischer Behandlung und Auffrischungssitzungen

(Booster-Sessions), bei der die beiden letztgenannten interdisziplinären Angebote besser abschnitten. Das verhaltensmedizinische Programm mit den Auffrischungssitzungen erbrachte allerdings keinen deutlichen Wirkungszuwachs.

— Über ein interdisziplinäres teilstationäres Programm (>122,5 h mit Booster-Sessions), das auch noch in der 6-Monats-Katamnese deutliche Erfolge in fast allen wesentlichen Parametern des chronischen Schmerzes zur Folge hatte, berichten Pöhlmann et al. (2009). Immerhin 63 % der behandelten Patienten wurden wieder arbeitsfähig.

Seit der Etablierung der **Zusatzausbildung »Spezielle Schmerztherapie«** haben sich immer mehr niedergelassene Mediziner diesem Therapiebereich gewidmet, praktizieren aber zumeist auch noch in ihrem ursprünglichen Fachgebiet (z. B. Anästhesie, Neurologie, Innere Medizin, Orthopädie) und haben sich zum Teil einzelnen medizinischen Interventionen (z. B. Akupunktur, Neurostimulation) oder der Behandlung spezieller Schmerzsyndrome (z. B. Kopfschmerz, Fibromyalgie) verschrieben. Circa 500 existierende interdisziplinäre Behandlungsstätten stehen einem geschätzten Bedarf von 3.000 entgegen (Drießen 2008).

Bislang haben sich nur wenige Praxisgemeinschaften etabliert, in denen niedergelassene Schmerzmediziner und schmerztherapeutisch weitergebildete Psychotherapeuten ein Behandlungsteam bilden. Häufiger findet sich eine unverbindliche Kooperation, in der ein Arzt mit Zusatzausbildung in spezieller Schmerztherapie mit einem Psychotherapeuten eine mehr oder weniger lose Form des Zusammenschlusses im Sinne des gegenseitigen »Überweisens« und der Konsultation bildet.

> **Institutionen der Schmerztherapie**
> — Abteilungen für Schmerztherapie/-medizin an Kliniken (mit ambulantem und zum Teil stationärem Angebot)
> — spezialisierte Schmerzkliniken mit stationärem Angebot (und vereinzelt auch tagesstationärer Versorgung)

> — Rehabilitationskliniken (ausschließlich stationär)
> — Psychosomatische Kliniken (ausschließlich stationär)
> — Niedergelassene Praxen (Ärzte mit Weiterbildung in spezieller Schmerztherapie)
> — Niedergelassene psychologische oder ärztliche Psychotherapeuten mit spezieller Weiterbildung in psychologischer Schmerztherapie
> — Psychotherapeutische Ambulanzen an Universitäten mit schmerztherapeutischem Schwerpunkt

Obwohl die Zahl der schmerztherapeutisch interessierten und ausgebildeten psychologischen **Psychotherapeuten** wächst, ist die Gesamtzahl der in der Versorgung Tätigen bislang noch viel zu gering, um den Bedarf nur annähernd zu decken. Die Weiterbildung in psychologischer Schmerztherapie ist mit Ausnahme von Rheinland-Pfalz noch nicht kammerrechtlich etabliert und wird somit im Gesundheitssystem bislang nicht gesondert honoriert.

> ❯ **Informationen zur Fort- und Weiterbildung in »Spezieller Schmerzpsychotherapie (SSPT)« finden sich auf der Internetseite der Deutschen Gesellschaft für psychologische Schmerztherapie und -forschung (DGPSF) unter http://www.dgpsf.de und im ▶ Kap. 38.**

Insgesamt ist die **Versorgungssituation in Deutschland** weit entfernt von einem zufriedenstellenden Status. Dies wird noch einmal in einer Erklärung der »Gemeinsamen Kommission der Fachgesellschaften und Verbände für die Qualität der Schmerzmedizin« im Juli 2015 deutlich. Von den auf der Basis einer aktuellen Bevölkerungsstichprobe geschätzten 2,2 Mio. Schmerzpatienten hat nur jeder 8. die Chance von einem der 1.102 auf Schmerz spezialisierten ambulant tätigen Schmerzärzte versorgt zu werden (Müller-Schwefe et al. 2015). Unter anderem schlägt sich das in langen Wartezeiten der klinischen Schmerzambulanzen und -zentren (bis zu 2 Jahre) nieder. Die Einschränkungen gelten aber auch für die Qualität der Schmerztherapie. Während auf Kongressen der einschlägigen Fachgesell-

Wenn man gezielt auf Deutschland schaut, so liegen auch hier positive Befunde zur Wirksamkeit psychologischer Schmerztherapie vor. Eine der wenigen deutschen Untersuchungen, die im ambulanten Bereich eine somatisch orientierte Schmerztherapie mit einer kombinierten (somatischen **und** psychologischen) Behandlung verglich, belegt den additiven Nutzen psychologischer Maßnahmen bei **chronischen Kopf- und Rückenschmerzen** (Basler et al. 1996, 1997, Frettlöh u. Kröner-Herwig 1999). Neuere Studien zur stationären Schmerztherapie in Deutschland wurden in diesem Kapitel bereits berichtet und sind sowohl hinsichtlich der Methodik als auch der Ergebnisse positiv zu bewerten.

Typischerweise werden Patienten mit alltagsbeeinträchtigenden Kopfschmerzen »separat« und nicht in allgemeinen »Schmerzkliniken« behandelt. Infolgedessen ist Kopfschmerz auch in der Darstellung zum Stand der Schmerztherapie oft nicht berücksichtigt. Es soll hier nur ein kurzer Überblick über die Befunde zur psychologisch basierten Therapie gegeben werden, ansonsten wird auf Kapitel 20 und 21 sowie auf das Buch von Fritsche und Gaul (2013) verwiesen. Amerikanische und deutsche Leitlinien weisen als besonders geeignete Verfahren die KVT aus, aber auch Entspannungsverfahren und Biofeedback. Dies gilt im Prinzip für beide primäre Kopfschmerzformen, für die Migräne wie den Spannungskopfschmerz.

Zusammenfassend kann festgehalten werden, dass sich die **interdisziplinäre Schmerztherapie**, unter Einschluss kognitiv-behavioral ausgerichteter Therapiemodule, in einem breiten Spektrum von Outcome-Parametern als wirksam erwiesen hat. Dies kann sowohl für ambulante als auch für stationäre Programme gezeigt werden.

Multimodale KVT hat ihre Wirksamkeit im Wartelisten- bzw. Placebo-Vergleich nachgewiesen. Sie weist ein Evidenzlevel von 1 (»sicher belegte Evidenz«) auf, aber das Ausmaß ihrer Wirkung ist gering bis moderat, mit Effektstärken von ES = 0.30–0.60. Ob dies mit den oft sehr kurzen Behandlungen (z. B. 12 Sitzungen KVT) zusammenhängt, wie sie in vielen Studien berichtet wird, ist nicht systematisch untersucht. Ob sich das Profil der erreichten Erfolge zwischen stationären und ambulanten Programmen unterscheidet, ist noch nicht absehbar. Auch gibt es noch zu wenige Befunde, um erkennen

zu können, inwiefern das Profil des Behandlungserfolgs von den eingesetzten Modulen der Schmerzpsychotherapie abhängig ist. Generell besteht jedoch der Eindruck, dass der Einschluss von Verfahren der »functional restoration« den Therapieeffekt in jedem Fall positiv beeinflusst.

Eine der wichtigsten Fragen bei der Therapie chronischer Schmerzsyndrome ist die Frage nach der **Nachhaltigkeit** der Therapieeffekte (Chipchase et al. 2012).

> **Ein wesentliches Problem der Follow-up-Untersuchungen besteht darin, dass der Therapieerfolg prinzipiell multidimensional bestimmt werden sollte, was aber katamnestisch nur schwer zu realisieren ist.**

Die Metaanalyse von Chipchase et al. (2012) über 11 Studien mit Follow-up-Untersuchungen nach 6, 9 und 12 Monaten fand eine Verringerung der posttherapeutischen Schmerzen, auch bis zum 12-Monats Follow-up. Demgegenüber zeigte sich die Selbstwirksamkeitsüberzeugung eher wieder rückläufig. Die Autorin konstatiert einen Langzeiterfolg in einigen relevanten Parametern, wobei wichtige Bereiche wie Beeinträchtigung, Funktionseinschränkungen und Lebensqualität jedoch nicht untersucht wurden.

> **Insgesamt lassen die Daten der verschiedenen Studien eine relativ große Varianz hinsichtlich der Einschätzung der langfristigen Wirksamkeit erkennen, die zwischen 30 % und 70 % erfolgreich behandelter Patienten liegt (Maruta et al. 1990, Flor et al. 1992).**

> **Die Kosten-Nutzen-Relation interdisziplinärer Schmerztherapie scheint nach einigen Befunden sehr positiv, obwohl I sich die Gesamtkosten der Behandlung unter Berücksichtigung steigender Zahlen für operative Eingriffe erhöht haben.**

Neuere Daten aus Deutschland belegen, dass Rückenschmerzen mit einer 12-Monats-Prävalenz von 70 % zu den häufigsten Gesundheitsproblemen gehören und pro Jahr und Person 1322 Euro an Gesundheitskosten für jeden Patienten veranschlagt werden müssen (Wenig et al. 2009). Die BEK weist aus, dass die Fallkosten für invasive Eingriffe in den

Jahren 2006 bis 2010 erheblich gestiegen sind und dass der Eingriffe ebenso angestiegen ist. Es ist davon auszugehen, dass es sich dabei nicht immer um »indizierte« Eingriffe handelt. Graves et al. (2014) zeigten zudem, dass die Kosten für *nicht* Leitlinien entsprechender Diagnostik (relativ häufig) erheblich höher sind als die für den von den Leitlinien empfohlenen adäquaten Einsatz von diagnostischer Verfahren. Aus den USA wird berichtet, dass Rückenschmerz bei Medicare Patienten an zweiter Stelle und bei den übrigen Gesundheitsversicherern an erster Stelle der Rangreihe der Behandlungskosten stehen (Pasquale 2014). Konkrete, jedoch recht alte Angaben zur **Kosten-Nutzen-Relation** einer interdisziplinären Schmerztherapie stammen von Simmons et al. (1989) und Caudill et al. (1991). Diese geben eine Reduktion der Krankenbehandlungskosten an, die zwischen 49 % und 58 % liegt. Bei den 109 in einer »pain clinic« behandelten Patienten der Studie ergab sich eine Kostenreduktion pro Jahr und Patient von 23.000 US-$ auf letztlich 12.000 US-$. Somit ist mit einer interdisziplinären Schmerztherapie eine hohe Kosteneffizienz zu erzielen, insbesondere, wenn die Sozialkostenersparnisse mit einberechnet werden. Turk kommt 2002 zu dem Schluss, dass die Kosten für eine interdisziplinäre Schmerztherapie, die aufgewandt werden müssten, um einen Schmerzpatienten zurück an den Arbeitsplatz zu bringen, deutlich geringer sind als bei allen anderen medizinischen Behandlungsverfahren. Für deutsche Verhältnisse konnte das in der Untersuchung von Brömme et al. (2015) eindrucksvoll belegt werden.

15.10 Prognose des Therapieerfolgs

Die Frage, welche Unterschiede zwischen Patienten bestehen, die von einer Schmerztherapie profitieren, und denen, die dies nicht tun, kann bis heute nicht beantwortet werden.

> Als negatives Prognosekriterium wird immer wieder – insbesondere in den stationären Behandlungsinstitutionen – ein anhängiges Rentenverfahren angeführt. In einer Metaanalyse konnte dies zum Teil auch bestätigt werden (Rohling et al. 1995).

Verschiedene angloamerikanische Studien zur »litigation« oder »compensation« (d. h. Anhängigsein von Rechtsverfahren im Zusammenhang mit dem Schmerz) kommen allerdings zu unterschiedlichen Einschätzungen, die den obigen Befund nicht durchgehend stützen (Jamison et al. 1988). Die Schlussfolgerung für den Einzelfall sollte somit sein, ein negatives Labeling von Patienten mit **Rentenverfahren** und damit eine sich selbst erfüllende Prophezeiung hinsichtlich eines negativen Therapieausgangs möglichst zu vermeiden.

In einigen Studien erwiesen sich die **Eigenprognosen der Patienten** bezüglich der Wiedererlangung der Arbeitsfähigkeit als bester Prädiktor für den Erfolg der Therapie (Pfingsten et al. 1997). Eine Studie von Marhold et al. (2001) lässt den Schluss zu, dass die Länge der Arbeitsunfähigkeit wegen der Schmerzen ein ungünstiger Prädiktor für den Therapieerfolg ist. Eine Studie zur Behandlung von Fibromyalgie (Thieme et al. 2007) zeigte interessante **differenzielle Effekte**. Patienten mit einem ausgeprägten Schmerzverhalten profitierten stärker von einer operanten Therapie als von KVT. Kroenke et al. (2012) fanden in einer neueren Studie einen negativen Effekt von Depressivität auf den Langzeiterfolg (12-Monats-Follow-up).

Studien zum Einfluss von Symptomdauer, Chronifizierungsgrad, auffälligen Werten in Persönlichkeitstests, ebenso wie von einseitig medizinischen Kausal- und Kontrollattributionen erbrachten widersprüchliche Befunde.

Bei der Kopfschmerztherapie gelten sowohl eine **hohe Medikamenteneinnahme** als auch **täglicher Schmerz von hoher Intensität** als Prognosekriterium für einen wenig erfolgreichen Behandlungsverlauf (Blanchard et al. 1989).

> Lange Zeit wurde auch ein höheres Lebensalter der Patienten (>65 Jahre) als ein negativer Prädiktor gewertet. Laut einer sorgfältigen, empirisch gestützten Analyse von Kee et al. (1996) kann diese Annahme nicht aufrechterhalten werden, insbesondere wenn die Behandlung (wenig aufwendige) altersadaptierte Interventionen enthält (z. B. Materialien in angemessener Schriftgröße). Dies unterstützen auch neuere Studien (Ersek et al. 2008).

Abgesehen von den Vorteilen einer interdisziplinären Therapie mit Einbezug psychosozialer Interventionen haben wir dennoch mit der Erkenntnis zu leben, dass weder die **Therapieform** (Art und Zusammensetzung der Interventionen) noch das **Therapieformat** (Gruppen- und/oder Einzelsetting) oder die **Therapiestrategie** (individualisiert vs. standardisiert) noch die bisher untersuchten **Patientenmerkmale** den Erfolg der Schmerzbehandlung hinreichend genau vorherzusagen vermögen.

15.11   Fazit

Der Gipfel der **Forschungsaktivitäten** gemessen an der Anzahl von Studien zur interdisziplinären wie auch psychologischen Schmerzbehandlung lag in Deutschland in den 90er-Jahren des 20. Jahrhunderts. Eine Inspektion der Literatur zur Schmerzforschung der letzten Jahre zeigt auch in Deutschland eine Betonung auf der Evaluation der Versorgungswirklichkeit, durchaus unter Heranziehung kontrollierter Gruppenpläne. Diese kommen, wie berichtet, meist zu positiven Schlussfolgerungen hinsichtlich der Effektivität der untersuchten Therapieansätze.

> ❯ In der Fachöffentlichkeit zeichnet sich ein weitgehender Konsens hinsichtlich der Wirksamkeit interdisziplinärer Therapie, unter Einschluss auch ihrer psychologischen Behandlungskomponenten ab. Die Ehrlichkeit gebietet es allerdings, zu betonen, dass die Behandlungserfolge in ihrer Effektstärke moderat ausfallen. Bescheidenheit ist also angesagt: Chronischer Schmerz ist und bleibt ein widerständiges und schwer zu behandelndes Syndrom.

Die nachgewiesene Wirksamkeit bezieht sich vor allem auf die Schmerzbelastung, aber auch auf die **Abnahme** der erlebten **schmerzbezogenen Beeinträchtigung** bzw. die **Verbesserung der Lebensqualität** trotz fortbestehender Schmerzen.

Die vorherigen Abschnitte haben deutlich gemacht, dass noch viele Fragen in der psychologischen Schmerztherapie unbeantwortet sind, deren Untersuchung dringend notwendig scheint: Dies gilt für die weitere Überprüfung des **manualisier-**ten **therapeutischen Vorgehens**, die Auslotung der spezifischen Potenziale der **Gruppentherapie**, die Berücksichtigung **institutioneller Rahmenbedingungen, Therapieerfahrenheit des Behandlers** oder auch **patientenbezogener Prädiktoren**.

Trotz aller offenen Fragen scheint jetzt die vordringlichste Aufgabe darin zu bestehen, die interdisziplinäre Therapie in ausreichendem Maß in der Praxis zu etablieren, ebenso wie ein angemessenes Qualitätsmanagement umzusetzen (Holroyd u. French 1995).

Krankenkassen sowie Rentenversicherer sind zu der Erkenntnis zu bringen, dass eine effektive interdisziplinäre Therapie viele Millionen Euro einsparen kann. Fachgesellschaften sollten weiterhin die Etablierung interdisziplinärer Teams in speziellen Behandlungszentren fordern. Diese Sicht sollte insbesondere in die Konzeption der **Disease-Management-Programme** Eingang finden. Mehr psychologische und auch ärztliche Psychotherapeuten sollten ermutigt werden, sich der Herausforderung der speziellen Schmerzpsychotherapie zu stellen, indem sie Fort- und Weiterbildungen aufsuchen und die Schmerzklientel in der Vergabe von Therapieplätzen nicht benachteiligen.

Die **Etablierung interdisziplinärer Schmerztherapie** scheint aktuell umso wichtiger, als sich momentan Tendenzen zur Rückkehr zu einem einseitig medizinischen Therapieverständnis abzeichnen. Es wird in der Schmerztherapie zum einen den Opioiden, zum anderen den expandierenden Hightech-Verfahren (z. B. Laserakupunktur, Mikrochirurgie, intrathekale Opioidpumpen etc.) der Mythos der »Wunderwaffe« zugeschrieben. Würde sich erneut die dahinterstehende vereinfachende Sicht des chronischen Schmerzes als ausschließlich somatisches Symptom durchsetzen – was bei der Struktur unseres Gesundheitssystems und der Sozialisation der Anbieter und Konsumenten nicht ausgeschlossen werden kann –, wäre dies ein gravierender Rückschlag für die Schmerztherapie.

Literatur

Arnold B, Brinkschmidt T, Casser HR, Diezemann A, Gralow I, Irnich D, Söllner W (2014) Multimodale Schmerztherapie für die Behandlung chronischer Schmerzsyndrome. Schmerz 28: 459–472

Bailey KM, Carleton RN, Vlaeyen JW, Asmundson GJ (2010) Treatments addressing pain-related fear and anxiety in patients with chronic musculoskeletal pain: a preliminary review. Cogn Behav Ther 39: 46–63

Baranoff J, Hanrahan SJ, Kapur D, Connor JP (2013) Acceptance as a process variable in relation to catastrophizing in multidisciplinary pain treatment. Eur J Pain 17: 101–110

Basler HD, Kröner-Herwig B (1998) Psychologische Schmerztherapie bei Kopf- und Rückenschmerzen. Ein Schmerzbewältigungsprogramm zur Gruppen- und Einzeltherapie, 2. Aufl. Quintessenz, München

Basler HD, Jäkle C, Kröner-Herwig B (1996) Cognitive-behavioral therapy for chronic headache at German pain centers. Int J Rehab Health 2: 235–252

Basler HD, Jäkle C, Kröner-Herwig B (1997) Incorporation of cognitive-behavioral treatment into the medical care of chronic low back pain: a controlled randomized study in German pain treatment centers. Patient Educ Couns 31: 113–124

Beck JS (1999) Praxis der kognitiven Therapie. Beltz, Weinheim

Becker A, Niebling W, Chenot JF, Kochen MM (2003) Kreuzschmerzen, DEGAM-Leitlinie Nr. 3. Deutsche Gesellschaft für Allgemeinmedizin und Familienmedizin, Düsseldorf

Blanchard EB, Appelbaum KA, Radnitz CL, Jaccard J, Dentinger MP (1989) The refractory headache patient. 1. Chronic, daily high intensity headache. Behav Res Ther 27: 403–410

Brömme J, Mohokum M, Disch AC, Marnitz U (2015) Interdisziplinäre, multimodale Schmerztherapie vs. konventionelle Therapie. Eine Kostenanalyse bei Patienten mit chronischen Rückenschmerzen. Schmerz 29: 195–202

Caudill M, Schnable R, Zuttermeister P, Benson H, Friedmann R (1991) Decreased clinic use by chronic pain: response to behavioral medicine intervention. Clin J Pain 7: 305–310

Chipchase L, Sheffield D, Hill P (2012) The long-term effectiveness of pain management programs: A systematic review and meta-analysis. J Pain Manag 5: 215–230

Chou R, Huffmann LH (2007) Nonpharmacological therapies for acute and chronic low back pain: a review of the evidence for an American Pain Society/American College of Physicians clinical practice guideline. Ann Intern Med 147: 492–507

Deck R, Schramm S, Hüppe A (2012) Begleitete Eigeninitiative nach der Reha (»neues Credo«) – ein Erfolgsmodell. Rehabilitation 51: 316–325

Diener HC, Evers S, Fritsche G (2012) Kopfschmerz bei Übergebrauch von Schmerz- und Migränemitteln. In: Diener HC, Weimar C (Hrsg) Leitlinien für Diagnostik und Therapie in der Neurologie. Herausgegeben von der Kommission »Leitlinien« der Deutschen Gesellschaft für Neurologie, 5. Aufl. Thieme, Stuttgart, S 731–738

Drießen M (2008) »Weißbuch Schmerz«: Erste Bestandsaufnahme der Versorgungssituation von Schmerzpatienten. Pressemitteilung der Deutschen Gesellschaft zum Studium des Schmerzes e.V. (DGSS) vom 10.10.2008. https://idw-online.de/de/news282508. Zugegriffen: 08. Februar 2016

Eccleston C, Palermo TM, Williams ACDC, Lewandowski A, Morley S (2009) Psychological therapies for the management of chronic and recurrent pain in children and adolescents. Cochrane Database Syst Rev (2): CD003968

Ersek M, Turner J A, Cain KC, Kemp CA (2008) Results of a randomized controlled trial to examine the efficacy of a chronic pain self-management group for older adults [ISRCTN11899548]. Pain 138: 29–40

Flor H, Fydrich T, Turk DC (1992) Efficacy of multidisciplinary pain treatment centers: a meta-analytic review. Pain 49: 221–230

Frettlöh J (2013) Therapeutischer Umgang mit Zielkonflikten. In: Fritsche G, Gaul C (Hrsg) Multimodale Schmerztherapie bei chronischen Kopfschmerzen. Thieme, Stuttgart, S 134–143

Frettlöh J, Kröner-Herwig B (1999) Einzel- und Gruppentherapie in der Behandlung chronischer Schmerzen – Gibt es Effektivitätsunterschiede? Z Klin Psychol 28: 256–266

Frettlöh J, Hüppe M, Maier C, Gockel H, Zenz M (2009) Patientenkollektiv deutscher schmerztherapeutischer Einrichtungen – Kerndaten von mehr als 10.000 Patienten. Schmerz 23: 576–591

Fritsche G, Gaul C (2013) Multimodale Schmerztherapie bei chronischen Kopfschmerzen. Thieme, Stuttgart

Gatchel RJ, Rollings KH (2008) Evidence-informed management of chronic low back pain with cognitive behavioral therapy. Spine 8: 40–44

Gebler F, Maercker A (2012) Integration einer existenziellen Perspektive in ein kognitiv-behaviorales Schmerzbewältigungsprogramm. Eine Kontrollgruppenstudie im stationären Setting. Z Klin Psychol Psychother 41: 90–100

Gloth MJ, Matesi AM (2001) Physical therapy and exercise in pain management. Clin Geriatr Med 17: 525–535

Graves JM, Fulton-Kehoe D, Jarvik JG, Franklin GM (2014) Health care utilization and costs associated with adherence to clinical practice guidelines for early magnetic resonance imaging among workers with acute occupational low back pain. Health Serv Res 49: 645–665

Guzman J, Esmail R, Karjalainen K, Malmivaara A, Irvin E, Bombardier C (2002) Multidisciplinary bio-psycho-social rehabilitation for chronic low-back pain. Cochrane Database Syst Rev (1): CD000963

Härkäpää K, Järvikoski G, Mellin G, Jurri H (1990) A controlled study on the outcome of inpatient and outpatient treatment of low back pain, disability, and compliance during a 2.5-year follow-up period. Pain 5 (Suppl): 386

Hoffman BM, Papas RK, Chatkoff DK, Kerns RD (2007) Meta-analysis of psychological interventions for chronic low back pain. Health Psychol 26: 1–9

Holroyd KA, French JD (1995) Recent developments in the psychological assessment and management of recurrent headache disorders. In: Goreczny AJ (ed) Handbook of health and rehabilitation psychology. Plenum Press, New York

Hüppe A, Raspe H (2005) Zur Wirksamkeit von stationärer medizinischer Rehabilitation in Deutschland bei chroni-

Lernziele

In diesem Kapitel werden verschiedene Verfahren vorgestellt, die – wenn auch in unterschiedlichem Ausmaß – eines gemeinsam haben: die Induzierung eines Entspannungszustands und/oder gelassener Aufmerksamkeit. Diesen Zuständen kommt in der Therapie chronischer Schmerzen seit jeher ein hoher Stellenwert zu. Allerdings werden unter dem Oberbegriff der Entspannungsverfahren sehr unterschiedliche Methoden zusammengefasst, die sich beispielsweise vom philosophischen Hintergrund, der Art, wie der Entspannungszustand induziert wird, bzw. dem Ausmaß, in dem Entspannung als eigentlicher Wirkmechanismus betrachtet wird, unterscheiden.

Wir geben daher zunächst einen Überblick über die verschiedenen Verfahren in Hinblick auf ihre Gemeinsamkeiten und Unterschiede und stellen anschließend einzelne Verfahren in Durchführung, Einsatzmöglichkeiten und Wirksamkeit dar.

16.1   Einführung

Verfahren, die einen Entspannungszustand und/oder gelassene Aufmerksamkeit induzieren, gehören in der psychologischen Schmerztherapie seit Langem zu den **Basisverfahren**. Welches dieser Verfahren jedoch differenziell eingesetzt wird, hängt neben verschiedenen anderen Faktoren wie dem zugrunde liegenden Schmerzbild, der Verfügbarkeit des Verfahrens und nicht zuletzt auch der Präferenz des Behandlers im Wesentlichen von dem theoretischen Hintergrund ab, auf dem die Behandlung stattfindet.

So wurden in psychodynamischen Behandlungssettings, in denen die Entstehung und Aufrechterhaltung chronischer Schmerzen als durch **unbewusste Konflikte** verursacht gesehen wird, die es aufzudecken und bewusst zu machen gilt, anfänglich traditionell eher Hypnose, autogenes Training und imaginative Verfahren eingesetzt.

Mit der sog. 1. Welle der Verhaltenstherapie mit ihrer Betonung klassischer und operanter **Konditionierungsprozesse** als verursachende und aufrechterhaltende Faktoren von Störungsbildern wurde Entspannung in der Schmerzpsychotherapie im Wesentlichen unter dem Aspekt der Unterbrechung von Schmerz-, Angst- und Spannungszyklen gesehen. Die hier schwerpunktmäßig am meisten eingesetzten Verfahren waren die progressive Muskelentspannung und das Biofeedback.

Mit der 2. Welle der Verhaltenstherapie und ihrem Fokus auf der inhaltlichen Veränderung von **Kognitionen** als Auslöser von Emotionen und Verhaltensweisen wurde auch in der Schmerzpsychotherapie den Kognitionen (schmerzbegleitend, schmerzauslösend oder schmerzunabhängig) zunehmende Relevanz beigemessen. So wurden Entspannungsverfahren auch unter dem Aspekt der Förderung der Selbstwirksamkeitsüberzeugung und des Selbstmanagements eingesetzt und bildeten häufig die Grundlage für den Einsatz weiterer Techniken (kognitive Umstrukturierung, positive Selbstverbalisation etc.). Aufgrund der Verankerung der kognitiven Verhaltenstherapie im englischen Sprachraum lag auch hier der Schwerpunkt im Wesentlichen auf der progressiven Muskelentspannung sowie dem Biofeedback. Eklektisch kamen – je nach Behandlungssetting – aber auch andere Entspannungsverfahren zum Einsatz.

In Ansätzen, die der sog. 3. Welle der Verhaltenstherapie zugerechnet werden, wird dem **Kontext**, in dem Verhalten auftritt, eine größere Bedeutung beigemessen. In dieser Sichtweise erhalten Gedanken, Gefühle, Impulse und Körperempfindungen (= inneres Verhalten) allein durch ihren Kontext verhaltenssteuernde Funktion. Zur Veränderung von äußerem Verhalten ist daher nicht die Veränderung von als problematisch erlebten Gedanken, Gefühlen, Impulsen und Körperempfindungen erforderlich, sondern es wird die Beziehung zu diesem inneren Verhalten verändert. Dabei spielt die Akzeptanz unveränderbarer Schmerzanteile eine zentrale Rolle. Patienten mit chronischen Schmerzen werden dazu angeleitet, problematische Körpersensationen, Gedanken, Gefühle und Handlungsimpulse lediglich beobachtend wahrzunehmen, ohne diese zu bewerten oder sich in diesen zu verfangen und damit von ihnen bestimmen zu lassen. Bei diesem Therapieansatz liegt ein Schwerpunkt auf der Entwicklung einer achtsamen Lebensführung, dies geschieht über formelle und informelle Übungen. Die im Rahmen der Schmerzpsychotherapie bisher diesbezüglich am umfassendsten untersuchte Therapieansätze sind die sog. achtsamkeitsbasierten Ansätze (Mindfulness-Based

Interventions = MBIs) der Mindfulness-Based Stress Reduction (MBSR) sowie die Mindfulness-Based Cognitive Therapy (MBCT). Ein weiterer achtsamkeitsinformierter Ansatz, die Akzeptanz- und Commitment-Therapie (ACT), ist in ▶ Kap. 18 ausführlich beschrieben.

Im Folgenden werden wir zunächst die verschiedenen den Entspannungsverfahren zugrunde liegenden Mechanismen erläutern. Anschließend werden einzelne Verfahren in Durchführung, Einsatzmöglichkeiten und Wirksamkeit dargestellt.

16.2 Entspannungsverfahren im Überblick

Die gängigsten Entspannungsverfahren, die in der Therapie chronischer Schmerzen eingesetzt werden, sind

- die progressive Muskelentspannung nach Jacobson,
- das Biofeedback,
- die imaginativen Verfahren,
- die meditativen Verfahren und
- die Hypnose.

Der Hypnose ist das ▶ Kap. 17 gewidmet, sodass wir sie an dieser Stelle lediglich der Vollständigkeit halber erwähnen möchten. Ein weiteres Entspannungsverfahren, das autogene Training, wird vergleichsweise kurz abgehandelt, da es lediglich im deutschsprachigen Raum eingesetzt wird und wenig kontrollierte Studien für seinen Einsatz bei der Behandlung chronischer Schmerzen vorliegen.

> ❯ All den oben genannten Verfahren ist gemeinsam, dass sie über das Herbeiführen einer Alternativreaktion automatisierte bzw. ungünstige Abläufe unterbrechen und damit eine neue Handlungsweise ermöglichen.

Bei den meisten Verfahren werden Menschen dazu befähigt, schwerpunktmäßig einen ohnehin zu ihrem natürlichen Verhaltensrepertoire gehörenden Zustand, die **Entspannungsreaktion**, gezielt herbeizuführen. Die Entspannungsreaktion ist durch Veränderungen in verschiedenen Körperfunktionen gekennzeichnet. Kurzfristige Zeichen einer Entspannungsreaktion sind nach Vaitl (2014b):

- Neuromuskuläre Veränderungen: Abnahme des Tonus der Skelettmuskulatur, Verminderung der Reflextätigkeit
- Kardiovaskuläre Veränderungen: geringfügige Verlangsamung der Herzrate, Senkung des arteriellen Blutdrucks
- Respiratorische Veränderungen: Abnahme der Atemfrequenz, Gleichmäßigkeit der einzelnen Atemzyklen, Abnahme des Sauerstoffverbrauchs
- Elektrodermale Veränderungen: Abnahme der Hautleitfähigkeit, Abnahme der Spontanfluktuationen
- Zentralnervöse Veränderungen: Veränderung der hirnelektrischen sowie der neurovaskulären Aktivität

Ein tiefer Entspannungszustand ist mit dem Zustand kurz vor dem Einschlafen vergleichbar (in Bezug auf die kortikale Aktivität) und wird von den Patienten auch so empfunden. Bei längerer und systematischer Anwendung von Entspannungsverfahren zeigen sich langfristige Effekte im Sinne einer Verminderung der sympathoadrenergen Erregungsbereitschaft und Modulation zentralnervöser Prozesse.

Die Entspannungsreaktion als rein physiologisches Reaktionsmuster (**somatotropes Wirkprofil**) ist lediglich ein Aspekt bei der Behandlung chronischer Schmerzen. Mindestens ebenso wichtig ist das **psychotrope Wirkprofil** der Entspannungsreaktion, das in einer kognitiven Restrukturierung besteht (Vaitl 2009). Darunter fallen sehr verschiedene Prozesse, die durch Entspannungsverfahren angestoßen werden können und die zu neuen Erfahrungen führen. Kurzfristig ist dies beispielsweise die Akzeptanz ungewohnter und paradoxer Ereignisse (z. B. das plötzliche Auftauchen innerer Bilder oder des Erlebens eines starken Kältegefühls anstelle eigentlich suggerierter Wärme) als vorübergehende Phänomene innerhalb der eigenen Person, auf welche nicht reagiert werden muss. Längerfristig ergeben sich aus der Entspannungsreaktion Effekte wie die Förderung der Selbstkontrolle, Schulung der Aufmerksamkeit und Konzentration, Verbesserung der Selbstfürsorge, des Selbstmanagements und des Bewusstseins des eigenen Selbst (»metacognitive awareness«) sowie eine Beruhigung und insgesamt

◘ **Tab. 16.1** Entspannungsverfahren und während der Durchführung fokussierte Prozesse

	Entspannung	Aufmerksamkeit	Kontrolle	Akzeptanz
Progressive Muskelentspannung	++	++	+	+
Autogenes Training	++	+	(+)	(+)
Biofeedback	++	++	++	(+)
Imagination	++	(+)	(+)	(+)
Hypnose	++	(+)	–	(+)
Meditation	+	++	–	++
Ausmaß der Fokussierung: ++: stark, +: mittel/teilweise, (+): gering, –: gar nicht				

eine Steigerung des Wohlbefindens (Husmann u. Nass 2015).

Untersuchungen zeigen, dass bei den meditativen Verfahren weniger die parasympathische Aktivität dominiert, sondern dass vielmehr eine **gegenseitige Aktivierung** von sympathischem und parasympathischem System im Sinne einer balancierten autonomen Reaktion vorliegt, die sich auch in der Aktivierung entsprechender Hirnareale widerspiegelt (Wootton 2008). Welche Prozesse bei welchem Verfahren fokussiert werden, zeigt ◘ Tab. 16.1.

Welches Verfahren bzw. welche Kombination von Verfahren letztendlich bei der Behandlung eines Patienten mit chronischen Schmerzen eingesetzt wird, ist anhand unterschiedlicher Kriterien zu entscheiden: Was ist für den jeweiligen **Patienten** (Einstellung zu übenden Verfahren generell, Präferenz bzw. Ablehnung eines bestimmten Verfahrens etc., psychische Komorbidität) im jeweiligen **Behandlungskontext** (Behandlungssetting: ambulant, tages-/vollstationär, unimodal vs. multimodal, Verfügbarkeit des Verfahrens und Kostenübernahme vor Ort etc.) mit dem jeweiligen **Schmerzbild** (Kopfschmerz vom Spannungstyp, Rückenschmerz, hoher somatoformer Anteil etc.) sinnvoll?

16.2.1 Klassische Entspannungsverfahren

Zu den klassischen Entspannungsverfahren in der Schmerztherapie zählen die **progressive Mus-** **kelentspannung** (PMR) nach Jacobson (Jacobson 1932, 1938) und das **autogene Training** (Schultz 1932). Beide Verfahren wurden 1932 für klinische Zwecke publiziert, haben aber aufgrund ihrer Geschichte in der Therapie chronischer Schmerzen unterschiedliche Bekanntheitsgrade und Indikationsbereiche. Während die progressive Muskelentspannung von Edmund Jacobson, einem amerikanischen Arzt und Physiologen, aus der Grundlagenforschung entstand und erst später für die klinische Anwendung publiziert wurde, entwickelte der Berliner Nervenarzt Johannes Heinrich Schultz das autogene Training aus klinischen Beobachtungen, die er im Rahmen seiner Tätigkeit als Nervenarzt in einem Hypnoseambulatorium gewonnen hatte, direkt als klinisches Verfahren zur Besserung psychischer und vor allem internistischer psychosomatischer Beschwerden (z. B. »Herzneurosen«).

> Bei beiden Verfahren handelt es sich um übende Verfahren, d. h., der Anwendungserfolg hängt wesentlich davon ab, wie sehr die Entspannungsmöglichkeiten gelernt wurden und abgerufen werden können.

Progressive Muskelentspannung

Jacobson hielt »Ruhe für das vielleicht allgemeinste Heilmittel« (zit. nach Hamm 2004). Da diese seiner Meinung nach am stärksten durch eine neuromuskuläre Reduktion des Muskeltonus sichtbar wurde, suchte er nach Möglichkeiten, den Muskeltonus zu reduzieren. Gleichzeitig vermutete Jacobson, dass die Reduktion des Muskeltonus wiederum auch die Aktivität des zentralen Nervensystems herabsetzen und damit zur allgemeinen Entspannung und inneren Ruhe beitragen könnte.

Das Hauptziel des Verfahrens lag ursprünglich in einer Kultivierung der Muskelsinne: Durch das gezielte und willentliche Anspannen und Lösen verschiedener Muskelgruppen sollten die Anwender in der Lage sein, immer schwächere Muskelkontraktionen wahrzunehmen und selbst minimale Muskelspannung immer weiter abzubauen. Der Schwerpunkt des Originalverfahrens lag also zunächst auf der **Körperwahrnehmung**. Interessanterweise setzte Jacobson auch imaginative Elemente ein (Vorstellung eines vorbeifahrenden Autos zur Provokation kleinster Augenmuskelbewegungen), dies jedoch ausschließlich zur Induktion – minimaler – Anspannung, nicht jedoch zur Vertiefung der Entspannungsphase. Ganz bewusst verzichtete er bei der Entspannung auf suggestive Elemente und steht damit in Gegensatz zu Schultz, dessen Entspannungsinduktion auf Autosuggestion beruht.

Originalversion des Entspannungstrainings nach Jacobson

Die Jacobsonsche Originalversion umfasst die ca. 1- bis 2-minütige Kontraktion einzelner Muskelgruppen (sowohl über direkte Anspannung als auch über Visualisierungsübungen) mit gezielter Wahrnehmung der begleitenden Körpersensationen, anschließend die gezielte größtmögliche Lösung dieser Muskelgruppen über ca. 3–4 min. Dabei macht sich die Methode ein physiologisches Phänomen zunutze, nach dem sich ein Muskel nach Beanspruchung ganz automatisch wieder entspannt, um sich optimal für eine neue Leistung regenerieren zu können.

In der Originalversion sind insgesamt ca. 30 Einzelübungen aufgeführt, die unter Anleitung in 50 Einheiten trainiert und pro Muskelgruppe täglich selbstständig 1 h geübt werden sollen. Zusätzlich zu den Einzelübungen gibt es Sprechübungen (Anspannung im Mundbereich) sowie Visualisierungsübungen. Aufgrund dieses hohen Aufwandes konnte sich die progressive Muskelentspannung in ihrer Originalform zunächst nicht in der klinischen Praxis durchsetzen.

Entspannungstraining nach Jacobson im Rahmen der kognitiven Erweiterung

In den 1950er-Jahren wurde im Rahmen der systematischen Desensibilisierung bei Angsterkrankungen eine veränderte Version eingeführt. Entspannung wurde als angstinkompatible Reaktion im Rahmen der Gegenkonditionierung gezielt eingesetzt. Zur Entspannungsinduktion wurde das Jacobsonsche Originalverfahren gekürzt und suggestive Formeln zur Vertiefung der Entspannungsphasen verwendet. Ebenso wurde auf maximale Kontraktion der Muskulatur in der Anspannungsphase Wert gelegt, um einen größtmöglichen Kontrasteffekt zur Muskellösung zu ermöglichen.

Mit der Einbeziehung kognitiver Faktoren in die Schmerztherapie wurden Entspannungsverfahren zunehmend als Methode des Selbstmanagements eingesetzt und bekamen sowohl als eigenständiges Element als auch als Grundlage für weitere Übungen (Imagination, Stressbewältigung) einen festen Platz in der psychologischen Schmerztherapie. Aufgrund ihrer schnellen Erlernbarkeit sowie aufgrund der Generalisierbarkeit in Alltagssituationen werden heutzutage spezielle Varianten der progressiven Muskelentspannung eingesetzt, z. B. das **Abbreviated Progressive Relaxation Training** nach Bernstein und Borkovec (1992) oder die **angewandte Entspannung** nach Öst (1987), bei denen die Zahl der zu trainierenden Muskelgruppen reduziert wurde.

Bei Bernstein und Borkovec umfasst das Training beispielsweise 17 Muskelgruppen, die erst einzeln beübt, dann anschließend zu größeren Muskelgruppen zusammengefasst werden. Die Muskeln werden abschließend nicht mehr angespannt, sondern nur durch Konzentration auf das geschulte Gefühl der Lockerheit entspannt. Der Transfer in den Alltag erfolgt über die sog. »cue-controlled relaxation«. Hier wird Entspannung an ein Wort (Ruhewort, Rückwärtszählen o. Ä.) gekoppelt, und es wird eingeübt, diese Entspannung zunächst in Alltagssituationen, später in Stresssituationen abzurufen.

◘ Tab. 16.2 zeigt beispielhaft einige Übungen für die Muskelgruppen sowie deren Zusammenfassung. Viele verschiedene Übungen sind möglich und beschrieben. In diesem Zusammenhang sei auf die – zum Teil bereits oben zitierte – vielfältige Fach- und Übungsliteratur verwiesen.

◻ Tab. 16.2 Übersicht über die zu beübenden Muskelgruppen und deren Zusammenfassung

Muskelgruppen (je 2-mal)	Zusammenfassung
Dominante Hand zur Faust ballen.	Beide Hände zur Faust ballen, beide Arme im Ellenbogengelenk anwinkeln (2-mal).
Dominanten Arm im Ellenbogengelenk anwinkeln.	
Nicht dominante Hand zur Faust ballen.	
Nicht dominanten Arm im Ellenbogengelenk anwinkeln.	
Augenbrauen in die Höhe ziehen (»Querfalten auf Stirn«).	Gesichtsmuskel gleichzeitig anspannen (»So, als beißen Sie in eine saure Zitrone«) (2-mal).
Augenbrauen über Nasenwurzel zusammenziehen (»Längsfalten über Nasenwurzel«).	
Augen fest schließen und Nase rümpfen.	
Lippen aufeinanderpressen, Zähne ganz leicht zusammenbeißen, Zunge nach oben gegen den Gaumen drücken.	
Schulterblätter nach hinten zusammenziehen, nach oben in Richtung Ohrläppchen schieben.	Schulterblätter nach hinten zusammenziehen und in Richtung Ohrläppchen schieben, Becken nach vorne kippen, Bauch einziehen; Schultern in Richtung Füße schieben, Becken nach vorne kippen, Bauch herausdrücken (1-mal).
Schultern in Richtung Füße schieben.	
Becken nach vorne kippen.	
Bauch einziehen.	
Bauch herausdrücken.	
Gesäßmuskeln anspannen.	Gesäßmuskeln anspannen und Fußspitzen nach unten in Richtung Fußboden drücken (im Sitzen zusätzlich Beine anheben); Gesäßmuskeln anspannen und Fußspitzen zu sich heranziehen (im Sitzen zusätzlich Beine anheben) (1-mal).
Fußspitzen nach unten in Richtung Fußboden drücken (im Sitzen zusätzlich Beine anheben).	
Fußspitzen zu sich heranziehen (im Sitzen zusätzlich Beine anheben).	

Folgendes Beispiel soll die Übung veranschaulichen:

Beispiel

»Setzen Sie sich so bequem wie möglich zurecht. Wenn Sie möchten, schließen Sie die Augen – wenn Sie die Augen lieber geöffnet lassen möchten, so schauen Sie auf einen Punkt vor sich auf dem Fußboden. … Lassen Sie Ihre Muskeln so locker wie möglich – der Atem fließt in seinem eigenen Rhythmus. Ballen Sie die Muskeln der rechten Hand zur Faust – gerade so, dass Sie etwas Anspannung spüren können – und achten Sie jetzt einmal darauf, wie sich die angespannten Muskeln in der Hand anfühlen und wohin diese Anspannung ausstrahlt. Versuchen Sie, die anderen Muskeln im Körper so locker wie möglich zu lassen und nur die Muskeln in der Hand anzuspannen. Halten Sie die Spannung.« (ca. 10 s) »… und mit dem nächsten Ausatmen wieder gut ent-

spannen, ganz lockerlassen. Spüren Sie nun einmal in die Hand hinein und versuchen zu beschreiben, wie sich die Hand jetzt anfühlt. Achten Sie auf jeden einzelnen Finger und versuchen Sie dort, wo Sie noch etwas Anspannung spüren, noch etwas lockerer zu lassen.« (ca. 20 s)

Durchführung der progressiven Muskelrelaxation mit chronischen Schmerzpatienten

Bei der Durchführung der progressiven Muskelrelaxation bei chronischen Schmerzsyndromen sollten einige Dinge beachtet werden:

- Vor allem anfangs sollten Patienten dazu ermutigt werden, eine für sie möglichst bequeme Körperhaltung einzunehmen (ggf. Unterstützung durch Kissen, Knierollen etc.). Dies zum einen, um nicht allein durch eine ungünstige und unbequeme Körperhaltung unnötig Muskelspannung zu provozieren, zum anderen aber auch, um Selbstwahrnehmung und Selbstfürsorge (Entlastung dort, wo Entlastung sinnvoll möglich ist) zu schulen. Bei fortgeschrittenen Entspannungsfertigkeiten kann ein Transfer in alltagsnahe Körperhaltungen erfolgen.

- Patienten sollten darauf hingewiesen werden, dass die Übungen nicht unmittelbar zur Schmerzreduktion eingesetzt werden, sondern sich vorhandene Schmerzen zunächst einmal verstärken können. Gegebenenfalls werden die Patienten angeleitet, eine solche Schmerzverstärkung einfach nur wahrzunehmen und mit der Aufmerksamkeit immer wieder zur Übung zurückzukehren.
- Vor allem Patienten mit Ganzkörperschmerzen sollten nur so weit anspannen, dass diese Anspannung gerade eben wahrgenommen werden kann. Ansonsten kann zur besseren Wahrnehmung aber auch mit Anspannung/Entspannung »gespielt« werden (unterschiedlich stark anspannen; unterschiedlich schnell lösen etc.).
- Sollten sich bei bestimmten Übungen Schmerzen auch bei vorsichtiger Anspannung so unangenehm verstärken, dass dies für die Patienten sehr aversiv ist (z. B. bestimmte Partien im Kopfbereich bei Kopfschmerzpatienten), so kann die Anspannung ausgelassen und stattdessen die Anspannung imaginiert werden.
- Für Patienten mit Morbus Bechterew sind Jacobson-Übungen im Gehen beschrieben. Vorsicht: Dies setzt einen stabilen Kreislauf voraus!
- Vor allem zu Beginn des Entspannungstrainings kann den Patienten zur Unterstützung des häuslichen Übens eine CD mit entsprechenden Übungsanleitungen ausgehändigt werden. Mit zunehmender Übung sollten sich die Patienten allerdings für einen größtmöglichen Transfer in den Alltag immer unabhängiger von dieser CD machen und sie nur noch zur Unterstützung in schwierigen Zeiten bzw. zum Wiedereinstieg nach längerer Übungspause verwenden.

Studien zur Wirksamkeit der progressiven Muskelrelaxation

Die progressive Muskelentspannung ist das **häufigste Entspannungsverfahren**, das bei der Behandlung von Patienten mit chronischen Schmerzen eingesetzt wird. Entsprechend existiert eine Vielzahl von Studien zu deren Wirksamkeit. Problematisch ist, dass die verwendeten Instruktionen und Durchführungsformen (Zahl der Sitzungen, Instruktionen, Trainer vs. CD etc.) sehr heterogen sind, sodass eine direkte Vergleichbarkeit der Studien kaum gegeben ist.

Zudem kommen Entspannungsverfahren in der klinischen Anwendung selten isoliert zum Einsatz, sondern sind vor allem in den modernen verhaltensmedizinisch orientierten multimodalen Schmerzprogrammen in eine Vielzahl anderer Techniken eingebettet. Der Nutzen der einzelnen Komponenten ist dabei kaum zu bestimmen (Morley u. Williams 2015).

In Bezug auf die Wirksamkeit von Entspannung auf **Kopfschmerzen** (Migräne und Kopfschmerzen vom Spannungstyp) existieren zahlreiche Übersichtsarbeiten. Zusammenfassend lässt sich sagen, dass sich Entspannungsverfahren bei Kindern und Erwachsenen generell sowohl in Bezug auf die körperlichen Parameter (Häufigkeit und Stärke von Kopfschmerzen) als auch auf die mediierenden psychologischen Parameter (z. B. Selbstwirksamkeit, begleitende Ängstlichkeit und Depressivität) bei der Behandlung von Migräne und Kopfschmerzen vom Spannungstyp als wirksam erwiesen haben (Andrasik 2004, Penzien et al. 2002, 2004, Nestoriuc et al. 2008ab). Bei Kopfschmerzen vom Spannungstyp sind die progressive Muskelentspannung und das Biofeedback dem autogenen Training überlegen. In Bezug auf die Migräne schneidet autogenes Training schlechter ab als Hypnose (Lüking 2013).

Bei Kopfschmerzen vom Spannungstyp scheint bis zu einer mittleren Kopfschmerzintensität das Erlernen eines Entspannungsverfahrens allein ausreichend wirksam zu sein, mit zunehmendem Chronifizierungsgrad und damit meist auch zunehmendem Einfluss psychosozialer und Verhaltensfaktoren sollten jedoch die schmerzpsychotherapeutischen Maßnahmen individuell erweitert werden (Nash 2003). So wird anstelle des häufig praktizierten pyramidenartigen Behandlungsaufbaus für Migränepatienten

gleichsweise geringeren internationalen Verbreitung des Verfahrens insgesamt auch weniger kontrollierte und aktuelle Studien. In einem Review zu 7 kontrollierten Studien zur Wirksamkeit von autogenem Training bei Patienten mit **Kopfschmerz** vom Spannungstyp kommen Kanji et al. (2006) zu dem Schluss, dass autogenes Training keinen Vorteil gegenüber anderen Entspannungstechniken aufweist.

Auch Stetter und Kupper (2002) stellen in einer Metaanalyse zur Wirksamkeit von autogenem Training bei verschiedenen klinischen Patientengruppen fest, dass das autogene Training sowohl für Kopfschmerzen vom Spannungstyp als auch für Migränepatienten im Prä-post-Vergleich und gegenüber Wartekontrollgruppen mittlere bis starke Effektstärken aufweist, jedoch im direkten Vergleich mit anderen Verfahren (bei Kopfschmerz vom Spannungstyp: Biofeedback und progressive Muskelentspannung; bei Migräne: Hypnose) vergleichsweise schlechter abschneidet.

> ⟩ In Bezug auf die Behandlung von Migräne und Kopfschmerzen vom Spannungstyp lässt sich also festhalten, dass das autogene Training als Entspannungsverfahren bei Kopfschmerzen lediglich dann eingesetzt werden sollte, wenn keine anderen Entspannungsverfahren zur Verfügung stehen oder wenn auf bereits positive Vorerfahrungen des Patienten aufgebaut werden kann.

In der gleichen Metaanalyse zeigten sich im Prä-post-Vergleich für das autogene Training in Bezug auf Maße der Lebensqualität positive Effekte bei der Behandlung von Patienten mit **Fibromyalgie**. Im direkten Vergleich mit der Hypnose war das autogene Training jedoch auch hier unterlegen.

In einer kleinen Fallstudie zur Auswirkung von autogenem Training auf Schmerzintensität und Durchblutung bei **CRPS** (»complex regional pain syndrome«) Typ I konnte Mizutani (2006) bei 3 von 4 Patienten einen unmittelbaren, starken, jedoch kurzfristigen durchblutungsfördernden und schmerzreduzierenden Effekt sowie ein längerfristiges langsames Abnehmen der Schmerzstärke beobachten.

16.2.2 Biofeedback

Biofeedback stellt eine in der verhaltenstherapeutisch und verhaltensmedizinisch orientierten Schmerztherapie häufig angewandte Methode dar, mit deren Hilfe Kontrolle über psychophysiologische Prozesse erworben werden kann (Ray et al. 1979). Das Grundprinzip von Biofeedback besteht in der Erfassung von physischen Vorgängen mit geeigneten Messfühlern und deren kontinuierlicher und nahezu verzögerungsfreier Rückmeldung an die Patienten in Form von optischen oder akustischen Signalen. Entsprechend bezeichnet der Begriff Biofeedback das Feedback sog. Biosignale. Bereits kleinste Veränderungen in die erwünschte Richtung werden erfasst und verstärkt. Auf diese Weise kann beispielsweise die Entspannungsreaktion als Prozess von »Aktiviertheit« zu »Deaktiviertheit« sichtbar oder hörbar gemacht werden, oftmals bevor eine Veränderung des Befindens oder der Körperreaktionen wahrnehmbar ist (◘ Tab. 16.4).

In der Schmerztherapie wird mit dem Einsatz von Biofeedback das grundlegende Ziel verfolgt, dass eine Person **unmittelbar** durch die Kontrolle der schmerzrelevanten körperlichen Funktionen oder **mittelbar** über eine Verbesserung der Entspannungsreaktion auf eine Verbesserung ihrer Schmerzen hinwirken kann. Auch kann mithilfe von Stressprovokationstests die Interaktion zwischen psychischen und physischen Reaktionen vermittelt werden, um ein sehr somatisch geprägtes Krankheitskonzept von Patienten um psychosoziale Einflussfaktoren zu erweitern.

Zielsetzungen des Biofeedbacks im Rahmen der Schmerztherapie
- Verbesserung der Kontrolle über körpereigene Vorgänge
- Verbesserung der Wahrnehmung körpereigener Vorgänge (Interozeption)
- Verbesserung der Kontrollüberzeugung durch Erfolgserfahrung
- Identifikation der Faktoren, die das körperliche Geschehen beeinflussen

Anwendung findet das Biofeedback beispielsweise bei Kopfschmerzen vom Spannungstyp, Migräne,

◼ **Tab. 16.4** Biofeedbackmodalitäten zur Rückmeldung von Indikatoren der Entspannungsreaktion. *EMG* Elektromyografie

Veränderung des physiologischen Prozesses	Biosignal/Sensor	Rückmeldebeispiel
Tonusabnahme der Skelettmuskulatur, muskuläre Entspannung	Elektrische Muskelaktivität/Oberflächen-EMG an relevanter Muskulatur	Die Höhe eines visuell präsentierten Balkens sinkt dem abfallenden Muskeltonus entsprechend; zusätzlich Verstärkung (Ton) bei Erreichen des Übungsziels (Schwellenwert).
Periphere Gefäßerweiterung, Handerwärmung	Hauttemperatur/Thermistor am Finger	Eine Tonfolge wird proportional dumpfer und leiser.
Verlangsamung der Atmung	Atemzyklus/dehnungssensibler Atemgurt	Visuelle Kurven zum Abbild der abnehmenden Atemfrequenz und größeren Gleichmäßigkeit einzelner Atemzyklen
Abnahme der sympathisch angeregten Schweißdrüsenaktivität	Hautleitfähigkeit/Sensoren an Handinnenfläche	Visuelle Kurven bilden Abnahme der Amplitude und der Spontanfluktuationen ab.

atypischem Gesichtsschmerz, Rückenschmerzen, Fibromyalgie, Beckenboden- und vaginalen Schmerzsyndromen. Dabei ist zu unterscheiden, ob Biofeedback als Hauptintervention (z. B. bei Kopfschmerz) oder als eine Intervention im Rahmen einer multimodalen Schmerztherapie (z. B. bei Rückenschmerzen) eingesetzt wird.

Historische Wurzeln und Aktualität

Biofeedback entwickelte sich Ende der 1960er-Jahre aufgrund der Erkenntnis, dass die Reaktionen des autonomen und somatischen Nervensystems unter willentliche Kontrolle zu bringen sind. Die tierexperimentellen Untersuchungen von Miller und DiCara (Miller u. DiCara 1967, Miller 1969) zeigten, dass physiologische Funktionen nicht nur durch klassisches Konditionieren im Sinne Pawlows, sondern auch durch systematische Manipulation von Kontingenzen zu verändern sind. In der Verhaltenstherapie, welche zu Beginn vor allem grundlegende Lernprinzipien zur Verhaltensänderung einsetzte, wurde die Methode Anfang der 1970er-Jahre für den Humanbereich adaptiert.

Basmajian (1967) beschrieb die Rückmeldung der Muskelaktivität zur Verbesserung der willkürmotorischen Kontrolle. Im Rahmen der neurophysiologischen Forschung wurden einerseits der Zusammenhang zwischen EEG-Aktivität und emotionalen Bewusstseinszuständen, andererseits die Möglichkeiten zu ihrer Kontrolle durch Biofeedback erkannt (Kamiya 1969). Technische Innovationen im Bereich der Biomedizin wie die nichtinvasive Messmethodik, die schnellere Datenverarbeitung und -präsentation trugen schließlich zur Verbreitung des Biofeedbacks bei.

Nach wie vor wird versucht, die Wirksamkeit der Methode zu verbessern und sie für weitere Krankheitsbilder nutzbar zu machen. So finden sich z. B. erste Ansätze mit fMRT als Feedbackmethode bei chronischen Schmerzen (deCharms et al. 2005) und spezifische Anwendungen des Neurofeedbacks (sog. SMR-Training, »sensory motor rythm«) zur Schmerzreduktion bei Fibromyalgie (Kayiran et al. 2010).

Wirkmechanismen von Biofeedback

Während sich Biofeedback bei verschiedenen Störungsbildern als wirksame Behandlungsform herausgestellt hat, ist vergleichsweise wenig über seine genauen Wirkmechanismen bekannt. Die traditionelle Sichtweise setzt voraus, dass die tatsächliche Kontrolle über die körperlichen Vorgänge gelingt. Demzufolge sind es »physiologische Lernprozesse«, welche die Symptomverbesserung bewirken. Diskutiert werden hier die Rolle der **operanten Konditionierung** (die Person lernt zunächst durch Versuch und Irrtum; die physiologische Funktionsänderung tritt häufiger auf, wenn sie kontingent zurückgemeldet und positiv verstärkt wird) und die der verbesserten **Interozeption** (Selbstkontrolle physiologischer Prozesse gelingt, wenn diese durch die Feedbackanordnung der bewussten Wahrnehmung zugänglich gemacht werden).

Demgegenüber wird in »kognitiven Theorien« davon ausgegangen, dass psychische Veränderungen wie die Verbesserung der **Selbstwirksamkeits- bzw. Kontrollüberzeugung** entscheidend mit dem Therapieerfolg zusammenhängen, indem sie das Bewältigungsverhalten des Betroffenen verändern (Bandura 1977, Holroyd et al. 1984, Meichenbaum 1976). Demzufolge ist die **Rückmeldung des Erfolgs** mithilfe der Feedbackanordnung konstitutiv für ihre Wirksamkeit. Für die Relevanz dieser Prozesse sprechen u. a. positive Ergebnisse von Biofeedback bei Störungen, deren zugrunde liegende Pathophysiologie kaum bekannt ist. Möglicherweise trägt bei manchen Beschwerden auch die Verhinderung Angst auslösenden Grübelns durch Aufmerksamkeitslenkung auf das Feedbacksignal zu ihrer Wirksamkeit bei.

> Da vermutlich gerade in der Schmerztherapie sowohl physiologische als auch kognitive Prozesse eine Rolle spielen, erscheint es sinnvoll, die Therapie so zu gestalten, dass beide Mechanismen maximal zur Wirkung gelangen.

Durchführung

Über die Länge und Intensität der Biofeedbackbehandlung besteht kein einheitlicher Standard. Bei chronischen Schmerzen variieren die beschriebenen Behandlungsprotokolle zwischen 4 und 12 Sitzungen. Praktisch kann die Therapie in Einzelfällen durchaus länger dauern, um hinreichende und stabile symptomatische Verbesserungen zu erzielen. Andererseits kann die Einführung anderer Selbsthilfestrategien (z. B. von Entspannungs- oder imaginativen Methoden) auch zu einer deutlichen Verkürzung der notwendigen Sitzungszahl beitragen. Dies wurde eindrücklich in der Kopfschmerztherapie belegt (Haddock et al. 1997).

Je nach Beschwerdebild und Zielsetzungen von Biofeedback kommen unterschiedliche Reaktionssysteme des peripheren und zentralen Nervensystems als Feedbacksignale infrage. Für die Wahl des Rückmeldesignals sind vor allem jene körperlichen

Vorgänge von Interesse, von denen bekannt ist, dass sie an der Entstehung oder Aufrechterhaltung der Symptomatik des Patienten beteiligt sind. Bei chronischen Schmerzsyndromen wird häufig die Veränderung der neuromuskulären Aktivität mittels Oberflächenelektromyografie (EMG) gemessen. Eine »Multikanalableitung«, z. B. mit Messung der peripheren Gefäßreaktionen, Hautleitfähigkeit, Herzrate, Atmung und EMG, wird aber häufig wenigstens initial zur Diagnostik und zur Darstellung der körperlichen Reagibilität auf Stressoren oder andere relevante Reize genutzt.

Die Therapie selbst gliedert sich in verschiedene Phasen. Zu Beginn findet die **Diagnostik** der Reaktionsbesonderheiten statt. Die physiologischen Reaktionen werden dazu unter verschiedenen Stimulationsbedingungen zurückgemeldet. Bereits vorhandene **Selbstkontrollstrategien** werden überprüft, indem die Biosignale zwar gemessen, aber noch nicht an den Patienten zurückgemeldet werden.

In den eigentlichen **Trainingssitzungen** soll die Selbstkontrolle auf- und ausgebaut werden. Typischerweise werden zunächst »optimale« Übungsbedingungen geschaffen (z. B. entspannende Atmosphäre und Haltung), sodass die Person die gewünschten Reaktionen erlernt. In den Feedbacksequenzen (mehrere Perioden à 3–5 min) erhält der Patient die unmittelbare Rückmeldung des zu beeinflussenden Parameters.

> Hilfreich kann der Einsatz von Schwellen sein, die ein Übungsziel markieren. Das Zielkriterium weicht zu Beginn nur leicht vom Ausgangswert ab, um eine positive Rückmeldung zu ermöglichen.

Das erfolgreiche Erreichen des Zielkriteriums kann mithilfe eines zusätzlichen Signals verstärkt werden. Wenn der Patient das Zielkriterium sicher erreicht, wird der Schwierigkeitsgrad gesteigert.

In der anschließenden Phase des **Anwendungstrainings** sollen die Selbstkontrollstrategien in alltagsnahe Bedingungen übertragen werden, indem beispielsweise auch Belastungsstimulationen in die Sitzung integriert werden. Gegen Therapieende wird schließlich die Feedbackfunktion zunehmend ausgeblendet (längere Selbstkontrollphasen). Außerdem werden in der Regel Hausaufgaben zur Anwendung der erfolgreichen Strategien zur Verbesserung des **Alltagstransfers** vereinbart. Für die Umsetzung in der Praxis und das Anwendungsspektrum verweisen wir auf weiterführende Literatur (z. B. Schwartz u. Andrasik 2005, Martin u. Rief 2009, Rief u. Birbaumer 2006).

Anwendung und Wirksamkeit bei ausgewählten Schmerzsyndromen
Kopfschmerzen vom Spannungstyp

Das »klassische« Biofeedback bei Kopfschmerzen vom Spannungstyp geht zurück auf das psychophysiologische Erklärungsmodell, nach dem die gestörte Muskelaktivität des **Kopf-Nacken-Bereichs** eine wesentliche Ursache der Kopfschmerzen darstellt. Eingesetzt wird häufig das bereits von Budzynski et al. (1970) vorgeschlagene EMG-Feedback mit Ableitung an der Stirnmuskulatur (am Venter frontalis des M. occipitofrontalis). Ziel ist es, ungünstige Muskelmehranspannung hinsichtlich ihrer Intensität, Dauer und Häufigkeit abzubauen.

> **Biofeedback kann bei Kopfschmerzen vom Spannungstyp empfohlen werden.**

In die Metaanalyse von Nestoriuc et al. (2008b) gingen Daten aus 53 Studien an über 1.500 Patienten mit Kopfschmerzen vom Spannungstyp ein. Hauptergebnis war ein gemittelter Gesamteffekt in der Kopfschmerzreduktion, der im Bereich mittlerer bis großer Effekte liegt. Es zeigte sich, dass Biofeedback nicht nur wirksamer war als Nichtbehandlung und Placebotherapie, sondern sogar gegenüber reiner Entspannungstherapie eine leichte Überlegenheit aufwies. Die Wirkung zeigte sich zusätzlich hinsichtlich Depressivität, Ängstlichkeit, Schmerzmittelkonsum und Abnahme der Muskelanspannung. Die Therapieerfolge waren bis zu 5 Jahre (im Mittel der Studien 15 Monate) weitgehend stabil.

Migräne

In der Behandlung der Migräne werden verschiedene Biofeedbackmethoden mit unterschiedlichen Zielsetzungen eingesetzt. **EMG-Feedback** und **Temperaturfeedback** (»Handerwärmungstraining«) dienen der Verbesserung der muskulären bzw. der allgemeinen Entspannungsreaktionen und gelten – da sie in den attackenfreien Intervallen als Stressbewältigungsstrategien eingesetzt werden – als Methoden der Intervallprophylaxe.

Demgegenüber ist das Rational des **vasomotorischen Feedbacks**, unmittelbar zur Verhinderung oder Kupierung einer Migräneattacke eingesetzt zu werden. Die Verwendung dieser Methode basiert auf dem pathophysiologischen Modell, das eine Fehlregulation der Schläfenarterie bei Migräneattacken annimmt. Plethysmografisch wird die Blutvolumen-Puls-Amplitude (BVP) der Temporalisarterie als Indikator für die Gefäßweite gemessen und beispielsweise durch Darstellung eines Kreises, dessen Durchmesser abhängig vom Dehnungszustand variiert, zurückgemeldet. Der Patient lernt, eine Verengung der Schläfenarterie herbeizuführen, um der Vasodilatation im Rahmen der Migräneattacke durch verstärkte Vasokonstriktion entgegenzuwirken.

> **Biofeedback kann bei Migräne als Hauptintervention empfohlen werden.**

Auch hierzu wurde eine umfassende Metaanalyse zur Wirksamkeit vorgelegt (Nestoriuc u. Martin 2007, Nestoriuc et al. 2008a). Unter Berücksichtigung aller – auch unkontrollierter – Studien, zeigt sich ein robuster Gesamteffekt mit mittlerer Effektstärke zu Therapieende, mit stabilen Effekten im Follow-up (im Mittel 17 Monate). Auch in 15 kontrollierten Studien zeigte sich ein etwas niedrigerer, aber stabil positiver Effekt von Biofeedback im Vergleich zu nicht behandelten Kontrollgruppen. Die vorliegenden direkten Vergleiche von Biofeedback mit Entspannung lassen jedoch auf keine Überlegenheit einer der Methoden schließen. Auch bestätigte sich, dass keine der beschriebenen Feedbackmethoden eine spezifische Überlegenheit aufwies, auch wenn rein deskriptiv das plethysmografische Feedback die höchste Effektstärke ergab.

Chronischer Rückenschmerz

Das Ziel von Biofeedback bei chronischem Rückenschmerz besteht in der Regel darin, erhöhte paraspinale Muskelaktivität zu reduzieren. Verwendung findet auch hier das Oberflächen-EMG als Rückmeldesignal, welches meist beidseits der Wirbelsäule an verschiedenen Lokalisationen der Rückenmuskulatur (z. B. am M. trapezius oder M. sacrospinalis) abgeleitet wird. In eher **biomechanisch** geprägten Ansätzen geht es vor allem darum, ungünstige Fehl- und Schonhaltungen abzubauen.

Demgegenüber zielen die auf dem **biopsychosozialen** Entstehungsmodell basierenden Behandlungsprotokolle darauf ab, dass die Patienten individuelle Auslösebedingungen für psychische oder muskuläre Anspannungsreaktionen beobachten können, um schließlich entspannende bzw. stressbewältigende Strategien zur Gegensteuerung einzusetzen (Flor u. Birbaumer 1993, Newton-John et al. 1995). Basierend auf Erkenntnissen, dass die Wahrnehmung muskulärer Anspannung bei chronischen Rückenpatienten ungenau ist – sie tendieren zur Überschätzung niedriger Anspannung und Unterschätzung hoher Anspannung – wird ein weiteres Ziel von Biofeedback darin gesehen, diese Wahrnehmung zu verbessern.

> **>** Biofeedback ist auch bei chronischen Rückenschmerzen aufgrund der vorliegenden, überwiegend positiven Wirksamkeitsnachweise zu empfehlen (Evidenzüberblick bei Herrmann u. Flor 2009).

Dabei scheint Biofeedback zumindest eine vergleichbare Effektivität wie etablierte verhaltensorientierte Interventionen (Entspannung, kognitive Verhaltenstherapie) aufzuweisen. Zwischenzeitlich wird es in evidenzbasierten Leitlinien zur Behandlung des chronischen Rückenschmerzes empfohlen (Martin et al. 2013). Die Befundlage ist jedoch nicht ganz so umfassend wie bei chronischen Kopfschmerzen; auch liegen widersprüchliche Befunde vor.

Das **Behandlungsschema** ist jedoch bei Rückenschmerzen nicht einheitlich. Besonders effektiv scheint Biofeedback zu sein, wenn die Rückmeldung der Muskelanspannung in verschiedenen Körperpositionen, in persönlich relevanten Stresssituationen und bei Durchführung schmerzrelevanter Bewegungen erfolgt. Nach eigenen praktischen Erfahrungen ist Biofeedback bei chronischem Rückenschmerz durchaus ein wirksamer Interventionsbaustein; die Kombination mit weiteren therapeutischen Maßnahmen (z. B. kognitive Verhaltenstherapie, gestufte Aktivierung) ist jedoch gerade zum Umgang mit Krankheitsverhalten (z. B. ausgeprägtes körperliches Schonverhalten) zu empfehlen.

Viele Patienten bewerten Biofeedback als Erfolg versprechende und glaubwürdige Methode, um ihre Schmerzen besser bewältigen zu können. Während die Methode bei den dargestellten Beschwerdebildern vergleichsweise gut empirisch abgesichert wurde, steht dies für andere Anwendungsgebiete jedoch noch aus.

Zusammenfassung der Evidenz zur Effizienz von Biofeedback bei Schmerzstörungen (Martin u. Rief 2009)
- Positiver Wirkungsnachweis in mindestens 2 kontrollierten Studien:
  – Kopfschmerz (Kopfschmerz vom Spannungstyp, Migräne),
  – Chronischer Rückenschmerz
  – Gesichtsschmerz/temporomandibulare Dysfunktion
- Positiver Wirkungsnachweis in zumindest 1 kontrollierten Studie:
  – Multiple somatoforme Störungen
  – Vulvodynie
  – Dyspareunie
- Widersprüchliche oder keine hinreichende Evidenz:
  – Fibromyalgie
  – Rheumatische Arthritis

16.2.3 Imaginative Verfahren

Imaginationen werden als Verfahren der Heilkunst schon seit vielen Tausend Jahren zur Behandlung von Krankheiten eingesetzt (Petermann u. Kusch 2004). Von den geführten Traumreisen der Schamanen bis zu den heute eingesetzten Vorstellungsbildern wird über den Einsatz von Imaginationen die Verbindung zwischen Geist und Körper gesucht. Dabei wird unter einer Imagination ein dynamischer psychophysiologischer Prozess verstanden, bei dem sich eine Person eine innere Realität in der Abwesenheit eines äußeren Reizes vorstellt. Klinisch bedeutsam sind Imaginationen aufgrund der dabei meist parallel ablaufenden **inneren Reaktionen** (Emotionen, psychophysiologische Prozesse). So können Imaginationen gezielt eingesetzt werden, um psychophysiologische Prozesse, Bewusstseinszustände, Selbstbilder, körperliche Leistungen oder Verhalten zu verändern (Menzies et al. 2006).

> ❯ Bildgebende Verfahren haben gezeigt, dass es direkte Zusammenhänge zwischen Vorstellungen und der Aktivierung korrespondierender Hirnareale gibt.

Während imaginative Verfahren wie das **katathyme Bildererleben** nach Leuner, die **aktive Imagination** nach Jung oder die **emotionale Imagination** nach Lang in der Psychotherapie oft als eigenständige Verfahren eingesetzt werden, wird Imagination in der Schmerzpsychotherapie eher als eine Fertigkeit unter vielen vermittelt. Vorgeschaltet ist meist eine kurze Entspannung (z. B. Grundelemente des autogenen Trainings, der progressiven Muskelentspannung, der Atementspannung o. Ä.). Welche Art der Imagination in welcher Ausgestaltung (vom Schmerz ablenkend, den Schmerz transformierend, den Schmerz integrierend) zum Einsatz kommt, hängt dabei wesentlich von dem zugrunde liegenden Therapierational ab.

Formen der Imagination

Grundsätzlich lassen sich **4 Formen von Imaginationen** unterscheiden (Van Kuiken 2004):
- In den **angenehmen Imaginationen** werden die Patienten an eher allgemein positiv besetzte Orte (Strandszenen, Wald, grüne Wiese etc.) oder für sie persönlich positiv besetzte Orte (Lieblingsplatz auf der Terrasse, Urlaubsort etc.) geführt. Es geht um Vorstellungen, die innere Zufriedenheit und Wohlbefinden suggerieren.
- In den **Imaginationen mit physiologischem Fokus** stellen sich die Patienten die Körperprozesse vor, die für eine körperliche Besserung erforderlich sind (z. B. Rückenmuskeln als erschlaffende Gummibänder).
- Beim **mentalen Üben** wird aus einem entspannten Zustand heraus eine bestimmte Aktivität gedanklich vorweggenommen (z. B. Vorstellung einer aus Angst vor Schmerzen längere Zeit nicht mehr durchgeführten – realistischen! – Aktivität), beim **mentalen Umbewerten** wird ein bestimmtes Ereignis vorgestellt und mit seinen auftretenden Emotionen neu interpretiert (z. B. Vorstellung von Schmerzen nach körperlicher Tätigkeit, dabei wird Schmerz nicht als Zeichen für neu aufgetrete-

nen Schaden, sondern als auf Muskelkater beruhend beschrieben o. Ä.).
- **Rezeptive Imaginationen** beziehen sich auf aus Körperwahrnehmungen abgeleitete Imaginationen (z. B. welche Oberfläche hätte der gerade wahrgenommene Schmerz, welche Farbe, welchen Ton etc.?).

Diese einzelnen Imaginationsformen können, je nach Zielrichtung, in Bezug auf den Schmerz unterschiedlich ausgestaltet werden. ❏ Tab. 16.5 gibt einen beispielhaften Überblick.

Die meisten Imaginationen betonen das Visuelle. So haben **Visualisierungstechniken** beispielsweise in der Behandlung von Patienten mit chronischer Polyarthritis ihren festen Platz. Diskutiert wird, ob die positive Wirkung der Visualisierung hier nicht zum Teil auch auf einer positiven Beeinflussung des Immunsystems beruhen könnte (Geissner et al. 1994). In vielen Imaginationen werden jedoch alle Sinneskanäle mit einbezogen, oder es wird – vor allem bei aus dem neurolinguistischen Programmieren (NLP) abgeleiteten Übungen – der beim jeweiligen Patienten den Schmerz am deutlichsten abbildende Sinneskanal fokussiert (Besser-Siegmund 1994).

> ❯ Neben dem Einsatz als isolierte Fertigkeit werden Imaginationen häufig auch verwendet, um andere Verfahren zu unterstützen (z. B. Imaginationen als unterstützende Instruktion bei Hauttemperaturbiofeedback: »Stellen Sie sich vor, die Sonne wärmt Ihren Körper« o. Ä.).

Studien zur Wirksamkeit imaginativer Verfahren

Auch hinsichtlich der Wirksamkeit von Imagination bei chronischem Schmerz zeigen sich wieder die bereits bekannten Probleme der Vergleichbarkeit von Studien aufgrund fehlender Standardisierung bezüglich Anweisung, Durchführung, Übungslänge etc. Nur in wenigen Arbeiten wurden zudem Imaginationstechniken isoliert untersucht. Dabei zeigte sich in einer Studie an älteren Patienten mit chronischen Schmerzen im Vergleich zu einer Wartekontrollgruppe eine signifikante Schmerzreduktion durch Imaginationen (Baird u. Sands 2004).

◻ Tab. 16.5 Beispiele für Imaginationen und deren Ausrichtung

	Schmerz ignorierend	Schmerz transformierend	Schmerz integrierend
Angenehme Imaginationen: Strandszenen etc., persönlich angenehmer Ort	Schmerz wird bewusst nicht im Bild angesprochen.	Schmerz wird angesprochen, aber z. B. abgelegt (Rucksack mit Schmerz bleibt da o. Ä.).	Schmerz wird als ein sensorisches Erlebnis unter vielen anderen ins Bild integriert.
Imaginationen mit physiologischem Fokus: z. B. Muskelspannung oder Temperatur verändern	–	Migräne: Farbe für warmen Kopf wird in »kühlere« Farbe verändert.	–
Mentales Üben/mentales Umbewerten: z. B. Vorstellung einer aus Angst vor Schmerz lange nicht mehr ausgeführten Tätigkeit	Tätigkeit wird vorgestellt, jedoch wird Schmerz in der Instruktion bewusst ausgespart.	Schmerz wird ins Bild aufgenommen, aber nach und nach ausgeblendet.	Schmerz wird direkt angesprochen und als eine Erlebnisqualität unter vielen integriert.
Rezeptive Imaginationen: z. B. Kontaktaufnahme mit dem Schmerz, Betrachtung von außen (u. a. welche Farbe hätte Schmerz, welche Form, welche Oberfläche, was für ein Geräusch macht er etc.)	–	Schmerz im Körper lassen oder herausnehmen, dann verändern (angenehmere/r Ton/Farbe/Oberfläche) oder eigene Distanz zum Schmerz vergrößern.	Schmerz aus Körper herausnehmen und von außen ansehen; dann Kontakt mit Schmerz aufnehmen (streicheln, anfassen) und wieder in den Körper aufnehmen.

Ein Review zur Wirksamkeit von Imaginationen bei Patienten mit **Fibromyalgie** zeigte einen moderaten akuten Effekt von Imagination auf die Schmerzstärke. Tendenziell zeigte sich eine Überlegenheit von Imaginationen, die analgetische Vorstellungen beinhalteten, gegenüber angenehmen Vorstellungen (Meeus et al. 2015). Diskutiert wird, welcher Grad des Schmerzbewusstseins in Imaginationen angemessen ist, da unangenehme Gefühle sich gerade bei Fibromyalgiepatienten häufig zusätzlich in Schmerz übersetzen und eine Schmerzfokussierungsübung häufig auch unangenehme Gefühle provozieren kann (Eccleston et al. 1997). So ist vielleicht die imaginierte Schmerzintegration eine Möglichkeit, den Schmerz in Vorstellungen zu integrieren, durch die Herausnahme des bewertenden Aspekts jedoch gleichzeitig die innere Verstrickung mit dem Schmerzerlebnis zu minimieren.

Neuere Untersuchungen, die auf dem Konzept der mentalen Abbilder (»mental images«) beruhen, haben gezeigt, dass ca. 40 % der chronischen Schmerzpatienten unter störenden und **belastenden Schmerzbildern** leidet (entweder unter Abbildern des Schmerzes selbst, der Schmerzursache oder der Schmerzfolgen), die mit negativen Emotionen und stärkerem Schmerzerleben korrelieren (Gosden et al. 2014). Hier konnten Philips und Samson (2012) in einer ersten Studie zeigen, dass die aus der Traumatherapie stammende Methode des »Imagery Rescripting and Reprocessing« (gezielte Entwicklung und Imagination positiver Gegenbilder bzw. -szenen) in Bezug sowohl auf die kurzfristige Schmerzreduktion als auch die Verbesserung der emotionalen Befindlichkeit einer rein expositionsbezogenen Vorstellung deutlich überlegen war.

16.2.4 Meditative Verfahren

Meditative Verfahren existieren in allen großen Religionen und damit schon teilweise seit weit mehr als 1.000 Jahren. Erst in den letzten 30 Jahren jedoch wurden einzelne Techniken aus dem spirituellen Hintergrund der Meditation als Mittel größerer geistiger Durchdringung gelöst und gezielt als Möglichkeit zur Verbesserung körperlicher und seelischer Zustände eingesetzt (Wootton 2008).

Versuche, die Reichhaltigkeit der Meditationserfahrungen und -übungen auf eine grundlegende Form zurückzuführen bzw. in **Kategorien** einzuordnen, greifen aufgrund ihrer unterschiedlichen kulturellen Kontexte mit ihren ebenso unterschiedlichen Philosophien zu kurz und sind daher problematisch. Wootton (2008) schlägt dennoch nach Shapiro (1982) zur besseren Übersichtlichkeit, z. B. zum wissenschaftlichen Vergleich verschiedener Techniken in unterschiedlichen Studien, eine Einteilung meditativer Techniken nach ihrer Aufmerksamkeitsausrichtung vor. Es lassen sich auf diese Weise 3 Gruppen bilden.

Einteilung von Meditationsverfahren entsprechend ihrer Aufmerksamkeitsausrichtung (Wootton 2008)

1. Meditationstechniken mit Fokussierung auf das Feld bzw. den Hintergrund der Wahrnehmung und Erfahrung, d. h., der Meditierende wird zum passiven Beobachter
2. Meditationstechniken mit Fokussierung auf ein ausgewähltes spezifisches Objekt, z. B. einen Klang oder ein Mantra
3. Meditationstechniken, die in ihrer Fokussierung zwischen Feld und Objekt wechseln

---

Meditationstechniken sind dabei entsprechend ihrer operationalen Definition (Cardoso et al. 2004, 2007, 2009) durch folgende Eigenschaften gekennzeichnet:

Meditationstechniken müssen ...

- eine spezifische Technik beinhalten, die konsistent vermittelt werden kann,
- zum Nachlassen überflüssiger Muskelspannung führen,
- die Tendenz des gedanklichen Analysierens, Bewertens oder Erwartens psychischer und körperlicher Effekte unterbrechen oder lösen,
- selbstständig durchführbar sein,
- die Fähigkeit zur Selbstfokussierung (Lenkung der Aufmerksamkeit auf ein Objekt oder ein Feld) beinhalten, um die dauerhafte Ablenkung durch gedankliches Abschweifen, Schlaf, Dissoziation oder innere Erstarrung zu vermeiden.

In der westlichen Medizin und in Bezug auf chronischen Schmerz sind im Wesentlichen 2 Meditationsrichtungen von Bedeutung: die transzendentale Meditation mit ihrer westlichen Weiterentwicklung der Relaxation Response und die Achtsamkeitsmeditation.

Transzendentale Meditation

Die transzendentale Meditation stammt aus der vedischen Tradition in Indien und wurde in den 1970er-Jahren über Maharishi Mahesh Yogi in die USA gebracht. Ähnliche Meditationsformen finden sich jedoch auch in allen großen Weltreligionen. Bei dieser Meditationsform wird ein Mantra – ein Wort, ein Ton oder eine kurzer Satz – still wiederholt, um seine Aufmerksamkeit nicht analysierend zu fokussieren und Grübeln und gedankliches Abschweifen zu verhindern. Der amerikanische Kardiologe Herbert Benson entwickelte aus der transzendentalen Meditation eine eigene Meditationsmethode (**Relaxation Response**), in der das Mantra aus der Wiederholung des Wortes »one« besteht (Benson 2000). Diese Methode wird in ihrer Auswirkung auf verschiedene chronische Krankheiten sowie die zugrunde liegenden physiologischen Mechanismen im eigenen Institut ausgiebig wissenschaftlich erforscht.

> Studien zur Wirksamkeit der Relaxation Response konnten mittlere Effektstärken bei der Behandlung von Kopfschmerzen (Kopfschmerzen von Spannungstyp und Migräne) aufzeigen.

Achtsamkeitsmeditation

Die Achtsamkeitsmeditation stammt aus der Tradition des Theravada-Buddhismus. In der Achtsamkeitsmeditation liegt der Aufmerksamkeitsfokus nicht auf einem Konzentrationsobjekt, sondern auf dem Wahrnehmungsfeld. Zentral ist die akzeptierende und nicht bewertende Wahrnehmung des Augenblicks. Während der Achtsamkeitsmeditation wird die gesamte Aufmerksamkeit auf das nicht bewertende Wahrnehmen des Augenblicks gerichtet, z. B. auf innere Wahrnehmungen wie das Ein- und Ausströmen des Atems, den ständigen Fluss von Bildern, Gedanken, Gefühlen, Körperwahrnehmungen oder Handlungsimpulsen oder auch auf äußere Wahrnehmungen wie Geräusche, visuelle Eindrücke etc. Achtsamkeit bedeutet also, ganz bewusst von Moment zu Moment das wahrzunehmen, was ist, zu beobachten, wie es entsteht und wieder vergeht. Achtsamkeit bedeutet aber gleichzeitig auch das Beobachten aus einer bestimmten Haltung heraus: wohlwollend zu akzeptieren, nicht zu bewerten, es nicht anders haben zu wollen oder verändern zu müssen.

> ▶ Gerade diese beiden Elemente – das Verweilen im Augenblick anstelle von Grübeleien über die Vergangenheit oder Sorgen um die Zukunft sowie die Akzeptanz von dem, was im Augenblick ist – haben achtsamkeitsbasierte Methoden und Techniken für die Schmerztherapie interessant gemacht.

Bei den Achtsamkeitsübungen lassen sich formelle und informelle Übungen unterscheiden (❏ Tab. 16.6). Während formelle Übungen einen standardisierten Rahmen und Vorgaben haben, wird in den informellen Achtsamkeitsübungen die achtsame Haltung in den Alltag getragen. Verschiedene Alltagstätigkeiten (z. B. Zähneputzen, Treppensteigen etc.) werden achtsam durchgeführt, dabei kann man mit der Durchführung »spielen« lassen (achtsames

❏ **Tab. 16.6** Beispiele für Achtsamkeitsübungen

Formelle Achtsam-keitsübungen	Informelle Achtsamkeits-übungen
Body-Scan	Achtsam Kaffeetrinken
Achtsamkeitsbasiertes Yoga	Achtsam Abwaschen
Atemachtsamkeit	Achtsam Einkaufen
Sitzmeditation	Achtsam Zähneputzen

Zähneputzen einmal schnell, einmal langsam o. Ä.). Bei den achtsamkeitsbezogenen Verfahren haben sich vor allem die beiden folgenden Richtungen in der Therapie chronischer Schmerzen etabliert:

- **Mindfulness-Based Interventions** (MBIs), nämlich die Mindfulness-Based Stress Reduction (MBSR) von Kabat-Zinn (1982) sowie deren Erweiterung, die Mindfulness-Based Cognitive Therapy (MBCT) von Segal et al. (2008)
- **Akzeptanz- und Commitment-Therapie** (ACT) von Hayes et al. (2011) bzw. deren schmerzspezifische Ableitung, die Contextual Cognitive Behavioral Therapy (CCBT; McCracken 2005; vgl. ▶ Kap. 18).

Beim **MBSR** handelt es sich um ein achtsamkeitsbasiertes Verfahren, das jedoch als direktives, strukturiertes und manualisiertes Therapieprogramm losgelöst von spirituellen Kontexten vermittelt wird. Es handelt sich um ein Gruppenprogramm mit 8 2,5-stündigen Sitzungen in wöchentlichem Abstand sowie einem »Tag der Achtsamkeit«. Das Programm enthält eine Psychoedukation zu den Themen Achtsamkeit und Stress sowie formelle und informelle Achtsamkeitsübungen. Selbstständiges Üben von ca. 45 min an mindestens 6 Tagen in der Woche wird vorausgesetzt. Therapieziele sind die Entwicklung emotionaler Stabilität und die Auflösung dysfunktionaler Einstellungen und Verhaltensweisen über die Integration der Achtsamkeit in den Alltag.

Die Mindfulness-Based Cognitive Therapy (**MBCT**) baut auf die 8-wöchige Grundstruktur und die wichtigsten Achtsamkeitsübungen des MBSR auf, erweitert diese jedoch um eine Integration kognitiver Therapieelemente. Schwerpunkt ist hier allerdings nicht die Veränderung von Gedankeninhalten, sondern das Wahr- und Annehmen von Gedanken. Ursprünglich zur Rückfallprophylaxe chronisch depressiver Patienten entwickelt, können die störungsspezifischen Elemente auch an andere Krankheitsbilder angepasst werden.

Studien zur Wirksamkeit von MBSR und MBCT

Metaanalysen haben erste Nachweise über die Wirksamkeit von **MBIs** in der Behandlung chronischer Schmerzen erbracht (z. B. Chiesa u Seretti

2011, Reiner et al. 2013, Veehof et al. 2011). Eine Überlegenheit gegenüber der kognitiven Verhaltenstherapie ließ sich nicht nachweisen. Eine Meta-analyse zu diesem Thema ist in Vorbereitung (Hatchard et al. 2014). Es scheinen sich jedoch Hinweise zu ergeben, dass besonders Subgruppen mit psychischer Komorbidität (z. B. Depression) sowie Patienten mit hoher Vermeidungstendenz von solchen Interventionen profitieren.

Über welche **Mechanismen** MBIs Einfluss auf den Schmerz nehmen, ist noch nicht genau untersucht. Sicher ist, dass eine Schmerzreduktion über verschiedene Einflusswege erfolgt, wie folgende Beispiele zeigen:

- Ablenkung vom Schmerz über eine Erweiterung des Aufmerksamkeitsrahmens
- Größere Aufmerksamkeit für schmerzverstärkende Handlungen und dadurch frühzeitigere Verhaltensänderungen
- Besseres Zurechtkommen mit dem Schmerz
- Direkte Veränderung des Schmerzes während der Achtsamkeitsübungen (Morone et al. 2008)

Day et al. (2014) haben daher ein integratives theoretisches Modell zum achtsamkeitsbasierten Schmerzmanagement entwickelt, das auf den bisherigen Erkenntnissen von Grundlagen- und klinischer Forschung beruht und zukünftig eine theoriengeleitete Untersuchung der Einflusswege erlaubt.

16.3 Fazit

Entspannungsverfahren sind bei der Behandlung chronischer Schmerzzustände wirksam und somit zumindest als **Behandlungsbaustein** aus keiner schmerzpsychotherapeutischen Behandlung wegzudenken. Die differenzielle Wirksamkeit der einzelnen Verfahren ist jedoch aufgrund großer Unterschiede in Bezug auf Durchführung und Einsatz weiterer Behandlungselemente schwer zu bestimmen.

Evidenz liegt vor allem für den Einsatz von **Biofeedback** und **progressiver Muskelentspannung** in der Behandlung von Kopfschmerzen vom Spannungstyp und Migräne vor.

Achtsamkeitsbasierte Verfahren zeigen metaanalytisch mittlere Effektstärken und scheinen besonders besonders bei Subgruppen mit psychischer Komorbidität wie Depression sowie bei Patienten mit hoher Vermeidungstendenz hilfreich zu sein.

Imaginative Behandlungselemente lassen sich mit allen anderen vorgestellten Verfahren kombinieren und werden selten isoliert eingesetzt. Ihre Wirksamkeit ist daher besonders schwierig zu bestimmen. Einzeluntersuchungen zeigen vor allem einen Effekt gegenüber der üblichen medizinischen Behandlung. Bei chronischer Polyarthritis haben sich visuelle Imaginationen als besonders günstig erwiesen. Bei Patienten, die unter sich aufdrängenden Schmerzbildern leiden, scheinen imaginationsbasierte Interventionen aus dem Bereich des »Imagery Rescripting and Reprocessing« sowohl die Stimmung als auch das Schmerzerleben positiv zu beeinflussen.

Das **autogene Training** spielt in der Therapie chronischer Schmerzen eine eher untergeordnete Rolle und sollte im Wesentlichen dann gewählt werden, wenn z. B. aufgrund regionaler Gegebenheiten keine anderen Entspannungsverfahren zu Verfügung stehen oder der Patient bereits auf positive Vorerfahrungen mit dem autogenen Training aufbauen kann.

Allen hier vorgestellten Verfahren ist bei aller Unterschiedlichkeit hinsichtlich ihres Hintergrunds, ihrer Durchführung und Wirksamkeit eines gemeinsam: Es handelt sich um übende Verfahren, deren Erfolg maßgeblich von der Bereitschaft der Patienten abhängt, eben dieses Üben und die praktische Umsetzung in ihren Alltag zu integrieren. Unbedingt hilfreich ist für Patienten die Möglichkeit, beim Üben aufgetauchte Erlebnisse und vor allem als frustran empfundene Übungsversuche im Rahmen einer Einzel- oder Gruppensituation nachzubesprechen. Daher sollten Patienten niemals ohne Möglichkeit der Rücksprache ein Verfahren lediglich über eine der CDs erlernen, die vor allem im Bereich der progressiven Muskelentspannung, des autogenen Trainings oder der imaginativen Verfahren vielfältig angeboten werden. CDs sollten lediglich im Sinne einer Hilfskonstruktion vor allem anfangs oder in schwierigen Zeiten unterstützend eingesetzt werden, um eine größtmögliche Unabhängigkeit und damit Erfahrung der Selbstwirksamkeit zu ermöglichen.

Vaitl D (2014b) Neurobiologische Grundlagen der Entspan-
    nungsverfahren. In: Vaitl D, Petermann F (Hrsg) Entspan-
    nungsverfahren – Das Praxishandbuch. Beltz Psycholo-
    gische Verlags-Union, Weinheim, S 35–51
Van Kuiken D (2004) A meta-analysis of the effect of Guided
    Imagery Practice on outcomes. J Holist Nurs 22: 164–179
Veehof MM, Oskam MJ, Schreurs KM, Bohlmeijer ET (2011)
    Acceptance-based interventions for the treatment of
    chronic pain. A systematic review and meta-analysis.
    Pain 152: 533–542
Wootton J (2008) Meditation and chronic pain. In: Audette JF,
    Bailey A (eds) Contemporary Pain Medicine: The Science
    and Practice of Contemporary and Alternative Medicine
    in Pain Management. Humana Press, Totowa, NJ (USA),
    S 195–209

Hypnotherapie

B. Peter

17.1   Einführung   – 326

17.2   Indikation, Kontraindikation und Nichtindikation   – 326

17.3   Techniken hypnotischer Schmerzkontrolle   – 327

17.4   Studien zur hypnotischen Schmerzkontrolle   – 332

17.5   Fazit   – 334

Literatur   – 334

B. Kröner-Herwig et al. (Hrsg.), *Schmerzpsychotherapie*,
DOI 10.1007/978-3-662-50512-0_17, © Springer-Verlag Berlin Heidelberg 2017

Zu den dissoziativen Techniken gehören auch Symptomsubstitution und Symptomverschiebung, d. h., dass störende Empfindungen, z. B. starkes Jucken, den Schmerz ersetzen oder ihn räumlich hinsichtlich Größe oder Position verschieben (vgl. Erickson 1998).

> ❯ Alle dissoziativen Techniken haben das Ziel, eine gegebene kinästhetische »Schmerzgestalt« aufzulösen, in ihren Grenzen und Proportionen, in ihrer Lokalisation sowie Sinnesmodalität und -qualität zu verändern. Dies ist nur möglich, wenn folgende Voraussetzungen gegeben sind:
> - Genügend Suggestibilität
> - Keine psychodynamische oder systemische Funktion der Schmerzen
> - Kein primärer oder sekundärer Krankheitsgewinn

Ein klassisches Hypnoseritual ist von Vorteil. Dissoziative Techniken sind indiziert für ein symptomorientiertes Vorgehen.

17.3.2 Assoziative Techniken

Wenn mit dissoziativen Techniken die »Schmerzgestalt« aufgelöst werden soll, so zielen die assoziativen Techniken auf die **Konstruktion und Modifikation einer Schmerzgestalt**. Das ist sinnvoll
- bei manchen psychosomatischen Schmerzen als Voraussetzung für eine sinnvolle Bedeutungsgebung (▶ Abschn. 17.3.3),
- als Voraussetzung für die Veränderung von Schmerzen hinsichtlich Sinnesmodalitäten und -qualitäten,
- wenn dissoziative Techniken aus anderen Gründen, z. B. mangelnder Hypnotisierbarkeit, nicht möglich sind.

> ❯ Assoziative Techniken erfordern weit mehr als die dissoziativen die aktive Mitarbeit und eine hohe Motivation aufseiten der Patienten; die Hypnotisierbarkeit muss indessen nicht so hoch sein.
> Assoziative Techniken haben allerdings manchmal kurzfristig eine schmerzverstär-

kende Wirkung und eignen sich deshalb nicht für manche starken, insbesondere neuralgischen Schmerzenzustände; hier sollte man gleich dissoziativ oder symbolisch vorgehen.

Weil der kinästhetische Sinneskanal, auf dem Schmerzen wahrgenommen werden, zu den Nahsinnen gehört, sind Schmerzen nicht so leicht zu ignorieren – man kann nicht einfach wegschauen oder sich die Ohren zuhalten, wie bei den Objekten unserer Fernsinne. Das erklärt, warum Schmerzen willkürlich nicht so leicht kontrollierbar oder modifizierbar sind.

Die Strategie der Konstruktion und Modifikation einer Schmerzgestalt hat zum Ziel, die Schmerzwahrnehmung zunächst vom kinästhetischen Sinneskanal wegzulenken und auf andere Sinneskanäle hin auszurichten, auf denen am ehesten eine Externalisierung des Symptoms erzielt werden kann und mit deren Hilfe dann leichter geeignete Modifikationen erreichbar sind. Das sind in erster Linie die visuellen, akustischen und taktilen Modalitäten.

Es ist sinnvoll, zunächst mit einer genauen **Lokalisation** zu beginnen: »Wo genau im Körper spüren Sie den Schmerz?« Dann kann man dessen Grenzen bestimmen und dadurch indirekt vermitteln, dass es auch schmerzfreie Gebiete gibt. Danach erfolgt durch entsprechende Fragen die **Transposition in eine andere Sinnesmodalität**, z. B.: »Wenn man den Schmerz sehen könnte, wie sähe er wohl aus? Hat er eine bestimmte Farbe? ... Vielleicht können Sie auch hinhorchen. Wie würde sich Ihr Schmerz anhören? ... Wenn Sie versuchen, mit den Fingern den Schmerz zu berühren, was können Sie spüren? Wie ist die Oberfläche, rau oder glatt, fest oder weich, kühl oder warm?«

Und schließlich folgt der Versuch der **Veränderung der Sinnesqualitäten**, um eine Modifikation der Schmerzempfindung zu erreichen. Hier unterscheidet sich das hypnotherapeutische vom verhaltenstherapeutischen Vorgehen, bei welchem die bisher beschriebene Strategie unter der Bezeichnung »Schmerzfokussierung« ebenfalls bekannt ist. Während in der Verhaltenstherapie der Patient nun aufgefordert wird, die einzelnen Sinnesqualitäten aktiv und willkürlich zu verändern, fordert man in der Hypnotherapie den Patienten auf, nun noch etwas tiefer in Trance zu gehen und das »Unbewusste« zu bitten, die passenden Modifikationen auszuwählen und vorzunehmen:

»Nun bitte ich Sie, gehen Sie wieder etwas tiefer in Trance, zeigen Sie Ihrem Unbewussten die genaue Lage und die Form Ihres Schmerzes, berichten Sie ihm, wie er aussieht oder sich anhört, was man fühlt, wenn man ihn mit den Fingern berührt« … (nun folgt in etwa denselben Worten, die der Patient zuvor benutzt hat, eine detaillierte Beschreibung der Schmerzgestalt durch den Therapeuten). »Und dann bitten Sie Ihr Unbewusstes, diese Schmerzgestalt genau zu untersuchen und herauszufinden, an welcher Stelle Veränderungen ganz leicht möglich sind. Die überlassen Sie nun ganz Ihrem Unbewussten; Sie müssen sich nicht einmischen, nichts dazu tun, sondern nur ganz aufmerksam sein, ganz achtsam beobachten, hören und fühlen, wie … Ihr Unbewusstes beginnt, den Schmerz zu verändern, ganz von selbst, ganz von allein. … In dem Maße nun, wie Ihr Unbewusstes beginnt, tatsächlich den Schmerz Stück für Stück zu verändern, beginnt die linke (oder rechte) Hand nach oben zu gehen (Armlevitation), ganz von selbst, ganz von allein. Es ist ganz leicht, und Sie müssen nichts dazu tun, sondern … Sie überlassen alles Ihrem Unbewussten … und beobachten genau, sodass Sie sehen können: Die Farbe beginnt sich zu verändern, der Ton verändert sich, das Gefühl beginnt sich zu verändern … genau in dem Maße, wie Ihre Hand geht in diesen Zustand leichter Steifigkeit und beginnt sich zu heben, geht immer höher und höher … in dem Maße, wie Ihr Unbewusstes verändert den Schmerz mehr und mehr.« (Die kleinen grammatikalischen Ungenauigkeiten, die in der Schriftsprache hervortreten, sind den Techniken indirekter Suggestionen – hier »eingestreuten« Suggestionen – geschuldet und fallen im gesprochenen Text nicht auf.)

Hier erfolgen nun detaillierte Vorschläge, dass sich beispielsweise ein dunkles Rot aufhellen oder sich die Farbe gar ändern kann, dass sich Töne verändern können etc. All diese Vorschläge erfolgen mit der stets wiederholten Aufforderung, alles dem Unbewussten zu überlassen; dieses übernehme nun alle Arbeit der Veränderung und zeige es über die Armlevitation an. Über die »Fernsinne« soll das Symptom also externalisiert (Dissoziation) und dann mithilfe unwillkürlicher und unbewusster

Prozesse (»Unbewusstes«) aktiv manipuliert werden. Das erweitert die Selbstkontrolle und stärkt das Selbstwirksamkeitserleben.

> **Assoziative Techniken haben als Ziel die Konstruktion und Modifikation einer Schmerzgestalt, sind also für unklare, wandernde oder nicht zu fassende Schmerzzustände indiziert, beispielsweise für »psychosomatische« Schmerzen. Sie erfordern keine formale Hypnose und keine hohe Hypnotisierbarkeit, wohl aber eine hohe Motivation zur aktiven Mitarbeit aufseiten des Patienten. Die verschiedenen Techniken der indirekten Hypnose sind hier von Vorteil. Assoziative Techniken eignen sich sowohl zur symptom- als auch zur problemorientierten Behandlung von Schmerzen.**
> **Die explizite Induktion einer hypnotischen Trance ist aber dennoch sinnvoll, weil bei Hochsuggestiblen offenbar andere Effekte im Gehirn erzeugt werden als durch Entspannung und Imagination allein (vgl. z. B. Peter 2009). Für Patienten mit geringerer Suggestibilität wirkt die Tranceinduktion dann vermutlich ähnlich wie eine Entspannungsinduktion.**

17.3.3 Symbolische Techniken

Aufbauend auf der durch assoziative Techniken konstruierten **externalisierten Schmerzgestalt** kann man versuchen, eine **sinnstiftende Bedeutung für den Schmerz** zu finden. Manchmal reicht es, die Gestalt sprechen zu lassen und aufmerksam auf deren Stimme zu hören. Auf der visuellen Ebene entspricht dies der Frage: »Wenn die Schmerzgestalt ein Gesicht hätte, was könnte man in ihrer Mimik lesen?« oder umfassender: »Wenn der Schmerz eine Person wäre, die so etwas mit Ihnen macht wie Ihre Schmerzen: Kommt Ihnen das irgendwie bekannt vor, ergibt das irgend einen Sinn?« Letztere Frage führt dann leicht zu dem, was in ▶ Abschn. 17.3.4 unter dem Begriff »psychodynamisches Vorgehen« beschrieben wird.

Wenn es nicht gelingt, den Schmerz in Form einer Gestalt zu externalisieren und für diese eine angemessene Bedeutung zu finden – beispielsweise bei somatoformen Schmerzen –, so kann man versuchen, den Patienten aus einer **Beobachterperspektive** heraus diesen »Symptomträger« und danach dessen Gegenteil, einen »Antisymptomträger«, genau untersuchen zu lassen. In der Interaktion von beiden, »Symptomträger« und »Antisymptomträger«, lässt sich dann manchmal ein sinnvoller Bedeutungsrahmen erarbeiten (ausführlich vgl. Peter 2010, 2015b).

Hier wird also das beobachtende Ich »externalisiert« und dient als eine Art Hilfstherapeut, mit dem kommuniziert werden kann, mit dem man therapeutische Überlegungen hinsichtlich Genese, Bedeutung und Behandlung anstellen kann.

Zu den symbolischen Techniken gehören auch jene **Imaginationsbilder**, wie wir sie z. B. aus dem katathymen Bilderleben kennen. Beispielhaft soll hier die »alte, weise Gestalt« in Stichpunkten angeführt werden: Auf der »grünen Wiese« wird dem Schmerz eine Gestalt gegeben, sodass man ihn in die Hand nehmen oder in einem Gefäß mit sich führen kann. Damit geht man zum »Waldrand«, in den Wald hinein, kommt an ein Gewässer, man erfrischt und wäscht sich, geht tiefer in den Wald (in manchen Varianten einen Berg hinauf) und kommt an eine »Höhle«, betritt sie und stößt auf eine alte, weise Gestalt, einen Mann oder eine Frau, die man begrüßt und der man seine Schmerzgestalt zu Füßen legt mit der Frage/Bitte, damit etwas zu tun, Rat zu geben etc. – um danach den gleichen Weg wieder zurückzugehen. Diese alte, weise Gestalt entspricht dem »therapeutischen Tertium«, der Konstruktion einer Heilergestalt, die es dem Patienten erlaubt, zunächst auf symbolischer Ebene Möglichkeiten der Kontrolle zu finden, auszuprobieren und einzuüben, die er in der Rolle als Patient noch nicht tolerieren kann. Dieses und ähnliche Imaginationsbilder eignen sich auch gut für die Gruppenarbeit.

> **Symbolische Techniken** haben eine Neuinterpretation zum Ziel, sie sollen der Schmerzgestalt eine Bedeutung verleihen. Auch sie erfordern keine formale Hypnose und hohe Hypnotisierbarkeit – obwohl beides von Vorteil ist –, wohl aber Imaginationsfähigkeit. Symbolische Techniken sind für problemorientiertes Arbeiten bei psychosomatischen oder somatoformen Schmerzen gut geeignet, erfordern aber gerade bei Letzteren schon eine gewisse Bereitschaft und Einsichtsfähigkeit, um nicht als bloße »Psychospielereien« abgetan zu werden.

17.3.4 Psychodynamisches Vorgehen

Eine Unterform der problemorientierten Techniken soll hier mit dem traditionellen Begriff »psychodynamisch« bezeichnet werden. Gemeint sind Fälle, in denen ungelöste psychische Konflikte oder fortwirkende Traumata als verursachend angenommen werden. In **hypnotischer Altersregression** (Peter 2015a) kann der Patient die Ursprungssituation(en) rekonstruieren, eventuell abgespaltene Aspekte des Erlebens reassoziieren und so die Erinnerung komplettieren.

Manchmal reicht die rekonstruierte Erinnerung oder auch nur die »Abreaktion der Affekte« schon aus, häufig muss darüber hinaus jedoch eine aktive Umstrukturierung des Erlebens vorgenommen werden. Hierzu können adäquate Ressourcen oder Copingstrategien aus dem jetzigen oder vergangenen Lebensabschnitt des Patienten exploriert und in Trance der damaligen kritischen Situation hinzugefügt werden.

> **Psychodynamisches Vorgehen ist angezeigt, wenn**
> – symptom- oder problemorientierte Techniken versagen,
> – der Patient selbst von lebensgeschichtlichen Zusammenhängen mit dem Schmerzsyndrom berichtet oder diese in der Exploration deutlich werden,
> – solche Zusammenhänge durch hypnotische Altersregression oder ideomotorisches Signalisieren erschlossen werden.

> **! Cave**
> Innerhalb des hypnotischen Kontextes ist nicht entscheidbar, ob eine in Altersregression gefundene oder wiedererinnerte Situation tatsächlich die historische Wahrheit widerspiegelt oder ob sie nur suggestiv konstruiert wurde, ob es sich also um ein Bottom-up- oder um ein Top-down-Phänomen handelt.

Als Beispiel will ich den Fall einer Patientin anführen, die seit ca. 20 Jahren an Migräneattacken litt, welche in den letzten Jahren immer schwerer und häufiger, bis zu 2-mal pro Woche aufgetreten waren. Mit meiner Standardprozedur für Migränepatienten hatte diese Patientin zunächst guten Erfolg: Diese Prozedur besteht aus folgenden Maßnahmen:

- Einübung und tägliche Durchführung von Selbsthypnose
- Unmittelbare Anwendung der Selbsthypnose zu Beginn eines jeden Prodromalstadiums

Das Vorhandensein und Erkennen der Prodrome ist Voraussetzung. Ich erkläre den Patienten, dass sie mit jedem Prodromalstadium ein kurzes Zeitfenster zur Verfügung haben, um die dann folgende Attacke zu »kappen«, indem sie mithilfe einer tiefen Selbsthypnose »darunter durchtauchen« können. Ich verwende viel Zeit darauf, zu versichern, dass sie alles stehen und liegen lassen, sich zurückziehen und in Selbsthypnose gehen müssen, wenn die ersten Zeichen des Prodromalzustands auftreten, dies sei absolute Notwendigkeit, ansonsten funktioniert das Verfahren nicht. Wenn die Attacke erst eingesetzt hat, helfen die beste Hypnose und der beste Hypnotherapeut nichts mehr, dann könne man nur mehr Tabletten schlucken.

Mit dieser Standardprozedur hatte die Patientin nach ca. 3 Monaten die Frequenz ihrer Attacken auf ungefähr 2 pro Monat reduziert; stolz berichtete sie, dass sie sogar die Intensität der Anfälle reduzieren konnte, wenn sie doch auftraten. Nach einem weiteren Vierteljahr, in dem die Patientin nur jeweils alle 3 Wochen zu mir kam, erlebte sie einen schweren Rückfall, plötzlich war alles beim Alten und die Frequenz und Intensität der Anfälle wie zu Beginn der Therapie, also ca. 2-mal pro Woche. Ich erklärte ihr, dies könne ein Zeichen sein, dass es in ihrem seelischen Leben vielleicht etwas gibt, was nicht aufgearbeitet ist und deshalb diese Symptome produziert. Mit ihrer Erlaubnis könnten wir gemeinsam versuchen herauszufinden, ob das der Fall sei. Sie willigte ein, ich führte ein kurzes Hypnoseritual (Fixationstechnik) durch und bat ihr Unbewusstes, mithilfe ideomotorischer Signale mitzuteilen, ob irgendetwas in ihrer Vergangenheit mit Schmerzen im Zusammenhang stehe. Es hob sich via Levitation langsam die »Ja-Hand«, und die Patientin erinnerte sich daran, dass sie zu Beginn ihrer Pubertät im Klassenzimmer sitzt, die Tür aufgeht und eine andere Lehrerin ihr die Mitteilung macht, dass ihre jüngere Schwester bei einem Klassenausflug in den Alpen abgestürzt und tot sei. Auf mein Nachfragen erzählte sie mir nun ihre inneren Bilder, wie sie sich (damals) vorstellt, dass ihre kleine Schwester ausrutscht und ins Leere fällt, ein ums andere Mal mit dem Kopf aufschlägt, bis der Schädel zerplatzt. In den folgenden Tagen und den Wochen danach waren diese Bilder zu einem zwanghaften idiopathischen Film geworden, der sie von der äußeren Wirklichkeit lange Zeit völlig dissoziiert hatte. Hinzu kamen Schuldvorwürfe der Art, dass das Ganze nicht passiert wäre, wenn sie dabei gewesen wäre und auf ihre Schwester hätte aufpassen können etc. In nur wenigen Sitzungen haben wir diese Szene aufgearbeitet und in erheblichen Teilen neu konstruiert, also nachträglich mit neuen Informationen versehen (vgl. hierzu Peter 2006b). Damit verschwanden die Migräneattacken bis auf ganz wenige »Anflüge«, die sie gut kontrollieren konnte. Die Situation war bei einer Dreivierteljahrkatamnese immer noch stabil.

17.3.5 Symptom- und problemorientiertes Vorgehen

> Entsprechend dem Missverständnis über Hypnose wird häufig unter hypnotischer Schmerzkontrolle ein bloßes »Wegsuggerieren« des Schmerzes verstanden. Allein die eben skizzierten »Techniken« machen deutlich, dass Hypnotherapie, insbesondere bei chronischen Schmerzen unklarer Genese, ein umfangreiches psychologisches Behandlungskonzept voraussetzt, welches in der einfachen klassischen Suggestivhypnose nicht elaboriert ist.

Am einfachsten und klarsten ist die **symptomorientierte hypnotische Behandlung** bei akuten Schmerzen, z. B. bei Zahnbehandlungen oder Knochenmarkpunktionen, darzustellen, wenn die Intervention rein symptombezogen sein kann und sich allein darauf konzentriert, die Schmerzen selbst und vor allem auch die Angst davor zu reduzieren. Solche Interventionen sind meist auf die Dauer des Eingriffs selbst begrenzt. Erfahrungsgemäß kann bei solchen Schmerzen eine effektive Angstreduktion allein schon einen bedeutenden schmerzreduzierenden Effekt erbringen. Eine zusätzliche Reduzierung des sensorischen Schmerzanteils kann über bloße Ablenkung der Aufmerksamkeit bis hin zu starken dissoziativen

Erfahrungen erfolgen, wie in ▶ Abschn. 17.3.1 beschrieben.

Der Therapeut ist gewöhnlich anwesend und begleitet und unterstützt den Patienten aktiv. Ein vorheriges Training in hypnotischer Dissoziation ist zweckmäßig. Hierbei soll die für den Patienten einfachste Form der Entspannung oder hypnotischen Dissoziation ausgewählt und eingeübt werden. Ferner sollte auch ein spezifisches ideomotorisches Signalsystem (z. B. Fingerbewegungen oder Armlevitation) etabliert werden, über welches die jeweilige Tiefe der vorhandenen Analgesie nonverbal mitgeteilt werden kann, damit der Arzt in der medizinischen Behandlung innehalten und dem Patienten gestatten kann, in Ruhe z. B. eine leichter gewordene Analgesie wieder zu vertiefen.

Bei allen chronischen Schmerzen klarer oder unklarer organischer Genese ist ein **problemorientiertes Vorgehen** angezeigt. Hierbei ist – wie bereits dargestellt und oft entgegen den Erwartungen – die aktive Mitarbeit des Patienten (und sei es nur durch regelmäßige Selbsthypnose) erforderlich und eine intensive Schmerzexploration hinsichtlich Genese, aufrechterhaltenden Bedingungen, des systemischen Kontextes etc. notwendig.

Bei manchen Patienten mit chronischen Schmerzen erkennt man schon aus der Anamnese und der Geschichte der Behandlungsversuche, dass statt eines symptom- ein problemorientiertes Vorgehen angezeigt ist. Damit kann man aber nicht in jedem Fall gleich beginnen, denn es kann sein, dass dem Patienten – wie bei somatoformen Schmerzstörungen häufig – noch die Einsicht fehlt oder das Ausmaß der Schmerzen ohnehin jede kognitive Arbeit unmöglich macht. Und schließlich könnte das konstante Ignorieren der Schmerzen durch den Hypno- oder Psychotherapeuten den Rapport bzw. die therapeutische Beziehung gefährden, was dann zum Behandlungsabbruch führte. Aufgrund solcher und ähnlicher behandlungstechnischer Gesichtspunkte sollte man auch hier zunächst symptomorientiert beginnen, um eine gewisse Kontrolle der Schmerzen mit direkten oder indirekten hypnotischen Methoden zu erreichen, und erst dann zu problemorientierter Arbeit überleiten. Für weitere Hinweise zur Hypnotherapie bei chronischen Schmerzpatienten vgl. auch Jensen (2012) und Scholz (2013).

Hypnose bei Schmerzpatienten ganz allgemein stößt spätestens dann an Grenzen, wenn »begehrensneurotische« Zustände vorliegen (Peter 1999) oder wenn der Verhaltensaspekt in Form von Vermeidung oder behavioraler Passivität eine zu große Rolle spielt.

17.4 Studien zur hypnotischen Schmerzkontrolle

17.4.1 Laborstudien

Die systematische Erforschung der hypnotischen Schmerzkontrolle wurde seit den 1960er-Jahren betrieben, angeregt vor allem durch den Lerntheoretiker Ernest R. Hilgard in Stanford (vgl. z. B. Hilgard u. Hilgard 1975). Das Ergebnis der bis heute durchgeführten Laborstudien lässt sich wie folgt zusammenfassen:

Ergebnisse aus Laborstudien
- Hypnose ist nicht gleich Entspannung: Es bedarf spezifischer analgetischer Suggestionen.
- Hypnose ist nicht gleich Placebo: Hypnotische Analgesie kann (im Gegensatz zu placeboinduzierter Analgesie) durch den Opiatantagonisten Naloxon nicht aufgehoben werden.
- Hypnotische Trance ist hilfreich, zumindest für Hochsuggestible.
- Hypnose beeinflusst die affektive und sensorische Schmerzkomponente.
- Hypnotisierbarkeit beeinflusst den Erfolg hypnotischer Schmerzkontrolle, zumindest in Bezug auf die sensorische Schmerzkomponente.
- Weniger hypnotisierbare Personen benutzen als kognitive Strategie eher Aufmerksamkeitsablenkung, Hochhypnotisierbare eher Dissoziation.

17.4.2 Klinische Studien

Im Folgenden sollen nur einige ausgewählte neuere Untersuchungen angeführt werden (vgl. auch die Übersichtsarbeiten von Elkins et al. 2007, Jensen u. Patterson 2006).

Hammond (2007) kam nach einer Literatursichtung zum Thema Hypnose bei **Migräne und Kopfschmerz** zu dem Ergebnis, dass Hypnose im Vergleich zu Biofeedbacktechniken und konventionellen medizinischen Behandlungen gleichwertig oder sogar überlegen ist; hierbei würden auch einfache Imaginations-, Entspannungstechniken oder autogenes Training ausreichen, wenn sie nur regelmäßig zu Hause durchgeführt würden. Das Gleiche wurde schon mehrfach in früheren Reviews festgestellt. Für solche klassischen Techniken errechneten Bongartz et al. (2002) eine Effektstärke von bis zu $d = 0.89$; für Untersuchungen mit moderner Hypnotherapie hingegen kamen sie auf eine Effektstärke von $d = 2.70$.

In der **Zahnarztpraxis** ist Hypnose eine in vielerlei Hinsicht hilfreiche Technik (Mehrstedt 1999, Schmierer 2015); für gut kontrollierte Studien führen Bongartz et al. (2002) eine Effektstärke von $d = 0.55$ an.

In verschiedenen Untersuchungen an **Reizdarmpatienten** konnte die Wirksamkeit von Hypnose zur Reduktion der schmerzhaften Symptome in nur wenigen Sitzungen gut dokumentiert (Häuser 2015, Hefner u. Csef 2008) und durch Metaanalysen bestätigt werden (Schäfert et al. 2014).

Haahnen et al. (1991) fanden bei **Fibromyalgiepatienten**, dass hypnotische Suggestionen zur Entspannung, für verbesserten Schlaf und zur Kontrolle von Muskelschmerzen signifikant besser wirkten als bloße Entspannung plus Massage. Von den Patienten, die Paracetamol einnahmen, reduzierten aus der Hypnosegruppe 80 % die Dosis, während dies nur 35 % aus der Entspannungsgruppe taten. Neuere Evidenzdaten zur hypnotischen und imaginativen Behandlung von Fibromyalgiepatienten stammen von Bernardy et al. (2011) und Ablin et al. (2013).

Horton-Hausknecht (2015) konnte zeigen, dass bei **rheumatoider Arthritis** Hypnose ganz deutlich, zu einem geringeren Grad aber auch Entspannung Einfluss auf die Symptome und die Krankheitsakti-

vität hat. Die Hypnosepatienten zeigten klinisch signifikante Verbesserungen hinsichtlich Gelenkschmerz und Gelenkschwellungen, hinsichtlich der meisten Gelenkfunktions- und Mobilitätsskalen sowie beim wichtigsten Blutparameter, der Erythrozytensedimentationsrate. Jene Patienten, die Selbsthypnose häufiger anwandten, hatten nach 3 und 6 Monaten noch deutlichere Effekte.

Bezüglich **Phantomschmerzen** liegen nur einige wenige Fallbeschreibungen vor (Peter 2015f), obwohl erste PET-Untersuchungen den Einsatz von Hypnose als durchaus lohnenswert erscheinen lassen (vgl. Rosén et al. 2001); ähnlich verhält es sich mit dem Einsatz von Hypnose bei **Verbrennungsschmerzen** (Ewin 2009). Wie gut Hypnose auch in der **Routinemedizin**, insbesondere bei **unangenehmen medizinischen Eingriffen** einzusetzen ist, haben Lang et al. (2000) sowie Faymonville (2010) in verschiedenen Untersuchungen gezeigt (zusammenfassend vgl. Flory 2007, Hansen et al. 2013, Tefikow et al. 2013ab). In Fortsetzung der älteren Berichte (z. B. Hilgard u. Lebaron 1990) über die hypnotische Behandlung von eingriffbezogenen **Schmerzen bei Kindern** liegen inzwischen ermutigende Reviews vor (Birnie et al. 2014, Richardson et al. 2006, Wood u. Bioy 2008), ebenso für die Geburtshilfe (Landolt u. Milling 2011).

> ❯ **Montgomery et al. (2002)** konnten bei Brustbiopsiepatientinnen mit einer nur 10-minütigen standardisierten Hypnoseinduktion unmittelbar vor dem Eingriff die Schmerzen gegenüber der Kontrollgruppe um zwei Drittel verringern, den Stress um drei Viertel und die postoperative Verweildauer um fast ein Drittel.

17.4.3 Metaanalyse zur Effektivität hypnotischer Schmerzkontrolle

Montgomery et al. (2000) haben in einer Metaanalyse zur Effektivität der hypnotischen Schmerzkontrolle bei 18 Untersuchungen mit insgesamt 933 Patienten eine durchschnittliche **Effektstärke** von $d = 0.74$ (nach Stichprobengröße gewichtet entspricht dies $d = 0.67$) gefunden, was einer mittleren Effektstärke entspricht. Immerhin zeigten 29 % der Untersuchungen eine Effektstärke von >1.00 (❏ Abb. 17.1).

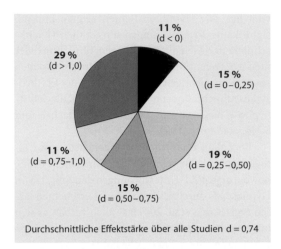

Durchschnittliche Effektstärke über alle Studien d = 0,74

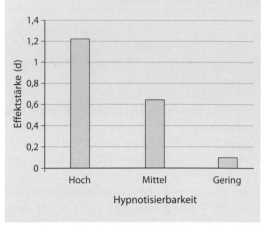

◘ **Abb. 17.1** Effektstärken hypnotischer Analgesie. *d* Effektstärke. (Mod. nach Montgomery et al. 2000)

◘ **Abb. 17.2** Abhängigkeit der Effektstärke hypnotisch induzierter Analgesie vom Ausmaß der Hypnotisierbarkeit. (Mod. nach Montgomery et al. 2000)

> **Zieht man noch die Hypnotisierbarkeit in Betracht, so zeigt sich wieder der große Unterschied zwischen Hoch- und Niedrighypnotisierbaren hinsichtlich der erreichten Schmerzkontrolle, was sich in einem Effektstärkenunterschied von >1.00 niederschlägt (◘ Abb. 17.2).**

Auch hier wird wieder deutlich, dass Hochhypnotisierbare von hypnotischer Schmerzkontrolle sehr stark profitieren, dass Patienten mit Hypnotisierbarkeit im mittleren Bereich recht gut profitieren können und dass wenig Hypnotisierbare in der Regel keinen Gewinn von **hypnotischer Schmerzkontrolle** haben. Ausnahmen bestätigen sowohl im einen als auch im anderen Fall die Regel.

> **Eine Reihe von Studien zeigt die Wirksamkeit hypnotischer Schmerzkontrolle. In der Akutschmerztherapie ist Hypnose – häufig als Ergänzung zu medizinischen Maßnahmen – als effektive Behandlungsform gut nachgewiesen. Auch in der Therapie chronischer Schmerzen liegen erste kontrollierte Studien vor, die Hypnose als effektive Behandlungsform ausweisen.**

17.5   Fazit

Hypnose stellt eine Reihe von Techniken zur Schmerzkontrolle, die im Verlauf von 200 Jahren entwickelt, in der modernen Hypnotherapie differenziert und in ihrer Effektivität inzwischen gut validiert sind. Ihre Anwendung in der Praxis wird durch zu geringe Hypnotisierbarkeit bei einem kleinen Teil von Patienten sowie durch die Scheu vieler psychologischer Kollegen begrenzt, klassische Hypnoserituale zu verwenden. Bei hinreichender Imaginationsfähigkeit der Patienten genügt es jedoch meist, eine Entspannung zu induzieren, um viele der aufgeführten Strategien und Techniken erfolgreich anwenden zu können.

Literatur

Ablin J, Fitzcharles MA, Buskila D, Shir Y, Sommer C, Häuser W (2013) Treatment of fibromyalgia syndrome: Recommendations of recent evidence-based interdisciplinary guidelines with special emphasis on complementary and alternative therapies. Evid Based Complement Alternat Med. doi: 10.1155/2013/485272

Bernardy K, Füber N, Klose P, Häuser W (2011) Efficacy of hypnosis/guided imagery in fibromyalgia syndrom – a systematic review and meta-analysis of controlled trials. BMC Musculoskelet Disord 12: 1–11

Birnie KA, Noel M, Parker JA, Chambers CT, Uman LS, Kisely SR, McGrath PJ (2014) Systematic review and meta-analysis of distraction and hypnosis for needle-related pain and distress in children and adolescents. J Pediatr Psychol 39: 783–808

Bongartz W, Flammer E, Schwonke R (2002) Die Effektivität der Hypnose: Eine meta-analytische Studie. Psychotherapeut 47: 67–76

Del Casale A, Ferracuti S, Rapinesi C et al (2015) Pain perception and hypnosis: findings from recent functional neuroimaging studies. Int J Clin Exp Hypn 63: 144–170

Elkins G, Jensen MP, Patterson DR (2007) Hypnotherapy for the management of chronic pain. Int J Clin Exp Hypn 55: 275–287

Erickson MH (1998) Eine Einführung in Theorie und Praxis der Hypnose zur Schmerzkontrolle. In: Rossi EL (Hrsg) Gesammelte Schriften von Milton H. Erickson, 5. Aufl. Carl Auer, Heidelberg, S 310–320

Ewin DM (2015) Verbrennungen. In: Revenstorf D, Peter B (Hrsg) Hypnose in Psychotherapie, Psychosomatik und Medizin. Ein Manual für die Praxis, 3. Aufl. Springer, Berlin Heidelberg, S 645–653

Faymonville ME (2010) Hypnose in der Anästhesie. Hypnose-ZHH 5: 111–120

Flory N, Martinez Salazar GM, Lang EV (2007) Hypnosis for acute distress management during medical procedures. Int J Clin Exp Hypn 55: 303–317

Haahnen HC, Hoendors HAT, Hop WC, Hekster B (1991) Controlled trial of hypnotherapy in the treatment of refractory fibromyalgia. J Rheumatol 18: 72–75

Hammond DC (2007) Review of the efficacy of clinical hypnosis with headaches and migraines. Int J Clin Exp Hypn 55: 207–219

Hansen E, Seemann M, Zech N, Doenitz C, Luerding R, Brawanski A (2013) Awake craniotomies without any sedation: the awake-awake-awake technique. Acta Neurochir (Wien) 155: 1417–1424

Häuser W (2015) Reizdarmsyndrom. In: Revenstorf D, Peter B (Hrsg) Hypnose in Psychotherapie, Psychosomatik und Medizin. Ein Manual für die Praxis, 3. Aufl. Springer, Berlin Heidelberg, S 551–560

Hefner J, Csef H (2008) Hypnose als Therapieoption für das Reizdarmsyndrom. Hypnose-ZHH 3: 5–16

Hilgard ER, Hilgard JR (1975) Hypnosis in the relief of pain. Kaufmann, Los Altos

Hilgard JR, Lebaron S (1990) Linderung von Angst und Schmerz bei krebskranken Kindern und Jugendlichen. Hypnose und Kognition 7: 7–29

Horton-Hausknecht J (2015) Rheumatoide Arthritis und andere Autoimmunerkrankungen. In: Revenstorf D, Peter B (Hrsg) Hypnose in Psychotherapie, Psychosomatik und Medizin. Ein Manual für die Praxis, 3. Aufl. Springer, Berlin Heidelberg, S 561–568

Jensen MP (2012) Hypnose bei chronischem Schmerz. Ein Behandlungsmanual. Carl Auer, Heidelberg

Jensen MP, Patterson DR (2006) Hypnotic treatment of chronic pain. Int J Clin Exp Hypn 44: 95–124

Kirsch I, Cardeña E, Derbyshire SW et al (2011) Definitionen von Hypnose und Hypnotisierbarkeit und deren Bezug zur Suggestion und Suggestibilität. Ein Konsensus Statement. Hypnose-ZHH 6: 11–21

Landolt AS, Milling LS (2011) The efficacy of hypnosis as an intervention for labor and delivery pain: A comprehensive methodological review. Clin Psychol Rev 31: 1022–1031

Lang EV, Benotsch EG, Fick LJ, Lutgendorf S, Berbaum ML, Berbaum KS, Logan H, Spiegel D (2000) Adjunctive nonpharmacological analgesia for invasive medical procedures: A randomised trial. Lancet 355: 1486–1500

Mehrstedt M (Hrsg) (1999) Zahnärztliche Hypnose. Hypnose und Kognition 16 (1/2)

Montgomery GH, DuHamel KN, Redd WH (2000) A meta-analysis of hypnotically induced analgesia: How effective is hypnosis? Int J Clin Exp Hypn 48: 138–153

Montgomery GH, Weltz CR, Seltz M, Bovbjer DH (2002) Brief presurgery hypnosis reduces distress and pain in excisional biopsy patients. Int J Clin Exp Hypn 50: 17–32

Peter B (1998) Möglichkeiten und Grenzen der Hypnose in der Schmerzbehandlung. Schmerz 12: 179–186

Peter B (1999) Dammschmerzen. Das Scheitern einer psychologischen Behandlung. In: Kröner-Herwig B, Franz C, Geissner E (Hrsg) Psychologische Behandlung chronischer Schmerzsyndrome. Thieme, Stuttgart, S163–176

Peter B (2006a) Einführung in die Hypnotherapie. Carl Auer, Heidelberg

Peter B (2006b) Hypnotherapie bei der Behandlung posttraumatischer Belastungsstörung. In: Maercker A, Rosner R (Hrsg) Psychotherapie der posttraumatischen Belastungsstörung. Thieme, Stuttgart

Peter B (2009) Wie Hypnose im Gehirn Wirklichkeit schafft: Zur Rolle der hypnotischen Trance in der Psychotherapie. Hypnose-ZHH 3: 127–148

Peter B (2010) Konstruktion von »Schmerzgestalt« und »Symptomträger«. Zwei hypnotherapeutische Strategien bei chronischen Schmerzpatienten. Hypnose-ZHH 5: 163–178

Peter B (2015a) Altersregression. In: Revenstorf D, Peter B (Hrsg) Hypnose in Psychotherapie, Psychosomatik und Medizin. Ein Manual für die Praxis, 3. Aufl. Springer, Berlin Heidelberg, S 285–296

Peter B (2015b) Chronischer Schmerz. In: Revenstorf D, Peter B (Hrsg) Hypnose in Psychotherapie, Psychosomatik und Medizin. Ein Manual für die Praxis, 3. Aufl. Springer, Berlin Heidelberg, S 593–606

Peter B (2015c) Hypnotische Phänomene und psychopathologische Symptome. In: Revenstorf D, Peter B (Hrsg) Hypnose in Psychotherapie, Psychosomatik und Medizin. Ein Manual für die Praxis, 3. Aufl. Springer, Berlin Heidelberg, S 47–56

Peter B (2015d) Hypnosis. In: Wright JD (ed) International Encyclopedia of the Social & Behavioral Sciences, 2nd ed. Elsevier, Oxford, pp 458–464

Peter B (2015e) Ideomotorische Hypnoserituale. In: Revenstorf D, Peter B (Hrsg) Hypnose in Psychotherapie,

Psychosomatik und Medizin. Ein Manual für die Praxis,
3. Aufl. Springer, Berlin Heidelberg, S 175–186

Peter B (2015f) Phantomgliedschmerzen. In: Revenstorf D,
Peter B (Hrsg) Hypnose in Psychotherapie, Psychosomatik
und Medizin. Ein Manual für die Praxis, 3. Aufl. Springer,
Berlin Heidelberg, S 607–617

Peter B, Revenstorf D (2015) Kontraindikationen, Bühnen-
hypnose und Willenlosigkeit. In: Revenstorf D, Peter B
(Hrsg) Hypnose in Psychotherapie, Psychosomatik und
Medizin. Ein Manual für die Praxis, 3. Aufl. Springer, Berlin
Heidelberg, S 125–152

Peter B, Schiebler P, Piesbergen C, Hagl M (2012) Elektromyo-
graphische Untersuchungen zur hypnotischen Armlevitation. Unterschiede zwischen willkürlichem Armheben
und unwillkürlicher Armlevitation. Hypnose-ZHH 7:
99–124

Rainville P, Carrier B, Hofbauer RK, Bushnell MC, Duncan GH
(1999) Dissociation of sensory and affective dimensions
of pain using hypnotic modulation. Pain 82: 159–171

Richardson J, Smith JE, Mccall G, Pilkington K (2006) Hypnosis
for procedure-related pain and distress in pediatric
cancer patients: a systematic review of effectiveness and
methodology related to hypnosis interventions. J Pain
Symptom Manage 31: 70–84

Rosén G, Willoch F, Bartenstein P, Berner N, Røsjø S (2001)
Neurophysiological processes underlying the phantom
limb pain experience and the use of hypnosis in its clinical management: An intensive examination of two
patients. Int J Clin Exp Hypn 49: 38–55

Schäfert R, Klose P, Moser G, Häuser W (2014) Efficacy, tolerability, and safety of hypnosis in adult irritable bowel
syndrome: Systematic review and meta-analysis.
Psychosom Med 76: 389–398

Schmierer A (2015) Zahnärztliche Problempatienten. In:
Revenstorf D, Peter B (Hrsg) Hypnose in Psychotherapie,
Psychosomatik und Medizin. Ein Manual für die Praxis,
3. Aufl. Springer, Berlin Heidelberg, S 723–736

Scholz OB (2013) Hypnotherapie bei chronischen Schmerzerkrankungen. Hans Huber, Bern

Tefikow S, Barth J, Maichrowitz S, Beelmann A, Strauss B,
Rosendahl J (2013a) Efficacy of hypnosis in adults undergoing surgery or medical procedures: a meta-analysis of
randomized controlled trials. Clin Psychol Rev 33:
623–636

Tefikow S, Rosendahl J, Strauß B (2013b) Psychologische
Interventionen im Rahmen chirurgischer Eingriffe: eine
narrative Übersicht über vorliegende Meta-Analysen.
Psychother Psychosom Med Psychol 63: 208–216

Weiss T, Miltner W (2010) Kortikale Mechanismen hypnotischer Analgesie. Hypnose-ZHH 5: 9–31

Wood C, Bioy A (2008) Hypnosis and Pain in Children. J Pain
Symptom Manage 35: 437–446

17

Akzeptanz- und Commitment-Therapie

A. Diezemann und J. Korb

18.1 Theoretischer Hintergrund und Grundannahmen – 338

18.2 Therapeutische Umsetzung – 338

18.3 Was unterscheidet ACT von der kognitiven Verhaltenstherapie? – 345

18.4 Wissenschaftliche Evidenz – 346

18.5 Fazit – 347

Literatur – 348

B. Kröner-Herwig et al. (Hrsg.), *Schmerzpsychotherapie*,
DOI 10.1007/978-3-662-50512-0_18, © Springer-Verlag Berlin Heidelberg 2017

Lernziele

In den letzten 15 Jahren hat sich im Rahmen der Verhaltenstherapie ein neuer störungsübergreifender Ansatz (ACT) etabliert, der zunehmend Anwendung in der Behandlung von Patienten mit chronischen Schmerzen findet. Der theoretische Hintergrund, die therapeutische Vorgehensweise und therapeutische Haltung werden dargestellt. Unterschiede zur kognitiven Verhaltenstherapie, aber auch Gemeinsamkeiten werden erläutert und ein Überblick über die wissenschaftliche Evidenz gegeben.

18.1 Theoretischer Hintergrund und Grundannahmen

Die Akzeptanz- und Commitment-Therapie (ACT; als ein Wort gesprochen) sieht sich selbst in der Tradition der kognitiven Verhaltenstherapie. Sie stellt jedoch die Kontextabhängigkeit menschlichen Verhaltens stärker in den Vordergrund und versucht, statt Inhalte von Kognitionen zu verändern, deren Funktion zu überprüfen und diesbezüglich eine andere Sichtweise zu entwickeln. Außerdem wird neben Veränderung auch Akzeptanz als eine Möglichkeit im Umgang mit schwierigen Situationen angesehen. Einige Autoren sprechen in diesem Zusammenhang auch von der 3. Welle der Verhaltenstherapie (Heidenreich et al. 2007), zu denen auch die dialektische Verhaltenstherapie (DBT; Linehan 1993) und die Mindfulness-Based Cognitive Therapy (MBCT; Segal et al. 2008) gehören.

Als philosophischer Hintergrund für ACT dient der funktionale Kontextualismus bzw. Pragmatismus, deren grundlegende Komponenten folgendermaßen zusammengefasst werden können:

- Konzentration auf das ganze Ereignis: Ein Ereignis lässt sich nicht in einzelne Teilstücke zerlegen, ohne das Gesamtereignis zu verändern.
- Rolle des Kontextes: Eine Feststellung oder ein Ereignis lässt sich nur in Zusammenhang mit seinem Kontext verstehen.
- Pragmatisches Wahrheitskriterium: Analysen sind nur wahr in Bezug auf das Erreichen eines bestimmten Zieles.

Theoretische Grundlage ist die empirisch überprüfte Relational-Frame-Theorie (RFT; Hayes 2004), deren detaillierte Darstellung diesen Rahmen sprengen würde. Verkürzt lässt sich sagen, dass die RFT menschliche Sprache und Begriffsbildung als das Ergebnis gelernten Verhaltens ansieht, das in relationalen Netzwerken gespeichert wird. Dabei kann es zu ungünstigen Verbindungen kommen, die das Verhalten in seiner Flexibilität erheblich einschränken und somit mögliche Lösungen und Veränderungen verhindern. Ein grundsätzliches Ziel von ACT ist es, diese Flexibilität wieder herzustellen.

Vor diesem theoretischen Hintergrund geht ACT von der Grundannahme aus, dass für eine Vielzahl psychischer Störungen und menschlichen Leidens folgende Ursachen angesehen werden können:

- Ein übermäßiges Ankämpfen und Vermeiden von unangenehmen (vor allem negativen emotionalen) Erfahrungen.
- Die Verstrickung in gedanklich-sprachliche Konstruktionen: Diese werden für die Realität gehalten, entfernen uns von der wirklichen Erfahrung und verstärken die Vermeidung.
- Die wesentlichen Werte und Lebensziele werden dabei immer mehr aus den Augen verloren.

18.2 Therapeutische Umsetzung

Von diesen Grundannahmen für die Entstehung von Leiden ausgehend, lassen sich die therapeutischen Ziele und Prozesse ableiten. Die ACT beschreibt diese in 6 Modulen (◘ Abb. 18.1). Statt Vermeidung unangenehmer Erfahrungen soll diesen mit **Achtsamkeit** und **Akzeptanz** begegnet werden. Mit der gleichen Haltung werden auch Gedanken und das eigene Selbstbild wahrgenommen und ein neuer Bezug hergestellt (**kognitive Defusion**, **Selbst als Kontext**). Die durch Aufgabe der Vermeidung frei werdende Energie soll wieder den persönlichen **Werten** gewidmet, und diese mit selbstverpflichtendem Engagement (**Commitment**) angestrebt und gelebt werden.

Für jedes dieser 6 Module hat die ACT eine Fülle von therapeutischen Möglichkeiten entwickelt oder auch bereits bekannte Übungen übernommen (vgl. Wengenroth 2008), die je nach **Kontext** eingesetzt werden können.

Wie bereits erwähnt, wird gedanklich-sprachliche Verstrickung als eine der Ursachen für Leiden

18

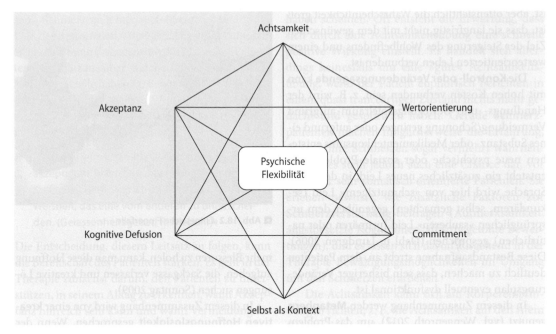

Abb. 18.1 Die 6 therapeutischen Module des ACT

angesehen. So ist das Vorgehen in der ACT bewusst nicht kognitiv. Statt Analysen und edukativen Erklärungen soll der Patient wieder vermehrt mit seinen direkten Erfahrungen in Kontakt gebracht werden. Dazu dienen der Einsatz von vorgeschlagenen Metaphern, Geschichten, Paradoxien und Erlebnisübungen, wobei der Therapeut aufgefordert ist, eigene kreative Möglichkeiten zu entwickeln. Für die Anwendung der ACT speziell bei chronischen Schmerzpatienten haben McCracken (2005) und Dahl et al. (2005) unabhängig voneinander eigene Ansätze entwickelt.

18.2.1 Therapeutische Module

Akzeptanz und Bereitschaft

> Der Begriff Akzeptanz steht für »annehmen, was angeboten wird«. Es beinhaltet das nicht urteilende Erfahren von Gefühlen, Gedanken und körperlichen Empfindungen. Steven Hayes (2004) beschreibt als ein Ziel eines gesunden Lebens nicht so sehr sich *gut* zu fühlen, sondern gut zu *fühlen*.

Viele Patienten kommen jedoch mit dem Wunsch in die Therapie, dass ihre Beschwerden wie der Schmerz und das damit verbundene Leiden verschwinden mögen. In der Regel haben die Patienten bereits sehr viel getan, um das Problem zu beseitigen oder zu vermeiden. In diesem Zusammenhang wird mit dem Patienten gemeinsam sein bisheriger Umgang mit dem Schmerz beleuchtet, wobei es folgende Fragen zu klären gilt (McCracken 2005):

— Welche Maßnahmen im Umgang mit dem Schmerz hat er unternommen? (z. B. Medikamenteneinnahme, Schonung, Wärmebäder, Infiltrationen etc.)
— Was waren die kurzfristigen, was die langfristigen Effekte? (kurzfristig: manchmal Linderung der Beschwerden, langfristig: keine Veränderung des Schmerzes)
— Was waren die langfristigen Effekte für die Lebensqualität? (z. B. Einschränkung von Hobbies, sozialer Rückzug, Aufmerksamkeitsfokussierung auf den Schmerz)

Hieran kann nun erarbeitet werden, dass die Vermeidung erst einmal normal, vernünftig (nach dem gesunden Menschenverstand) und nachvollziehbar

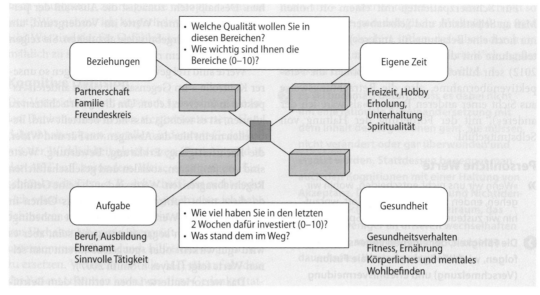

◘ Abb. 18.3 Wertekompass. (Mod. nach Dahl et al. 2005)

an dem Infostand stehe«) oder auch die Orientierung an Ratschlägen/Ansprüchen vom Umfeld sein (»Steck deine Energie besser in deine Gesundheit als in die Umwelt«), was zu einer weiteren Vermeidung führt.

In einem sog. Wertekompass können diese Aspekte überschaubar zusammengefasst werden (◘ Abb. 18.3).

Dahl et al. (2005) beschreiben typische Muster bei Patienten mit chronischen Schmerzen, die sich im klinischen Alltag auch so beobachten lassen:

- Wenn eine hohe Diskrepanz zwischen Bedeutung und Bemühen vorliegt, geht dies häufig mit Schuld, Angst, negativer Selbstbewertung oder Traurigkeit und hoher kognitiver Fusion und Vermeidung einher. Bei diesen Patienten sind die Aspekte Akzeptanz, Achtsamkeit, Defusion und Exposition wichtig.
- Hohe Bedeutung und Bemühen kann auf eine sozial erwünschte Darstellung oder auch Bagatellisierung der Einschränkung (fröhlicher Durchhalter) hinweisen.
- Eventuell stehen aber andere therapeutische Aspekte für den Patienten im Vordergrund. Patienten mit hoch chronifizierten Schmerzen mit langer Krankheitsgeschichte kann eine extrem niedrige Bedeutung einen Selbstschutz

darstellen, um sich nicht mit der Diskrepanz auseinanderzusetzen.

Manche Patienten haben zudem große Schwierigkeiten ihre Werte zu benennen, weil sie sich sehr lange (eventuell Jahrzehnte) nicht damit auseinandergesetzt haben und sehr auf den Schmerz und Krankheit fokussiert waren.

Commitment

❯❯ »Werte und engagiertes Handeln geben dem Akzeptieren von schmerzlichen innerlichen Erlebnisse ihre Würde. (Hayes 1999)«

Engagement bedeutet, sich praktische Handlungen vorzunehmen, um wertebezogene Ziele zu erreichen. In diesem Therapieabschnitt (Sonntag 2013) werden konkrete Fertigkeiten und konkrete Handlungsschritte erarbeitet, wie es in der kognitiven Verhaltenstherapie ebenfalls typisch ist (Kompetenztraining, Exposition, Reizkontrollstrategien, Problemlösetraining etc.).

❯ Der Patient wird hierbei ermuntert, Akzeptanz, Wahl und Engagement angesichts der eigenen Werte auszuprobieren. Achtsamkeit und kognitive Defusion unterstützen ihn bei der Verhaltensänderung.

Die **Selbstverpflichtung** bzw. ein **Vorsatz** sind hierbei von Bedeutung, um immer wieder die richtige Richtung wählen zu können, auch wenn ein Ergebnisziel vielleicht nicht erreicht werden kann. Dem Engagement stellen sich immer wieder Hindernisse in den Weg: Mit Selbstbeobachtungsverfahren werden die zum Teil starren Muster deutlich, die nicht dem eigenen Interesse dienen. Ziel ist es hier, mehr psychologische Flexibilität zu erreichen, diese Muster aufzulösen und zu einer höheren Variabilität im Verhalten zu ermutigen, um den eigenen Werten zu folgen.

Die Busfahrermetapher verdeutlicht recht gut, welche Hindernisse sich in den Weg stellen können: Der Patient ist der Busfahrer, der das Steuer in der Hand hat und seine Richtung und Ziele hat. Die Passagiere sind Gefühle, Gedanken, Impulse, körperliche Empfindungen und Schmerzen (Hindernisse), über die wir keine Kontrolle haben. Es steigen vielleicht dunkle Gestalten als Passagiere in den Bus ein und verlangen, dass der Fahrer eine neue Route einschlägt. Aber dann würde er andere Passagiere wie die Kinder nicht rechtzeitig zur Schule bringen (Ziel). Weicht er von der eigenen Route ab, hat er eventuell seine Ruhe vor den Gestalten (Meidung), fährt er weiter seinen Weg und seine Richtung (Wahl und Handeln) muss er die hartnäckigen Bedrängungen der dunklen Gestalten in Kauf nehmen (akzeptieren).

18.2.2 Therapeutische Haltung

In der Verhaltenstherapie ist der Therapeut häufig sehr bemüht, das Problem des Patienten zu »reparieren«, sehr schnell Wege der traditionellen Verhaltenstherapie im Sinne von Problemlösung, Hinterfragen von Glaubenssätzen und analytischem Vorgehen einzuschlagen.

> ❯ In der ACT erscheint es wichtig einen achtsamen Raum zu schaffen, in dem sich der Patient sicher fühlen kann und ihm der Fokus auf das »Hier und Jetzt« hilft, zu identifizieren, womit er kämpft (Ciarrochi u. Bailey 2010).

Die eigene Erfahrung mit Achtsamkeit spielt hierbei sowohl hinsichtlich der Glaubwürdigkeit, aber auch für ein empathisches Einfühlen eine wichtige Rolle

(Michalak et al. 2012). Dahl et al. (2005) betonen, wie wichtig es ist, die Vulnerabilität und persönliche Werte des Betroffenen zu akzeptieren und als Therapeut die Bereitschaft mitzubringen, den Schmerz, das Leiden und den Verlust des Patienten anzuschauen und auszuhalten, ohne es direkt ändern zu wollen.

Das Thema »Werte« kann den Therapeuten verleiten, eigene persönliche Werte im Sinne eines »moralischen Detektivs« einschleichen zu lassen (Hayes 2004). Der Therapeut nimmt mehr die **Ebene des Patienten** ein (weniger die des Experten), um die Selbstständigkeit und Selbstwirksamkeitserwartung bei hoher Chronifizierung zu stärken, und »sollte ein Vorbild sein im Akzeptieren dessen, wo der Patient gerade steht« (Hayes 2004).

Erklärungen und Deutungen unter dem Paradigma, dass der Therapeut recht hat und der Patient unrecht, führen in das Dilemma der Bewertung, setzen den Patienten unter Druck und erschweren die Wirkung der ACT-Prinzipien. Das **dialektische Vorgehen**, ähnlich wie bei der DBT, erfordert von dem Therapeuten, aufmerksam zwischen den Polen der Akzeptanz und Veränderung zu agieren, um eine Veränderung zu ermöglichen (Robins et al. 2012). Dies spielt vor allem bei Rückfällen in das alte Verhalten eine wichtige Rolle.

18.3 Was unterscheidet ACT von der kognitiven Verhaltenstherapie?

Die »3. Welle« der Verhaltenstherapie umfasst neben der ACT (Hayes et al. 2006) verschiedene Therapierichtungen (z. B. DBT bei Borderline-Störungen), die Achtsamkeit, Akzeptanz und die Funktion und weniger den Inhalt von problematischen Kognitionen integrieren.

> ❯ Vor allem bei chronischen, komplexen Problemen soll die Funktion des Verhaltens verändert werden, um störungsunabhängige Ziele zu verfolgen.

Dies bezeichnet man als Lernen 2. Ordnung: Das System selbst ändert sich; dazu sind außergewöhnliche Methoden, Erfahrungen (z. B. kognitive Defusion) notwendig. Die kognitive Verhaltenstherapie verfolgt eher ein Lernen 1. Ordnung: Das System

◘ **Tab. 18.1** Unterschiede und Gemeinsamkeit von ACT und KVT (mod. nach Ciarrochi u. Bailey 2010, Herbert u. Forman 2013, Heidenreich et al. 2006, Hofmann u. Asmundson 2008, Hayes 2012, Hofmann u. Münch 2013)

Kognitive Verhaltenstherapie	Akzeptanzorientiertes Vorgehen
Unterschiede	
Kontrollierte Verarbeitungsweise	Aufgabe der Kontrolle
Veränderung von Form und Häufigkeit problematischer Kognitionen	Veränderung der Haltung gegenüber Gedanken und Gefühlen: – Gedanken als mentale Ereignisse, nicht als Aspekte des eigenen Selbst: – Metakognitive Achtsamkeit (»metacognitive awareness«) – Nichtidentifikation (»disidentification«)
Relationale Intervention	Funktionale Intervention
Aktivitätsaufbau zur Verbesserung der Beweglichkeit und der Belastbarkeit	Aktivitätsaufbau, um ein werteorientiertes Leben führen zu können
Konfrontation und Angstabbau	Konfrontation und Akzeptanz, um ein werteorientiertes Leben führen zu können
Entspannung, Wohlbefinden	Prinzip der Achtsamkeit als übergeordnetes Ziel, dient nicht dazu, einen Zustand der Entspannung zu erreichen
Ablenkung vom Schmerz	Bewusste und achtsame Wahrnehmung innerer Abläufe
Kontrolle von körperlichen Vorgängen	Achtsame, akzeptierende Wahrnehmung von körperlichen Vorgängen
Gemeinsamkeiten	
Während Exposition Wahrnehmung von innerem Erleben	Umfassende Wahrnehmung von Hier und Jetzt
Hinterfragen rigider Schemata/Überzeugungen, Erarbeiten neuer flexiblerer Kognitionen	Edukation, Verhaltensexperimente, Wertearbeit
Handlung trotz Emotion (Aktivität trotz Depression)	Gedanken/Emotionen nicht verhaltensdeterminierend
Fokussierung von inneren Abläufen bei der Entspannung	Beobachtung von innerem Erleben bei der Achtsamkeit
Emotionsregulation sowohl antecedent- als auch response-fokussiert	Emotionsregulation sowohl antecedent- als auch response-fokussiert

bleibt stabil; es kommt zur Optimierung der bestehenden Praktiken und Verhaltensweisen, z. B. bezüglich der sozialen Kompetenz, Problemlösung.

In der ◘ Tab. 18.1 sind Unterschiede und Gemeinsamkeiten von kognitiver Verhaltenstherapie und akzeptanzorientiertem Vorgehen gegenübergestellt.

In der ACT werden trotz der Unterschiede auf theoretischer Ebene Techniken der kognitiven Verhaltenstherapie (vor allem im Bereich Commitment) und dem akzeptanzorientierten Vorgehen miteinander kombiniert. Bedeutsam ist die Diffe-

renzialindikation, ob eher ein symptomorientiertes (mehr traditionelle KVT) oder eher transdiagnostisches Vorgehen (primär ACT) sinnvoll erscheint. Letzteres erscheint bei komplexen, chronifizierten Problembereichen häufig hilfreich.

18.4   Wissenschaftliche Evidenz

Schmerzakzeptanz und generelle Akzeptanz werden in vielen Studien als positiver Prädiktor für eine Reduktion von Katastrophisieren, Depression,

Angst sowie körperlicher und psychosozialer Beeinträchtigung gefunden (Crombez et al. 2013, De Boer et al. 2014, McCracken u. Eccleston 2005, Vowles et al. 2008).

In einem 3-Jahres Follow-up (Vowles et al. 2011) nach einem 4-wöchigem multimodalen Vorgehen beschrieben die Autoren Effektstärken nach Cohen zwischen 0.4–0.6 für die Verminderung der psychosozialen Beeinträchtigung, Angst, Depression, Inanspruchnahme des Gesundheitswesens und körperlichen Beeinträchtigung. In einer Metaanalyse von Veehof et al. (2011) mit 22 Studien liegen die Effektstärken für die gleichen Variablen ebenfalls bei durchschnittlich d = 0.4, wobei überwiegend MBSR-Studien erfasst wurden (Mindfulness-Based Stress Reduction). Veehof et al. (2011) wenden ein, dass die ACT-Studien mehr auf behaviorale Aspekte Einfluss nehmen und höhere Effekte auf die Depressivität zeigen.

In der Metaanalyse von Powers et al. (2009) zu Angststörungen, Depression und Substanzabhängigkeit zeigte ACT ein vergleichbares Therapie-Outcome wie CBT (»cognitive behavioral therapy«) und BT (»behavioral therapy«). Ähnliche Ergebnisse zeigt die Metaanalyse randomisierter kontrollierter Studien von A-Tajak et al. (2015) bei mentalen und körperlichen gesundheitlichen Problemen.

Öst (2014) untersuchte 60' randomisierte kontrollierte Studien zu verschiedenen psychiatrischen und körperlichen Problemen und Stress am Arbeitsplatz und fand eine mittlere Effektstärke bei unterschiedlichen körperlichen und psychischen Problembereichen von d = 0.42 sowie keinen Unterschied zur CBT. Studien mit höherer methodischer Qualität weisen geringere Effektstärken auf. In diesem Review beschreibt der Autor bei der Analyse von 10 Studien zum chronischen Schmerz nach den APA-Klassifikationskriterien ACT als wahrscheinlich effizientes Therapieverfahren.

Folgende Probleme der Studienlage werden diskutiert: Nachteile der unimodalen Therapie gegenüber der multimodalen, Vermischung verschiedener Schmerzbilder und anderer somatischer Probleme, unterschiedliche Messinstrumente (Schmerzakzeptanz, generelle psychologische Akzeptanz), nicht ausreichende Qualität der Studien (Randomisierung, Verblindung, Angaben der Daten), wenige Studien zu Langzeiteffekten u. a.

Wichtig erscheint für die weitere schmerzpsychotherapeutische Forschung ein besseres Verständnis, wann bei welchen Schmerzerkrankungen welche Interventionen erfolgreich sein können, um die Veränderungsmechanismen besser zu verstehen und eine gute Differenzialindikation für ACT, CBT, multimodales oder auch unimodales Vorgehen stellen zu können (Williams et al. 2012).

18.5 Fazit

ACT ist ein vielversprechender Ansatz in der Schmerzpsychotherapie. Dahl et al. (2005) beschreiben das ACT-Vorgehen vor allem bei Patienten mit einer hohen Chronifizierung, multilokulären Schmerzen, bestehender Arbeitsunfähigkeit, vielen Begleitsymptomen wie vegetative und funktionelle Störungen, bei denen Vermeidung (Arbeit, Alltag) und der Fokus auf Schmerzlinderung anzutreffen sind. Der Patient verfolgt verbale Regeln, die ihn zu dem Schluss führen, dass Stress und Schmerz den normalen Alltag verhindern, und physiologisch besteht eine erhöhte Sensitivität gegenüber Schmerz und Stress. McCracken und Eccleston (2006) sehen die Differenzialindikation für ein akzeptanzorientiertes Vorgehen ebenfalls eher bei chronifizierten Patienten, bei denen Coping nicht vermittelbar oder mit schlechterer Funktion assoziiert ist.

Bei Patienten, die trotz vergeblicher Bemühungen immer noch sehr an dem Erlernen neuer Schmerzbewältigungsstrategien interessiert sind, verzweifelt neue »Instrumente« für sich suchen, um den Schmerz in den Griff zu bekommen, empfiehlt es sich, das Problem der Kontrolle aufzugreifen und eine kreative Hoffnungslosigkeit entstehen zu lassen. Andere Betroffene dagegen sind sehr in ihrer Hilflosigkeit und Schonung gefangen und vermeiden sehr viel. Hier kann die Auseinandersetzung mit persönlichen Werten am Anfang bedeutsam sein. Manche Patienten mit chronischen Schmerzen sehen sich in der Opferrolle als Schmerzpatient und begründen das Verhalten ausschließlich über die Schmerzvermeidung. In diesem Falle könnte die Defusion eine wichtige Rolle spielen.

Lernziele

Die verhaltenstherapeutische Behandlung chronischer Schmerzsyndrome basiert auf den allgemeinen Prinzipien der kognitiven Verhaltenstherapie (KVT; Hautzinger 2000, Margraf u. Schneider 2008). Im Folgenden wird die Anwendung der KVT bei der Behandlung chronischer Schmerzen vorgestellt. Ausgehend von ihren Grundannahmen werden die verschiedenen Phasen des therapeutischen Vorgehens in ihrer Zielsetzung sowie die angewendeten Therapiebausteine beschrieben. Weitergehend wird die Frage der Indikation kognitiver Verhaltenstherapie beleuchtet und ein kurzer Überblick über die empirischen Befunde zur Wirksamkeit der KVT bei chronischen Schmerzen gegeben. Abschließend wird auf die wichtigsten Neuerungen bzw. Weiterentwicklungen der schmerzbezogenen KVT eingegangen.

— Aufbau bzw. Festigung von kognitiven sowie behavioralen Bewältigungskompetenzen
— Aufbau körperlicher und sozialer Aktivitäten
— Transfer und Rückfallprophylaxe

Die in den jeweiligen Phasen zu bearbeitenden Themenschwerpunkte greifen ineinander über, werden also nicht als abgeschlossene Einheiten betrachtet, sondern sukzessive in den Therapieablauf eingebracht und inhaltlich miteinander verbunden. Dabei wird die Aufeinanderfolge der Einzelinterventionen entweder von dem behandelnden Psychotherapeuten aufgrund der vorangegangenen Problemanalyse festgelegt oder sie sind in Form standardisierter Behandlungsprogramme bzw. bestimmter Settingbedingungen (▶ Abschn. 15.7) vorgegeben. Die einzelnen Phasen der KVT und deren inhaltliche Schwerpunkte werden im Folgenden dargestellt.

19.1 Kognitiv-behavioraler Ansatz in der Behandlung chronischer Schmerzen

Dem kognitiv-behavioralen Behandlungsansatz liegt bei der Interventionsplanung und -gestaltung das sog. kognitive Modell der KVT zugrunde. Dies geht davon aus, dass das menschliche Erleben und Handeln vornehmlich von der subjektiven Wahrnehmung und Interpretation der Welt und nicht den objektiven Charakteristika der Ereignisse bestimmt werden. Folglich betont der kognitiv-verhaltenstherapeutische Ansatz die **steuernde Funktion der Kognitionen**, die wiederum Auswirkungen auf das Verhalten, die Emotionen und das Erleben haben – auch beim chronischen Schmerz. Verändertes Verhalten führt dann zu neuen bzw. anderen Erfahrungen und kognitiven Bewertungen des Schmerzes. Das Verhalten und die begleitenden bzw. steuernden Kognitionen (Überzeugungen, Einstellungen, Selbstinstruktionen) stellen somit die Basis für die Aufrechterhaltung und Generalisierung einer therapeutischen Veränderung dar.

Die kognitiv-behaviorale Schmerzpsychotherapie umfasst verschiedene Phasen, die folgende Schwerpunkte zum Inhalt haben:

— Klinisch-psychologische Diagnostik
— Aufbau bzw. Festigung einer multifaktoriellen Sicht des Schmerzes

19.1.1 Klinisch-psychologische Diagnostik

Es ist ein wichtiger Grundsatz der KVT, das konkrete psychotherapeutische Vorgehen auf die spezifische Belange des jeweiligen Patienten auszurichten. Diesem Grundsatz müssen auch standardisierte Therapieansätze nicht per se entgegenwirken, insbesondere wenn sie entsprechend personen- und problemorientiert umgesetzt werden.

> ❯ Dafür ist eine vorhergehende umfassende Psychodiagnostik unverzichtbar, die neben dem Anamnesegespräch auch den Einsatz ausgewählter psychometrischer Instrumente vorsieht.

Zu Beginn der diagnostischen Phase wird zunächst ein (oder auch mehrere) **Explorationsgespräch(e)** durchgeführt, mit dem Ziel, detaillierte Angaben über das Schmerzproblem, seine Auswirkungen auf verschiedene Lebensbereiche und aktuelle Bewältigungsbemühungen zu erhalten (▶ Kap. 11). Im Rahmen der kognitiv-behavioralen Diagnostik können eine Reihe von **Selbstbeschreibungsinstrumenten** gezielt eingesetzt werden (▶ Kap. 12), um das mehrdimensionale Phänomen und die spezifische Umgangsweise damit aus Patientenperspektive zu erfas-

19

sen. Als nützlich hat sich dabei auch der Einsatz von Schmerztagebüchern bzw. -protokollen erwiesen, mit deren Hilfe Patienten lernen die Variabilität der Schmerzen (wieder) wahrzunehmen und Zusammenhänge von Verhalten, Erleben und Schmerz zu erkennen. Da chronische Schmerzen häufig mit psychischer Komorbidität wie Depressivität oder Angststörungen einhergehen, sollten in jedem Fall auch diese Beeinträchtigungen in der Diagnostikphase abgeklärt werden. Aufschlussreich ist oftmals auch der Einbezug sog. »significant other«, also wichtiger Bezugspersonen des Patienten. Diese können bedeutsame Zusatzinformationen liefern, sind zudem nicht selten auch instrumentell an der Schmerzauslösung und -aufrechterhaltung beteiligt und/oder leiden selbst erheblich unter den Auswirkungen des Schmerzproblems des anderen. Widerstand gegen eine psychologische Schmerztherapie kann ebenso von wichtigen Bezugspersonen ausgehen wie auch Therapiezuspruch.

Besonders zu betonen ist der Informationsgewinn durch ergänzende Verhaltensbeobachtungen sowie psychophysiologische Untersuchungen. Sie erfordern zwar einen erheblichen Mehraufwand, erlauben aber eine bessere Gesamtbeurteilung und erbringen für Einzelfälle symptomspezifische physiologische Informationen (Flor 2001). Die gewonnen psychosozialen und psychophysiologischen Befunde sollten stets mit den medizinischen Befunden in Bezug gesetzt werden. Der Einsatz eines multiaxialen Diagnosesystems (▶ Kap. 13) ist ein Ansatz in Richtung einer empirisch fundierten Datenintegration und der darauf aufbauenden Ableitung differenzieller Therapieindikationen.

Bei der Befunderstellung hat es sich als nützlich erwiesen, die diagnostischen Profile einzelner Patienten mit den Durchschnittswerten entsprechender Bezugsgruppen zu vergleichen. Neben den Vergleichswerten, die in den jeweiligen Testmanualen angegeben werden, können auch die Befunde aus Untersuchungen der schmerzbezogenen Versorgungsforschung (Frettlöh et al. 2009) herangezogen werden, in denen u. a. psychometrische Daten großer multizentrischer Patientenstichproben vorgestellt werden.

> **Ziele der diagnostischen Phase**
> Diese Phase verfolgt mehrere Ziele: In der Anfangsdiagnostik ist eine möglichst umfassende Beschreibung des aktuellen Schmerzstatus, des psychischen Befinden und der Alltagsbeeinträchtigungen wesentlich. Neben der Erhebung von Informationen, die der Ableitung von Therapiezielen sowie als Kriterien für die Erreichung dieser Ziele dienen, gilt es ferner, die sozialen Auswirkungen auf das Leben des Patienten und seiner Umgebung zu erfassen. Die Ressourcen des Schmerzpatienten sind dabei von ebenso großer diagnostischer Bedeutung wie seine Defizite.

19.1.2 Aufbau und Festigung einer multifaktoriellen Sicht des Schmerzes

Zahlreiche Patienten haben vor ihrem ersten Kontakt mit einem psychologischen Schmerztherapeuten kaum eine Vorstellung von dem zugrunde liegenden psychologischen Störungs- und Behandlungskonzept und kommen demzufolge mit einer Reihe **unzutreffender Vorstellungen** und Annahmen. Diese beziehen sich im Besonderen auf

- die Indikation zur psychotherapeutischen Behandlung (»Eine solche Behandlung ist etwas für Simulanten oder Neurotiker«),
- die Ziele (»Die Behandlung soll mich schmerzfrei machen«),
- das Verständnis von der Patientenrolle (»Mit mir wird etwas gemacht, ich werde behandelt«),
- die Rolle des Therapeuten (»Er ist der Experte, der mein Problem lösen wird«),
- die psychotherapeutische Herangehensweise (»Die Ursache wird vermutlich in meiner Kindheit gesucht«).

Um eine realistische Arbeitsgrundlage für die therapeutische Zusammenarbeit aufbauen zu können, ist es erforderlich, unzureichende oder auch falsche Annahmen bereits sehr früh in der Therapie zu modifizieren. Das erforderliche **Umdenken** von einem rein somatischen zu einem multifaktoriellen Krankheitsmodell sowie die Rekonzeptualisierung der Patienten- und der Therapeutenrolle erstreckt sich zwar über den gesamten Prozess der Behandlung, findet aber gerade in der frühen Phase der Behandlung besondere Beachtung.

Gleiches gilt für das Verständnis von den Herangehensweisen und Zielen einer Schmerzpsychotherapie. Ohne eine Angleichung der Krankheitsmodelle von Patient und Therapeut würde es zu Motivations- und Complianceproblemen kommen, die einen erfolgreichen Verlauf der Behandlung unwahrscheinlich machen.

> **Es muss davon ausgegangen werden, dass in einer Therapie vor allem solche Techniken und Bewältigungsmethoden vom Patienten erfolgreich umgesetzt und beibehalten werden, für die ein subjektiv nachvollziehbarer Bezugsrahmen und plausibles Erklärungsmodell vermittelt wird oder bereits besteht (Bandura 1997, Mühlig u. Jacobi 2006).**

Eine patientengerechte **Edukation über die biopsychosozialen Prozesse** beim Schmerzgeschehen ermöglicht es dem Betroffenen, seine subjektive Theorie über Schmerzentstehung und -wahrnehmung sowie über die eigenen Kontrollmöglichkeiten mit Bezug auf psychologische Erklärungsansätze frühzeitig zu erweitern bzw. zu modifizieren. Ferner fördert eine gründliche Edukation den Abbau unrealistischer und kontraproduktiver Therapieziele sowie die Erarbeitung realistischer Zielperspektiven.

Zu diesem Zweck erhält der Patient didaktisch gut aufbereitete Informationen, z. B. in Form von Vorträgen, Broschüren oder Videoclips (z. B. online unter: http://www.dgpsf.de/) und Lehrfilmen (erhältlich über Mediothek im Klinikum der Niedersächsischen Staats- und Universitätsbibliothek Göttingen), die zur Diskussion in Patientengruppen anregen, aber ebenso in der Einzeltherapie eingesetzt werden können. Diese sollten Informationen enthalten über

- den Unterschied zwischen akuten und chronischen Schmerzen,
- den Zusammenhang von Schmerz, Stimmung, Gedanken, Verhalten, psychischer und physischer Belastung,
- die Wirkmechanismen einzelner Bewältigungsstrategien,

- Wirkungen und Nebenwirkungen medizinischer, insbesondere medikamentöser Behandlungsoptionen,
- den Einfluss von Verhaltensänderungen auf das Schmerzerleben.

Sinnvoll ist auch der edukative Einsatz eines **Biofeedbackgerätes**, mit dessen Hilfe der Patient unmittelbar »hören« oder »sehen« kann, dass z. B. die Muskulatur bei belastenden Vorstellungen und Gedanken verspannt und dies mit einem Schmerzanstieg einhergehen kann. Der Zusammenhang zwischen psychischen und körperlichen Veränderungen wird auf diese Weise unmittelbar erfahrbar.

Von wesentlicher Bedeutung ist dabei, dass durch Edukation das somatische Schmerzkonzept des Patienten nicht demontiert, sondern um eine biopsychosoziale Perspektive erweitert wird. Durch diese Erweiterung der subjektiven Krankheitstheorie werden dem Patienten neue Ansatzpunkte für die eigene Einflussnahme eröffnet.

Inhalt und Ziele der Schmerzedukation
- Vermittlung und Diskussion des Modells der multiprofessionellen Schmerztherapie
- Erweiterung des subjektiven, meist somatisch ausgerichteten Krankheitsmodells mit dem Ziel einer biopsychosozialen Perspektive
- Unterscheidung zwischen akutem und chronischem Schmerz
- Förderung der Akzeptanz psychischer Einflussfaktoren auf den Schmerz
- Erarbeitung einer realistischen Zielbestimmung

Medien und Hilfsmittel bei der Schmerzedukation
- Schriftliche Materialien (z. B. Patientenbroschüren, Tagebuchaufzeichnungen)
- Grafiken, Schaubilder, Tabellen
- Vorträge mit Dias oder PowerPoint-Präsentationen
- Lehrfilme und Videoclips
- Biofeedback-Demonstration (»Damit kann man Schmerz sichtbar machen«)
- Sofern möglich auch Gruppendiskussionen mit Mitpatienten oder Angehörigen

19

◘ Tab. 19.1 Fallbeispiel Frau B.: 44 Jahre, Einzelhandelskauffrau, seit 5 Jahren geschieden, Tochter (17 Jahre), seit 3 Jahren Inhaberin einer kleinen Boutique

Welche Situation? Was war? Wann? Mit wem?	Wie hat mein Körper reagiert?	Was habe ich in der Situation gedacht?	Welche Gefühle traten auf?	Was habe ich getan?
Tochter mit Auto zur Schule gebracht, um sie zur Klassenfahrt zu verabschieden.	Habe feucht-kalte Hände.	»Hoffentlich passiert mit diesem alten Bus nichts!«	Besorgnis	Will mir nichts anmerken lassen.
Dort Mitschüler und Eltern getroffen.	Nehme Anspannung in Nacken und Schultern wahr.	»Hoffentlich kommt sie nicht schwanger zurück!«	Unsicherheit	Im Auto gesessen und geweint, nachdem Tochter fort war.
Kurzes Gespräch mit Lehrern und Eltern geführt.	Bekomme Magendrücken mit Übelkeit.	»Wird sie sich genug behaupten können?«	Angst	Ins Büro gefahren und mit Arbeit begonnen.
Sehe, wie ein alter Bus vorfährt.	Verspüre starke innere Unruhe.	»Ohne sie wird es sehr still zu Hause sein.«	Hilflosigkeit	2 Stunden später starke Schmerzattacke bekommen.
Spreche noch mal kurz mit Lisa und nehme sie dann zum Abschied in den Arm.	Bemerke erste Anzeichen von Kopfschmerzen.	»Jetzt geht sie nur für ein paar Tage, bald wird sie mich ganz verlassen.« »Denk bloß nicht weiter drüber nach.«	Traurigkeit	Nach Hause gefahren und ins Bett gelegt.

19.1.3 Aufbau und Festigung von kognitiven sowie behavioralen Bewältigungskompetenzen

Ein zentrales Kernstück der kognitiv-behavioralen Schmerzpsychotherapie ist der Aufbau neuer bzw. die Erweiterung vorhandener Bewältigungskompetenzen. Hierbei liegt der Schwerpunkt nicht nur auf der Beeinflussung und unmittelbaren Bewältigung des bestehenden Schmerzes, sondern auch auf der **Veränderung von Kognitionen, Emotionen und Verhaltensweisen**, die zur Schmerzauslösung und Verschlimmerung beitragen und somit im dysfunktionalen Sinne schmerzmodulierend sind. Die Patienten werden dazu angeleitet, auslösende und verstärkende Bedingungen zu identifizieren, Zusammenhänge zum Schmerzerleben herzustellen, alternative Bewältigungsstrategien anzuwenden bzw. eigene zu optimieren und in den Lebensalltag zu integrieren. Verhaltensübungen und Rollenspiele sind zentrale Strategien zur Vermittlung und Festigung dieser Kompetenzen. Die wichtigsten Interventionsbausteine und -techniken (Basler u. Kröner-Herwig 1998, Turk et al. 2008) werden nachfolgend kurz skizziert.

Selbstbeobachtung

Eine für die Schmerzbewältigung planvolle und selbst gesteuerte Verhaltensmodifikation setzt voraus, dass der Patient in der Lage ist, sein eigenes Verhalten in den entsprechenden Situationen erlebensnah wahrzunehmen und kritisch zu reflektieren. Selbstbeobachtung stellt eine Basisfertigkeit für den weiteren Prozess der Selbststeuerung dar und wird bereits mit dem Führen des Schmerztagebuches (-protokolls) eingeleitet. Anhand differenzierter Situations- und Verhaltensanalysen wird die Förderung der Selbstbeobachtung im weiteren Therapieverlauf fortgesetzt. Dabei sollen dem Patienten die **Kontingenzen** zwischen Schmerz und inneren oder äußeren Ereignissen sowie die **Veränderlichkeit des Schmerzes** deutlich werden. Auf der Basis dieser Beobachtungen und Erkenntnisse können dann Kontroll- und Copingfertigkeiten entwickelt werden.

Analyse und Modifikation schmerzmodulierender Faktoren (Auslöser und Ressourcen)

Ein weiteres zentrales Grundprinzip bei der Erarbeitung von Kontroll- und Bewältigungsmöglichkeiten stellt die **Identifizierung relevanter Faktoren** dar, welche zur Auslösung, Verschlimmerung, aber auch zur positiven Modulation der Schmerzen beitragen. Am besten ist dies mit den bereits beschriebenen Selbstbeobachtungstechniken zu erreichen. Zu diesem Zweck werden vorrangig Situations- bzw. Verhaltensanalysen durchgeführt und neben den therapeutischen Gesprächen zur weiteren Interventionsplanung genutzt. Das schließt auch die Analyse der diskriminativen Bedingungen mit ein (im Sinne situativer Gegebenheiten), die mit reduzierter Schmerzwahrnehmung einhergehen (◘ Tab. 19.1).

Im Zusammenhang mit Bedingungen, die den Schmerz bzw. Belastungen auslösen oder verstärken, ist die Erarbeitung adäquater Problemlösestrategien hilfreich. Hier gilt es vor allem Kompetenzen bzw. Herangehensweisen zu vermitteln, die in einer Vielzahl verschiedener Situationen einsetzbar sind (u. a. das Problemlöseschema; Fliegel et al. 1998).

Das **ressourcenorientierte Vorgehen** ist in den letzten Jahren zu einem weiteren Grundprinzip der KVT geworden. Die sorgsame Herausarbeitung vorhandener Ressourcen und Stärken sowie die Ermutigung zur besseren Nutzung und Erweiterung dieser Ressourcen sind gerade im Zusammenhang mit der weiteren Lebensplanung von hoher Bedeutung. Viele Patienten müssen wichtige Aspekte ihrer Lebensplanung umstellen, da mit einer fortbestehenden Schmerzproblematik zu rechnen ist und die bisherigen beruflichen und familiären Aktivitäten nicht mehr in gewohnter Weise umsetzbar sind. Interventionen zur Entwicklung positiver Zielvorstellungen (Edukation; ► Abschn. 19.1.2), zur Förderung der Selbstwahrnehmung (Selbstbeobachtung) und zur Aktivierung positiver Emotionen (Aufmerksamkeitsverlagerung) begünstigen diesen Prozess.

> **Ziele und Vorgehen bei der Auslöser-analyse und Modifikation von Auslösern**
> ▬ Detaillierte Situations- und Verhaltensanalysen von Be- und Entlastungssituationen
> ▬ Erkennen und Veränderung typischer Situations-Reaktions-Mechanismen
> ▬ Disputation von sog. »Auslöserlegenden«
> ▬ Förderung von Kompetenzverhalten (z. B. mittels Problemlösetraining)
> ▬ Ressourcenstärkung mit den Stufen: Klärung, Aktivierung und Nutzung
> ▬ Vermittlung von Problemlösekompetenzen

19.1.4 Aufbau bzw. Anpassung körperlicher und sozialer Aktivitäten

Gemäß dem **Fear-Avoidance-Modell** (Leeuw et al. 2007, Vlaeyen u. Linton 2000) wird postuliert, dass Personen auf Schmerzen häufig mit Angst vor weiterem Schmerz reagieren. Diese bezieht sich auf alle Bewegungen, die mit Schmerz assoziiert sind, denen eine Schmerz auslösende oder verschlimmernde Wirkung zugeschrieben wird. Fehlannahmen bezüglich der aufrechterhaltenden Faktoren von Schmerz, z. B. »Ruhe und Schonung bringen mir Schmerzlinderung, körperliche Aktivitäten bringen eine Schmerzzunahme, deshalb muss ich sie meiden« sind insbesondere bei Rücken-, Muskel- und Gelenkschmerzen, aber auch bei vielen neuropathischen Schmerzsyndromen eher die Regel als die Ausnahme. Die daraus resultierende (Bewegungs-) Angst führt zu Vermeidungsverhalten und dysfunktionaler Schonung. Ein zentrales Ziel ist demzufolge die sog. »functional restoration« (► Abschn. 28.4).

Optimierung der körperlichen und sozialen Aktivitäten

Aktivitäten in beruflichen und privaten Lebensbereichen, die aufgrund von Angst vor Schmerzverschlimmerung aufgegeben wurden, müssen systematisch erfasst und wieder aufgebaut werden. Falls die körperliche Beeinträchtigung dies (in Teilen) nicht zulässt, müssen alternative soziale und berufliche Aktivitäten erarbeitet werden.

Entsprechend der operanten lerntheoretischen Perspektive führt die Vermeidung von Bewegung und Aktivitäten zwar zur Reduktion von Angst, zieht aber eine fortschreitende Immobilisierung und häufig auch ausgeprägtes soziales Rückzugsverhalten nach sich. Das wiederum geht in der Regel mit weiteren Beeinträchtigungen sowohl auf körperlicher wie auch sozialer Ebene einher und führt zu einem Fortschreiten der Chronifizierung (▶ Kap. 7).

Durch den Aufbau adäquater sozialer und körperlicher Aktivitäten kann in den meisten Fällen die Schmerzwahrnehmung positiv beeinflusst, das Gesundheitsverhalten gefördert und die Lebenszufriedenheit sowie Lebensqualität des Schmerzbetroffenen verbessert werden. Auf den Schmerz ausgerichtete Verhaltensweisen wie Schonverhalten, sozialer Rückzug und Klagsamkeit werden durch aktivierende Verhaltensweisen (z. B. einem Hobby nachgehen, Spaziergänge oder einen Schaufensterbummel unternehmen, Verabredungen mit Freunden und Bekannten) sowie durch körperliche Remobilisierung (»functional restoration«) ersetzt.

❯❯ Beim Aufbau von körperlichen und sozialen Aktivitäten sind situative Bedingungen wie die Verfügbarkeit von Personen oder Gegenständen und Hilfsmitteln im Alltag, die persönlich empfundene Attraktivität der Tätigkeiten und nicht zuletzt die konkreten körperlichen Ressourcen des Patienten zu berücksichtigen.

Dabei stellt sich dem Schmerzpsychotherapeuten regelmäßig die Frage, wie limitierend die körperlichen Befunde sind bzw. wann sich eine körperliche Aktivierung gefährdend auswirken kann. Hier ist eine enge **interdisziplinäre Zusammenarbeit** mit dem Arzt und Physiotherapeuten ratsam, da sie zum einen unverzichtbar ist, um dem Patienten nicht zu schaden. Zum anderen ist eine solche Rücksprache überaus entlastend für den behandelnden Psychotherapeuten und eröffnet ihm meist eine größere Auswahl an Optionen.

Bei der Aktivitätsmodifikation ist allerdings nicht bei allen Patienten der Aufbau bzw. die Zunahme sozialer und körperlicher Aktivitäten angezeigt. Einige Patienten weisen im Umgang mit ihrer Schmerzerkrankung eher **dysfunktionale Durchhaltestrategien**, verbunden mit Schmerzverleugnung auf. Es kommt zu körperlicher Überlastung und dadurch zu einer Schmerzverschlimmerung (Avoidance-Endurance-Modell; ▶ Kap. 7). Das therapeutische Vorgehen zielt bei diesen Patienten darauf ab, eine genau geplante Umsetzung von **Ruhe- und Erholungsphasen** in die Tagesorganisation zu integrieren. Unangemessene Ansprüche an die eigene Person und Leistungsfähigkeit werden mithilfe kognitiver Interventionen identifiziert und verändert.

Gerade überaktive Patienten (▶ Kap. 25) haben oft sehr hohe Leistungsansprüche, die ihnen jede Ruhepause als Zeitverschwendung erscheinen lassen. Hier ist es nützlich, zu erörtern, wie Dauerbeanspruchung des Körpers zu verminderter Leistungsfähigkeit und zu Ausfällen aufgrund der Schmerzattacken führen und wie gezielte Entspannungsphasen sowie eine bessere Planung und Organisation des Tagesablaufs die Leistung verbessern können.

In diesem Zusammenhang wird bei vielen Patienten auch ein Defizit an positiver Erlebnisfähigkeit deutlich. Dies kann durch das Einüben von genussvollem Verhalten und Techniken zur Förderung der Achtsamkeit (▶ Abschn. 19.4.1) verändert werden. Oft plagt den Patienten jedoch dabei die Sorge, wie das persönliche Umfeld zu Hause oder am Arbeitsplatz reagiert, wenn er sozial und körperlich aktiver wird. Mangelnde Akzeptanz durch das soziale Umfeld dafür, dass man trotz Erkrankung und trotz mehr oder weniger starken Einschränkungen bei der Erfüllung beruflicher oder alltäglicher Pflichten Freude erlebt oder positiv gestimmt ist, kann zu einem Hindernis für die angestrebte Verhaltensänderung werden. An dieser Stelle sind kognitive Methoden indiziert, um die zugrunde liegenden Werte, Normen und Schemata zu erarbeiten und zu modifizieren, ggf. auch bei den engsten Angehörigen (▶ Abschn. 19.1.3). Deshalb kann es überaus wichtig sein, Bezugspersonen in die Behandlung mit einzubeziehen, um bei möglichen Vorurteilen und Fehlattributionen zu intervenieren.

Inhalt und Ziele der Aktivitätenregulation

Liegt eine generelle Verhaltenstendenz zur Überforderung vor, ist eine angemessene Balance von Aktivität und Ruhe anzustreben. Zum anderen wird das Ausmaß des sozialen Rückzugs erhoben. Ehemals gewohnte Aktivitäten in Beruf und Freizeit, die aufgrund von Angst vor Symptomverschlimmerung aufgegeben wurden, werden einer aktuellen Überprüfung unterzogen und ggf. systematisch wieder aufgebaut. Falls die körperliche Beeinträchtigung dies (in Teilen) nicht zulässt, werden alternative soziale und berufliche Aktivitäten erarbeitet. Durch neu- oder zurückgewonnene Lebensbereiche kann die Lebensqualität und -zufriedenheit der Betroffenen verbessert werden.

Vorgehen bei der Aktivitätenregulation

— Bei körperlichem wie sozialem Vermeidungs- und Rückzugsverhalten sind zunächst sehr detaillierte Problem- und Zielanalysen erforderlich.
— Das impliziert oftmals eine Regulierung des Anspruchsniveaus im Hinblick auf realistische Ziele und eine Ausbalancierung von Aktivitäts- und Ruhephasen in der Tagesorganisation.
— Überwindung der schmerzbezogenen Angst und Abbau von Vermeidungsverhalten stellt oft die Vorstufe des Aktivitätsaufbaus dar.
— Unter Berücksichtigung der körperlichen Einschränkungen werden dann systematische Verhaltensübungen zum Aktivitätsaufbau eingeleitet (z. B. Walken, Radfahren, Schwimmen).
— Unvermeidbar ist bei einigen Schmerzsyndromen (z. B. nach Amputationen) der sukzessive Aufbau gänzlich neuer Aktivitäten mit Verstärkungspotenzial.
— Dabei kann der Aufbau bzw. die Reaktivierung genussvollen Erlebens (z. B. Tast- und Riechübungen) eine wertvolle Vorstufe sein.
— Der beruflichen Resozialisierung kommt eine Schlüsselstellung beim Aktivitätsaufbau zu, was oftmals den Einbezug weiterer Berufsgruppen erfordert.

Analyse und Modifikation dysfunktionaler Kognitionen

Da kognitive Prozesse das Schmerzerleben sowie den Umgang mit Schmerzen wesentlich bestimmen (▶ Abschn. 1.3) und selbst mäßig starke Schmerzen in Verbindung mit dysfunktionalen Kognitionen zu einer sehr heftigen und lang anhaltenden Schmerzattacke anwachsen können, nimmt die Bearbeitung dysfunktionaler kognitiver Stile (z. B. dichotomes Denken, vor allem aber Katastrophisieren; ▶ Kap. 7) sowie krankheitsbezogener Grundüberzeugungen und -haltungen (»beliefs«) einen zentralen Stellenwert in kognitiv-behavioralen Behandlungsprogrammen ein. Zu Beginn dieses Therapiebausteins wird dem Patienten vermittelt, dass kognitiv-emotionale Zustände wie Besorgnis, Angst, Ärger, Unsicherheit und wahrgenommener Kontrollverlust naheliegende Reaktionen sind, die allerdings dazu beitragen, dass die physiologische Aktivierung und somit das Schmerzempfinden verstärkt oder sogar hervorgerufen wird.

> ◗ Erfahrungen im Rahmen von Verhaltensexperimenten können edukativ genutzt werden, um den unmittelbaren Einfluss von Gedanken und Gefühlen auf die eigenen körperlichen Prozesse und das Schmerzerleben deutlich zu machen. Insbesondere Übungen mit entsprechendem Selbsterfahrungsanteil (z. B. »Der heiße Stuhl«) erweisen sich hierbei als überaus nützlich und eindrucksvoll.

Der Edukationsphase folgt die **Identifikation** individueller und situationsabhängiger Kognitionen und anschließend das Hinterfragen der daraus resultierenden Reaktionen. Im Anschluss daran sollten die besonders belastenden und beängstigenden Kognitionen einer kritischen Prüfung unterzogen werden. Vorgenommene Bewertungen sowie Antizipation, Zwangsläufigkeit und Unumstößlichkeit dieser Kognitionen sollten im therapeutischen Prozess disputiert und modifiziert werden. Es bieten sich **Verhaltensexperimente** an, in denen der Patient alternative Sichtweisen erprobt und die bisher gültigen Bewertungen infrage stellen kann. Schmerzpsychotherapeuten wenden hier vielfach Methoden der kognitiven Umstrukturierung, vor allem das Stufenprogramm von Meichenbaum und Turk, aber auch Elemente aus der Rational-Emotiven Therapie (RET) nach Ellis sowie Elemente der kognitiven Therapie von Beck an (Überblick bei Wilken 2008).

> **Inhalt und Ziele der kognitiven Umstrukturierung**
> ▬ Verdeutlichung des Zusammenspiels zwischen Kognitionen und körperlichen Reaktionen
> ▬ Identifizierung dysfunktionaler Kognitionen in unmittelbaren Schmerzsituationen
> ▬ Aufbau lösungs- bzw. bewältigungs- orientierter Kognitionen
> ▬ Veränderung dysfunktionaler Grundhaltun- gen bezüglich Krankheit und Gesundheit
> ▬ Förderung der Krankheitsakzeptanz
>
> **Methoden im Rahmen der kognitiven Umstrukturierung**
> ▬ Verbalisieren von Gedanken und wahr- genommenen körperlichen Veränderungen in einer aktuell belastenden Situation (»Die Heiße-Stuhl-Übung«; vgl. Basler u. Kröner-Herwig 1998)
> ▬ Technik des Beiseitesprechens
> ▬ Anfertigung von Situationsanalysen (◘ Tab. 19.1)
> ▬ Rollenspiele zum Aufbau alternativer bzw. funktionaler Selbstinstruktionen
> ▬ Rückblick in die Lerngeschichte des Patien- ten bezüglich »Umgang mit Krankheit und Gesundheit in der Herkunftsfamilie«, um den Ursprung der krankheitsbezogenen Kognitionen nachvollziehbar zu machen (Frettlöh 2013a)

Modifikation von Medikamenten- einnahmeverhalten

In Bezug auf das Einnahmeverhalten von Medika- menten sollte sich der Psychotherapeut zunächst einen möglichst validen Eindruck darüber ver- schaffen, in welchem Ausmaß der Patient Medika- mente einnimmt und um welche Präparate es sich dabei handelt. Da bei Patienten mit chronischen Schmerzen die **Gefahr eines Fehlgebrauchs** be- steht, gilt diesem Aspekt auch innerhalb einer psy- chologischen Behandlung besondere Aufmerksam-

keit zu schenken (▶ Kap. 22). Hier kommt dem Psy- chotherapeuten die Aufgabe zu, die psychosozialen Faktoren zu erfassen, die die innere und äußere Griffnähe beim Medikamentengebrauch ausma- chen und damit zum Risikoverhalten beitragen.

Ganz besondere sind Patienten mit chronischen Kopfschmerzen gefährdet, die infolge des Fehlge- brauchs einen medikamenteninduzierten Kopf- schmerz ausbilden können (▶ Kap. 26). Sofern eine entsprechende Diagnosestellung (ICD-10: F11.1, F11.2 oder F55.2) nicht bereits durch den behan- delnden ärztlichen Schmerztherapeuten gestellt wurde, ist der Medikamentenabusus meist anhand der Aufzeichnungen in den Schmerztagebüchern oder durch Fremdanamnese identifizierbar.

> ❯ Liegt ein Medikamentenfehlgebrauch oder sogar eine Abhängigkeit vor, sollte möglichst zeitnah ein stationärer Entzug mit psycho- therapeutischer Begleitung eingeleitet werden. Dabei stellt der Opioidentzug eine besondere Herausforderung für das gesamte interdisziplinäre Team dar (▶ Kap. 22).

Liegt eine übermäßige Einnahme ohne die für ein Suchtproblem typischen Anzeichen vor, kann eine Optimierung der Medikamenteneinnahme durch- aus auch im Rahmen einer ambulant durchgeführ- ten Schmerztherapie in Betracht gezogen werden. Dabei sollte der **Aufbau alternativer Bewälti- gungsstrategien** möglichst parallel erfolgen oder sogar vorangestellt werden, da sie dem Patienten eine Alternative zu seiner Medikamenteneinnahme eröffnet und damit eine Medikamentenreduzierung erst ermöglicht. Eine engmaschige Absprache mit dem behandelnden Arzt ist bei der Reduzierung bzw. Umstellung der Medikation unverzichtbar.

> **Inhalt und Ziele bei der Modifikation des Medikamenteneinnahmeverhaltens**
> Dem Schmerzpsychotherapeuten kommt eine wichtige Rolle bei der medikamentösen Schmerztherapie zu. Er kann
> ▬ dem Arzt Informationen über das Medika- menteneinnahmeverhalten des Patienten geben, die dieser ihm (z. B. aus Scham) nicht gegeben hat,

- beim Patienten zur Einnahmecompliance beitragen und mögliche Aversionen und Ängste des Patienten gegenüber psychotrop wirksamen Substanzen aufgreifen,
- die kurzfristigen Vorteile einer frühzeitigen Schmerzmitteleinnahme mit dem Patienten kritisch reflektieren und diese den langfristigen Nachteilen gegenüberstellen,
- an der zugrunde liegenden Haltung des Patienten zu Medikamenten arbeiten und diese ggf. modifizieren (▸ Kap. 9).

Umgang mit dem Gesundheitssystem

Für viele Patienten ist es von besonderer Bedeutung, eine höhere **Autonomie** im Umgang mit ihrer Schmerzerkrankung zu erlangen. Hierfür sind insbesondere Kompetenzen im Kontakt mit dem Gesundheitssystem wichtig. Patienten sollten deshalb ermutigt werden, Entscheidungen über die Aufnahme neuer medizinischer Behandlungsangebote anhand ihrer eigenen Erfahrungen und Standards – also in möglichst selbstreflexiver Weise – zu überprüfen und ggf. auch abzulehnen. Dabei kann es sinnvoll sein, dass der Psychotherapeut insbesondere über die »Gefahren« exzessiver Inanspruchnahme des Gesundheitssystems informiert. Rollenspiele können sehr hilfreich sein, sozial kompetentes und selbstsicheres Verhalten in der Interaktion mit Ärzten und Gutachtern (▸ Kap. 14) zu erarbeiten bzw. zu festigen.

Beispiel für eine Erhöhung der Autonomie im Umgang mit dem Schmerz – wenn der Arzt dem Patienten eine neue Behandlung vorschlägt

- **Schritt 1:** Befragung des Arztes:
  - Wie schätzt er die Wahrscheinlichkeit des Erfolgs der geplanten Behandlung ein?
  - Welcher Effekt ist realistischer Weise zu erwarten?
  - Was sind potenzielle unerwünschte Effekte und wie wahrscheinlich ist deren Eintreten?
  - Welcher Aufwand (auch psychischer) und welche Kosten sind mit der Behandlung verbunden?

- **Schritt 2:** Selbstreflexion:
  - Was erwarte ich? Was halte ich aufgrund meiner Erfahrungen und meiner Lebenssituation für wahrscheinlich? Welches Risiko gehe ich vermutlich ein? Wie werde ich mit den unerwünschten Folgen umgehen können? Was sind meine »Kosten« (Aufwand)? Was bedeutet dies für mich und meine Familie?
  - In welchem Verhältnis stehen Nutzen und Kosten?
  - Vorläufige Schlussfolgerungen
- **Schritt 3:** ggf. Beratung mit einer Vertrauensperson und/oder Einholen einer 2. Expertenmeinung
- **Schritt 4:** Entscheidung:
  - Falls positiv: Kriterien aufstellen, die es ermöglichen, die Effekte der Behandlung (systematisch) zu überprüfen, um ggf. über die Weiterführung oder einen Abbruch entscheiden zu können.
  - Falls negativ: Vorab Argumente formulieren, um für das Gespräch mit dem behandelnden Arzt gut vorbereitet zu sein.

Bearbeitung von operanten Aspekten der Schmerzaufrechterhaltung

Wie im operanten Störungsmodell postuliert, tragen die Konsequenzen, die ein Patient innerhalb seiner sozialen Umgebung im Hinblick auf sein Schmerzverhalten erfährt, zur Aufrechterhaltung oder aber zur Löschung des gezeigten Verhaltens bei. In **protektiven Partnerbeziehungen** tendieren die jeweiligen Partner oft dazu, sich dem Patienten bei Schmerzverhalten übermäßig positiv und unterstützend zuzuwenden. Hier ist es wichtig, dass Bezugspersonen lernen, Zuwendung vom Schmerzverhalten zu entkoppeln. Im stationären Setting ist dies meist deutlich besser kontrollierbar als in der häuslichen Umgebung. Wird diese Verhaltensregel nicht eingehalten, kann es leicht zu einem Rückfall oder zumindest zu Konflikten kommen, sobald sich der Patient wieder in seiner häuslichen Umgebung befindet. Andererseits ist der Einbezug des Partners im ambulanten Bereich leichter möglich und neue

19

Verhaltensweisen können direkt in der üblichen Umgebung eingeübt werden.

> In der Schmerzpsychotherapie kann der Einbezug wichtiger Bezugspersonen höchst nützlich, in Einzelfällen sogar unabdingbar sein.

Neben der Zuwendung von wichtigen Bezugspersonen können auch fehlende soziale Kompetenzen und/oder dysfunktionales Verhalten in Problemsituationen zur Folge haben, dass diese Situationen mit Verweis auf die Schmerzerkrankung vermieden oder verlassen werden. Ebenso können Bedürfnisse oder Motive, die ansonsten nur schwer oder gar nicht zu verwirklichen wären, über chronische Beschwerden mehr oder auch weniger bewusstseinsnah verfolgt werden. In diesen Fällen ergibt sich in der Behandlung die Notwendigkeit, die eingetretenen **Zielkonflikte** (Symptombesserung vs. Verwirklichung anderer Ziele, z. B. Sozialleistungsbegehren) zu identifizieren und möglichst auch therapeutisch zu bearbeiten (▶ Abschn. 15.4).

Eine frühzeitige Einführung in die grundsätzlichen Mechanismen der operanten Aufrechterhaltung von Krankheits- und Gesundheitsverhalten begünstigt das Verständnis und die Einsicht des Patienten in die Erfordernisse der nachfolgenden Interventionen. Unabdingbar zur Identifikation möglicher Zielkonflikte ist eine gründliche Analyse der verschiedenen Schmerz- und Belastungssituationen.

Sobald Zielkonflikte identifiziert sind, müssen Techniken zur **Förderung kommunikativer und sozialer Kompetenzen** angewendet werden, die dem Patienten die Möglichkeit eröffnen, seine Ziele und Bedürfnisse adäquat zu vertreten oder auch Konflikte im Umgang mit anderen Personen zu lösen, ohne dafür auf das Schmerzverhalten zurückgreifen zu müssen. Der Zugewinn an sozialer Kompetenz und Selbstwirksamkeit führt dazu, dass die Anforderungen und Erwartungen sowohl in der Familie als auch am Arbeitsplatz sowie in anderen Lebensbereichen schmerz**un**abhängig gestaltet werden können.

Inhalt und Ziele bei der Bearbeitung operanter Faktoren

Schmerz kann eine bedeutsame und zum Teil sogar unverzichtbare Funktionalität im Leben eines Patienten haben. Daraus resultierende Zielkonflikte können zu einer Stagnation oder sogar zum Abbruch der Therapie führen. In der KVT werden mögliche, den Schmerz aufrechterhaltende Faktoren bzw. Lebensumstände identifiziert und anschließend einer kritischen Betrachtung unterzogen. Das Vorgehen zielt auf eine Entkoppelung von Schmerz und Krankheitsgewinn ab. Dabei werden dem Patienten Wege aufgezeigt, wie er die angestrebten Bedürfnisse bzw. Ziele (z. B. Aufmerksamkeit des sozialen Umfeldes, berufliche Entlastung oder finanzielle Absicherung) auch ohne Rückgriff auf die Schmerzerkrankung erreichen kann (Frettlöh 2013b).

Vorgehen bei der Bearbeitung von Zielkonflikten

— Konkurrierende Ziele identifizieren:
  – Explorieren persönlicher Ziele (nicht rückschließen)
  – Ergänzung der Angaben durch Fremdanamnese
  – Klärung der subjektiven Wertigkeit der einzelnen Ziele
  – Herausarbeiten der Entwicklung/des Prozesses, d. h., zu welchem Zeitpunkt entwickelte sich ein Zielkonflikt, durch welche Umstände
— Zielkonflikte therapeutisch bearbeiten:
  – Erarbeiten alternativer Wege zur Zielerreichung (z. B. soziales Kompetenztraining)
  – Erarbeiten alternativer Ziele (z. B. Änderung persönlicher Werte und Normvorstellungen)

19.1.5 Transfer und Rückfallprophylaxe

Neu erlernte Bewältigungsstrategien haben nur dann eine langfristige Wirkung, wenn sie in den Lebensalltag des Patienten integriert werden. Deshalb wird dem Transfer bzw. der Konsolidierung in die alltäglichen Lebensabläufe ein weiterer zentraler Stellenwert beigemessen. Die in den Therapiesitzungen erarbeiteten Techniken und Strategien müssen durch **wiederholte Übungen in alltäglichen Situationen** zu Hause trainiert und sukzessiv gefestigt werden. Hier ist die ambulante der stationären Behandlung deutlich überlegen, da sie bereits während der Therapiephase, also zwischen den Sitzungen, die direkte Umsetzung in den Lebensalltag (Familie, Beruf und Freizeit) ermöglicht.

Es ist darauf zu achten, dass Transferprobleme von den betreffenden Patienten niemals als Beleg für persönliches Scheitern angesehen werden. Vielmehr soll eine **bewältigende Haltung** zu den Schwierigkeiten vermittelt werden. Das Hervorheben jeglichen Fortschritts durch den Therapeuten und ggf. durch Mitpatienten kann gezielt zur Verstärkung des Alternativverhaltens eingesetzt werden. Der Transfer und die Verhaltensgeneralisierung sind umso wahrscheinlicher, je stärker der Patient den Behandlungserfolg auf die eigenen Bemühungen attribuiert und er generelle Problemlösekompetenzen und Selbstwirksamkeitserwartungen erworben hat, die auch zukünftige Probleme als bewältigbar erscheinen lassen.

Patienten, die in stationären Versorgungseinrichtungen behandelt werden, müssen diesen Transfer nach der Therapie in der Regel allein vollziehen. Dies hat nicht selten zur Folge, dass die neu erlernten Kompetenzen nach Beendigung der Behandlung nur kurzzeitig oder nur mit erheblichen Einschränkungen zur Anwendung kommen. Auch fehlt den stationär behandelten Patienten die Möglichkeit, auftretende Umsetzungsschwierigkeiten im häuslichen Umfeld mit Therapeuten und/oder anderen Betroffenen zu besprechen und Anleitung für geeignete Bewältigungsmöglichkeiten zu erhalten. Gerade diesem Aspekt wird in der ambulanten Schmerztherapie viel Aufmerksamkeit und Zeit eingeräumt.

Nach der Vermittlung bzw. Festigung von Bewältigungskompetenzen liegt der Schwerpunkt auf deren **Anwendung und Transfer in den Alltag**. Eine besonders wichtige Rolle spielen dabei Übungen zu Hause bzw. im vertrauten Umfeld (»Hausaufgaben«). Wichtige Punkte dabei sind:

- Verbesserung der Bewältigungskompetenz und Selbsteffizienz

- Wissenserwerb, wann und unter welchen Umständen welche Bewältigungsstrategien einzusetzen sind
- Motivation und Verstärkung für den Einsatz von Bewältigungsstrategien
- Wahrnehmung von Selbstkontrolle

> **Es genügt nicht, dass die Patienten wissen, wie sie sich anders verhalten *können*. Vielmehr müssen sie lernen, sich in konkreten Alltagssituationen *tatsächlich* anders zu verhalten.**

Gegen Ende der Behandlung stellt sich die Frage, wie die erzielten Fortschritte mittel- bis langfristig aufrechtzuerhalten sind und wie der Patient mit möglichen Rückfällen umgeht. Eine **differenzierte Reflexion** der in der Behandlung erzielten Fortschritte soll dem Betreffenden vergegenwärtigen, mit welchen Strategien er welche Veränderungen herbeiführen kann. Selbsteffizienz- und Selbstkontrollerwartungen prägen den zukünftigen Umgang mit der Erkrankung sowie mit potenziellen Rückschlägen und stellen somit eine wichtige Voraussetzung für die Rückfallprophylaxe dar, die den Abschluss der kognitiv-behavioralen Behandlung bildet.

Da nicht jede Problemsituation vorhersehbar ist, wird eher der **generelle Umgang** mit zukünftig auftretenden Belastungen und Krisen thematisiert. Zur Aufrechterhaltung des gelernten Bewältigungsrepertoires können auch fest eingeplante Auffrischungssitzungen (sog. Booster-Sessions) angesetzt werden. Bei einer stationären Behandlung ist ggf. eine ambulante psychologische Weiterbehandlung in Betracht zu ziehen, um den Alltagstransfer besser zu gewährleisten. Zur Aufrechterhaltung des Therapieerfolges wird auch die Teilnahme an **Schmerz-Selbsthilfegruppen** angeraten (▶ Kap. 15). In diesen Gruppen kommen Patienten zusammen, die das Ziel verfolgen, sich mit Unterstützung anderer Betroffener aktiv mit der Schmerzerkrankung auseinanderzusetzen. Diese können durch gegenseitigen motivationalen und praktischen Beistand den Therapieerfolg stabilisieren und den unerfahrenen Teilnehmern durch Berichte den Zugang zur psychotherapeutischen Behandlung erleichtern. Zumeist haben einige Teilnehmer bereits an einer psychotherapeutischen Schmerzbehandlung teilgenommen. Gerade im Schmerzbereich hat die Ein-

19

richtung von Selbsthilfegruppen in den letzten Jahren deutlich zugenommen, sodass immer mehr Patienten dieses Angebot direkt an ihrem Wohnort vorfinden und nutzen. Allerdings ist die Teilnahme an einer Selbsthilfegruppe nicht in jedem Fall empfehlenswert. Die Zusammensetzung und die Leitung der Gruppen bestimmen im Wesentlichen die Inhalte und die grundsätzliche Perspektive, die dort vermittelt wird. Im ungünstigen Fall kann dies auch kontraproduktiv sein.

Inhalt und Ziele der Rückfallprophylaxe
Patienten sollen durch eine Schmerzpsychotherapie letztlich in die Lage versetzt werden, auf (schmerzbedingte) Probleme flexibel und ohne Überforderungs- oder Angstempfinden zu reagieren. Neue Schmerzepisoden sollen weniger als Rückschlag, sondern vielmehr als Auslöser für bewältigendes Verhalten gesehen werden. Diese Einstellung sollte im Verlauf der gesamten Behandlung anhand konkreter Problemsituationen geübt werden.

Techniken der Rückfallprophylaxe
- Erarbeiten eines sog. »Erste-Hilfe-Koffers« bei Schmerzen, ggf. sind einzelne Stufen schriftlich zu fixieren
- Vorwegnahme problematischer Situationen und konkretes Planen von Bewältigungsschritten
- Vereinbarung ambulanter Auffrischungssitzungen in festgelegten Zeitabständen (z. B. 1, 3 und 6 Monate nach Therapieende)

19.2 Indikation

Immer noch wird in weniger spezialisierten Einrichtungen erst nach dem Scheitern der somatischen Therapie eine schmerzpsychotherapeutische Behandlung in Betracht gezogen. In der klinischen Praxis ist aber ebenso zu beklagen, dass Schmerzbeschwerden von Patienten vorschnell als »psychisch überlagert« gewertet werden, wenn die somatische Behandlung frustran verläuft bzw. stagniert oder die Reaktionen des Patienten unverhältnismäßig

erscheinen. Hier gilt es, psychische Mechanismen, die regelhaft zur Veränderung des Schmerzverhaltens und -erlebens beitragen können, von **psychopathologischen** Mechanismen zu unterscheiden. Diese Unterscheidung ist nicht einfach und in der Regel sind mehrere diagnostische Sitzungen erforderlich, um zu entscheiden, ob und in welchem Ausmaß psychische Faktoren an der Aufrechterhaltung bzw. Chronifizierung der Schmerzen beteiligt sind (▶ Kap. 11).

Entsprechend ist die Indikation für eine psychotherapeutische Behandlung mit jeweils **unterschiedlicher Zielsetzung** und ggf. **verschiedener inhaltlicher Gewichtung** zu stellen. Daraus resultierend kann die erforderliche Psychotherapie einerseits wenige Sitzungen umfassen, aber auch als Langzeittherapie angelegt sein. Die Durchführung kann im ambulanten, tagesklinischen oder stationären Setting erfolgen, wobei der eigentlichen Schmerzproblematik entweder ein zentraler oder nachgeordneter Stellenwert beigemessen wird. So können beispielsweise bereits vor oder während der Bearbeitung des ursprünglichen Schmerzproblems andere Konfliktbereiche und psychische Beeinträchtigungen in Erscheinung treten, die nicht oder nur mittelbar mit der Schmerzerkrankung in Zusammenhang stehen.

Obwohl es für die nachfolgende Einteilung von Patienten mit chronischen Schmerzen bislang keine empirisch gesicherte Grundlage gibt, erscheint aufgrund klinischer Erfahrungen eine psychologische Zuordnung zu einer der folgenden 4 Subgruppen durchaus sinnvoll:
- I: Patienten mit chronischer Schmerzerkrankung, die **keine psychische Beeinträchtigung** von Krankheitswert aufweisen
- II: Patienten, die **infolge der Schmerzerkrankung psychisch deutlich beeinträchtigt** sind und/oder Defizite in der Schmerzbewältigung bzw. Lebens-(um)gestaltung haben
- III: Patienten mit **komorbid bestehender psychischer/psychiatrischer (Vor-)Erkrankung,** die durch die Schmerzerkrankung eine Reaktivierung oder Verstärkung dieser psychischen Symptome erleben, was wiederum zur Verschlimmerung oder Chronifizierung der Schmerzen beitragen kann
- IV: Patienten mit psychischer/psychiatrischer Primärerkrankung, bei denen die **Schmerz-**

erkrankung lediglich ein Teil- oder ein nach-
geordnetes Problem dieser psychischen
Störung darstellt
- **Z:** Bei allen 4 Subgruppen kann erschwerend
(Z = Zusatz) ein **Motivations- bzw. Zielkon-
flikt hinzukommen** (▶ Abschn. 15.4).

Nicht selten wird bereits in der diagnostischen
Phase deutlich, dass noch weitere, nicht schmerzbezogene Problembereiche erheblichen Leidensdruck
erzeugen. Wie die nachfolgenden Beispiele verdeutlichen, kann es z. B. bei einigen Problemkonstella-
tionen sinnvoll sein, zunächst die Bearbeitung
dieser Konfliktfelder (z. B. Ängste, Arbeitsplatz-
oder Partnerschaftsprobleme, Zielkonflikte u. a.) in
den Therapiefokus zu rücken.

- **Ad I**
**Patienten mit chronischem Schmerz ohne psychi-
sche Beeinträchtigung** zeichnen sich durch stabile
persönliche Ressourcen sowie günstige soziale Um-
gebungsbedingungen aus. Diese Subgruppe schafft
eine gute Anpassung an ein Leben mit chronischem
Schmerz, somit besteht **keine** Indikation für eine
spezielle Schmerzpsychotherapie (SSPT; ▶ Fallbeispiel 1).

- **Ad II**
**Patienten, die aufgrund einer chronischen
Schmerzerkrankung psychisch instabil und the-
rapiebedürftig werden**, weisen unzureichende
Bewältigungskompetenzen im Umgang mit dem
Schmerz und eine erhöhte schmerzbedingte Beeinträchtigung auf. In schmerztherapeutischen Arztpra-
xen und Einrichtungen der sekundären Versorgung
ist diese Patientengruppe recht häufig vertreten. Der
Aufbau bzw. die Verbesserung der eigenen Bewälti-
gungsressourcen sowie die psychosoziale Resozialisierung stehen hier im Vordergrund der speziellen
Schmerzpsychotherapie (▶ Fallbeispiel 2).

Ebenso können dieser Gruppe auch Patienten
mit der ICD-10-Diagnose F54 (▶ Kap. 13) oder auch
F62.8 angehören. Für sie gilt eine ähnliche Thera-
pieempfehlung wie im beschriebenen Fall.

- **Ad III**
**Schmerzpatienten, die neben der Schmerzer-
krankung eine schmerzunabhängige psychische
Komorbidität aufweisen**, stellen eine besondere
Herausforderung an die interdisziplinäre Zusammenarbeit dar. Eine gleichzeitig bestehende psychi-
sche/psychiatrische Komorbidität (im Sinne einer
weiteren Krankheitsentität) kann durch die
Schmerzerkrankung reaktiviert bzw. verschlimmert
werden. Durch eine Schmerzerkrankung kann aber
auch die Auslösung einer bis dahin nicht bestehenden psychischen Störung begünstigt werden. In diesen Fällen ist die Einleitung einer Psychotherapie
nicht zuletzt für die Erfolgsaussichten der somatisch
ausgerichteten Schmerzbehandlung unabdingbar
(▶ Fallbeispiel 3).

Da die Symptome der Schmerzerkrankung und
der komorbiden Störung konkurrierend bzw. ge-
genläufig auftreten können (eine Problematik zeigt

Fallbeispiel 1

Frau M. (61 Jahre, Hausfrau, verheiratet, 2 erwachsene Kinder, 3 Enkel-
kinder) zieht sich bei einem Trep-
pensturz im Hausflur eine Wirbelkör-
perfraktur zu. Im Verlauf entwickelt
sie einen nichtradikulären Rückenschmerz (NRS = 4–6). 10 Monate
nach dem Unfall wird sie einer speziellen Schmerztherapie zugewie-
sen. Die multimodale Schmerztherapie (3-mal 500 mg Novalgin, regelmäßig 2-mal wöchentlich Krankengymnastik und Bewegungsbad
sowie die Vermittlung eines Ent-

spannungstrainings) erbringt eine
gute Symptomlinderung. Frau M.
zeigt in der obligatorischen psychologischen Untersuchung keine relevanten psychischen Beeinträchtigungen:
- Milde dysthyme Stimmungslage
(ADS-Score = 21)
- Geringe schmerzbedingte Alltagseinschränkungen (PDI-
Score= 34)
- Leichte Einschränkung in der Lebensqualität (SF-36: PSS = 47)
- Guter sozialer Einbezug

- Funktionale Krankheitsbewältigung
- Hohe Selbstwirksamkeitsüberzeugung

**Psychologische Diagnose
und Indikation**
Es besteht weder eine relevante psychische Beeinträchtigung infolge
des Schmerzes noch eine andere
psychische Störung von Krankheitswert. Somit gibt es keine Indikation
für eine Schmerzpsychotherapie.

19

Fallbeispiel 2

Herr T. (34 Jahre, Kranführer, verheiratet, 2 Söhne) zieht sich beim Skilaufen eine Distorsion des linken Fußes zu. Nach Diagnose eines knöchernen Bandausrisses erfolgt für 2 Wochen die Anlage einer Gipsschiene. Nach weiteren 4 Wochen im Rundgips zeigt sich nach Gipsabnahme ein rötlich livider, ödematöser Fuß. Der Patient berichtet seither einen durchschnittlichen Dauerschmerz von NRS = 4 sowie Schmerzspitzen von NRS = 7. Nach Ausschluss eines komplexen regionalen Schmerzsyndroms (CRPS) wird Herr T. mit der Diagnose »posttraumatischer Schmerz nach Bänder- und Sehnenverletzung« auf Lyrica (2-mal 75 mg) und Novalgin

(4-mal 1.000 mg/Tag) eingestellt und erhält mehrmals wöchentlich ergotherapeutische und krankengymnastische Anwendungen. In der obligatorischen psychologischen Untersuchung berichtet er relevante psychosoziale Beeinträchtigungen:
- Klinisch relevante depressive Symptomatik (ADS-Score = 32)
- Hohe schmerzbedingte Alltagseinschränkungen (PDI-Skalen »Beruf« und »Erholung« = 7)
- Deutliche Einschränkung der körperlichen Lebensqualität (SF-36: PSS = 34)
- Ausgeprägte existenzielle Ängste
- Dysfunktionale kognitive Grundüberzeugungen und Schmerzkognitionen

- Gereiztheit
- Fehlende Krankheitseinsicht mit Überforderungstendenzen, u. a. aufgrund unzureichender Körperwahrnehmung
- Gänzlich fehlende Bewältigungskompetenzen
- Sozialer Rückzug

Psychologische Diagnose und Indikation
Die Indikation zur SSPT ist gegeben, der geplante Umfang für die Behandlung der vorliegenden ICD-10-Diagnose F45.41 (▶ Kap. 13) beträgt 25 Sitzungen.

Fallbeispiel 3

Herr H. (42 Jahre, Anlagetechniker, verheiratet, Tochter 8, Sohn 11 Jahre alt) hat einen fremdverschuldeten Arbeitsunfall auf der Baustelle, der einen CRPS an der linken (dominanten) Hand zur Folge hatte. Einige Monate nach Beginn der Schmerzerkrankung wird er auf dem Rückweg von einem Dorffest auf der Straße von 2 unbekannten Männern zusammengeschlagen: »Es geschah ohne Vorankündigung, aus dem Nichts heraus. Meine Armschiene hat mich vermutlich als wehrloses Opfer gekennzeichnet.« Bei diesem Übergriff wird Herr H. am Kopf verletzt und verliert einen Schneidezahn.
Seitdem erlebt er in bestimmten Situationen eine ihm unbekannte, extrem erhöhte körperliche Erre-

gung, die mit Angstgefühlen und hoher psychischer Anspannung einhergeht. Die Besorgnis um die eigene körperliche und psychische Integrität sowie um seine Familie hat ihn u. a. dazu veranlasst, an seinem Eigenheim eine Überwachungsanlage zu installieren. Darüber hinaus gibt er in der psychologischen Exploration folgende Symptome an:
- Ausgeprägte Ein- und Durchschlafstörungen
- Agitierte Depressivität
- Flashbacks und Albträume (Intrusionen)
- Hypervigilanz
- Konzentrationsstörungen
- Vermeidungsverhalten im Straßenverkehr
- Suchtproblematik

- Impulsives Verhalten gegenüber dem sozialen Umfeld

Psychologische Diagnose und Indikation
ICD-10-Diagnose F43.1 Posttraumatische Belastungsstörung (PTBS) sowie F45.41 Chronische Schmerzstörung mit somatischen und psychischen Faktoren (▶ Kap. 13). Psychotherapeutisch ist hier zunächst die PTBS behandelt worden. Nach der Stabilisierungsphase konnten dann erste schmerzmedizinische Maßnahmen umgesetzt werden. Die schmerzpsychotherapeutischen Interventionen wurden im Rahmen einer mehrwöchigen multimodalen Schmerztherapie begonnen und anschließend ambulant fortgesetzt.

geringe Symptomausprägung, während eine Symptomzunahme bei der anderen Erkrankung zu beobachten ist), sollte die Abfolge der therapeutischen Maßnahmen von dem jeweiligen Befinden des Patienten und den geplanten medizinischen Schmerzinterventionen abhängig gemacht werden. Hierbei ergeben sich jedoch im deutschen Gesundheitssystem oft kaum lösbare Versorgungsprobleme, sowohl logistischer wie auch personeller und institutioneller Art.

Fallbeispiel 4

Frau W. (41 Jahre, Angestellte bei der Stadtverwaltung, geschieden, einzige Tochter lebt beim Vater) wird als Fußgängerin auf dem Weg zur Arbeit von einem Pkw angefahren. Neben zahlreichen Schürfwunden wird sie am rechten Bein verletzt. Seitdem leidet sie unter posttraumatischen Schmerzen am rechten Unterschenkel und nichtradikulärem Rückenschmerz (Ø NRS = 7–9). Das Heilverfahren ist gekennzeichnet von zahlreichen Arztwechseln und Therapieabbrüchen. Dem wiederholten Medikamentenfehlgebrauch folgen 2 erfolglose Opioidentzüge. Frau W. vermeidet die Nutzung des von der Berufsgenossenschaft umgebauten Pkw, zeigt ansonsten jedoch keine Anzeichen für sozialen Rückzug.

Im 3. Jahr der Erkrankung wird ihr eine Minderung der Erwerbsfähigkeit (MdE) von 40 % zugestanden. Auf Anraten des Rechtsanwaltes klagt Frau W. auf Anerkennung einer PTBS. Daraufhin erfolgt erstmalig eine psychologisch/psychiatrische Untersuchung. Die auffallende und für eine PTBS völlig unplausible Neigung zu ausführlichsten Unfallschilderungen und Reinszenierung von »Blut-Albträumen« sowie fehlendes Vermeidungsverhalten sprechen gegen diese Diagnose.
Nach Abbruch einer durch die Berufsgenossenschaft geförderten Umschulungsmaßnahme wird eine erneute psychodiagnostische Untersuchung veranlasst, bei der sich Hinweise auf eine histrionische Persönlichkeitsakzentuierung ergeben. Zur weiteren diagnostischen Abklärung

werden eine stationäre Verhaltensbeobachtung sowie eine Fremdanamnese durchgeführt.

Psychologische Diagnose und Beurteilung
ICD-10-Diagnose F60.4 Histrionische Persönlichkeitsstörung. Aufgrund ihrer fehlenden Problem- und Änderungsmotivation war eine Psychotherapie der Persönlichkeitsstörung nicht umsetzbar. Dennoch konnten die schmerzbezogenen Einstellungen und Verhaltensweisen unter Berücksichtigung der oben genannten Persönlichkeitsstruktur dahingehend modifiziert werden, dass die Patientin in einer ambulanten SSPT eine selbstwertsteigernde und gleichzeitig schmerzbewältigende Umgangsform mit der Schmerzproblematik aufbauen konnte.

- **Ad IV**

Diese Patientengruppe leidet **primär unter einer psychischen bzw. psychiatrischen Erkrankung**, bei der die beklagte Schmerzproblematik ein nachgeordnetes (Teil-)Problem der primären psychischen/psychiatrischen Störung darstellt. Die Betroffenen stellen oft jedoch das somatische Korrelat ihres Leidens in den Vordergrund ihres Behandlungsanliegens. Der glaubhafte Leidensdruck wird vorrangig auf die begleitende Schmerzsymptomatik projiziert, insbesondere dann, wenn das zugrunde liegende psychische Problem dem Patienten nicht bewusst zugänglich ist oder aus Scham und Angst vor Stigmatisierung geleugnet wird (▶ Fallbeispiel 4).

- **Ad Z**

In allen 4 Subgruppen kann die Diagnostik und vor allem die Therapie zusätzlich durch **Zielkonflikte** erschwert werden. Zielkonflikte treten für den Betroffenen dann auf (▶ Abschn. 19.1.4), wenn er sich in einer Lebenssituation befindet, in der zu erwarten ist, dass eine Symptombesserung negative Kon-

sequenzen nach sich zieht bzw. die Erreichung anderer wichtiger Ziele gefährdet (▶ Abschn. 15.4). In diesen Fällen ginge eine Genesung bzw. relevante Linderung kurz- oder langfristig mit negativen Konsequenzen einher, die im Sinne eines Verstärkerverlustes oder einer Bestrafung wirksam würden, was letztlich zur Löschung des gezeigten Verhaltens führen würde.

19.2.1 Zusammenfassung Indikation

Generell ist es wenig sinnvoll, Patienten schmerzpsychotherapeutisch zu behandeln, denen mit **medizinischen Verfahren** schnell und wirksam geholfen werden kann, vorausgesetzt diese haben keine massiven Nebenwirkungen. Wenn keine einfache und schnelle Hilfe möglich ist, sollte ein kognitiv-verhaltenstherapeutisch orientiertes Programm eingesetzt werden, unabhängig vom Vorliegen der organischen Grunderkrankung.

Es sind unseres Erachtens keine direkten **Kontraindikationen zur KVT** bekannt. Eine Absprache der geplanten Interventionen mit dem behandelnden Arzt oder Physiotherapeuten ist generell sinnvoll und beim Aktivitätsaufbau oder bei der Optimierung der Medikamente unerlässlich. Geschieht dies nicht, können negative Therapieeffekte eintreten. Auch erscheint es wenig sinnvoll, Patienten die der Gruppe III und IV angehören, ausschließlich schmerzpsychotherapeutisch zu behandeln und die parallel bestehende psychische Komorbidität nicht mit zu berücksichtigen.

> ❯ Psychische Beeinträchtigungen und/oder belastende psychosoziale Komorbiditäten und Lebensumstände, die nicht erkannt werden, können zu frustranen und unnötig kostspieligen Therapieverläufen führen. Dabei ist die Indikation für eine psychologische Schmerztherapie unter verschiedenen Gesichtspunkten (z. B. Setting-, Syndrom- und Personenmerkmale) zu stellen. Trotz fehlender wissenschaftlicher Belege ist unseres Erachtens eine erste orientierende Behandlungsplanung, die sich an den oben beschriebenen Subgruppen orientiert, klinisch plausibel. Dieser folgend ist die schmerzbezogene KVT für Patienten der Gruppe I nicht erforderlich, für die Gruppen II und III geeignet, allerdings für die Gruppen III und IV keinesfalls ausreichend.

19.3 Wirksamkeit der KVT bei chronischen Schmerzsyndromen

Kognitiv-verhaltenstherapeutische Verfahren sind ein essenzieller Baustein der multi- bzw. interdisziplinären Schmerztherapie, sie haben sich bei chronischen Schmerzen als überaus effektiv erwiesen (vgl. Gatchel u. Okifuji 2006, Morley et al. 1999). Die Wirksamkeit liegt im Mittel bei einer Effektstärke von 0.4–0.65, wobei die Wirksamkeit sich hier nicht auf die Zufriedenheit und den Therapieerfolg aus Patientensicht bezieht, die in der Regel bei KVT-Angeboten sehr hoch ist. Die Verbesserungen zeigten sich im Schmerzverhalten, bei den Alltagsbeeinträchtigungen, der Stimmung und den schmerzbezogenen Kognitionen sowie bei den direkten Schmerzparametern (Intensität, Dauer,

Häufigkeit etc.) und bei physiologischen Maßen (z. B. Hauttemperatur, EMG-Reagibilität). Konsistente Hinweise auf Effektivitätsunterschiede zwischen KVT und anderen psychologischen Therapieansätzen liegen auch weiterhin nicht vor.

In einer viel diskutierten Metaanalyse von Eccleston et al. (2009) zur Wirksamkeit von psychologischen Therapien bei chronischen Schmerzen (Kopfschmerz ausgeschlossen) wurden die Therapieeffekte von KVT und unimodaler Verhaltenstherapie (meist Biofeedback oder PMR) mit den Effekten zweier Kontrollbedingungen (aktive Kontrolle und TAU = »treatment as usual«) verglichen. 52 randomisierte kontrollierte Studien mit insgesamt 4.781 Schmerzpatienten gingen in dieses Review ein. Für die KVT konnten nur sehr unbefriedigende Effektstärken (<0.2) ermittelt werden. Im Vergleich dazu fallen die Effektstärken der KVT bei Patienten mit chronischen Rückenschmerzen in 3 anderen Reviews (Hofman et al. 2007, Morley et al. 1999, Ostelo et al. 2005) deutlich besser aus, kommen aber im Mittel auch nicht über eine Effektstärke von 0.6 hinaus.

Da die angeführten Metaanalysen und Reviews mit zum Teil erheblichen methodischen Mängeln behaftet sind, müssen die darin berichteten Effektstärken nicht per se als Hinweis für eine schwache oder gar fehlende Wirksamkeit der KVT-Ansätze gewertet werden. Eccleston et al. (2009) attestieren vielen Einzelstudien (bis zu 50 %) eklatante methodische Mängel, schließen diese aber nicht von der Analyse aus. Besonders problematisch ist die fehlende Vergleichbarkeit der Studien untereinander, da man ihnen wichtige Aspekte (Auswahl der Interventionen, Anzahl der Sitzungen, Qualifikation der Therapeuten, Gruppengröße etc.) nicht entnehmen kann.

Generell ist auch wenig über die relative Bedeutsamkeit individueller kognitiver Faktoren, Verhaltensmuster und Indikationskriterien für die **Vorhersage des Behandlungserfolgs** bekannt (McCracken u. Turk 2002). Ebenso kann bis heute nicht beantwortet werden, **welche Patienten** von einer Schmerzpsychotherapie **profitieren** und welche nicht. Als negatives Prognosekriterium wird insbesondere in den stationären Behandlungsinstitutionen ein **anhängiges Rentenverfahren** angeführt, was in einer Metaanalyse von Rohling et al. (1995)

partiell auch bestätigt werden konnte. Andere angloamerikanische Studien kommen bezüglich eines schmerzbedingten laufenden Rechtsverfahrens zu uneinheitlichen Befunden und Beurteilungen. Deshalb sollte von therapeutischer Seite in jedem Fall ein negatives Labeling von Patienten mit anhängigem Rentenverfahren und damit eine sich selbst erfüllende Prophezeiung in Bezug auf einen negativen Therapieausgang vermieden werden.

Als guter Prädiktor für den Therapieerfolg erwiesen sich die **Eigenprognosen der Patienten**, vor allem hinsichtlich der Wiedererlangung der **Arbeitsfähigkeit** (Pfingsten et al. 1997) sowie der Länge der schmerzbedingten Arbeitsunfähigkeit (Marhold et al. 2001). Differenzielle Effekte erbrachte eine Studie zur Behandlung von Patienten mit Fibromyalgie (Thieme et al. 2007), hier profitierten Patienten mit einem ausgeprägten Schmerzverhalten stärker von einer operanten Therapie als von einer KVT.

19.3.1 Zusammenfassung Wirksamkeit

KVT weist im Wartelisten- bzw. Placebovergleich ein Evidenzlevel von 1 (»sicher belegte Evidenz«) auf. Allerdings ist das Ausmaß der Wirksamkeit mit durchschnittlichen Effektstärken von 0.40–0.65 eher gering bis moderat. Worauf die moderate Wirkung zurückzuführen ist, ist noch nicht geklärt. Kurze Behandlungszeiten (z. B. 12 Sitzungen KVT), universitär durchgeführte Behandlungsstudien mit noch unerfahrenen Therapeuten und sonstige Einflüsse auf den Therapieerfolg sind bislang noch nicht systematisch untersucht worden. Systematische Erfolgsunterschiede zwischen stationären und ambulanten Programmen sind ebenso ungeklärt wie die Wirksamkeit einzelner Module der Schmerzpsychotherapie. Auch die Berücksichtigung besonderer Patientenmerkmale (inklusive psychischer Komorbiditäten) und nicht zuletzt die Bedeutung syndromspezifischer Therapieschwerpunkte sind noch weitestgehend unerforscht. Dass Functional-Restoration-Verfahren bei verschiedenen Schmerzsyndromen den Therapieeffekt positiv beeinflussen, gilt jedoch als unumstritten.

> ❯ Inzwischen ist der kognitiv-verhaltenstherapeutische Ansatz, auch in Kombination mit somatisch ausgerichteten Verfahren, relativ gut evaluiert, insbesondere für Rückenschmerzen, für Kopfschmerz vom Spannungstyp und für Migräne. Schmerzsyndrome wie neuropathische oder viszerale Schmerzen sind in Bezug auf KVT noch wenig untersucht, bestenfalls liegen hierfür einzelne Fallberichte oder sehr methodenspezifische Effektivitätsstudien vor. Somit besteht auf dem Gebiet der Schmerzpsychotherapie weiterhin ein *großer Forschungsbedarf*.

19.4 Modifikationen und Fortentwicklungen der KVT bei chronischem Schmerz

Im Bereich der kognitiven Verhaltenstherapie waren in den letzten beiden Jahrzehnten hinsichtlich der Behandlung chronischer Schmerzen einige Veränderungen bzw. Weiterentwicklungen zu beobachten:

1. Syndromspezifischere (an Ätiologie orientierte) Ausrichtung der KVT
2. Erweiterung bezüglich Achtsamkeit und Akzeptanz
3. Übertragung traumaorientierter Methoden (z. B. EMDR, »Eye Movement Desensitization and Reprocessing«) auf Schmerz

Hierauf soll an dieser Stelle nur kurz eingegangen und stattdessen auf die ausführlichen Kapitel in diesem Buch hingewiesen werden.

19.4.1 Syndromspezifische Ausrichtung der KVT

Eine deutliche Fortentwicklung des schmerzpsychotherapeutischen Ansatzes besteht in einer **stärkeren Syndromorientierung**. KVT-Methoden, wie sie in den 1990er-Jahren in Deutschland entwickelt und etabliert wurden (▶ Abschn. 19.1), zielen größtenteils syndromunspezifisch auf eine verbesserte Schmerzbewältigung sowie auf die Veränderung der psychosozialen Konsequenzen einer chronischen Schmerzerkrankung ab. Das Wissen über

19

spezifische Pathomechanismen eines Schmerzsyndroms wird dabei nur wenig beachtet und geht nur selten in die Auswahl und Umsetzung der Interventionstechniken ein. In Fachkreisen wurde jedoch immer häufiger eine syndromspezifische Herangehensweise diskutiert, die die Ätiologie der Störung stärker berücksichtigt und die in den Krankheitsprozess direkt eingreifen soll. In ▶ Teil IV dieses Lehrbuches werden die wichtigsten Schmerzsyndrome und die dazugehörigen spezifischen diagnostischen und psychotherapeutischen Besonderheiten ausführlich dargestellt.

19.4.2 Achtsamkeits- und akzeptanz-bezogene Ansätze

Parallel zu Weiterentwicklungen in der kognitiven Verhaltenstherapie (3. Welle der Verhaltenstherapie) wird der Fokus der SSPT zunehmend darauf gerichtet, Patienten darin zu unterstützen, Ziele und Wünsche flexibel an die gegebenen Umstände anzupassen. Das kann durch eine Veränderung des Anspruchsniveaus, durch realistische Zielbestimmungen, Umbewertung der Situation sowie durch Akzeptanz und Achtsamkeit erreicht werden. Am traditionellen Schmerzbewältigungsansatz wird kritisiert, dass kontinuierliche Versuche, den Schmerz zu kontrollieren und zu beeinflussen, die Aufmerksamkeit des Patienten vermehrt auf die Schmerzthematik lenken und damit wesentliche Energie von anderen wichtigen Lebensbereichen abgezogen wird.

Das Konzept der **Achtsamkeit** stammt ursprünglich aus der buddhistischen Meditationspraxis und ist eine spezifische Form der Aufmerksamkeitslenkung. Sie bezieht sich auf den Augenblick, ist nicht wertend und beinhaltet ein gewisses Maß an Absicht, Bewusstheit und Akzeptanz. Angestrebt wird eine Veränderung der Haltung gegenüber Gedanken und Gefühlen. Dabei sollen Gedanken als mentale Ereignisse, nicht als Aussagen über die Realität oder Teil des Selbst gesehen werden. **Akzeptanz** ist die Bereitschaft, Ereignisse so zu erleben, wie sie im Moment sind, d. h. ohne Wertung und Beurteilung. Und letztlich soll die Person befähigt werden, sicher zwischen veränderbaren und nicht veränderbaren Aspekten des Schmerzgeschehens zu unterscheiden.

In den letzten Jahren kommen achtsamkeits- und akzeptanzbezogene Interventionen in der Schmerzpsychotherapie zunehmend häufiger zur Anwendung (▶ Kap. 18). In einer jüngeren Metaanalyse wurde der Akzeptanzansatz einer vielfachen empirischen Wirksamkeitsprüfung unterzogen, die generell positiv ausfiel (Ruiz 2012).

19.4.3 EMDR bei Schmerz

Chronische Schmerzen werden seit Kurzem auch mit der EMDR-Methode (»Eye Movement Desensitization and Reprocessing«) behandelt. Diese psychotherapeutische Methode wurde ursprünglich für die Verarbeitung von emotionalem Stress entwickelt, der aus erlebten traumatischen Ereignissen resultiert. Schmerz wird hierbei als ein eigenständiges Trauma betrachtet, bei dem dysfunktionale Gedächtnisprozesse, das sog. »Schmerzgedächtnis« und emotionales Leid einen entscheidenden Einfluss auf die Schmerzwahrnehmung haben. Mithilfe von EMDR sollen die dysfunktional gespeicherten und belastenden Erinnerungen neu prozessiert, desensibilisiert und im Gehirn neu assoziiert sowie integriert werden.

Zugesprochen wird dieser Methode ein schneller Wirkungseintritt und hohe Effektstärken. Deutsche Vertreter dieses Ansatzes (Tesarz et al. 2015) führen Studien an, nach denen 50 % der Betroffenen eine sehr starke Besserung oder Heilung ihrer Schmerzbeschwerden nach EMDR-Behandlung angeben. Dieser Effekt soll zudem eine gute Langzeitwirkung haben. In Fallberichten zur Anwendung von EMDR bei Schmerzpatienten werden zum Teil noch spektakulärere Erfolge in der Behandlung von Kopfschmerzen, Rückenschmerzen, muskuloskelettalen Schmerzen, Phantomschmerzen und somatoformen Schmerzsyndromen berichtet. Es bleibt abzuwarten, ob diese guten Erfolge auch im klinischen Alltag Bestand haben werden.

> ❯ Weiterentwicklungen in der kognitiven Verhaltenstherapie chronischer Schmerzen werden mit großem Interesse verfolgt und aufgenommen, insbesondere angesichts der noch längst nicht ausreichenden Therapieeffekte.

19.5 Fazit

Die kognitiv-behaviorale Perspektive des chronischen Schmerzes basiert auf einem multidimensionalen Schmerzmodell, in dem somatische, affektive, kognitive und behaviorale Aspekte der Schmerzerfahrung gleichermaßen betont werden. Der Ansatz ist bei all den Patienten anwendbar, die infolge der Schmerzproblematik psychische Belastungen aufweisen und Schwierigkeiten im Umgang mit ihrem Schmerzproblem zeigen (entsprechend der ICD-10-Diagnose F45.41).

Idealerweise ist eine KVT in ein multimodales Konzept eingebettet, das auch medizinische und – bei vorliegender Indikation – physiotherapeutische Maßnahmen umfasst und dabei einer gemeinsamen Zielsetzung folgt. Je nach Krankheitsverlauf und Grad der Beeinträchtigung bieten sich einzelne und kombinierte psychologische Verfahren im ambulanten wie auch stationären Setting an. Die Hauptziele der KVT sind:

- Besseres Verständnis bezüglich der schmerzbeeinflussenden und -aufrechterhaltenden Faktoren und Verhaltensweisen
- Verbesserung der Selbstwirksamkeit durch adaptive Bewältigungsstrategien
- In deren Folge eine Schmerzreduktion, eine körperliche sowie soziale Reaktivierung und nicht zuletzt ein Zugewinn an Lebensqualität

Das Konzept der »Schmerzbewältigung« wird in Fachkreisen mittlerweile kontrovers diskutiert, da es die Implikation enthält »Ein Betroffener muss sich nur genügend anstrengen, dann kann er den Schmerz auch besiegen«. Tatsächlich sollte die Schmerzpsychotherapie auf eine Verbesserung der Selbstwirksamkeit, der Bewältigungsstrategien und des konkreten Verhaltens unter besonderer Berücksichtigung individueller Ressourcen abzielen. Dabei wurde die Anwendung überwiegend kognitiver und behavioraler Copingstrategien in den letzten Jahren abgelöst von einer **stärkeren Betonung der unmittelbaren Verhaltensmodifikation**. So kommt jetzt der Aufhebung von Schon- und Vermeidungsverhalten bei Patienten mit Rückenschmerz, muskuloskelettalen und auch neuropathischen Schmerzen eine ganz zentrale Bedeutung zu. Diese Schwerpunktsetzung der KVT wird je-

doch noch nicht ausreichend zur Kenntnis genommen und umgesetzt.

Auch die **Integration physikalisch-therapeutischer, krankengymnastischer und medizinischer Interventionen** in die KVT gewinnt in den letzten Jahren zunehmend an Bedeutung (▶ Kap. 28 und 29). Dabei wird vom gesamten Behandlungsteam eine entsprechende Perspektive bzw. Grundhaltung erwartet, was u. a. eine Einführung des medizinischen und physiotherapeutischen Personals in die Grundprinzipien der KVT erforderlich macht.

Zudem ist angesichts der Bedeutung psychosozialer Faktoren für den Chronifizierungsprozess auch das Interesse an kognitiv-verhaltenstherapeutischen Verfahren im Rahmen eines **präventiven Ansatzes** gewachsen. Mehrere Studien haben sehr ermutigende Ergebnisse für eine günstige Beeinflussung der Schmerzchronifizierung durch kognitiv-verhaltenstherapeutische Programme erbracht (▶ Kap. 7).

Auch die **Achtsamkeits- und Akzeptanzansätze** (▶ Kap. 18) haben einen verstärkten Einzug in die Behandlung von chronischen Schmerzen genommen. Weniger bekannt und bewährt ist die EMDR-Methode zur Behandlung von chronischem Schmerz.

Für die KVT wie für alle anderen Therapieansätze gilt, dass bislang nicht sicher auszumachen ist, welche Kombination von einzelnen Interventionen, welches Therapieformat (Gruppen- und/oder Einzelsetting) und welche Therapiestrategie (individualisiert vs. standardisiert) den besseren Erfolg erbringt. Auch die bisher untersuchten Patientenmerkmale und syndromspezifischen Aspekte sind noch nicht ausreichend erforscht, um daraus eine zielgenaue Indikation abzuleiten. Dennoch sind die bisherigen Effekte vielversprechend und zukunftsweisend. Patienten mit chronischen Schmerzen sollten deshalb möglichst flächendeckend eine multimodale, kognitiv-behavioral ausgerichtete Schmerzbehandlung angeboten bekommen. Um diesem Bedarf gerecht zu werden, benötigt es neben dem geforderten Forschungsengagement zudem einer noch größeren Anzahl von spezialisierten Psychotherapeuten, als bislang zur Verfügung stehen.

19

Literatur

Bandura A (1997) Self-efficacy: the exercise of control. Freeman, New York

Basler HD, Kröner-Herwig B (Hrsg) (1998) Psychologische Schmerztherapie bei Kopf- und Rückenschmerzen. Ein Schmerzbewältigungsprogramm zur Gruppen- und Einzeltherapie. 2. Aufl. Quintessenz, München

Eccleston C, Williams AC, Morley S (2009) Psychological therapies for the management of chronic pain (excluding headache) in adults. Cochrane Database Sys Rev. 15: CD007407

Fliegel S, Groeger W, Künzel R, Sorgatz H, Schulte D (1998) Verhaltenstherapeutische Standardmethoden: Ein Übungsbuch. Psychologische Verlagsunion, Weinheim

Flor H (2001) Psychophysiological assessment of the patient with chronic pain. In: Turk DC, Melzack R (eds) Handbook of pain assessment, 2nd ed. New York, Guilford, pp 76–96

Frettlöh J, Maier C, Gockel H, Zenz M, Hüppe M (2009) Patientenkollektiv deutscher schmerztherapeutischer Einrichtungen – Kerndaten von mehr als 10.000 Patienten. Schmerz 23: 576–591

Frettlöh J (2013a) Gesundheits- und Krankheitskonzepte in der Lerngeschichte. In: Fritsche G, Gaul C (Hrsg) Multimodale Schmerztherapie bei chronischen Kopfschmerzen. Thieme, Stuttgart, S 108–110

Frettlöh J (2013b) Therapeutischer Umgang mit Zielkonflikten. In: Fritsche G, Gaul C (Hrsg) Multimodale Schmerztherapie bei chronischen Kopfschmerzen. Thieme, Stuttgart, S 134–141

Gatchel RJ, Okifuji A (2006) Evidence-based scientific data documenting the treatment and cost-effectiveness of comprehensive pain programs for chronic nonmalignant pain. J Pain 7: 779–793

Hautzinger M (2000) (Hrsg) Kognitive Verhaltenstherapie bei psychischen Störungen, 3. Aufl. Psychologische Verlagsunion, Weinheim

Hofman BM, Papas RK, Chatkoff DK, Kerns RD (2007) Meta-analysis of psychological interventions for chronic low back pain. Health Psychol 26: 1–9

Leeuw M, Goossens M, Linton S, Crombez G, Boersma K, Vlaeyen J (2007) The fear-avoidance model of musculoskeletal pain: current state of scientific evidence. J Behav Med 30: 77–94

Margraf J, Schneider S (2008) (Hrsg) Verhaltenstherapie. 1: Grundlagen und Verfahren. Springer, Berlin Heidelberg

Marhold C, Linton SJ, Melin L (2001) A cognitive-behavioral return-to-work program: effects on pain patients with a history of long-term vs. short-term sick leave. Pain 91: 47–53

McCracken LM, Turk D (2002) Behavioral and cognitive-behavioral treatment for chronic pain: outcome, predictors of outcome, and treatment process. Spine 27: 2564–2573

Morley S, Eccleston C, Williams A (1999) Systematic review and meta-analysis of randomized controlled trials of cognitive behaviour therapy and behaviour therapy for chronic pain in adults, excluding headache. Pain 80: 1–13

Mühlig S, Jacobi F (2006) Psychoedukation. In: Wittchen HU, Hoyer J (Hrsg) Lehrbuch der Klinischen Psychologie und Psychotherapie. Springer, Berlin Heidelberg, S 543–553

Ostelo RW, van Tulder MW, Vlaeyen JW, Linton SJ, Morley SJ, Assendelft WJ (2005) Behavioural treatment for chronic low-back pain. Cochrane Database Syst Rev 25: CD002014

Pfingsten M, Hildebrandt J, Leibing E, Franz C, Saur P (1997) Effectiveness of a multimodal treatment program for chronic low-back pain. Pain 73: 77–85

Rohling ML, Binder LM, Langhinrichsen-Rohling J (1995) Money matters: a meta-analytic review of the association between financial compensation and the experience and treatment of chronic pain. Health Psychology 14: 537–547

Ruiz FJ (2012) Acceptance and commitment therapy versus traditional cognitive behavioral therapy: A systematic review and meta-analysis of current empirical evidence. Rev Int Psicol Ter Psicol 12, 333–358

Tesarz J, Seidler GH, Eich W. (2015) Schmerzen behandeln mit EMDR – Das Praxisbuch. Klett-Cotta, Stuttgart

Thieme K, Turk DC, Flor H (2007) Responder criteria for operant and cognitive-behavioral treatment of fibromyalgia syndrome. Arthritis Rheum 57: 830–836

Turk D, Swanson K, Tunks E (2008) Psychological approaches in the treatment of chronic pain patients – when pills, scalpels, and needles are not enough. Can J Psychiatry 53: 213–223

Vlaeyen JW, Linton SJ (2000) Fear-avoidance and its consequences in chronic musculoskeletal pain: a state of the art. Pain 85: 317–332

Wilken B (2008) Methoden der kognitiven Umstrukturierung – Ein Leitfaden für die psychotherapeutische Praxis. Kohlhammer, Stuttgart

Psychodynamische Psychotherapie bei chronischen Schmerzen

G. Gerlach und W. Senf

20.1 Psychodynamische Psychotherapie – 374

20.2 Anwendung psychodynamischer Psychotherapie bei chronischem Schmerz – 374

20.3 Psychodynamisches Vorgehen – 375

20.4 Wirksamkeit psychodynamischer Therapieverfahren – 382

20.5 Fazit – 383

Literatur – 383

B. Kröner-Herwig et al. (Hrsg.), *Schmerzpsychotherapie*,
DOI 10.1007/978-3-662-50512-0_20, © Springer-Verlag Berlin Heidelberg 2017

Lernziele

Psychodynamische Psychotherapie bietet ein sehr breites therapeutisches Spektrum mit verschiedenen Anwendungen. Wesentlich dabei ist die Konzentration des therapeutischen Prozesses durch eine Begrenzung der Behandlungsziele. Ein bewältigungsorientierter Zugang bei einer somatischen und ein kausal-lösungsorientiertes Vorgehen bei einer überwiegend psychischen Verursachung werden vorgestellt. Zu unterscheiden sind die subjektive (innere) Realität, also die Wahrnehmung der Beschwerden und die Bedeutungen, die der Kranke seinen Beschwerden zuschreibt, und die objektive (äußere) Realität, also die ärztlichen Befunde vor dem Hintergrund aller medizinischen Maßnahmen.

20.1   Psychodynamische Psychotherapie

Die psychoanalytisch begründeten Psychotherapieverfahren werden auf Vorschlag des wissenschaftlichen Beirates Psychotherapie (2005) in ihrer Gesamtheit unter dem Oberbegriff psychodynamische Psychotherapie zusammengefasst; die gemeinsame theoretische Grundlage ist die psychoanalytische Krankheits- und Behandlungstheorie. Während der wissenschaftliche Beirat Psychotherapie also von einem Verfahren »psychodynamische Psychotherapie« ausgeht, ist in der Psychotherapie-Richtlinie im Rahmen der Kassenfinanzierung die Differenzierung in tiefenpsychologisch fundierte Psychotherapie einerseits und analytische Psychotherapie andererseits festgeschrieben (Faber u. Haarstrick 2008).

Wenn wir im Folgenden von psychodynamischer Psychotherapie sprechen, beziehen wir uns auf das Konzept der tiefenpsychologisch fundierten Psychotherapie (Wöller u. Kruse 2010), das durch seine vielfältigen Anwendungsmöglichkeiten ein sehr breites therapeutisches Spektrum bietet.

Tiefenpsychologisch fundierte Psychotherapie ist in der Psychotherapie-Richtlinie, § 14a, als eine ätiologisch orientierte Therapieform definiert, die auf »die unbewusste Psychodynamik aktuell wirksamer neurotischer Konflikte und struktureller Störungen unter Beachtung von Übertragung, Gegenübertragung und Widerstand« fokussiert, wobei

eine »Konzentration des therapeutischen Prozesses […] durch Begrenzung des Behandlungszieles, durch ein vorwiegend konfliktzentriertes Vorgehen und durch Einschränkung regressiver Prozesse angestrebt« wird (G-BA 2016, S. 8).

Für das Konzept der tiefenpsychologisch fundierten Psychotherapie gelten die aus der Psychoanalyse abgeleiteten theoretischen psychodynamischen Grundannahmen. In diesem Beitrag kann darauf weder vollständig noch vertiefend eingegangen werden (vgl. Mertens 2011). In �‌◻ Tab. 20.1 sind einige für das psychodynamische Verständnis wichtige Grundannahmen skizziert.

20.2   Anwendung psychodynamischer Psychotherapie bei chronischem Schmerz

> ❯ Die tiefenpsychologisch **fundierte** Psychotherapie ist als psychodynamisches Therapieverfahren bei Patienten mit chronischem Schmerz die Methode der Wahl. Das ergibt sich sowohl aus den besonderen Anforderungen bei der Behandlung dieser Patienten wie aus den vielfältigen Möglichkeiten dieses Therapieansatzes.

Bei der Anwendung psychodynamischer Psychotherapie bei chronischem Schmerz lassen sich die allgemeinen methodenübergreifenden Ziele für die Behandlung von Patienten mit somatoformen Störungen (Rief u. Henningsen 2011) gut integrieren:

- Körperliche Missempfindungen von Krankheitszeichen unterscheiden lernen.
- Ein realistisches Bild von körperlicher Gesundheit entwickeln.
- Das somatische Erklärungsmodell in psychosomatischer Richtung erweitern.
- Psychische Begriffe wie Belastung, Überforderung, Stress in das Krankheitsverständnis einführen.
- Mit körperlichen und psychischen Belastungsgrenzen verantwortlich umgehen lernen.
- Aufmerksamkeit für Körpervorgänge reduzieren; das Interesse an der Umwelt fördern.

◻ Tab. 20.1 Psychodynamische Grundannahmen

Grundannahmen	Erläuterungen
Psychologie des Unbewussten und Paradigma der frühen Objektbeziehung: unbewusster Konflikt, unbewusste Fantasie, pathogene Überzeugung auf dem Hintergrund früher Objektbeziehung	Der unbewusste Konflikt resultiert aus ungelösten Konflikten, Belastungen, traumatischen Erfahrungen etc. insbesondere aus der frühen biografischen Entwicklung, vor allem dann, wenn der unbewusste Konflikt aus dem subjektiven Erleben belastender Ereignisse resultiert, welche die Bewältigungs- und Abwehrkompetenz überfordert haben; die daraus resultierenden unbewussten Fantasien und pathogenen Überzeugungen bestimmen die Motivationen und Handlungen in wichtigen Lebenssituationen, der unbewusste Konflikt wird kontinuierlich »reinszeniert«.
Paradigma Ich- und Selbst-psychologischer Entwicklungsdynamik: Entwicklungshemmung, Entwicklungsdefizit, Selbstwertstörung	Unbewusste Konflikte, Traumatisierungen, unbewusste Fantasien und pathogene Überzeugungen können zu Entwicklungshemmungen in bestimmten Entwicklungslinien und -bereichen bis hin zu Entwicklungsdefiziten führen mit einer Reduzierung und Beeinträchtigung eines angemessenen Selbstwertgefühls; im extremen Fall entsteht als Folge von selbstwertregulierenden Gegenmaßnahmen eine narzisstische Persönlichkeitsstörung, im durchschnittlichen Fall resultiert ein beeinträchtigtes Selbstwerterleben.
Heilung und Besserung durch Einsicht und positive Beziehungserfahrung	Hilfreiche Beziehung als Grundlage des Therapieprozesses: therapeutische Nutzung von Übertragung und Gegenübertragung

- Bestmögliche Lebensqualität erreichen, auch bei Fortbestehen der Symptomatik.
- Chronifizierung und Selbstschädigung durch repetitive Diagnostik und riskante Therapien verhindern.

Zudem wird die tiefenpsychologisch orientierte Psychotherapie der besonderen Herausforderung im Umgang mit Patienten mit somatoformen Störungen beim Aufbau einer **tragfähigen therapeutischen Beziehung** gerecht. Da bei vielen der Patienten frustrane Behandlungsvorerfahrungen vorliegen, sind sie ausgesprochen misstrauisch gegenüber jeglicher Annäherung. Therapeutisch bedeutet dies für die Behandler, sich in der Anfangsphase aktiv um eine tragfähige Beziehung zu bemühen und distanzierte Interpretationen oder Deutungen zu unterlassen.

Symptombezogene Ziele sind in psychodynamischer Perspektive nicht nur wegen des Leidensdrucks des Patienten von primärer Wichtigkeit, sondern gerade auch weil die gemeinsame Orientierung von Therapeut und Patient auf die Linderung der Symptome ein wichtiges Mittel in der Erarbeitung eines tragfähigen Arbeitsbündnisses darstellt. Darüber hinausgehende, nicht mehr unmittelbar

symptombezogene Ziele können dann im Therapieverlauf vereinbart werden, wenn sie sich als relevant und realistisch herauskristallisieren.

Weiterhin weist die tiefenpsychologisch orientierte Psychotherapie schon immer auch einen methodenintegrativen Charakter auf und hat entgegen einer vordringlich problem- und störungsorientierten eine entschieden **ressourcenorientierte Ausrichtung**.

> Die Aktivierung der persönlichen Ressourcen im Sinne von Grawe (1998) ist eine der wesentlichen Wirkfaktoren auch bei der Behandlung von Patienten mit chronischem Schmerz.

20.3 Psychodynamisches Vorgehen

Aus psychodynamischer Sicht ist die Gestaltung der **Initialphase** der Psychotherapie von zentraler Bedeutung. Patienten mit chronischem Schmerz suchen typischerweise nicht aus eigener Motivation eine fachpsychotherapeutische Hilfe auf. Sie fühlen sich überwiesen, kommen meist mit erheblichem

Misstrauen – oder überstiegenen Erwartungen – und letztlich ist bereits die Überweisung in die Psychotherapie für sie eine Bestätigung, mit ihren körperlichen Beschwerden nicht ernst genommen und als »Simulant« abgestempelt zu werden. Diese Patienten sind von einer körperlichen Ursache ihrer Beschwerden überzeugt und widersetzen sich den Versuchen, die Möglichkeit einer psychischen Ursache oder eines psychosomatischen Hintergrundes überhaupt nur in Erwägung zu ziehen. Dies gilt auch dann, wenn Beginn und Fortdauer der Symptome für den Beobachter eine enge Beziehung zu belastenden Lebensereignissen, Schwierigkeiten oder Konflikten aufweisen.

> ⊗ Bei der Erstuntersuchung geht es zunächst um die grundsätzliche Entscheidung für ein bewältigungsorientiertes oder kausal-lösungsorientiertes Vorgehen.

20.3.1 Bewältigungsorientiertes Vorgehen

Ein bewältigungsorientiertes Vorgehen ist bei solchen chronischen Schmerzzuständen angezeigt, die sich aus dem tatsächlich vorliegenden somatischen Befund, etwa bei einer Krebserkrankung, nicht ausreichend erklären lassen. Dabei geht es häufig um das Verhältnis von äußerer und innerer Realität der Patienten. **Äußere Realität** meint die Naturge-

schichte der Krankheit mit all ihren medizinischen und psychosozialen Folgen; **innere Realität** meint die subjektive Bedeutsamkeit, die der Kranke seiner Erkrankung vor dem Hintergrund seiner Lebensgeschichte zuschreibt. Die Naturgeschichte der Krankheit kann eng mit der Lebensgeschichte des Kranken verbunden sein.

Vor diesem Hintergrund hat das Schmerzerleben eine existenziell wichtige Funktion für die Patientin: Es schützt sie vor der Scham; sie vermeidet durch den Schmerz, mit dem Arzt über sie beschämende Dinge sprechen zu müssen. Zudem hat das Schmerzerleben – so paradox das auch erscheinen mag – auch die tröstende Funktion ihrer ehemals narzisstischen Fantasie übernommen. Das Schmerzerleben ist zum Inhalt ihres Lebens geworden, wobei sie sich damit gleichzeitig viel Aufmerksamkeit und Zuwendung sichern kann. Es ist übrigens in der Psychotherapie aus den genannten Gründen nicht gelungen, ihr die Schmerzen zu nehmen.

Ein bewältigungsorientiertes Vorgehen kann auch bei einer eindeutig psychosomatischen Genese des chronischen Schmerzerlebens im Vordergrund stehen, wenn der unbewusste Konflikt, die unbewusste Fantasie und die pathogenen Überzeugungen nicht »bewusstseinsfähig« sind, etwa vor dem Hintergrund schwerer traumatischer Erfahrungen durch Gewalt und/oder Missbrauch in der Biografie. Es sind dann das Ausmaß der Belastung und die Gefahr einer zu starken **psychischen Labilisierung**

Fallbeispiel 1

Bei einer Patientin mit einem hoch differenzierten Liposarkom einer Gesäßhälfte mit Resektion im Bereich der rechten Gluteatmuskulatur ist das von ihr beklagte Ausmaß an Schmerzen weder aus dem klinischen Befund noch aus der Medikation erklärbar. Sie verlangt immer stärkere Medikamente, die sie dann aber nicht zuverlässig einnimmt. Vorwurfsvoll fordert sie Termine in immer kürzeren Abständen, für die Onkologen wird sie zunehmend zur Belastung.
Erst das ausführliche Gespräch kann zutage fördern, dass der Schmerz

auch eine andere Ebene hat, die mit ihrer Lebensgeschichte zusammenhängt.
Sie war immer stolz auf ihren als »makellos« erlebten Körper. In ihrer durch Kränkung und Entwertung belasteten Kindheit und Jugend hatte sie sich immer mit der geheimen Fantasie getröstet, dass sie einmal Tänzerin werde, um damit Aufmerksamkeit zu bekommen und bewundert zu werden. Diesen Wunsch konnte sie tatsächlich vorübergehend realisieren, wenn auch unter nicht sehr glücklichen Umständen. Mit dieser geheimen Fantasie konn-

te sie sich noch als Erwachsene in seelischen Nöten und bei Krisen trösten.
Nach der Operation erlebt sie nicht nur tiefe Scham darüber, dass sie ihren Körper als »unwiederbringlich beschädigt« erlebt und sich deshalb entwerten muss. Sie kann auch nicht mehr auf die sie tröstende Fantasie, Tänzerin zu sein, zurückgreifen, und damit bei Krisen nicht mehr auf einen wichtigen Bewältigungsmechanismus bauen – eben die Fantasie, eine Tänzerin zu sein –, die sich zuvor für ihre Lebensbewältigung bewährt hatte.

Eine 55-jährige Patientin wird uns durch die interdisziplinäre Schmerzambulanz vorgestellt, weil bisherige Therapieversuche sich als nicht ausreichend erwiesen haben; psychotherapeutische Vorerfahrungen habe sie nicht. In der biografischen Anamnese wird rasch deutlich, dass sie in ihrer Lebensentwicklung vor dem Hintergrund gravierender enttäuschender Beziehungs- und Verlusterfahrungen die Überzeugung entwickelte, sich am besten auf sich selbst verlassen zu können. Ihr Vater hatte kurz nach ihrer Geburt Suizid begangen, ihre Mutter war an Krebs erkrankt, als die Patientin 14 Jahre alt war, sodass sie auf Bitten der Mutter ihre Ausbildung abgebrochen hatte, um die Mutter zu pflegen. Später verlor sie ihren Ehemann durch Unfalltod und sorgte alleinerziehend für ihre Tochter.

In der aktuellen Lebensphase lebt sie in einer tragfähigen Partnerschaft, ist aber in der Folge einer schweren körperlichen Erkrankung (Darmresektion bei perforierter Sigmadivertikulose mit nachfolgender Lungenembolie), die sie vor 2 Jahren erlitten hat, weiterhin nur eingeschränkt belastbar. Sie leidet unter einem »Ganzkörperschmerz«.

Ihre aktiven, teils kämpferisch wirkenden und gleichzeitig stark verunsicherten Bewältigungsbemühungen drücken sich zu Beginn der Behandlung auch szenisch aus: Ihre Hilfsbedürftigkeit wird durch das Gehen am Rollator deutlich, andererseits wirkt eine Orthese, vom Daumen über Handgelenk bis zum Unterarm reichend (zur Entlastung bei Karpaltunnelsyndrom) »wie eine Rüstung« zur Abwehr weiterer Schläge.

Nach 3 Wochen wird in der stationären Behandlung der folgende Fokus formuliert: »Ich möchte mehr Selbstwertgefühl haben. Wichtig ist mir, dass ich mit meinen Schmerzen umgehen kann. Ich möchte lernen, Nein zu sagen und dieses Recht auch durchzusetzen. Meine Schmerzen dürfen für mich nicht mehr vordergründig sein. Mein Körper gibt mir Signale in Form von Schmerzen, deshalb möchte ich erreichen, auf diese Signale zu achten. Es wäre schön, wenn ich es erreichen könnte, mich selbst zu mögen. Ich möchte meine Grenzen erkennen, mich zurücknehmen und nicht mehr das Gefühl haben, ausgegrenzt zu sein. Ein großer Wunsch von mir ist es, den Rollator nicht mehr zu brauchen.«

In ihr Schmerztagebuch (❏ Abb. 20.1) trägt die Patientin mindestens 3-mal täglich ihre Schmerzintensität ein, bewertet auf einer visuellen Analogskala von 0–10 (0 = kein Schmerz, 10 = stärkster vorstellbarer Schmerz).

Zu erkennen ist, dass die Schmerzintensität in den ersten Behandlungswochen meist mit 3–4 angegeben wird. Die Erarbeitung des oben wiedergegebenen Behandlungsfokus mit der eigenen Formulierung der Patientin erfolgt nach 3 Wochen, d. h., hier zeigt sich bereits ein psychosomatisches Symptomverständnis, die Patientin hat für sich selbst Anliegen für die psychosomatische Behandlung entwickeln können. Die Schmerzintensität ist zu diesem Zeitpunkt noch nicht erkennbar gebessert, dies verändert sich aber in den darauffolgenden Wochen der insgesamt 12-wöchigen Behandlungszeit. Die Patientin profitiert sehr von der Behandlung, benötigt u. a. tatsächlich den Rollator nicht mehr. Gegen Ende der Behandlung führt die Patientin bei verbesserter Stimmung, Selbstwirksamkeitserwartung und Selbstakzeptanz Eintragungen in ihr Schmerztagebuch nicht mehr regelmäßig durch, da die Schmerzen, so wie sie es sich in ihrem Fokus erhofft hat, für sie nicht mehr »vordergründig« sind.

durch die Reaktivierung der traumatischen Situationen abzuwägen; daraus ergeben sich Grenzen für das psychodynamische Vorgehen. Dabei kann die Festlegung eines klaren symptombezogenen Fokus hilfreich sein.

20.3.2 Kausal-lösungsorientiertes Vorgehen

Mit dem kausal-lösungsorientierten Vorgehen wird eine überwiegend psychische Verursachung der Beschwerden vorausgesetzt. Zu Beginn des kausal-lösungsorientierten Vorgehens ist es für den therapeutischen Prozess von entscheidender Bedeutung,

ob es gelingt, die Grundlage für eine hilfreiche Beziehung zu schaffen. Wichtige Aspekte dafür sind das **Ernstnehmen der Symptome, das Akzeptieren der subjektiven Realität** gegenüber der objektiven Realität und die Förderung der Bereitschaft zu einem **biopsychosozialen Eigenverständnis** bei den Patienten.

> Bei Patienten mit chronischem Schmerz ist in der Regel zunächst ein eher niederschwellig pragmatischer diagnostischer Zugang auf der Grundlage der biografischen Anamnese unter tiefenpsychologischen Gesichtspunkten notwendig, der einen zeitlichen Raum von wenigstens 45 min erfordert, unter Umständen mehr.

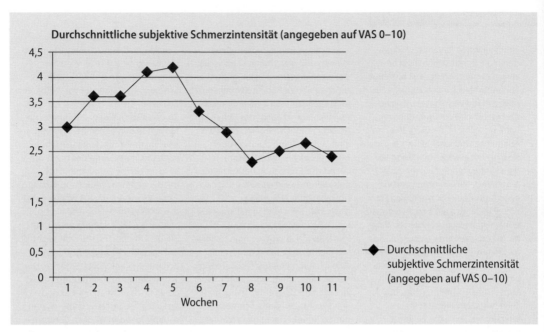

◨ Abb. 20.1 Grafische Darstellung der Angaben zur Schmerzintensität der Patientin aus Fallbeispiel 2 im Schmerztagebuch. *VAS* Visuelle Analogskala, *Wo* Woche

Viele Patienten werden überwiesen mit dem Hinweis »organisch o. B., Psychosomatik«. Statt einer reinen Ausschlussdiagnostik geht es in der psychodynamischen Diagnostik um eine **positive Diagnostik**, d. h., dass ein psychosomatischer Zusammenhang der Erkrankung grundsätzlich durch positive Hinweise zu sichern ist. Der Ablauf des diagnostischen Vorgehens ist in ◨ Abb. 20.2 skiz-

ziert und wird an dem Fallbeispiel Herr K. erläutert.

Zuerst erfolgt eine sorgfältige **Klärung der Beschwerden** (Schritt 1 in ◨ Abb. 20.2), wobei der Fokus auf die subjektive Realität gegenüber der objektiven Realität gerichtet ist.

Subjektive (innere) Realität, also die Wahrnehmung der Beschwerden und die Bedeutungen, die der Kranke seinen Beschwerden zuschreibt, und ob-

---

Fallbeispiel 3 – Teil 1

Herr K., ein 52-jähriger Ingenieur, wird von der interdisziplinären Schmerzkonferenz einer Universitätsklinik vorgestellt. Es handelt sich um einen hochgewachsenen, kräftigen Mann, der über quälende Kopfschmerzen klagt.

Seit 4 Jahren befinde er sich fast durchgängig in ärztlicher Behandlung: Hausarztpraxis, Neurologie, Kopfschmerzambulanz, Schlaflabor, Schmerztagesklinik, Urologie, ferner 12 Wochen stationäre Therapie in einer psychiatrischen Universitätsklinik, zunächst unter der Diagnose bipolare Stö-

rung, die dann in die Diagnose einer schweren depressiven Episode geändert wurde, anschließend 4 Wochen verhaltenstherapeutische stationäre Behandlung in einer Rehabilitationsklinik. Fazit: Alle Behandlungen sind ohne wesentlichen Erfolg geblieben.

Herr K. bringt selbst eine umfangreiche Aktenlage mit in das Erstgespräch. Sie enthält die ausführlichen Befunde der verschiedenen Fachärzte für Neurologie, Psychiatrie, Psychotherapie sowie weitere, auch aus einer psychosomatischen Universitätsklinik. Sämtliche Behandlungen

haben nach Aussage des Patienten keinen wesentlichen Einfluss auf die Symptomatik gehabt, zum Teil sei es sogar zu einer Verschlechterung gekommen. Er ist völlig von einer somatischen Ursache seiner Schmerzen überzeugt und fühlt sich wegen der wiederholten Feststellung: »Sie haben doch nichts«, als »Simulant« hingestellt. Erschwerend für seine Situation ist, dass er mit einer Versicherung auch um die Anerkennung seiner Berufsunfähigkeit kämpft, ihm werde eine »Rentenneurose« unterstellt.

20

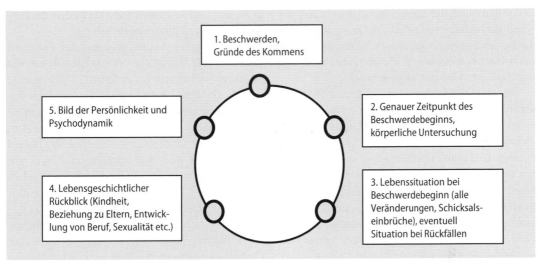

1. Beschwerden,
Gründe des Kommens

5. Bild der Persönlichkeit und
Psychodynamik

2. Genauer Zeitpunkt des
Beschwerdebeginns,
körperliche Untersuchung

4. Lebensgeschichtlicher
Rückblick (Kindheit,
Beziehung zu Eltern, Entwick-
lung von Beruf, Sexualität etc.)

3. Lebenssituation bei
Beschwerdebeginn (alle
Veränderungen, Schicksals-
einbrüche), eventuell
Situation bei Rückfällen

■ **Abb. 20.2** Psychodynamische Diagnostik. (Mod. nach Bräutigam et al. 1992)

jektive (äußere) Realität, also die ärztlichen Befunde vor dem Hintergrund aller medizinischen Maßnahmen, klaffen bei Herrn K. auseinander. Er fühlt sich mit seinen Beschwerden nicht ernst genommen und erwartet das Urteil »Simulant«. Entsprechend fällt im Kontakt eine misstrauische Haltung auf, der Patient möchte sich nicht so recht auf eine genaue Schilderung des Schmerzerlebens einlassen.

Im diagnostischen Vorgehen wird Herrn K. erklärt, dass die **objektive Realität** aller medizinischen Befunde in der jetzigen Untersuchung nicht von Bedeutung ist, da diese bisher nicht geeignet waren, seine Beschwerden zu erklären und zu beseitigen. Das bedeute ja nun nicht, dass er die Beschwerden nicht habe (Ernstnehmen der Symptome). Im Gegenteil sei diese subjektive Realität seines Schmerzerlebens ebenso real wie ein körperlich verursachter Schmerz, denn: »Sie haben ja die Schmerzen, auch wenn es jetzt noch keine Erklä-

rung dafür gibt. Das ist jetzt für uns unwichtig, da es darum geht, zuerst einmal Ihre Schmerzwahrnehmungen zu verstehen.«

In diesem Zusammenhang wird auch seine Beschämung und Empörung darüber thematisiert, dass er sich als »Simulant« hingestellt fühlt, »der es nur auf das Geld der Versicherung abgesehen hat«. Herr K. wird ermutigt, seine Schmerzen jetzt einmal ganz genau so zu schildern, wie er sie erlebt, »auch wenn Sie Angst davor haben, dass Sie gesagt bekommen, das kann doch gar nicht sein, Ihre Schmerzen«. Schon jetzt ist ein Hinweis hilfreich, dass das Schmerzempfinden bei verschiedenen Menschen ganz unterschiedlich sein kann und es auch so etwas gibt wie eine »Begabung für Schmerzwahrnehmung« (erste Förderung der Bereitschaft zu einem biopsychosozialen Eigenverständnis).

Herr K. nimmt sich für seine ausführliche Schilderung eine ganze Therapiesitzung, es fallen eine

Fallbeispiel 3 – Teil 2

Herr K. schildert auf diese Intervention hin, dass er unter quälenden beidseitigen Kopfschmerzen in Verbindung mit ausgeprägten Konzentrations- und Merkfähigkeitsstörungen leide. Diese Kopfschmerzen würden im Nacken mit einem »ste-

chenden Schmerz wie Messerstiche im Kopf« beginnen, sie »verbreiten« sich dann über den ganzen Schädel und »beißen sich dort fest«. Zudem habe er »viele Gedächtnislücken«, und es bestehe eine extreme Lärmempfindlichkeit. Er verspüre ständig

eine ausgeprägte innere Unruhe und habe quälende, sich wie »Endlosschleifen« wiederholende Albträume in Verbindung mit Schlafstörungen.

Redundanz und das Fehlen von Affekten auf, die »Endlosschleifen« und eine starke Erregung sind in der Beziehung direkt spürbar. Nach seinem Bericht wirkt Herr K. einerseits erleichtert, aber auch verwundert, »dass Sie mir da so zuhören«.

Herrn K. wird jetzt vorgeschlagen, sich für die kommende Sitzung Gedanken darüber zu machen, wann die Beschwerden genau begonnen haben (Schritt 2 in ◩ Abb. 20.2), dabei solle er sich auch darüber Gedanken machen, ob er solche Schmerzen im Laufe seines Lebens schon einmal verspürt habe. Die Zielsetzung ist zunächst, ihn zur **subjektiven Realität** zu ermutigen und mit der Aufmerksamkeitslenkung auf mögliche biografische Ereignisse auch schon seine Bereitschaft zu einem biopsychosozialen Eigenverständnis zu fördern.

> ❯ Das primäre Ziel im diagnostischen Prozess ist es, einen zeitlichen Zusammenhang zwischen dem Beginn der Schmerzsymptomatik und einem biografisch fassbaren Ereignis aufzufinden und einen psychodynamisch verstehbaren Zusammenhang zu der Symptombildung herzustellen – oder aber dessen Fehlen zu registrieren (Schritt 3 in ◩ Abb. 20.2).

Ein zusätzliches Ziel ist, den **Patienten als Mitarbeiter** zu gewinnen, d. h., ihn für die gemeinsame diagnostische und psychotherapeutische Arbeit zu gewinnen und zu motivieren. Das fördert die Entwicklung einer hilfreichen Beziehung.

Zur aktuellen Lebenssituation des Patienten (Schritt 4 in ◩ Abb. 20.2) ist zu ergänzen, dass er seit 10 Jahren verheiratet ist, er lernte 20-jährig seine damals 19-jährige Frau kennen. Das Ehepaar hat keine Kinder, lebt finanziell gut abgesichert in einem Eigenheim. Es fällt eine fast vollständige Amnesie für seine Kindheit und weite Teile der Jugend auf, diese Zeit wirkt wie ausgestanzt. Zuerst gibt Herr K. lediglich an, 2 Geschwister zu haben (1 Schwester, 1 Jahr jünger; 1 Bruder, 2 Jahre jünger). Die Mutter lebe noch.

Herr K. wurde stationär mit einem multimodalen Behandlungsansatz auf psychodynamischer Grundlage behandelt. Die psychodynamische Hypothese (Schritt 5 in ◩ Abb. 20.2) lautet: Der Patient hat einen aktiven Bewältigungsstil, er ist gewohnt, Probleme aktiv anzugehen und anhand seiner guten Ressourcen mit Intelligenz und Kraft zu lösen. Die sich überstürzenden beruflichen Ereignisse bezüglich seiner Firma haben ihn in eine existenziell bedrohliche Situation gebracht, da er erleben musste, dass seine bisher funktionierenden »Instrumente« zur Bewältigung von Krisen nicht mehr ausreichend funktionierten, um Gefahr abzuwenden. Diese Ereignisse waren geeignet, den Patienten zu traumatisieren, weil er sich hilflos »in einer Sackgasse« gefühlt hat, in welcher seine sonst guten Bewälti-

---

Fallbeispiel 3 – Teil 3

Herr K. berichtet in der nächsten Sitzung, die Symptomatik sei erstmalig vor 5 Jahren aufgetreten, den genauen Zeitpunkt könne er aber nicht benennen, es habe sich »schleichend« entwickelt. Er habe aber immer schon bei Belastungen mit Kopfschmerzen reagiert, im Laufe der Jahre sei es »immer toller« geworden. Er könne sich aber nicht erinnern, solche Schmerzen wie jetzt einmal gehabt zu haben.

Nach längerem Zögern bringt er dann seine Symptomatik mit einer ihn »extrem belastenden beruflichen Situation« in Verbindung, allerdings mit einer deutlich wahrnehmbaren Abneigung. Erst nach mehreren Anläufen schildert er sichtlich bewegt: Als Spezialist für Tiefbau habe er mit 2 befreundeten Kollegen eine eigene Firma gegründet, die schnell gewachsen sei. Wegen verschiedener Umstände, die er vor allem den Kollegen anlastet, habe er aber Konkurs anmelden müssen. Als der Patient diese Umstände schildert, wird durch sein Verhalten und seine emotionale Reaktion offensichtlich, dass er sich damals in einer Situation größter Ohnmacht und Hilflosigkeit befunden haben muss. Der große, kräftige Mann verliert völlig die Fassung, kann kaum über

die Ereignisse sprechen und klagt über »unerträgliche Kopfschmerzen«. Er wirkt fast wie ein kleiner, völlig verängstigter Junge, was in einem geradezu krassen Widerspruch steht zu seiner sonst bestimmten, eher kraftvollen und dominanten Ausstrahlung.

Erst später, in einem der nachfolgenden therapeutischen Gespräche, kann er dann – allerdings jedes Mal unter Tränen und mit stockender Stimme – über seine damalige »extreme Angst« sprechen, »dass meine Frau mich verlässt«, was offensichtlich völlig unbegründet war.

Fallbeispiel 3 – Teil 4

Eher beiläufig erwähnt Herr K., sein Vater sei »erschlagen« worden, als er 5–6 Jahre alt gewesen sei, genaue Erinnerungen daran habe er nicht. Darauf angesprochen, ist es offensichtlich, dass er darüber hinweggehen möchte. In der Schule habe er sich lange Zeit nach dem Tod des Vaters schwergetan, habe schlechte Leistungen erbracht. Dann habe er sich nach anfänglichen Schwierigkeiten als technischer Zeichner sehr gut entwickelt, was er auf die persönliche Förderung durch einen Berufsschullehrer (»Das war mein Mentor«) zurückführt. »Das hat mich angespornt«, er war, wie er mit Stolz berichtet, dann im Studium »einer von 6 unter 100 gewesen, die es geschafft haben«.
Im weiteren Berufsleben habe er allerdings mit Vorgesetzten immer Schwierigkeiten gehabt, da er diese oft als »unzuverlässig« erlebt habe. Für ihn sei es wichtig, »die Sachen selbst zu steuern«, und »was ich selbst mache und kontrolliere, kann nicht schiefgehen«. Deshalb habe er sich dann selbstständig gemacht, die Firma sei bald von 5 auf 40 Mitarbeiter gewachsen. Bis es dann zu den Problemen kam.

gungsstrategien völlig scheiterten. Hinzu kam eine existenzielle Angst, seine Frau zu verlieren.

Die Symptomatik wird im Sinne einer chronischen Belastungsreaktion verstanden. Bei der **Bearbeitung dieser Belastungsreaktion** wird dem Patienten klar, dass er entgegen seiner bisherigen Auffassung selbst ganz gut, d. h. ohne großen existenziellen Schaden, aus dem beruflichen Debakel herausgekommen ist. Die Behandlung erfolgte zu der Zeit eines berichteten Flugzeugabsturzes vor der kanadischen Küste. Für den Patienten bildete sich die innere Vorstellung, seinen »Flieger Firma trotz Rauches im Cockpit sicher auf die Erde gebracht« zu haben, was zu einer Besserung der Beschwerden führte, die aber immer noch vorhanden waren.

Den weiteren Behandlungsverlauf bestimmten die folgenden Ergänzungen zur Anamnese, die erst nach und nach im Rahmen der Behandlung in Erfahrung zu bringen waren.

Aus psychodynamischer Sicht ist es bei dem Patienten in der erlebten »existenziellen Bedrohung«

der aktuellen Belastungssituation durch die Insolvenz seiner Firma (aktueller Konflikt) zu einer Reaktivierung der unverarbeiteten traumatischen Situation um die Ermordung des Vaters (unbewusster Konflikt) gekommen. Die längerfristige Aufarbeitung seiner forciert autonomen Haltung (»Ich will die Sachen selbst steuern«, »Was ich selbst mache und kontrolliere, kann nicht schiefgehen«), seiner existenziellen Verunsicherung (»Vielleicht krieg ich den Flieger doch nicht runter«) und der dadurch erlebten **Ohnmacht und Hilflosigkeit** schon während der stationären Behandlungszeit sowie die Fortsetzung in einer einzeltherapeutischen Nachbehandlung hat zu einer deutlichen Besserung aller Beschwerden geführt.

Ein sehr wesentlicher Aspekt war dabei, dass Herr K. ausreichend Vertrauen zu dem behandelnden Therapeuten fassen, sich ihm anvertrauen und auch ein Stück weit überlassen konnte. Im Übertragungsgeschehen verglich er den Therapeuten einmal mit seinem Mentor.

Fallbeispiel 3 – Teil 5

Der Vater von Herrn K., 1910 geboren, sei Handwerker gewesen, die Mutter 1925 geboren. 1956 sei der Vater von einem Nachbarn, der sich durch die jüngere Schwester des Patienten gestört fühlte, mit einem Stock erschlagen worden. Hierzu sagt Herr K., er sehe den Vater wie in einem »Flash«. Er wisse nur noch – oder habe erzählt bekommen –, wie »ich mein Messer nehmen wollte, um den Polen zu erstechen«, man habe ihn davon abhalten müssen. Genau erinnere er die Ereignisse nicht. Der Vater sei »vor unseren Augen verblutet« und ist wohl kurz darauf verstorben. Der Täter sei in den »Knast« gekommen. Mit der Mutter habe er bisher nicht darüber gesprochen. Nach dem Tod des Vaters müsse er angefangen haben, viel zu essen, sei vorher »normal dünn« gewesen, dann jedoch »sehr dick« geworden. Die Mutter habe nach dem Tod des Vaters nicht wieder geheiratet. Zu ihr und beiden Geschwistern habe er bis heute engen Kontakt.

20.4 Wirksamkeit psychodynamischer Therapieverfahren

Söllner und Schüßler (2001) fanden in einer umfassenden Literaturrecherche zwischen 1980 und 2000 6, davon 4 randomisierte kontrollierte Studien, zur Wirksamkeit psychodynamischer Therapieverfahren bei Schmerzpatienten, 2 weitere randomisierte kontrollierte Studien kamen in den Jahren 2000 bzw. 2003 hinzu (Baldoni et al. 1995, Bürkle-Storz 1996, Creed et al. 2003, Egle et al. 1992, Guthrie et al. 1991, Hamilton et al. 2000, Pilowsky u. Barrow 1990, Svedlund et al. 1983). Die jeweiligen Kontrollgruppen erhielten eine der folgenden Therapieformen: den medizinischen Standard supportive Psychotherapie, in 1 der Studien supportive Therapie plus Amitriptylin oder Placebo (Pilowsky u. Barrow 1990) und in 1 weiterer Studie Paroxetin oder Standardtherapie (Creed et al. 2003).

Die Ergebnisse zeigten, dass in 5 der 8 genannten Studien die Therapiegruppe mit **psychodynamischer Kurz- bzw. Fokaltherapie** in Einzel- und/oder Gruppenform eine signifikant bessere Schmerzreduktion erreichte als die jeweilige Kontrollgruppe. In der Studie von Bassett und Pilowsky (1985) war der Unterschied hinsichtlich der Schmerzreduktion bei chronischen therapieresistenten Schmerzen verschiedener Lokalisation in der Therapiegruppe (46 %) gegenüber der Kontrollgruppe (11 %) zwar zunächst nicht signifikant, eine signifikante Verbesserung war aber nach 1 Jahr hinsichtlich der Verminderung der Schonhaltung und Steigerung der Aktivität nachweisbar. Es handelte sich um eine psychodynamische Kurzzeittherapie, verglichen mit 6 Sitzungen einer kognitiven Form supportiver Therapie.

In der randomisierten Studie von Creed et al. (2003) war zunächst die Psychotherapie gleich wirksam wie Paroxetin in der Behandlung bei schwerem Reizdarmsyndrom, in der Follow-up-Periode führte aber allein die Psychotherapie, nicht die Behandlung mit Paroxetin, zu einer signifikanten Reduktion der Gesundheitskosten im Vergleich zur Standardbehandlung.

Eine Einschätzung der Bedeutsamkeit und Effektivität **psychodynamischer Verfahren** in der Schmerztherapie ist zu finden in einem Cochrane Review von 2006, erläutert in einem Letter to the Editor durch den damaligen Erstautor Abbass (2008): Es wurden 24 veröffentlichte Studien zur Einzel- und Gruppentherapie bei Patienten mit verschiedenen körperlichen Symptomen bei psychischen Störungen aufgeführt, darunter 9 Studien zur Behandlung **chronischer Schmerzen**.

Dieses Cochrane Review kam zu dem Ergebnis, dass sich **psychodynamische Kurzzeitpsychotherapie** unter Berücksichtigung der Studienlage bei psychischen Störungen als effektiv erwiesen hat, um somatische Symptome zu verbessern; verglichen wurde mit Wartelistenkontrollen und Minimalbehandlung sowohl in kurz-, mittel- als auch langfristiger Hinsicht. Eine Aktualisierung des Reviews (Abbass et al. 2014) zeigte, dass signifikante moderate Effekte psychodynamischer Kurzzeitpsychotherapie auf die körperlichen Beschwerden bei somatoformen Störungen bereits bei kurz- und mittelfristiger Verlaufsbeobachtung bestehen und im langfristigen Verlauf, d. h. 9 oder mehr Monate nach Therapieende, ein großer Effekt nachweisbar ist.

> **Nach Einschätzung von Abbass (2008) besteht ein mäßiger und wachsender Evidenzbeleg für die psychodynamische Therapie bei chronischen Schmerzsyndromen.**

Er nennt neben der bereits aufgeführten Studie von Bassett u. Pilowsky (1985) 2 weitere kontrollierte, randomisierte Studien zur psychodynamischen Behandlung von Schmerzpatienten verschiedener chronischer Schmerzpopulationen (Bassler et al. 1994, Monsen u. Monsen 2000) und eine randomisierte Studie zur Behandlung von Schmerzen bei rheumatoider Arthritis und Sjögren-Syndrom (Poulsen 1991). 4 weitere, nicht randomisierte Studien zeigten signifikante Besserungen unter der psychodynamischen Therapie, verglichen mit Symptommessungen vor Therapiebeginn: Ventegodt et al. (2007) bezogen auf Patienten verschiedener Schmerzentitäten, Barnat (1981) bezogen auf Kopfschmerzen, Hawkins (2003) bezogen auf chronischen Rückenschmerz und Baldoni et al. (1995) bezogen auf Pelvipathie und urethrales Schmerzsyndrom.

Abbass et al. (2008b) schlagen zur Diagnostik und Behandlung emotionaler Faktoren bei chronischen Kopfschmerzpatienten eine **intensive psychodynamische Kurzzeitpsychotherapie (ISTDP)** vor. Ergänzend zu traditionellen diagnostischen Methoden wird in der ISTDP empfohlen, Reaktionen des Patienten auf emotionale Aktivierung zu beobachten, z. B. bereits beim Betreten des Sprechzimmers auf sichtbare Angstsymptome des Patienten zu achten und dann in einer unterstützend erlebten therapeutischen Beziehung emotional belastende Situationen zu explorieren. Dabei biete sich die Gelegenheit, als Arzt und Patient direkt zu verfolgen, wie die reaktivierten Emotionen auch mit Körperreaktionen einhergehen.

Abbass et al. (2008a) beziehen sich auf 6 randomisierte kontrollierte Studien, die inzwischen mit diesem Verfahren durchgeführt worden sind, u. a. eine Studie zu Veränderungen von Immunmarkern unter der Therapie (Ghorbani et al. 2000) und eine bereits oben benannte Studie von Baldoni et al. (1995) zur Behandlung von chronischen Beckenschmerzen und Urethralsyndromen. Das **diagnostische Interview** der ISTDP habe sich als effektiv in einer gemischten psychiatrisch-psychosomatischen Patientengruppe erwiesen (Abbass et al. 2008a), auch im Hinblick auf die Reduktion somatischer Symptome. In einer naturalistischen Studie habe sich die ISTDP als effektiv für Patienten mit chronischen Kopfschmerzen gezeigt (Abbass 2002).

Hinzu kamen weitere Belege der Wirksamkeit psychodynamischer Kurzzeittherapie in randomisierten kontrollierten Studien zur Somatisierungsstörung (Sattel et al. 2012) und funktioneller Dyspepsie (Faramarzi et al. 2013) sowie dem Reizdarmsyndrom (Hyphantis et al. 2009). Letztere Studie sah interaktionelle Veränderungen korreliert mit dem Schmerzerleben, allerdings mediiert durch Stresserleben; in der Psychotherapiegruppe war verändertes Interaktionserleben ein unabhängiger Prädiktor für einen verbesserten Gesundheitszustand nach 15 Monaten. Bei Fibromyalgie unterschied sich der Effekt einer psychodynamischen Kurzzeittherapie nicht signifikant von einer hochqualitativen Primärversorgung, die auf Verbesserung des Gesundheitsverhaltens unter Einbezug von Antidepressiva und Analgetika fokussierte (Scheidt et al. 2013).

20.5 Fazit

Die Wirksamkeit tiefenpsychologisch fundierter Psychotherapie ist durch randomisierte kontrollierte Studien gut belegt, auch bei somatoformen Störungen (Leichsenring 2014). Sinnvolle Modifikationen, die in den letzten Jahren vor allem im tagesklinischen und stationären Behandlungsrahmen in ein psychodynamisches Konzept integriert wurden, sind nach Söllner und Schüssler (2001)

- die ausreichende Vorbereitung der Psychotherapie in Form von Informationen über ein biopsychosoziales Schmerzverständnis und über das psychotherapeutische Verfahren,
- eine enge Kooperation mit somatisch-medizinischer Versorgung und
- die explizite Formulierung eines Behandlungsfokus in Zusammenarbeit mit dem Patienten, um ein sicheres Arbeitsbündnis herzustellen, das auch ressourcenfördernde Interventionen zur Stützung des Selbstwertgefühls beinhaltet.

Aktive Resonanz des Therapeuten und erlebnisaktivierende Techniken (Kreativtherapien wie Gestaltungstherapie und konzentrative Bewegungstherapie) erleichtern den Patienten den Zugang zur eigenen Affektwahrnehmung. Bei einigen Gruppentherapiemodellen bzw. stationären Modellen werden bewusst die gegenseitige Unterstützung in der Gruppe und die therapeutische Gemeinschaft als wichtig erachtet.

Literatur

Abbass A (2002) Intensive short-term dynamic psychotherapy in a private psychiatric office: clinical and cost effectiveness. Am J Psychother 56: 225–232

Abbass A (2008) Re: short-term psychodynamic psychotherapies for chronic pain. Can J Psychiatry 53: 710

Abbass A, Hancock JT, Henderson J et al (2006) Short-term psychodynamic psychotherapies for common mental disorders (Cochrane review). Cochrane Database Syst Rev (4): CD004687

Abbass A, Joffres MR, Ogrodniczuk JS (2008a) A naturalistic study of intensive short-term dynamic psychotherapy trial therapy. Brief Treatment Crisis Interv 8: 164–170

Abbass A, Lovas D, Purdy A (2008b) Direct diagnosis and management of emotional factors in chronic headache patients. Cephalalgia 28: 1305–1314

Abbass AA, Kisely SR, Town JM, Leichsenring F, Driessen E, De Maat S, Gerber A, Dekker J, Rabung S, Rusalovska S, Crowe E (2014) Short-term psychodynamic psychotherapies for common mental disorders. Cochrane Database Syst Rev 7: CD004687

Baldoni F, Baldaro B, Trombini G (1995) Psychotherapeutic perspectives in urethral syndrome. Stress Med 11: 79–84

Barnat MR (1981) Short-term psychotherapy and refractory headache. Headache 21: 257–260

Bassett DL, Pilowsky I (1985) A study of brief psychotherapy for chronic pain. J Psychosomatic Res 29: 259–264

Bassler M, Krauthauser H, Hoffmann SO (1994) Inpatient psychotherapy with chronic psychogenic pain patients. Psychother Psychosom Med Psychol 44: 299–307

Bräutigam W, Christian P, von Rad M (1992) Psychosomatische Medizin. Thieme, Stuttgart

Bürkle-Storz S (1996) Die Wirkung psychoanalytisch-orientierter Gruppenpsychotherapie bei Patienten mit somatoformen und dysfunktionellen chronischen Schmerzsyndromen. Unveröff. Diss., Johannes-Gutenberg-Universität, Mainz

Creed F, Fernandes L, Guthrie E, Palmer S, Ratcliffe J, Read N et al (2003) The cost-effectiveness of psychotherapy and paroxetine for severe irritable bowel syndrome. Gastroenterology 124: 303–317

Egle UT, Heucher K, Hoffmann SO, Porsch U (1992) Psychoanalytisch orientierte Gruppentherapie mit psychogenen Schmerzpatienten. Ein Beitrag zur Behandlungsmethodik. Psychother Med Psychol 42: 79–90

Faber FR, Haarstrick R (2008) Kommentar Psychotherapie-Richtlinien, 8. Aufl. Elsevier, München

Faramarzi M, Azadfallah P, Book HE, Tabatabaei KR, Taheri H, Shokri-shirvani J (2013) A randomized controlled trial of brief psychoanalytic psychotherapy in patients with functional dyspepsia. Asian J Psychiatr 6: 228–234

G-BA – Gemeinsamer Bundesausschuss (2016) Richtlinie des Gemeinsamen Bundesausschusses über die Durchführung der Psychotherapie (Psychotherapie-Richtlinie) in der Fassung vom 19. Februar 2009. Veröffentlicht im Bundesanzeiger 2009, Nr. 58: 1399, in Kraft getreten am 18. April 2009; zuletzt geändert am 15. Oktober 2015 veröffentlicht im Bundesanzeiger (BAnz AT 05.01.2016 B3), in Kraft getreten am 6. Januar 2016. https://www.g-ba.de/informationen/richtlinien/20/. Zugegriffen: 10. Februar 2016

Ghorbani N, Dadsetan P, Ejei J, Motiyan H (2000) The consequences of overcoming resistance and emotional disclosure on lymphocyte T-helper and T-suppressor and psychological pathology. J Psychol (Persian) 3: 368–389

Grawe K (1998) Psychologische Therapie. Hogrefe, Göttingen

Guthrie E, Creed F, Dawson D, Tomenson B (1991) A controlled trial of psychological treatment for the irritable bowel syndrome. Gastroenterology 100: 450–457

Hamilton J, Guthrie E, Creed F, Thompson D, Tomenson B, Bennet R et al (2000) A randomised controlled trial of psychotherapy in patients with chronic functional dyspepsia. Gastroenterology 119: 661–669

Hawkins J (2003) The role of emotional repression in chronic back pain: a study of chronic back pain patients undergoing group psychodynamic psychotherapy as treatment for their pain. PhD Thesis, New York University, New York

Hyphantis T, Guthrie E, Tomenson B, Creed F (2009) Psychodynamic interpersonal therapy and improvement in interpersonal difficulties in people with severe irritable bowel syndrome. Pain 145:196–203

Leichsenring F (2014) Wie wirksam ist das Verfahren? In: Wöller W, Kruse J (Hrsg) Tiefenpsychologisch fundierte Psychotherapie. Basisbuch und Praxisleitfaden, 4. Aufl. Schattauer, Stuttgart, S 33–43

Mertens W (2011) Grundlagen psychoanalytischer Psychotherapie. In: Senf W, Broda M (Hrsg) Praxis der Psychotherapie. Ein integratives Lehrbuch, 5. Aufl. Thieme, Stuttgart, S 152–190

Monsen K, Monsen JT (2000) Chronic pain and psychodynamic body therapy: a controlled outcome study. Psychotherapy 37: 257–269

Pilowsky I, Barrow CG (1990) A controlled study of psychotherapy and amitryptiline used individually and in combination in the treatment of chronic intractable, »psychogenic« pain. Pain 40: 3–19

Poulsen A (1991) Psychodynamic, time-limited group therapy in rheumatic disease – a controlled study with special reference to alexithymia. Psychother Psychosom 56: 12–23

Rief W, Henningsen P (2011) Somatoforme Störungen. In: Senf W, Broda M (Hrsg) Praxis der Psychotherapie. Ein integratives Lehrbuch, 5. Aufl. Thieme, Stuttgart, S 501–518

Rudolf G (2006) Strukturbezogene Psychotherapie: Leitfaden zur psychodynamischen Therapie struktureller Störungen. Schattauer, Stuttgart

Sattel H, Lahmann C, Gündel H, Guthrie E, Kruse J, Noll-Hussong M, Ohmann C, Ronel J, Sack M, Sauer N, Schneider G, Henningsen P (2012) Brief psychodynamic interpersonal psychotherapy for patients with multisomatoform disorder: randomized controlled trial. Br J Psychiatry 200: 60–67

Scheidt CE, Waller E, Endorf K, Schmidt S, König R, Zeeck A, Joos A, Lacour M (2013) Is brief psychodynamic psychotherapy in primary fibromyalgia syndrome with concurrent depression an effective treatment? A randomized controlled trial. Gen Hosp Psychiatry 35: 160–167

Söllner W, Schüßler G (2001) Psychodynamische Therapieverfahren bei chronischen Schmerzerkrankungen. Eine systematische Literaturübersicht. Z Psychosom Med Psychother 47: 115–139

Svedlund J, Sjodin I, Ottosson JO, Dotevall G (1983) Controlled study of psychotherapy in irritable bowel syndrome. Lancet 2: 589–592

Ventegodt S, Thegler S, Andreasen T et al (2007) Clinical holistic medicine (mindful, short-term psychodynamic psychotherapy complemented with bodywork) in the treatment of experienced physical illness and chronic pain. Sci World J 7: 310–316

Wöller W, Kruse J (Hrsg) (2010) Tiefenpsychologisch fundierte Psychotherapie. Schattauer, Stuttgart

Medikamentöse Therapie

D. Kindler und M. Burian

21.1 Einführung   – 386

21.2 Allgemeine Regeln der Analgetikatherapie   – 386

21.3 Therapieziel   – 387

21.4 Analgetika   – 387

21.5 Fazit   – 404

      Literatur   – 405

B. Kröner-Herwig et al. (Hrsg.), *Schmerzpsychotherapie*,
DOI 10.1007/978-3-662-50512-0_21, © Springer-Verlag Berlin Heidelberg 2017

21

Lernziele

In diesem Kapitel werden die Möglichkeiten und Grenzen der medikamentösen Schmerztherapie bei Patienten mit chronischen Schmerzen aufgezeigt. Beschrieben werden allgemeine Regeln im Umgang mit Schmerzmitteln. Die Einteilung der analgetisch wirksamen Substanzen wird ausführlich dargestellt. Die Indikation, Wirkmechanismen, Nebenwirkungen und Kontraindikationen der am häufigsten eingesetzten Präparate werden besprochen. Probleme bei der Anwendung und die Gefahr des Fehlgebrauchs werden diskutiert.

21.1   Einführung

Die medikamentöse Behandlung ist eine wichtige Säule der Therapie chronischer Schmerzen, wobei der Einsatz von Analgetika **ein** Baustein im multimodalen Therapiekonzept ist. Eine Monotherapie mit Analgetika ist bei diesem Patientenkollektiv selten sinnvoll.

> **⚙** Analgetika greifen über unterschiedliche Mechanismen in die Schmerzentstehung, Schmerzweiterleitung oder Schmerzverarbeitung ein und führen zur Aufhebung, Abschwächung oder Modifikation des Schmerzes.

Analgetika sind die am häufigsten missbräuchlich verwendeten Medikamente. Sie werden oft unkritisch in hohen Dosierungen, ohne Kenntnis der Tageshöchstdosen, eingenommen. Die typischen Kopfschmerzmittel nehmen eine Spitzenstellung bei dem durch Medikamente verursachten Nierenversagen ein, das im Endstadium zu einer Dialysepflichtigkeit führen kann. Die meisten Patienten sind sich dieser Risiken nicht bewusst, da ein großer Teil der Präparate rezeptfrei erhältlich ist. Bei der Medikamentenanamnese kommt es nicht selten vor, dass Patienten die betreffenden Substanzen nicht benennen und keine oder nur ungenaue Dosisangaben machen können.

21.2   Allgemeine Regeln der Analgetikatherapie

Es gibt einige einfache Grundregeln und Richtlinien für die medikamentöse analgetische Therapie bei Patienten mit chronischen Schmerzen:

- Eine kausale bzw. **kurative Therapie** sollte ausgeschöpft werden; bei einigen Erkrankungen ist eine Schmerztherapie nur überbrückend symptomatisch erforderlich und wird im weiteren Krankheitsverlauf überflüssig.
- Die **Applikation** der Medikamente erfolgt primär oral oder transdermal – d. h. nicht-invasiv.
- Für die meisten Medikamente existieren **Dosisempfehlungen**. Anzustreben ist die niedrigste analgetisch wirksame Dosis beim Patienten. Die Dosis orientiert sich am optimalen Verhältnis zwischen Wirksamkeit und Nebenwirkung.
- Es sollten, wenn verfügbar, bevorzugt **retardierte Präparate** mit langer Wirkdauer verwendet werden.
- Einzeldosen und Dosisintervalle richten sich nach der **Pharmakokinetik** der einzelnen Substanz (richtig: Ibuprofen 3-mal 800 mg/Tag, falsch: 6-mal 300 mg/Tag). Tageshöchstdosen der einzelnen Präparate müssen beachtet werden.
- Das Dosisintervall richtet sich nach der **Wirkdauer** der jeweiligen Substanz. Falls Schmerzen wiederholt vor der nächsten Dosis auftreten, sollte die Dosis erhöht und nicht das Intervall verkürzt werden (z. B. unzureichende bzw. zu kurze Analgesie unter MST 3-mal 10 mg: falsch wäre es, das Intervall auf 4-mal 10 mg zu verkürzen; richtig ist eine Dosissteigerung auf 3-mal 20 mg).
- **Nebenwirkungen** müssen behandelt werden, z. B. Übelkeit in der Anfangsphase bei einer Opioidtherapie, Abführmittel sind bei Patienten unter einer Opioidtherapie zur Behandlung der Obstipation oft dauerhaft notwendig.
- Die **Wirksamkeit** sollte erst nach einem Behandlungszeitraum von frühestens 1 Woche, bei Koanalgetika auch nach einem längeren Zeitraum beurteilt werden.
- **Unwirksame Medikamente** müssen abgesetzt werden.

— Meist kann durch die Kombination verschiedener Medikamentengruppen die Dosierung der einzelnen Substanz reduziert werden, daher hat eine Kombination oft Vorteile gegenüber einer Monotherapie.

— Medikamentöse und nichtmedikamentöse Therapien sollten kombiniert werden.

21.3 Therapieziel

> Die Therapieziele müssen mit dem Patienten besprochen werden. Ein realistisches Therapieziel bei chronischen Schmerzerkrankungen ist eine Schmerzreduktion von 30–50 %.

Neben der Schmerzreduktion ist die Verbesserung der Schlafqualität und die damit verbundene verbesserte **Lebensqualität** anzustreben. Die Verbesserung der Lebensqualität führt zum Erhalt der sozialen Aktivität und des Beziehungsgefüges – bei Einzelnen bedeutet dies vor allem den Erhalt der Arbeitsfähigkeit. Unrealistische Therapieziele führen zur Enttäuschung der Patienten und zur weiteren Chronifizierung.

20–40 % der Patienten sprechen nur unzureichend auf eine medikamentöse Therapie an oder leiden an nicht tolerablen **Nebenwirkungen**. Nebenwirkungen treten insbesondere zu Beginn der Therapie und bei Aufdosierung der Medikamente auf. Sie sind im weiteren Verlauf und bei stabiler Dosis meist rückläufig. Um einen Therapieabbruch aufgrund von Nebenwirkungen zu vermeiden, ist eine Aufklärung des Patienten über häufige Nebenwirkungen notwendig.

21.4 Analgetika

Früher wurden die Analgetika nach ihrem **Wirkort** eingeteilt, dabei unterschied man zentrale und peripher wirkende Substanzen. Diese Einteilung ist nicht korrekt. Opioidrezeptoren finden sich sowohl an zentralen wie auch an peripheren Nervenendigungen. Bei den sog. peripher wirkenden nichtsteroidalen Analgetika vom Typ der Azetylsalizylsäure (z. B. Aspirin, Togal) wurden Angriffspunkte im zentralen Nervensystem gefunden, über die es zu

einer Analgesie kommt. Daher empfiehlt sich eine Einteilung in Nichtopioidanalgetika und Opioidanalgetika.

21.4.1 Nichtopioidanalgetika

Zu den Nichtopioidanalgetika gehören die häufig eingesetzten und frei verkäuflichen Schmerz- und Rheumamittel wie, Azetylsalizylsäure (ASS) und Paracetamol. Sie wirken in unterschiedlichem Maße analgetisch (schmerzlindernd), antipyretisch (fiebersenkend) und antiphlogistisch (entzündungshemmend), Metamizol wirkt zusätzlich noch spasmolytisch (krampflösend). Durch die entzündungshemmende Wirkung sind Nichtopioidanalgetika bei Schmerzen, die entzündlichen Ursprungs sind (z. B. Gelenkentzündungen, Knochenmetastasen), unverzichtbar, sie haben hier oft einen besseren analgetischen Effekt als die Opioide.

Nichtopioidanalgetika werden eingeteilt in **saure**, die sich bevorzugt im sauren Milieu (z. B. Magen oder entzündlichem Gewebe) anreichern, und in **nicht-saure Analgetika**, die sich nicht im entzündeten bzw. sauren Gewebe anreichern. Zu den sauren Analgetika zählen Azetylsalizylsäure, Ibuprofen und Diclofenac. Zu den nichtsauren Nichtopioidanalgetika gehören Metamizol, Paracetamol und die neueren COX-2-Inhibitoren. Unter dem Begriff **NSAR** (nichtsteroidale Antirheumatika; engl.: NSAID, »nonsteroidal anti-inflammatory drugs«) werden die sauren Analgetika ohne die Azetylsalizylsäure zusammengefasst. Inzwischen unterscheidet man tNSAR (traditionelle NSAR) und Coxibe.

> Im Gegensatz zu den stark wirksamen Opioiden existieren bei den Nichtopioidanalgetika empfohlene Tageshöchstdosen (◘ Tab. 21.1). Wird diese Tageshöchstdosis überschritten, kommt es zu keiner weiteren Wirkungsverstärkung, aber zu einer Zunahme der Nebenwirkungen.

Fast alle Nichtopioidanalgetika sind als **Tabletten** zur oralen Anwendung und als **Zäpfchen** zur rektalen Anwendung verfügbar, einige können auch **intravenös** verabreicht werden (z. B. Paracetamol, Metamizol und Parecoxib).

21

◻ **Tab. 21.1** Nichtopioidanalgetika. *ASS* Azetylsalizylsäure, *KI* Kontraindikation(en), *NSAR* nichtsteroidale Antirheumatika

Substanz (Handelsnamen/Auswahl)	Einzeldosis; Maximaldosis pro Tag (mg) bei Erwachsenen	Einnahmeintervall; Applikationswege	Kontraindikation (KI); Nebenwirkungen; Besonderheiten
Paracetamol (z. B. Ben-u-ron, Perfalgan)	500–1.000; 4.000	3- bis 4-mal; oral, intravenös, rektal	KI: Leberschädigung und Nierenfunktionseinschränkung; **Cave:** geringe therapeutische Breite
Metamizol (z. B. Novalgin, Novaminsulfon-[…])	500–1.000; 4.000	4- bis 6-mal; oral, intravenös, rektal	Am Beginn der Therapie Blutbildkontrollen bei Agranulozytoserisiko
Flupirtin (z. B. Katadolon)	100; 400 bei retadierter Form; 600 bei unretardierter Form	Retardierte Form: 1-mal, unretardiert: 2- bis 3-mal; oral, rektal, parenteral;	KI: Enzephalopathie, Cholestase, Myasthenie; Kontrollen der Leberwerte, aktuell Hinweis auf Abhängigkeitspotenzial, Magen-Darm-Blutungen in der Anamnese, Analgetikaasthma; alle tNSAR haben in unterschiedlichem Maße ein Risiko für gastrointestinale und kardiovaskuläre Komplikationen; Beeinflussung der Blutgerinnung; Achtung bei Nieren- und Leberfunktionsstörung, Vorsicht bei Dehydratation insbesondere bei alten Patienten; Indometacin: Kopfschmerz und Schwindel häufige zentralnervöse Nebenwirkungen
Azetylsalizylsäure (z. B. ASS, Aspirin, Togal)	500–1.000; 3.000	3- bis 5-mal; oral, intravenös	
Ibuprofen (z. B. Dolgit, Dolormin)	400–800; 2.400	2- bis 3-mal; oral	
Diclofenac (z. B. Diclac, Voltaren)	50–100; 150	2- bis 3-mal; oral, rektal, lokal, parenteral	
Naproxen (z. B. Dolormin, Naproxen-[…])	150–200; 1.000	2- bis 3-mal; oral	
Indometacin (z. B. Amuno)	50; 150	2- bis 3-mal; oral, rektal	
Coxibe			
Celecoxib (z. B. Celebrex)	100–200; 400	1- bis 2-mal; oral	Nebenwirkungen wie NSAR, geringere Inzidenz von gastrointestinalen Komplikationen; Celecoxib: Kreuzallergie mit Sulfonamiden; Parecoxib: nur im Akutschmerz zugelassen
Parecoxib (z. B. Dynastat)	40 (intravenös)	1- bis 2-mal; parenteral	
Etoricoxib (z. B. Arcoxia)	60–120; 120	1-mal; oral	

Paracetamol (z. B. Ben-u-ron)

Paracetamol ist ein **Aminophenolderivat** und wird zur Behandlung leichter und mittelstarker Schmerzen verwendet. Es wirkt analgetisch und gut fiebersenkend, hat aber keinerlei entzündungshemmende Funktion. Bei Einhaltung der Dosierungsempfehlungen handelt es sich um ein sicheres Medikament, das als eines der wenigen Schmerzmittel einen festen Platz in der Schmerztherapie bei schwangeren und stillenden Frauen hat (Schaefer et al. 2015). Neuere epidemiologische Untersuchungen deuten auf ein erhöhtes Risiko zur Entwicklung von allergischen Erkrankungen wie Asthma bronchiale bei Langzeitanwendung in der Schwangerschaft und im frühen Kindesalter hin (Allmers et al. 2009, Etminan et al. 2009, Persky et al. 2008).

Paracetamol galt lange Zeit als harmloses Schmerzmittel. Neuere Untersuchungen belegen jedoch eine engere therapeutische Breite als bisher angenommen (Mazer u. Perrone 2008). Bei einer vorgeschädigten Leber sind letale Verläufe durch ein Leberversagen schon bei Tagesdosen von ca. 7 g beschrieben, zusätzliche Risikofaktoren sind Alkoholabusus und Kachexie. Im angloamerikanischen Raum stehen Vergiftungen in suizidaler Absicht mit Paracetamol in der Statistik auf einem vorderen Rang. In den USA waren im Jahr 1998 28 % aller akuten Leberversagen durch eine inadäquate Einnahme von Paracetamol verursacht, im Jahr 2003 waren dies bereits 51 % (Larson et al. 2005).

Problematisch ist, dass Paracetamol häufig in Mischpräparaten und »Grippemitteln« enthalten ist, sodass es bei der Behandlung von fieberhaften Infekten vor allem im Kindesalter auch versehentlich überdosiert werden kann.

> ❯ Hierzulande ist die Paracetamolintoxikation die häufigste Medikamentenvergiftung im Kindesalter. Eine Verordnung von Paracetamol nach Bedarf ohne Angabe einer Tageshöchstdosis ist deshalb als Kunstfehler anzusehen.

Seit Anfang des Jahres 2009 besteht eine Rezeptpflicht für Paracetamol bei Abgabemengen von mehr als 10 g pro Verpackung, um die Anzahl akzidentieller und suizidaler Vergiftungen zu reduzieren.

Metamizol (z. B. Novalgin, Novaminsulfon-[...])

Metamizol gilt als gut verträgliches, stark wirksames Schmerzmittel. Es ist gut **fiebersenkend,** schwach **entzündungshemmend** und wirkt als einziges Nichtopioidanalgetikum **krampflösend** (z. B. Behandlung der Gallenkolik). Es wird angewendet bei der Therapie starker, akuter, postoperativer Schmerzen (Pogatzki-Zahn et al. 2007), in der Tumorschmerztherapie und bei der Behandlung akuter und chronischer Eingeweideschmerzen (viszeraler Schmerz), etwa bei Koliken. Bei der intravenösen Applikation ist eine langsame Injektion – besser noch die Verabreichung als Kurzinfusion in einer Trägerlösung – wichtig, da es bei zu schneller Injektion zu starken Blutdruckabfällen bis hin zu lebensbedrohlichen Schockzuständen kommen kann.

Eine auf den ersten Blick banale, in der Dauertherapie aber stark einschränkende Nebenwirkung ist das gelegentlich auftretende, dann aber sehr unangenehme, starke Schwitzen der Patienten. Diese Nebenwirkung führt häufig zum Abbruch der Behandlung mit Metamizol.

Selten tritt unter der Therapie mit Metamizol ein Abfall der weißen Blutkörperchen (Leukopenie) auf, im Extremfall eine Agranulozytose (starke Verminderung der weißen Blutkörperchen <500 Zellen/µl Blut) mit massiver Beeinträchtigung der Immunabwehr. Die Agranulozytose ist der Grund für die fehlende Zulassung von Metamizol in den USA und Skandinavien und der Grund für die Verschreibungspflicht in Deutschland. Bei Läsionen im Rachenraum mit Angina, hohem Fieber und Halsschmerzen unter der Therapie mit Metamizol muss an eine Agranulozytose gedacht und diese ausgeschlossen werden. Problematisch ist insbesondere, dass die oben genannten Symptome wiederum mit Metamizol behandelt werden könnten, da sie dem Indikationsspektrum des Medikaments entsprechen. Die Inzidenz der Agranulozytose wird mit 1:3.000 bis 1:1.000.000 angegeben. Relevante Veränderungen des Blutbildes können jedoch häufiger als bislang angenommen auftreten und machen sowohl in der kurzzeitigen wie auch in der Daueranwendung regelmäßige Blutbildkontrollen notwendig.

ASS, tNSAR und Coxibe
Wirkungsmechanismus der NSAR

NSAR hemmen die Zyklooxygenase (COX), sie hat als Enzym einen zentralen Platz bei der Umwandlung von Arachidonsäure zu Prostaglandinen. NSAR hemmen somit die Prostaglandinsynthese. Die Abkömmlinge des Arachidonsäurezyklus haben zahlreiche Wirkungen auf die **Entzündungsreaktion** des Körpers. Die Zyklooxygenase hat 2 Isoenzyme: COX-1 und COX-2. Viele Nichtopioidanalgetika wie Azetylsalizylsäure (ASS), Naproxen, Ibuprofen u. a. hemmen nichtselektiv beide Isoenzyme. In den letzten Jahren sind selektive COX-2-Antagonisten (Coxibe) wie Celecoxib oder Etoricoxib entwickelt worden. Wegen der fehlenden COX-1-Hemmung treten bei den Coxiben seltener gastrointestinale Komplikationen auf. COX-1 wird an zahlreichen Zellen konstitutiv exprimiert (d. h., es ist ständig vorhanden), während COX-2 durch Zytokine wie Interleukin-1 oder TNF (Tumornekrosefaktor) vor allem am Ort einer Entzündung exprimiert wird.

❯❯ **Hauptindikation von NSAR und ASS sind entzündlich verursachte Schmerzzustände wie Schmerzen durch rheumatoide Erkrankungen und Schmerzen, die durch Veränderungen von Sehnen, Muskeln und Bändern verursacht sind. NSAR werden außerdem in der Behandlung von Kopfschmerzen und bei menstruellen Beschwerden eingesetzt. Unverzichtbar sind sie in der Therapie akuter Schmerzen nach Unfällen, Verletzungen und Operationen.**

Die einzelnen Indikationsgebiete der verschiedenen Substanzen dieser Gruppe überlappen. Spezielle Indikationen sind teils historisch bedingt oder beruhen auf Fragestellungen einzelner Studien. Nicht indiziert, da nicht wirksam, sind die NSAR bei der Behandlung von neuropathischen Schmerzen (z. B. Polyneuropathie, Trigeminusneuralgie). Bei einem Therapiezeitraum von mehr als 3 Monaten, muss aufgrund des Nebenwirkungsprofils, die Indikation für diese Substanzgruppe kritisch geprüft werden. Aufgrund des unterschiedlichen Wirkmechanismus kann eine **Kombination mit Opioiden** sinnvoll sein.

Unerwünschte Wirkungen der NSAR und Coxibe

Durch den Wirkungsmechanismus der NSAR und Coxibe erklären sich die Nebenwirkungen, die mehrere Organsysteme betreffen können. Die meisten Nebenwirkungen nehmen mit zunehmender Therapiezeit und Dosis zu. Durch die Prostaglandine werden die Nierendurchblutung sowie die Regulation des Wasser- und Elektrolythaushalts in der **Niere** geregelt. Alle NSAR vermindern die Nierenperfusion, verstärkt wird dieser Einfluss durch erniedrigte Blutdruckwerte sowie einen Flüssigkeitsmangel, der bei alten Menschen sowie postoperativ auftreten kann.

❯❯ **Die tNSAR sind die häufigste Ursache für ein medikamenteninduziertes Nierenversagen. Eine vorgeschädigte Niere kann durch diese Präparate weiter geschädigt werden.**

Im **Gastrointestinaltrakt** wirken die Prostaglandine (PGE_2) protektiv, indem sie die Magen- und Darmschleimhautdurchblutung sowie die Schleim-

produktion erhöhen. Hier besteht ein wesentlicher Unterschied zwischen der Wirkung der tNSAR und der Coxibe. Die tNSAR hemmen beide Isoenzyme der Zyklooxygenase und führen dadurch auch zur Hemmung der protektiven PGE_2-Synthese. Coxibe hemmen die PGE_2-Synthese dagegen nicht. Durch die tNSAR können Blutungen im oberen und unteren Gastrointestinaltrakt verursacht werden, die häufig Grund für eine Einweisung in ein Krankenhaus darstellen und in 5 % eine tödliche Komplikation darstellen. Es gibt Risikofaktoren für diese Komplikation (Magen- oder Darmgeschwüre in der Anamnese, Blutungsanamnese, höheres Lebensalter), die durch eine ausführliche Anamnese erfragt werden müssen. Die Gefahr für gastrointestinale Komplikationen nimmt mit zunehmender Dosis und zunehmender Therapiedauer mit den tNSAR zu.

In den letzten Jahren sind einige Studien mit sehr großen Patientenzahlen (u. a. Vigor-Studie: n = 8.076, Bombardier et al. 2006; Target-Studie: n = 18.000; Medal-Studie: n = 35.000) durchgeführt worden. In diesen Untersuchungen konnte gezeigt werden, dass die Coxibe weniger Komplikationen im Bereich des Gastrointestinaltrakts verursachen als die tNSAR, dieser Vorteil wird aber durch ein erhöhtes Risiko für **kardiovaskuläre Ereignisse** (u. a. Herzinfarkt) wieder relativiert (AkdÄ 2013a). Grundsätzlich ist wohl bei allen Therapien mit tNSAR und Coxiben das Risiko für kardiovaskuläre Ereignisse erhöht. Coxibe dürfen bei gesicherter Verengung der Herzkranzgefäße, arteriellen Durchblutungsstörungen des Gehirns und der Beine nicht eingesetzt werden. Das sog. Aspirin-sensitive Asthma (▶ Azetylsalizylsäure), das eine Kontraindikation für eine Therapie mit Azetylsalizylsäure darstellt, gilt ebenso für die übrigen NSAR und Coxibe.

Seltenere Nebenwirkungen sind Leberzellschäden sowie dermatologische Reaktionen, die aber in Ausnahmefällen auch einen dramatischen Verlauf nehmen können (Lyell-Syndrom). Neben diesen substanzspezifischen Komplikation gilt für die gesamte Gruppe, dass bei unkontrolliert hoher und häufiger Einnahme für Kopfschmerzpatienten die Gefahr der Entstehung eines zusätzlichen **medikamenteninduzierten Kopfschmerzes** besteht (▶ Kap. 26; Aktories et al. 2009).

> ❯ Nach einer Therapiezeit von 3 Monaten muss die Indikation für NSAR kritisch geprüft werden.

Azetylsalizylsäure

Azetylsalizylsäure (ASS) wurde 1877 erstmals synthetisiert und dann als Aspirin vermarktet. Der Markenname Aspirin wird heute noch als Synonym für Schmerzmittel oder Kopfschmerztabletten verwandt. ASS wirkt gut **analgetisch** und **fiebersenkend**, es reichert sich in entzündetem Gewebe an und wirkt stark **antiphlogistisch**. Bereits in niedriger Dosierung (100–300 mg/Tag) führt ASS zu einer **Hemmung der Blutplättchenfunktion**, diese Wirkung wird therapeutisch z. B. bei Herzinfarkt- und Schlaganfallpatienten genutzt. Insbesondere postoperativ kann die erhöhte Blutungsneigung unter einer Medikation mit ASS aber problematisch sein. ASS kann oral und intravenös appliziert werden. Die Nebenwirkungen der ASS sind exemplarisch für alle Medikamente, die zu einer Hemmung der Zyklooxygenase führen. ASS gehört zu den Schmerzmitteln, die schlecht magenverträglich sind. Schleimhautblutungen sind häufig, Magen und Zwölffingerdarmgeschwüre mit der Gefahr von lebensbedrohlichen Blutungskomplikationen können auftreten.

Die Gabe von ASS und NSAR führt bei 10–20 % der Patienten mit Asthma zu Asthmaanfällen, dem sog. **Aspirin-induzierten Asthma**. Grund dieser Nebenwirkung ist die Blockade der Zyklooxygenase und der daraus folgenden gesteigerten Bildung von Leukotrienen. Diese führen am Bronchialsystem zu einer Hyperreagibilität und wirken bronchokonstriktorisch. Die Häufigkeit und der Schweregrad von asthmatischen Beschwerden nach Paracetamol sind deutlich geringer ausgeprägt (Beasley et al. 2008).

Bei Kindern kann es im Rahmen von viralen Infekten und gleichzeitiger ASS-Einnahme zum sog. **Reye-Syndrom** mit Enzephalopathie und Leberschaden kommen. Die Prognose des Reye-Syndroms ist sehr schlecht: In ca. 40 % der Fälle kommt es zum Tod oder es bleiben neurologische Schäden zurück. Wegen der Gefahr des Reye-Syndroms ist die Gabe von ASS bei Kindern und Jugendlichen bis etwa zum 14. Lebensjahr kontraindiziert, bzw. bleibt einigen seltenen Indikationen vorbehalten.

Traditionelle NSAR: Ibuprofen, Naproxen, Indometacin, Diclofenac

Ibuprofen gilt als besser magenverträglich als ASS und wird bei Kindern als Schmerzmittel und zur Fiebersenkung (antipyretische Wirkung) und in höherer Dosierung beim Erwachsenen auch als Entzündungshemmer angewandt. Gastrointestinale Nebenwirkungen sind die häufigste Komplikation, treten aber seltener auf als bei äquieffektiven Dosen von ASS.

Naproxen scheint in der Gruppe der tNSAR das geringste Risiko kardiovaskulärer Nebenwirkungen mit sich zu bringen. Die Inzidenz von gastrointestinalen Nebenwirkungen ist im Vergleich zu Ibuprofen höher. Naproxen hat eine lange Halbwertszeit und findet Anwendung in der Prophylaxe der zyklusabhängigen Migräne.

Indometacin gilt als Mittel der ersten Wahl beim Gichtanfall. Die hohe Nebenwirkungsrate (bis zu 30 %) und das Auftreten von zentralnervösen Beschwerden wie Kopfschmerzen, Sehstörungen und Schwindel schränkt die Daueranwendung ein. Bei der paroxysmalen Hemikranie, einer seltenen Kopfschmerzform, ist Indometacin Mittel der Wahl.

Diclofenac ist oral, rektal, lokal und als Injektionslösung verfügbar. Im orthopädischen Bereich wird die intramuskuläre Injektion häufig durchgeführt. Diese birgt die Gefahr allergischer Reaktionen, es wird eine mindestens 1-stündige Überwachung nach Injektion empfohlen. Der Marktanteil von Diclofenac ist in Deutschland mit über 60 % sehr hoch.

Coxibe (z. B. Arcoxia, Celebrex, Dynastat)

Durch Hemmung der Zyklooxygenase kommt es zu einer **Hemmung der Prostaglandinsynthese** (▶ Wirkungsmechanismus der NSAR). Prostaglandine steigern die Empfindlichkeit von Schmerzrezeptoren, wirken aber selbst nicht schmerzauslösend. Die beiden Isoenzyme COX-1 und COX-2 haben komplexe und unterschiedliche physiologische Funktionen. Durch Ihre Hemmung werden damit auch unterschiedliche, zum Teil erwünschte, zum Teil unerwünschte Wirkungen erzielt (z. B. Störung der Blutplättchenfunktion durch COX-1-Hemmung: Dieser Effekt ist vor Operationen wegen der verstärkten Blutungsneigung unerwünscht, bei Durchblutungsstörungen jedoch das therapeutische Ziel). Vorteil der Coxibe gegenüber den tNSAR ist eine **selektive Hemmung des Enzyms COX-2**, dadurch erhofft man sich eine Minimierung der durch die Hemmung der COX-1 auftretenden Nebenwirkungen. Bei der Medikamentengruppe der Coxibe ist eine hochselektive Hemmung der COX-2 mit unterschiedlicher Potenz erreicht. Die Indikation der verfügbaren Coxibe entspricht prinzipiell derjenigen der tNSAR.

Zurzeit stehen 3 Coxibe zur Verfügung: Celecoxib (Celebrex), Etoricoxib (Arcoxia) und das als Injektionslösung vorliegende Parecoxib (Dynastat). Im Herbst 2004 wurden Rofecoxib (Vioxx) wegen kardiovaskulärer Nebenwirkungen, später Valdecoxib (Bextra) wegen negativer Nutzen-Schaden-Bilanz – u. a. wegen schwerer allergischer Hautreaktionen – und Lumiracoxib (Prexige) wegen Leberschäden vom Markt genommen. Die unter Rofecoxib beobachteten kardiovaskulären Ereignisse haben zu einer grundlegenden **Neubewertung der kardiovaskulären Sicherheit** nicht nur der Coxibe, sondern aller tNSAR geführt. Coxibe sind bei höhergradiger Herzinsuffizienz, gesicherter koronarer Herzkrankheit, peripherer arterieller Verschlusskrankheit und zerebrovaskulären Erkrankungen kontraindiziert.

Die Inzidenz gastrointestinaler Ulzera ist unter der Medikation mit Coxiben im Vergleich zu tNSAR bei einer Anwendung von unter 1 Jahr geringer. Eine relevante Thrombozytenaggregationshemmung tritt unter den Coxiben nicht auf. Die übrigen Nebenwirkungen entsprechen denen der traditionellen NSAR.

Flupirtin (z. B. Katadolon)

Flupirtin ist ein zentral wirkendes Nichtopioidanalgetikum und wirkt über die Aktivierung zentraler Kaliumkanäle (sog. SNEPCO, »selective neuronal potassium channel opener«) als indirekter NMDA-Antagonist (N-Methyl-D-Aspartat-Antagonist). Flupirtin wirkt gut **analgetisch** und **myotonolytisch**, also muskelentspannend. Es ist nicht antiphlogistisch wirksam.

Aufgrund von Einzelberichten zu Lebererkrankungen, die bis zum Leberversagen reichten, wurde die Indikation dieses Analgetikums 2013 eingeschränkt (AkdÄ 2013b). Flupirtin ist nur noch zur Behandlung akuter Schmerzen bei Erwachsenen indiziert, wenn andere Analgetika kontraindiziert sind. Eine Therapiedauer von 2 Wochen soll nicht überschritten werden.

Unter der Therapie sind weiterhin beschrieben: Müdigkeit, Schwindel, Kopfschmerzen, Übelkeit und Erbrechen, Leberwerterhöhungen. In seltenen Fällen kommt es zu einer Grünfärbung des Urins (im Gegensatz zur gelegentlich beobachteten Rotfärbung bei Metamizol). Flupirtin soll bei Lebererkrankungen, Gallenstau und bei der Muskelschwäche Myasthenia gravis nicht angewandt werden. Einzelfallberichte belegen für Flupirtin ein Fehlgebrauchs- und Abhängigkeitspotenzial (AkdÄ 2009).

21.4.2 Opioidanalgetika

Als Opiate werden bestimmte Alkaloide des Opiums bezeichnet. Das Opium, das aus Schlafmohn (Papaver somniferum) gewonnen wird, enthält 10–12 % Morphin, 0,3–1 % Codein und 0,2–0,5 % Thebain. Daneben enthält Opium noch eine Vielzahl anderer Alkaloide, z. B. Noscapin und Papaverin. Als Opioide werden alle Stoffe bezeichnet, die morphinartige Eigenschaften aufweisen und an Opioidrezeptoren wirken.

Morphin ist das älteste und bedeutendste Alkaloid des Opiums. Es wurde erstmals 1806 vom deutschen Apotheker Friedrich Wilhelm Adam Sertürner isoliert. Die korrekte Formel wurde später im Jahr 1848 durch Laurent ermittelt. Sertürner bezeichnete den Stoff Morphium nach Morpheus, dem griechischen Gott der Träume und des Schlafes. Später bekam die Substanz den Namen Morphin.

Die stark wirksamen Opioide unterliegen der Betäubungsmittel-Verschreibungsverordnung (BtMVV). Für die konkrete Verschreibung heißt dies, dass der verschreibende Arzt spezielle Rezepte bei der Bundesopiumstelle beantragen muss. Auf den Rezepten muss eine spezielle Verordnungsformulierung eingehalten, Höchstmengen der Präparate müssen beachtet und Rezeptdurchschläge archiviert werden.

Wirkmechanismus

Opioide wirken über Opioidrezeptoren, die sich sowohl im zentralen wie auch im peripheren Nervensystem befinden. Sie kommen aber auch in vielen anderen Organen, u. a. im Darm vor. Opioide interagieren mit 3 Typen von Opioidrezeptoren: μ-(My-), κ-(Kappa-) und δ-(Delta-)Rezeptoren; es existiert noch ein weiterer Rezeptor, der aber keine Opioide bindet. Durch diese Rezeptoren können unterschiedliche Wirkungen und Nebenwirkungen hervorgerufen werden. Die Wirkung der Opioide am Rezeptor ist von der Bindung am Rezeptor sowie von der intrinsischen Aktivität der bindenden Substanz abhängig. Nach der Rezeptorspezifität unterscheidet man

- reine Agonisten, z. B. Morphin, das eine gute Affinität und hohe intrinsische Aktivität besitzt,
- partielle Agonisten, z. B. Buprenorphin, das eine agonistische Wirkung am μ- und δ-Rezeptor aufweist und eine antagonistische am κ-Rezeptor,
- reine Antagonisten, z. B. das Naloxon, haben eine gute Affinität, aber kaum intrinsische Aktivität, dadurch werden die Rezeptoren blockiert; eine Intoxikation mit einem Agonisten (z. B. Morphin) kann durch Naloxon antagonisiert werden.

Die opioidtypischen Wirkungen und Nebenwirkungen werden unter Morphin beschrieben, das als Referenzsubstanz unter den Opioiden gilt. Die unerwünschten Wirkungen der Opioide sind in ◘ Tab. 21.2 zusammengestellt (Mutschler et al. 2008).

Indikation für Opioide

Die Indikation für stark wirksame Opioide sind akute Schmerzen nach Operationen, Verletzungen und Schmerzen, die im Zusammenhang mit einem Herzinfarkt oder einer Entzündung der Bauchspeicheldrüse (Pankreatitis) auftreten können. Eine weitere Indikation sind chronische Schmerzen bei Tumorerkrankungen und einige nicht tumorbedingte Schmerzen. Es gibt eine Vielzahl von Studien, die die Wirkung von Opioiden in der Tumorschmerztherapie belegen, in der Therapie nicht tumorbedingter Schmerzen sind die untersuchten Zeiträume oft kurz und die Fallzahlen gering.

Gemäß der **klinischen Leitlinie** »Langzeitanwendung von Opioiden bei nicht-tumorbedingten Schmerzen« (Häuser et al. 2014) ergibt sich die Indikation für eine Therapie mit Opioiden für einen Zeitraum von 4–12 Wochen erst nach Abklärung aller ursächlichen Therapiemöglichkeiten sowie nach multimodalem, interdisziplinärem Behandlungskonzept bei Patienten mit folgenden Schmerzenformen:

- Rückenschmerz
- Arthroseschmerz
- Diabetische Polyneuropathie, postzosterische Neuralgie

Bei anderen Indikationen ist eine Therapie mit opioidhaltigen Analgetika als individueller Therapieversuch zu werten.

> ❯ **Kontraindikationen für eine Therapie mit Opioiden sind primäre Kopfschmerzen, funktionelle und somatoforme Störungen. Bei Schmerzen, die ausschließlich attackenweise mit schmerzfreien Intervallen auftreten (z. B. Trigeminusneuralgie), ist eine Therapie mit Opioiden nicht zu empfehlen. Schmerzen, die vorwiegend aufgrund entzündlicher Erkrankungen auftreten, lassen sich mit Opioiden oft nur unzureichend behandeln, durch NSAR kann bei diesen Krankheitsbildern vielfach eine bessere Schmerzreduktion erreicht werden.**

Bevor mit einer Opioidbehandlung begonnen wird, muss der Patient ausführlich informiert werden, idealerweise geschieht dies schriftlich. Inhalt dieser Information sollten die zu erwartenden Wirkungen und Nebenwirkungen sein. Die Wirksamkeit der Opioide ist nur für wenige chronische Schmerzerkrankungen anhand von Studien belegt. Diese Studien erstrecken sich zudem meist nur über einen Zeitraum von wenigen Wochen. Durch eine ausführliche Aufklärung über Wirkungen und Nebenwirkungen kann auch die Häufigkeit der Therapieabbrüche reduziert werden.

Ein realistisches **Therapieziel** ist eine Schmerzreduktion von 30–50 %. Auch die Möglichkeit einer Beendigung der Therapie sowie deren Gründe müssen geklärt werden. Dem Patienten muss vermittelt werden, dass die Therapie mit Opioiden **keine Monotherapie** darstellen darf, sondern dass sie in ein Konzept mit physiotherapeutischen und psychotherapeutischen Maßnahmen eingebettet sein sollte. Besonders beim Rückenschmerzpatienten ist

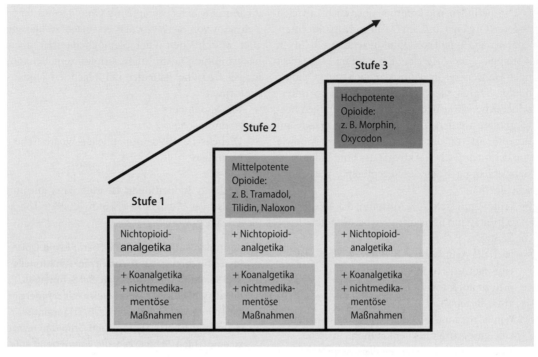

◻ Abb. 21.1 WHO-Stufenschema für die Tumorschmerztherapie. (Mod. nach WHO 1986)

ein langfristiger Effekt nur zu erwarten, wenn eine Opioidmedikation dazu führt, dass durch ein aktives Übungsprogramm und Muskelaufbau auch eine bessere Mobilisierung erreicht wird. Vor allem am Anfang der Therapie und in Phasen, in denen die Opioiddosis verändert wird, besteht eine eingeschränkte Fahrtüchtigkeit. Aufgeklärt werden muss der Patient auch über die Möglichkeit einer psychischen oder physischen **Abhängigkeit** und das Auftreten von Entzugssymptomen, insbesondere nach abruptem Absetzen oder Vergessen der Medikation. Ein Opioidentzug kann mit schweren Nebenwirkungen vergesellschaftet sein, daher sollten Dosisänderungen immer nur in Rücksprache mit dem verordnenden Therapeuten erfolgen.

> **❯** Ein realistisches Therapieziel ist eine Schmerzreduktion von 30–50 %. Dem Patienten muss vermittelt werden, dass die Therapie mit Opioiden keine Monotherapie darstellen darf, sondern dass sie in ein Konzept mit physiotherapeutischen und psychotherapeutischen Maßnahmen eingebettet sein sollte.

Applikation/Anwendung

Für eine kontinuierliche Schmerzlinderung sind retardierte Präparate mit langer Wirkdauer erforderlich. Retardierte Präparate haben eine längere Latenz bis zum Wirkungseintritt, wirken dann aber gleichbleibend über einen längeren Zeitraum.

Es gibt neben den retardierten Präparaten auch Zubereitungen, die schnell freigesetzt werden und die vor allem bei Schmerzspitzen in der Tumorschmerztherapie, sowie im eingeschränkten Maße auch zur Dosisfindung zu Beginn der Therapie mit Opioiden, eingesetzt werden. Nachteil dieser unretardierten Präparate sind ihre euphorisierende Wirkung und das damit verbundene erhöhte Abhängigkeitspotenzial. In der Dauertherapie von chronischen, nicht tumorbedingten Schmerzen haben nicht retardierte Präparate keinen Platz.

> **❯** Einnahmeempfehlung: »By the ladder, by the mouth, by the clock.«

- **»By the ladder«**

1986 wurde von der WHO – ursprünglich für die Tumorschmerztherapie – ein Stufenplan entwickelt, der es ermöglicht, Schmerzen systematisch zu therapieren. Dieses Schema wird häufig mit leichten Variationen auch bei anderen Schmerzsyndromen angewendet. Die Stufe I umfasst die Medikamentengruppe der **Nichtopioidanalgetika** (◘ Abb. 21.1), die Stufe II die der **mittelpotenten Opioide** und die Stufe III die der **stark wirksamen Opioide**. Ursprünglich ist empfohlen worden, die gesamte Leiter zu durchlaufen. Es kann in Einzelfällen durchaus sinnvoll sein, frühzeitig die Therapie auf Präparate der WHO-Stufe III umzustellen bzw. direkt damit zu beginnen. In jeder Stufe kann die Therapie durch Koanalgetika ergänzt werden.

- **»By the mouth«**

Nach der Empfehlung der WHO ist der orale Applikationsweg zu bevorzugen, da dieser Weg einfach und praktikabel ist und die Autonomie des Patienten fördert. Alternativ besteht die Möglichkeit der Applikation über die Haut.

- **»By the clock«**

Die Analgetika müssen regelmäßig nach einem festen Zeitschema eingenommen werden. Bei chronischen Schmerzen ist eine Einnahme nach Bedarf ungeeignet. Das Einnahmeinterval richtet sich nach der Wirkdauer der einzelnen Substanz. Die Abstände sollten gleich groß sein, z. B. 3-malige Einnahme, täglich um 6:00/14:00/22:00 Uhr. Die Zeiten sollten dem Schlafrhythmus angepasst werden, damit die Patienten zur Analgetikaeinnahme nicht geweckt werden müssen.

- **Wechsel des Opioids**

Bei einem Teil der Patienten ist der Wechsel des Opioids innerhalb einer Gruppe bzw. von einem mittel- zu einem hochpotenten Opioid indiziert. Grund hierfür können **unzureichende Wirkung** oder **Nebenwirkungen** sein. Beim Wechsel von einem mittel- zu einem hochpotenten Opioid und auch innerhalb einer Gruppe stellen die Umrechnungsfaktoren bzw. die Umrechnungstabellen (vgl. Lehrbücher der Schmerztherapie) nur grobe Anhaltswerte dar. Die äquianalgetischen Dosen können sehr schwanken und müssen individuell titriert

werden. Bei der Umstellung innerhalb der Gruppe der stark wirksamen Opioide ist eine Dosisreduktion von 30–50 % empfehlenswert.

> Eine Kombination von Opioiden aus den WHO-Stufen II und III ist pharmakologisch nicht sinnvoll.

Nebenwirkungen von Opioiden

Ein Vorteil der Opioide gegenüber den Nichtopioiden ist die Tatsache, dass bislang auch bei langem Anwendungszeitraum keine Organtoxizität bekannt geworden ist. Sie können aber zu einer Reihe von Nebenwirkungen (◘ Tab. 21.2) führen, die die Therapie limitieren können. Circa 20 % der mit Opioiden behandelten Patienten klagen zu Beginn der Therapie über **Übelkeit** und **Erbrechen**, diese Beschwerden müssen frühzeitig behandelt werden (z. B. mit Metoclopramid oder Haloperidol), um Therapieabbrüche zu vermeiden. Diese Nebenwirkungen unterliegen einer Toleranz und sollten im Laufe der ersten 2–3 Wochen rückläufig sein. Persistieren sie, muss ggf. die Dosis reduziert, das Opioid gewechselt oder die Indikation neu geprüft werden.

Die **Obstipation** ist die häufigste Nebenwirkung, sie unterliegt keiner Toleranz und muss deshalb über den gesamten Zeitraum der Opioidtherapie behandelt werden. Die obstipierende Eigenschaft der Opioide wird auch in speziellen Präparaten (Loperamid) bei Durchfallerkrankungen therapeutisch genutzt.

Die **Miosis** (Verengung der Pupille) ist ein Nebeneffekt der Opioide, der den Patienten subjektiv, aber wenig (selten Einschränkung der Nachtsichtigkeit) beeinträchtigt.

Eine sehr gefürchtete Nebenwirkung ist die **Atemdepression**, die tödlich sein kann. Der Schmerz ist der physiologische Antagonist der Atemdepression. Das Auftreten einer Atemdepression kann gefördert werden durch falsche Indikation für eine Therapie mit Opioiden, eine zu hohe Opioiddosierung und eine Kombination mit anderen zentral dämpfenden Substanzen.

Alle Opioide haben einen hustenreizstillenden (antitussiven) Effekt, dieser wird durch Zusatz von Codein in Hustensäften genutzt.

Zu Beginn einer Therapie mit Opioiden beklagen die Patienten häufig Müdigkeit (**Sedierung**),

◘ Tab. 21.2 Nebenwirkungen der Opioidanalgetika

Symptom	Häufigkeit	Therapie
Müdigkeit	Sehr häufig zu Beginn der Behandlung	Sollte in den ersten Therapietagen verschwinden. Bei Persistenz: Dosisreduktion
Schwindel, verschwommenes Sehen	Sehr häufig	Sollte in den ersten Therapietagen verschwinden. Bei Persistenz: Dosisreduktion
Juckreiz	Sehr häufig	Anderes Präparat; Antihistaminika
Übelkeit, Erbrechen	Häufig zu Beginn der Behandlung	Gabe von z. B. Metoclopramid. Beschwerden sollten in den ersten Therapiewochen verschwinden. Bei Persistenz: Wechsel auf ein anderes Präparat
Obstipation	Häufig	Laxierende Medikation, ggf. Wechsel auf transdermales Fentanyl oder Oxycodon/Naloxon
Schwitzen	Häufig	Dosisreduktion
Asthma	Selten	Wechsel auf Buprenorphin/Levomethadon
Muskelzucken	Selten	Dosisreduktion
Sexuelle Dysfunktion, Verminderung von Libido und Potenz	Selten	Dosisreduktion
Hyperalgesie	Selten	Dosisreduktion

diese Symptomatik verschwindet aber meist in den ersten 2 Wochen der Behandlung.

Weitere Nebenwirkungen unter einer Opioidtherapie sind **Juckreiz, Blasenentleerungsstörungen** (häufiger bei Männern mit einer vergrößerten Prostata), **Mundtrockenheit, Appetitlosigkeit, verminderter Sexualtrieb, Immunsuppression** und nicht zuletzt **Euphorie**, die teilweise zu positiven Effekten beim Patienten führen kann, aber auch die Gefahr der psychischen Abhängigkeit birgt (Thiel u. Roewer 2009).

> ● Die häufigste Nebenwirkung der Opioide ist die Obstipation, die über den gesamten Therapiezeitraum bestehen bleiben kann. Bei Opioiden ist auch bei langfristiger Anwendung keine Organtoxizität beschrieben. Bei fehlerhaftem Umgang können sie zu der gefürchteten Atemdepression führen. Zeichen einer Intoxikation sind Miosis, Atemdepression, Somnolenz sowie Abfall des Blutdrucks.

Toleranz/Abhängigkeit unter Opioiden

Toleranz bedeutet, dass bei gleichbleibender Dosierung Wirkung und Nebenwirkungen einer Substanz nachlassen. Die Toleranz betrifft eine Vielzahl von Opioidwirkungen, z. B. die Analgesie, die Atemdepression, Euphorie und Erbrechen. Dagegen entsteht kaum eine Toleranz gegenüber dem obstipierenden und pupillenverengenden Effekt. Als Ursache für die Toleranzentwicklung werden zelluläre Vorgänge vermutet, die sich an den Opioidrezeptoren abspielen.

Man unterscheidet psychische und physische Abhängigkeit unter einer Therapie mit Opioiden. Die **physische Abhängigkeit** manifestiert sich in Form von Entzugserscheinungen nach abruptem Absetzen des Opioids oder nach Applikation eines Opioidantagonisten. Symptome des Opioidentzugs sind Mydriasis (weite Pupillen), Gänsehaut, Tremor, Tachykardien, Muskelschmerzen, Erbrechen, Dysphorie und Diarrhö. Entzugserscheinungen können durch schrittweise Dosisreduktion und die Applikation z. B. des α_2-Adrenozeptoragonisten Clonidin gemildert werden.

◨ Tab. 21.3 Mittelpotente Opioide

Substanz (Handelsnamen/Auswahl)	Einzeldosis; Maximaldosis pro Tag (mg) bei Erwachsenen	Einnahmeintervall; Applikationswege
Dihydrocodein (z. B. DHC)	60–300; 240	2- bis 3-mal; oral, intravenös, rektal
Tilidin plus Naloxon (z. B. Valoron N retard)	50–100; 600	2- bis 3-mal; oral, rektal
Tramadol (z. B.Tramal, Tramundin retard)	50–100; 600	2- bis 3-mal; oral, intravenös, rektal

Die **psychische Abhängigkeit** manifestiert sich durch das unwiderstehliche Verlangen nach Einnahme von Opioiden. Der längerfristige Einsatz von schnell anflutenden Zubereitungen, z. B. Injektionslösungen, Tropfen, Lutscher, Nasenspray, Bukkaltabletten und anderen unretardierten Formen fördern die Entwicklung einer psychischen Abhängigkeit. Sinnvolle Indikation für diese Zubereitungsformen sind Schmerzspitzen in der Tumorschmerztherapie. Diesen schnell anflutenden Zubereitungen stehen die Autoren in der Therapie chronischer, nicht tumorbedingter Schmerzen sehr skeptisch gegenüber.

Mittelpotente Opioide

Eine Aufstellung mittelpotenter Opioide findet sich in ◨ Tab. 21.3.

Codein, Dihydrocodein

10 % des aufgenommenen Codeins wird in der Leber zu Morphin metabolisiert. Das Nebenwirkungsprofil entspricht dem anderer Opioide, es besitzt auch ein Suchtpotenzial. Codein ist in vielen frei verkäuflichen Mischpräparaten zusammen mit Paracetamol oder Azetylsalizylsäure enthalten. Codein hat, wie alle Opioide, einen **antitussiven Effekt** und ist daher Bestandteil vieler Hustenmittel. Es hat in der Therapie chronischer Schmerzen nur eine geringe Bedeutung. Dihydrocodein ist ca. 3-mal stärker analgetisch wirksam als Codein.

Tilidin plus Naloxon (z. B. Valoron N retard)

Tilidin gilt als Opioid mittlerer Stärke mit der 0,2-fachen Potenz von Morphin, Naloxon ist ein Opioidantagonist. Zur Minimierung des Missbrauchpotenzials, vor allem der intravenösen Applikation der Tropfen, wurde Tilidin in fixer Kombination Naloxon zugesetzt. Durch diese Kombination wird auch die Obstipation, die typische Nebenwirkung der Opioide, reduziert. In der nicht retardierten Tropfenform passiert Tilidin schneller als jedes andere Opioid die Blut-Hirn-Schranke und führt zu ausgeprägten psychomimetischen Nebenwirkungen. Es besteht dann ein deutliches Missbrauchspotenzial.

> ❯ Eine Daueranwendung von Opioiden in Tropfenform ist als Kunstfehler zu werten.

Tilidin wird als Prodrug in der Leber zum wirksamen Nortilidin metabolisiert. Bei Leberinsuffizienz ist mit einer reduzierten Wirksamkeit zu rechnen, da zum einen der Naloxonanteil nicht vollständig in der Leber metabolisiert wird, und zum anderen die Umwandlung zum wirksamen Nortilidin nicht ausreichend stattfindet.

Tramadol

Tramadol hat ähnlich wie Tilidin eine analgetische Potenz, die beim ca. 0,1- bis 0,2-fachen des Morphins liegt. Es führt insbesondere zu Beginn der Behandlung zu ausgeprägter Übelkeit und Erbrechen. Interessant ist der Wirkmechanismus als nichtselektiver Noradrenalin- und Serotonin-Wiederaufnahme-Hemmer – ein Mechanismus, der bei der Behandlung von **Nervenschmerzen** relevant ist und die Wirksamkeit von Tramadol bei dieser Indikation mit erklären könnte. Tramadol senkt die Krampfschwelle und birgt damit die Gefahr von Krampfanfällen in sich.

Hochpotente Opioide

Die ◨ Tab. 21.4 gibt eine Übersicht über hochpotente Opioide.

◘ Tab. 21.4 Hochpotente Opioide

Substanz (Handelsnamen/ Auswahl)	Initiale Tagesdosis	Einnahmeintervall bei Erwachsenen	Wirkstärke im Vergleich zu Morphin	Besonderheiten
Buprenorphin (z. B. Temgesic)	0,4–0,6 mg	3- bis 4-mal	75	Geringere Gefahr der Atemdepression
Hydromorphon (z. B. Palladon)	4–8 mg	2- (bis 3-)mal	7,5	Geringe Plasmaeiweißbindung; günstig bei Nieren- und Leberfunktionsstörung
Levomethadon (z. B. L-Polamidon)	2–5 mg	2-mal	2	Vorsichtige Dosistitration; Gefahr der Kumulation bei komplexer Pharmakokinetik und variabler Halbwertszeit
Morphin (z. B. MST Retard-tabletten)	20–30 mg	2- bis 3-mal	1	Referenzsubstanz
Oxycodon (z. B. Oxygesic)	20–30 mg	2- (bis 3-)mal	2	Duale Galenik
Oxycodon und Naloxon (z. B. Targin)	20 mg	2- (bis 3-)mal	2	Agonist und Antagonist, dadurch geringere Obstipation; Tageshöchstdosis
Tapentadol (z. B. Palexia)	100 mg	2-mal	0,3–0,5	Dualer Wirkmechanismus
Transdermale Applikationsformen				
Buprenorphin (z. B. Transtec Pro, Norspan)	10 µg/h	Pflasterwechsel alle 4–7 Tage je nach Hersteller	75	Wenn orale Applikation nicht möglich
Fentanyl (z. B. Durogesic SMAT)	12 µg/h	Pflasterwechsel alle 3 Tage	100	Wenn orale Applikation nicht möglich; geringere Obstipation

Morphin (z. B. MST, Capros)

Morphin ist ein **reiner Agonist** und wirkt fast ausschließlich am **µ-Rezeptor**, nach oraler Gabe ist es zu 15–60 % bioverfügbar. Im Körper wird es zu Morphin-3-Glucuronid (M-3-G), das keine analgetische Wirkung besitzt, und in Morphin-6-Glucuronid (M-6-G) metabolisiert. Im Gegensatz zu Morphin-3-Glucuronid bindet Morphin-6-Glucuronid an Opioidrezeptoren, es wirkt stärker analgetisch als Morphin. Diese Metabolisierungsprodukte können sich bei Niereninsuffizienz anreichern und zu Überdosierungserscheinungen führen. Morphin ist in den unterschiedlichsten Applikationsformen verfügbar, oral als Tablette oder auch in Tropfenform, rektal als Zäpfchen, als Injektionslösung zur subkutanen und intravenösen Applikation. Es kann außerdem rückenmarknah (epidural oder intrathekal) appliziert werden. In England wird zur Schmerztherapie überwiegend Diamorphin (Heroin) eingesetzt, das in keinem anderen Land zugelassen ist.

Oxycodon (z. B. Oxygesic, Targin)

Oxycodon ist ebenfalls ein **µ-Agonist** und ein **fraglicher κ-Rezeptoragonist**. Es hat eine höhere orale Verfügbarkeit als Morphin (60–90 %). Seine Wirkungsstärke wird mit 2-mal stärker als Morphin beschrieben.

Seit 2006 ist Oxycodon auch in **Kombination mit Naloxon** (Targin: 5/2,5 mg, 10/5 mg, 20/10 mg bzw. 40/20 mg) als Tablette zugelassen. Diese fixe Kombination von Agonist und Antagonist, bekannt seit mehreren Jahren auch bei dem mittelpotenten Opioid Tilidin mit Naloxon, bietet den Vorteil der Reduktion der opioidbedingten Obstipationshäufigkeit sowie des geringeren Risikos des Fehlgebrauchs/Missbrauchs.

Buprenorphin (z. B. Temgesic, Transtec Pro)

Buprenorphin ist ein **partieller µ-Agonist** mit hoher Rezeptoraffinität. Durch die hohe Rezeptoraffinität kommt es auf der einen Seite zu einer längeren Wirkdauer und im Falle einer Intoxikation zu einer erschwerten Antagonisierbarkeit mit Naloxon. Aufgrund dieser Rezeptoreigenschaften erklärt sich der sog. **Ceiling-Effekt**, bei dem sich ab einer gewissen Buprenorphindosierung (>4 mg/Tag) der analgetische Effekt nicht weiter steigern lässt. Die Indikation sind mäßig starke bis starke Schmerzen. Buprenorphin ist als Tablette, als Injektionslösung und als Pflaster verfügbar.

Bei der Darreichungsform als Tablette muss die sublinguale Applikation (unter die Zunge legen) beachtet werden, da hierbei die Resorption bei 50 % liegt. Wird die Tablette geschluckt, sinkt die Resorptionsrate auf 15 %. Die sublinguale und auch transdermale Applikation stellt einen deutlichen Vorteil bei Patienten mit Schluck- oder Passagestörungen dar. Die Anwendung bei Patienten mit Niereninsuffizienz ist unbedenklich, die pharmakokinetischen Daten bleiben unverändert. Bei leichter oder mäßiger Leberinsuffizienz ist ebenfalls keine Dosisanpassung erforderlich.

Fentanyl (z. B. Durogesic SMAT Transdermalpflaster)

Fentanyl ist ein **µ-Rezeptoragonist**. Die analgetische Potenz ist etwa 80- bis 100-mal höher als die von Morphin. Wegen der hohen Lipidlöslichkeit ist neben der intravenösen und subkutanen Gabe auch eine transdermale und transmuköse Aufnahme möglich.

Fentanyl ist seit 1995 in Deutschland als Wirkstoff in einem **transdermalen System** (Pflaster, ☐ Tab. 21.5) erhältlich und zur Behandlung von Dauerschmerzen zugelassen. Das Pflaster gibt über mehrere Tage kontinuierlich Wirkstoff an ein Hautdepot ab, die Anflutung des Medikaments ist langsam über einen Zeitraum von 12–24 h, das Steady State wird bei Erstapplikation von der 24. bis zur 72. h erreicht. Die Abklingzeit ist ebenfalls langsam und beträgt ca. 16 h nach Entfernen des Pflasters. Daher reicht bei einer Intoxikation weder das alleinige Entfernen des Pflasters noch die einmalige Antagonisierung durch Naloxon. Aufgrund dieser trägen Pharmakokinetik ist bei instabilem Schmerzniveau bzw. bei Schmerzspitzen eine zusätzliche analgetische Medikation mit einem schneller anflutenden Präparat erforderlich. Fentanyl führt seltener zu der Nebenwirkung Obstipation als Morphin.

Hydromorphon (z. B. Palladon, Jurnista)

Hydromorphon ist ein reiner **µ-Agonist**, die analgetische Potenz ist im Vergleich zu Morphin ungefähr 5- bis 7-mal stärker. Das Nebenwirkungsprofil entspricht im Wesentlichen dem des Morphins. Die niedrige Plasmaeiweißbindung und das Fehlen wirksamer Metaboliten macht Hydromorphon auch bei multimorbiden, älteren und niereninsuffizienten Patienten gut verträglich (Pergolizzi et al. 2008). Hydromorphon kann oral, intravenös und subkutan verabreicht werden. Es sind 2 unterschiedlich retardierte Präparate verfügbar: Durch ein spezielles osmotisches System ist bei Jurnista eine einmalige Applikation am Tag ausreichend, Palladon wird 2- bis 3-mal täglich eingenommen.

Tapentadol (z. B. Palexia)

Seit Ende 2010 ist Tapentadol als neues zentral wirksames Analgetikum zur Therapie starker chronischer Schmerzen zugelassen. Seine analgetische

☐ **Tab. 21.5** Vorteile und Nachteile transdermaler Systeme (z. B. Buprenorphin [Transtec], Fentanyl [Durogesic])

Vorteile	Nachteile
Einfache Handhabung	Wirkeintritt sehr langsam (12–24 h), langsames Abfluten
Gleichmäßige Zufuhr der Wirksubstanz	Ungeeignet für Akutschmerz
Hohe Akzeptanz bei Patienten und Therapeuten; höhere Compliance	Scheinbar harmloses Wirkprinzip (»Pflaster«)
Günstig bei Schluck- und Passagestörungen	Die Aufnahme über die Haut ist von der Hauttemperatur abhängig; **Cave:** »Heizkissen«!
Weniger häufig Verstopfung	–

Wirksamkeit wird auf einen **dualen Wirkmechanismus** zurückgeführt: Tapentadol wirkt am Opioidrezeptor und hat die Eigenschaften eines Noradrenalin-Wiederaufnahme-Hemmers. Diesen dualen Mechanismus hat grundsätzlich auch Tramadol, Tapentadol aber in höherer Potenz. Studienergebnisse zeigen positive Ergebnisse bei der Behandlung der schmerzhaften diabetischen Polyneuropathie. Es unterliegt der BtMVV. Bei nicht mit Opioiden vorbehandelten Patienten liegt die Startdosis bei 2-mal 50 mg/Tag, die Maximaldosis sollte 500 mg/ Tag nicht überschreiten. Das Nebenwirkungsprofil unterscheidet sich nicht grundsätzlich von anderen Opioidanalgetika (Baron et al. 2013).

Levomethadon (z. B. L-Polamidon)

L-Polamidon ist ein **synthetisches Opioid**. Im Unterschied zum Methadon, welches eine Mischung aus dem analgetisch nicht wirksamen rechtsdrehenden und dem analgetisch wirksamen linksdrehenden Isomer ist, enthält L-Polamidon nur das analgetisch wirksame Levomethadon. Methadon wird in Deutschland zur Substitution Drogenabhängiger eingesetzt.

L-Polamidon hat ca. die 2-fache analgetische Potenz von Morphin. Neben seinen Eigenschaften als **μ-Rezeptoragonist** wirkt es als NMDA-Rezeptorantagonist, was die gute Wirksamkeit bei neuropathischen Schmerzen erklären könnte. Es liegt ausschließlich in flüssiger Form zur oralen Anwendung vor, hat einen zügigen Wirkungseintritt und kann gut individuell titriert werden. Meist reicht bei einer klinischen Wirksamkeit von 8–12 h bis 36 h die 2-malige Gabe/Tag aus.

> **Problematisch ist die extrem variable Plasmahalbwertszeit, die zwischen 8 h und 4 Tagen liegt und zu einer Kumulation und damit Überdosierung des Medikaments führen kann.**

Die **Dosisfindung** ist durch diese variable Plasmahalbwertszeit komplizierter als bei anderen Opioiden. Meist muss die Tagesdosis in der Einstellungsphase nach 3–5 Tagen um ca. ein Drittel reduziert werden. Die komplexe Pharmakokinetik von Levomethadon macht es zu einem Reserveopioid, das eingesetzt wird, wenn andere Opioide nicht ausreichend wirksam sind. Es gehört in die Hand des erfahrenen Schmerztherapeuten.

21.4.3 Koanalgetika

Koanalgetika sind keine eigentlichen Schmerzmittel, sie können aber bei bestimmten Beschwerdebildern zu einer Schmerzlinderung beitragen. Die Therapie mit Nichtopioidanalgetika und Opioiden ist bei einigen Schmerzsyndromen nicht ausreichend effektiv. Die Koanalgetika können auf jeder Stufe (bei der Tumorschmerztherapie das WHO-Stufenschema, ◘ Abb. 21.1) mit einem Analgetikum kombiniert werden. Bei vielen Koanalgetika besteht keine Zulassung für die Behandlung von Schmerzen, man spricht von **Off-Label-Use**. Die Verantwortlichkeit für auftretende Wirkungen bzw. Nebenwirkungen liegt beim verschreibenden Arzt. Zu den Koanalgetika gehören u. a. Antidepressiva, Antikonvulsiva und Kortikosteroide.

> **Unter Off-Label-Use versteht man die Anwendung zugelassener Arzneimittel außerhalb der genehmigten Anwendungsgebiete (Indikationen).**

Antidepressiva

Antidepressiva (◘ Tab. 21.6) sind Präparate, die in der Psychiatrie/Neurologie zur Stimmungsaufhellung eingesetzt werden. In niedrigerer Dosierung als bei Depressionen üblich können die Präparate einen schmerzlindernden Effekt haben. Die Schmerzreduktion ist unabhängig von einer vorbestehenden Depression. Der Mechanismus wird durch die präsynaptische Wiederaufnahmehemmung der monoaminergen Neurotransmitter Serotonin und Noradrenalin und damit einer Verstärkung der deszendierenden schmerzhemmenden Bahnen erklärt. Um die Compliance zu verbessern, müssen die Patienten über den analgetischen Effekt aufgeklärt werden, zumal ein Hinweis auf die Schmerzreduktion im Beipackzettel der meisten Präparate fehlt.

Unter den Antidepressiva gelten die nichtselektiven Monoamin-Wiederaufnahme-Hemmer (z. B. Amitriptylin, Desipramin) als die am besten analgetisch wirksamen. Hauptindikationsgebiet für die Antidepressiva sind **neuropathische Schmerzbilder** wie die Polyneuropathie, die postzosterische Neuralgie, periphere Nervenläsionen sowie Rückenschmerzen. Beim **Spannungskopfschmerz** und beim **posttraumatischen Kopfschmerz** kön-

◘ Tab. 21.6 Koanalgetika: Antidepressiva (Auswahl). *KI* Kontraindikation(en), *MAO* Monoaminooxidase, *PNP* Polyneuropathie

Substanz (Handels-namen/Auswahl)	Anfangsdosis; Wirkdosis (mg)	Maximaldosis (mg)	Zulassung[a]; Evidenz in der Schmerztherapie	Kontraindikationen (KI); Nebenwirkungen
Amitriptylin (z. B. Saroten retard)	10; –75	150	PNP, Zosterneuralgie; eindeutig	Unter anderem Mundtrockenheit, Miktionsstörungen, Obstipation, Akkommodationsstörungen, Herzrhythmusstörungen, Schwindel, Blutbildveränderungen, Gewichtszunahme, Müdigkeit, Tremor; eher sedierend
Clomipramin (z. B. Anafranil)	10; –75	150	Schmerzbehandlung im Rahmen eines Gesamtkonzepts; eingeschränkt	Wie Amitriptylin; kaum sedierend
Doxepin (z. B. Aponal, Mareen)	25; –75	150	Depression, Angst, leichte Entzugssymptome; eindeutig	Wie Amitriptylin; stark sedierend
Duloxetin (z. B. Cymbalta)	30; –60	120	Diabetische PNP, generalisierte Angststörung; eindeutig	KI: Therapie mit MAO-Hemmern, unkontrollierter Hypertonus
Imipramin (z. B. Tofranil)	10; –75	300	Schmerzbehandlung in Gesamtkonzept; eindeutig	Wie Amitriptylin; kaum sedierend
Mirtazapin (z. B. Remergil)	7,5; –45	45	Depressive Erkrankung; nicht gesichert	Sedierend, wird häufig eingesetzt; **Cave:** Serotoninsyndrom
Venlafaxin (z. B. Trevilor)	37,5; –225	375	Depression, generalisierte Angststörung, Panikstörung; eingeschränkt	KI: Therapie mit MAO-Hemmern

[a] nach Roter Liste 2015

nen die trizyklischen Antidepressiva sogar als Monotherapeutika wirksam sein. Ein Teil der Präparate hat einen antriebssteigernden bzw. sedierenden Nebeneffekt. Der sedierende Effekt kann bei gleichzeitig bestehenden Schlafstörungen positiv genutzt werden, wobei diese Präparate dann abends eingenommen werden sollten (Finnerup et al. 2005).

Trotz ihrer weiten Verbreitung bei psychiatrischen Krankheitsbildern konnte die Wirksamkeit neuerer und modernerer Antidepressiva, der reinen Serotonin-Wiederaufnahme-Hemmer (**SSRI**, z. B. Fluoxetin/Fluctin, Citalopram/Cipramil) bislang nicht nachgewiesen werden. Im Gegensatz dazu sind die dualen Serotonin-/Noradrenalin-Wiederaufnahme-Hemmer (**SNRI**, z. B. Venlafaxin/Trevilor, Duloxetin/Cymbalta, Mirtazapin/Remergil) bei der Behandlung neuropathischer Schmerzen wirksam, wobei die Wirksamkeit bei vergleichbarer Nebenwirkungsrate geringer als bei den klassischen trizyklischen Antidepressiva zu sein scheint (Goldstein et al. 2005, Rowbotham et al. 2004).

> ❯ Patienten müssen über den analgetischen Effekt der Antidepressiva aufgeklärt werden, um die Indikation zu verstehen bzw. zu akzeptieren.

□ Tab. 21.7 Koanalgetika: Antikonvulsiva (Auswahl). *PNP* Polyneuropathie

Substanz (Handelsnamen/ Auswahl)	Anfangsdosis pro Tag; Maximaldosis (mg)	Zulassung[a]; Evidenz in der Schmerztherapie	Nebenwirkungen; Besonderheiten
Carbamazepin (z. B. Tegretal, Timonil)	150; 900–1.200	Trigeminusneuralgie, diabetische Neuropathie u. a.; eindeutig	Zentralnervöse Nebenwirkungen: Schwindel, Gedächtnisstörungen, Gangunsicherheit, Ataxie, Müdigkeit, Benommenheit, Doppelbilder; kutane Reaktion: Lyell-Syndrom; Leberversagen, Blutbildveränderungen
Gabapentin (z. B. Neurontin)	300; 2.400	Schmerzhafte diabetische PNP, postzosterische Neuralgie; eindeutig	Müdigkeit, Schwindel, Ödeme, Anstieg der Pankreasenzyme; kaum Interaktionen
Lamotrigin (z. B. Lamictal)	25; 400	Keine Zulassung zur Schmerztherapie; eingeschränkt	Exanthem; extrem langsame Aufdosierung erforderlich
Phenytoin (z. B. Phenhydan, Zentropril)	50; 300	Trigeminusneuralgie, zentrale und periphere neurogene Schmerzzustände; eindeutig	Schwindel, Ataxie, Nystagmus, Kleinhirnatrophie, Gingivahyperplasie, Osteomalazie
Pregabalin (z. B. Lyrica)	75; 600	Periphere und zentrale neuropathische Schmerzen, generalisierte Angststörungen bei Erwachsenen; eindeutig	Müdigkeit, Schwindel, Ödeme; kaum Interaktionen
Valproinsäure (Ergenyl, Orfiril)	300; 1.200	Keine Zulassung zur Schmerztherapie; eingeschränkt	Tremor, Verwirrtheit, Thrombozytopenie, Alopezie, Pankreatitis; Hepatotoxizität

[a] nach Roter Liste 2015

Antikonvulsiva

Antikonvulsiva (□ Tab. 21.7) sind Substanzen, die ihren Platz in der Therapie von Epilepsien haben. Diese Substanzklasse kann auch erfolgreich in der Therapie von Schmerzen eingesetzt werden, insbesondere von **chronischen neuropathischen Schmerzen** (Serpell 2002). Durch die Blockade spannungsabhängiger Ionenkanäle wirken sie membranstabilisierend und reduzieren die pathologisch gesteigerte Nervenspontanaktivität. Dadurch können Dauerschmerzen und auch einschießende Attacken gelindert werden.

Gabapentin (z. B. Neurontin) und Pregabalin (z. B. Lyrica) sind strukturelle Analoga des inhibitorischen Neurotransmitters γ-Aminobuttersäure (GABA). Gabapentin hat einen positiven Einfluss bei Brennschmerz und Hyperalgesien, sowie auf Allodynie und einschießende Schmerzen. In Studien konnte ebenso ein schmerzreduzierender Effekt bei Patienten mit Phantomschmerzen nach Amputation von Gliedmaßen und Patienten mit Rückenmarkverletzungen gezeigt werden. **Pregabalin** hat neben dem schmerzreduzierenden Effekt bei der postzosterischen Neuralgie und der diabetischen Neuropathie sowie Schmerzen im Zusammenhang mit Rückenmarkverletzungen zudem einen schlafanstoßenden und angstlösenden Effekt (Freynhagen et al. 2005, Siddall et al. 2006). In der Zulassung wird auch die generalisierte Angststörung (□ Tab. 21.6) als Indikation für dieses Präparat genannt. Es kann dadurch gewisse Vorteile bieten, da diese Komorbiditäten mit therapiert werden.

Für alle Antikonvulsiva gilt, dass zu Therapiebeginn **einschleichend dosiert** werden muss, abhängig von Allgemeinzustand, Alter und Vorerkrankungen des zu Behandelnden. Das heißt, bei älteren, kränkeren Patienten wird man in deutlich kleinen Dosisschritten auf dosieren. Dadurch verringern sich das Auftreten und die Intensität von Nebenwirkungen und es verbessert sich die Compliance des Patienten. Bei Gabapentin ist in der Anfangsphase eine Kontrolle der Pankreasenzyme sinnvoll.

Aufgrund ihres Nebenwirkungsprofils seltener eingesetzte Antikonvulsiva sind Carbamazepin, Oxcarbazepin und Lamotrigin, sie blockieren spannungsabhängige Natriumkanäle im peripheren und zentralen Nervensystem. Bei der Therapie der Trigeminusneuralgie ist Carbamazepin Mittel der ersten Wahl.

> **Die Antikonvulsiva werden in der Schmerztherapie nach Wirkung und nicht nach Blutspiegel dosiert, häufig werden zur Behandlung chronischer neuropathischer Schmerzen aber ähnlich hohe Dosierungen erforderlich wie für die Behandlung der Epilepsie.**

Kortikosteroide

Kortikosteroide finden eine weite Verbreitung in der Medizin und auch in der Schmerztherapie, sie haben eine überragende Bedeutung in der Palliativmedizin. Die Anwendung erfolgt oral, intravenös und lokal, z. B. als Injektionen in ein Gelenk oder bei Rückenschmerzpatienten auch wirbelsäulennah. Kortikosteroide wirken membranstabilisierend, entzündungshemmend und antiödematös. Durch die Verringerung des Ödems z. B. in der Umgebung eines Tumors oder einer Metastase kann eine Schmerzreduktion erreicht werden. Indikationen stellen **Nerveneinengungen, Leberkapselschmerz, Weichteilinfiltration** und **erhöhter Hirndruck** dar.

Kortikosteroide wirken – als positiver Nebeneffekt – stimmungsaufhellend, vereinzelt jedoch auch dysphorisch. Sie steigern den Appetit und vermindern Übelkeit. Die Therapie mit Kortikosteroiden wird durch die ausgeprägten Nebenwirkungen, die vor allem in der Langzeittherapie auftreten, limitiert. Zu den Nebenwirkungen zählen u. a.

Magengeschwüre, insbesondere in Verbindung mit NSAR (▶ Abschn. 21.4.1), Osteoporose mit der Gefahr von Knochenbrüchen und erhöhte Infektanfälligkeit sowie Herz-Kreislauf-Probleme.

> **Die Nebenwirkungen von Kortikosteroiden limitieren den Einsatz in der Therapie chronischer Schmerzen. In der Kombination mit NSAR und ASS steigt die Gefahr von Magen-Darm-Blutungen sprunghaft an.**

Bisphosphonate (z. B. Aredia, Actonel, Bondronat, Bonviva)

Bisphosphonate sind Präparate, die in den Knochenstoffwechsel eingreifen. Sie hemmen die Osteoklastenaktivität und führen dadurch zu einem verminderten Knochenabbau. Indikationen sind die **Osteoporose** bei postmenopausalen Frauen, **Knochenschmerzen** im Zusammenhang mit Tumorabsiedlungen bei malignen Erkrankungen (häufig: Mammakarzinom, Prostatakarzinom) sowie Erkrankungen, die zu einer erhöhten **Kalziumkonzentration im Serum** führen (z. B. Mammakarzinom, Lungenkarzinom, malignes Myelom). Die verschiedenen Präparate sind in unterschiedlichen Applikationsformen verfügbar (oral, parenteral), insbesondere bei der oralen Applikation sind strenge Einnahmeregeln vom Patienten einzuhalten.

Lidocainpflaster (z. B. Versatis)

Lidocain ist ein Lokalanästhetikum, das durch die Blockade von spannungsabhängigen Natriumkanälen wirkt. Die Bedeutung in der systemischen Therapie hat in den letzten Jahren u. a. aufgrund des ungünstigen Nutzen-Risiko-Profils abgenommen. Lidocain ist seit 2007 zur topischen Anwendung als Pflaster verfügbar. Es wird bei neuropathischen Schmerzen im Rahmen einer **postzosterischen Neuralgie**, bei **fokalen Neuropathien** (off-label) und **Postmastektomieschmerz** (off-label) verwendet. Auf die betroffenen Areale werden über einen Zeitraum von 12 h 1–3 Pflaster geklebt, nach dem Tragen folgt eine 12-stündige Pause. Das Präparat hat durch die einfache Handhabung als Pflaster eine hohe Akzeptanz; bislang sind keine gravierenden Nebenwirkungen bei Langzeitanwendung bekannt.

21

Clonidin (z. B. Catapresan)

Clonidin ist ein α_2-Agonist mit analgetischem Effekt. Es kann die Wirkung von Opioiden verstärken und wird häufig in der Anästhesie verwendet, um die Wirkdauer der Lokalanästhetika zu verlängern. Es wird als Tablette und als Injektionslösung zur epiduralen, spinalen und intravenösen Applikation verwendet. Indiziert ist es als **Koanalgetikum** zusammen mit Opioiden und Lokalanästhetika. Es ist auch ein wichtiges Medikament in der Entzugsbehandlung, hier dämpft es die vegetativen Symptome und sympathikoadrenergen Reaktionen (Herzfrequenz- und Blutdruckanstieg) infolge des Entzuges. Nebenwirkungen sind Blutdruckabfall, Bradykardie, Obstipation sowie eine ausgeprägte Mundtrockenheit.

Benzodiazepine: Diazepam (z. B. Valium)

Benzodiazepine wirken **angstlösend, muskelentspannend** und **sedierend**. Insbesondere die muskelentspannende Wirkung führt zu einem weitverbreiteten Einsatz in der Therapie von Schmerzen.

> ❯ Benzodiazepine dürfen in der Behandlung chronischer Schmerzen aufgrund des hohen Suchtpotenzials nicht zur Anwendung kommen.

Cannabinoide (z. B. Sativex)

Seit einigen Jahren stehen Cannabinoide zum therapeutischen Einsatz in der Schmerztherapie zur Verfügung. Es sind die Substanzen **9-Tetrahydrocannabinol (THC)** und **Cannabidiol (CBD)**. Beide stehen als fixe Kombination in dem als Spray oral angewandten Präparat Sativex zur Verfügung. Sativex ist seit 2011 in Deutschland zugelassen, ansonsten kann THC auch als Rezeptursubstanz verordnet werden.

Seit ihrer therapeutischen Einführung wird der Einsatz von Cannabinoiden kontrovers diskutiert. Trotz der anfänglichen Euphorie und des hohen wissenschaftlichen Interesses an dem therapeutischen Einsatz konnten bislang keine eindeutige Indikationen ausgemacht werden. Dies liegt zum einen in der nur geringen analgetischen Wirkstärke, zum anderen ist ihre Verwendung durch ein ausgeprägtes Nebenwirkungsprofil limitiert. Zu den Nebenwirkungen gehören die vom Cannabisgebrauch bekannten psychotropen und halluzinogenen Effekte, Dysphorie, Schwindel und Blutdruck-

schwankungen, Gangunsicherheit und Müdigkeit. Diese psychotropen Nebenwirkungen sollen unter CBD geringer ausgeprägt sein.

In Studien zeigte sich eine Wirksamkeit zur Behandlung der schmerzhaften Spastik bei multipler Sklerose und bei Patienten mit Nervenschmerzen im Rahmen einer HIV-Infektion. Es bleibt abzuwarten, ob etwa bei bestimmten Formen des Nervenschmerzes ein Einsatz von Cannabinoiden sinnvoll ist.

> ❯ Zurzeit findet sich keine Indikation innerhalb der Schmerztherapie oder auch in der Palliativmedizin, bei der Cannabinoide besser oder auch nur gleich gut abschneiden wie die etablierten Medikamente.

Botulinumtoxin (Typ A: z. B. Botox, Dysport, Xeomin; Typ B: z. B. NeuroBloc)

Botulinumtoxin ist ein hochwirksames Exotoxin, das von dem Bakterium Clostridium botulinum ausgeschieden wird, früher war es als Gift in verdorbenen Lebensmitteln sehr gefürchtet (Botulismus). Das Bakterium kommt ubiquitär vor allem im Erdboden vor. Botulinumtoxin hemmt die Erregungsübertragung von den Nervenzellen zum Muskel, wodurch die Kontraktion des Muskels schwächer wird und kann ganz ausfallen kann. Es gibt verschiedene Serotypen, wovon nur 2 (Typ A und B) in der Therapie zugelassen sind. Indikationen sind das **myofasziale Schmerzsyndrom**, die **schmerzhafte Dystonie**, eine Bewegungsstörung, die mit übersteigerter Muskelaktivität einhergeht, sowie die **Migräne**.

21.5   Fazit

Die medikamentöse Behandlung von Schmerzen ist eine wichtige Säule der Schmerztherapie. Die alleinige Medikamentengabe zur Schmerzbehandlung ist selten ausreichend und fast nie sinnvoll. Schmerzmedikamente werden in Opioid- und Nichtopioidanalgetika sowie Koanalgetika unterteilt. Grundkenntnisse über die medikamentöse Schmerztherapie, die wichtigsten Medikamente, ihre Wirkungen, Nebenwirkungen, Kontraindikationen und ihr fakultatives Missbrauchspotenzial sollten schmerztherapeutisch tätigen Psychologen bekannt sein.

Die medikamentöse Therapie chronischer Schmerzen muss nach bestimmten Regeln und Richtlinien erfolgen. Dem Psychologen sollten diese bekannt sein, um Fehler zu erkennen.

Literatur

Aktories K, Förstermann U, Hofmann F, Starke K (2009) Allgemeine und Spezielle Pharmakologie und Toxikologie. Begründet von Forth W, Henschler D, Rummel W, 10. Aufl. Urban & Fischer, München

AkdÄ – Arzneimittelkommission der deutschen Ärzteschaft (2009) Aus der UAW-Datenbank: Abhängigkeit von Flupirtin. Dtsch Arztebl Int 3: 140

AkdÄ – Arzneimittelkommission der Deutschen Ärzteschaft (2013a) Nichtsteroidale Antirheumatika (NSAR) im Vergleich: Risiko von Komplikationen im oberen Gastrointestinaltrakt, Herzinfarkt und Schlaganfall (UAW-News International). Dtsch Arztebl Int 110: 1447–1448

AkdÄ – Arzneimittelkommission der Deutschen Ärzteschaft (2013b) Rote Hand Brief Flupirtin vom 15. Juli 2013. http://www.akdae.de/Arzneimittelsicherheit/RHB/Archiv/2013/20130716.pdf. Zugegriffen: 31. Januar 2016

Allmers H, Skudlik C, John SM (2009) Acetaminophen use: a risk for asthma? Curr Allergy Asthma Rep 9: 164–167

Baron R, Koppert W, Strumpf M, Willweber-Strumpf A (2013) Praktische Schmerztherapie. Springer, Berlin Heidelberg

Beasley R, Clayton T, Crane J, von Mutius E, Lai CK, Montefort S, Stewart A; ISAAC Phase Three Study Group (2008) Association between paracetamol use in infancy and childhood, and risk of asthma, rhinoconjunctivitis, and eczema in children aged 6–7 years: analysis from Phase Three of the ISAAC programme. Lancet 372: 1039–1048

Bombardier C, Laine L, Burgos-Vargas R, Davis B, Day R, Ferraz MB, Hawkey CJ, Hochberg MC, Kvien TK, Schnitzer TJ, Weaver A (2006) Response to expression of concern regarding VIGOR study. N Engl J Med 354: 1196–1199

Diener H, Maier C (2011) Die Schmerztherapie. Interdisziplinäre Diagnose- und Behandlungsstrategien, 3. Aufl. Urban & Fischer, München

Etminan M, Sadatsafavi M, Jafari S, Doyle-Waters M, Aminzadeh K, Fitzgerald JM (2009) Acetaminophen use and the risk of asthma in children and adults: a systematic review and metaanalysis. Chest 136: 1316–1323

Finnerup NB, Otto M, McQuay HJ, Jensen TS, Sindrup SH (2005) Algorithm for neuropathic pain treatment: an evidence based proposal. Pain 118: 289–305

Freynhagen R, Strojek K, Griesing T, Whalen E, Balkenohl M (2005) Efficacy of pregabalin in neuropathic pain evaluated in a 12-week, randomised, double-blind, multicentre, placebo-controlled trial of flexible- and fixed-dose regimens. Pain 115: 254–263

Goldstein DJ, Lu Y, Detke MJ, Lee TC, Iyengar S (2005) Duloxetine vs. placebo in patients with painful diabetic neuropathy. Pain 116: 109–118

Häuser W, Bock F, Engeser P, Tölle T, Willweber-Strumpf A, Petzke F (2014) Langzeitanwendung von Opioiden bei nichttumorbedingten Schmerzen. Dtsch Arztebl Int 111: 10–15, 732–740

Larson AM, Polson J, Fontana RJ, Davern TJ, Lalani E, Hynan LS, Reisch JS, Schiødt FV, Ostapowicz G, Shakil AO, Lee WM; Acute Liver Failure Study Group (2005) Acute Liver Failure Study Group. Acetaminophen-induced acute liver failure: results of a United States multicenter, prospective study. Hepatology 42: 1364–1372

Mazer M, Perrone J (2008) Acetaminophen-induced nephrotoxicity: pathophysiology, clinical manifestations, and management. J Med Toxicol 4: 2–6

Mutschler E, Geisslinger G, Kroemer HK (2008) Arzneimittelwirkungen. Lehrbuch der Pharmakologie und Toxikologie, 9. Aufl. Wissenschaftliche Verlagsgesellschaft, Stuttgart

Pergolizzi J, Böger RH, Budd K, Dahan A, Erdine S, Hans G, Kress HG, Langford R, Likar R, Raffa RB, Sacerdote P (2008) Opioids and the management of chronic severe pain in the elderly: consensus statement of an International Expert Panel with focus on the six clinically most often used World Health Organization Step III opioids (buprenorphine, fentanyl, hydromorphone, methadone, morphine, oxycodone). Pain Pract 8: 287–313

Persky V, Piorkowski J, Hernandez E, Chavez N, Wagner-Cassanova C, Vergara C, Pelzel D, Enriquez R, Gutierrez S, Busso A (2008) Prenatal exposure to acetaminophen and respiratory symptoms in the first year of life. Ann Allergy Asthma Immunol 101: 271–278

Pogatzki-Zahn EM, Van Aken HK, Zahn PK (2007) Postoperative Schmerztherapie. Pathophysiologie, Pharmakologie und Therapie. Thieme, Stuttgart

Rowbotham MC, Goli V, Kunz NR, Lei D (2004) Venlafaxine extended release in the treatment of painful diabetic neuropathy: a double-blind, placebo-controlled study. Pain 110: 697–706

Schaefer C, Peters P, Miller RKM (2015). Drugs during pregnancy and lactation, 3rd ed. Academic Press/Elsevier, New York

Serpell MG (2002) Gabapentin in neuropathic pain syndromes: a randomised, double-blind, placebo-controlled trial. Pain 99: 557–566

Siddall PJ, Cousins MJ, Otte A, Griesing T, Chambers R, Murphy TK (2006) Pregabalin in central neuropathic pain associated with spinal cord injury. A placebo-controlled trial. Neurology 67: 1792–1800

Thiel H, Roewer N (2009) Anästhesiologische Pharmakotherapie. Von den Grundlagen der Pharmakologie zur Medikamentenpraxis, 2. Aufl. Thieme, Stuttgart

WHO – World Health Organization (1986) Cancer pain relief. WHO, Geneva

Probleme der medikamentösen Therapie

J. Lutz und B. Glier

22.1 Probleme der Opioidtherapie bei Patienten
mit chronischen Schmerzen – 408

22.2 Medikamentenmissbrauch und -abhängigkeit bei Patienten
mit chronischen Schmerzstörungen – 418

22.3 Fazit – 426

Literatur zu 22.1 – 426

Literatur zu 22.2 – 429

B. Kröner-Herwig et al. (Hrsg.), *Schmerzpsychotherapie*,
DOI 10.1007/978-3-662-50512-0_22, © Springer-Verlag Berlin Heidelberg 2017

22

Starke akute und chronische Schmerzen und deren Behandlung werden häufig in einem Zug mit den vermeintlich stärksten Schmerzmitteln, den Opioiden, genannt. Ihre sinnvolle Anwendung ist nicht einfach und wird immer wieder kontrovers diskutiert. Besprochen werden zunächst die Probleme, die im Rahmen einer Schmerztherapie mit Opioiden auftreten können, und – neben den Besonderheiten der Suchtdefinition bei Schmerzpatienten – auch Grenzen der Therapie und deren Beendigung, d. h. der Opioidentzug.

Missbräuchliches oder abhängiges Verhalten im Umgang mit Medikamenten ist ein häufig anzutreffendes Problem bei Patienten mit chronischen Schmerzstörungen. Zugrunde liegt dem ein komplexes Bedingungsgefüge, das im Zusammenhang mit einer chronischen Schmerzstörung zur Entstehung und Aufrechterhaltung missbräuchlichen und abhängigen Umgangs mit Medikamenten führen kann. Hierzu werden diagnostisch und therapeutisch relevante klinische Aspekte für die Behandlung sowie präventive Maßnahmen vorgestellt.

22.1 Probleme der Opioidtherapie bei Patienten mit chronischen Schmerzen

J. Lutz

Starke akute und chronische Schmerzen und deren Behandlung werden häufig in einem Zug mit den vermeintlich stärksten Schmerzmitteln, den Opioiden (morphinähnliche Substanzen), genannt. Die sinnvolle Anwendung dieser Medikamente ist nicht einfach und wird immer wieder kontrovers diskutiert. Dieser Abschnitt stellt die Probleme, die im Rahmen einer Schmerztherapie mit Opioiden auftreten können dar, und benennt neben den Besonderheiten der Suchtdefinition bei Schmerzpatienten auch Grenzen der Therapie und deren Beendigung, d. h. den Opioidentzug. Zudem werden mögliche Anzeichen eines Missbrauchs regulär verschriebener Opioide besprochen.

22.1.1 Opioide in der Schmerztherapie

Die Anwendung von Opioiden hat eine lange Tradition. Schon in Aufzeichnungen der Sumerer (2.400 v. Chr.) gibt es Hinweise über die Verwendung von Opium. Im 15. Jahrhundert v. Chr. bauten die Ägypter auf großen Flächen Mohn an und machten sich die berauschende und heilsame Wirkung des Opiums zunutze. Aus dem 5. Jahrhundert v. Chr. sind erstmals kontroverse Diskussionen über Wirkung und Nebenwirkungen der Substanz bis hin zu Warnungen vor Abhängigkeit bekannt (Booth 1996). Seit der Paderborner Apotheker Friedrich Wilhelm Anton Sertürner (1783–1841) im Jahr 1805 die **Isolation von Morphium aus Opium** beschrieb (Jurna 2003), ist der »Siegeszug« der sog. Opiumalkaloide oder Opiate – also der Analgetika, die aus Opium gewonnen werden – nicht mehr aufzuhalten.

Neben Morphium zählen auch Substanzen wie Codein und Papaverin zu den mehr als 40 verschiedenen Alkaloiden, die aus dem Rohstoff Opium isoliert werden können. Diese Pharmaka spielen seither eine essenzielle Rolle in der Therapie starker Schmerzen. Einer der Gründe hierfür ist, neben der guten analgetischen und sedierenden Wirkung, ihre praktisch zu vernachlässigende Toxizität auf die menschlichen Organe (Zenz 2003). Hierin unterscheiden sie sich wesentlich von Nichtopioidanalgetika wie Azetylsalizylsäure (ASS), Ibuprofen, Diclofenac oder anderen, die ihrerseits organschädigende Wirkung beispielsweise auf Nieren und Magen haben können (▶ Kap. 21).

> ❯ Nicht zuletzt durch das WHO-Stufenschema (◘ Abb. 21.1) ist die Anwendung von Opioiden im Akutschmerzbereich, in der perioperativen Schmerztherapie und in der Therapie von Tumorschmerzen ein Standardverfahren.

Der Anwendungsbereich der Opioide wurde allerdings mit nicht unerheblichen Erwartungen auch um die **Anwendung bei chronischen nicht tumorbedingten Schmerzsyndromen** erweitert (Ballantyne 2006), was aber zunehmend kritisch diskutiert wird.

Unterscheidung der Begriffe Opiat und Opioid

Zum besseren Verständnis sei hier auf die Unterscheidung der Begriffe Opiat und Opioid hingewiesen. Während es sich bei Opiaten im engeren Sinne um jene Mittel handelt, die Opium oder Opiumalkaloide – insbesondere Morphin – enthalten, bezeichnet der Begriff Opioide alle morphinähnlich wirkenden Substanzen und umfasst in erster Linie **synthetische** Substanzen wie den bekanntesten Vertreter Fentanyl. Im folgenden Text wird stellvertretend der Begriff Opioid verwendet.

22.1.2 Rationeller Umgang mit Opioiden und die Grenzen der Opioidtherapie

Der Stellenwert von Opioiden in der perioperativen Schmerztherapie ist unbestritten (Tölle et al. 2009). Seit 2007 ist dazu in Deutschland eine genaue, aufwendig recherchierte Leitlinie verfügbar (Laubenthal et al. 2009). In dieser **S3-Leitlinie zur akuten perioperativen und posttraumatischen Schmerztherapie** wird bei starken und mittelstarken Schmerzen die Therapie mit Opioiden mit dem höchsten Empfehlungsgrad A empfohlen.

Auch in der Therapie tumorbedingter Schmerzen werden Opioide nach wie vor ausdrücklich empfohlen (Treede u. Zenz 2015). Intensive Aufklärung und Verweise auf das WHO-Stufenschema führten hier in den vergangenen Jahren zu einem Abbau von Bedenken und zu einer stetig steigenden Verschreibung von Opioiden (Zenz 2003, Zenz et al. 1995).

Die Zunahme des Opioidverbrauchs betraf dabei allerdings auch die Gruppe der Schmerzpatienten mit chronischen Nicht-Tumor-Schmerzen (im Weiteren: **CNTS**; Eriksen et al. 2006, Jensen et al. 2006, Katz 2007). Zu dieser Gruppe zählen u. a. Patienten mit muskuloskelettalen Schmerzen, bei denen sowohl die Wirksamkeit als auch eine längere Anwendung von Opioiden umstritten ist (Gärtner u. Schiltenwolf 2004, Von Korff u. Deyo 2004, Martell et al. 2007, Volinn et al. 2009).

In diesem Zusammenhang erscheinen Aussagen zum Stellenwert von Opioiden in der Schmerztherapie problematisch, die von der Existenz »opioidpflichtiger« Schmerzzustände sprechen (Günther et al. 2013). Dies vermittelt dem Leser und Patienten fälschlicherweise den Eindruck eines Rechts und Anspruchs darauf, bei entsprechender Schmerzstärke mit Opioiden behandelt werden zu können. Eine solche Haltung kann Patienten zudem den Eindruck vermitteln, eine erfolgreiche Behandlung ihrer Schmerzen sei maßgeblich von der Wahl und der Potenz des verabreichten Medikaments abhängig. Vor diesem Hintergrund kann es angesichts schmerzgeplagter Patienten dann schwerfallen, eine Opioidtherapie, auch wenn diese nicht sichtbar zum Erfolg führt, zu hinterfragen oder zu beenden. Wann eine Indikation zur Reduktion oder gar zum Entzug von Opioiden besteht, wird im ▶ Abschn. 22.1.5 besprochen.

Eriksen et al. (2006) untersuchten u. a. anhand von Daten des nationalen dänischen Gesundheitssurvey 2000 die Entwicklung der Verschreibung von starken Opioiden als Schmerzmedikation bei Patienten mit CNTS und stellten eine beträchtliche Zunahme von mehr als dem 7-fachen im Zeitraum von 1984–2002 fest. In jüngerer Zeit wurde diese Entwicklung auch in Deutschland beschrieben. Die Behandlungsprävalenz von Opioiden nahm nach einer Untersuchung von Schubert et al. (2013) im Zeitraum von 2000–2010 bei schwächeren retardierten Opioiden um 179 % und bei starken retardierten Opioiden um beinahe das Vierfache zu. Die zunehmende Verschreibung von Opioiden wird in den USA (Okie 2010), aber auch in Europa mit Sorge betrachtet. Es besteht der Verdacht, dass die Verordnungspraxis, die zu diesen Steigerungen beigetragen hat, sich nicht an den Empfehlungen der Leitlinien orientiert.

> **Die Steigerungsrate der Opioidverschreibungen bei Schmerzpatienten mit CNTS lässt sich nicht mit evidenzbasierten und leitlinienkonformen Behandlungsstrategien erklären. Leitlinien zu diesem Thema wurden hier in Deutschland erstmals 2009 erarbeitet und veröffentlicht (Gärtner u. Schiltenwolf 2004, Von Korff u. Deyo 2004).**

Im europäischen Ausland und in den USA sind schon seit einiger Zeit offizielle Leitlinien zur Anwendung von Opioiden in der Schmerztherapie veröffentlicht und in Anwendung. Die British Pain Society veröffentlichte zunächst 2004 und dann in revidierter Form 2010 nach Konsensuskonferenzen mit Vertretern der Fachverbände der britischen Anästhesisten, Allgemeinärzte und Psychiater »Empfehlungen für die angemessene Anwendung von Opioiden bei fortdauernden nicht tumorbedingten Schmerzen« Darin empfehlen die Autoren eine Opioidtherapie erst nach Austesten anderer Therapien. Eine Langzeittherapie wird sehr zurückhaltend und erst nach einem interdisziplinären Assessment empfohlen. Voraussetzung sei in jedem Falle die Rücksprache mit einem **multidisziplinären Schmerzteam** und eine regelmäßige Überprüfung der Therapie. Sie sollte sich in erster Linie an einer Verbesserung von Funktion und Lebensqualität sowie der Ausprägung substanzbedingter Nebenwirkungen und nicht ausschließlich an der Schmerzstärke orientieren (Stannard et al. 2010).

2009 forderte die American Pain Society zusammen mit der American Academy of Pain Medicine in ihren klinischen Leitlinien zur Anwendung einer chronischer Opioidtherapie bei CNTS einen ausgewogenen Einsatz von Opioiden. Dies geschah im vollen Bewusstsein einerseits der Notwendigkeit der legalen Anwendung in der Schmerztherapie, andererseits der Nebenwirkungen und der Risiken bei problematischem Gebrauch in der Bevölkerung (Chou et al. 2009). In den Empfehlungen der Leitlinie werden Opioide bei CNTS nicht grundsätzlich abgelehnt, aber die Notwendigkeit eines Assessments vor deren Anwendung betont. Außerdem sollten neben den Erwartungen der Patienten potenzielle Risiken und vor allen Dingen nichtmedikamentöse Behandlungsalternativen angesprochen werden. Während der Therapie mit Opioiden wird eine engmaschige Kontrolle empfohlen, um bei Nichterreichen der Therapieziele oder problematischem Gebrauch der Medikation reagieren zu können. In der Leitlinie wird in solchen Fällen dann der Entzug empfohlen (Butler et al. 2004, Dews u. Mekhail 2004).

Die American Society of Interventional Pain Physicians (ASIPP) brachte schon 2006 Leitlinien zur Opioidtherapie heraus (Trescot et al. 2006). Ziel und Anspruch war, die Behandlungsqualität, die Lebensqualität der Patienten mit chronischen Schmerzen, die Effektivität und Effizienz zu verbessern sowie Missbrauch zu vermindern. In einem **10-Schritte-Plan** wird dort ein Algorithmus zur Langzeittherapie mit Opioiden bei CNTS beschrieben. Im 7. Schritt wird nach einer Anpassungsphase von 8–12 Wochen dann die Beendigung der Opioidtherapie gefordert, wenn keine ausreichende Schmerzlinderung erreicht worden ist, Nebenwirkungen im Vordergrund stehen oder keine Verbesserung in der Funktion zu erkennen ist. Im 10. Schritt wird nochmals eine Bilanz gefordert. Als erfolgreich werten die Autoren die Therapie, wenn die Dosierung stabil geblieben, eine Schmerzlinderung eingetreten und der Patient aktiver geworden ist. Nebenwirkungen sollen im Rahmen bleiben und Zeichen von Missbrauch nicht erkennbar sein. Eine Beendigung der Therapie mit Opioiden wird bei Dosiseskalation, ungenügender Schmerzlinderung, fehlender Analgesie, mangelnder Compliance oder Missbrauch gefordert.

In Deutschland waren bis 2009 keine Leitlinien zur Opioidtherapie bei CNTS verfügbar.

Im Jahr 2002 artikulierte aber eine Gruppe von Mitgliedern der DGSS (Deutsche Gesellschaft zum Studium des Schmerzes) unter Leitung von H. Sorgatz Bedenken zur Langzeittherapie von CNTS mit Opioiden (Sorgatz et al. 2002). Eine Leitlinie zur sinngerechten Anwendung von Opioiden wurde von den Autoren damals aufgrund der spärlichen Datenlage noch nicht empfohlen. Eine intensive Forschung zur Langzeitanwendung von Opioiden bei CNTS findet erst seit wenigen Jahren statt. Von dieser Diskussion ging dann der Impuls zur Erstellung einer S3-Leitlinie aus.

Im Oktober 2009 konnte unter dem Namen **LONTS – Langzeitanwendung von Opioiden bei nicht tumorbedingten Schmerzen** – in Deutschland erstmals eine solche S3-Leitlinie veröffentlicht werden (Sorgatz et al. 2009). 2014 wurde die Überarbeitung durch Häuser et al. vorgestellt (Häuser et al. 2015, Treede u. Zenz 2015).

Bereits in der ersten Version der LONTS entkräfteten Sorgatz et al. (2009) im Rahmen verschiedener Analysen den Mythos der Opioide als stärkste Schmerzmittel in der Langzeitanwendung bei CNTS. Dies konnte nach der Überarbeitung

2014 bestätigt werden. Die Arbeitsgruppe um Welsch belegte mit höchstem Evidenzgrad, dass **Opioide keinen Wirkvorteil gegenüber Nichtopioiden** haben (Welsch et al. 2015).

> ❯ Bei einer Anwendung von Opioiden von 4–12 Wochen wird von einer Kurzzeittherapie, bei ≥3 Monaten dann von einer Langzeitanwendung gesprochen. Eine Anwendungsdauer von weniger als 4 Wochen ist eher der Akutschmerztherapie zuzuordnen.

Die Langzeitanwendung (≥3 Monate) wird beim CNTS aufgrund fehlender wissenschaftlicher Evidenz weiterhin kritisch diskutiert. Die aktuelle LONTS nennt als Therapieoption Opioide lediglich für chronische Schmerzen bei **Arthrose, diabetischer Polyneuropathie, Postzosterneuralgie und chronischen Rückenschmerzen**, und dies bis maximal 12 Wochen. Eine Langzeittherapie sollte nur bei Therapierespondern erwogen werden. Als Responder gelten Patienten, welche ihre zuvor formulierten Therapieziele bei gleichzeitig tolerablen Nebenwirkungen erreichen.

Bei anderen als den genannten Krankheitsbildern wird die Therapie mit Opioiden lediglich als »individueller Therapieversuch« gewertet. Bei primären Kopfschmerzen (z. B. Migräne, Spannungskopfschmerzen) sowie funktionellen und psychischen Störungen mit Leitsymptom Schmerz sind Opioide ausdrücklich kontraindiziert.

Als **Kernaussagen der LONTS** gelten
- die Notwendigkeit der regelmäßigen Therapieüberprüfung,
- der Einsatz von Präparaten mit retardierter Freisetzung, d. h. längerer Wirkdauer, und
- die Einnahme der Mittel nach einem festen Zeitplan.

Darüber hinaus wird empfohlen, Patienten mit Langzeitanwendung nach 6 Monaten einen Auslass- bzw. Reduktionsversuch anzubieten, um damit die parallel ergriffenen nichtmedikamentösen Therapiemaßnahmen wie z. B. multimodale Therapien zu überprüfen. Gleichzeitig soll dabei auch möglicher Fehlgebrauch ausgeschlossen werden.

Studien zur Entwicklung der Lebensqualität im Rahmen einer Langzeitanwendung mit Opioiden werden in den neuen LONTS lediglich bei der Be-

wertung der Therapieoption beim **Fibromyalgiesyndrom** (FMS) zitiert. Eine Verbesserung war hier nicht zu beobachten. Die Anwendung von Opioiden bei FMS wird in den LONTS und ebenso in der aktuellen Fibromyalgieleitlinie (Häuser 2012) nicht empfohlen.

Eriksen et al. kamen 2006 nach der oben genannten Analyse der Daten des Dänischen Gesundheitssurvey 2000 zu dem Ergebnis, dass Patienten mit Langzeitanwendung von Opioiden eher eine niedrigere Lebensqualität aufwiesen als Patienten ohne Opioidtherapie. Tatsächlich beenden viele Patienten die Therapie mit Opioiden auf eigenen Wunsch. Kalso et al. (2004) beobachteten nach einer initial guten Wirkung von Opioiden bei CNTS nach 7–24 Monaten einen Ausstieg aus der Therapie.

Auch in der neuesten Veröffentlichung zur Langzeitanwendung von Opioiden der australischen **POINT-Studie** von Campbell et al. (2015) wurde die Lebensqualität der berücksichtigten Patienten untersucht und bewertet. Das Ziel der großen Kohortenstudie war die Untersuchung des Ausmaßes an Schmerzreduktion, Verbesserung von Lebensqualität, physischer und psychischer Gesundheit bei 514 Patienten mit CNTS im Verlauf einer Therapie mit starken Opioiden (meist Oxycodon oder Buprenorphin). Die Teilnehmer litten seit durchschnittlich 10 Jahren unter chronischen Schmerzen und wurden im Median seit 4 Jahren mit Opioiden behandelt. Jeder 10. Patient nahm eine Morphinäquivalenzdosis von mehr als 200 mg/Tag ein. Zum Vergleich: Die von der Leitlinie LONTS empfohlene Höchstdosis liegt bei 120 mg/Tag. 80 % der Patienten beklagten multilokuläre Schmerzen, 50 % waren depressiv, 50 % wurden mit Antidepressiva behandelt und die Hälfte der Teilnehmer berichtete von Missbrauch oder mindestens Vernachlässigung in der Kindheit. All dies stellt Umstände dar, die nicht mit einer guten Lebensqualität vereinbar sind. Besonders auffällig war jedoch der hohe Prozentsatz an Arbeitslosen (fast zwei Drittel der Patienten) und das niedrige durchschnittliche Einkommen, welches in 50 % der Fälle unterhalb des australischen Arbeitslosengeldes und staatlichen Erwerbsunfähigkeitsrente lag. Diese Faktoren können sicher einerseits den chronischen Schmerzerkrankungen selbst zugeschrieben werden. Sie belegen jedoch andererseits, dass sich die

22

Situation im Rahmen der Schmerztherapie mit Opioiden auch nach Langzeitanwendung bislang nicht verbessert hatte (Ballantyne 2015b). Ein alarmierender Nebenbefund der Studie war, dass zwei Drittel der untersuchten Patienten eine **Begleitmedikation mit Benzodiazepinen** hatten.

22.1.3 Missbrauch regulär verschriebener Opioide

»In den letzten Jahren veränderten sich die Verschreibungsgewohnheiten [für Opioide] sehr stark. Dies ist im Zusammenhang mit der Einführung von ›Designer‹-Opioiden und das zunehmende Sponsoring der Schmerzgesellschaften durch die pharmazeutische Industrie zu sehen« erklärte J. Ballantyne, eine Redakteurin des Fachjournals Pain: Clinical Updates, 2009 und zitiert in ihrem Artikel eine Vielzahl an Fakten über die **Zunahme des Missbrauchs regulär verschriebener Opioide** in den USA in jüngster Zeit. Sie betont allerdings, dass in vielen Fällen der Missbrauch mit regulär verschriebenen Opioiden nicht nur durch Schmerzpatienten selbst geschähe, sondern die Medikamente von Dritten verwendet würden (Ballantyne 2009, Nilges 2005, Nafziger u. Bertino 2009, Passik u. Kirsh 2003).

Warnungen vor zunehmendem Missbrauch regulär verschriebener Opioide kommen nicht nur aus den USA, wo schon seit Jahren eine Zunahme von Drogentoten nach entsprechendem Konsum dieser Substanzen beobachtet wird (Ballantyne 2009, Kahan et al. 2006, Paulozzi u. Xi 2006, 2008, Paulozzi et al. 2006, Strassmann u. Hörbrand 2007), sondern auch von europäischen und deutschen Autoren sowie der Arzneimittelkommission der deutschen Ärzteschaft (AkdÄ 2003, Jage et al. 2005). Im Jahr 2003 wurde im Deutschen Ärzteblatt bereits vor Missbrauch von Oxycodon mit tödlicher Folge gewarnt, nachdem zunehmend Fälle bekannt wurden, in denen Tabletten mit dieser Substanz zerrieben, aufgelöst und dann injiziert wurden (AkdÄ 2003). Jage et al. berichteten 2005 von besorgniserregenden Hinweisen auf den zunehmenden nichtmedizinischen Gebrauch medizinisch verordneter Opioide (Jage u. Maier 2005). Er und andere Autoren (Kalso et al. 2004, Goebel et al. 2008) formulierten verschiedene Risikofaktoren und Hinweise für

einen nicht bestimmungsgemäßen Gebrauch von Analgetika (◻ Tab. 22.1), unterschieden aber zwischen Patienten mit Tumorschmerzen und CNTS. Gerade in der Gruppe der Patienten mit CNTS wäre zunehmend missbräuchliches Verhalten zu beobachten (Jage u. Maier 2005).

Der offizielle Bericht zur Drogensituation von 2014 der Deutschen Beobachtungsstelle für Drogen und Drogen Sucht (DBDD; Pfeiffer-Gerschel et al. 2014) geht relativ knapp auf die Problematik des Missbrauchs regulär verschriebener Medikamente ein (Bericht 2014 des nationalen REITOX-Knotenpunkts an die EBDD: Neue Entwicklungen und Trends DEUTSCHLAND). Es wird darin der Epidemiologische Suchtsurvey 2012 zitiert (Pabst et al. 2013), in dem 3,4 % aller Befragten im Alter zwischen 18 und 64 Jahren die Kriterien einer **Schmerzmittelabhängigkeit** aufwiesen.

In Deutschland liegen im Gegensatz zu den anderen europäischen Ländern keine getrennten Daten von legalen Drogen, also regulär verschriebenen Medikamenten, und illegalen Drogen vor.

Um dem Missbrauch regulär verschriebener Opioidanalgetika vorzubeugen und zu begegnen, empfiehlt sich die Beachtung der von Jage (2005) publizierten Liste der Anzeichen für einen nicht bestimmungsgemäßen Opioidgebrauch (◻ Tab. 22.1).

In einer S2-Leitlinie zur **Medikamentenabhängigkeit** der Deutschen Gesellschaft für Suchtforschung und Suchttherapie (DG-Sucht) und der Deutschen Gesellschaft für Psychiatrie, Psychotherapie und Nervenheilkunde (DGPPN) wird eine eher geringe Tendenz zum Missbrauch regulär verschriebener Opioide bei Tumorpatienten, aber zunehmend bei Patienten mit CNTS beschrieben (Poser et al. 2006). Die Verantwortung dafür sehen die Autoren der Leitlinie u. a. auch bei den behandelnden Ärzten, und zwar aufgrund folgender Aspekte:

- Unzureichende Information der Patienten vor Therapiebeginn
- Organische Überdiagnostik/Übertherapie trotz wiederholt negativer somatischer Vordiagnostik
- Monodisziplinäre Indikationsstellung trotz psychosozialer Risikofaktoren und/oder unklarer somatischer Diagnose
- Unklare oder nicht abgesprochene Therapieziele

❏ Tab. 22.1 Anzeichen für einen nicht bestimmungsgemäßen Gebrauch von Opioiden. (Mod. nach Jage 2005)

Eindeutige Anzeichen für schädlichen oder nicht bestimmungsgemäßen Gebrauch	Weniger eindeutige Hinweise
Injektion oraler/transdermaler Verabreichungsformen	Aggressive Forderung nach Dosiserhöhung
Rezeptfälschungen	Horten von Opioiden
Stehlen/Borgen von Opioiden	Fordern eines bestimmten Opioids
Verschwiegener Bezug über andere Ärzte	Nicht abgesprochene Dosiserhöhungen
Verschwiegener Beigebrauch von psychotropen Substanzen einschließlich eines Opioids trotz ärztlicher Anamnese	Bezug durch andere Ärzte und Beigebrauch psychotroper Substanzen ohne Verschweigen
Häufiger Verlust von Opioidrezepten	Wiederholte Unzuverlässigkeiten (Unpünktlichkeit, Wiedervorstellungen)
Fordern eines parenteralen Verabreichungsweges	Nichtanalgetische Anwendung des Opioids (Disstress, Beruhigung)
Häufig wiederholte Episoden von Dosiserhöhungen trotz ärztlicher Vorbehalte/Warnungen	Hinweise auf Missbrauch aus der familiären Umgebung
Anhaltender Widerstand gegen Änderungen der Opioidtherapie trotz eindeutiger Wirkungslosigkeit/psychotroper Wirkungen	Schwerer Alkohol-/Nikotinmissbrauch
Schlechteres Zurechtkommen in Beruf, Familie und sozialem Umfeld	Dringlicher Bedarf weiterer psychotroper Substanzen (Benzodiazepine, Antidepressiva etc.)
–	Bericht über unerwartete psychische Nebenwirkungen
–	Abwehr von Therapieänderungen (die der Arzt z. B. wegen Nebenwirkungen plant)

— Fehlender Behandlungsvertrag bei Risikofaktoren
— Übersehen/Unterbewertung von Non-Compliance
— Inadäquate Therapiekontrolle
— Fortgesetzte Verschreibung von Opioiden trotz unzureichenden Therapieerfolgs
— Fehlende interdisziplinäre Reevaluation bei erfolgloser Therapie

Die Leitlinie blieb allerdings seit 2006 ohne Überarbeitung. Eine Neuauflage wird von der DGPPN geprüft (Anmerkung des Verfassers).

22.1.4 Problematik der Suchtdefinition im Kontext einer Schmerztherapie mit Opioiden

»Opiate und Opioide sind sehr starke Schmerz- und Betäubungsmittel mit einem hohen Suchtpotenzial« ist im Informationsblatt 7 »Schmerzmittel« der Deutschen Hauptstelle für Suchtfragen (DHS) zu lesen (DHS 2014). Diese Aussage ist objektiv gesehen natürlich richtig, sie zielt jedoch insbesondere auf den illegalen Substanzgebrauch und nicht auf eine reguläre Anwendung dieser Substanzen. Die kognitive Verknüpfung des Begriffes »Opioid« mit den Termini »Sucht« und »Abhängigkeit« ist vermutlich einer der Gründe für die Zurückhaltung mancher Ärzte bei der Verschreibung dieser Medikamente, auch in Fällen, in denen dies notwendig wäre. Schmerzpatienten wurden trotz einer jahrelangen internationalen Aufklärung vonseiten der WHO lange Zeit nur zurückhaltend mit Opioiden versorgt (Zenz 1996). Bei Tumorschmerzpatienten ist dies leider noch immer zu beobachten (Marschall 2011). Für Patienten mit CNTS trifft dies heute nicht mehr zu.

»Von der Opioidphobie zur Opioidphilie« befürchtete im Jahr 2000 der Präsident der American Academy of Pain Medicine, Edvard Covington, in einem Editorial und fügte ironisch den Begriff »Opioagnosia« hinzu, um auf den Forschungsbedarf zur Langzeittherapie (▶ Abschn. 22.1.2) mit Opioiden bei CNTS hinzuweisen (Covington 2000).

Problematisch ist die Diagnosestellung eines Missbrauchs verschriebener Opioide, einer Abhängigkeit oder gar Sucht bei Schmerzpatienten. Bei diesem Thema bestehen viele Missverständnisse innerhalb der verschiedenen Bereiche des Gesundheitswesens, öffentlicher behördlicher Stellen und folglich auch bei Patienten und Therapeuten. Die Schwierigkeiten zeigen sich oft schon in der Definition und Abgrenzung der Begriffe **Abhängigkeit, Sucht und Toleranz**.

Von offiziellen Stellen, z. B. der Deutschen Beobachtungsstelle für Drogen und Drogensucht (DBDD) – einem Zusammenschluss der Bundeszentrale für gesundheitliche Aufklärung (BZgA), der Deutschen Hauptstelle für Suchtfragen (DHS) und des Instituts für Therapieforschung (IFT) –, wird das Thema Abhängigkeit und Sucht bei Schmerzpatienten nur am Rande erwähnt. Eine definitive Abgrenzung zu primären Suchtpatienten wird nicht vorgenommen (online unter: http://www.dhs.de). Im Drogenbericht 2009 der DBDD wird lediglich der Arzneimittelverordnungsreport 2008 (Böger u. Schmidt 2008) und die darin genannte Zunahme der Opioidverschreibungen mit dem wahrscheinlich damit verbundenen erhöhten Angebot auf dem Schwarzmarkt genannt (Pfeiffer-Gerschel 2009). Die DHS (2015) weist zur Medikamentenabhängigkeit darauf hin, dass Opioide bei missbräuchlicher Verwendung, die eher auf die euphorisierende und nicht auf die schmerzstillende Wirkung abzielt, sehr schnell zu einer Abhängigkeit führen können, fügt aber hinzu, dass das Missbrauchs- und Abhängigkeitspotenzial der Opioide nicht zu einer restriktiveren Haltung gegenüber Schmerzpatienten führen sollte. Eine Differenzierung der Begriffe Missbrauch, Sucht und Abhängigkeit ist nicht erkennbar. In einer weiteren Veröffentlichung der DHS zum Thema »Medikamentenabhängigkeit aus dem Jahr 2013« gehen die Autoren gleichfalls wenig konkret auf die Problematik ein und konstatieren lakonisch, »bei einer kontrollierten Schmerztherapie sei die Gefahr einer missbräuchlichen Einnahme gering« (Glaeske et al. 2013).

Die Bundesärztekammer veröffentlichte 2007 einen Leitfaden für die ärztliche Praxis zum Thema »Medikamente – schädlicher Gebrauch und Abhängigkeit« und warnt im Kapitel »Opiate und Opioide« vor einer in einzelnen Fällen möglichen iatrogenen Opiatabhängigkeit bei unbedachter Verschreibung von Opiaten bei ungeklärten Schmerzzuständen (BÄK u. AkdÄ 2007).

Es stellt sich also die grundsätzliche Frage, ob sich bei einem Schmerzpatienten, der längere Zeit mit Opiaten bzw. Opioiden behandelt wurde, eine **Abhängigkeit** oder gar **Sucht** einstellen kann.

Der Neurologe M. Mindach griff im Jahr 2000 das Thema »Opiatabhängigkeit bei Schmerzpatienten« auf und analysierte verschiedene Veröffentlichungen deutscher Schmerztherapeuten aus dieser Zeit. Er stellte fest, dass die in seinen Quellen betonte Meinung, es gäbe beim Schmerzpatienten keine Opiatabhängigkeit, sich empirisch nicht ausreichend belegen ließ. Tatsächlich gab es zu dieser Zeit kaum Untersuchungen zu diesem Thema, die über einen Beobachtungszeitraum von 6 Monaten hinausgingen. Das hat sich in den letzten Jahren geändert (Hojsted u. Sjogren 2007, Jage et al. 2005, Kahan et al. 2006, Von Korff u. Deyo 2004, Paulozzi u. Xi 2008, Poser et al. 2006, Sorgatz et al. 2002, Strassmann u. Hörbrand 2007, Suzuki 2001, Volinn et al. 2009). Darüber hinaus wies Mindach (2000) auch auf die Notwendigkeit der Differenzierung zwischen Patienten mit Tumorschmerzen und Patienten mit CNTS hin.

❯ In der Antwort auf Mindachs Analyse formulierten Willweber-Strumpf und Zenz (2001) die zentrale Frage zum Thema: »Wann ist ein Schmerzpatient abhängig von Opioiden?« und forderten eine Unterscheidung zwischen körperlicher und psychischer Abhängigkeit bei Schmerzpatienten.

Die weiter oben bereits zitierten »Empfehlungen für eine angemessene Therapie von anhaltenden Nicht-Tumor-Schmerzen mit Opioiden« der British Pain Society weist bereits im Vorwort auf die unpräzise und differierende Verwendung der Begriffe Abhängigkeit und Sucht hin und empfiehlt eine Klarstellung und Erläuterung dieser Begriffe vor Beginn einer Opioidtherapie im Gespräch mit dem jeweiligen Patienten (Stannard et al. 2010). Die in den Konsensuskonferenzen beteiligten Fachbereiche einigten sich dabei zu den Begriffen Toleranz, Entzug, physische Abhängigkeit (»physical dependence«), Pseudosucht und Sucht (»addiction«) und unterschieden wiederum Sucht (chronischer Verlauf) von psychischer Abhängigkeit (reversibel).

J. Ballantyne von der Harvard University in Boston (Ratsmitglied der Internationalen Gesellschaft zum Studium des Schmerzes, IASP) berichtet in einem Review (2007) zwar von einem allgemeinen Verständnis für die Begriffe Sucht, Abhängigkeit und Missbrauch im täglichen Sprachgebrauch, spricht aber von Verwirrung, Widersprüchen und Missverständnissen bei den Versuchen, die Begriffe medizinisch zu definieren (Ballantyne u. LaForge 2007). 2015 beklagt Ballantyne in einem Editorial zu einer Prävalenzstudie zu Opioidfehlgebrauch und Missbrauch sowie Opioidsucht im Kontext von chronischem Schmerz (Vowles et al. 2015) immer noch unklare Begriffsdefinitionen und erklärt damit auch die schwer vergleichbaren Zahlen dieser Studie und die großen Differenzen zwischen den einzelnen Untersuchungen (Ballantyne 2015a). Vowles et al. (2015) fanden in ihrer Analyse Angaben zu »problematischem Gebrauch von Opioiden« zwischen <1 % und 81 %.

Ein internationaler Konsens in der Verwendung der Begriffe Abhängigkeit und Sucht in Verbindung mit chronischen Schmerzpatienten besteht also aktuell nicht. Es ist aber eine Tendenz erkennbar, den Begriff Sucht von den körperlichen Phänomenen Toleranz und Abhängigkeit zu trennen (Kalso et al. 2004, Kirsh et al. 2002, Miller 2001, Poser et al. 2006, Savage 2002, Savage et al. 2003, Scherbaum et al. 2011, Suzuki 2001).

Bei dieser Unterscheidung sind die Internationale Klassifikation der Krankheiten (ICD-10; Hiller et al. 1995) oder das überholte Diagnostische und Statistische Manual Psychischer Störungen (DSM-

IV) leider nur bedingt hilfreich, denn sie wurden nicht für chronische Schmerzpatienten entwickelt (APA 2003, Paulozzi u. Xi 2008). Die dortige Definition von Opioidsucht und -missbrauch berücksichtigt die besonderen Umstände dieser Patienten nicht in ausreichendem Maße. Toleranzentwicklung und Entzugserscheinungen bei Reduktion und Absetzen der Medikation – also physische Abhängigkeit – sind Teile der Definition der ICD und könnten so bei allen Patienten gefunden werden, die längere Zeit mit Opioiden therapiert wurden. Die Aussagekraft dieser Diagnose ist bei gut eingestellten Schmerzpatienten aber eher fragwürdig. Fortgesetzter Konsum trotz schädigender Nebenwirkungen ist bei vielen Patienten zu beobachten, die auch bei hohen Dosierungen keine Symptomkontrolle zu verzeichnen haben. Meist handelt es sich hier um Patienten mit CNTS.

> **Die meisten Schmerzpatienten und ihre behandelnden Ärzte wagen aus Angst vor Schmerzverstärkung keine Reduktion des Medikaments. Beide Seiten nehmen dabei auch massive Nebenwirkungen in Kauf.**

Die letztgenannten Faktoren sind Bestandteil der ICD-10-Diagnose F11.2 (Psychische und Verhaltensstörungen durch Opioide: **Abhängigkeitssyndrom**) und könnten streng genommen bei diesen Patienten im Sinne einer Abhängigkeit kodiert werden. Festhalten an einer häufig auch hoch dosierten Medikation trotz Nebenwirkungen ist aber gleichzeitig auch ein Zeichen für ein hoch chronifiziertes Schmerzgeschehen. Die »Aufgabe oder Einschränkung von wichtigen sozialen, beruflichen oder Freizeitaktivitäten« (DSM-5; APA 2013) ist ein weiteres Beispiel, das für chronische Schmerzpatienten und substanzabhängige Patienten gleichermaßen zutrifft.

Betrachtet man die **Kriterien für schädlichen Gebrauch** (ICD-10: F11.1), so kann man diese bei opioidtherapierten chronischen Schmerzpatienten gleichfalls häufig nicht eindeutig verneinen, auch wenn hier eine Konstanz in der Therapie und im Verhalten des Patienten bzw. eine gute Einstellung besteht. Um dem beschriebenen Problem auszuweichen, sind in der internationalen Literatur Ansätze zu beobachten, bei Schmerzpatienten nicht von Missbrauch oder Sucht, sondern von abweichen-

22

dem medikamentenbezogenen Verhalten (»aberrant drug-related behaviour«; Jage 2005, Jage u. Maier 2005) oder von problematischem Medikamentengebrauch (»problematic drug use«; Ballantyne 2006, 2008, Ballantyne u. LaForge 2007) zu sprechen. Um zu verhindern, gut eingestellte Schmerzpatienten mit guter Compliance den negativen Stempel der Abhängigkeit und Sucht aufzudrücken, sind diese Versuche nachvollziehbar.

Die American Psychiatric Association (APA) trägt dem beschriebenen Problem in der Neufassung des *Diagnostic and Statistical Manual of Mental Disorders DSM-5* Rechnung, indem es »Sucht« (»addiction«) als diagnostischen Begriff vollständig vermeidet. Es wird im Kontext der jeweiligen Substanz bei Anzeichen von Missbrauch und Abhängigkeit anhand 11 unterschiedlicher Kriterien von **»Substanzgebrauchsstörungen«** (»substance use disorders«) gesprochen. Als Begründung für diesen Schritt gibt die APA an, der Begriff Abhängigkeit wäre leicht mit Sucht verwechselt worden, obwohl Toleranz und Entzug normale Reaktionen auf regulär verschriebene zentral wirksame Medikamente wären (APA 2013).

> ❯ Zusammenfassend erscheint es zum aktuellen Zeitpunkt bei Patienten mit chronischen Schmerzen sinnvoll, zwischen psychischer Abhängigkeit, Pseudosucht und körperlicher Abhängigkeit zu unterscheiden (Willweber-Strumpf u. Zenz 2001, Sorgatz et al. 2002, Scherbaum et al. 2011).

Die folgenden Definitionen lehnen sich bewusst an die beiden Konsensusdokumente der British Pain Society und der American Pain Society an (Haddox u. American Pain Society 1996, Ballantyne u. LaForge 2007, Chou et al. 2009, Stannard et al. 2010).

Definitionen
- **Sucht:** Sucht ist eine primäre, chronische, neurobiologische Erkrankung mit genetischen und psychosozialen Faktoren sowie Umweltfaktoren, welche die Entwicklung der Sucht und ihre Ausprägung beeinflussen. Das charakteristische Verhalten von Suchtpatienten beinhaltet Kontrollverlust

über die Medikamenteneinnahme, zwanghaften und schadhaften Gebrauch sowie heftiges Verlangen (Craving).
- **Physische Abhängigkeit:** Hier ist ein Stadium der physischen bzw. physiologischen Anpassung an eine Medikamentenklasse mit spezifischen Entzugssymptomen gemeint, die dann auftreten, wenn das Medikament abgesetzt, die Dosis stark reduziert oder ein Antagonist (Gegenmittel) verabreicht wird.
- **Toleranz:** Der Begriff umschreibt ein Stadium der Gewöhnung, in dem immer höhere Dosen zum Erreichen des gleichen Effektes benötigt werden oder bei gleichbleibender Dosis die früheren Schmerzreduktionen nicht mehr erreicht werden können.
- **Pseudosucht:** Mit diesem Begriff werden Verhaltensweisen beschrieben, wie das Horten von Medikamenten, Versuche, Dosissteigerungen zu erreichen oder immer häufiger Rezepte zu bekommen. Dies kann als Zeichen von Sucht missverstanden werden. Es handelt sich aber um den Versuch, eine bessere Schmerzlinderung zu erlangen. Das Verhalten wird durchbrochen, wenn eine Schmerzlinderung erreicht wird.

22.1.5 Opioidentzug beim Schmerzpatienten

Es erscheint zunächst paradox, einem Patienten mit chronischen Schmerzen das vermeintlich stärkste Schmerzmittel bzw. Opioid vorzuenthalten oder gar zu entziehen (Sorgatz et al. 2009, Welsch et al. 2015). Nicht nur Schmerzpatienten selbst, sondern auch die Behandler stehen diesem Schritt oft mit Skepsis gegenüber. Therapeuten schrecken immer wieder und trotz fehlendem Therapieerfolg davor zurück, die von Patienten häufig mit Vehemenz eingeforderte Weiterführung einer Schmerztherapie mit Opioiden abzulehnen und einen Entzug vorzuschlagen. Oft neigen sie eher zu einer Dosissteigerung als zur Reduktion (Batra 2008, Boehle et al.

2000, Fiellin u. O'Connor 2002, Hojsted u. Sjogren 2007, Hutchinson et al. 2007).

Welche Kriterien gibt es für eine Beendigung der Opioidtherapie?

Ein wesentlicher Grund für einen Entzug ist die ungenügende oder fehlende Schmerzlinderung bzw. Wirkung trotz adäquater Dosierung der Opioidmedikation. Aber auch wenn die Schmerzursache durch eine Operation behoben wurde oder andere Formen der Schmerztherapie, z. B. ein multimodales Therapieprogramm, erfolgreich waren, sollte die Opioidtherapie beendet werden. Ein weiterer Grund ist auffälliges Verhalten, das auf Fehlgebrauch oder Missbrauch der Medikation hinweist (► Kriterien für eine Beendigung der Opioidtherapie bei CNTS). Nicht zuletzt aber zählt der Wunsch des Patienten nach einer Beendigung der Therapie, z. B. wegen starker Nebenwirkungen wie kognitiver Beeinträchtigung, starker Müdigkeit, Verlust der Fahrtüchtigkeit oder starkem Schwitzen als rechtfertigender Grund für einen Opioidentzug (Eriksen et al. 2006, Gärtner u. Schiltenwolf 2004, Sorgatz et al. 2009).

Kriterien für eine Beendigung der Opioidtherapie bei CNTS

- Ungenügende funktionelle Verbesserung
- Ungenügende Verbesserung der Lebensqualität
- Überhandnehmende Nebenwirkungen:
  - Kognitive Beeinträchtigung
  - Müdigkeit
  - Dysphorie
  - Juckreiz
  - Obstipation
  - Schwitzen
- Geringe Schmerzlinderung
- Patientenwunsch
- Behinderung oder Erschwernis einer aktivierenden multimodalen Therapie

---

Ebenso wie ein Therapieversuch mit Opioiden bei CNTS interdisziplinär besprochen werden sollte, ist auch die Entscheidung zum Entzug im **interdisziplinären Konsens** zu treffen (Kasser et al. 1997, Von Korff u. Deyo 2004, Wasan et al. 2005). Die Motivation des Patienten ist dann eine wichtige Voraussetzung, diese Maßnahme umzusetzen und die Prozedur auch konsequent durchzuhalten.

Vorgehen

In einem nächsten Schritt werden die Methode und die Dauer der Entzugstherapie festgelegt. Bei der Entscheidung spielen das Alter des Patienten sowie physische und psychische Komorbiditäten eine Rolle. In höherem Alter und bei mittel- oder höhergradiger Depression sollte ein Entzug eher langsam über eine schrittweise Reduktion der täglichen Dosis erfolgen. Einige Autoren favorisieren zur Verhinderung von Entzugssymptomen generell eine schrittweise und langsame Reduktion über 2–3 Wochen (Amato et al. 2013, Drdla u. Sandkühler 2009, Scherbaum et al. 1999, Verthein et al. 2003), andere das schnelle Absetzen unter supportiver Medikation, z. B. mit Doxepin und Clonidin (Kosten u. O'Connor 2003, Sorgatz et al. 2009).

Internationale Vorgaben oder etablierte Regimes für den Entzug speziell bei Patienten mit chronischen Schmerzen gibt es nicht. Da bei den meisten Patienten mit Langzeitanwendung von Opioiden von einer physischen Abhängigkeit auszugehen ist, muss auch mit entsprechenden Entzugssymptomen gerechnet werden (► Symptome des Opioidentzugs). Diese sind vorwiegend vegetativer Natur und auf eine überaktive sympathische Reaktion zurückzuführen (Gossop 1990). In den meisten Fällen ist nach einer Daueranwendung von Opioiden der Entzug stationär im Rahmen einer multimodalen Schmerztherapie zu empfehlen, da hier eine lückenlose Überwachung und Betreuung möglich ist und gleichzeitig alternative Methoden zur Schmerzbeeinflussung angeboten werden können (Gossop 1990, Gowing et al. 2000, 2009ab, Reymann et al. 2003).

Symptome des Opioidentzugs (Scherbaum et al. 1999)

Symptome einer »Rebound«-Hyperaktivität des sympathischen Nervensystems:

- Augentränen
- Rhinorrhö
- Schweißneigung

22

- Tachykardie
- Pupillendilatation (Mydriasis)
- Hitzewallungen
- »Gänsehaut« (Piloerektion)
- Kolikartige Magen-Darm-Schmerzen
- Erbrechen, Durchfall
- Muskel- und Knochenschmerzen
- Kopfschmerzen
- Muskelzittern
- Gähnen
- Innere Unruhe und Schlafstörungen

Auf der Seite des Patienten besteht häufig die Angst vor einer weiteren Schmerzverstärkung trotz bereits hohen Schmerzniveaus (»Wenn ich das Morphin jetzt weglasse, werden die Schmerzen noch stärker«). Inzwischen mehren sich Beobachtungen, dass es im Rahmen eines Entzuges aber eher zu einer Linderung als zu einer Schmerzverstärkung kommen kann (Rome et al. 2004). Covington und Kotz (2002) stellten beim 18. Jahrestreffen der American Association of Pain Medicine im Jahr 2002 Ergebnisse einer Untersuchung vor, bei der 93 % der Patienten mit Entzug im Rahmen eines multimodalen Therapieprogramms eine Schmerzreduktion um mehr als 3 Punkte auf der numerischen Schmerzskala (0–10) dokumentierten.

In 3 eigenen Untersuchungen konnte bei Patienten, die innerhalb eines stationären multimodalen Schmerztherapieprogramms von Opioiden entzogen, gezeigt werden, dass neben einer mit der Kontrollgruppe vergleichbaren Schmerzlinderung sowohl die Stimmung deutlich anstieg als auch eine beträchtliche Verbesserung der körperlichen Funktionskapazität erreicht werden konnte (Hewig et al. 2010, Nilges et al. 2013, Sens et al. 2013).

22.2   Medikamentenmissbrauch und -abhängigkeit bei Patienten mit chronischen Schmerzstörungen

B. Glier

Missbräuchliches oder abhängiges Verhalten im Umgang mit Medikamenten ist ein häufig anzutref-

fendes Problem bei Patienten mit chronischen Schmerzstörungen. Dieser Abschnitt widmet sich dem komplexen Bedingungsgefüge, das im Zusammenhang mit einer chronischen Schmerzstörung zur **Entstehung und Aufrechterhaltung missbräuchlichen und abhängigen Umgangs mit Medikamenten** führen kann, und stellt anschließend diagnostisch und therapeutisch relevante klinische Aspekte für die **Behandlung** chronischer Schmerzsyndrome mit Medikamentenmissbrauch und -abhängigkeit vor. Der Abschnitt endet mit einem Ausblick auf **präventive Maßnahmen**.

Neben diesen allgemeinen Ausführungen zu Medikamentenmissbrauch und -abhängigkeit bei chronischen Schmerzstörungen beschäftigt sich ▶ Kap. 26 mit der besonderen Problematik **medikamenteninduzierter Kopfschmerzen** als Folge eines Analgetika- oder Migränemittelabusus.

22.2.1 **Entstehungsbedingungen für Medikamentenmissbrauch und -abhängigkeit**

Multidimensionales Bedingungsgefüge

Für die Entwicklung missbräuchlichen und abhängigen Umgangs mit Medikamenten wird ein **komplexes, multidimensionales Bedingungsgefüge** diskutiert (Kielholz u. Ladewig 1972), das sich im Wesentlichen aus **3 Faktoren** zusammensetzt, die in Wechselbeziehung zueinander stehen:

- Das **Medikament** mit seinen pharmakodynamischen Besonderheiten und pharmakologischen Wirkungen auf biologische und psychische Regulationsprozesse (sog. Missbrauchspotenzial)
- Das **Individuum** mit seinen sowohl strukturellen als auch spezifischen Merkmalen in einer besonderen Lebenssituation (sog. innere Griffnähe)
- Die **Umwelt** mit ihrem Angebot zur Veränderung der physischen und psychischen Befindlichkeit (sog. äußere Griffnähe).

Pharmakologische und pharmako-psychologische Bedingungen

> Unter pharmakologischen Gesichtspunkten gelten vor allen Dingen solche Substanzen als abhängigkeitsgefährdend, von denen psychotrope/psychoaktive Wirkungen ausgehen können, die somit in der Lage sind, über zentralnervöse Effekte Erleben und Verhalten zu beeinflussen.

Vor dem Hintergrund der geläufigen medikamentösen Therapie chronischer Schmerzen sind in diesem Zusammenhang insbesondere folgende **Substanzgruppen** zu erwähnen:

- Generell oder spezifisch zentral dämpfende Substanzen:
    - Analgetisch wirksame Substanzen vom Opiattyp, sog. Opioide (z. B. Codein, Tramadol, Tilidin, Morphin, Buprenorphin, Levomethadon)
    - Barbiturate und verwandte zentral sedierende Substanzen
    - Benzodiazepine und verwandte Tranquilizer
- Zentral erregende Substanzen: Hier ist im Zusammenhang mit Schmerzmitteln insbesondere das Koffein hervorzuheben, das für seine zentralnervöse Stimulierung und die dadurch stattfindende Beeinflussung von Wachheit, Stimmung und psychomotorischer Aktivierung bekannt ist.

- **Opioide**

> Opioide sind für ihr erhebliches Missbrauchspotenzial bekannt. Dies gilt insbesondere für Substanzen mit hoher Lipophilie (gute Aufnahme in fetthaltigen Geweben – Zentralnervensystem) und geringer Anflutungszeit, wenn sie diskontinuierlich verwendet werden.

In der medikamentösen Schmerztherapie werden in der Regel **retardierte Opioidpräparate** nach einem kontinuierlichen Plan eingesetzt, unter denen die Plasmaspiegel so langsam ansteigen, dass es zu keiner psychotropen Wirkung kommt (Donner u. Zenz 1994).

Es gibt klinische Hinweise darauf, dass psychische Abhängigkeit oder das suchttypische Verlangen nach Drogen bei Patienten, die Opioide zur Schmerzanalgesie unter **kontrollierten therapeutischen Bedingungen** nehmen, seltener auftreten im Vergleich zu einem **missbräuchlichen Einsatz**, der auf die euphorisierende Wirkung der Substanzen abzielt (Zenz et al. 1990). Damit spielen auch die Motive, die mit der Opioideinnahme verbunden sind, eine wesentliche Rolle für die Entstehung von Missbrauch oder Abhängigkeit.

Im Unterschied zu **starken Opioiden**, die der Betäubungsmittelverschreibungsverordnung (BtMVV) und damit strengeren ärztlichen Auflagen unterliegen, sind Missbrauchsfälle bei sog. **mittelstarken Opioiden**, die nicht unter die Regeln der BtMVV fallen und daher die Gefahr unkritischer Verschreibungspraxis begünstigen können (z. B. Tramadol oder Tilidin und Naloxon), wesentlich häufiger. Insgesamt betrachtet, lassen sich durch Beachtung adäquater Dosierung sowie Überwachung und Einhaltung der Regeln für eine Opioidtherapie, die im Fall einer Langzeittherapie immer auch mit einer psychologischen Schmerztherapie kombiniert sein sollte, Missbrauch und Abhängigkeit weitgehend vermeiden.

> Der Einsatz von Opioiden ist an eine sorgfältige Indikationsstellung und genaue Einhaltung der Regeln der Opioidtherapie durch Arzt und Patient gebunden.

Ausführlichere Informationen zur Therapie mit Opioiden finden sich in ▶ Abschn. 22.1.

Codein, das ebenfalls zur Substanzklasse der Opioide zählt, findet sich in der medikamentösen Schmerztherapie als Kombinationspartner in Analgetika und Migränemitteln, zumeist allerdings in (Unter-)Dosierungen, die keinen zusätzlichen analgesierenden Beitrag leisten können, stattdessen aber psychotrope Wirkungen hervorrufen. Sie begünstigen damit die Gefahr des Missbrauchs und sind in der medikamentösen Schmerztherapie kontraindiziert.

- **Barbiturate**

Barbiturate verfügen ebenfalls über ein **erhebliches Missbrauchspotenzial**. Ihr Einsatz in der medikamentösen Schmerztherapie gilt als absolut kontraindiziert.

22

■ **Benzodiazepine**

Benzodiazepine sind eine Gruppe von Arzneimittelwirkstoffen, die als **Entspannungs- und Beruhigungsmittel** oder als **Schlafmittel** verabreicht werden. Eine Verordnung solcher Medikamente in der Therapie von Schmerzpatienten wird häufig dann getroffen, wenn sich diagnostische Hinweise auf schmerzbedingte Beeinträchtigungen der psychophysischen Befindlichkeit oder Komorbiditäten mit psychischen Störungen (z. B. Angststörungen oder depressive Störungen) ergeben. Je nach bevorzugter Komponente des Wirkprofils von Benzodiazepinen sollen sie der Sedierung, Anxiolyse und/oder Muskelrelaxation dienen.

Das hohe Missbrauchs- und Abhängigkeitspotenzial von Benzodiazepinen sollte hinlänglich bekannt sein. Von insgesamt etwa 1,5 Mio. Medikamentenabhängigen in Deutschland entfallen etwa 1,1 Mio. auf eine Abhängigkeit von Benzodiazepinderivaten (Glaeske 2005). Hiervon ist wiederum der weitaus größte Teil von sog. **Niedrigdosisabhängigkeit** (»low-dose dependence«) betroffen, die sich in aller Regel auf die zu lang andauernde Verordnung von Benzodiazepinen zurückführen lässt (**iatrogene Abhängigkeit**; Poser u. Poser 1996).

Hocker (1994) berichtet für eine deutsche Population chronischer Schmerzpatienten über **hohe Abhängigkeitsraten von Benzodiazepinen**. In einer Untersuchung von Kouyanou et al. (1997) an Patienten mit chronischen Schmerzen lag die Abhängigkeit von Benzodiazepinen an 2. Stelle hinter Opioidmissbrauch und -abhängigkeit.

Die Verordnung von Benzodiazepinen muss aufgrund des hohen Missbrauchspotenzials an klare und zeitlich eng begrenzte **Indikationen** gebunden sein. Eine Dauermedikation mit Benzodiazepinen gilt heutzutage als absolut kontraindiziert.

> ❯ Benzodiazepine haben keine analgesierende Wirkung, verfügen über ein hohes Abhängigkeitsrisiko und sind in der medikamentösen Langzeitbehandlung von Schmerzpatienten nicht indiziert.

■ **Andere Psychopharmaka**

Neuroleptika und Antidepressiva finden in der Behandlung chronischer Schmerzstörungen häufig Anwendung. Für trizyklische Antidepressiva ist nachgewiesen, dass sie bei bestimmten Schmerzzuständen analgetisch wirken (Jurna u. Motsch 1993). Neuroleptika werden vor allem zur Sedierung eingesetzt. Mittlerweile ist auch von Antidepressiva bekannt, dass es bei abrupter Beendigung der Medikation zu Absetzsymptomen kommen kann, die jedoch nicht als Hinweis auf eine abhängigkeitserzeugende Wirkung angesehen werden; Kriterien für ein »typisches Suchtverhalten« seien nicht zu beobachten. Allerdings wird einschränkend diskutiert, dass es sich bei der vorliegenden Befundlage um die Ergebnisse kurz dauernder Zulassungsstudien handelt und eine endgültige Differenzierung Langzeituntersuchungen vorbehalten bleiben muss. Im Übrigen sind diesbezüglich auch keine Erhebungen an Patienten mit chronischen Schmerzen als Klientel bekannt.

■ **Mischanalgetika**

Abschließend sei noch auf das Risiko von **Schmerzmittelkombinationspräparaten** (Medikamenten, die aus mehreren Wirkstoffen bestehen) hingewiesen. Werden Schmerzmitteln psychotrope Substanzen beigesetzt (z. B. Koffein, Codein), können sie eine Abhängigkeitsentwicklung fördern (Wallasch 1992). In frei verkäuflichen Analgetika findet sich häufig ein **Koffeinzusatz**. Koffein hat eine synergistische Wirkung mit Analgetika. Es kann eine zentralnervös stimulierende Wirkung entfalten und hierüber die Vigilanz erhöhen bzw. Müdigkeit reduzieren oder verhindern. Aufgrund dieser Wirkungen wird es als stimmungsaufhellend und die Funktionstüchtigkeit verbessernd empfunden.

> ❯ Schmerzmittelkombinationspräparate haben durch den Zusatz der psychotrop wirksamen Komponenten Koffein und/oder Codein ein Abhängigkeitspotenzial.

Individuelle Bedingungen

Fehlende Belege für die ursprüngliche Annahme einer typischen »**Suchtpersönlichkeit**« haben zu einer differenzierten Untersuchung individueller, vor allem psychischer Bedingungen geführt, die die Entwicklung missbräuchlichen bzw. abhängigen Umgangs mit Medikamenten begünstigen können.

Im Folgenden sollen einige dieser Faktoren im Hinblick auf chronische Schmerzstörungen genannt und kommentiert werden:

- **Ursachenzuschreibung und Veränderungserwartung (Kausal- und Kontrollattributionen)**

Analysen subjektiver Krankheitstheorien von Patienten mit chronischen Schmerzen können aufzeigen, dass ein großer Anteil eine überwiegend **organmedizinische Kausalattribution der Schmerzen** vornimmt. Entsprechend einer solchen Ursachenzuschreibung sind internale Kontrollüberzeugungen eher schwach ausgeprägt (Nilges 1992; ▶ Kap. 1, ▶ Kap. 11).

Die **Therapieerwartung** des Patienten ist vielmehr auf medizinische Interventionen gerichtet, die zumindest eine Linderung, besser noch eine Ausschaltung der Schmerzursachen herbeiführen sollen.

❯ Im Fall einer chronischen Schmerzstörung, die immer auch unter dem Einfluss psychischer und psychosozialer Faktoren steht, verhindert eine ausschließlich medikamentenorientierte Therapie die adäquate Auseinandersetzung mit einer multidimensionalen Bedingungsanalyse und begünstigt stattdessen eine Medikamentenmissbrauchsentwicklung und Chronifizierung der Schmerzstörung.

- **Konsumverhalten**

Eng verbunden mit einer passiven Veränderungskontrollerwartung herrscht die Einstellung vor, einen Anspruch auf Beschwerdefreiheit zu haben (»**Anrecht auf Wohlbefinden**«) und dieses auf schnellstmöglichem Wege einfordern bzw. herbeiführen zu können (»**instant relief**«).

❯ Eine solche Haltung bahnt den Griff zu einem Medikament, das deutliche und rasche Wirksamkeit verspricht.

Ein intensiv ausgeprägtes **affektiv-emotionales Schmerzverhalten** beeinflusst wiederum das ärztliche Handeln: »Je drängender Patienten auftreten, umso eher sind Behandler zur Verschreibung bereit« (Nilges 2005, S. 244).

- **Leistungsorientierung**

Ein anderer struktureller Aspekt, der Medikamentenmissbrauch begünstigen kann, findet sich in verhaltenssteuernden Normen wieder, die sich am Ideal orientieren, immer voll **funktionstüchtig und leistungsfähig** zu sein und sich keine Schwächen zu erlauben.

- **Geringe Selbstwirksamkeitserwartung**

Mit dieser Variablen ist die **Antizipation fehlender oder unzureichender Kompetenzen im Umgang mit Schmerzen** gemeint. Damit verbundene Erwartungsängste oder Hilflosigkeitsüberzeugungen richten sich vielfach auf die Schmerzsymptomatik selbst (»Ich kann nichts gegen meine Schmerzen tun«, »Ich habe keinen Einfluss auf meine Schmerzen«) oder auf Einbußen hinsichtlich der Leistungsfähigkeit und Belastbarkeit, insbesondere bei ausgeprägter Leistungsorientierung.

❯ Solche Kognitionen begünstigen die Inanspruchnahme fremdgesteuerter Schmerzkontrolle, die erfahrungsgemäß bevorzugt in medikamentöser Beeinflussung des Schmerzgeschehens besteht.

- **Vermeidungsverhalten**

Wenn eine niedrige Selbstwirksamkeitserwartung mit geringer Schmerz- und Frustrationstoleranz oder erhöhter Ängstlichkeit einhergeht, kommt es häufig zur Entwicklung von Vermeidungsverhalten. Die Einnahme schmerzlindernder Medikamente erfolgt dann bereits vor dem Auftreten erwarteter Schmerzen (**prophylaktische Einnahme**) und schließlich völlig unabhängig von der eigentlichen Indikation – ein Prozess, der in eine Erhöhung der Einnahmefrequenz und oft auch der Dosierung mündet und damit in einen Circulus vitiosus.

- **Psychische Komorbidität**

Ein weiterer individueller Risikofaktor liegt dann vor, wenn bereits vor dem Auftreten der Schmerzstörung eine psychische Erkrankung bestanden hat. Diese sog. psychische Komorbidität in Form von depressiven Störungen, Angst- und Persönlichkeitsstörungen oder auch posttraumatischen Belastungsstörungen ist bei Patienten mit chronischen Schmerzen und Hinweisen auf Medikamentenmissbrauch höher ausgeprägt als bei denjenigen ohne Missbrauch (Fishbain et al. 1998). Von der psychischen Komorbidität müssen differenzialdiagnostisch häufig sich entwickelnde Anpassungsstörungen als maladaptive Bewältigung der chronischen Schmerzstörung abgegrenzt werden, die mit dem zumeist damit verbundenen dauerhaften Disstress aber auch einen nicht unerheblichen Risikofaktor für die Entstehung von Missbrauch oder Abhängigkeit darstellen können.

> ❯ Organmedizinische Kausal- und Kontroll-attributionen, mangelnde Selbstwirksamkeitserwartungen, angstmotiviertes Vermeidungsverhalten, hohe Leistungsorientierung und psychische Komorbidität sind Missbrauch und Abhängigkeit begünstigende individuelle Faktoren.

Umweltbedingungen

Zu diesem Komplex müssen neben der **Bedeutung des sozialen Umfelds**, insbesondere der Familie mit ihrer Modellfunktion für den Umgang mit Beeinträchtigungen der psychophysischen Befindlichkeit, diejenigen Instanzen hervorgehoben werden, die an der Herstellung, der Verbreitung, ggf. der Verschreibung und schließlich dem Verkauf von Medikamenten beteiligt sind (pharmazeutische Industrie, Werbeindustrie, Ärzte, Apotheker). Von diesem Bedingungsgefüge haben wir im vorliegenden Kapitel bereits **iatrogene Faktoren** angesprochen und diskutiert.

Zu den **Missbrauch begünstigenden Bedingungen** zählen im Einzelnen (DHS 1991):
- Ungenügende Beachtung psychotroper Substanzen in Kombinationspräparaten
- Unkritische Übernahme der Pharmawerbung
- Unzureichende Anamnese/Exploration bisheriger/derzeitiger Einnahmegewohnheiten im Umgang mit Medikamenten und anderen psychotropen Substanzen (z. B. Alkohol!)
- Wunschadäquate Verschreibung von Medikamenten
- Verschreibung (Wiederholungsrezepte, Weiterverordnungen) ohne genügende Kontrolle und ohne persönlichen Kontakt zum Patienten

An weiteren Aspekten, die das Angebot an Medikamenten und damit deren Verfügbarkeit (»äußere Griffnähe«) beeinflussen, muss vor allen Dingen die **fehlende Rezeptpflicht** für eine große Anzahl von Arzneimitteln hervorgehoben werden, womit in beträchtlichem Umfang eine Selbstmedikation mög-

lich wird, zu der auch die Werbung ihren gezielten Beitrag leistet. Etwa 70 % aller Schmerzmittel werden in Deutschland rezeptfrei verkauft: »Die Anwendung von Schmerzmitteln ist in der Bundesrepublik demnach vor allem eine Therapie innerhalb der Selbstmedikation« (Glaeske 1999).

> ❯ Freie Verfügbarkeit von Medikamenten, Akzeptanz und unkritische Verordnungs- und Einnahmegewohnheiten sind wesentliche Voraussetzungen für Medikamentenmissbrauch und -abhängigkeit.

Modelle für die Entwicklung von Medikamentenmissbrauch und -abhängigkeit

Im Folgenden geht es um die Frage, wie die 3 bislang separat betrachteten Faktorenkomplexe (Medikament, Individuum, Umwelt) in ein **funktionales Netzwerk** integriert werden könnten, mit dem sich dann sowohl strukturell als auch prozessual bedeutsame Merkmale für die Entwicklung von Medikamentenmissbrauch und -abhängigkeit beschreiben und empirisch prüfen ließen. Leider findet man zu dieser Frage weiterhin nur unzureichende Antworten. Es gibt bislang noch kein umfassendes, theoretisch und empirisch fundiertes Modell zur Abhängigkeitsentwicklung.

Exemplarisch für die bisherige Forschung sollen **verhaltenspsychologische Ansätze** erwähnt werden. Sie betonen **lerntheoretische Prinzipien** bei der Entwicklung und Aufrechterhaltung fehlangepassten Verhaltens im Umgang mit Medikamenten (Elbert u. Rockstroh 1993):
- Gemäß dem **Paradigma des operanten Konditionierens** wird das Einnahmeverhalten verstärkt, wenn das jeweilige Medikament angenehme, positiv erlebte emotionale Zustände induziert oder aversive Empfindungen (z. B. Schmerzen, Angst) reduziert oder beseitigt.
- Über **Vorgänge des klassischen Konditionierens** kann eine Vielzahl von neutralen Reizen (z. B. Umgebungsreize, psychisches Befinden, soziale Situation) die Funktion diskriminativer Stimuli für die Substanzeinnahme erhalten. Solche Lernvorgänge gelten möglicherweise auch für interozeptive Reize.

Neurobiologische Untersuchungen können aufzeigen, dass die wiederholte Exposition gegenüber einer psychotropen Substanz Lern- und anhaltende Gedächtnisprozesse im limbischen System und dem Hippocampus induzieren (Koob et al. 2004). Die hohe Dichte von Opioid- und Cannabinoidrezeptoren in Teilen des limbischen Systems kann nicht nur die Ausbildung von Schmerzen fördern, sondern weist auch auf deren modulierende Rolle bei Suchterkrankungen und affektiven Störungen hin (Jage et al. 2005).

Medikamente können außerdem selbst über inhärente Verstärkereigenschaften verfügen (Beispiel: agonistische Wirkung von Opiaten auf Rezeptoren im mesolimbischen System).

Für die Entwicklung von Substanzmissbrauch bzw. -abhängigkeit sind aber nicht nur individuelle oder substanzspezifische Variablen von Bedeutung, sondern ebenso **psychosoziale Faktoren** wie Verfügbarkeit, Modelle, Gruppendruck, Werbung und soziokulturelle Normen. Vor allem zu Beginn eines Substanzmissbrauchs spielt **Modelllernen** im Umgang mit Medikamenten während Kindheit und Jugend im Elternhaus oder in der Bezugsgruppe (Peergroup) eine große Rolle. Bei der zunehmenden Verbreitung von Kopfschmerzen im Schulkindalter (▶ Kap. 33) liegt gerade im »vorbildhaften« Umgang mit Schmerzmitteln eine große Herausforderung. Immerhin geben bereits 28 % der Schüler bis 18 Jahre an, regelmäßig schmerzstillende Medikamente einzunehmen.

Späterer Medikamentenmissbrauch wird eher über die **Verstärkereigenschaften der Substanz** vermittelt oder dient der **Kompensation aversiver Folgeerscheinungen**. Bei allen Überlegungen ist auch der **Einfluss konstitutioneller und biologischer Faktoren** nicht zu vernachlässigen. Insgesamt bilden Medikamentenabhängige eine sehr heterogene Gruppe.

> ❯ Erklärungsansätze für Medikamentenmissbrauch und -abhängigkeit betonen interagierende Prozesse aus substanzspezifischen, genetisch-biologischen, persönlichkeitsstrukturellen, individuell-lernpsychologischen und soziokulturellen Faktoren.

22.2.2 Diagnostisches und therapeutisches Vorgehen unter besonderer Berücksichtigung psychologischer und psychotherapeutischer Aspekte Medikamentenmissbrauch und -abhängigkeit

Dieser Abschnitt soll diagnostisch und therapeutisch relevante klinische Aspekte für die Behandlung von Schmerzpatienten mit Medikamentenmissbrauch oder -abhängigkeit aufzeigen, die grundsätzlich sowohl für **ambulante** als auch **stationäre Settings** geeignet sind. Es handelt sich dabei um ein Aufgabengebiet, das in jedem Falle **interdisziplinär arbeitende Behandlungsteams** voraussetzt, an denen insbesondere schmerztherapeutisch weitergebildete Psychologen und Ärzte mit ihren jeweils spezifischen Fachkompetenzen beteiligt sind.

> ❯ Die Therapie bei Medikamentenmissbrauch und -abhangigkeit bei Patienten mit chronischen Schmerzen erfordert interdisziplinär arbeitende Behandlungsteams.

Eingangsdiagnostik

Eine gründliche verhaltensmedizinische Diagnostik chronischer Schmerzstörungen umfasst immer auch eine genaue und sorgfältige **Exploration der Medikamentenanamnese** und der **aktuellen Konsumsituation**, einschließlich der Prüfung der jeweiligen Arzneimittel auf psychotrope Substanzen. Diese Prozedur richtet sich nicht nur auf rezeptpflichtige, sondern auch auf frei verkäufliche Medikamente. Unverzichtbar für die Diagnostik und spätere Verlaufs- und Ergebniskontrolle ist in diesem Zusammenhang auch der **Einsatz eines Schmerztagebuchs bzw. -protokolls**.

Im Fall unklarer oder widersprüchlicher Befunde besteht die Möglichkeit, auf **fremdanamnestische Angaben** seitens des Hausarztes oder Angehöriger zurückzugreifen oder kritische Aspekte unter systematischer Verlaufsbeobachtung zu prüfen.

22

> Medikamentenanamnese und aktuelle Konsumsituation sowie fremdanamnestische Befunde und medizinische Untersuchungen sind grundlegende Bereiche der Eingangsdiagnostik.

Indikationsstellung

Die Ergebnisse der Eingangsdiagnostik münden in eine **differenzialdiagnostische Prüfung** auf Medikamentenmissbrauch oder -fehlgebrauch bzw. -abhängigkeit.

> Dabei ist vor allem die Unterscheidung zwischen Missbrauch und Niedrigdosisabhängigkeit infolge Langzeittherapie einerseits und Medikamentenabhängigkeit im Sinne von Hochdosisabhängigkeit andererseits bedeutsam.

Hochdosisabhängigkeit fällt dadurch auf, dass vorrangig ausgeprägtes Verlangen nach der psychotropen (und weniger nach der analgesierenden) Wirkung im Vordergrund steht und sich bereits verselbstständigt hat, was mit deutlichem Kontrollverlust im Umgang mit den betreffenden Substanzen verbunden ist. Für solche Patienten muss in Erwägung gezogen werden, ob sie mit dem relativ freien Setting einer ambulanten oder stationären schmerztherapeutischen Behandlung überfordert sind und stattdessen den stärker fremdkontrollierten therapeutischen Schutzraum einer Einrichtung für Abhängigkeitserkrankungen benötigen.

Die weiteren Ausführungen beziehen sich auf **therapeutische Strategien und Interventionen** für die weitaus häufiger vorkommenden Fälle von **Missbrauch** und **Niedrigdosisabhängigkeit**.

Therapeutische Ziele und Interventionen bei Medikamentenmissbrauch und Niedrigdosisabhängigkeit

Wie für jede verhaltensmedizinische Therapiestrategie besteht die übergeordnete Zielsetzung für unsere Klientel in der **Förderung von Selbstmanagementkompetenzen** (Kanfer et al.1996) im Umgang mit ihrer chronischen Schmerzstörung. Mit Blick auf eine medikamentöse Therapie folgt daraus jedoch nicht die (unrealistische) Forderung völliger Abstinenz, sondern das Bestreben, zu einem kontrollierten, den Besonderheiten der jeweiligen

Schmerzstörung angepassten Umgang mit Medikamenten zu gelangen – im Einzelnen:

- Beendigung, Reduzierung oder Umstellung der bisherigen medikamentösen Therapie, ggf. Einleitung einer indikationsgerechten, kontrollierten Anwendung von Medikamenten und Förderung eines angemessenen, rationalen Umgangs
- Im Fall von Entzugssymptomen Vermittlung von Bewältigungsstrategien im Umgang mit der akuten Entzugssymptomatik (Symptommanagementtraining)
- Förderung aktiver Schmerzbewältigungsfähigkeiten
- Verringerung schmerzbegünstigenden Problemverhaltens und Stärkung gesundheitsbezogener Ressourcen

Grundsätzlich gilt vor Beginn jedweder Intervention, dass sich Therapeut und Patient gemeinsam auf **verbindliche Zielsetzungen** für die Therapie geeinigt haben. Mit diesem Prinzip unvereinbar ist das Erteilen einer Verordnung oder die Wegnahme von Medikamenten ohne alternatives Angebot. Um die Eigenverantwortlichkeit anzusprechen und die Compliance zu verbessern, wird auch jeder Patient nach entsprechender Information in die Auswahl angemessener Methoden zur Zielerreichung einbezogen.

> Therapeutische Interventionen sind grundsätzlich auf die Förderung von Selbstmanagementkompetenzen gerichtet.

▪ **Modifikation medikamentöser Therapie**
Therapeutische Zielsetzungen bezüglich medikamentöser Therapie können im Einzelfall auf die
- Beendigung,
- Reduzierung und/oder
- Umstellung

bisheriger medikamentöser Interventionen gerichtet sein.

Eine **Beendigung** der bisherigen Medikation ist für solche Präparate indiziert, die psychotrope Substanzen enthalten, welche ohne sinnvolle Indikationsstellung eingenommen bzw. verordnet worden sind. Dazu zählen vorrangig Analgetika- und

Migränekombinationspräparate sowie Tranquilizer. Die Beendigung der bisherigen Medikation kann – abhängig von pharmakologischen und individuellen Variablen – entweder abrupt oder ausschleichend vollzogen werden.

> ❯ Bei der Variante des ausschleichenden Entzugsprogramms sollte ein zeitkontingentes anstelle eines bedarfskontingenten Einnahmemusters praktiziert werden, mit sukzessiver Intervallvergrößerung zwischen 2 Einnahmezeitpunkten (Absetzplan, ▶ Symptommanagement für den Fall von Entzugssymptomen).

Für solche Medikamente, auf die in der Schmerztherapie nicht verzichtet werden kann, ist eine **Reduktion auf ein sinnvolles und notwendiges Minimum** anzustreben. Die Beendigung oder Reduzierung bisheriger medikamentöser Therapie kann im Einzelfall mit einer **Optimierung künftiger pharmakologischer Interventionen** verbunden sein.

Ausführliche Informationen zum Thema Opioidtherapie, speziell auch zu Fragen einer Entzugstherapie, finden sich im ▶ Abschn. 22.1.5.

■ **Symptommanagement für den Fall von Entzugssymptomen**

Im Unterschied zur traditionellen Behandlung von Alkohol- und Drogenabhängigkeit und der dabei vorgenommenen relativ strengen Trennung in Entzugs- und Entwöhnungsphase, erfordert die Behandlung von Schmerzpatienten mit Medikamentenmissbrauch oder -abhängigkeit bereits in der Entzugsphase **psychologische Interventionen**. Sie sollen den Umgang mit der dabei auftretenden Symptomatik unterstützen helfen, die ja in der Regel der Ursprungssymptomatik entspricht (z. B. Schmerzen, Unruhe, Ängste, Schlafstörungen), welche zur (Verordnung und) Einnahme der jeweiligen Medikamente geführt hat. In diesem Aufgabengebiet liegt die Hauptrolle von Psychologen im multimodalen Behandlungssetting.

Folgende Interventionen haben sich im Umgang mit zu erwartenden Entzugssymptomen bewährt (Elsesser u. Sartory 2001):

— Vermittlung von Informationen (**Psychoedukation**) über potenzielle Entzugsbeschwerden und den Verlauf des Entzugs, insbesondere um

Fehlinterpretationen und übermäßigen Erwartungsängsten entgegenzuwirken.

— **Vereinbarung von Reduktions- und Absetzplänen**, gemeinsam mit dem Patienten, möglichst angepasst an die individuelle Entzugsgeschwindigkeit des Patienten, ggf. unterstützt durch Methoden des Kontraktmanagements (Hautzinger 1993): In Verhaltensverträgen werden neben der Präzisierung des Zielverhaltens, den Kriterien für die Zielerreichung und der Verabredung von Konsequenzen (sowohl positive Konsequenzen bei Zielerreichung als auch negative Konsequenzen für den Fall der Nichteinhaltung von Vertragsbedingungen) auch Methoden festgelegt, mit denen das vereinbarte Verhalten während der Vertragsdauer kontrolliert werden kann (z. B. Selbstbeobachtung und -protokollierung, Drogenscreening) – in Verbindung mit solchen Verhaltensverträgen können auch Maßnahmen im Sinne von Stimuluskontrolle oder Reaktionsverhinderung verabredet werden, insbesondere dann, wenn die Substanzeinnahme zu einer automatisierten Verhaltensgewohnheit geworden ist.

— **Training von spezifischen Symptommanagementtechniken** wie Atemübungen bei Atemnot, Ablenkung und Bewegung bei Ruhelosigkeit, Aktivitätspläne bei depressiven Stimmungen, warme Bäder bei Muskelschmerzen, Pulskühlung bei Schwitzen und Schweißausbrüchen etc.

> ❯ Symptommanagement ist ein zentrales Therapiemodul, das Bewältigungskompetenzen im Umgang mit Entzugsbeschwerden fördern soll.

■ **Förderung aktiver (nichtmedikamentöser) Schmerzbeeinflussung und Bearbeitung schmerzassoziierter Problembereiche**

Hierzu zählen sämtliche Interventionen, die **eigene Ressourcen zur besseren Bewältigung von Schmerzerleben und Schmerzverhalten** zu mobilisieren versuchen bzw. schmerzbegünstigende Problem- und Belastungsfaktoren verringern und stattdessen gesundheitsbezogene Anteile stärken sollen. Ausführlichere Hinweise hierzu finden sich in zahlreichen Kapiteln dieses Buches.

22

22.2.3 Prävention

Folgende **Hinweise** sollen helfen, Medikamentenmissbrauch und Abhängigkeitsentwicklungen bei
chronischen Schmerzstörungen vorzubeugen:
- Sorgfältige Indikationsstellung, regelmäßige
  kritische Überprüfung;
- Verzicht auf Analgetika- und Migränemittel-
  kombinationspräparate, ebenso auf Benzodiazepine
- Zeitkontingente Gabe entsprechend Wirkungs-
  dauer des Medikaments
- Ausreichende Dosierung
- Keine Verschreibung nach »Wunschzettel«
- Regelmäßiger persönlicher Kontakt

Hinzufügen ließe sich noch, dass jede medikamentöse Intervention als Teil einer **schmerztherapeutischen Gesamtstrategie** gewertet werden sollte, zu
der immer auch die Motivierung zu Eigenaktivität
und Selbsthilfe gehört.

22.3   Fazit

Akute Schmerzen und Tumorschmerzen können
oftmals erfolgreich mit Medikamenten behandelt
werden. Bei Patienten mit chronischen Nichttumor-
schmerzen hingegen wird eine längere Therapie mit
Analgetika kontrovers diskutiert. Eine unkritischer
Verordnung und Anwendung kann bei diesen Patienten zu Medikamentenmissbrauch sowie körperlicher und psychischer Abhängigkeit führen. Häufig
geht es dabei um Opioide. Es spielen aber noch weitere Medikamente mit erhöhtem Abhängigkeitspotenzial eine Rolle. Hierzu zählen insbesondere Benzodiazepine und deren Nachfolger (Z-Substanzen),
aber auch Koanalgetika, z. B. Antikonvulsiva.

Sollten Medikamente mit Abhängigkeitspotenzial zur Anwendung kommen, können eine gute
Patientenführung mit klaren Regeln, regelmäßige
Therapieerfolgskontrollen sowie vorher benannte
Endpunkte missbräuchlichem Verhalten und Sucht
vorbeugen. Auch frühe interdisziplinäre Herangehensweisen mit multimodalen Therapieansätzen,
die auf eine Steigerung der Selbstwirksamkeit und
auf eine hohe Eigenaktivität der Patienten setzen,
beugen missbräuchlichem Verhalten vor.

Eine nach längerer Anwendung von Opioiden
auftretende körperliche Abhängigkeit ist normal und
kann in einem regimegestützten Entzug unter eng-
maschiger ärztlicher Aufsicht, idealerweise innerhalb
multimodaler Therapieansätze, gut überwunden
werden. Bei ausgeprägter psychischer Abhängigkeit
und Suchtverhalten ist eine Therapie in Abteilungen
mit suchtmedizinischer Kompetenz notwendig.

Literatur zu 22.1

Amato L, Davoli M, Minozzi S, Ferroni E, Ali R, Ferri M (2013)
    Methadone at tapered doses for the management of
    opioid withdrawal. Cochrane Database Syst Rev 2:
    CD003409
APA – American Psychiatric Association (2003) Diagnostic and
    Statistical Manual of Mental Disorders – DSM-IV-TR (4th
    ed. Text Revision). APA, Washington
APA – American Psychiatric Association (2013) Diagnostic and
    Statistical Manual of Mental Disorders: DSM-5 (5th ed.).
    APA, Washington
AkdÄ – Arzneimittelkommission der deutschen Ärzteschaft
    (2003) Oxycodon (Oxygesic®): Missbrauch, Abhängigkeit
    und tödliche Folgen durch Injektion zerstoßener Retard-
    tabletten. Dtsch Arztebl Int 100: A2326–A2327
Ballantyne JC (2006) Opioids for chronic pain: Taking stock.
    Pain 125: 3–4
Ballantyne JC (2008) Medical use of opioids: what drives the
    debate? A brief commentary. Eur J Pain (Suppl 2): 67–68
Ballantyne JC (2009) U.S. opioid risk management initiatives.
    Pain: Clinical Updates 17: S1–S5
Ballantyne JC (2015a) Assessing the prevalence of opioid misuse,
    abuse, and addiction in chronic pain. Pain 156: 567–568
Ballantyne JC (2015b) What can the POINT study tell us? Pain
    156: 201–202
Ballantyne JC, LaForge KS (2007) Opioid dependence and
    addiction during opioid treatment of chronic pain. Pain
    129: 235–255
Batra A (2008) Ambulante oder stationäre Entzugstherapie
    bei Benzodiazepinen – zur differentiellen Indikation und
    Vorgehensweise. Universität Tübingen http://www.
    aerztekammer-bw.de/25/08laek/dokumenta-
    tion/081119/04.pdf. Zugegriffen: 10. Mai 2010
Boehle C, Kindgen-Milles D, Burtscheidt W, Tarnow J, Gaebel W
    (2000) Antagonisteninduzierte Opiatentgiftung. Nerven-
    arzt 71: 745–750
Böger R, Schmidt G (2008) Analgetika. In: Schwabe U, Paffrath
    D (Hrsg) Arzneimittelverordnungs-Report 2008. Springer,
    Berlin Heidelberg, S 231–247
Booth M (1996) Opium: A History. Simon & Schuster, London
BÄK – Bundesärztekammer, AkdÄ – Arzneimittelkommission
    der deutschen Ärzteschaft (2007) Hinweise zur Behand-
    lung von Patienten mit schädlichem Medikamentenge-
    brauch oder Medikamentenabhängigkeit. http://www.

bundesaerztekammer.de/aerzte/versorgung/sucht medizin/medikamentenabhaengigkeit/leitfaden/. Zugegriffen: 13. Februar 2016

Butler SF, Budman SH, Fernandez K, Jamison RN (2004) Validation of a screener and opioid assessment measure for patients with chronic pain. Pain 112: 65–75

Campbell G, Nielsen S, Bruno R, Lintzeris N, Cohen M, Hall W et al (2015) The Pain and Opioids IN Treatment study: characteristics of a cohort using opioids to manage chronic non-cancer pain. Pain 156: 231–242

Chou R, Miaskowski C et al (2009) Opioid Treatment Guidelines. J Pain 10: 113–130

Covington EC (2000) Opiophobia, Opiophilia, Opioagniosia. Pain Med 1: 217–223

Covington E, Kotz M (2002) Pain Reduction with opioid elimination. 18th Annual AAPM Meeting Abstracts. Pain Med 3: 183

DHS – Deutsche Hauptstelle für Suchtfragen e.V. (2014) Faltblatt 7: Schmerzmittel – Die Sucht und ihre Stoffe. http://www.dhs.de/fileadmin/user_upload/pdf/Broschueren/2014_Faltblatt_Schmerzmittel.pdf. Zugegriffen: 17. März 2016

DHS – Deutsche Hauptstelle für Suchtfragen e.V. (2015) Suchtmedizinische Reihe. Bd. 5 Medikamentenabhängigkeit. http://www.dhs.de/fileadmin/user_upload/pdf/Broschueren/Suchtmed_Reihe_5_Medikamente.pdf. Zugegriffen: 17. März 2016

Dews TE, Mekhail N (2004) Safe use of opioids in chronic noncancer pain. Cleve Clin J Med 71: 897–904

Drdla R, Sandkühler J (2009) Induction of synaptic long-term potentiation after opioid withdrawal. Science 325: 207–210

Eriksen J, Sjogren P, Bruera E, Ekholm O, Rasmussen NK (2006) Critical issues on opioids in chronic non-cancer pain: An epidemiological study. Pain 125: 172–179

Fiellin DA, O'Connor PG (2002) Office-based treatment of opioid-dependent patients. N Engl J Med 347: 817–823

Gärtner C, Schiltenwolf M (2004) Eingeschränkte Wirksamkeit von Opioiden bei chronischen muskuloskelettalen Schmerzen. Schmerz 18: 506–514

Glaeske G, Holzbach R, Boeschen D (2013) Medikamentenabhängigkeit. Deutsche Hauptstelle für Suchtfragen (DHS), Hamm

Goebel R, Griese N, Haemmerlein A, Pallenbach E, Schulz M, Zagermann-Muncke P; BAK – Bundesapothekerkammer (2008) Medikamente: Abhängigkeit und Missbrauch, Leitfaden für die apothekerliche Praxis. Bundesapothekerkammer. www.aerzteblatt.de/download/files/2008/06/x0000130337.pdf. Zugegriffen: 11. Februar 2016

Gossop M (1990) The development of a short opiate withdrawal scale (SOWS). Addict Behav 15: 487–490

Gowing LR, Ali RL, White JM (2000) Systematic review processes and the management of opioid withdrawal. Australian and New Zealand Journal of Public Health 24(4): 427–431

Gowing L, Ali R, White J (2009a) Buprenorphine for the management of opioid withdrawal. Cochrane Database Syst Rev (3): CD002025

Gowing L, Farrell M, Ali R, White J (2009b) Alpha2-adrenergic agonists for the management of opioid withdrawal. Cochrane Database Syst Rev (2): CD002024

Günther F, Lamprecht A, Müller-Schwefe GH (2013) Chronische Schmerzen müssen als eigenständige Krankheit betrachtet werden. Connexi 1: 8–12

Haddox JD, American Pain Society (1996) The use of opioids for the treatment of chronic pain. http://www.ampainsoc.org/advocacy/opioids.htm. Zugegriffen: 10. Mai 2010

Häuser W (2012) AWMF S3-Leitlinie Fibromyalgiesyndrom. AWMF Online 041/004, S 1–183. http://www.awmf.org/uploads/tx_szleitlinien/041–004l_S3_Fibromyalgiesyndrom_2012–04_01.pdf. Zugegriffen: 11. Februar 2016

Häuser W, Bock F, Engeser P, Hege-Scheuing G, Hüppe M, Lindena G et al (2015) Empfehlungen der aktualisierten Leitlinie LONTS: Langzeitanwendung von Opioiden bei chronischen nicht-tumorbedingten Schmerzen. Schmerz 29: 109–130

Hewig M, Otto B, Lutz J (2010) Schmerzlinderung und Stimmungssteigerung bei chronischen Schmerzpatienten trotz Opioidentzug. Schmerz 24 (Suppl 1): 97

Hiller W, Zaudig M, Mombour W (1995) IDCL-ICD10 – Internationale Diagnosen Checklisten für ICD-10. Hans Huber, Bern

Hojsted J, Sjogren P (2007) Addiction to opioids in chronic pain patients: a literature review. Eur J Pain 11: 490–518

Hutchinson K, Moreland AME, de C Williams A, Weinman J, Horne R (2007) Exploring beliefs and practice of opioid prescribing for persistent non-cancer pain by general practitioners. Eur J Pain 11: 93–98

Jage J (2005) Opioid tolerance and dependence – do they matter? Eur J Pain 9: 157–162

Jage J, Maier C (2005) Missbrauch und Abhängigkeit unter Opioiden bei nichttumorbedingtem Schmerz. Klinikarzt 34: 174–179

Jage J, Willweber-Strumpf A, Maier C (2005) Risikofaktoren für Missbrauch und Abhängigkeit bei der Opioidtherapie chronischer nicht-tumorbedingter Schmerzen. Schmerz 19: 434–440

Jensen MK, Thomsen AB, H0jsted J (2006) 10-year follow-up of chronic non-malignant pain patients: opioid use, health related quality of life and health care utilization. Eur J Pain 10: 423–433

Jurna I (2003) Sertürner und Morphin – eine historische Vignette. Schmerz 17: 280–283

Kahan M, Srivastava A, Wilson L, Gourlay D, Midmer D (2006) Misuse of and dependence on opioids: study of chronic pain patients. Can Fam Physician 52: 1081–1087

Kalso E, McQuay H et al (2004) Opioids in chronic non- cancer pain: systematic review of efficacy and safety. Pain 112: 372–380

Kasser C, Geller A, Howell E, Wartenberg A (1997) Detoxification: Principles and Protocols. American Society of Addiction Medicine, Chevy Chase

Katz N (2007) Opioids after thousands of years, still getting to know you. Clin J Pain 23: 303–306

Kirsh KL, Whitcomb LA, Donaghy K, Passik SD (2002) Abuse and addiction issues in medically patients with pain:

attempts at clarification of terms and empirical study. Clin J Pain 18: S52–S860

Von Korff M, Deyo RA (2004) Potent opioids for chronic musculoskeletal pain: flying blind? Pain 109: 207–209

Kosten TR, O'Connor PG (2003) Management of drug and alcohol withdrawal. N Engl J Med 348: 1786–1795

Laubenthal H, Neugebauer E, Becker M, Sauerland (2009) S3 Leitlinie »Behandlung akuter perioperativer und posttraumatischer Schmerzen«. AWMF-Leitlinien-Register Nr. 041-001 Entwicklungsstufe: 3. http://www.uni-duessel-dorf.de/AWMF/ll/041–001.pdf. Zugegriffen: 10. Mai 2010

Marschall U, L'hoest H (2011) Opioidtherapie in der Versorgungsrealität. In: Schulte C, Osterkamp N, Repschläger U (Hrsg) Gesundheitswesen aktuell 2011: Krankheitslast teilt Deutschland. BARMER GEK, Düsseldorf, S 242–269

Martell BA, O'Connor PG, Kerns RD, Becker WC, Morales KH, Kosten TR, Fiellin DA (2007) Systematic review: opioid treatment for chronic back pain: prevalence, efficacy, and association with addiction. Ann Intern Med 146: 116–127

Miller M (2001) New ways to define conditions related to pain and addiction. WMJ 100: 26–27

Mindach M (2000) Keine Opioidabhängigkeit bei Schmerzpatienten? Schmerz 14: 186–191

Nafziger AN, Bertino JS (2009) Utility and application of urine drug testing in chronic pain management with opioids. Clin J Pain 25: 73–79

Nilges P (2005) Psychologische Schmerztherapie und Opioide – Ein Widerspruch? Der Schmerz 19: 441–446

Nilges P, Schwarzer A, Lutz J (2013) Opioidentzug als Therapieverfahren: Schmerz, Stimmung, Behinderung, Schlaf und geistige Leistungsfähigkeit der Patienten verbessern sich. Schmerz 27 (Suppl 1): 5–6

Okie S (2010) A flood of opioids. N Engl J Med 363: 1981–1985

Pabst A, Kraus L, De Matos EG, Piontek D (2013) Substanzkonsum und substanzbezogene Störungen in Deutschland im Jahr 2012. Sucht 59: 321–331

Passik SD, Kirsh KL (2003) The need to identify predictors of aberrant drug-related behavior and addiction in patients being treated with opioids for pain. Pain Med 4: 186–189

Paulozzi LJ, Xi Y (2006) Increasing deaths from opiod analgesics in USA. Pharmacoepidemiol Drug Saf 15: 618–627

Paulozzi LJ, Xi Y (2008) Recent changes in drug poisoning mortality in the United States by urban-rural status and by drug type. Pharmacoepidemiol Drug Saf 17: 997–1005

Paulozzi LJ, Budnitz DS, Xi Y (2006) Increasing deaths from opioid analgesics in the United States. Pharmacoepidemiol Drug Saf 15: 618–627

Pfeiffer-Gerschel T, Casati A, Kipke I, Flöter S, Karachaliou K, Raiser P et al (2009) Bericht 2009 des nationalen REI-TOX-Knotenpunkts an die EBDD. Neue Entwicklungen und Trends DEUTSCHLAND. Institut für Therapieforschung (IFT), Bundeszentrale für gesundheitliche Aufklärung (BZgA), Deutsche Hauptstelle für Suchtfragen (DHS), Köln München Hamm

Pfeiffer-Gerschel T, Kipke I, Flöter S, Jakob L, Budde A, Rummel C, Stumpf D (2014) Bericht 2014 des nationalen REITOX-Knotenpunkts an die EBDD Neue Entwicklungen und

Trends Deutschland. http://www.dbdd.de/images/dbdd_2014/reitox_report_2014_germany_de.pdf. Zugegriffen: 11. Februar 2016

Poser W, Boening J, Holzbach R, Schmidt LG (2006) Medikamentenabhängigkeit. Leitlinien der Deutschen Gesellschaft für Suchtforschung und Suchttherapie (DG-Sucht) und der Deutschen Gesellschaft für Psychiatrie, Psychotherapie und Nervenheilkunde (DGPPN). AWMF-Leitlinien-Register Nr. 076-009 Entwicklungsstufe: 2. http://www.uni-duesseldorf.de/AWMF/ll/076–009.htm. Zugegriffen: 13. Februar 2016

Reymann G, Gastpar M, Tretter F, Hähnchen A, Köhler W, Poehlke T, Wolstein J (2003) Akutbehandlung opioidbezogener Störungen. Leitlinien der Deutschen Gesellschaft für Suchtforschung und Suchttherapie (DG-Sucht) und der Deutschen Gesellschaft für Psychiatrie, Psychotherapie und Nervenheilkunde (DGPPN). AWMF-Leitlinien-Register Nr. 076-002 Entwicklungsstufe: 2. http://www.emcdda.europa.eu/attachements.cfm/att_101852_DE_1. %20DE01_002_AWMF_Akutbehandlung %20 opioidbezogener %20Stoerungen.pdf. Zugegriffen: 11. Februar 2016

Rome JD, Townsend CO, Bruce BK, Sletten CD, Luedtke CA, Hodgson JE (2004) Chronic noncancer pain rehabilitation with opioid withdrawal: comparison of treatment outcomes based on opioid use status at admission. Mayo Clin Proc 79: 759–768

Savage S (2002) Assessment for addiction in pain-treat- ment settings. Clin J Pain 18(4, Suppl): S28–S38

Savage SR, Joranson DE, Covington EC, Schnoll SH, Heit HA, Gilson AM (2003) Definitions related to the medical use of opioids: Evolution towards universal agreement. J Pain Symptom Manage 26: 655–667

Scherbaum N, Gastpar M, Kienbaum P, Peters J (1999) Der Ultra-Kurz-Entzug. Dtsch Arztebl Int 96: A2021–A2025

Scherbaum N, Jage J, Kindler D (2011) Diagnostik, Therapie und Prävention der Opioidabhängigkeit. In: Maier H-C, Diener C (Hrag) Die Schmerztherapie: Interdisziplinäre Diagnose- und Behandlungsstrategien, 4. Aufl. Urban & Fischer/Elsevier, München

Schubert I, Ihle P, Sabatowski R (2013) Zunahme der Opioidverordnungen in Deutschland zwischen 2000 und 2010. Dtsch Arztebl Int 110: 45–51

Sens E, Große K, Lutz J (2013) Entzug – nein, danke?! – Vergleich des Therapieerfolges einer multimodalen Schmerztherapie zwischen Patienten mit Opioidentzug und Patienten ohne Opioidentzug. Schmerz 27 (Suppl 1): 79

Sorgatz H, Hege-Scheuing G, Kopf A, Maier C, Sabatowski R, Schäfer M, Stein C, Tölle TR, Willweber-Strumpf A (2002) Langzeitanwendung von Opioiden bei nichttumorbedingten Schmerzen. Dtsch Arztebl Int 99: A2180–A2185

Sorgatz H, Reinecke H, Lange K, Weber C, Baron R, Häuser W, Hege-Scheuing G, Lindena G, Maier C, Mansmann U, Radbruch L, Schiltenwolf M, Sohn W, Stein C, Tölle RT, Willweber-Strumpf A (2009) Langzeitanwendung von Opioiden bei nicht tumorbedingten Schmerzen (LONTS).

AWMF-Leitlinien-Register Nr. 041-003 Entwicklungsstufe: 3. http://www.awmf.org/leitlinien/detail/ll/145-003.html. Zugegriffen: 11. Februar 2016

Stannard C, Chumbley G, Myles J, Justins D, Potter R, Simpson K et al (2010) The British Pain Society's Opioids for persistent pain: Good practice. http://de.slideshare.net/urgenciasucc/opioids-for-persistent-pain-good-practice-british-pain-society-2010. Zugegriffen: 17. März 2016

Strassmann V, Hörbrand F (2007) Medikamentenabhängigkeit – welche Rolle spielen Opioid-Analgetika? Bayerisches Ärzteblatt 6: 330

Suzuki T (2001) Modifcation of morphine dependence under chronic pain and its mechanism. Yakugaku Zasshi 121: 909–914

Tölle TR, Treede RD, Zenz M (2009) Langzeitanwendung von Opioiden bei nicht tumorbedingten Schmerzen (LONTS). Editorial. Schmerz 23: 437–439

Treede R-D, Zenz M (2015) Langzeitanwendung von Opioiden bei chronischen nicht tumorbedingten Schmerzen (LONTS 2). Schmerz 29: 5–7

Trescot AM, Boswell MV, Atluri SL, Hansen HC, Deer TR et al (2006) Opioid guidelines in the management of chronic non-cancer pain. Pain Physician 9: 1–39

Verthein U, Prinzleve M, Degkwitz P, Farnbacher G, Krausz M (2003) Ambulanter Entzug mit Buprenorphin. Suchttherapie 4: 150–158

Vollnn E, Fargo JD, Fine PG (2009) Opioid therapy for nonspecific low back pain and the outcome of chronic work loss. Pain 142: 194–201

Vowles KE, Mcentee ML, Siyahhan P, Frohe T, Ney JP, van der Goes DN (2015) Rates of opioid misuse, abuse, and addiction in chronic pain: a systematic review and data synthesis. Pain 156: 569–576

Wasan AD, Davar G, Jamison R (2005) The association between negative affect and opioid analgesia in patients with discogenic low back pain. Pain 117: 450–461

Welsch P, Sommer C, Schiltenwolf M, Häuser W (2015) Opioide bei chronischen nicht-tumorbedingten Schmerzen – sind sie Nichtopioidanalgetika überlegen? Schmerz 29: 85–95

Willweber-Strumpf A, Zenz M (2001) Keine Opiatabhängigkeit bei Schmerzpatienten? Schmerz 15: 65–68

Zenz M (2003) Alte Mythen – neue Mythen – Zukunft. Anaesthesist 52: 100–101

Zenz M, Zenz T, Tryba M, Strumpf M (1995) Severe undertreatment of cancer pain: a 3-year survey of the German situation. J Pain Symptom Manage 10: 187–191

Literatur zu 22.2

DHS – Deutsche Hauptstelle gegen die Suchtgefahren (1991) Medikamentenabhängigkeit. Eine Information für Ärzte. Achenbach-Druck, Hamm

Donner D, Zenz M (1994) Medikamentöse Schmerztherapie. Dtsch Arztebl Int 91: 1270–1275

Elbert T, Rockstroh B (1993) Psychopharmakologie. Hogrefe, Göttingen

Elsesser K, Sartory G (2001) Medikamentenabhängigkeit. Hogrefe, Göttingen

Fishbain DA, Cutler RB, Rosomoff HL,Steele Rosomoff R (1998) Comorbid psychiatric disorders in chronic pain patients with psychoactive substance use disorders. Pain Clin 11: 79–87

Glaeske G (1999) Schmerzmittelkonsum 1996 in der Bundesrepublik Deutschland. In: Hoefert H-W, Kröner-Herwig B (Hrsg) Schmerzbehandlung. Reinhardt, München, S 138–149

Glaeske G (2005) Psychotrope und andere Arzneimittel mit Missbrauchs- und Abhängigkeitspotenzial. In: DHS – Deutsche Hauptstelle gegen die Suchtgefahren (Hrsg) Jahrbuch Sucht 2005. Neuland, Geesthacht

Hautzinger M (1993) Verhaltensverträge. In: Linden M, Hautzinger M (Hrsg) Verhaltenstherapie. Springer, Berlin Heidelberg, S 343–346

Hocker KM (1994) Probleme der Schmerzmedikation und Abhängigkeit. Rehabilitation 33: 97–101

Jage J, Willweber-Strumpf A, Maier C (2005) Risikofaktoren für Missbrauch und Abhängigkeit bei der Opioidtherapie chronischer nicht-tumorbedingter Schmerzen. Schmerz 19: 434–440

Jurna I, Motsch J (1993) Nichtanalgetika: Antidepressiva, Antikonvulsiva, Neuropleptika, Tranquillantien und zentrale Muskelrelaxanzien, Clonidin, Cortison. In: Zenz M, Jurna I (Hrsg) Lehrbuch der Schmerztherapie. Wissenschaftliche Verlagsgesellschaft, Stuttgart, S 155–165

Kanfer FH, Reinecker H, Schmelzer D (1996) Selbstmanagement-Therapie. Springer, Berlin Heidelberg

Kielholz P, Ladewig D (1972) Die Drogenabhängigkeit des modernen Menschen. Lehmann, München

Koob GF, Ahmed SH, Boutrel B et al (2004) Neurobiological mechanisms in the transition from drug use to drug dependence. Neurosci Biobehav Rev 27: 739–749

Kouyanou K, Pither CE, Wessely S (1997) Medication misuse, abuse and dependence in chronic pain patients. J Psychosom Res 43: 497–504

Nilges P (1992) Schmerz und Kontrollüberzeugungen. In: Geissner E, Jungnitsch G (Hrsg) Psychologie des Schmerzes. Psychologie Verlags-Union, Weinheim, S 123–131

Nilges P (2005) Psychologische Schmerztherapie und Opioide – Ein Widerspruch? Schmerz 19: 441–446

Poser W, Poser S (1996) Medikamente – Missbrauch und Abhängigkeit. Thieme, Stuttgart

Wallasch TM (1992) Medikamentös induzierter Kopfschmerz. Fortschr Neurol Psychiatr 60: 114–118

Zenz M, Strumpf M, Willweber-Strumpf A (1990) Orale Opiattherapie bei Patienten mit nicht malignen Schmerzen. Schmerz 4: 14–21

Praxis der Schmerztherapie – kritische Reflexion aus der Patientenperspektive

U. Frede

23.1   Einführung   – 432

23.2   Kognitiv-behaviorale Ansätze   – 432

23.3   Achtsamkeits- und akzeptanzbasierte Ansätze   – 436

23.4   Ein alternatives Welt- und Schmerzverständnis   – 439

23.5   Therapeutische Grundhaltungen   – 440

23.6   Fazlt   – 446

Literatur   – 446

B. Kröner-Herwig et al. (Hrsg.), *Schmerzpsychotherapie*,
DOI 10.1007/978-3-662-50512-0_23, © Springer-Verlag Berlin Heidelberg 2017

Lernziele

Im vorliegenden Beitrag werden zentrale Grundannahmen psychologischer Schmerztherapie aus der
Patientenperspektive reflektiert, insbesondere die
überwiegend negative Haltung gegenüber chronischem Schmerz sowie die Vorstellung seiner prinzipiellen Kontrollierbarkeit. Ein alternatives Schmerzverständnis wird beschrieben, bei dem Schmerz als
Bestandteil menschlicher Existenz anerkannt wird,
mit dem es zu leben gilt. Abschließend werden
3 therapeutische Grundhaltungen diskutiert, die Betroffenen dabei helfen können, der Herausforderung
durch ihren Schmerz zu begegnen.

23.1   Einführung

Den Schmerz kenne ich aus 2 Perspektiven: zum
einen aus der Perspektive der Psychologin während
meiner langjährigen Arbeit mit Hirntumorpatien-
ten, zum anderen aus der Perspektive der persönlich
Betroffenen nach **3 Operationen an der Wirbelsäule** (Nukleotomie L5/S1 mit nachfolgender
Arachnopathie und Instabilität der kaudalen Segmente; doppelseitige Radikolyse und Spondylodese
L5/S1; Sanierung einer Arachnoidalzyste mit Dura-
riss). Im Vordergrund stehen brennende Schmerzen im Kreuz-Steißbein-Bereich und in den Beinen
sowie Schmerzen im Verlauf des Ischiasnervs, die
sich bei senkrechter Haltung der Wirbelsäule jeweils akut steigern, sodass Sitzen, Stehen und Gehen nur kurzfristig möglich sind.

Allein in Deutschland sind schätzungsweise
15–17 Mio. Menschen von anhaltenden oder häufig
wiederkehrenden Schmerzen betroffen, davon »haben etwa 1,5–2 Mio. Patienten schwere und hoch-
problematische Schmerzen« (Kloepfer et al. 2014,
S. 36). Für jeden von ihnen stellt sich die Frage:
»Wie geht es weiter?« Im Rahmen ambulanter und
stationärer Schmerztherapie werden Patienten in
einer Vielzahl unterschiedlicher Strategien unter-
wiesen, die ihnen helfen sollen, ihren Schmerz unter Kontrolle zu halten. Auch Selbsthilferatgeber
und Therapieprogramme legen die Vorstellung
nahe, chronischer Schmerz könne mithilfe bestimmter Techniken überwunden werden. Meine
Erfahrung nach vielen Jahren mit chronischem
Schmerz: Manche Schmerzen hören nicht auf, egal,

was man tut. Diese oder jene Übung kann für manche Menschen in dieser oder jener Situation hilfreich sein. Entscheidend für ein Leben mit anhaltendem Schmerz sind jedoch nicht die Techniken.
Entscheidend ist die **innere Haltung** gegenüber
dem Leben im Allgemeinen, dem Schmerz im Besonderen. Bei aller Unschärfe und Mehrdeutigkeit
des Begriffs »Haltung«: Im vorliegenden Beitrag
sind damit zeitlich stabile Einstellungen, Überzeugungen und Wertorientierungen gemeint.

Im Folgenden sollen zentrale Grundannahmen
schmerztherapeutischer Ansätze beschrieben und
in ihren möglichen Auswirkungen auf Patienten
reflektiert werden. Anschließend möchte ich ein
alternatives Schmerzverständnis diskutieren und
daraus **3 therapeutische Grundhaltungen** ableiten, die mir in der Begegnung mit schmerzkranken
Menschen besonders wichtig erscheinen.

23.2   Kognitiv-behaviorale Ansätze

23.2.1 Die Kontrollprämisse

Wie wir auf Schmerz reagieren, hängt zum einen
davon ab, welche Vorstellungen wir uns von seinem
Wesen machen. Gleichermaßen bestimmend ist
unser Welt- und Menschenbild, d. h. die Art, wie
wir uns selbst und die Welt, in der wir leben, verstehen. In einer Gesellschaft, die das Streben nach
Glück zum vorrangigen Lebensinhalt erklärt, sind
»körperliche wie seelische Schmerzen, das Leiden
allgemein, absolut inakzeptabel« (Schmid 2005,
S. 55). Auch im Rahmen aktueller Schmerzkonzepte wird chronischer Schmerz überwiegend negativ
gesehen – als eine Erfahrung, die kontrolliert und
bewältigt werden muss. Die **Prämisse prinzipieller
Kontrollierbarkeit** spiegelt sich in Titeln von The-
rapieprogrammen wie *Den Schmerz in den Griff
bekommen* (Nicholas et al. 2010), *Schmerzen verlernen* (Richter 2011), *So können Schmerzen überwunden werden* (Karst 2014). In Medien wird verkündet: »Weg mit dem Schmerz: Mit der richtigen Therapie kann heute jedem geholfen werden«, so der
Titel der Zeitschrift *STERN* vom 04.12.2014.
Schmerztherapeuten wie z. B. Peter Levine und
Maggie Phillips (2013, S. 27) bezeichnen ihr Programm als »Weg zur Schmerzfreiheit«.

Die Idee der **Schmerzkontrolle** ist vordergründig beruhigend, zugleich aber – und das ist die Kehrseite – kann diese Vorstellung zur Überschätzung therapeutischer und persönlicher Einflussmöglichkeiten führen. Patienten ebenso wie ihre Therapeuten stehen unter erheblichem Druck. Im Falle mangelnder Schmerzlinderung sind Versagensängste und Schuldzuweisungen mögliche Folgen – auf beiden Seiten.

Anhaltende Kontrollbemühungen kosten Kraft. Zudem halten sie die Betroffenen im Schmerzsystem fest, weil Gedanken und Aktivitäten schließlich nur noch unter dem Gesichtspunkt betrachtet (und bewertet) werden: »Steigern oder mindern sie den Schmerz?« In den ersten Jahren meiner Krankheit waren meine Tage mit Maßnahmen gegen den Schmerz angefüllt: Eintragungen in ein Schmerztagebuch, Entspannungs-, Visualisierungs- und Atemübungen, Massage und Schwimmen, Akupunktur und Akupressur, Übungen zur Dehnung und Kräftigung der Muskulatur, Reflexzonen- und Feldenkrais-Therapie, Rückenschule und Biofeedback usw. Schmerzbewältigung wurde zum Lebensinhalt, der Alltag um den Schmerz herum organisiert. Bis ich mich eines Tages fragte: »Was geschieht hier eigentlich? Ich **habe** Schmerzen. Aber muss ich mich deshalb den ganzen Tag mit ihnen beschäftigen?« Ich klappte das Schmerztagebuch zu und schrieb mich für ein Fernstudium in Literaturwissenschaften ein. Weil ich schon immer gerne gelesen und geschrieben habe – und ich das auch im Liegen gut kann. Manche Patienten malen, einige sticken, wieder andere schreiben Gedichte. Entscheidend ist, etwas zu tun, das den eigenen Fähigkeiten entspricht, Freude macht und **nicht** mit dem Ziel durchgeführt wird, der Schmerz müsse dadurch weniger werden.

> Wenn die Wiederherstellung des schmerzfreien Zustandes nicht möglich ist, besteht die eigentliche Herausforderung darin, den Schmerz in das eigene Leben zu integrieren.

Diese **Integration** wird erschwert, wenn Zeit, Kraft und Energie im Kampf gegen den Schmerz gebunden sind. Wenn wir dagegen nicht (mehr) in Kategorien des Kampfes und der Kontrolle denken, bleiben Zeit, Kraft und Energie für Unternehmungen frei, die nicht auf den Schmerz bezogen sind. Nach

wie vor mache ich Entspannungs- und Atemübungen – jedoch nicht, um gegen den Schmerz zu kämpfen, sondern weil sie mir gut tun. Wenn aber der Schmerz sehr stark ist, zu stark, um noch lesen, schreiben oder sich entspannen zu können? Wenn keine Ablenkung hilft, weder diese noch jene Übung? Dann hilft die akzeptierte Erkenntnis: »Manchmal hilft gar nichts!« Dann kann ich den Schmerz einfach nur aushalten. Nicht, weil ich versagt habe, sondern weil Aushalten dann meine Aufgabe ist – in diesem Moment sehr großer Schmerzen.

Philippe Pozzo di Borgo, querschnittgelähmt und an Phantomschmerzen leidend, schreibt:

> »Es hilft nichts: Ich muss abwarten, es aushalten, nicht dagegen ankämpfen, Kraft schöpfen, wenn es nachlässt, es geschehen lassen, wenn eine neue Attacke kommt. (Pozzo di Borgo 2012, S. 152)«

23.2.2 Dysfunktionale und funktionale Einstellungs- und Verhaltensweisen

Schmerzbewältigungsprogramme haben sich bislang überwiegend an Prinzipien und Interventionen kognitiver Verhaltenstherapie orientiert. Im Rahmen dieser Ansätze werden für Entstehung und Aufrechterhaltung chronischer Schmerzen vor allem **dysfunktionale Einstellungs- und Verhaltensweisen** der Betroffenen verantwortlich gemacht. Davon ausgehend »nimmt die Bearbeitung dysfunktionaler kognitiver Stile (z. B. dichotomes Denken, vor allem aber Katastrophisierungen; ▶ Kap. 7) sowie krankheitsbezogener Grundüberzeugungen und -haltungen (‚beliefs‘) einen zentralen Stellenwert in kognitiv-behavioralen Behandlungsprogrammen ein« (▶ Kap. 19.1).

Was jedoch ist funktional oder dysfunktional im Umgang mit chronischem Schmerz? Die Begriffe sind relativ, d. h., der **Kontext** entscheidet. Das gleiche Verhalten kann für den einen Menschen richtig, für den anderen falsch sein. Der gleiche Gedanke kann in einer bestimmten Situation funktional, zu einem anderen Zeitpunkt und in einer anderen Situation dysfunktional sein. Im Rahmen von Schmerzbewältigungsprogrammen wird dieser

Kontext nicht immer berücksichtigt. Mitunter entsteht der Eindruck, dass es kontextunabhängige, absolut richtige »Bewältigungsfertigkeiten« gibt, durch die der Mensch seinen Schmerz beeinflussen könne.

Die **Diktatur der Funktionalität** lässt für »negative Gefühle« wie beispielsweise Trauer und Angst kaum einen Raum. Im Gegenteil: Sie werden als katastrophisierend und dramatisierend bewertet, als Zeichen maladaptiver Bewältigung. Was aber ist so schlimm an Trauer und Angst? Warum sollten wir nicht weinen, wenn wichtige Lebensmöglichkeiten verloren sind? Was ist falsch daran, angesichts ständiger Schmerzen ab und an zu denken: »Ich bin diesen Schmerz so leid?«

Der Schmerzforscher Walter Zieglgänsberger (2008, S. 2) sieht in »der Angst vor dem Schmerz« den ursächlichen Faktor für die »Abwärtsspirale« von Angst, Rückzug von körperlichen und sozialen Aktivitäten, vermehrtem Schmerz, vermehrter Angst und Depression, vermehrtem Rückzug. Vielleicht aber hat die ablehnende Haltung gegenüber Trauer und Angst noch einen anderen Grund: Gefühle dieser Art können ansteckend sein, den Therapeuten mit eigener Hilflosigkeit, Trauer und Angst konfrontieren. Statt sich mit dem Patienten in seinen Gefühlen zu solidarisieren, werden sie ggf. als schmerzverstärkend und dysfunktional pathologisiert. Womit ihm indirekt vermittelt wird: »Es ist **falsch**, diese Gefühle zu haben!«

Da Körper und Geist eine Einheit bilden, wirkt sich die Art, wie wir fühlen und denken, immer auch auf unser körperliches Befinden aus. Doch werden die Möglichkeiten kognitiv-emotionaler Einflussnahme bei Weitem überschätzt. Unterschätzt wird die **Bedeutung neurobiologischer Mechanismen**, vernachlässigt wird der **Einfluss** *äußerer* **Faktoren** sowie **unbewusster Prozesse**, die sich willentlicher Kontrolle weitgehend entziehen. Wir können uns nicht einfach befehlen, keine Angst mehr zu haben – etwa so, wie wir uns befehlen können, 3-mal täglich Entspannungsübungen zu machen. Wir können nicht einfach aufhören, zu fühlen, was wir fühlen; können unsere Gedanken nicht so kontrollieren, dass wir bestimmte Gedanken nicht denken. Auch wenn wir uns noch so sehr vornehmen, nicht an einen kleinen, blauen Elefanten zu denken, so taucht er dennoch oder gerade

deshalb vor unserem inneren Auge auf. Darin liegt kein persönliches Versagen, dies ist vielmehr in der Beschaffenheit des menschlichen Denkapparates begründet: »[…] Vorstellungen und Gedanken, die man zu unterdrücken versucht, [werden] auf die Dauer eher stärker […]« (Wengenroth 2008, S. 275).

> ◗ Der Glaube an die Macht von Bewältigungskognitionen zeugt von einer unguten Überschätzung der Machbarkeit des Lebens. Ungut deshalb, weil diese Überschätzung im Falle chronischer Schmerzen dazu führen kann, den Schmerz einseitig in die Verantwortlichkeit des Betroffenen zu stellen.

Linderung chronischer Schmerzen ist keine Frage positiver Affirmationen. Ebenso wenig wie negatives Denken mit neurotischer Störung gleichgesetzt werden kann. Denn unser Geist besitzt von Natur aus die Neigung, »zu bewerten, zu vergleichen, zu kritisieren – und dadurch Fehler, Mängel und Probleme zu sehen« (Harris 2013, S. 108). Negatives Denken als dysfunktional zu pathologisieren, wird der Funktionsweise unseres Geistes nicht gerecht, setzt Betroffene unnötig des Vorwurfs aus, etwas sei falsch mit ihnen. Für Patienten und Therapeuten gleichermaßen entlastend wäre es, negatives Denken als das zu sehen, was es ist – ein »absolut natürlicher psychischer Prozess des normalen, gesunden menschlichen Geistes« (Harris 2013, S. 108).

Erlebnisbericht
Während einer osteopathischen Behandlung, die mir sehr gut tut, laufen mir plötzlich Tränen über das Gesicht. Sofort bitte ich um Entschuldigung. Der Therapeut sieht mich an – Gelassenheit in seinen Augen: »Warum entschuldigen Sie sich? Sie haben doch allen Grund, traurig zu sein.« Diese Worte sind mit die tröstlichsten, die ich in all den Jahren meiner Erkrankung gehört habe. Es ist, als ob eine Last von mir abfiele, die Last, nach außen hin immer »positiv gestimmt« zu erscheinen.

23.2.3 Der typische Schmerzpatient

Chronisch schmerzkranke Menschen leiden darunter, wenn sie nicht als Herr A. oder Frau B., sondern »nur« als Schmerzpatient/in wahrgenommen werden. In diesem Fall werden Denk- und Verhaltensweisen unterstellt, die dem Bild eines fiktiven Durchschnittspatienten entsprechen – einem Bild, das den Betroffenen auf sozial überwiegend **negativ bewertete Züge** festlegt, auf ein ungünstiges Krankheitsverhalten, gekennzeichnet durch Hilflosigkeit, Ohnmacht und Resignation, Angst vor Schmerz und Beeinträchtigung, Katastrophisieren und depressive Verstimmung, ausgeprägtes Vermeidungsverhalten und Rückzug von normalen Alltagsaktivitäten (▶ Kap. 7).

Zweifellos gibt es Patienten, die Vermeidungsverhalten zeigen, die katastrophisieren, depressiv verstimmt sind und sich von Alltagsaktivitäten zurückziehen. Doch es gibt auch Patienten, die dieses Verhalten nicht zeigen. Bedenklich sind **Vereinfachung** und **Verallgemeinerung** von Aussagen, wenn sie nicht als Hypothese, sondern als Wahrheit über die gesamte Gruppe von Patienten formuliert werden. Folgende **Auswirkungen** sind zu bedenken:

- Der Begriff »**Schmerzpatient**« suggeriert ein einheitliches Störungsbild, doch verbergen sich hinter dieser Bezeichnung höchst unterschiedliche Persönlichkeiten mit höchst verschiedenen Einschränkungen und Befindlichkeiten. Den Schmerzpatienten als Gattung gibt es nicht! Es gibt immer nur diesen einen Menschen – mit einem ganz bestimmten Schmerz, einem ganz konkreten Lebenshintergrund sowie ganz persönlichen Wertvorstellungen und Bedürfnissen.
- **Entindividualisierung** und **Standardisierung** können dazu führen, dass sich der Therapeut vorzugsweise am Bild des »typischen Schmerzpatienten« orientiert, statt offen zu sein und zu bleiben für das individuelle Erleben des Betroffenen, für seine spezifischen Begrenzungen zum einen, seine Kraftquellen zum anderen. Eine differenzierte, auf die Person und Situation des Patienten bezogene Hilfe wird eher erschwert.
- Die Orientierung am Bild des Durchschnittspatienten gefährdet eine ausreichende **Berück-**

sichtigung äußerer Bedingungen, unter denen der Betroffene lebt und die zumindest mitverantwortlich sein können für die Ausbildung bestimmter Verhaltensweisen. Nicht selten wird als »Fehlverhalten« diagnostiziert, was – genau besehen – nichts anderes ist als eine ganz natürliche Reaktion auf Bedingungen, denen Menschen im Falle chronischer Erkrankung ausgesetzt sind. Das Konzept vom »typischen Schmerzpatienten« legt nahe, den Schmerz zu psychologisieren, ihn als Zeichen der Maladaptivität ungünstiger attributionaler Kognitionen zu sehen (▶ Kap. 7), wobei die Chronifizierung als Beweis für das Vorliegen dysfunktionaler Reaktionen gilt (sonst wäre der Schmerz nicht chronisch geworden). Ein solcher Umkehrschluss von der Wirkung (Schmerz) auf die Ursache (dysfunktionales Verhalten) ist **unwissenschaftlich** und die damit verbundene Entwertung des Patienten **untherapeutisch**.

- Das explizite Anliegen kognitiv behavioraler Ansätze besteht darin, die Selbstkontrolle und Bewältigungskompetenzen des Patienten zu fördern (▶ Kap. 19). Implizit wird damit unterstellt, dass seine Selbstkontrolle und Bewältigungskompetenzen bislang unzureichend sind. Auch Beschreibungsmerkmale des »typischen Schmerzpatienten« wie »misserfolgsängstlich«, »passiv-resignativ«, »dramatisierend« und »vermeidend« können als moralisierende **Schuldzuweisung** verstanden werden. Der Patient hat nun zweierlei zu tragen: zum einen den Schmerz, zum anderen die Vorstellung, sich falsch zu verhalten.
- Vorschnelle **Psychologisierungen** tragen mit dazu bei, dass »chronische Schmerzpatienten […] im klinischen Alltag oft als schwierige Patienten« gelten (Lahmann 2014, S. 41). Schwierig jedoch ist meist nicht der Patient, vielmehr die **Lage**, in der er sich befindet. Diese Lage wird nur zum Teil von seinem Verhalten bestimmt, darüber hinaus immer auch von konstitutionellen Faktoren, gesellschaftlichen Gegebenheiten und Verhaltensweisen seiner Umwelt.
- Die Rückführung chronischer Schmerzen auf psychologische Mechanismen ermöglicht es,

dagegen unterliegen dem Diktat funktionaler (= richtiger) Reaktionen, sind orientiert an der Losung vom schmerzfreien, zumindest schmerzgelinderten Menschen. Veränderungen werden explizit angestrebt. Um 2 Beispiele zu nennen: Die »Achtsamkeitsbasierte Schmerztherapie« von Peter und Iris Tamme (2010, S. 9) hat zum Ziel, »das Schmerzerleben zu verändern und dadurch zu kontrollieren«. Peter Levine und Maggie Phillips (2013, S. 17) wollen ihren Lesern zu einem Leben verhelfen, das »frei von Schmerz und voller Vitalität und Antriebskraft ist«. Zielvorstellungen dieser Art entsprechen dem Anliegen westlicher Reparaturmedizin, nicht aber der fernöstlichen Achtsamkeitshaltung, bei welcher der Schmerz weder beseitigt noch verringert, sondern einfach nur **erlebt** werden soll.

— Von der Sicht »Schmerz als Feind« sind viele Schmerztherapeuten »inzwischen abgerückt« (Hildebrandt et al. 2014, S. 31). Genau genommen aber haben sich nur die Begriffe verändert, nicht die dahinterstehende Einstellung: Man spricht nicht mehr von einem »Feind«, dafür von einem »Monster«, »Ungeheuer« oder »Folterknecht« (Dahl u. Lundgren 2006, Thunert 2012, Wengenroth 2008). Begriffe dieser Art zeugen davon, dass chronischer Schmerz keineswegs wertfrei wahrgenommen, nach wie vor zutiefst verneint und gefürchtet wird. Der Begriff **Monster** (entlehnt aus dem lateinischen »monstrum«) steht für ein »mahnendes Zeichen der Götter durch eine widernatürliche Erscheinung« (Kluge 1999, S. 568) und wird gemeinhin für ein Geschehen oder Objekt verwendet, das als wenig greifbar, deshalb als besonders angstauslösend und bedrohlich erlebt wird, bedrohlicher noch als etwas, das man als »Feind« bezeichnet. Schmerztherapeuten bedienen sich hier einer Sprache, die sie bei ihren Patienten als »dramatisierend« und »dysfunktional« bewerten würden.

Zusammengefasst: Achtsamkeits- und akzeptanzbasierte Behandlungsprogramme haben zwar einige Techniken der fernöstlichen Achtsamkeitspraxis übernommen, ihr Welt- und Schmerzverständnis aber ist unverändert geprägt vom westlichen **Glauben an die Machbarkeit des Lebens,** von einer grundsätzlich **ablehnenden Haltung gegenüber dem Leid.**

Aus meiner Sicht einer persönlich Betroffenen mangelt es nicht an Techniken! Was vielmehr Not tut, ist eine veränderte **Einstellung!** Eine Einstellung wertfreier **Akzeptanz** und **Achtsamkeit** – aufseiten aller Betroffenen, der Patienten ebenso wie der Therapeuten. Nicht die von einem Patienten geforderte, sondern die im Kontakt mit ihm gelebte achtsam-akzeptierende Haltung kann es ihm erleichtern, dem Schmerz seinerseits mit Achtsamkeit und Akzeptanz zu begegnen. Die vordringliche Frage lautet deshalb nicht: »Ist der Patient achtsam? Akzeptiert der Patient?« Entscheidend ist zunächst einmal die Frage: »Kann der Therapeut sein eigenes wie auch das Erleben seiner Patienten achtsam beobachten? Kann der Therapeut akzeptieren, dass nicht jedes Leid lösbar, nicht jeder Schmerz kontrollierbar und die Antwort auf chronischen Schmerz nicht allgemein vorgebbar ist?«

Danach gefragt, welchen Wunsch sie an Ärzte und andere Therapeuten habe, sagt eine Schmerzpatientin:

> » »[…] dass ich mir mehr wünsche, insgesamt, eine größere Akzeptanz dem Leid gegenüber. Also nicht so zu tun, als ob das Leid etwas sei, das es eigentlich nicht geben sollte. Weil, dann fühlt man sich als Betroffener ziemlich im Abseits. Sondern dass Leid wirklich ein Bestandteil unseres Lebens ist und dass man deshalb nicht herausfällt aus der Welt. Dann wird es auch für chronisch Kranke leichter. Sehr viel leichter. (Wagner 2014, S. 1)«

> **In jüngster Zeit werden im Rahmen schmerztherapeutischer Behandlung vermehrt Techniken zur Förderung von Achtsamkeit und Akzeptanz eingesetzt. Genau besehen hat sich für den Patienten nur vordergründig etwas geändert. Sowohl beim Bewältigungs- als auch beim Achtsamkeitsansatz muss er einer von außen vorgegebenen Norm genügen. Beide Ansätze betonen die Bedeutung dysfunktionaler und funktionaler Reaktionen, überschätzen die Kraft gedanklicher Einflussnahme. Unberücksichtigt bleibt die**

Abhängigkeit des Menschen von äußeren Faktoren sowie von biologischen Gegebenheiten, die er nicht kontrollieren kann – weder durch Bewältigungsstrategien noch durch Techniken achtsam-akzeptierender Beobachtung. Akzeptanz, die mittels bestimmter Übungen als Zugpferd vor den Wagen therapeutischer Heilsvorstellungen gespannt wird, ist keine Akzeptanz, lediglich Mittel zum Zweck im Kampf gegen den Schmerz. Nicht im »Was« bestimmter Techniken, sondern im »Wie« ihrer Anwendung liegt der Schlüssel ihrer Wirkung. Wobei dieses »Wie« im Welt- und Schmerzverständnis desjenigen verankert ist, der diese Techniken durchführt.

23.4 Ein alternatives Welt- und Schmerzverständnis

Ungeachtet aller Fortschritte in Medizin, Pharmazie und Psychologie konfrontiert uns der **chronische Schmerz** nach wie vor mit den **Grenzen persönlicher und therapeutischer Möglichkeiten**. Lösungsversuche durch die Kombination unterschiedlichster Verfahren und die Suche nach immer neuen Bewältigungsstrategien führen letztlich nicht weiter, können ihrerseits zum Problem werden und das Leiden am Schmerz noch verstärken. Welche alternative Sicht chronischer Schmerzen gibt es? Welche Vorstellungen vom Wesen des Schmerzes könnten hilfreicher sein als die Vorstellung seiner Kontrollierbarkeit durch funktionales Denken und achtsam-akzeptierende Beobachtung?

Von Beginn meiner Erkrankung an habe ich Autobiografien und Biografien von und über Menschen gelesen, die selbst schwer erkrankt waren oder noch sind. Bei aller Verschiedenheit der Charaktere und Lebensläufe ist das Ausmaß erstaunlich, in dem kranke Menschen aller Zeiten und Kulturen darin übereinstimmen, dass dem wirklich Unbeeinflussbaren gegenüber nur die **Zustimmung** bleibt. Zustimmung bedeutet nicht, den Schmerz passiv hinzunehmen oder ihn gut zu finden. Zustimmung heißt, den **Schmerz** anzuerkennen – als unausweichlich **zum Menschsein gehörig**. Auch Theologen, Philosophen, Schriftsteller und Dichter empfehlen, den Schmerz nicht als Unheil zu betrachten, sondern als Bestandteil menschlicher Existenz. Wie Alter, Krankheit und Tod so gehört auch der Schmerz zu den Bedingungen, unter denen wir dieses Leben angetreten sind, ob uns diese Bedingungen nun gefallen oder nicht. Leben heißt immer auch leiden. Wer die Schattenseiten des Lebens zu bekämpfen versucht, kämpft gegen einen Teil des Lebens. Weshalb wir sie weder verdammen oder beschönigen noch sonst irgendwie bewerten, sie vielmehr akzeptieren sollten – als Einschränkungen, die das Leben für uns bereithält.

Die hier beschriebenen Vorstellungen vom Leben im Allgemeinen, vom Schmerz im Besonderen gefährden den gesellschaftlich vorherrschenden Machbarkeitswahn, befreien jedoch von der Last übergroßer Verantwortlichkeit, bewahren vor Schuldgefühlen und Versagensangst. Der chronische Schmerz wird auf diese Weise nicht aufgelöst, wohl aber wird der **sekundäre Schmerz** gelindert, der aus der Spannung des Kampfes heraus entsteht. Wie wir überhaupt gelassener werden, wenn wir damit aufhören, die Dinge anders haben zu wollen, als sie sind.

Schmerzen tun weh, Schmerzen erschöpfen. Doch sind sie kein Übel, das wir bekämpfen, kein Monster, von dem wir uns durch achtsame Beobachtung befreien könnten. So wichtig es auch ist, den persönlichen Einfluss auf den Verlauf einer Krankheit zu betonen, so ist doch **Bescheidenheit** angesagt bezüglich dessen, was wir durch unser Denken und Handeln erreichen können: Bestimmte Aspekte unserer Situation können wir beeinflussen. Andere Aspekte liegen außerhalb unserer Einflussmöglichkeiten. Unsere Eigenverantwortung besteht nicht darin, uns kraft unseres Geistes über den Körper zu erheben. Sie besteht vielmehr darin, unsere Fähigkeiten innerhalb der vorgegebenen Grenzen zu nutzen. Auch wenn das mitunter bedeutet, dorthin zu gehen, wohin der Schmerz uns führt – in ein anderes, deshalb aber nicht unbedingt schlechteres Leben. Nicht mit jedem Schmerz lässt sich in die Richtung fahren, in die wir fahren wollen (▶ Abschn. 23.3). Wir können Naturgesetze nicht außer Kraft setzen. Besser, wir lernen, mit ihnen zu leben.

Wie das im Falle chronischer Schmerzen aussieht, kann nicht allgemeingültig vorgegeben werden. Denn die Wege für ein Leben mit Schmerz sind

23

so verschieden, wie die Menschen verschieden sind, die diesen Schmerz haben: Eine Rose will anders behandelt sein als ein Kaktus. Einige Pflanzen brauchen viel, andere wenig Wasser, einige Pflanzen gedeihen am besten im Schatten, andere lieben das Licht. Alle Pflanzen gleich zu behandeln, würde zwangsläufig dazu führen, dass viele Pflanzen falsch behandelt werden. **Es gibt keine wahren Regeln – für Pflanzen nicht und auch nicht für Menschen.** Weshalb Aufgabe und Herausforderung des Therapeuten darin bestehen, für jeden Patienten neu herauszufinden, ob er viel oder wenig »Wasser«, viel oder wenig »Licht« für sein Wachstum benötigt. Die Suche nach günstigen Wachstumsbedingungen ist keine Frage von »richtig« oder »falsch«, sondern von »passend« oder »unpassend« – bezogen auf Einzigartigkeit und Besonderheit der konkreten Person.

> ❯❯ Viele Fragen um das Geheimnis Schmerz sind nach wie vor offen. Auch die hier vorgestellte Sicht muss nicht unbedingt richtig sein. Was mir jedoch wichtig erscheint: Die Auswirkungen zu bedenken, die unsere Vorstellungen vom Schmerz auf Betroffene haben. Solange wir an der Vorstellung festhalten, Kontrolle von Schmerz sei prinzipiell möglich, stehen wir unter erheblichem Druck, Patienten und Therapeuten gleichermaßen. Können wir dagegen auf den Mythos der Machbarkeit verzichten, wird es Patienten wie Therapeuten leichter fallen, Schmerz als Bestandteil des Daseins anzuerkennen, mit dem es zu leben gilt. Nicht jeder chronische Schmerz lässt sich lindern. Was sich aber lindern lässt, ist das zusätzliche Leid, das aus dem ständigen Bemühen um Bewältigung und dem direkten oder indirekten Vorwurf dysfunktionalen Verhaltens erwachsen kann.

23.5   Therapeutische Grundhaltungen

Aus dem zuvor beschriebenen Schmerzverständnis lassen sich 3 therapeutische Grundhaltungen ableiten, die mir bei der Begleitung schmerzkranker Menschen besonders hilfreich erscheinen: **Standhalten, Wertorientierung und Mitgefühl**.

23.5.1 Standhalten

> **Erlebnisbericht**
> Ich komme vom Radiologen, bringe meinem Arzt Bilder und Befund der Kernspintomografie mit. Er wirft einen Blick auf die Unterlagen, kommt hinter seinem Schreibtisch hervor, zieht einen Stuhl heran, setzt sich an meine Seite und sagt: »Scheiße.« Einen Moment lang legt er seine Hand auf meine Hand – und schweigt. »Scheiße« ist genau das Wort, das mir die ganze Zeit über im Kopf »herumgeht«. Es von einem anderen laut ausgesprochen zu hören, tut gut. Wenn auch mit meiner Wirbelsäule einiges nicht zu stimmen scheint, so doch mit meiner Reaktion (denn offensichtlich empfindet mein Gegenüber ähnlich wie ich). Wir beide wissen, dass mein früheres Leben mit dieser Diagnose vorbei ist. Was kann man in einer solchen Situation Tröstliches tun oder sagen? Der Arzt hätte mir die Aufnahmen erklären oder Vorschläge zum weiteren Vorgehen machen können. All dies hat er getan – später. Zunächst hält er Schrecken und Sprachlosigkeit gemeinsam mit mir aus.

Standhalten erwächst aus der Bereitschaft, sich auch auf leidvolle Erfahrungen des Patienten einzulassen und sie für einen Moment gemeinsam mit ihm zu tragen. Das heißt, Standhalten bedeutet eben das, was das Wort besagt, seinen **Stand zu behalten**, beim Patienten zu bleiben und anzuhören, was auch immer an Worten oder Tränen aus ihm herauskommen möchte, eine Weile mit ihm zu schweigen oder ihn kurz zu berühren. Ein großes Leid will zunächst einfach **wahrgenommen** werden! Ein Therapeut, der das Leid des Betroffenen in seiner vollen Größe anerkennen kann, bestätigt ihn in seiner Existenz, bejaht ihn als einen Menschen, dem Schweres widerfahren ist.

Die vorschnelle Konfrontation mit funktionalen Bewältigungsstrategien sowie der Hinweis auf die Bedeutung der Eigenverantwortlichkeit können beim Betroffenen den Eindruck erwecken, etwas falsch zu machen, die falschen Gefühle zu haben, die falschen Gedanken. Ein Therapeut dagegen, der sich dem **Leid des Patienten zuwenden** und darüber ebenso selbstverständlich reden kann wie über andere Aspekte des Lebens, nimmt ihn und sein Erleben ernst: »Es ist in Ordnung, so zu fühlen.« Erfahrungen dieser Art lindern zwar nicht den Schmerz, wirken jedoch tröstlich angesichts der Erkenntnis, dass der eigene Körper zerbrechlich und das Leben nicht immer gerecht ist. Argumente dringen meist nicht durch in das Innerste eines Menschen, der verzweifelt ist. Was aber durchdringt, ist die körperliche und emotionale Anwesenheit eines Menschen, der weiß, dass es für bestimmte Erfahrungen keinen Trost gibt, der dem Betroffenen mit seinen Worten, mit seiner Mimik und Gestik vermittelt: »Ich sehe Ihren Schmerz. Ich achte und respektiere Sie mit Ihrem Schmerz!«

Zustimmung gegenüber den dunklen Seiten des Lebens kann nicht allein über den Verstand erreicht werden. Sie **entwickelt** sich. Meistens nur langsam – und nicht selten aus ihrem Gegenteil: aus Verneinung, aus Trauer und Angst. Erst muss man traurig sein über das, was man verloren hat. Erst dann kann die Einsicht in die Unabänderlichkeit bestimmter Dinge wachsen – ganz allmählich, auf dem Boden von Trauer und Angst. Man kann diese Phase nicht überspringen. Man muss sie durchleben, so schwer das auch ist. Was hilft, ist, jemanden an seiner Seite zu haben, der das versteht, der akzeptiert, dass Akzeptieren nicht immer leicht ist. Akzeptanz und Gelassenheit des Therapeuten angesichts von Krankheit und Schmerz geben dem Patienten die Kraft, sich diesen Erfahrungen seinerseits zuzuwenden, um sie, wenn vielleicht auch erst eines fernen Tages, annehmen und in sein Leben integrieren zu können.

> ❯ Unabhängig von aller Individualität des Vorgehens: Die Bereitschaft des Therapeuten, den leidvollen Erfahrungen des Patienten standzuhalten, ist zentrale Voraussetzung einer jeden Begleitung. Die körperliche und emotionale Anwesenheit eines anderen Menschen, der dem Leid nicht auszuweichen sucht, erleichtert es dem Betroffenen, seinerseits standzuhalten – im Prozess der Erkenntnis und Anerkenntnis dessen, was ihm widerfahren ist.

23.5.2 Wertorientierung

> **Erlebnisbericht**
> Nach der Erstanamnese fragt mich eine Ärztin: »Wenn ich Ihnen so zuhöre: Sie haben sehr viel mitgemacht. Und doch wirken Sie ganz gefasst. Was gibt Ihnen die Kraft, all das auszuhalten?« Mit dieser Frage sind wir nicht mehr bei meinem Schmerz. Wir sind bei meinen Kraftquellen. – Ein anderer Arzt stellt mir bei jeder Begegnung eine Frage, die nichts mit meiner Krankheit zu tun hat. Beispielsweise fragt er nach dem Buch, das ich während des Wartens gelesen habe, oder nach meiner Meinung zu einem bestimmten Aspekt der Gesundheitspolitik. – Mit einem solchen Verhalten wird mir signalisiert: »Sie sind mehr als der Schmerz. Es gibt noch eine Menge anderes in Ihrem Leben.«

Zentral für die Haltung der Wertorientierung ist die Abhängigkeit aller Interventionen von den Gegebenheiten des jeweiligen Patienten. So unterschiedlich diese Interventionen auch sein mögen, so haben sie doch einen **gemeinsamen Nenner**: Der Patient wird nicht nur als Träger einer Krankheit gesehen, vielmehr als Mensch mit vielen Eigenschaften, Fähigkeiten und Erfahrungen – als Mensch, von dem mitunter auch er, der Therapeut, etwas lernen kann. Beispielsweise könnte der Therapeut den Patienten nach (gegenwärtigen oder früheren) beruflichen Tätigkeiten fragen, nach seinen Begabungen, Interessen und Freizeitaktivitäten, seinen Kindern und Enkelkindern. Er könnte sich nach Erlebnissen des Patienten erkundigen, auf die er noch heute stolz ist, nach Aspekten seiner Person und Situation, die er auf keinen Fall anders haben möchte.

> ❯ Der Schwerpunkt der Therapiegespräche liegt somit nicht auf den vorgeblich unzureichenden Bewältigungsstrategien des Patienten, sondern auf seinen Ressourcen, auf seinen seelisch-geistigen Kräften ebenso wie auf Personen und Dingen in seinem Umfeld, die für ihn von Wert und Bedeutung sind.

Die Erfahrung, dass sich der Therapeut nicht nur für seine Krankheit, sondern für ihn als Mensch in-

23

teressiert, stärkt das **Selbstwert- und Identitäts-erleben** des Betroffenen, lässt ihn erkennen, dass er aus mehr besteht als aus Krankheit und Schmerz. Nicht selten ergeben sich aus einer Aktivierung lebensgeschichtlicher Erfahrungen auch Hinweise für den Umgang mit **derzeitigen Belastungen**, angeregt etwa durch Fragen wie: »Wer oder was hat Ihnen bei früheren Krisen Ihres Lebens Halt und Kraft gegeben?«

Unabhängig von Alter, Geschlecht oder Bildungsstand betonen chronisch erkrankte Menschen, wie wichtig es sei, das eigene Leben zu überdenken und an die veränderten Bedingungen anzupassen. Was im Falle chronischer Schmerzen fast immer bedeutet, ein neues Lebenskonzept zu entwickeln, in dem auch der Schmerz seinen Platz hat. Entscheidend für diesen **Prozess der Neuorientierung** sind die Werte des Menschen, seine inneren und äußeren Kraftquellen. Weshalb die **Aktivierung des Wertesystems** zu den vorrangigen Aufgaben therapeutischer Begleitung gehört.

Hilfreich in diesem Zusammenhang sind Fragen wie: »Wer oder was gibt Ihnen Halt im Leben? Was ist Ihnen wirklich wichtig? Welche Vorstellungen bestimmen Ihr Leben? Welche Werte und Anliegen machen Ihre Persönlichkeit aus? Was für ein Mensch möchten Sie sein?« Werte sind etwas anderes als Ziele. Ob wir unsere Ziele erreichen, hängt zum einen von unseren persönlichen Fähigkeiten ab, zugleich auch von Faktoren, die sich unserem Einfluss entziehen. Wenn alles gut läuft, gelangen wir irgendwann an unser Ziel und können uns neuen Zielen zuwenden. Werte dagegen begleiten uns, meist ein Leben lang, sind wie ein Kompass, der uns die Richtung weist. Um ein Beispiel zu nennen: Das Ziel, einmal in der Woche ehrenamtlich im Altenheim alleinstehende alte Menschen zu besuchen, kann durch eine schwere Krankheit vereitelt werden. Der **Wert der Hilfsbereitschaft** jedoch bleibt erhalten. Worauf es jetzt ankommt: Sich andere Wege zu suchen, wie die eigenen Werte auch weiterhin realisiert werden können – Wege, die mit den vorgegebenen Grenzen vereinbar sind. Aus der Orientierung an überdauernden Werten kann dem Betroffenen ein Gefühl für die Kontinuität seines Lebens erwachsen, trotz vielfältiger Änderungen seiner äußeren Situation.

Die Auseinandersetzung mit seinen Werten vermittelt dem Patienten zudem die Erfahrung, dass es etwas gibt, das größer ist als er selbst und damit auch größer als sein Schmerz: Wenn Herr A. nicht ständig über seine Schmerzen klagt, so tut er das nicht für sich, sondern aus Liebe zu seiner Frau, die er nicht mehr belasten will, als dies seiner Erkrankung wegen ohnehin schon geschieht. Wenn Frau B. ihrer starken Schmerzen wegen keine Überdosis an Medikamenten schluckt, so vor allem deshalb nicht, weil sie ihren Kindern den damit verbundenen Kummer ersparen, weil sie ihnen vorleben möchte, sich in schweren Zeiten nicht »unterkriegen« zu lassen. Die Verwirklichung bestimmter Werte verleiht dem eigenen Leben Sinn und Bedeutung – auch dann, wenn Selbstbestätigung und Sinnerfüllung über die Bewältigung bestimmter Aufgaben im beruflichen und privaten Bereich nicht mehr möglich sind.

Chronischer Schmerz ist kein in sich geschlossener Komplex, dem gegenüber der Betroffene eine bestimmte Einstellung entwickelt, die dann für alle Zeiten bestehen bleibt. Fast jeder Patient nimmt gegenüber den einzelnen Aspekten seiner Situation durchaus **unterschiedliche Haltungen** ein: Vieles kann er akzeptieren, mit manchem tut er sich schwer, mit einigen Einschränkungen kommt er gar nicht zurecht. Therapeutische Wertorientierung bedeutet, Geduld zu haben angesichts dieser **Mehrgleisigkeit im Fühlen und Denken** des Patienten, sie nicht zu pathologisieren, vielmehr anzuerkennen als seine ganz persönliche Form der Auseinandersetzung mit seinem Schmerz.

Wertorientierung hat nichts mit fassadenhafter Höflichkeit oder Harmonisierung zu tun. Sie ist nur wirksam, wenn sie **aufrichtig** ist, was gegebenenfalls auch bedeuten kann, Unstimmigkeiten direkt anzusprechen. Und das nicht nur in wohlgeordneten Sätzen. Beispielsweise kann es ausgesprochen wertorientiert sein, wenn der Therapeut über ein offensichtlich selbstschädigendes Verhalten seines Patienten in Zorn gerät: »Frau C., ich mache mir Sorgen! Es lässt mich nicht kalt, was Sie da mit sich anstellen!« Wertorientierung und Zorn schließen einander nicht aus – im Gegenteil. Wem an einem anderen Menschen etwas liegt, wird zornig, wenn er bemerkt, dass dieser etwas tut, das ihm schadet. Das Gegenteil von Wertorientierung ist Gleichgültigkeit. Ein gleichgültiger Therapeut hat bestenfalls ein theoretisches Interesse am Patienten, genauer: an seinem »Fall«. Einem wertorientierten Therapeuten geht es um den Menschen – und es ist ihm nicht egal, was aus diesem wird.

Ausschlaggebend dafür, dass der Patient die Wertorientierung seines Therapeuten als solche erkennen kann, sind weniger die Interventionen an sich. Entscheidend ist vor allem sein **nonverbales Verhalten**, seine Mimik und Gestik. Viele Gesten, in denen Wertorientierung zum Ausdruck kommt, sind eine Sache des Augenblicks: Nennt der Therapeut den Patienten bei seinem Namen? Schaut er ihn an oder weicht er seinem Blick aus? Wirkt er konzentriert und auf ihn bezogen oder scheint er mit seinen Gedanken woanders zu sein? Nickt er dem Patienten bei einer zufälligen Begegnung zu oder eilt er grußlos vorbei? Wertorientierte Zuwendung beeinflusst nicht nur die Beziehung zwischen Therapeut und Patient, sondern auch die Beziehung des Patienten **zu sich selbst**: Je mehr sich ein Mensch von anderen wahr- und angenommen fühlt, umso eher wird er sich auch selbst (wieder) bejahen können als der, der er **ist**, auch mit seinem Schmerz.

> Wertorientierung bedeutet, zur *Person* des Patienten eine Beziehung herzustellen (statt zu seiner Pathologie), ihn nicht nur als Schmerzpatienten zu sehen, sondern als einen Menschen, der aus mehr besteht als aus Schmerz. Der Schwerpunkt therapeutischer Interventionen liegt nicht auf möglichen Fehlhaltungen und Defiziten, sondern auf den Werten und Kraftquellen des Betroffenen, die ihm inneres »Heil-Sein« ermöglichen, auch dann, wenn Schmerzlinderung kaum mehr zu erwarten ist . Ein verstärktes Bewusstsein für die positiven Aspekte der eigenen Person und Situation vermag zwar den Schmerz nicht zu lindern, hilft aber, ihn zu tragen.

23.5.3 Mitgefühl

Erlebnisbericht

Ich liege im Krankenhaus. Es ist spätabends. Für den nächsten Tag ist ein Eingriff an der Wirbelsäule geplant – ein bislang wenig erprobtes Therapieverfahren. Sollte ich mich besser dagegen entscheiden? Aber welche Alternativen bleiben mir? Ich habe Angst, kann nicht einschlafen, mich auch nicht auf mein Buch konzentrieren. Da klopft es. Mein Arzt betritt das Zimmer, zieht einen Stuhl an mein Bett, fragt, ob er sich einen Moment zu mir setzen dürfe: »Sie haben Angst, nicht wahr?« Ich nicke. Er bestätigt mein Nicken, meine Angst: »Ja, das sind so Entscheidungen, die man am liebsten nicht treffen möchte. Weil man erst im Nachhinein weiß, ob man sich besser so oder so entschieden hätte.« Dann berichtet er von einer schweren Entscheidung, die er während einer Nachtschicht auf der Intensivstation hatte treffen müssen. Ich höre zu – und werde ruhiger. Indem der Arzt mich an einer eigenen Angst teilhaben lässt, solidarisiert er sich mit mir in meiner Angst angesichts der Erkenntnis: Es gibt Situationen im Leben, da wissen wir nicht, was richtig oder falsch ist, da können wir nur nach bestem Wissen und Gewissen entscheiden. Alles Weitere liegt nicht in unserer Hand.

Der Arzt spricht meine Angst an – als verständlich und nachvollziehbar. Damit verwirklicht er einen entscheidenden Aspekt dessen, was Mitgefühl ausmacht: Keine Angst zu haben vor der Angst des Patienten, sie vielmehr, jenseits aller Bewertung, als das zu sehen, was sie ist – eine normale, menschliche Reaktion auf Bedrohung. Mitgefühl urteilt nicht, fordert nicht (z. B. Bewältigung), setzt nicht unter Druck (positiv zu denken, sein Schicksal zu akzeptieren), ist aber nicht nur passiver Trost, sondern eine Kraft, die es dem Betroffenen erleichtert, sich der Wirklichkeit seines Leidens zu stellen. Leid kann nicht überwunden werden, solange es nicht gewürdigt worden ist. Der Therapeut würdigt das Leid eines schmerzkranken Menschen, indem er sich darauf **einlässt**, auch auf seine damit verbundene Trauer und Angst.

> ⊙ Mitgefühl heißt, die Lage des Patienten nicht nur von außen zu betrachten, sondern zu versuchen, sie von innen heraus zu erfassen, auch dann, wenn es sich um eine Situation handelt, für die es – zumindest in diesem Moment – keine Lösung gibt, die man einfach »nur« aushalten kann.

Mitfühlen und Standhalten hängen eng miteinander zusammen. Wer Krankheit und Schmerz als Bedrohung erlebt, wird sich vom Leid des Patienten eher distanzieren – und Mühe haben mit aufrichtigem Mitgefühl. Wer dagegen mit den Grenzen therapeutischer und persönlicher Einflussmöglichkeiten ausgesöhnt ist, wer Schmerz und Leid als zum Leben dazugehörig annehmen kann, wird sich dem Patienten zuwenden, sich mit ihm solidarisieren können – bei der gemeinsamen Suche nach Möglichkeiten, der Herausforderung durch seinen Schmerz zu begegnen.

Die enge Verbindung zwischen Standhalten und Mitgefühl zeigt sich bereits bei der **Verständigung über den Schmerz.** Nach ihren Schmerzen befragt, wählen viele Patienten einen **Vergleich**, ein **Bild**: »Mein Schmerz fühlt sich an, als ob ich eine schwere Zementplatte hinten im Rücken tragen würde.« In den von mir besuchten Schmerzbewältigungsgruppen wurden Bilder dieser Art meist als »dramatisierend« und »schmerzverstärkend« bezeichnet. Die Betroffenen wurden gebeten, ihren Schmerz auf einer numerischen Ratingskala einzuschätzen. Eine »6« oder eine »8« aber werden der Vielfalt und Komplexität des Schmerzerlebens nicht gerecht. Zudem benutzt jeder Mensch ein ihm eigenes Bezugssystem, das von seiner Persönlichkeit und seinen bisherigen Schmerzerfahrungen ebenso abhängig ist wie von seiner Lebenssituation und kulturellen Einflüssen.

> ⊙ Auch Bilder über den Schmerz sind unvollständig, vermitteln jedoch zumindest einen ungefähren Eindruck von seiner *Qualität* sowie von der *Bedeutung*, die er für den Patienten hat. Nicht selten enthalten sie auch Informationen über den Beschreibenden selbst. Bilder sind nachhaltiger und eindrücklicher als eine Zahl. Sie entspringen der emotionalen Welt des Betroffenen und zielen direkt auf die Gefühle des Gegenübers. Sich den Bildern zu öffnen, die hinter dem Schmerz eines Menschen stehen, setzt die Bereitschaft zum Mitgefühl voraus – und damit die Bereitschaft, Eindrücke zu ertragen, die den eigenen Seelenfrieden erschüttern können. Zahlen auf einer Ratingskala sind klinisch rein, richten sich an den Verstand. Bilder wenden sich zugleich ans Gefühl. Hören wir von einer »8« auf der numerischen Ratingskala, zucken wir nicht zusammen. Bei einigen *Bildern* aber stockt uns womöglich der Atem.

Die neurobiologische Basis für Mitgefühl sind die im Gyrus cinguli, dem Emotionszentrum des Gehirns, entdeckten **Spiegelnervenzellen**, durch deren Aktivierung wir intuitiv erfassen können, wie einem anderen Menschen aller Wahrscheinlichkeit nach zumute ist. Natürlich sind die Vorstellungen, die sich ein Therapeut vom Empfinden seines Patienten macht, nicht identisch mit dem, was tatsächlich in ihm vorgeht. Es gibt jedoch kein objektives Messinstrument, mit dem die emotionale Befindlichkeit eines Menschen so genau erfasst werden könnte wie durch das Mitgefühl eines anderen Menschen (Bauer 2005).

Auf welche konkrete Weise Mitgefühl umgesetzt wird, ist von der Person des Therapeuten abhängig, vor allem auch von der Person des Patienten. Das wiederum heißt, dass die therapeutischen Interventionen niemals von Anfang an feststehen, sich vielmehr für jeden Patienten neu ergeben: Der Therapeut passt sein Vorgehen an den Patienten an – statt von diesem zu erwarten, sich an das therapeutische Konzept anzupassen. Psychotherapieforschung und Neurowissenschaften zeigen, dass für den Verlauf und Erfolg einer Therapie nicht so sehr bestimmte Methoden entscheidend sind. Was vielmehr zählt, ist »die Qualität der Therapiebeziehung« (Grawe 2005, S. 7) sowie die Orientierung des Therapeuten »an den individuellen Gegebenheiten des einzelnen Patienten« (S. 9). Die **Individualisierung des Vorgehens** ist für die Haltung des Mitgefühls ebenso zentral wie für die Haltung der Wertorientierung (▶ Abschn. 23.5.2).

Mitgefühl bedarf keiner langen Redewendungen oder ausgefeilter Sätze. Mitunter genügt ein einziges Wort, eine einfache Geste. Die ursprünglichste

Art, Mitgefühl zu zeigen, ist eine leichte **Berührung**: Der Therapeut legt seine Hand für einen Moment auf Hand, Arm oder Schulter des Patienten. Gesten dieser Art sind vor allem dann angezeigt, wenn der Patient für Worte nicht zugänglich ist und/oder Worte »zu klein« sind für sein Leid. Was ich im Laufe meiner Krankheit gelernt habe: Man wird empfänglicher, dankbarer auch für jedes Zeichen mitfühlender Anteilnahme. Für den Therapeuten mag eine leichte Berührung ganz nebenbei geschehen, schnell wieder vergessen sein. Der Patient kann von einer solchen Geste einen ganzen Tag lang zehren – und darüber hinaus. Sie vermittelt eine Kraft, die dem Verlorengehen im Schmerz entgegenwirkt. Der Körper, Ort sich wiederholender oder anhaltender Missempfindungen, wird für einen Moment zum Träger und Übermittler eines positiven Signals: menschlicher Zuwendung.

Mitgefühl heißt nicht nur, mit dem Patienten zu fühlen, sondern gelegentlich auch mit ihm zu **handeln** – gemeinsam mit ihm einen Kaffee zu trinken, Musik zu hören, spazieren zu gehen – angesichts großer Verzweiflung hilft oft das Vertraute. Der Therapeut befreit den Patienten aus seiner Lähmung – nicht dadurch, dass er an seine Einsicht appelliert, sondern dadurch, dass er mit ihm zusammen etwas ganz Alltägliches **tut**. Im eingangs erwähnten Beispiel hat dies bedeutet: Der Arzt setzt sich einen Moment zu mir und erzählt mir von einer eigenen schweren Entscheidung. Allein schon sein Besuch – zu später Stunde und »außer der Reihe« – lässt mich spüren, dass ich nicht als Behandlungsobjekt gesehen werde, sondern als Mensch, der Schmerzen hat, Gefühle der Hoffnung und Angst.

Mitgefühl bezieht sich nicht nur auf das seelische, sondern auch auf das **körperliche Befinden** des Patienten, darauf, dass ständige Schmerzen anstrengen und mitunter einiger Vorkehrungen bedürfen, die bei schmerzfreien Patienten eher selten eine Rolle spielen. Im Folgenden 3 Beispiele dafür, wie sich Mitgefühl in praktisches Handeln umsetzen lässt (Frede u. Otto 2015):

- Ist der Patient an der Wirbelsäule operiert worden, erkundigt man sich, ob er lieber auf einem Stuhl mit gerader Rückenlehne sitzen möchte statt in dem weichen Sessel.
- Menschen mit Ischiasbeschwerden fällt längeres Sitzen oft schwer. Weshalb man vorab betont, dass es in Ordnung sei, hin und wieder aufzustehen oder im Zimmer herumzugehen.
- Mundtrockenheit gehört zu den lästigen Nebenwirkungen vieler Medikamente. Man stellt ein Glas Wasser neben den Platz des Patienten.

Dadurch, dass der Therapeut auch auf das körperliche Befinden seines Gegenübers eingeht, sorgt er für günstige Gesprächsbedingungen, sodass sich der Patient besser auf die besprochenen Inhalte konzentrieren kann – statt ein Ende des Gesprächs herbeizusehnen, weil das Sitzen immer unerträglicher, der Mund immer trockener wird. Anspannung und Angst eines Patienten werden deutlich gemindert, fühlt er sich nicht nur als Verstandeswesen, sondern auch in seiner **körperlichen Bedürftigkeit** wahrgenommen. Manchmal ist ein Glas Wasser »therapeutischer« als eine ausgefeilte Verbalisierung. Alles hat seine Zeit – ein Glas Wasser hat seine Zeit, Worte haben ihre Zeit. Worte zu einem Zeitpunkt, da der Patient einer wärmenden Decke oder eines Schlucks Wasser bedarf, helfen nur wenig. Wir haben kein besseres »Instrument« als unser Mitgefühl, um herauszufinden, was der Mensch, der uns gegenübersitzt, zu diesem Zeitpunkt am meisten braucht.

Einschränkend ist zu bedenken: Therapeuten, die überwiegend mit chronisch kranken Menschen arbeiten, sind häufig Leidsituationen ausgesetzt, an denen sie nur wenig, mitunter gar nichts ändern können, d. h., sie werden wiederholt auch mit eigener Hilflosigkeit und Angst konfrontiert. Hinzu kommen mehr oder minder starke Belastungen durch institutionelle Vorgaben und gesundheitspolitische Rahmenbedingungen. Emotionale und physische Erschöpfung bleiben nicht aus, sodass es mitunter schwerfallen mag, die soeben beschriebenen Einstellungs- und Verhaltensweisen zu verwirklichen. Kein Therapeut kann immer mitfühlend sein. Er muss das auch gar nicht. Mitgefühl ist bereits dann hilfreich, wenn es nicht durchgängig, sondern nur in Ansätzen, doch immerhin so verwirklicht wird, dass der Patient das **Bemühen** darum spüren kann.

> **Mitgefühl setzt voraus, die Illusion einer leidfreien Welt aufgeben, sich mit dem Patienten angesichts seiner Leiden solidarisieren und**

23

sich auf die von ihm berichteten Erfahrungen einlassen zu können. Mitgefühl ist mehr als bloße Einfühlung, äußert sich in einem *Miteinander*-Fühlen, -Denken und -Handeln, insbesondere in Situationen, die für den Patienten von hoher emotionaler Dichte und existenzieller Bedeutung sind. Mitgefühl liefert Hinweise für das weitere Vorgehen, für Interventionen, die vor allem an der Person und Situation des individuellen Patienten orientiert sind statt an theoretischen Konzepten und persönlichen Vorstellungen funktionaler Krankheitsbewältigung.

23.6   Fazit

»Wie soll ich leben?« Diese Frage stellt sich für schmerzkranke ebenso wie für gesunde Menschen. Eine allgemeingültige Antwort gibt es nicht – für Gesunde nicht und auch nicht für Kranke. Für mich selbst, im Umgang mit meinem Schmerz, sind vor allem 4 Aspekte wichtig:

- Ich betrachte den Schmerz weder als Feind noch als Freund, sondern so, wie ich auch Alter und Tod betrachte – als Bedingungen, die das Leben mir stellt.
- Der Schmerz ist nichts Besonderes mehr. Er ist zur Normalität geworden.
- Ich bemühe mich darum, aus jedem Augenblick, wenn auch nicht das Beste, so doch **mein Bestes** zu machen, ob nun zu Hause oder im Krankenhaus.
- Zu einem Leben mit anhaltendem Schmerz gehören unweigerlich auch Momente der Trauer und Angst. Es lebt sich leichter mit ihnen, wenn ich sie ebenso »selbstverständlich« anerkenne wie meinen Schmerz: »Ja, so ist es.« Das »Ja« gelingt nicht immer. Aber ich lerne.

Die hier diskutierten Vorstellungen über den Schmerz sowie die als hilfreich beschriebenen therapeutischen Grundhaltungen im Umgang mit Schmerzkranken sind vornehmlich aus der Patientenperspektive formuliert. Aus der Therapeutenperspektive stellt sich vielleicht einiges anders dar. Entscheidend ist nicht, welche Perspektive die

»richtige« ist, sondern dass **beide Perspektiven** einander ergänzen – zum Nutzen beider, der Patienten wie der Therapeuten.

Literatur

Bauer J (2005) Warum ich fühle, was du fühlst. Intuitive Kommunikation und das Geheimnis der Spiegelneurone, 3. Aufl. Hoffmann & Campe, Hamburg

Dahl J, Lundgren T (2006) Living beyond your pain. Using Acceptance & Commitment Therapy to ease chronic pain. New Harbinger Publications, Oakland

Ennenbach M (2011) Buddhistische Psychotherapie. Ein Leitfaden für heilsame Veränderungen, 3. Aufl. Windpferd, Oberstdorf

Frede U, Otto C (2015) Mit chronischen Schmerzen leben. Neue Wege in der Begleitung von Schmerzpatienten. Audio CD. Schattauer, Stuttgart

Gardner-Nix J, Costin-Hall L (2012) Der achtsame Weg durch den Schmerz. Das Praxisprogramm gegen chronischen Schmerz. Arbor, Freiburg

Grawe K (2005) (Wie) kann Psychotherapie durch empirische Validierung wirksamer werden? Psychotherapeutenjournal 1: 4–11

Harris R (2013) Wer vor dem Schmerz flieht, wird von ihm eingeholt. Unterstützung in schwierigen Zeiten. Kösel, München

Hayes SC, Smith S (2007) In Abstand zur inneren Wortmaschine. Ein Selbsthilfe- und Therapiebegleitbuch auf der Grundlage der Akzeptanz- und Commitment-Therapie (ACT). dgvt, Tübingen

Hildebrandt J, Keel P, Seeger D, Pfingsten M (2014) 25 Jahre Multimodale Schmerztherapie – Von der Historie zur unverzichtbaren Versorgungsform. Schmerz (Suppl 1): 31–32

Jansen A (2011) Mein größter Freiraum ist mein Kopf. brand eins, 1: 70–75

Kabat-Zinn J (2007) Gesund durch Meditation. Das große Buch der Selbstheilung, 2. Aufl. Fischer, Frankfurt am Main

Karst M (2014) Das Schmerz-Buch: Neue Wege wagen. So können Schmerzen überwunden werden. Schlütersche Verlagsgesellschaft, Hannover

Kloepfer A, Freiberg L, Müller-Schwefe G, Tölle T, Nadstawek J, Uhlemann T (2014) BVSD-Symposium II: Im Fokus: Bedarfsplanung Schmerztherapie. Schmerz (Suppl 1): 36–37

Kluge F (1999) Etymologisches Wörterbuch der deutschen Sprache, 23. Aufl. De Gruyter, Berlin New York

Lahmann C (2014) Der schwierige Fall – ein Videoseminar zum praktischen Umgang mit Schmerzpatienten. Schmerz (Suppl 1): 41

Levine PA, Phillips M (2013) Vom Schmerz befreit. Entdecken Sie die Kraft Ihres Körpers, Schmerzen zu überwinden. Kösel, München

Nicholas M, Molloy A, Tonkin L, Beeston L (2010) Den Schmerz in den Griff bekommen. Die Strategie des aktiven Umgangs mit chronischen Schmerzen. Hans Huber, Bern

Pozzo di Borgo P (2012) Ziemlich beste Freunde. Hanser, Berlin

Richter J (2011) Schmerzen verlernen. Springer, Berlin Heidelberg

Schmid W (2005) Schönes Leben? Einführung in die Lebenskunst. Suhrkamp, Frankfurt

Tamme P, Tamme I (2010) Frei sein im Schmerz. Selbsthilfe durch Achtsamkeitsbasierte Schmerztherapie ABST, 2. Aufl. Books on Demand, Norderstedt

Thunert P (2012) Akzeptanz- und Commitment-Therapie. Aktiv werden und handeln. NOVA 2: 1–5

Wagner A (2014) Erfahrungen mit Gesundheit, Krankheit und Medizin. https://www.krankheitserfahrungen.de/module/chronischer-schmerz/personen/anna-wagner. Zugegriffen: 31. Januar 2016

Wengenroth M (2008) Das Leben annehmen. So hilft die Akzeptanz- und Commitmenttherapie (ACT). Hans Huber, Bern

Zieglgänsberger W (2008) Der Deutsche Schmerz- und Palliativtag 2008. Pressemitteilung Nr. 07. http://dgschmerzmedizin.de/download/presse/2008/2008_03_07_PM_07_Angst.pdf. Zugegriffen: 01. März 2016

Krankheitsbilder und spezifische Krankheitsbilder

Kapitel 24   **Kopfschmerz vom Spannungstyp** – 451
K. Limbrecht-Ecklundt, C. Bischoff und H. C. Traue

Kapitel 25   **Migräne** – 475
G. Fritsche und C. Gaul

Kapitel 26   **Kopfschmerz bei Medikamentenübergebrauch** – 503
G. Fritsche

Kapitel 27   **Muskuloskelettale Gesichtsschmerzen** – 519
J. C. Türp und P. Nilges

Kapitel 28   **Rückenschmerzen** – 531
M. Pfingsten und J. Hildebrandt

Kapitel 29   **Neuropathischer Schmerz und CRPS** – 555
J. Frettlöh, A. Schwarzer und C. Maier

Kapitel 30   **Chronisches Unterbauchschmerzsyndrom** – 591
B. Riegel, R. Albrecht, K. Lau, U. Schnurr, B. Löwe und C. Brünahl

Kapitel 31   **Fibromyalgie** – 607
K. Thieme und R. H. Gracely

Kapitel 32   **Tumorschmerz** – 623
D.-B. Eggebrecht und M. Falckenberg

Kopfschmerz vom Spannungstyp

K. Limbrecht-Ecklundt, C. Bischoff und H. C. Traue

24.1 Diagnose und Diagnoseprobleme – 452

24.2 Epidemiologie – 456

24.3 Physiologische und psychophysiologische Befunde zur Entstehung und Aufrechterhaltung von Kopfschmerzen – 457

24.4 Psychologische Faktoren – 461

24.5 Verhaltensmedizinische Konzepte – 463

24.6 Therapeutische Ansätze – 466

24.7 Fazit – 471

Literatur – 472

B. Kröner-Herwig et al. (Hrsg.), *Schmerzpsychotherapie*,
DOI 10.1007/978-3-662-50512-0_24, © Springer-Verlag Berlin Heidelberg 2017

24

Lernziele

Die Kategorie »Kopfschmerz vom Spannungstyp« (KST) umfasst Kopfschmerzformen, die ehemals, Muskelkontraktionskopfschmerz, Stress- oder psychogener Kopfschmerz genannt wurden. In diesem Kapitel werden, ausgehend von der Klassifikation der internationalen Kopfschmerzgesellschaft (International Headache Society, IHS), zunächst Diagnose, Probleme bei der Diagnosestellung und Differenzialdiagnose erörtert. Nach Darstellung der Epidemiologie erarbeiten wir ein verhaltensmedizinisches Modell von KST, das pathophysiologische und lerntheoretische Mechanismen integriert. Diesem Krankheitsmodell entsprechend werden somatologische und psychotherapeutische Behandlungsansätze und deren Kombination diskutiert.

24.1   Diagnose und Diagnoseprobleme

24.1.1 Klassifikation von Kopfschmerzen

Derzeit richtungsweisend bei der Klassifikation von Kopfschmerzen ist das System der International Headache Society (IHS) in seiner 3. Auflage (IHS 2013). Jede Kopfschmerzform wird mit einer Kurzbeschreibung eingeführt, und es werden operationale Kriterien definiert, die zur Diagnosestellung einer bestimmten Kopfschmerzform erfüllt sein müssen. Das Klassifikationssystem besteht aus 14 Hauptkategorien:

- Die Kategorien 1–4 charakterisieren idiopathische oder primäre Kopfschmerzerkrankungen: Dies sind Kopfschmerzen, die Störungen sui generis sind und nicht als Symptom einer organischen oder psychiatrischen Grunderkrankung interpretiert werden können. Die beiden wichtigsten primären Kopfschmerzformen sind Migräne (Kategorie 1) und Kopfschmerz vom Spannungstyp (Kategorie 2).
- Die Kategorien 5–12 beschreiben symptomatische oder sekundäre Kopfschmerzerkrankungen, die also Symptom einer anderen Grunderkrankung oder Störung sind. Dazu zählen auch »Kopfschmerzen, zurückzuführen auf psychiatrische Störungen« (Kategorie 12). Diese können vom Phänotypus her einem KST ähneln – woraus sich diagnostische Probleme ergeben (▶ Abschn. 24.1.4).

- Die Kategorien 13 und 14 laufen unter der Überschrift »Kraniale Neuralgien, zentraler und primärer Gesichtsschmerz und andere Kopfschmerzen«.

Im klinischen Alltag müssen Diagnosen nach der International Classification of Diseases, 10. Revision (ICD-10) bzw. nach der differenzierteren ICD-10 NA (Neurological Application) verschlüsselt werden. IHS- und ICD-Diagnosen lassen sich ineinander überführen – wobei die IHS-Klassifikation die detaillierteste von den dreien ist. ◘ Tab. 24.1 zeigt den Zuordnungsschlüssel für **KST**.

24.1.2 Diagnostische Kriterien von Kopfschmerz vom Spannungstyp

Die Hauptunterscheidung in der IHS-Klassifikation ist diejenige zwischen episodischem (ETTH, »episodic tension-type headache«) und chronischem KST (CTTH, »chronic tension-type headache«).

Episodischer Kopfschmerz vom Spannungstyp (ETTH) besteht in wiederkehrenden, Minuten bis Tage dauernden Kopfschmerzepisoden. Die Schmerzqualität ist drückend bzw. spannend, die Intensität schwach bis mittel. Der Schmerz wird vom Patienten bilateral lokalisiert und verschlimmert sich bei körperlichen Alltagsaktivitäten nicht. Licht- oder Lärmempfindlichkeit können vorkommen, nicht aber Übelkeit. Wer an ETTH leidet, erlebt im Jahr mehr Tage ohne als mit Schmerz. Eine andere Erkrankung als Kopfschmerzursache darf hier nicht vorliegen. Patienten mit sporadisch auftretendem ETTH haben nach der neuen Definition an weniger als einem Tag im Monat (weniger als 12 Tage im Jahr), Patienten mit häufig auftretendem ETTH zwischen 1 und maximal 14 Tagen im Monat ihr Leiden. Der sporadische Typ ist im medizinisch-klinischen Bereich ohne Belang. Wenn in diesem Beitrag von ETTH die Rede ist, bedeutet dies häufig auftretender ETTH.

Bei Patienten mit **chronischem Kopfschmerz vom Spannungstyp** (CTTH) überwiegen die Tage mit Kopfschmerz. Als Begleitsymptom kann milde Übelkeit auftreten, nicht aber Erbrechen. Ansonsten gilt die Beschreibung des ETTH. Von CTTH kann erst gesprochen werden, wenn er mindestens 3 Monate vorliegt. ◘ Tab. 24.2 zeigt die Symptome

◘ Tab. 24.1 Vergleich der verschiedenen Klassifikationen beim KST. *ICD-10* International Classification of Diseases, 10. Revision, *IHS* International Headache Society, *NA* Neurological Application

	IHS-Kode	ICD-10-NA-Kode
Kopfschmerz vom Spannungstyp	2	G44.2
Sporadisch auftretender episodischer Kopfschmerz vom Spannungstyp	2.1	G44.2
– Assoziiert mit perikranialer Schmerzempfindlichkeit	2.1.1	G44.20
– Nicht assoziiert mit perikranialer Schmerzempfindlichkeit	2.1.2	G44.21
Häufig auftretender episodischer Kopfschmerz vom Spannungstyp	2.2	G44.2
– Assoziiert mit perikranialer Schmerzempfindlichkeit	2.2.1	G44.2.1
– Nicht assoziiert mit perikranialer Schmerzempfindlichkeit	2.2.2	G.44.22
Chronischer Kopfschmerz vom Spannungstyp	2.3	G44.2
– Assoziiert mit perikranialer Schmerzempfindlichkeit	2.3.1	G44.23
– Nicht assoziiert mit perikranialer Schmerzempfindlichkeit	2.3.2	G44.24
Wahrscheinlicher Kopfschmerz vom Spannungstyp	2.4	G44.28
– Sporadisch auftretend	2.4.1	G44.28
– Häufig auftretend	2.4.2	G44.28
– Chronisch	2.4.3	G44.28

◘ Tab. 24.2 Kriterien des Kopfschmerz vom Spannungstyp (KST). *ETTH* episodischer KST, *CTTH* chronischer KST

Hauptmerkmale	Kriterien
Häufigkeit	ETTH: weniger als 15 Tage im Monat (sporadisch: weniger als 1 Tag im Monat)
	CTTH: 15 und mehr Tage im Monat
Dauer	FTTH: 30 min bis 7 Tage
	CTTH: für Stunden oder dauernd
Kopfschmerz-charakteristika (mindestens 2)	Beidseitigkeit
	Drückende oder beengende Schmerzqualität, nicht pulsierend, leichte bis mittlere Intensität
	Keine Verstärkung durch körperliche Aktivität
Begleiterscheinungen der Kopfschmerzen	Kein Erbrechen
	Licht- oder Lärmempfindlichkeit möglich
	CTTH: geringgradige Übelkeit möglich
Organische Krank-heitsursache	Durch ärztliche Untersuchung ausgeschlossen

bildgebender Verfahren zu erbringen. Es muss auf jeden Fall klinische Zeichen geben, die eine zervikale Schmerzquelle nahelegen. Als solche gelten: Provozierbarkeit der typischen Schmerzen durch Kopfbewegungen und Abhängigkeit der Schmerzen von der Kopfhaltung und entsprechend Beibehaltung schmerzlindernder Kopfhaltungen. Außerdem muss der Schmerz durch diagnostische Blockaden (Injektion von Analgetika) ausgeschaltet werden können (Krämer et al. 2008). Gemessen an diesen scharfen Kriterien wird zervikogener Kopfschmerz in der Praxis zu oft diagnostiziert, bei okzipitaler Lokalisierung meist fälschlicherweise statt KST.

KST vs. chronischer posttraumatischer Kopfschmerz

Kopftraumata können Kopfschmerzen im Gefolge haben. Von chronischen posttraumatischen Kopfschmerzen spricht die IHS, wenn der Schmerz innerhalb von 7 Tagen nach der Verletzung auftritt und länger als 12 Wochen anhält. Vom Erscheinungsbild her ist chronischer posttraumatischer Kopfschmerz sehr variabel. Am häufigsten ähnelt er der Symptomatik von KST. Man würde in diesem Fall allerdings von sekundärem KST sprechen.

24.1.5 Komorbide psychische Störungen

KST kann – wie in ▶ Abschn. 24.1.1 erläutert – als Symptom einer psychischen Störung auftreten. Mit einer in Relation zur Allgemeinbevölkerung erhöhten Wahrscheinlichkeit treten KST und psychische Störungen aber auch als eigenständige Krankheitsbilder komorbid auf (Übersichten geben Nicholson et al. 2007, Nickel u. Nickel 2008). Besonders hohe Komorbiditätsraten werden zwischen KST und Depressionen bzw. Angststörungen berichtet. Über die Art möglicher Kausalbeziehungen, sofern sie bestehen, ist damit zunächst nichts ausgesagt. Psychische Störungen können Folge schwerer Kopfschmerzleiden sein, sie können die Auslösung von KST durch Stress fazilitieren und sie können selbst Stressor sein, der bei entsprechender Disposition Kopfschmerzen triggert. Yücel et al. (2002) beschreiben in ihrer Studie erhöhte Werte für Alexithymie, Depression und automatische (katastrophisierende) Gedanken bei Patienten mit KST im Vergleich zu

gesunden Probanden. Bei Patienten mit CTTH scheinen Depressionen und automatische Gedanken nochmals ausgeprägter zu sein als bei Patienten mit ETTH.

> ❯ Differenzialdiagnostisch sind KST von Migräne, Kopfschmerz bei psychiatrischen Erkrankungen, medikamenteninduziertem Kopfschmerz, zervikogenem Kopfschmerz und chronischem posttraumatischem Kopfschmerz abzugrenzen. Insbesondere Migräne und KST weisen einen hohen Überschneidungsbereich im Vorkommen auf, da KST durch Migräne getriggert werden kann – nicht aber umgekehrt.

24.2 Epidemiologie

Primäre oder idiopathische Kopfschmerzen – also Kopfschmerzen, die nicht als Symptom einer umschriebenen organischen Grunderkrankung auftreten – sind epidemiologisch bei Weitem in der Überzahl. Ihr Anteil wird auf 90 % geschätzt. Primäre Kopfschmerzen nehmen überwiegend die Form von **Migräne** und **KST** an.

In Deutschland wurde erstmals von Göbel et al. (1994) eine große repräsentative Stichprobe von Personen (n = 5.000) gemäß den Kriterien der IHS befragt. Bezogen auf die zurückgeschickten Fragebogen (Rücklaufquote: 81,2 %) leiden 71,4 % der Personen zumindest zeitweise an Kopfschmerzen: etwa 28 % nach den IHS-Kriterien an Migräne, 38 % an KST (Lebenszeitprävalenz). Die Schmerzintensität wird bei der Migräne als stärker beschrieben als bei KST. Die Prävalenzrate der Migräne liegt bei Frauen höher als bei Männern (32 % zu 22 %). Bei KST dagegen ist hinsichtlich der Prävalenz kein Unterschied zwischen Frauen und Männern zu finden (36 % zu 34 % bei ETTH, 3 % zu 2 % bei CTTH). ETTH scheint weitgehend altersunabhängig zu sein, während CTTH mit dem Alter eher häufiger auftritt (Zunahme bis zum 40. Lebensjahr; Russell et al. 2006). Im Alter nimmt allerdings auch die Häufigkeit sekundärer Kopfschmerzen zu, die oft fälschlicherweise für CTTH gehalten werden. Nach aktuellen Zahlen leiden 3–5 % der Bevölkerung an täglichen chronischen Kopfschmerzen. Nach diesen Zahlen haben hierzulande etwa 12–14 % aller Frauen und 6–8 % aller Männer Migräne. Jedes 2. Kind zwischen 7 und 14 Jahren klagt über Spannungskopfschmerzen. (BMBF 2006, Radtke u. Neuhauser 2008) Diese Befunde stimmen mit internationalen Studien weitestgehend überein. Jensen u. Stovner (2008) ermittelten ebenfalls, dass 38 % der Bevölkerung an KST leiden, davon 3 % unter CTTH. Khil et al. (2011) gehen davon aus, dass weltweit 46 % der Bevölkerung von KST betroffen sind. In ihrer Studie mit einer deutschen Stichprobe fanden sie bei ca. 20 % der Befragten KST. Mit der Revision der IHS-Leitlinien wurden einige diagnostische Änderungen vorgenommen. Es muss daher bei der Interpretation vorliegender Studien darauf geachtet werden, welche diagnostischen Kriterien herangezogen wurden (Khil et al. 2011).

Nur etwa ein Fünftel aller Personen mit Kopfschmerzen geht zum Arzt. Dabei sind die von stärkeren Schmerzen Betroffenen, also vor allem die Migräniker, eher zum Arztbesuch bereit: 32 % der in einer neurologischen Universitätsklinik ambulant und stationär konsekutiv behandelten Patienten sind nach IHS-Kriterien Migräniker, im Gegensatz zu 25 % der Patienten mit KST (Göbel et al. 1994). Durchschnittlich vergehen 18 Jahre, bis Kopfschmerzpatienten sich Rat bei einem spezialisierten Schmerztherapeuten holen. Nach einer Studie von Houy-Schäfer und Grotemeyer (2004) konsultieren nur 16 % der Patienten mit KST ihren Hausarzt, lediglich 4 % einen Spezialisten. Dabei verlieren 12 % der Patienten mit CTTH durchschnittlich 27 Arbeitstage pro Jahr, 46 % haben eine eingeschränkte Arbeitseffektivität an ca. 20 Tagen pro Jahr. Aufgrund der hohen Prävalenzen bei KST ist von höheren direkten und indirekten Kosten für das Gesundheitssystem auszugehen als bei Migräne (Bendtsen u. Jensen 2006).

Auch andere Autoren (Holroyd et al. 2000) fanden eine vergleichbar stark ausgeprägte »Arztscheu« von Personen mit KST. Die höchsten Arbeitsunfähigkeitsziffern wegen KST hat die Altersgruppe zwischen 15 und 24 Jahren. Besonders betroffen sind Beschäftigte in der öffentlichen Verwaltung, in Organisationen und Verbänden, in den Bereichen Datenverarbeitung, Bildung, Kultur und Medien (IGES 2015).

> Eine Kopfschmerzerkrankung – wie die meisten anderen Störungen auch – kann nicht hinreichend durch den IHS- bzw. ICD-10-Kode charakterisiert, sie muss ergänzend durch ihren »impact« beschrieben werden. Dieser lässt sich mit den ICF-Komponenten der Beeinträchtigungen der Körperfunktionen (Schmerzdichte, Grad des affektiven Leidens), der Aktivitäten und der Teilhabe erfassen (DIMDI 2005).

24.3 Physiologische und psychophysiologische Befunde zur Entstehung und Aufrechterhaltung von Kopfschmerzen

Die psychophysiologischen Grundlagen von KST sind nicht vollständig bekannt. Es werden periphere (myofasziale und vaskuläre) und zentrale Mechanismen diskutiert. Bei KST ohne Störungen der perikranialen Muskulatur sind wahrscheinlich zentralnervöse Schmerzmechanismen wirksam, beim KST mit Störungen der perikranialen Muskulatur sowohl zentralnervöse als auch periphere Schmerzmechanismen (Ashina 2004, Bezov et al. 2011, Fumal u. Schoenen 2008, Rossi et al. 2011, Straube u. Traue 2013; ◘ Tab. 24.4).

> Es spricht einiges für die Hypothese, dass beim ETTH ohne Störung der perikranialen Muskulatur und bei CTTH eine Funktionsstörung zentraler antinozizeptiver Systeme in Richtung einer Steigerung der Schmerzempfindlichkeit vorliegt.

24.3.1 Myofasziale Mechanismen

Seit den 1970er-Jahren sind zahlreiche Studien mit dem Ziel durchgeführt worden, **Parameter der Muskelaktivität** zu identifizieren, die den Patienten mit der älteren Diagnose »Spannungskopfschmerz« von schmerzfreien Vergleichspersonen zu unterscheiden erlauben. Dabei wurde die Diagnose »Spannungskopfschmerz« meist nach dem Exklusionsverfahren gestellt, wenn sich die Kopfschmerzen als nicht organisch und nicht migränoid be-

24

◘ **Tab. 24.4** Beteiligte physiologische Systeme am Kopfschmerz vom Spannungstyp (KST) mit und ohne Störung der perikranialen Muskulatur

Schmerzform	Störung des Systems	Konsequenz
KST ohne Störung der perikranialen Muskulatur und CTTH	β-Endorphinsystem	Erhöhte Schmerzempfindlichkeit, Schmerzsensationen ohne Stimulation
	Serotoninsystem	Erhöhte Schmerzempfindlichkeit, erniedrigte Schmerztoleranz, Hemmung der ES2 (exterozeptive Suppression, 2. Phase)
	Stickstoffmonoxid (NO)	Erniedrigte Schmerzschwelle
KST mit Störung der perikranialen Muskulatur	Periphere Muskulatur (und Konditionierung)	Erhöhte Anspannung, lokale Ischämie, pH-Wert-Verschiebung, erhöhte Schmerzempfindlichkeit, Myogelosen, räumliche Ausweitung der Schmerzempfindungen, Schmerzerwartungen

schreiben ließen. Die IHS unterscheidet zwischen KST mit und ohne perikraniale Schmerzempfindlichkeit (◘ Tab. 24.1). Die von Bischoff u. Traue (1983) geprägte diagnostische Gruppe der **myogenen Kopfschmerzen** ist nah verwandt mit dem neuen IHS-Begriff des KST mit Störung der perikranialen Muskulatur. Er ist aber enger als dieser, insofern als er die Verursachung der Schmerzen durch dysfunktionale Muskelaktivität zum Definitionskriterium macht, während der IHS-Begriff offenlässt, ob ein ursächlicher Zusammenhang zwischen Kopfschmerz und Störung der perikranialen Muskulatur gegeben ist, und wenn ja, in welcher Weise. Eine aktuelle Bestätigung des Konzepts der Myogenie von KST ergab die experimentelle, 30 min dauernde Steigerung der statischen Nackenmuskulatur um 10 % der Maximalspannung. Nach dieser Stimulierung war noch 24 h später die Schmerzempfindlichkeit gesteigert und mehr als 60 % der Patienten mit KST reagierten auf die Prozedur mit Kopfschmerzen (Christensen et al. 2005).

Bei Personen mit »**Spannungskopfschmerzen**« wurden bereits vor der Einführung der jetzt gültigen IHS-Kriterien im Labor und im Feld in den unterschiedlichsten physikalischen und psychosozialen Belastungssituationen EMG-Verlaufswerte (Anstiege, Rückbildungszeiten, Variabilität) verschiedener Muskeln (meist Stirnmuskel, M. temporalis, M. trapezius) untersucht. In einigen Studien ließen Parameter der Muskelaktivität eine Unterscheidung zwischen Personen mit und ohne Spannungskopfschmerz zu, in anderen nicht. In der

Metaanalyse von Wittrock (1997) über 28 Studien ergab sich, bezogen auf die Muskelaktivität in Baselinephasen, eine differenzierende Effektstärke von $d = 0.4$ zwischen KST und Kontrollen. Patienten mit CTTH haben nicht nur ein erhöhtes EMG, ihre Muskulatur ist auch palpatorisch härter. Das Ausmaß der Verhärtung korreliert allerdings nicht mit dem Ausmaß der aktuell erlebten Kopfschmerzen (Ashina et al. 1999). Peripher zeigt sich eine – vermutlich vegetativ bedingte – erhöhte Vasokonstriktion bei CTTH, die dazu führt, dass mit muskulären Übungen keine Steigerung des Blutflusses in der betreffenden Muskulatur erzielt werden kann (Ashina et al. 2002).

Für den Mechanismus der Wechselwirkung zwischen muskulärer Anspannung und Schmerzerleben sind 2 Pfade denkbar: Muskeln erzeugen ein Kontraktionsmuster in Form eines **Flexorreflexes** (Wegziehbewegung oder Muskelspannung als Relikt des Schutzreflexes). Zudem kommt es über die γ-Schleife zu einer generellen **Erhöhung der Muskelspannung** in den beteiligten Muskeln. Außerdem führt Schmerz als psychophysiologische Belastung – ob tatsächlich erlebt oder auch nur erwartet – zu bedeutsamen Muskelspannungsanstiegen (Bischoff et al. 1982, Wittrock u. Myers 1998).

Im gespannten und nicht adäquat mit Sauerstoff versorgten Muskel entstehen mit der Zeit durch Degeneration von Muskelgewebe knötchenhafte Verhärtungen (Myogelosen). **Myogelosen** sind sog. Triggerpunkte: Werden sie durch Druck oder Dehnung mechanisch gereizt, entstehen in typischen

Referenzzonen »**übertragene Schmerzen**« (Fernandez-de-las-Penas et al. 2007ab). Die physiologische Basis übertragener Schmerzen ist nicht vollständig geklärt. Es steht allerdings fest, dass auf die Dorsalhornneurone, in denen nozizeptive Signale aus einem Muskel verarbeitet werden, auch afferente Informationen aus anderen Muskeln, der Haut und aus den Eingeweiden konvergieren und eine räumliche Ausweitung der Schmerzempfindung bedingen. Bei starker Schmerzreizung kann es sogar zu einer erworbenen Ausdehnung der spinalen rezeptiven Felder kommen.

Ein weiterer Mechanismus kommt hinzu: Unter **emotionaler Belastung** ist die elektromyografische Aktivität in den Triggerpunkten – gemessen mit Nadelelektroden – nahezu doppelt so groß wie im umgebenden Muskelgewebe. Diese Aktivität wird durch sympathisch-efferente Innervation der intrafusalen Muskelfasern erzeugt (McNulty et al. 1994).

⊗ Stress kann über die Erregung des sympathischen Nervensystems sehr direkt Schmerzen in der Muskulatur auslösen.

24.3.2 Neurophysiologische Mechanismen

CTTH gehen mit einer größeren **Empfindlichkeit für Druckschmerz** an den Kopfmuskeln, aber auch – wenngleich weniger ausgeprägt – an anderen Muskeln und Sehnen einher. Diese erhöhte Schmerzempfindlichkeit, die man über verschiedene Druckstärken mit einem Druckalgesimeter ermittelt, wird auch als Beleg für periphere und zentrale Mechanismen bei CTTH gedeutet. Die erhöhte Schmerzempfindlichkeit (»tenderness«) imponiert bei Palpation im Kopfbereich in schmerzfreien Zeiten und ist noch größer während der Schmerzphasen. Es findet sich ein signifikanter Dosis-Wirkungs-Zusammenhang zwischen Palpationsdruck und subjektiv erlebter Schmerzintensität. Auch die **Schmerzschwelle und Schmerztoleranz** von Patienten mit KST während der Kopfschmerzen und im schmerzfreien Intervall sind **erniedrigt**.

Für KST mit Störungen der perikranialen Muskulatur wird angenommen, dass zentrale und periphere, im Muskelstoffwechsel verankerte Mecha-

nismen für die Entstehung der Kopfschmerzen verantwortlich sind. Mit Betonung auf diesen, durch die kurz- und längerfristige Aktivität der Muskulatur bedingten, zentralen und peripheren Mechanismen sprechen wir (Bischoff u. Traue 1983) von **myogenen Kopfschmerzen**. Ein zentraler Mechanismus besteht darin, dass ein anhaltender nozizeptiver Einstrom aus myofaszialen Geweben die nozizeptiven Neurone sensibilisiert (Ashina et al. 2003). Um die peripheren Mechanismen zu verstehen, muss man wissen, dass die mechanische Schwelle der Nozizeptoren im Muskel nahe bei der Maximalkontraktion des Muskels liegt. Erst bei einer relativen oder absoluten Ischämie wird Muskelgewebe auch bei geringeren Anspannungsgraden schmerzempfindlich. Ischämie bewirkt über die Erniedrigung des pH-Levels die **Freisetzung von Schmerzstoffen** (Bradykinin, Serotonin, Prostaglandine). Diese Stoffe können einerseits direkt chemosensible Nozizeptoren reizen, andererseits senken sie die Schwelle der mechanosensiblen Nozizeptoren, sodass bereits eine geringe muskuläre Aktivität Schmerzen auslösen kann (Hyperalgesie).

Studien bestätigen, dass der nozizeptive Input aus der Muskulatur bei KST-Patienten durch eine erhöhte periphere Sensitivität entsteht (Schmidt-Hansen et al. 2007). In einer experimentellen, placebokontrollierten Studie konnten Mork et al. (2004) nachweisen, dass die intramuskuläre Infusion eines Cocktails aus Bradykinin, Serotonin, Histamin und Prostaglandin E in die Trapezmuskulatur zu einer prolongierten lokalisierten Schmerzempfindlichkeit (»tenderness«) führte. Bendtsen und Jensen (2006) zeigten in ihrer Studie, dass verlängerte nozizeptive Stimuli der perikranialen myofaszialen Muskulatur das zentrale Nervensystem sensibilisieren und daher zu einer erhöhten generellen Schmerzsensitivität führen. Sie folgern, dass muskuläre Faktoren von daher einen bedeutsamen Einfluss auf die Konvertierung eines episodischen zu einem chronischen Kopfschmerz haben.

24.3.3 Kombination muskulärer und vaskulärer Faktoren

KST und Migräne wurden in unserer bisherigen Darstellung als unterschiedliche und unterscheidbare Störungseinheiten behandelt. Bakal (1982) vertritt dagegen, abgeleitet aus seinen empirischen Studien, ein eindimensionales Konzept, das Kopfschmerzen nach ihrem Schweregrad ordnet. Auch seine Überlegungen basieren auf dem Diathese-Stress-Modell, das jedoch durch eine Komponente der Krankheitsentwicklung erweitert ist. Danach könnte als Diathese eine Prädisposition zu erhöhter Muskelaktivität im Kopf-/Nackenbereich angenommen werden. Wenn der unter Kopfschmerz Leidende nicht in der Lage ist, daraus erwachsende Kopfschmerzen zu bewältigen, entstehen schwerere Kopfschmerzen mit zunehmend vaskulärer Beteiligung. Die Disposition zum Kopfschmerz ändert sich strukturell dahingehend, dass sie immer mehr physiologische Systeme einschließt. Je schwerer die Kopfschmerzen, desto eher treten sie unabhängig von psychosozialen Stressoren auf – tageszeitlich betrachtet meist schon morgens – und das Leiden verselbstständigt sich.

Für ein Kontinuum entlang des Schweregrads sprechen auch Studien, die von einer muskulären, sympathischen und vaskulären Dysregulation als Voraussetzung für die Chronizität ausgehen. Ostertag et al. (1998) haben eine Studie vorgelegt, in der Migräne- und KST-Patienten ähnlich fehlregulierte vegetative Reaktionen bei verschiedenen Tests (Ewing, Atemtext, Valsalva etc.) im Vergleich zu Kontrollpersonen aufwiesen. Für Gemeinsamkeiten in den Mechanismen der Kopfschmerzformen KST und Migräne ohne Aura sprechen auch die erhöhten visuell evozierten Potenziale bei beiden Kopfschmerzformen im Vergleich zu Kontrollpersonen. Beide Studien sind nur eingeschränkt interpretierbar, weil sie nicht prospektiv die Fehlregulation nachweisen. Eine Unterstützung erfährt das Einheitsmodell durch pharmakologische Studien, in denen nachgewiesen wurde, dass Triptane bei KST, der gemeinsam mit Migräne auftritt, auch hinsichtlich des KST wirksam sind, nicht jedoch, wenn KST alleine vorliegt (Lipton et al. 2000).

24.3.4 Zentrale Schmerzmechanismen

Abgesenkte Schmerzschwellen und Druckschmerzempfindlichkeit der perikranialen Muskulatur bei CTTH sprechen für eine zentral gesteigerte Vulne-

rabilität für Kopfschmerzen. Diese zentralen Schmerzmechanismen können durch neuronale und biochemische Prozesse entstehen.

Nozizeptive zentralnervöse Aktivität

Ein für KST spezifischer zentraler Schmerzmechanismus wird in Auffälligkeiten der sog. **exterozeptiven Suppression** gesehen. Diese kurzzeitige exterozeptive Suppression der willkürlichen Muskelaktivität der trigeminal gesteuerten Muskulatur wird durch schmerzhafte Stimulation bewirkt und als Schutzmechanismus gedeutet. Nach de Tommaso et al. (2003) fehlt bei Patienten mit KST die 2. Phase der exterozeptiven Hemmung (ES2). Möglicherweise spricht die fehlende ES2 für nicht ausreichend aktivierte hemmende Interneurone. Folgt man Ergebnissen aus Tierversuchen, so ist dieses Fehlen auf Störungen des serotonergen antinozizeptiven Systems in periaquäduktalem Grau, Raphe-Kern und pontobulbärer Formatio reticularis zurückzuführen – Strukturen, die unter Einfluss des limbischen Systems stehen, also durch emotionale Erlebnisse moduliert werden.

> ❯ **Das Fehlen der exterozeptiven Hemmung geht auf der Erlebensseite mit einer erhöhten Schmerzempfindlichkeit einher.**

Ein 2. Weg neuronal getriggerter Schmerzempfindlichkeit deutet sich durch die Stimulierung mit lasergesteuerten Hitzeschmerzen an, die bei Patienten mit CTTH zu einer erhöhten Amplitude der P200-Komponente im evozierten Potenzial führt. Die P200 korreliert proportional mit der Schmerzempfindlichkeit durch Palpation (Sandrini et al. 2006) und adaptiert bei wiederholter Schmerzstimulation weniger als bei Kontrollpersonen. Insbesondere der letztgenannte Befund wird als **inhibitorisches Defizit** gedeutet (Buchgreitz et al. 2008). Schmidt-Wilcke et al. (2005) fanden in einer MRT-Studie bei Patienten mit CTTH eine reduzierte Hirndichte in Arealen der neuronalen Schmerzmatrix. Es bleibt abzuwarten, ob sich diese als Folge einer dauerhaften Überstimulation gedeutete Atrophie in weiteren Untersuchungen bestätigen lässt.

Neurotransmitter

Als schmerzauslösende Substanz wird neuerdings in erhöhter Konzentration vorliegendes Stickoxid

(NO) im Blut angenommen (Ashina 2004, Bezov et al. 2011). NO stammt aus einem Enzym in den Zellen der Gefäßinnenwand, der neuronalen NO-Synthese in Nervenzellen und – nach entsprechender Stimulation, z. B. durch Entzündungsmediatoren – aus Endothelzellen. Bei Patienten mit CTTH ist NO via Langzeitpotenzierung (»long-term potentiation«, LTP) entscheidend an Lernprozessen beteiligt. Eine anhaltende Aktivierung von Schmerzneuronen kann daher durch NO-Mechanismen über Konditionierungsvorgänge zur Chronifizierung beitragen.

Patienten mit KST oder Migräne haben einen **erniedrigten β-Endorphinspiegel** in Plasma und Zerebrospinalflüssigkeit. Dieser niedrige Spiegel ist entweder konstitutionell oder er ist aufgrund von chronischen Stress- oder Hilflosigkeitserfahrungen erworben. Der Endorphinstoffwechsel ist eng mit dem zentralen antinozizeptiven System verbunden. Einem erniedrigten Endorphinspiegel entspricht eine erhöhte Empfindlichkeit für Schmerzreize aus der Peripherie. Möglicherweise haben die Patienten sogar Schmerzsensationen ganz ohne periphere noxische Stimulation. Der verminderte Endorphinspiegel ist assoziiert mit einer erhöhten Konzentration von Substanz P, einem Neuropeptid, das wahrscheinlich an der erniedrigten Schmerzschwelle beteiligt ist.

Zum Serotoninstoffwechsel liegen sehr widersprüchliche Befunde vor. Allenfalls die Häufigkeit von KST korreliert negativ mit Serotonin im Plasma. Man muss hierbei allerdings bedenken, dass eine veränderte Regulation von Neurotransmittern nicht spezifisch für Kopfschmerzen ist, sondern auch bei anderen Schmerzen eine Rolle spielt.

Genetische Aspekte von KST

Neuere Genanalysen deuten auf Variationen in der Katecholamintransferase hin, einem Enzym, das gleichermaßen die Schmerzverarbeitung, kognitive Funktionen und die emotionale Reizverarbeitung moduliert (Nackley et al. 2006). Bei Trägern des Haplotyps für geringe Schmerzempfindlichkeit ist das Risiko für myofasziale Schmerzen nur etwa halb so groß wie bei solchen ohne diesen Haplotyp.

Auch die Rolle von Serotonin bei CTTH scheint genotypisch vermittelt. Zwillingsstudien weisen auf eine genetische Verankerung von CTTH hin, während ETTH dieses Merkmal nicht aufweisen und eher durch äußere Faktoren wie psychische Stressoren, körperliche Überlastung oder unergonomische Arbeitshaltungen ausgelöst werden. Jensen (2003) geht davon aus, dass sich das genetische Risiko für CTTH etwa um das 3-fache erhöht.

24.4 Psychologische Faktoren

In der umfänglichen klinischen Literatur werden zahlreiche **psychosoziale Faktoren** – z. B. Angst, Depression, Arbeitsstress, zwischenmenschliche Belastungen, Schlafstörungen, sexuelle Probleme – und physikalische Faktoren – z. B. Schädel-Hirn-Traumata oder Skoliose – benannt (◻ Tab. 24.5), die mit KST zusammenhängen oder ihn verursachen sollen (Lynberg et al. 2005, Yücel et al. 2002). Eine wissenschaftliche Fundierung dieser Annahmen – den direkten Nachweis der Auslösbarkeit von KST durch einen dieser Faktoren – liegt jedoch oft nicht vor.

Aber auch die wenigen vorliegenden experimentellen Studien sind nur begrenzt aussagekräftig. Oft sind sie ökologisch wenig plausibel oder sie beschränken sich auf Einzelfälle.

◻ **Tab. 24.5** Auslöser für erhöhte Muskelspannung und subjektive Kopfschmerzen (aus klinischen und experimentellen Studien)

Untersuchungsart	Auslöser
Klinische Beobachtungen	Angst, Depression, Arbeitsstress, zwischenmenschliche Belastungen, Schlafstörungen, sexuelle Probleme, physikalische Faktoren (z. B. Schädel-Hirn-Traumata, Skoliose)
Experimentell überprüfte Auslöser	Physikalische Stressoren (z. B. Lärm, optischer Stress), sozialer Stress, Alltagsstress, Schmerzerwartung, emotionale Hemmung

24

Von mehreren untersuchten **optischen Stressoren** (◘ Tab. 24.5) führten in einer eigenen experimentellen Studie (Traue u. Lösch-Pötsch 1994) nur Lichtblitze zu einem signifikanten Anstieg der Muskelspannung in der Stirnmuskulatur. Keiner der optischen Reize bedingte eine Aktivitätssteigerung der Nackenmuskulatur, 95 % der Patienten mit KST reagierten auf diese Stressoren mit Spannungsgefühlen, 50 % mit Kopfschmerzen. Die Kontrollpersonen blieben nahezu beschwerdefrei. Die Befunde dieser Studie sprechen für ein differenzielles Ansprechen der Muskulatur auf spezifische Belastungen.

Vanagaite et al. (1998) applizierten **visuelle und akustische Stressoren** bei Patienten mit KST und zervikogenem Kopfschmerz. Beide Patientengruppen hatten eine im Vergleich zu schmerzfreien Personen signifikant geringere Toleranz gegenüber diesen physikalischen Belastungen. Patienten mit KST waren in Zeiten mit Schmerzen signifikant empfindlicher als in schmerzfreien Perioden. Der Schluss, dies sei zu erwarten, wäre voreilig, da dies auf die zervikogenen Kopfschmerzen nicht zutraf. Die geringere Toleranz ist nicht einfach ein Effekt des Schmerzleidens selbst.

Alltagsstress wird in den verschiedenen Definitionen von Spannungskopfschmerz als Auslöser genannt. In mehreren Studien konnte mit dem reliablen Daily Stress Inventory (DSI; deutsch: Alltagsbelastungsfragebogen, ABF; Traue et al. 2000) gezeigt werden, dass KST-Patienten mehr Stress berichten als Kontrollpersonen (Wittrock u. Meyers 1998). In einer zeitreihenanalytischen Studie mit dem DSI fanden Mosley et al. (1991) bei 13 von 20 KST-Patienten einen Zusammenhang zwischen Schmerzsymptomatik und Alltagsbelastungen. Der vom DSI abgeleitete deutschsprachige **Alltagsbelastungsfragebogen** (ABF; Traue et al. 2000) ermöglicht die tägliche Messung von Alltagsstress anhand von 58 Items zu potenziell belastenden alltäglichen Ereignissen. Für den individuellen Patienten können die Anzahl der aufgetretenen Ereignisse (Frequenz), die Summe der Bewertungen dieser Ereignisse (Summe) und die durchschnittliche Belastung (Summe/Frequenz) bestimmt werden. Der ABF ist besonders für die zeitreihen-analytische Untersuchung der Kovariation von Stress und Schmerzsymptomen geeignet. Traue et al. (2005) untersuchten in einer Längsschnittstudie die Zu-

sammenhänge zwischen Kopfschmerzsymptomatik, subjektiv empfundener Alltagsbelastung und emotionaler Befindlichkeit sowie Emotionskontrolle über die Dauer von 3 Monaten. Es wurden die Verlaufsdaten von 31 Patienten, überwiegend mit CTTH, täglich mithilfe eines Tagebuches erfasst. Der Anteil an Patienten mit stressabhängiger Symptomatik (Stressresponder) betrug in der untersuchten Stichprobe 35,5 %. Es fanden sich ausschließlich zeitgleiche Zusammenhänge zwischen den Variablen Alltagsstress und Kopfschmerz. Bei der Mehrzahl der Patienten fanden sich zusätzlich hohe Korrelationen (bis zu r = 0.79) zwischen Kopfschmerz und verschiedenen Parametern der emotionalen Befindlichkeit und der emotionalen Hemmung.

> **Der Zusammenhang zwischen subjektivem Stresserleben und Schmerz ist verhaltensanalytisch oft nur schwer diagnostizierbar. Er ist meist nur dann nachweisbar, wenn die Patienten, beispielsweise durch die Benutzung von Schmerz- und Stresstagebüchern, in der Selbstbeobachtung geschult und für Belastungen sensibilisiert werden – und wenn die Therapeuten die Tagebuchdaten entsprechend differenziert auswerten.**

Wenn Stressoren KST auslösen können, stellt sich die Frage, ob Patienten defizitäre oder maladaptive Copingstrategien gegenüber Stress aufweisen. In einem Überblick berichten Heckmann u. Holroyd (2006) zahlreiche Befunde, die dafür sprechen, dass Patienten mit KST mehr als andere katastrophisieren, eher die aktive Stressbewältigung meiden und zum Rückzug neigen. Diese ungünstigen Copingstrategien sind allerdings mit Depression assoziiert, die ihrerseits komorbid oft vor allem bei CTTH auftritt. Alimentäre Faktoren können auch im Kontext von Coping beachtet werden, da Patienten nicht selten unter dem Einfluss von Stressoren ihr Ess- oder Trinkverhalten ändern. In kontrollierten Studien sind Alkoholkonsum und Koffeinentzug als Auslöser von KST nachgewiesen. Neuerdings werden Hungertrigger infolge des Auslassens von Mahlzeiten und Dehydrierung infolge zu geringer Trinkmengen diskutiert (Holzhammer u. Wöber 2006).

Eine weitere wichtige Frage ist, worin KST-auslösende **psychosoziale Einflussfaktoren bei Kindern und Jugendlichen** bestehen. Kinder mit niedrigem sozialem Status haben erhöhte Kopfschmerzprävalenzen (Kristjansdottir u. Wahlberg 1993). Jugendliche mit KST wachsen im Vergleich zu Migränepatienten und schmerzfreien Personen häufiger in Haushalten mit geschiedenen Eltern auf und hatten weniger Freundschaften (Karwautz et al. 1999). Jugendliche Kopfschmerzpatienten berichten auch vermehrt über Schulprobleme. Sie sind länger mit den Hausaufgaben beschäftigt, können sich nicht richtig entspannen und fühlen sich nach der Schule erschöpfter als ihre schmerzfreien Schulkameraden (Carlsson et al. 1996).

24.5 Verhaltensmedizinische Konzepte

24.5.1 Lerntheoretisches Modell myofaszialer Schmerzmechanismen

Ausgehend von den physiologisch-biochemischen Mechanismen myofaszialer Kopfschmerzen stellen wir **dysfunktionale myofasziale Aktivität** in das Zentrum unserer lerntheoretischen Annahmen (Bischoff u. Traue 1983). Dysfunktionale myofasziale Aktivitäten können nach unseren theoretischen Überlegungen durch übermäßige Anstiege in Belastungssituationen, verlängerten Rückbildungsphasen nach Belastungen und/oder der Häufung oder übermäßigen Dauer von Belastungssituationen sowie Verspannungen in Ruhesituationen entstehen.

> ❯ Dysfunktionale myofasziale Aktivität, wie auch immer sie zustande kommt, ist eine notwendige, aber keine hinreichende Bedingung für die Myogenie der Kopfschmerzen eines Patienten – dies muss man bei den nachfolgenden Experimentalberichten im Auge behalten.

In der Untersuchung von Schlote (1989) wurden Kopfschmerzpatienten und schmerzfreie Kontrollpersonen unter Alltagsbedingungen über eine Woche hinweg bei ihrer normalen Arbeitstätigkeit elektromyografisch erfasst. Die Patienten akkumulierten – auch während der Arbeitspausen – eine nahezu doppelt so hohe Aktivität der Trapezmuskulatur wie die Kontrollpersonen. Nicht unterschiedlich war hingegen die kardiovaskuläre Aktivität.

> ❯ Patienten mit KST zeigen oftmals eine erhöhte myofasziale Aktivität – sowohl in Belastungssituationen als auch in Ruhe.

Aversive soziale Stressoren waren auch in Laboruntersuchungen besonders gut geeignet, Patienten mit Spannungskopfschmerzen von Kontrollpersonen in ihren muskulären Reaktionen zu trennen. Die Patienten waren durch größere Anstiege, höhere Absolutspannungen und verzögerte Rückbildungszeiten gekennzeichnet (Traue 1995).

Ebenfalls bedeutsam sind **Schmerzreizung und Schmerzerwartung** als bedingte und unbedingte Stimuli, die bei Personen mit Spannungskopfschmerz stärker zu dysfunktionaler myofaszialer Aktivität führen als bei gesunden Kontrollpersonen (Wittrock u. Myers 1998). Diese Kausalbeziehung zwischen Schmerzerwartung und Spannungsanstieg kann als wichtiges Bindeglied zum Verständnis der Aufrechterhaltung von Spannungskopfschmerzen gewertet werden.

Emotionale Reaktionen in sozialen Situationen, die – weil unter Bestrafungsbedingungen stehend – nicht offen ausgedrückt werden, bleiben mit ihren motorischen und autonomen Komponenten erhalten. In solchem Hemmungsverhalten sehen wir eine wichtige Quelle Schmerz erzeugender Muskelaktivität. Tatsächlich zeigen Patienten mit Spannungskopfschmerz unter sozialem Stress eine verminderte Expressivität und reduzierte kommunikative Bewegungen der Arme und des Kopfes. Gleichzeitig korreliert die Hemmung mit überhöhten Muskelspannungswerten. Die Hemmung expressiven Verhaltens führt jedoch nicht nur zur Akkumulation von Muskelspannung, sondern stellt eine ineffiziente Strategie zur Bewältigung von sozialem Stress dar und behindert den Aufbau eines sozialen Unterstützungssystems (Traue 1995).

Nach innen gerichteter Ärger (»anger-in«) als emotionsspezifische Form der Unterdrückung von emotionalen Reaktionen erwies sich bei Nicholson et al. (2003) als einziger Prädiktor von KST, wenn man Feindseligkeit, Depression und Angst statistisch kontrolliert. In einer 3-monatigen Zeitreihenstudie korrelierten bei Traue et al. (2005) die täglich erfasste Neigung, Gefühle zu unterdrücken, bei etwa 40 % ihrer Stichprobe mit der Intensität der Kopfschmerzen.

Lerntheoretisch lässt sich die Entstehung dysfunktionaler myofaszialer Aktivität als Folge **klassischer und operanter Konditionierung** verstehen, auch wenn es hierzu bislang nur wenige empirische Nachweise gibt (Klinger et al. 2011). Dysfunktionale Muskelspannungen sind besonders dann operant konditionierbar, wenn sie als motorische Aktivität die physiologische Basis von Handlungen und Bewegungen bilden. So ist Muskelmehrarbeit, z. B. als Korrelat von beruflicher Tätigkeit, vor allem bei einseitiger Beanspruchung bestimmter Muskelgruppen, durch **direkte positive Verstärkung** (z. B. mehr Geld für Akkordarbeit) oder indirekt durch die **Bestrafung** von Ruhepausen (z. B. durch kritische Blicke des Vorgesetzten) konditionierbar. Auch kann durch Bestrafung von emotionalem Ausdrucks- und Bewegungsverhaltens übermäßige muskuläre Anspannung als somatisches Korrelat der Ausdruckshemmung operant konditioniert werden (Traue et al. 2005).

Einseitige motorische Beanspruchung kann durch negative Verstärkung konditioniert und aufrechterhalten werden, wenn die kognitiv-emotionale Verfassung des Patienten ohne diese Beanspruchung aversiv besetzt ist, z. B. wenn der Betreffende in eine depressive Stimmungslage verfällt.

Die Wahrnehmung muskulärer Aktivität (**Propriozeption**) hat beim Gesunden eine handlungsregulierende Funktion. Sie signalisiert körperliche und mentale Anstrengung und ist dadurch auch Hinweisreiz für notwendige Erholung und Pausen. Bei emotionaler Stimulierung werden über das muskuläre Feedback qualitative emotionale Informationen verarbeitet. Wenn die motorische Aktivität, die mit Muskelmehrarbeit einhergeht, positiv oder negativ verstärkt wird, verliert die Wahrnehmung der Muskelspannung diese Funktionen und wird gelöscht.

> ❯ Tatsächlich lässt sich bei Patienten mit KST experimentell ein Wahrnehmungsdefizit für Muskelspannungen nachweisen.

Dieses **Wahrnehmungsdefizit für Muskelspannungen** ist spezifisch für Patienten mit KST. Migräniker nehmen ihre Frontalisspannung genauso gut wahr wie schmerzfreie Kontrollpersonen. Das Defizit kann also nicht als Folge der Schmerzsymptomatik interpretiert werden (Bischoff 1989).

Das lerntheoretische Modell myofaszial bedingter Kopfschmerzen (❏ Abb. 24.1) basiert auf den oben beschriebenen physiologischen und psychophysiologischen Befunden zur Entstehung und Aufrechterhaltung der KST und integriert diese Schmerzmechanismen in ein umfassendes Krankheitsmodell mit myofaszialen und zentralen Schmerzmechanismen. Diese Schmerzmechanismen können unabhängig und gemeinsam auf dem Hintergrund einer genetisch bedingten Vulnerabilität am KST beteiligt sein.

Überwiegen dabei die myofaszialen Schmerzmechanismen, dann stehen Muskelverspannungen im Bereich von Kopf, Schultern, Nacken und Halswirbelsäule im Vordergrund der Störung. Chronische Muskelverspannungen führen zu Veränderungen wie Muskelhartspann und druckschmerzhaften Knoten direkt in der betroffenen Muskulatur. Dauerstress, ständige Belastungen und Überforderungen verändern darüber hinaus den Hirnstoffwechsel. Die Schmerzschwellen im Gehirn sinken, d. h. das Gehirn reagiert empfindlicher auf Schmerzreize aller Art. Auf der Seite des Erlebens führen Dauerbelastungen meist auch zu Nervosität und Angst, Selbstzweifeln, negativen Gedanken, Stimmungsschwankungen, Antriebs- und Konzentrationsstörungen und zu einer großen Zahl weiterer Beschwerden. Es handelt sich dann um KST ohne muskuläre Beteiligung, die ausschließlich auf zentralnervösen Steigerungen der Schmerzempfindlichkeit beruhen.

24.5.2 Verhaltens- und Erlebensstile als disponierende Faktoren

Patienten mit Kopfschmerzen (Migräne, KST) haben keine typische Persönlichkeit mit einem für Kopfschmerzen spezifischen ätiologischen Erklärungswert. Allerdings haben Kopfschmerzpatienten in Persönlichkeitstests (wie andere Störungsgruppen auch) im Vergleich zu gesunden Kontrollgruppen erhöhte Neurotizismus-, Depressions- und Angstwerte. Allerdings können Persönlichkeitsmerkmale sowie **kognitiv-emotionale Erlebens- und Verhaltensstile** in Interaktion mit bestimmten Belastungssituationen störungsrelevant werden. Neuere spezifische Persönlichkeitsskalen deuten in diese Richtung. So berichten DiPiero et al. (2001), dass Patienten mit

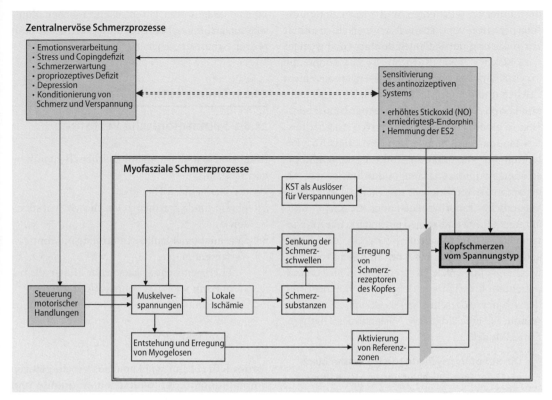

Zentralnervöse Schmerzprozesse
- Emotionsverarbeitung
- Stress und Copingdefizit
- Schmerzerwartung
- propriozeptives Defizit
- Depression
- Konditionierung von Schmerz und Verspannung

Sensitivierung des antinozizeptiven Systems
- erhöhtes Stickoxid (NO)
- erniedrigtesß-Endorphin
- Hemmung der ES2

Myofasziale Schmerzprozesse

KST als Auslöser für Verspannungen

Senkung der Schmerz-schwellen

Erregung von Schmerz-rezeptoren des Kopfes

Kopfschmerzen vom Spannungstyp

Steuerung motorischer Handlungen

Muskelver-spannungen

Lokale Ischämie

Schmerz-substanzen

Entstehung und Erregung von Myogelosen

Aktivierung von Referenz-zonen

◘ **Abb. 24.1** Bedingungsmodell myogener Kopfschmerzen. *ES2* Exterozeptive Suppression, 2. Phase, *KST* Kopfschmerzen vom Spannungstyp

KST als vermeidend-selbstunsicher (»harm-avoidance«) auffallen. In Übereinstimmung mit den biochemischen Befunden korreliert dieses Merkmal mit einer Störung der serotonergen Übertragung. Erwartungsgemäß sind auch die Depressitonswerte von Patienten KST erhöht, die dadurch gegenüber Stressoren vulnerabler sind (Janke et al. 2004).

Psychische Dispositionen im Kontext von Schmerzerkrankungen werden als Informationsverarbeitungs-, Emotionsverarbeitungs- oder Bewältigungsstil in (Stress-)Situationen verstanden (Nicholson et al. 2003). Auf diese Weise stellt sich heraus, dass Kopfschmerzpatienten – Migräniker ebenso wie Patienten mit KST – in konkreten Stresssituationen die Belastung eher mit sich selbst abzumachen versuchen und weniger soziale Unterstützung in Anspruch nehmen als gesunde Vergleichspersonen, sie bewerten subjektiv sogar das Ausmaß ihrer Stressbelastung im Vergleich zu Kontrollpersonen als geringer (Traue et al. 2005).

Ähnlich verhält es sich mit der emotionalen Gehemmtheit. Mit der deutschen 18-Item-Version zur Ambivalenz gegenüber emotionaler Expressivität (AEQ-G18) kann die subjektiv erlebte emotionale Ambivalenz hinsichtlich der Fähigkeit, positive Emotionen zu zeigen, und hinsichtlich der Befürchtungen über die Auswirkungen von negativen Emotionen erfasst werden (Deighton u. Traue 2006). Dabei korreliert die subjektiv erlebte Unfähigkeit, anderen Personen positive Gefühle zu zeigen, mit einem Mangel an sozialer Unterstützung; zudem korrelieren Schmerzsymptome sowie körperliche Symptome der Depressivität mit der Hemmung, negative Emotionen offen zu zeigen. Psychische Dispositionen als **habituelle Erlebens- und Verhaltensstile** in Situationen zu betrachten (als »habits«, die unter der Kontrolle von Situationen und Konsequenzen stehen), ist mit dem lerntheoretischen Ansatz sehr gut vereinbar.

Im ► Abschn. 24.4 über psychologische Faktoren wird auf eine erhöhte Rate von Stressrespon-

24

dern unter KST-Patienten hingewiesen. Sofern die Interpretation von Lebenssituationen als stresshaft zur Belastung der Patienten beiträgt (und weniger das objektive Ausmaß der Stressoren), könnte die Wechselwirkung zwischen aversivem emotionalem Erleben und dem subjektiv erlebten KST auf einem kognitiven **Diathese-Stress-Mechanismus** beruhen. In einem komplexen kognitiven Assoziationstest fanden Armstrong et al. (2006), dass KST-Patienten im Vergleich zu Kontrollgruppen Kopfschmerzsymptome stärker und schneller mit Begriffen negativen Erlebens assoziieren. Das Erleben körperlicher Empfindungen oder stresshafter Situationen könnte dadurch zu einer stärkeren Aktivierung des semantischen Netzwerks der Kopfschmerzsymptomatik führen. Dieser kognitive Mechanismus würde erklären, dass Kopfschmerzpatienten stresshaftes Erleben eher mit Begriffen des Schmerzes beschreiben als Gesunde. Diese Annahme ist eine kognitive Variante des Diathese-Stress-Modells.

> **❯ Die Kenntnis psychometrisch erfasster Merkmale der Persönlichkeit und von Verhaltensstilen bzw. -defiziten kann dem Therapeuten in der Verhaltensanalyse Anhaltspunkt für seine Fragerichtung sein. Es enthebt ihn jedoch nicht der »idiografischen« Aufgabe, beim einzelnen Patienten störungsrelevante individuelle Erlebens- und Verhaltensstile in Situationen zu identifizieren.**

24.5.3 Chronifizierungsfaktoren

In den letzten Jahren wurde der Begriff der chronischen täglichen Kopfschmerzen geprägt. Diese Kopfschmerzform umfasst überwiegend KST. Ihre Prävalenz beträgt weltweit etwa 3 % in der Allgemeinbevölkerung. Für den Einfluss sozialer Faktoren auf die Chronifizierung spricht u. a. das erhöhte Risiko für Menschen mit geringem sozioökonomischem Status. Risikofaktoren sind nach empirischen Studien zudem Übergewicht (Odds Ratio, OR = 1,7), Schnarchen (OR = 3,3), komorbide weitere Schmerzbereiche (OR = 2,4) und Kopf- und Nackenverletzungen (OR = 3,3; Wiendels et al. 2006). Das erhöhte Auftreten von »life events« im

Jahr vor Beginn der chronischen täglichen Kopfschmerzen bestätigt die Bedeutung von Stressfaktoren am Schmerzgeschehen (Scher et al. 2008).

24.6 Therapeutische Ansätze

24.6.1 Somatologische Verfahren

Möglichkeiten der somatologischen Behandlung von KST sind
- medikamentöse Therapie,
- physio- und sporttherapeutische Maßnahmen sowie
- folgende sog. komplementärmedizinische Verfahren:
    - Therapeutische Lokalanästhesie, vor allem in Form von Triggerpunktinfiltration
    - Transkutane elektrische Nervenstimulation (TENS)
    - Akupunktur

Starker ETTH kann medikamentös – so die gültigen **Empfehlungen der deutschen Migräne- und Kopfschmerzgesellschaft (DMKG)** – mit 500–1.000 mg Azetylsalizylsäure oder Paracetamol, 400–600 mg Ibuprofen, 500–1.000 mg Naproxen oder mit topisch appliziertem Pfefferminzöl oder Tigerbalsam reduziert werden (Straube et al. 2008b). Bendtsen und Jensen (2000) wiesen eine gute Effektivität von Amitriptylin (gegenüber Citalopram) bei der Reduktion der myofaszialen Druckschmerzempfindlichkeit nach. Im Gegensatz zu früher fast apologetisch vertretenen Empfehlungen, ausschließlich Monosubstanzen einzusetzen, steht man seit der groß angelegten Studie von Diener et al. (2005) der Kombination von ASS bzw. Paracetamol mit Koffein positiver gegenüber. Triptane sind gegen KST wirkungslos – es sei denn, es besteht parallel ein Migräneleiden: In diesem Fall ist Sumatriptan auch gegen ETTH effektiv.

Wegen der Gefahr von Organschäden und von medikamenteninduziertem Kopfschmerz sollten pro Monat an höchstens an 10 Tagen Analgetika und diese an höchstens 3 Tagen hintereinander eingenommen werden. CTTH sollte aus diesen Gründen niemals ausschließlich mit Analgetika behandelt werden. Als Standardmedikamente, die zur Schmerzprophylaxe eingesetzt werden, gelten hier trotz der bekannten Nebenwirkungen die trizyklischen Antidepressiva Amitriptylin (Tagesdosis: 25–150 mg) bzw. Amitriptylinoxid (Tagesdosis: 30–120 mg). Es wird empfohlen, jeweils mit niedrigen Dosierungen einzusteigen und bei starken Nebenwirkungen auf 25–150 mg Doxepin oder 75–150 mg Clomipramin umzusteigen. Als wirksames Prophylaktikum gilt neuerdings auch das zentral wirksame Muskelrelaxans Tizanidin (14–16 mg).

> Während sich Tizanidin, ein zentral wirkendes Muskelrelaxans, neuerdings als brauchbares Prophylaktikum erweist, spricht die Mehrzahl an Metaanalysen inzwischen eindeutig gegen eine Wirksamkeit des peripher ansetzenden Muskelrelaxans Botulinum Typ A (Straube et al. 2008a).
> Für Kinder werden bei ETTH dieselben Medikamente und Dosierungen empfohlen wie bei einer leichten Migräneattacke (10 mg/kg KG Ibuprofen, 15 mg/kg KG Paracetamol). Von Antidepressiva gegen CTTH wird dagegen abgeraten. Insgesamt ist die Studienlage bei Kindern unbefriedigend.

Zum **Problem des Medikamentenabusus** ist anzumerken, dass aus den Erfahrungen der Schmerzambulanzen und -kliniken hervorgeht, dass viele Patienten mit KST inadäquate Medikamente oder Medikamente in gesundheitsschädlichen Mengen einnehmen. In diesen Fällen ist eine drastische Einschränkung des Medikamentenverbrauchs geboten (► Kap. 26). Bei schweren Formen von Abusus oder Abhängigkeit gelingt dies in der Regel nur im stationären Rahmen – entweder über einen Totalentzug oder ausschleichend, zur Milderung der Entzugssymptome medikamentenunterstützt. Bei leichteren Formen von Abusus können motivierte Patienten die Medikamente auch ambulant absetzen bzw. reduzieren.

> Die Rückfallgefahr bei Medikamentenabusus ist gerade bei Patienten mit KST besonders hoch. Weitere Risikofaktoren sind männliches Geschlecht, eine gleichzeitig vorliegende Depression oder zusätzlicher Abusus anderer Medikamente (Fritsche et al. 2000).

Wegen der geringen Nebenwirkungen erfreut sich **Akupunktur** bei Patienten großer Beliebtheit. Als Prophylaktikum zeitigt sie bei KST nachweislich positive Resultate – die allerdings nur statistisch grenzwertig über die von Pseudoakupunktur hinausgehen, bei welcher die Nadeln nicht an den Akupunkturpunkten und nur oberflächlich gestochen werden (Linde et al. 2009). Offensichtlich hat die Prozedur des Akupunktierens als solche einen starken Placeboeffekt.

Physiotherapie in ihren Varianten (klassische Massage, Bindegewebsmassage, Cyriax-Therapie, manuelle Traktion, kraniosakrale Technik, Chiropraktik) hat sich in einer Metaanalyse (Fernandez-de-las-Penas et al. 2006) als nicht wirksam herausgestellt, wobei die methodische Qualität der Studien in diesem Sektor sehr zu wünschen übrig lässt.

Viele Patienten schwören auf Ausruhen, Frischluft, und Dehnübungen als **Hausmittel** gegen KST. Systematisch untersucht wurde deren Wirksamkeit bisher nicht.

24.6.2 Psychotherapeutische Ansätze

Motivationsprobleme

> Kopfschmerzpatienten sind zumeist nicht über Möglichkeiten psychologischer Therapie innerhalb einer biopsychosozialen Perspektive informiert. Der 1. Behandlungsschritt besteht deshalb darin, sie für diese Perspektive zu gewinnen.

Die Ablehnung ist nachvollziehbar, da sich das Leiden zuallererst von der körperlichen Seite bemerkbar macht und die Patienten entsprechend nach körperlichen Ursachen des Symptoms suchen. In ihrer kritischen Haltung gegenüber psychologischen Vorgehensweisen werden sie dadurch bestärkt, dass seitens der Medizin meistens gefordert wird, Kopfschmerzen organisch gründlich abzuklären. Wird selbst nach ausführlichen Untersuchungen keine organische Grunderkrankung dingfest gemacht, sieht sich der Patient leicht dem Verdacht ausgesetzt, sich das Kopfschmerzproblem nur »einzubilden« oder gar zu simulieren.

Um dem Patienten den Einstieg in den verhaltensmedizinischen Ansatz zu erleichtern, ist es des-

Phonophobie, gelegentlich auch Geruchsempfindlichkeit oder einer Allodynie [Überempfindlichkeit] des Kopfes).

> **Man unterscheidet eine Migräne ohne Aura von einer Migräne mit Aura. Dabei handelt es sich um meist vor dem Anfall auftretende temporäre neurologische Reiz- oder Ausfallsymptome.**

Bei der **Aura** handelt es sich in der Regel um neurologische Reiz- und Ausfallsymptome visueller Art wie Lichtblitze, Fortifikationen und Gesichtsfeldausfälle. Es kann aber auch zu Sprech-, Sprach- und Sensibilitätsstörungen sowie zu Paresen kommen. Diese Symptome entwickeln sich über einen Zeitraum von 5–20 min und können bis zu 1 h andauern. Bereits während der Aura können die Kopfschmerzen einsetzen, meist treten sie jedoch im Anschluss auf. Die Schmerzen selbst werden als pochend, klopfend, pulsierend oder hämmernd wahrgenommen und erreichen relativ schnell eine hohe Intensität. Die Migräne ohne Aura tritt bei ca. 85 % und die Migräne mit Aura bei ca. 15 % der Betroffenen auf. Es können dann noch weitere Subtypisierungen nach speziellen Symptomen (z. B. Migräne mit Hirnstammaura, vestibuläre Migräne) vorgenommen werden, ihre Differenzialdiagnose ist psychotherapeutisch irrelevant.

> **Die eigentliche Attacke ist nur ein Teil des Migränegeschehens.**

Man unterscheidet folgende **Phasen** in einer Migräneattacke:
- Prodromalphase
- Auraphase
- Schmerzphase
- Postdromalphase

Bei ca. 30 % der Betroffenen beginnt die Attacke in den frühen Morgenstunden. Meist wachen sie mit dem Vollbild einer Migräne auf. Die Mehrheit der Patienten bemerkt jedoch Stunden, manchmal sogar Tage vorher das »Nahen« einer Attacke (**Prodromalphase**) in Form von Veränderungen der Stimmung, des Antriebs, des Appetits und des Flüssigkeitshaushalts; intensives Gähnen ist ein typisches Prodromalsymptom.

Plussymptome sind in der Regel:
- Hyperaktivität
- Euphorie
- Reizbarkeit
- Harndrang
- Heißhunger
- Gähnen

Minussymptome können sein:
- Depressivität
- Erschöpfung
- Konzentrationsstörungen
- Flüssigkeitsretention

Die Liste der möglichen Vorboten ist lang. Manche Patienten fühlen sich kreativ, angetrieben bis rastlos, teils auch in Hochstimmung. Andere sind müde, gereizt und depressiv. Zu den häufigsten Symptomen gehört eine generelle Überempfindlichkeit, gefolgt von Nackenverspannungen und Konzentrationsproblemen. Sowohl Appetitlosigkeit als auch Heißhunger kommen vor. Diese Vorboten dürfen nicht mit der Aura verwechselt werden. In einer prospektiven, Smartphone-gestützten Studie von Houtveen und Sorbi (2013) konnten aus 30 physikalischen, 25 kognitiv-affektiven und 25 externalen Prodromen 3 Prodrome als zuverlässig eine Migräneattacke ankündigend ausgemacht werden: sensorische Empfindlichkeit, schmerzhafte Steifigkeit und schlechte Laune.

In einer Studie von Kelman (2004) an 893 Migränikern einer Tertiäreinrichtung berichteten 33 % der Betroffenen **Prodromalsymptome** mit einer durchschnittlichen Dauer von 9,4 h. Die 3 häufigsten Symptome waren Erschöpfung, Stimmungsschwankungen und gastrointestinale Störungen. 17 % der Patienten zeigten alle diese Symptome. Patienten mit Prodromen können auch häufiger eindeutige Trigger ihrer Attacken benennen. Die Frage, inwieweit eine frühzeitige Behandlung der Migräneattacke schon während der Prodromalphase (z. B. mit Triptanen) den Ausbruch einer Attacke verhindern kann, ist jedoch noch nicht völlig geklärt, es gibt Hinweise auf eine Wirksamkeit des Antiemetikums Domperidon sowie von Naratriptan (Becker 2013).

Auf die Schmerzphase, die unbehandelt bis zu 72 h dauern kann und sich spontan zurückbildet, folgt die sog. **Postdromalphase**. Sie kann bis zu 2 Tage anhalten. Postdromalsymptome werden von 68 % der Patienten (Kelman 2006) wahrgenommen. Sie dauern durchschnittlich 25 h. Die häufigsten Symptome sind Erschöpfung (72 %), geringgradige Kopfschmerzen (33 %) und kognitive Störungen (12 %). Patienten mit diesen Symptomen hatten auch häufiger Prodrome, Trigger und eine ausgeprägtere Attackencharakteristik. Das Ausmaß der postdromalen Erlebnisse geht bisher nicht in die Angaben über die Lebensqualität von Migränebetroffenen ein. Wenn diese Phase abgeschlossen ist, fühlen sich viele Patienten »wie neugeboren«. Die Postdromalphase wird von den Betroffenen als »Ruhe nach dem Sturm« bezeichnet. Ob es sich dabei um eine eigenständige Phase oder nur um nachlassende Symptome der Schmerzphase handelt, können sie nicht angeben.

25.2.1 Trigger und andere Auslöser

Migränepatienten berichten häufig über sog. Trigger, von denen sie annehmen, dass diese ihre Attacken auslösen. In einer Studie von Kelman (2007) an 1.207 Patienten wurden von 76 % der Patienten solche Trigger beobachtet. Die häufigsten waren Stress (80 %), Östradiolschwankungen bei Frauen (65 %), unregelmäßiges Essen (58 %), Wetter (53 %) und unregelmäßiger Schlaf (50 %). Frauen erleben mehr Trigger als Männer, Patienten mit Aura häufiger als Patienten ohne Aura.

Die Mehrzahl der Migränepatienten hat die subjektive Sicherheit, dass das **Wetter** in erheblichem Ausmaß ihr Migränegeschehen beeinflusst. Am häufigsten werden sowohl Hoch- als auch Tiefdruck sowie Hitze und Kälte genannt. Die kritischste Situation sei, wenn sich das Wetter drastisch ändere. Studien zu diesem Thema erbringen bis heute inkonsistente Befunde. In einer retrospektiven Studie über 1 Jahr fanden die Autoren, dass an Tagen mit besonders hoher, niedriger oder wechselnder Temperatur bzw. niedrigem Luftfeuchtigkeit signifikant mehr Patienten wegen ihrer Migräne die Notfallambulanz aufsuchten als an anderen Tagen (Yilmaz et al. 2015). In einer kanadischen Studie mit ähnlichem Design fanden sich keine besonderen Assoziationen zwischen Migräne-

häufigkeit und Luftfeuchtigkeit, Luftdruck, Temperaturen oder Windgeschwindigkeiten (Villeneuve et al. 2006). Auch eine prospektive österreichische Studie mit 238 Migränepatienten, die über 3 Monate per Tagebuch hinsichtlich ihrer Kopfschmerzaktivität und 11 meteorologischen Parametern beobachtet wurden, erbrachte keinen Einfluss von Temperatur, Luftdruck, Niederschlag oder Sonnenscheindauer und Großwetterlagen auf das Auftreten oder die Dauer von Migräneattacken (Zebenholzer et al. 2011).

Am zweithäufigsten werden **Nahrungsmittel**, insbesondere Alkohol, Schokolade und Käse, für das Zustandekommen von Attacken verantwortlich gemacht. Savi et al. (2002) konnten jedoch nachweisen, dass nur ein Drittel ihrer untersuchten Kopfschmerzpatienten überhaupt Nahrungsmittelauslöser benennen konnten und es keine Unterschiede zwischen Migräne- und Spannungskopfschmerzpatienten gab. Kontrollierte Studien legen nahe, dass **Alkohol** und **Koffeinentzug** die deutlichsten Nahrungs- bzw. Genussmittelauslöser der Migräne sind. Wissenschaftliche Beweise gibt es nur für die **Dehydrierung**. Demgegenüber ist die Bedeutung von Schokolade, Käse, Histamin, Nitraten und Nitriten in Nahrungsmitteln sowie biogenen Aminen, Aspartam (Süßstoff) und Glutamat (Geschmacksverstärker) weitgehend ungeklärt bzw. die Datenlage widersprüchlich (Holzhammer u. Wöber 2006).

Bei dem Thema »Wetter und Nahrung als Trigger« sollte bedacht werden, dass diese beiden Faktoren die Erwartungshaltung der Betroffenen für eine einfache Erklärung ihrer Kopfschmerzen bedienen und eine sehr ausgeprägte Erwartungshaltung ein emotionales Arousal hervorruft, das dann zum Attackenauslöser werden kann (selbsterfüllende Prophezeiung). Offensichtlich ist jedenfalls, dass Patienten nur die Situationen registrieren, in denen bestimmte Wetterereignisse oder Nahrungsmitteleinnahmen Kopfschmerzen nach sich ziehen. Die Situationen, in denen diese Faktoren keinen Anfall auslösten, werden nicht in der Erinnerung festgehalten. Demnach ist dieser Trigger subjektiv gewiss, objektiv aber nur zufällig von Kopfschmerzen gefolgt.

Generell gilt für die Beurteilung von Auslösequalitäten, dass – bis auf Menstruation, Alkohol

25

und Koffeinentzug – kein Faktor eine Attacke hochgradig wahrscheinlich macht (Wöber et al. 2007), meist ist dafür eine Kombination von mehreren Auslösern erforderlich. Die Auslösequalität eines Faktors ist auch abhängig vom Befinden des Betroffenen. Attacken können schon deshalb entstehen, weil der Betroffene sozusagen »reif« für eine Attacke ist. Die Wirksamkeit von Auslösefaktoren ist zudem abhängig von der Erwartungshaltung, die mit diesem Auslöser verknüpft ist.

Selbst die bei Betroffenen und Behandlern unwidersprochene Auslösequalität von **Alkoholkonsum** wird zunehmend bestritten. Eine bedeutende Arbeitsgruppe, die sich diesem Thema widmet (Panconesi et al. 2013) kommt zu dem Schluss:

- Kopfschmerzpatienten trinken nicht ausreichend.
- Es bestehen keine Unterschiede zwischen Triggern von Migräne und Kopfschmerz vom Spannungstyp.
- Nicht Alkohol per se, sondern Inhaltsstoffe, für die man sensibel sein muss, können Migräne auslösen (Histamine, Tyramine, Sulfide, Flavonoide, Serotoninfreisetzung).
- Kleine Mengen sind ungefährlich und eher gesund.

Unter den nicht alimentären Triggerfaktoren ist die Bedeutung der **Menstruation** hervorzuheben. Das Risiko, eine Migräneattacke zu entwickeln, ist perimenstruell und insbesondere in den ersten 3 Tagen doppelt so groß wie an anderen Tagen (Lieba-Samal et al. 2011).

Photo- und Phonophobie sind häufige Begleiterscheinungen einer Migräneattacke, treten aber auch in abgeschwächter Form interiktal auf. Es liegt demnach nahe, dass sensorische Reize als Triggerfaktoren von Migräneattacken fungieren können. Diesbezüglich gibt es keine aufgrund der Methodik einigermaßen verlässlichen Studienergebnisse. Die subjektive Gewissheit der Patienten ist jedoch eindeutig: Circa 50 % der Betroffenen sind davon überzeugt, dass visuelle, akustische und olfaktorische Reize bei ihnen Migräneanfälle auslösen können (Kelman 2007).

80 % der Migränepatienten sehen einen deutlichen Zusammenhang zwischen ihren Anfällen und ihren **Schlafstörungen**. Am häufigsten werden zu kurzer Schlaf und ein gestörter Schlaf-Wach-Rhythmus am Wochenende genannt. Demzufolge ist die Wahrscheinlichkeit, an einer Migräne zu leiden, in schlafgestörten Berufsgruppen (z. B. Krankenschwestern mit Nachtschichten) fast doppelt so hoch (Wang et al. 2015). Einige Arten von Schlafstörungen treten besonders bei jungen Migränepatienten häufiger auf als in der Allgemeinbevölkerung. Dazu gehören das Schlafwandeln, der Nachtschreck (Pavor nocturnus), bei dem der Betroffene aus dem Tiefschlaf aufschreckt und das Einnässen (Enuresis; Cevoli et al. 2012).

Fazit: Die meisten Auslöser verursachen keine Attacken, sondern führen lediglich dazu, dass die individuelle Migräneschwelle überschritten wird. Das, was dann wirklich zur Auslösung einer Attacke führt, ist höchstwahrscheinlich die Summe der Belastungen, die ein Migränebetroffener in der Zeit zwischen den Attacken ansammelt. Als Wirkfaktoren der möglichen Trigger werden diskutiert: Sie stören die »innere Uhr« im Hypothalamus, sie erhöhen eine genetisch bedingt sowieso erhöhte Sensitivität des Kortex oder sie haben vasodilatatorische und damit anfallsauslösende Eigenschaften.

Trigger und andere Auslöser

- 90 % aller Attacken verlaufen spontan, d. h. ohne Trigger.
- Trigger sind keine automatischen Auslöser.
- Trigger sind individuell.
- Trigger lassen sich vielfach nicht vermeiden.
- Trigger lassen das »Migränefass« der Reizüberflutung lediglich überlaufen (Lärm, Licht, Geruch).
- Trigger wirken meist in Kombination mit anderen Triggern.
- Trigger sind abhängig vom Befinden und der Erwartungshaltung.
- Trigger werden oft verwechselt mit Prodromi (Gähnen, Hunger, Polyurie).

25.2.2 Migräne – eine Erholungsstörung?

In Patientenumfragen benennen 80 % der Befragten regelmäßig, dass wahrgenommener Stress bei ihnen Attacken auslösen können (Sauro u. Becker 2009). In einigen Tagebuchstudien werden signifikant angestiegene »daily hassles« in den 2–3 Tagen vor einer Attacke beobachtet (Hashizume et al. 2008). Eine große und wachsende Anzahl an Studien fand jedoch in der Zeit nach einem Stressereignis den deutlichsten zeitlichen Zusammenhang zwischen Stress und Attacke (z. B. Hering et al.1992). Eine gestiegene Attackenhäufigkeit in der Stresserholungsphase entspräche auch dem verbreiteten Phänomen, dass die Migräne häufig am Wochenende bzw. zu Beginn des Urlaubes auftritt. Lipton et al. (2014) testeten in einer 3-monatigen Tagebuchstudie diese sog. Let-down-Migräne-Hypothese. Bei ihren Patienten führte ein massiver Abfall des Stressniveaus von einem zum anderen Abend – gemessen mit 2 unterschiedlichen Stressinstrumenten – zu einem 1,5- bis 1,9-fach häufigeren Attackenbeginn (meist am 3. Tag) als an allen anderen Tagesverläufen. Die Autoren führen die beiden folgenden alternativen Erklärungen an: Eine Erklärung ist, dass Stress mit einem attackenrelevanten Faktor assoziiert ist und somit eine Moderatorvariable wie eine ausgelassene Medikation oder Mahlzeit oder eine Schlafstörung die Attacke auslöst. Der 2. Erklärung liegt die Vermutung zugrunde, dass in dieser Beobachtungsphase Ursache und Wirkung vertauscht wurden, d. h., nicht der Stress die Attacke auslöst, sondern die Stressanfälligkeit im Sinne eines Prodroms Teil der schon begonnenen (noch schmerzlosen) Attacke ist.

25.3 Klassifikation

Im klinischen Alltag spielen Kopfschmerzen als Symptom oder Syndrom durch die Häufigkeit ihres Auftretens eine große Rolle. Fast jeder Mensch hat hin und wieder Kopfschmerzen und jede medizinische Fachrichtung kennt Kopfschmerzen als ein Symptom gleich mehrerer verschiedener Erkrankungen ihres Spezialgebiets. Die Differenzialdiagnose erscheint daher auf den ersten Blick sehr breit gefächert.

Die eigentliche Problematik besteht aber darin, dass 92 % aller Kopfschmerzpatienten einen primären Kopfschmerz (also z. B. eine Migräne) haben und es keinerlei apparative Zusatzdiagnostik gibt, diesen von anderen Kopfschmerzen zu trennen.

> **Die Anamnese erlaubt es, die Diagnose einer primären Kopfschmerzerkrankung zu stellen. Die klinisch-neurologische Untersuchung und Zusatzuntersuchungen dienen dem Ausschluss bzw. der Suche nach Hinweisen auf andere (sekundäre) Kopfschmerzerkrankungen.**

Aus diesem Grund hat die internationalen Kopfschmerzgesellschaft (IHS) 1988 eine **operative Klassifikation** vorgestellt, die 2004 und 2013 revidiert wurde (IHS 2004, 2013). Diese Klassifikation wurde sowohl für den klinischen Gebrauch wie auch für wissenschaftliche Zwecke erstellt und ist daher für die klinische Diagnostik zum Teil zu sehr ausdifferenziert. Sie bietet aber aufgrund umfangreicher Diagnosekategorien (fast 220 Kopfschmerzdiagnosen) die Möglichkeit, fast alle Patienten allein nach Anamnese und neurologischem Untersuchungsbefund diagnostisch zuzuordnen. Die Kategorien sind zudem sehr valide. Wenn ein Kopfschmerz die Kriterien für eine bestimmte primäre Kopfschmerzerkrankung nach IHS-Kriterien trifft und der neurologische Untersuchungsbefund unauffällig ist, liegt z. B. die Wahrscheinlichkeit, dass ein Tumor vorliegt, bei 0,2 % und damit nicht höher als in der Allgemeinbevölkerung (May et al. 2008).

Die richtige **Diagnosestellung** ist die Basis für eine erfolgreiche medikamentöse Behandlung und damit ein wichtiger Schritt in der Behandlung von Kopfschmerzpatienten. Die Zuordnung ist relativ eindeutig: Grundsätzlich unterteilt diese Klassifikation die Kopfschmerzen in folgende Typen:

- Idiopathische (sog. primäre) Kopfschmerzen
- Sekundäre Kopfschmerzen als ein Symptom eines anderen, zugrunde liegenden Syndroms, z. B. Tumor oder Blutung
- Gesichtsschmerzen inklusive der Neuralgien

Während eine Heilung der primären Kopfschmerzen im eigentlichen Sinne auch weiterhin nicht möglich ist, haben sich die therapeutischen Möglichkeiten der akuten und prophylaktischen Therapie in den letzten Jahren dramatisch erweitert, sodass mit einer individuell abgestimmten Medikation unter ärztlicher Kontrolle in der Regel eine deutliche Verbesserung der Lebensqualität sowie eine Verminderung der Ausfallzeiten erzielt werden kann.

25

Klassifikation der Migräne nach IHS (2013)

1.1 Migräne

A. Mindestens 5 Attacken, welche die Kriterien B–D erfüllen

B. Kopfschmerzattacken, die (unbehandelt oder erfolglos behandelt) 4–72 h anhalten

C. Der Kopfschmerz weist mindestens 2 der folgenden Charakteristika auf:
   - Einseitige Lokalisation
   - Pulsierender Charakter
   - Mittlere oder starke Schmerzintensität
   - Verstärkung durch körperliche Routine-aktivitäten (z. B. Gehen oder Treppen-steigen) oder diese führen zu deren Vermeidung

D. Während des Kopfschmerzes besteht mindestens 1 der folgenden Symptome:
   - Übelkeit und/oder Erbrechen
   - Photophobie und Phonophobie

E. Nicht besser durch eine andere Diagnose erklärbar

1.2 Migräne mit Aura

A. Mindestens 2 Attacken, die die Kriterien B und C erfüllen

B. Auftretens eines oder mehrerer der folgen-den vollständig reversiblen Symptome:
   1. Visuelle Symptome
   2. Sensorische Symptome
   3. Sprach- oder Sprechstörung
   4. Motorische Symptome
   5. Hirnstammsymptome
   6. Retinale Symptome

C. Wenigstens 2 der folgenden Punkte sind er-füllt:
   1. Wenigstens ein Aurasymptom entwickelt sich allmählich über >5 min hinweg und/oder verschiedene Aurasymptome treten nacheinander auf.
   2. Jedes Aurasymptom dauert zwischen >5 min und <60 Minuten.
   3. Mindestens ein Aurasymptom tritt ein-seitig auf.
   4. Die Aura ist begleitet von Kopfschmer-zen, oder es treten innerhalb von 60 min Kopfschmerzen auf.*

D. Nicht besser durch eine andere Diagnose erklärbar, eine transiente ischämische Attacke (TIA) muss ausgeschlossen sein.

* Treten mehrere Aurasymptome nacheinander auf, kann sich die Gesamtdauer der Aura um jeweils 60 min verlängern.

25.4 Epidemiologie

❯ Epidemiologische Studien zeigen, dass die Migräne nach den Kopfschmerzen vom Spannungstyp die zweithäufigste Kopf-schmerzform weltweit ist.

Migräne ist eine der häufigsten Kopfschmerzfor-men. Etwa 6–8 % aller Männer und 12–14 % aller Frauen leiden unter einer Migräne (Lipton et al. 2002). Die Lebenszeitprävalenz liegt bei Frauen bei >25 %. Vor der Pubertät beträgt die Häufigkeit der Migräne 4–5 %. Zwischen dem 7. und dem 14. Le-bensjahr beträgt die Prävalenz bei Kindern 7,5 %. Jungen und Mädchen sind bis zum 11. Lebensjahr gleich häufig betroffen (Kröner-Herwig et al. 2007). Danach überwiegt das weibliche Geschlecht. Die höchste Inzidenz der Migräneattacken tritt zwi-schen dem 35. und dem 45. Lebensjahr auf. In dieser Lebensphase sind Frauen 3-mal häufiger be-troffen als Männer.

❯ Migräne ist wesentlich verbreiteter als bisher angenommen. Frauen sind deutlich häufiger betroffen als Männer. Schon 5 % der Kinder und Jugendlichen leiden unter Migräne.

25.5 Pathophysiologie

Nachdem Wolff und Penfield in den 1940er-Jahren experimentell gezeigt hatten, dass nur Hirnhäute und große intrazerebrale Gefäße, nicht aber das Hirnge-webe selbst schmerzsensibel sind, konzentrierte sich die Forschung lange auf vaskuläre Thesen zur Migrä-neentstehung (Penfield u. McNaughton 1940, Ray u. Wolff 1940). Dies wurde auch dadurch unterstützt, dass gezeigt wurde, dass Ergotamine vasokonstriktiv wirken, und man nahm an, dass die Vasodilatation zentral in der Schmerzentstehung und die Vasokonstriktion zentral für die Schmerzreduktion sei (Graham u. Wolff 1938). Letztlich resultierte auch die Entwicklung der Triptane aus der Suche nach einem vasokonstringierenden Pharmakon.

Auch die Migräneaura wurde zunächst als ischämieähnliches Vasokonstriktionsphänomen interpretiert, bevor die Existenz einer sich **über den Kortex ausbreitenden Depolarisationswelle** (»cortical spreading depression«, CSD) nicht nur tierexperimentell, sondern auch bildgebend beim Menschen belegt werden konnte (Hadjikhani et al. 2001).

Konkurrierend dazu entstand ein neuroinflamatorisches Modell der Migräne, das auf der Annahme **proinflammatorischer Neuropeptide** beruhte. Letztlich ist die Synthese in einem neurovaskulären Modell gelungen, das Neurotransmittern, insbesondere dem **CGRP** (»calcitonin gene related peptide«) die Hauptbedeutung zuschreibt (Goadsby et al. 1988). CGRP wird sowohl im akuten Migräneanfall als auch bei einer Attacke des Clusterkopfschmerzes ausgeschüttet, Patienten mit chronischer Migräne scheinen auch interiktal erhöhte CGRP-Spiegel aufzuweisen, deshalb konzentriert sich die aktuelle Entwicklung auf Medikamente, die in der Attacke CGRP antagonisieren können (CGRP-Antagonisten). Bislang hat es wegen potenzieller Lebertoxizität keine der Substanzen bis zur Marktreife gebracht. Ganz aktuell werden die zur Prophylaxe möglicherweise nebenwirkungsarmen gut wirksamen monoklonalen Antikörper gegen CGRP bzw. dessen Rezeptoren in klinischen Studien untersucht. Weitere relevante Neuropeptide sind Substanz P und Neurokinin A. Die aktuellen Forschungsergebnisse können so interpretiert werden, dass die **Aktivierung von Rezeptoren** die Migräne auslöst und nicht die Vasodilatation an sich. Es handelt sich bei Letzterem eher um ein (ebenfalls durch diese Neuropeptide) vermitteltes Epiphänomen an den Gefäßen.

CGRP wird aus **trigeminalen Nervenfasern** freigesetzt. Das trigeminale System, das Ganglion trigeminale und seine Nervenendigungen spielen eine zentrale Rolle für die Entstehung und den Verlauf eines Migräneanfalls. Die Nervenfasern stammen aus dem Ganglion trigeminale, die Dura wird überwiegend durch den ophthalmischen Ast (N. ophthalmicus, V_1) versorgt. Zum trigeminalen Kerngebiet projizieren auch Neurone aus dem oberen Spinalganglion. Letztlich können so die bei Migräneattacken häufig auftretenden **Schmerzen im Nacken** erklärt werden (trigeminozervikaler Komplex aus den Hinterhörnern des zervikalen Rückenmarks (Segmente C1–C3) und des Nucleus spinalis nervi trigemini.

Übergeordnete Zentren, mit denen das trigeminale Kerngebiet in Verbindung steht, sind der Thalamus und der Hypothalamus. Hier werden zumindest für die trigeminoautonomen Kopfschmerzerkrankungen entsprechende »Taktgeber« vermutet, die die auffällige **Rhythmik im jahres- und tageszeitlichen Verlauf** erklären können. Wie bei anderen Schmerzerkrankungen auch ist an der Entstehung der Migräneattacke ein Netzwerk beteiligt, das u. a. Nucleus salivatorius superior, ventrolaterales periaquäduktales Grau, rostrale ventromediale Medulla, Hypothalamus sowie ventroposteriomedialer, medialer und posteriorer Thalamus, anteriorer zingulärer Kortex (ACC) und die Insel umfasst aktiviert (Noseda u. Burstein 2013, Pietrobon u. Moskowitz 2013). Die Aktivierung sowohl der Hirnstammstrukturen bei der Migräne als auch des posterioren Hypothalamus bei den trigeminoautonomen Kopfschmerzerkrankungen konnte in PET-Aktivierungsstudien mehrfach gezeigt werden (Matharu u. May 2008, Weiller et al. 1995).

Weiterhin kann der Migräneschmerz wie auch der Clusterkopfschmerz zusätzlich über einen trigeminoparasympathischen Reflex am Ganglion sphenopalatinum das autonome Nervensystem aktivieren, was das gelegentlich auch im Migräneanfall vorkommende **Augentränen** und die für das Krankheitsbild pathognomonische autonome Symptomatik aus Rhinorhö, Lakrimation und Ptose beim Clusterkopfschmerz erklären kann. Diese Verbindung wird in der Therapie des Clusterkopfschmerzes durch Stimulation des Ganglion sphenopalatinum genutzt und auch bei der Migräne diskutiert (Khan et al. 2014).

❯ **Aufgrund der bekannten Physiologie und Pathophysiologie des beteiligten Systems wurde vorgeschlagen, dass zumindest Migräne und Clusterkopfschmerzen zusammenfassend als neurovaskuläre Kopfschmerzen beschrieben werden sollten, um der Interaktion zwi-**

schen den Nerven und den Gefäßen, welche das zugrunde liegende Charakteristikum dieser Syndrome ist, zu unterstreichen (Lance 1991).

25.6   Psychologische Mechanismen

25.6.1 Modell der »Migränepersönlichkeit«

Untersuchungen im 20. Jahrhundert haben häufig obsessive, rigide und zornige Persönlichkeitsstile als charakteristisch für Migränepatienten postuliert. Migränepatienten seien »… ehrgeizige, perfektionistische, rigide, zwanghafte und sehr leistungsorientierte Menschen, die aufgrund von Ängstlichkeit und Unsicherheit ihre Gefühle nicht adäquat äußern und auf Belastungssituationen nicht angemessen reagieren können« (Peters et al. 1981).

In dazu gehörigen Untersuchungen wurden in der Regel das Minnesota Multiphasic Personality Inventory (MMPI) und der Eysenck Personality Questionnaire (EPQ) zur **Erfassung von Persönlichkeitsstilen** eingesetzt. In einer großen (n = 10.000) populationsbasierten Kontrollstudie (Brandt et al. 1990) wurden für Migräniker erhöhte Werte in der Neurotizismusskala des EPQ gefunden, die im Einzelnen durch ein hohes Scoring in den Subskalen »Angespanntheit«, »Angst« und »Depression« zustande kamen. Migränepatientinnen fielen durch erhöhte Werte in der Psychotizismus-Skala auf, die durch hohes Scoring in den Subskalen »Feindseligkeit« und »interpersonelle Kommunikationsprobleme« zustande kamen. Henryk-Gutt und Rees (1973) fanden ebenfalls erhöhte Neurotizismus-, Angst- und Somatisierungswerte bei Migränepatienten. Dagegen konnten Merikangas und Rasmussen (2000) in einem Review sowie viele weitere Autoren in methodisch sorgfältig angelegten Untersuchungen diese Abweichungen nicht feststellen. Die Studienlage zu EPQ- und MMPI-Auffälligkeiten ist also sehr heterogen und widersprüchlich.

> **❯** Übertriebener Ehrgeiz, Obsessivität und Rigidität als »klassische« Charakteristika von Migränebetroffenen ließen sich in etlichen Studien nicht als migränespezifische Faktoren finden (Silberstein et al. 1995).

Migräne gilt heute nicht mehr als psychosomatische Erkrankung. Dennoch sind einige Persönlichkeitsstile von Migränebetroffenen für erfahrene Migränetherapeuten auffällig und werden auch häufig in der Presse kolportiert. Behandelnde Ärzte und Psychologen wissen von Patienten zu berichten, die dadurch auffallen, dass…

> **»** »bei Patienten mit einer Migräne die pflichtbewusste Persönlichkeit deutlich überwiegt. Der typische Migränepatient kommt z. B. sehr pünktlich zu einer Verabredung bzw. ist meist schon vor der verabredeten Zeit da. Im Beruf achtet ein Migränepatient sehr darauf, dass alles geordnet abläuft, er mag es nicht, wenn gegen Feierabend noch unerledigte Vorgänge herumliegen. Auffallend ist auch, dass Patienten mit einer Migräne sehr wenige, krankheitsbedingte Fehltage aufweisen. Der Haushalt einer Migräne-Patientin ist in aller Regel sehr geordnet und vor allem sauber (›Man könnte fast vom Fußboden essen‹). Hinter der ›Migräne-Persönlichkeit‹ steckt also eine gewsse Zwanghaftigkeit.« (Schmerzklinik am Arkauwald, zit. nach Mersch 2016)

Zum derzeitigen Zeitpunkt der wissenschaftlichen Erkenntnisse ist die Frage, ob es migränespezifische Persönlichkeitsstile gibt, nicht schlüssig zu beantworten (Pompili et al. 2009). Gründe dafür sind, dass »auffällige« Persönlichkeitsmerkmale z. B. hinsichtlich einer beobachtbaren Zwanghaftigkeit auch auf die nachgewiesenen Migränekomorbiditäten »Angst« und »Depression« zurückzuführen wären. Des Weiteren können diese Auffälligkeiten, z. B. Leistungsorientierung und Rigidität, auch **Konsequenz der Migräneerkrankung selbst** sein: Wer mehrmals pro Monat durch die Migräne aus seinem beruflichen und privaten Kontext gerissen werden kann, der reagiert nachvollziehbar mit einer erhöhten Leistungsbereitschaft in der attackenfreien Zeit, um seine Ausfälle wieder auszugleichen. Wer mehrmals pro Monat zu einem unvorhersehbaren Zeitpunkt – quasi jederzeit und ohne sich dagegen wehren zu können – stunden- und manchmal tagelang in einen quälenden und äußerst schmerzhaften Zustand versetzt wird, der entwickelt nachvollziehbar ein überhöhtes Kontrollbedürfnis in allen Alltagsbereichen, das sich in Rigidität äußern kann.

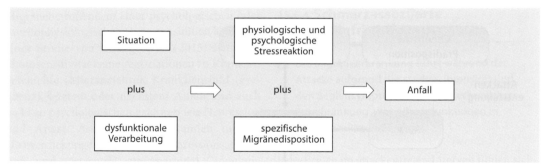

Abb. 25.2 Diathese-Stress-Modell der Migräne

25.6.2 Diathese-Stress-Modell

In den 1980er-Jahren wurde die psychologische Migräneforschung von dem sog. Diathese-Stress-Modell dominiert (Cinciripini et al. 1981, Knapp 1983). Dieses Modell versucht, alle auslösenden, verstärkenden, modifizierenden und verursachenden Faktoren aus psychologischen und biologischen Untersuchungen und Erklärungsansätzen in einem **multidimensionalen Ätiopathogenesemodell** zusammenzufassen.

> Dem Diathese-Stress-Modell liegt die Annahme zugrunde, dass es genetische, psychosoziale, physiologische und biochemische Prädispositionen gibt, sog. Basisanomalien, die sich in Verbindung mit einer dysfunktionalen habituellen Stressverarbeitung zu einer Migräne auswirken können (☐ Abb. 25.2).

Knapp (1983) definiert Stress als »… das Resultat einer spezifischen kortikalen Informationsverarbeitung in einer Situation und einer über das limbische System, insbesondere durch den Hypothalamus, vermittelten emotionalen Reaktion«. Er versteht unter der **gestörten Informationsverarbeitung** kognitive Prozesse, nach denen die Betroffenen eine Belastungssituation als bedrohlich und die eigenen Bewältigungsmöglichkeiten als unzureichend einschätzen und es so zu einem psychischen Stressgefühl kommt.

Die kognitiven Defizite wirken nach Knapp auf die physiologischen Prozesse in der Weise, dass sie über eine exzessive Sympathikusaktivierung zu den biochemischen Veränderungen beitragen. Zum Beispiel soll durch die phasischen und stressbeding-

ten Serotoninausscheidungen in einem anlagebedingt reduzierten Serotoninumsatz ein kritischer Schwellenwert erreicht werden, der dann die Migräneattacke auslöst. Demnach haben bei vorbelasteten Personen schon geringfügige idiosynkratische Stressoren – und nicht erst außergewöhnliche Belastungen – eine Triggerfunktion für Anfälle.

> Obwohl das Diathese-Stress-Modell über 20 Jahre alt ist und in der Folgezeit nicht weiter expliziert wurde, ist die Bedeutung kognitiv-emotionaler Faktoren, insbesondere der kognitiv-emotionale Umgang mit Stress, für die Entstehung und Aufrechterhaltung chronischer Kopfschmerzen unumstritten.

Werden Migränepatienten gefragt, was ihre Attacken auslöst, so wird am häufigsten »Stress« als Trigger genannt. Das Schlüsselwort hier ist »Trigger«, also **Auslöser** – allzu häufig wird es synonym verwendet mit **Ursache**. Es gibt tatsächlich Hinweise, dass Stress bei prädisponierten Menschen mit dazu beitragen kann, eine Migräneattacke auszulösen, und auch bei der Chronifizierung von Migränekopfschmerzen eine Rolle spielen kann (Sauro u. Becker 2009). Das Erleben von Migräneattacken kann für sich auch einen potenten Stressor darstellen und im Sinne eines Teufelskreises zur Frequenzerhöhung der Attacken beitragen (▶ Abschn. 25.2).

25.6.3 Modell der »Reizverarbeitungsstörung«

Nach dem Modell von Gerber et al. (1996) ist die Migräne als eine **kortikale Reizverarbeitungs-**

sind zurzeit nicht zu erklären, aber sicherlich dem unterschiedlichen Gebrauch der Kriterien zuzuordnen, insbesondere der Sicherheit des Ausschlusses eines MOH.

> ❯ Jedes Jahr entwickeln 4 % der Migräne-population (Rothrock 2008) eine CM, es gibt aber auch eine Entwicklung zurück von der chronischen zur episodischen Migräne.

Bei der Suche nach **Ursachen für die Chronifizierung** lassen sich unterschiedliche Ebenen betrachten. Bigal (2009) unterteilt diese Transformation der Migräne in 3 sich teilweise überlappende Formen:

- Die klinische Transformation beschreibt die zeitliche Entwicklung von der episodischen zur chronischen Migräne.
- Die physiologische Transformation behandelt Aspekte wie veränderte Schmerzwahrnehmungsschwellen und -wege.
- Die anatomische Transformation beschreibt Hirnläsionen, z. B. die sog. »white matter lesions« (WML) bei einigen Migränepatienten.

Die **klinische Transformation** passiert nicht plötzlich, ist auch reversibel und betrifft nur einen kleinen Teil der Patienten. Die häufigsten klinischen Risikofaktoren sind: hohe Attackenfrequenz, Übergewicht, Medikamentenübergebrauch, Übergebrauch von Kaffee, stressbelastete Lebensereignisse, Depression, Schnarchen und Schlafapnoe.

Unter **physiologischer Transformation** versteht man Prozesse der Neuromodulation, z. B. die Sensitivierung der peripheren Nozizeptoren oder der zentralen nozizeptiven Neurone, die grundsätzlich die Chronifizierung aller Schmerzen begünstigen. Einen indirekten Hinweis auf die Sensitivierung peripherer und zentraler Neurone bei Migränepatienten findet man in dem Phänomen der Allodynie. Circa 80 % der Migränepatienten berichten, dass eine nicht noxische Reizung (z. B. Berührung) der ipsilateral zur Schmerzlokalisation gelegenen Areale während der Attacke starke Schmerzempfindungen hervorrufen kann. Der direkte Zusammenhang von Allodynie und Migränefrequenz ist wenig verstanden. Als Risikofaktoren gelten die Attackenhäufung selbst, eine hohe Schmerzintensität, eine hohe Schmerzbeeinträchtigung und pharmakologische Nebenwirkungen.

Die **anatomische Transformation** kann in Hyperintensitäten der weißen Substanz des Gehirns (WML) beobachtet werden. Das WML-Risiko ist unabhängig von Alter und vaskulären Risikofaktoren (Etminan et al. 2005). Bei den Männern haben nur Aurapatienten ein höheres WML-Risiko, Frauen sind generell häufiger betroffen als gesunde Personen. Die Ursache der WML ist unbekannt (ischämisch, metabolisch).

25.6.6 Komorbidität

Selbstverständlich können auch klinisch relevante Begleiterkrankungen eine Chronifizierung der Migräne begünstigen. Assoziationen zwischen Migräne und einer Reihe **somatischer und psychiatrischer Krankheiten** werden immer wieder beschrieben, seit es Migräneforschung gibt. Dieser Vielzahl an Studien steht eine heute noch immer geringe empirische Evidenz gegenüber, die den Bedeutungsgehalt und die Kausalität komorbider Störungen für die Migräne limitiert. Die Gründe hierfür sind in der methodischen Variabilität der Studien zu suchen, die unterschiedlichste Definitionen und Diagnosekriterien für die Störungen verwenden, aber auch zu kleine Stichproben oder klinische Stichproben mit Biasproblemen untersucht haben.

Reliable Aussagen zu Komorbiditäten sind jedoch nur aus longitudinalen, populationsbasierten, epidemiologischen Studien zu erhalten. An dieser Stelle soll kurz über die meistdiskutierten Komorbiditäten berichtet werden.

> ❯ Die häufigsten psychischen Komorbiditäten der Migräne sind depressive Störungen und die Gruppe der Angsterkrankungen.

In einem National Health Survey an über 30.000 Personen fanden Victor et al. (2010) ein höheres Migränerisiko für Personen mit **depressiven Symptomen** (Odds Ratio: OR = 2.23) oder mit Angstsymptomen (OR = 2.30). Patienten, die sich in laufender psychologischer Behandlung befanden, hatten ein 1,5-fach erhöhtes Migränerisiko. Für die Assoziation zwischen Migräne und Depression scheinen genetische Faktoren eine Rolle zu spielen (Diener et al. 2008). Depressive Stimmungen erhöhen die Wahrscheinlichkeit, dass Stress eine Attacke auslöst, er-

⬛ Tab. 25.1 Populationsbezogene Studien: Angaben zum Odds Ratio für die Komorbidität von Migräne und Depression bzw. Angststörung. *OR* Odds Ratio

Autoren	Patientenzahl (n)	Depression (OR)	Angst (OR)
Victor et al. 2009	30.852	2.2	2.3
Swendsen u. Merikangas 2000	591	2.2	2.7
Stewart et al. 1989	10.169	–	5.3
Breslau et al. 1994	1.007	3.6	1.9
Moldin et al. 1993	914	2.1	2.1
Merikangas et al. 1996	1.218	3.0	2.8

höhen die wahrgenommene Schmerzintensität und sind ein negativer Prognosefaktor für den medikamentösen Therapieerfolg (Nicholson et al. 2003).

Auch das Ausmaß des **Angstempfindens** kann den Verlauf einer Migräneerkrankung beeinflussen. Personen mit Kopfschmerzen neigen dazu, trotz des wahrgenommenen inneren Arousals ihre Gefühle nicht nach außen zu kommunizieren und erleben mehr Schmerzintensität und -beeinträchtigung. ⬛ Tab. 25.1 zeigt das relative Risiko (OR) einiger ausgewählter populationsbezogener Studien für den Zusammenhang von Migräne und Angststörungen bzw. Depression.

In einer populationsbasierten Studie aus Korea mit fast 3.000 Teilnehmern wurden diese nicht nur mit psychometrischen Instrumenten, sondern auch in Interviews (Oh et al. 2014) auf den Zusammenhang von Migräne, Angst und Depression untersucht. Ungefähr ein Drittel der Migränepatienten mit einer Angststörung hatten auch eine Depression und zwei Drittel mit Depression hatten auch eine Angststörung. Die **Kombination von Angst und Depression** war deutlicher positiv korreliert mit der Anfallsfrequenz als Angst oder Depression alleine.

Aufgrund der erheblichen Beeinträchtigung durch die Schmerzen und die sozialen Behinderungen liegt die Annahme nahe, dass die Häufung der depressiven Symptome als Reaktion auf die chronische Schmerzerkrankung zu sehen ist. Breslau et al. (1994) wiesen jedoch in einer longitudinalen Studie (n = 1.007) nach, dass das Risiko einer Migräneerkrankung 3,1-fach höher ist, wenn in der Anamnese der Betroffenen zuvor eine prämorbide »major depression« diagnostiziert wurde. Umgekehrt ist das Risiko, eine depressive Störung auszubilden, 3,2-fach höher, wenn bei den Betroffenen eine Migräne bekannt ist. Die erhöhte Wahrscheinlichkeit des gemeinsamen Auftretens beider Erkrankungen muss demzufolge als bidirektionales Geschehen mit vermutlichen pathophysiologischen Gemeinsamkeiten angesehen werden (Dysregulation eines biochemischen Systems im Gehirn, z. B. Serotonin). Sehr wahrscheinlich ist, dass das Auftreten einer Störung das Risiko für die andere Störung erhöht.

⬛ Tab. 25.1 sowie die Studie von Oh et al. (2014) zeigen, dass Migräne gehäuft in Zusammenhang vor allem mit psychischen Erkrankungen auftritt. Die gründliche Exploration komorbider Störungen sollte demnach wesentliche Voraussetzung der medizinischen und psychotherapeutischen Migränebehandlung sein. In Einzelfällen wird es sogar nötig sein, die komorbide Störung psychologisch vorrangig zu behandeln, falls sie zu einer höheren Lebensbeeinträchtigung führt als die Migräne selbst. Medizinisch liegt die therapeutische Konsequenz in der Auswahl der prophylaktischen Behandlung. Angstpatienten profitieren hinsichtlich der Attackenfrequenz eher von β-Blockern und depressive Patienten eher von trizyklischen Antidepressiva.

❯ Die »Migränepersönlichkeit« gibt es nicht. Die Koinzidenz von Migräne und Stress, Angst, Depression ist evident, deren Interaktion für die Entstehungsmechanismen der Migräne aber ungeklärt. Die Migräneattacke ist vermutlich der Endpunkt einer psychophysiologischen (kortikalen) Reizverarbeitungsstörung zwischen den Attacken.

◻ Tab. 25.2 Ausgewählte Komorbiditäten der Migräne und jeweiliges Odds Ratio (nach Müller et al. 2013)

Komorbidität	Odds Ratio
Arterielle Hypertonie	1.6
Schlaganfall	1.2
Posttraumatische Belastungsstörung	4.0
Schlafstörungen	3.3
Rückenschmerz	1.7
Nackenschmerz	2.6
Gesichtsschmerz	2.1
Fibromyalgie	3.8
Tinnitus	1.3
Adipositas	1.3–5.7
Gastrointestinale Erkrankungen	2.7
Erektile Dysfunktion	1.6
Psoriasis	1.4
Epilepsie	1.6

Zusätzlich zu den psychischen Komorbiditäten sind eine Reihe weiterer **Erkrankungen** bekannt, die eine positive Assoziation zur Migräne aufweisen. Da jedoch die Zusammenhänge nur eine deskriptive Zuordnung, also keine Kausalität darstellen, überwiegend in Fall-Kontroll-Studien gefunden wurden und meist nicht sehr bedeutsam sind, sollen sie hier nur tabellarisch erwähnt werden (◻ Tab. 25.2).

25.7 Therapie

25.7.1 Medikamentöse Therapie

> Die pharmakologische Therapie gliedert sich in die Akutbehandlung einer Migräneattacke und die Prophylaxe zur Reduktion der Attackenfrequenz.

Attackenbehandlung

Erfolgskriterium für die Behandlung einer Migräneattacke in klinischen Studien sind die Freiheit von Kopfschmerzen nach 2 h oder die Besserung der Kopfschmerzen von schwer oder mittelschwer auf leicht oder kopfschmerzfrei innerhalb 2 h nach Applikation des entsprechenden Präparates, sowie als sekundärer Endpunkt das Auftreten von Wiederkehrkopfschmerzen. Weiterhin ist die reproduzierbare Wirkung bei 2 von 3 Migräneattacken wichtig. Wenn man diese Kriterien anlegt, ergibt sich nach evidenzbasierten Kriterien (Diener et al. 2008) die folgende Empfehlung:

- Die **Triptane** (in alphabetischer Reihenfolge) Almotriptan, Eletriptan, Frovatriptan, Naratriptan, Rizatriptan, Sumatriptan und Zolmitriptan sind die Substanzen mit der besten Wirksamkeit bei akuten Migräneattacken.
- Nichtopioidanalgetika und nichtsteroidale Antirheumatika (NSAR) sind bei der Behandlung der Migräne wirksam.
- Wenn man sich für Analgetika entscheidet, sind Azetylsalizylsäure (ASS), Ibuprofen, Diclofenac sowie die Kombination aus Azetylsalizylsäure, Paracetamol und Koffein die Analgetika 1. Wahl. Metamizol ist wahrscheinlich ebenfalls wirksam, auch Paracetamol gehört zu den Substanzen der 2. Wahl. Analgetika sollten bevorzugt mit oder nach der Gabe eines Antiemetikums eingenommen werden.
- Ergotamin ist bei Migräne wirksam. Allerdings ist die Wirksamkeit in prospektiven Studien schlecht belegt.
- Bei Patienten, die unter ausgeprägter Übelkeit leiden, können zusätzlich Antiemetika wie Metoclopramid oder Domperidon eingesetzt werden. Metoclopramid hat auch eine geringe eigene analgetische Wirkung bei Migräne.

Mittelschwere bis schwere Migräneattacken sollten mit **spezifischen Migränemitteln** (Ergotamine, Triptane) behandelt werden. Die Unterscheidung von Migränemitteln und Analgetika ergibt sich aus dem Umstand, dass Ergotamine und Triptane keine Schmerzmittel und nur bei Migräne (und Clusterkopfschmerz) wirksam sind. In Deutschland sind 7 verschiedene Triptane in unterschiedlichen Darreichungsformen (Tablette, Schmelztablette, Suppositorien, Nasenspray, Subkutaninjektion) zur Behandlung der Migräneattacke zugelassen. Die Vielfalt von Substanzen, die zum Teil sehr unterschiedliche pharmakokinetische Eigenschaften (unterschiedliche Nebenwirkungsraten, unterschiedliches Anfluten, unterschiedliche Halbwertzeiten) haben, eröffnet damit die Chance einer individualisierten Therapie, die auf (fast) alle Besonderheiten des einzelnen Patienten Rücksicht nehmen kann. Ergotamine sind weniger wirksam als Triptane.

Bei 15–40 % der Patienten kommt es nach oraler Gabe von Triptanen zu einem Wiederauftreten der Kopfschmerzen, wobei dann eine 2. Gabe der Substanz wieder wirksam ist. Alle Triptane können bei zu häufiger Einnahme zu einer Erhöhung der Attackenfrequenz und letztlich zum Kopfschmerz durch Medikamentenübergebrauch führen (► Abschn. 25.6.5). Triptane sollten daher an nicht mehr als 8 Tagen im Monat eingesetzt werden, da ab 10 Tagen eine Kopfschmerzzunahme durch Medikamentenübergebrauch entstehen kann.

Die Kontraindikationen beider Substanzgruppen (koronare Herzerkrankung, Morbus Raynaud, arterielle Verschlusskrankheit der Beine, transitorische ischämische Attacke oder Hirninfarkt, nicht oder schlecht eingestellte Hypertonie) ergeben sich aus der gefäßverengenden Wirkung, die bei den Triptanen jedoch deutlich geringer ausgeprägt ist als bei den Ergotaminen. Die differenzierte Betrachtung des kardiovaskulären Risikos lässt jedoch auch eine individuelle risikostratifizierte Behandlung der Patienten nach Aufklärung zu (Roberto et al. 2015). Aufgrund der vasokonstriktiven Wirkung sollten Patienten, die unter einer Migräne mit Aura leiden, ein Triptan erst nach Abklingen der Aura und mit Einsetzen der Kopfschmerzen einsetzen. Darüber hinaus wirken Triptane nicht, wenn sie in der Aura gegeben werden, und verhindern dann in der Regel auch nicht den anschließenden Kopfschmerz.

> ❯ Das Wirk-/Nebenwirkungsprofil für den einzelnen Patienten kann durchaus den in Studien herausgearbeiteten Eigenschaften widersprechen. Daher ist es sinnvoll, ein Triptan probeweise zu wechseln (Triptanrotation), um den individuellen Bedürfnissen gerecht zu werden.

Bei fehlender Wirksamkeit eines Triptans sollte ein anderes versucht werden. Etwa 10–20 % aller Migränepatienten sind sog. Non-Responder für Triptane, d. h., sie zeigen keine ausreichende Wirkung, und es wird diskutiert, ob dies genetisch bedingt ist. Allerdings konnte gezeigt werden, dass etwa 80–90 % aller Patienten auf Triptane ansprechen, wenn sie früh behandelt werden und wenn noch keine Allodynie besteht. Die Erfolgsquote sinkt auf 10–15 %, wenn die Migräne spät behandelt wird und eine Allodynie vorhanden ist. Dies könnte erklären, warum Triptane, die zu spät in der Attacke eingenommen wurden, nicht wirken. Es ist auf jeden Fall ein valides Argument dafür (mit Ausnahme der Aura und nur bei Patienten, die nicht zu viele Kopfschmerzattacken haben), Triptane möglichst früh zu Beginn einer Migräneattacke einzusetzen. Die Wirkung von Triptan und somit das Risiko eines Wiederkehrkopfschmerzes kann durch die Kombination mit einem langwirksamen NSAR (z. B. Naproxen) verlängert werden.

Die **Optimierung der Akutmedikation** hat auch prognostische Implikationen auf den Verlauf der Erkrankung. So konnte in einer Verlaufsuntersuchung gezeigt werden, dass das Risiko eines Übergangs in einen chronischen Migräneverlauf (>15 Kopfschmerztage/Monat) deutlich erhöht ist, wenn Patienten ihre Akutmedikation selbst als unzureichend wirksam einordnen (Lipton et al. 2015).

Auch aus diesem Grund kommt einer ausführlichen Edukation zum korrekten Einsatz der Akutmedikation eine erhebliche Bedeutung zu (z. B. Gaul 2014).

Migräneprophylaxe

Sinn der medikamentösen Prophylaxe ist eine Reduzierung von Häufigkeit, Schwere und Dauer der Migräneattacken und die Prophylaxe des Kopfschmerzes durch Medikamentenübergebrauch. Eine optimale Migräneprophylaxe erreicht eine Reduktion von Anfallshäufigkeit, -intensität und -dauer um mindestens 50 %.

Zunächst soll der Patient über 4 Wochen einen **Kopfschmerzkalender** (► Kap. 12) führen, um die Anfallsfrequenz und die Effektivität der jeweiligen Attackenmedikation zu dokumentieren. Kopfschmerzkalender sind über die Internetseite der Deutschen Migräne- und Kopfschmerzgesellschaft (DMKG; online unter: http://www.dmkg.de) kostenlos erhältlich und können ausgedruckt und den Patienten mitgegeben werden. Weiterhin findet man dort viele nützliche Tipps, alle aktuellen Therapieleitlinien und »fact-sheets« zu den einzelnen Kopfschmerzerkrankungen für Patienten, die ausgedruckt und zur Information im Wartezimmer ausgelegt werden können.

Die Indikation zu einer medikamentösen Prophylaxe der Migräne ergibt sich bei besonderem Leidensdruck und Einschränkung der Lebensqualität. Anhaltspunkte können sein:

- ≥3 Migräneattacken pro Monat
- Migräneattacken, die regelmäßig länger als 72 h anhalten
- Attacken, die auf eine Therapie entsprechend den oben gegebenen Empfehlungen (inklusive Triptanen) nicht ansprechen und/oder nicht tolerierte Nebenwirkungen der Akuttherapie
- Zunahme der Attackenfrequenz und Einnahme von Schmerz- oder Migränemitteln an ≥10 Tagen im Monat
- Komplizierte Migräneattacken mit lang anhaltenden Auren

Etablierte **Prophylaxemittel** sind die β-Rezeptorenblocker Metoprolol und Propranolol und die Membranstabilisatoren Valproat und Topiramat. Die meisten Migräniker haben einen normalen oder sogar niedrigen Blutdruck, trotzdem werden β-Blocker im Regelfall sehr gut vertragen. Die Aufdosierung sollte langsam erfolgen und kann bis 100 mg, in Ausnahmefällen bis 200 mg (Metoprolol) gesteigert werden. Die Medikation sollte abends eingenommen werden, damit ein eventuell niedriger Blutdruck »verschlafen« wird. Ebenfalls wirksam ist Flunarizin (5–10 mg abends), das antidopaminerge, antihistaminerge und antiserotonerge Effekte hat und als Kalziumantagonist wirkt. In mehreren prospektiven Studien hat sich das Antikonvulsivum Valproinsäure in der Migräneprophylaxe bewährt. Die Tagesdosis beträgt 500–600 mg, gelegentlich sind höhere Dosierungen notwendig. Auf eine sichere Kontrazeption muss bei der Einnahme von Valproinsäure geachtet werden, es wird eine schriftliche Aufklärung der Patientinnen gefordert. Die wirksame Tagesdosis von Topiramat liegt zwischen 50 und 100 mg. Die Aufdosierung muss langsam erfolgen (25 mg/Woche). Limitierend sind kognitive Nebenwirkungen. Häufig auftretende Parästhesien können durch die Einnahme kaliumreicher Nahrungsmittel (Bananen, Trockenobst) gemildert werden. Bei 10 % der Patienten kommt es zu einem Gewichtsverlust, der therapie-

limitierend sein kann. Generell gilt, dass häufige Auren besser mit Flunarizin oder Lamotrigin als mit β-Blockern oder Topiramat behandelt werden sollten. Neu zugelassen zur Behandlung der chronischen Migräne ist eine Therapie mit Botulinumtoxin A (Aurora et al. 2011). Eine vergleichbar gute Wirksamkeit wie der β-Blocker Propranolol zeigte in einer randomisierten kontrollierten klinischen Studie Candesartan (Stovner et al. 2013).

25.7.2 Verhaltenstherapie

Die psychologische Behandlung der Migräne ist relativ gut dokumentiert und evaluiert (z. B. bei Fritsche et al. 2013). Die Indikation für eine psychologische Behandlung orientiert sich an der Indikation für eine pharmakologische Prophylaxe (Campbell et al. 2000). Danach kommen 3,8 % der Deutschen mit einer häufigen Migräne (>2 Attacken pro Monat) und alle Patienten (ca. 2 %) mit MOH (>15 Einnahmetage pro Monat) für eine psychologische Behandlung infrage.

Psychologische Behandlungsprogramme sind insbesondere indiziert bei Patienten mit einer chronischen Migräne, da diese in der Regel unter einer hohen Komorbidität leiden. Die Behandlung der Komorbiditäten ist entscheidend für den Behandlungserfolg sowohl der nichtmedikamentösen als auch der medikamentösen Kopfschmerztherapie.

Die in der Migränetherapie angewandten psychologischen Verfahren entstammen überwiegend der Verhaltenstherapie. Für diese Verfahren ist eine zur Beurteilung der Evidenz ausreichende Studienlage verfügbar, während für andere Therapieschulen in diesem Bereich keine Evaluationsnachweise vorliegen. Metaanalysen zur Wirksamkeit von verhaltenstherapeutischer Verfahren entstammen überwiegend der angloamerikanischen Literatur. Die in Deutschland, der Schweiz, Österreich und den Niederlanden geltenden Richtlinien der Deutschen Gesellschaft für Neurologie und der DMKG (Evers et al. 2009) kommen hinsichtlich des Stellenwerts psychologischer Ansätze zur Migränebehandlung zu dem Schluss:

- Die medikamentöse Therapie sollte durch nichtmedikamentöse Verfahren der Verhaltenstherapie und durch Ausdauersport ergänzt werden.

- Patienten mit einer hochfrequenten Migräne (>3 Attacken/Monat) sowie einer erheblichen Einschränkung der Lebensqualität sollten in jedem Fall einer psychologischen Therapie zugeführt werden.

Unimodale Verfahren in der Verhaltenstherapie

Als gut belegte **unimodale Verfahren** gelten das Biofeedbacktraining, die progressive Muskelrelaxation sowie Ausdauersport.

Generell gilt die Effektivität verschiedener **Biofeedbackverfahren** als vergleichbar gut. Leichte Vorteile sind für das Vasokonstriktionstraining und das Temperaturfeedback in Kombination mit Entspannung zu beobachten (Heuser 2000). In einer Metaanalyse von Nestoriuc et al. (2008; 55 Primärstudien) betrugen die erzielten Symptomverbesserungen durchschnittlich klinisch bedeutsame 0,6 Standardabweichungen.

Im Vergleich zu autogenem Training, Yoga o. Ä. hat sich die **progressive Muskelrelaxation** (nach Jacobson) als nachgewiesen wirkungsvolles Entspannungsverfahren bei Migräne durchgesetzt. In Abänderung zu Durchführungsrichtlinien zur progressiven Muskelrelaxation aus uni- oder multimodalen Schmerzbewältigungstrainingsmethoden sollten Migränepatienten möglichst dauerhaft die Langform (25 min) 1-mal täglich beibehalten, da der Fokus der progressiven Muskelrelaxation bei der Migräne vor allem auf dem Rückzug (»timeout«) aus Alltagsanforderungen liegt. Metaanalysen kommen übereinstimmend zu der Einschätzung, dass durch die progressive Relaxation im Mittel eine Reduktion der Migränehäufigkeit um 35–45 % erreicht werden kann (Penzien et al. 2005). Die Effektstärke dieser Verfahren liegt damit in dem Bereich, der auch für Propranolol angegeben wird.

Als **Ausdauersport** sind alle aeroben Sportarten wie Schwimmen, Joggen, Fahrradfahren etc. zu empfehlen, also Sportarten, die den Puls leicht erhöhen (z. B. 130/min) und bei denen man sich noch unterhalten und durch die Nase atmen kann. Der Zielbereich sollte bei mindestens 2-mal 1 h Training pro Woche liegen. Alle kompetitiven und anaeroben Sportarten wie Mannschaftssport, Krafttraining, Tennis etc. sind eher zu vermeiden. Unklar ist, ob Ausdauersport eher unspezifische Effekte erzielt,

also »ein alternatives Entspannungsverfahren« darstellt, oder ob es tatsächlich spezifische Effekte sind, die durch eine Verbesserung der physischen Leistungsfähigkeit erreicht werden (z. B. Effekte auf Stoffwechsel, Endokrinologie, Herz-Kreislauf-System, Atmung). Die Mehrzahl der Evaluationsstudien konnten keine signifikante Reduktion der Kopfschmerzattacken oder -dauer durch regelmäßige Bewegung aufzeigen (Busch u. Gaul 2008).

Multimodale Verfahren in der Verhaltenstherapie

Als multimodales Verfahren kommt die **kognitive Verhaltenstherapie** (KVT) zur Anwendung. Ihr liegt das biopsychosoziale Schmerzmodell zugrunde. Die KVT berücksichtigt die Komponenten und Ebenen eines Menschen, in denen sich die Konsequenzen der Schmerzerkrankung im Einzelfall finden lassen. Das Hauptziel dieses Verfahrens ist die Minimierung der Beeinträchtigung durch den Schmerz sowie die Erhöhung der Selbstkontrolle. KVT-Verfahren liegen für Kopfschmerzpatienten in gut ausgearbeiteten standardisierten Programmen vor (Basler u. Kröner-Herwig 1998), lassen sich zeit- und kostenökonomisch durchführen (ca. 10–12 Sitzungen) und sind in der Gruppendurchführung ebenso wirksam wie in der Einzelbehandlung. In einem systematische Review kommen Fritsche et al. (2013) zu dem zusammenfassenden Ergebnis, dass

- alle verhaltenstherapeutischen Verfahren besser wirksamer sind als eine Placebomedikation und in ihrer Wirksamkeit vergleichbar mit einer prophylaktischen Medikation,
- verhaltenstherapeutische Verfahren ihre Langzeitwirkung verbessern, wenn nach 3 oder 6 Monaten Auffrischungssitzungen angeboten werden,
- additive Effekte bei der Kombination von Biofeedback mit progressiver Muskelrelaxation und vor allem unter der Kombination von behavioralen und pharmakologischen Verfahren gegeben sind,
- die erzielten Verbesserungen im Schmerzerleben zeitstabil und auch noch nach mehreren Jahren nachweisbar sind,
- sich insbesondere mit Biofeedback die Frequenz der Migräneattacken nachhaltig reduzieren lässt,

- auch Behandlungen via Telefon oder Internet (in Erprobung) gute erste Erfolge zeigen.

Die zusammenfassende Wirksamkeit (Index aus Intensität sowie Frequenz der Kopfschmerzen) der einzelnen Therapien und Therapiekombinationen ist ◘ Tab. 25.3 zu entnehmen.

25.7.3 Therapie der kindlichen Migräne

Metaanalysen zur psychologischen Schmerztherapie bei Kindern und Jugendlichen (Trautmann et al. 2006, Eccleston et al. 2014) sowie Reviews (Palermo et al. 2010) auf der Basis von Effektstärken, die Prä-post-Veränderungen wiedergeben, zeigen große positive Effekte für alle Altersklassen in der Kopfschmerzreduktion zum Post- (OR = 5.51) und Follow-up-Zeitpunkt (OR = 9.91) im Vergleich zu Gesunden. Kognitiv-behaviorale Therapie, Entspannungsverfahren und Biofeedback erzielen dabei gleichermaßen positive Effekte. Verbesserungen in der Befindlichkeit und der emotionalen Gestörtheit waren dagegen eher gering. Studienvergleiche zwischen Selbst- und Fremdtherapie fanden vergleichbare Effekte. Ein validiertes multimodales Programm, das kognitiv-behaviorale und Entspannungsbausteine integriert, wurde deutschsprachig von Denecke und Kröner-Herwig (2000) vorgelegt.

Alle anderen in der Behandlung der kindlichen Migräne eingesetzten Verfahren, einschließlich der in Deutschland verbreiteten Migränediät (oligoantigene Ernährung) und Homöopathie, haben einen ungeklärten Stellenwert.

25.7.4 Alternative Behandlungsansätze

Akupunktur

Mittlerweile liegt eine Reihe (teils multizentrischer) Studien zur Wirksamkeit der Akupunktur bei Migräne vor. Alle Studien sind methodisch – auch bedingt durch die fehlende Verbindung – in dem einen oder anderen Punkt zu diskutieren, zeigen aber eine Überlegenheit in der Wirksamkeit gegenüber den Kontrollpersonen, die auf eine Akupunkturbehandlung warteten. Dies gilt sowohl für die Akupunktur nach klassischen Gesichtspunkten als auch für die sog. minimale oder Sham- bzw. Scheinakupunktur. In Studien, die Akupunktur einer medikamentösen Intervention gegenüberstellten, kam es zu einer vergleichbaren Effektstärke bei besserer Akzeptanz der Akupunktur (Diener et al. 2006a). Dabei beeinflusst die primäre Einstellung der Patienten zu dem Verfahren die Wirksamkeit in bedeutsamer Weise. Die Effektivität der Akupunktur wurde von den Studienautoren als »Superplacebowirkung« interpretiert, da mit Scheinakupunktur eine ähnliche Wirksamkeit erreicht werden konnte.

◘ Tab. 25.3 Übersicht über die verhaltenstherapeutischen Therapieverfahren bei Migräne

Therapieverfahren	Verbesserung der Migräneaktivität (%)	Effektstärke
Progressive Muskelrelaxation (PMR)	32–37	0.55
thermales Finger-Biofeedback (tBFB)	35–37	0.38
PMR + tBFB	33–50	0.40
PMR + tBFB + Propranolol	50–70	–
Muskuläres Feedback (EMG-BFB)	40	0.77
Kognitiv-behaviorale Therapie (KVT)	35–49	0.54
KVT + tBFB	38	0.37
Placebomedikament	14–30	–
Keine Behandlung	2	–
Propranolol	44	–

Homöopathie

Die Homöopathie ist weitverbreitet, obwohl der evidenzbasierte Nachweis einer (anhaltenden) Wirksamkeit weiterhin fehlt. In randomisierten placebokontrollierten Studien fanden sich sogar negative Ergebnisse (Ernst 1999).

Andere Verfahren

Die Effekte der **transkraniellen Gleichstrom- und Magnetstimulation** sind vorerst nicht ausreichend abzuschätzen (Chadaide et al. 2007). Die vielfältigen Methoden der **physikalischen Therapie** (Thermo-, Hydro-, Mechano- oder Elektrotherapie) haben in ihrer Anwendung für die Migräne eine nachgewiesene, eigenständige Wirksamkeit (Biondi 2005), insbesondere in Kombination mit verhaltenstherapeutischen Interventionen. Neu ist auch der Wirksamkeitsnachweis für eine nichtinvasive Neurostimulationsbehandlung des N. supraorbitalis zur Prophylaxe von Migräneattacken (Schoenen et al. 2013).

Unwirksame Verfahren

Für die folgenden Therapieverfahren gibt es **keine Effektivitätshinweise:**

Zervikale Manipulation, chiropraktische Therapie, lokale Injektionen in den Nacken oder die Kopfhaut, Manualtherapie, Neuraltherapie, autogenes Training, Hypnose, hyperbare Sauerstofftherapie, Tonsillektomie, Ozontherapie, Fußreflexzonenmassage, Magnetfeldbehandlung, Reizströme, Aufbissschiene, Gebisskorrektur, Zahnextraktion, Entfernung von Amalgamfüllungen, Psychophonie, Darmspülungen, Sanierung vermeintlicher Pilzinfektionen des Darmes, Diäten, Frischzellentherapie, Corrugatorchirurgie (umstrittenes Verfahren), Hysterektomie und klassische Psychoanalyse.

> ❯ Die progressive Muskelrelaxation, das Biofeedback und kognitiv-behaviorale Verfahren sind in der Migränetherapie gesichert wirksam. In der kognitiv-behavioralen Therapie sollte der Schwerpunkt auf einer Verminderung von Risikosituationen liegen, die den Ausbruch einer Attacke begünstigen können. Für alle Verfahren, die nicht verhaltenstherapeutischen oder schulmedizinischen Ansätzen entstammen, gibt es keinen Wirkungsbeweis.

25.7.5 Syndromspezifische Schmerzpsychotherapie

Obwohl wissenschaftlich noch nicht hinreichend untersucht, werden in der psychologischen Behandlung der unkomplizierten Migräne (<4 Attacken/ Monat) syndromspezifische Maßnahmen durchgeführt. Diese Interventionen stützen sich im Wesentlichen auf die neurophysiologischen Untersuchungen zur Hyperaktivität bzw. Hypersensibilität im attackenfreien Intervall (▶ Abschn. 25.6.3). Nach dem Modell von Gerber et al. (1996) führen die dort beobachteten Phänomene (verzögerte Habituation, Informationsverarbeitungsstörung) in Verbindung mit habituellen Faktoren (exzessives Bemühen um soziale Verstärker) zu einer **interiktalen kortikalen Hyperaktivität**, in deren Folge sich kumulativ eine exzessive metabolische Überlastung des Gehirns einstellt, die zur CSD (▶ Abschn. 25.6.3, ▶ Abschn. 25.6.6) führt. Das Ende dieser Reaktionskette sei die Migräneattacke.

Ausgehend von der Annahme, dass das Modell zur Hyperaktivität ein wichtiges Reizverarbeitungsmuster von Migränebetroffenen beschreibt und die sensible Reaktion auf den Wechsel von Umgebungsreizen eine besondere »Energieanforderung« für das »Migränegehirn« darstellt, müssten psychologische Maßnahmen zur **Beeinflussung dieser ungünstigen Reizverarbeitung** darauf abzielen, die Reiz-Reaktions-Lage und das generelle Aktivierungsniveau von Migränepatienten in der Zeit zwischen den Attacken zu optimieren.

Die im Folgenden vorgeschlagenen Interventionen stellen eine Selektion von Komponenten dar, die zum Teil in weniger spezifischer Form schon in multimodalen Verfahren enthalten waren (z. B. Auslöseranalyse, kognitive Umstrukturierung). Eine ausführliche Beschreibung der spezifischen psychologischen Interventionen findet sich in Fritsche u. Gaul (2013).

Umgang mit Triggern

Im Behandlungsalltag der Migräne wird sehr viel Aufwand betrieben, um z. B. per Tagebuch etwaige **Auslösefaktoren für eine Attacke** zu identifizieren (▶ Abschn. 25.2). Dieses Vorgehen ist sicherlich berechtigt bei eindeutigen und replizierbaren Triggern wie Alkohol oder Zeitdruck. Bei weniger

25

eindeutigen Triggern (vereinzelte Affinität von Auslöser und Attacke) besteht die Gefahr, dass die Patienten in eine übermäßige Auslösersuche verfallen, ihr Leben nach Auslöserlegenden (z. B. Wetter, Nahrung) ausrichten, durch Vermeidungsverhalten wichtige soziale Verstärker verpassen oder sogar die Aversivität und damit die Potenz vermeintlicher Auslöser erhöhen. Im Mittelpunkt sollte deshalb aktives Triggermanagement anstelle von Triggervermeidung stehen.

Das Hauptziel eines modifizierten Umgangs mit tatsächlichen oder vermeintlichen Triggern ist somit eine Triggerdesensibilisierung, d. h. ein Aufsuchen der Triggersituationen mit einer veränderten Einstellung. Diese Perspektive ist für die meisten Patienten zunächst schwierig einzunehmen, da sie von ihrer Umwelt (z. B. Familie, Hausarzt, Selbsthilfegruppe) meist zur Vermeidung der vermeintlichen Trigger aufgefordert wurden. Eine Argumentationshilfe kann hier sein, darauf hinzuweisen, dass viele Patienten die Erfahrung machen, dass eine Fixierung **auf** sowie die Angst **vor** einem Trigger erst recht zu einer Migräneattacke führen kann (selbsterfüllende Prophezeiung).

Harmonisierung des Alltagsablaufs

Nach den Richtlinien der kanadischen Kopfschmerzgesellschaft zur nichtpharmakologischen Migräneprophylaxe (Pryse-Phillips et al. 1998) sollten Migränepatienten über die gesamte Woche hinweg auf eine möglichst **regelmäßige Tagesstruktur** achten, insbesondere was die Zeiten der Nahrungsaufnahme und die Schlafzeiten betrifft. Bezüglich der Ernährung kommt es weniger darauf an, **was** die Betroffenen essen, sondern **wann** sie Nahrung zu sich nehmen. Die meisten vermeintlichen Nahrungsmittelauslöser (z. B. Schokolade) sind keine Trigger, sondern bereits Teil der Prodromalphase der Migräneattacke (Heißhunger auf z. B. Schokolade; mit Ausnahme von Alkohol). Gleiches gilt für das Schlafverhalten: Hierbei kommt es nicht darauf an, wie viel die Betroffenen schlafen (eine ausreichende Schlafmenge vorausgesetzt), sondern darauf, an allen 7 Wochentagen zur ähnlichen Zeit schlafen zu gehen und aufzustehen.

Zu einem geordneten Alltagsablauf gehört auch die **Harmonisierung** weiterer Unregelmäßigkeiten

in **der Umwelt-/Reizumgebung**, wie sie z. B. bei Schichtarbeit, Urlaubszeiten und Zeitverschiebungen bei Fernreisen eintreten. Sind diese nicht zu vermeiden, so sollten die Betroffenen zumindest auf einen zeitlichen »Puffer« zwischen wechselnden Reizumgebungen Wert legen. So sollte z. B. zwischen Arbeitstag und Urlaubsfahrt ein Puffer von 1–2 Tagen eingeplant werden, in denen der Anspannungszustand allmählich reduziert werden kann. Das häufige Auftreten einer Attacke zum Wochenende oder zu Beginn des Urlaubs wird von Experten mit eben diesem abrupten Abfall der Reizbedingungen begründet.

Ausgewogene Kräfteökonomie

In der psychologischen Exploration wird oft deutlich, dass Migränebetroffene eine **ungünstige Balance zwischen Aktivität und Ruhe** bzw. Engagement und persönlicher Zurückgezogenheit in den verschiedenen Lebensbereichen zeigen. Dies wird auch von den Patienten beklagt, die von sich berichten, dass sie im Alltag kaum Ruhe finden, wenig für sich tun und ihr Handeln als anforderungsgesteuert erleben. Im Falle der Migräne ist eine habituell übermäßige Außenorientierung jedoch eine ungünstige psychologische Disposition, da dabei auf einem hohen Niveau auf sehr komplexe soziale Reize reagiert werden muss und somit das motivationale Aktivierungsniveau ständig erhöht ist und eventuell das neuronale Aktivierungsniveau eher in den Bereich der Erschöpfung bringt.

In der Schmerzpsychotherapie lernen Kopfschmerzpatienten, ihre verschiedenen Lebensbereiche im Hinblick auf eine ausgewogene Kräfteökonomie gründlich zu prüfen. Wird wie im Falle der Migräne im Alltag zu viel oder pausenlos Energie investiert, ohne einen Ausgleich oder einen persönlichen Energiegewinn sicherzustellen, ist den Patienten eine Einstellungsänderung anzuraten und diese in kleinen Verhaltensexperimenten zu erproben. Demgegenüber ist bei Patienten mit Kopfschmerzen vom Spannungstyp häufig zu beobachten, dass sie zu wenig Energie in die Alltagsbereiche investieren, die eine wichtige Quelle für soziale Verstärker darstellen, insofern gilt es hier, eine Einstellungsänderung in Richtung Kräftemobilisierung zu etablieren.

> Die Therapie der Kräfteökonomie ist bei Migränepatienten ein Basisbaustein der Verhaltenstherapie. Die Patienten müssen lernen, sich von der generellen »Außenorientierung« zu lösen, vermehrt Ruhesituationen aufzusuchen, sich mehr auf sich selbst zu beziehen und der Verwirklichung eigener Bedürfnisse mehr Platz im Alltag einzuräumen.

Modifikation des persönlichen Wertesystems

Die kräftezehrende »Außensteuerung« des Handelns wird von Migränepatienten sehr wohl realisiert und als unangenehm wahrgenommen. Darauf angesprochen, antworten die meisten: »Ich kann gar nicht anders« und »Ich fühle mich wie fremdbestimmt«. Ihr Verhalten wird offenbar von persönlichen Überzeugungen und Werthaltungen geprägt, die dem Patienten in den einzelnen Situationen nicht bewusst zugänglich sind und demzufolge auch nicht korrigiert oder der Situation angepasst werden können. Diese persönlichen Werte stellen in der Regel eine entscheidende **Barriere für Verhaltensänderungen** dar, z. B. für das Erlernen einer »gesunden« Kräfteökonomie. Die Bearbeitung solcher innerer Barrieren sollte in 4 Schritten erfolgen und lehnt sich an die kognitive Verhaltenstherapie (kognitive Restrukturierung) an:

- Bewusstmachung der persönlichen Werte (Beispiel: »Ich muss immer für meine Kinder da sein«)
- Exploration der Lerngeschichte in Bezug auf die persönlichen Glaubenssätze (Herkunftsfamilie und Sozialisation; Beispiel: »Ich wurde für die Pflege meiner Großmutter immer sehr gelobt«)
- Hinterfragen der antizipierten Konsequenzen dieser Glaubenssätze (Beispiel: »Weil ich sonst nicht mehr gemocht werde«)
- Prüfung auf Realität und Aufbrechen der subjektiven Plausibilität (im Sinne der rational-emotiven Therapie nach Ellis)

25.7.6 Schmerzpsychotherapie bei Migräne im Kontext eines multimodalen Versorgungsansatzes

Ohne den notwendigen interdisziplinären Ansatz (dieser wird oft auch als multidisziplinär bzw. multimodal bezeichnet) käme es im Versorgungsalltag von Kopfschmerzpatienten zu Unterversorgung, Fehldiagnosen und unwirksamen Therapien (vgl. ▶ Kap. 37). Eine detaillierte Beschreibung multimodaler Methoden findet sich in Fritsche und Gaul (2013).

Behandlungsbausteine einer multimodalen Migränetherapie

Die einzelnen Behandlungsbausteine einer multimodalen Migränetherapie sind:

- Edukation
- Pharmakologische Therapie (Attackenbehandlung und Prophylaxe, ggf. Entzugsbehandlung)
- Kognitive Verhaltenstherapie
- Entspannungsverfahren
- Achtsamkeitsbasierte Therapie
- Hypnotherapie
- Physiotherapie
- Sporttherapie

Zur beispielhaften Darstellung von Konzept und Struktur einer multimodalen Therapie wird hier die weit entwickelte Organisationsform der integrierten Versorgung (IV) dargestellt. Diese wurde 2005 zur Verbesserung der Versorgungsqualität unter Wirtschaftlichkeitsaspekten als ein sektorenübergreifendes System zur Behandlung von Kopfschmerzpatienten in das deutsche Gesundheitssystem eingeführt. Die **IV Kopfschmerz** gliedert sich in mehrere Module, die ambulant, teilstationär und stationär angeboten werden.

Das psychologische Konzept, das in der stationären und teilstationären Behandlung der IV-Patienten zur Anwendung kommt, orientiert sich an den Erfolgen der **Minimal-Contact-Programme** in der psychologischen Migränebehandlung. Die Umsetzung und Inhalte werden am Beispiel eines IV-Pionierstandortes (Essen) verdeutlicht:

Die psychoedukative Gruppenbehandlung der Migränepatienten im IV-Ansatz umfasst 5 Sitzungen à 90 min, für ca. 10 Teilnehmer pro Gruppe. Die Inhalte haben zum Ziel: Förderung der Krankheitsakzeptanz, Identifikation und Modifikation von migränefördernden und -aufrechterhaltenden Bedingungen der Lebensführung sowie kognitive Umstrukturierung von Vermeidungsverhalten (▶ Abschn. 25.7.4).

Zunächst werden die Patienten darin unterstützt, ihre Erkrankung zu akzeptieren und damit den partiellen oder auch völligen Ausfall während der Attacke als unabdingbar und notwendig zu bewerten und die Funktionseinbußen nicht nach der Attacke kompensieren zu wollen. Um der Hyperaktivität entgegenzusteuern, lernen die Patienten sodann, in ihren verschiedenen Lebensbereichen eine ausgewogene Balance zwischen Aktivität und Ruhe zu etablieren. Der hohen Bereitschaft, auf Außenanforderungen zu reagieren, werden Übungen zum Erlernen von Genuss und zur Durchsetzung von Bedürfnissen entgegengesetzt. Sehr ausführlich muss dabei der hohe Leistungsanspruch therapeutisch bearbeitet werden, von dem viele Migränepatienten angetrieben sind. Die dahinterstehenden gedanklichen Grundüberzeugungen und Werthaltungen werden hinterfragt, im Alltag überprüft und schließlich so modifiziert, dass der Patient zu einer für ihn angemessenen Zielsetzung gelangt.

> **Multimodale (= interdisziplinäre) Schmerztherapie ist durch folgende Merkmale gekennzeichnet: interdisziplinäres Team, enge Kooperation, intensive Kommunikation, fachspezifische Integration**

In einer Studie von Gaul et al. (2011a) wurde ein kompletter Jahrgang von IV-Migränepatienten, die an einer 1-wöchigen tagesklinischen Behandlung in einem tertiären Kopfschmerzzentrum teilgenommen hatten, nach Ablauf eines Jahres befragt, welche der vermittelten Therapiemodule (Sport, Entspannung, Optimierung der akuten und prophylaktischen Medikation) sie immer noch als nützlich ansehen und welche davon sie beibehalten haben. Es zeigte sich, dass die Empfehlungen zur Verhaltensmodifikationen, die sich an dem Konstrukt der Hypersensibilität und Reizabwehr orientieren, von den Patienten am nützlichsten empfunden und am

meisten mit ihrem Therapieerfolg in Zusammenhang gebracht wurden. Eine signifikante Prä-Follow-up-Reduktion der Kopfschmerztage wurde von Patienten erreicht, die mehr als 5 der insgesamt 8 Verhaltensempfehlungen umgesetzt hatten. Immerhin 60 % der Patienten setzen 6 der 8 Empfehlungen um.

> **Lebensstilmodifikationen bei Migräne**
> — Akzeptanz der Kopfschmerzen
> — Zugang zu den eigenen Bedürfnissen erweitern
> — Verbesserung der Kräfteökonomie im Alltag
> — Regelmäßige Schlafzeiten
> — Regelmäßige Mahlzeiten
> — Langsamer Übergang von Anspannung zu Entspannung
> — Differenzierterer Umgang mit Triggerfaktoren
> — Monitoring der Einnahmefrequenz

Erfahrungen mit der Wirksamkeit der multimodalen IV bei Kopfschmerzen liegen aus den Kopfschmerzzentren in Berlin, München und Essen vor und umfassen ca. 7.500 Patienten. Die von den teilnehmenden Krankenkassen selbst erhobenen Mitgliederbefragungen zeigen bei 70 % der Teilnehmer eine Reduktion von Kopfschmerztagen pro Monat um mehr als 50 %, eine Verminderung der Fehltage bei der Arbeit/Freizeit um 60 %, bei gleichzeitig hoher Patientenzufriedenheit und eine beachtliche Kostenreduktion im Vergleich zur Regelversorgung (Diener et al. 2006a, Gaul et al. 2011ab, Wallasch et al. 2009).

Die Evaluation des Therapieprogramms zeigt zudem eine deutliche Reduktion der Rezidivrate für Kopfschmerzen, die durch Medikamentenübergebrauch verursacht werden. Das Konzept der multimodalen (= interdisziplinären) Kopfschmerztherapie gilt mittlerweile als Goldstandard, auch wenn der Wirksamkeitsnachweis für einzelne Teilkomponenten schwer zu führen ist (Gaul et al. 2015).

25.8 Fazit

Migräne ist eine der häufigsten Kopfschmerzformen. Sie ist eine neurovaskuläre und keine psychosomatische Erkrankung, hat aber durchaus eine biopsychosoziale Dimension. Daher lässt sich ihr Verlauf in vielen Fällen durch Aspekte der Lebensführung beeinflussen.

Migräneschmerzen sind attackenartig und sehr stark. Häufig haben Betroffene Angst vor der nächsten Attacke und dem damit verbundenen Ausfall wichtiger Alltagsfunktionen. Sie versuchen den Ausfall in der migränefreien Zeit wieder hereinzuholen, werden hyperaktiv und übersteuern. Dieses Verhalten begünstigt das Auftreten der nächsten Attacke.

Die Einbeziehung eines Psychologen (Verhaltenstherapeuten) orientiert sich an der Indikation für eine Migräneprophylaxe. Verhaltenstherapeutische Interventionen haben ihre Wirksamkeit nachgewiesen. Sie können die Häufigkeit der Kopfschmerzen um ca. 40 % reduzieren. Dieser Effekt bleibt noch Jahre nach der Behandlung bestehen. Werden psychologische und medizinische Maßnahmen gleichzeitig angewendet und befolgen Patienten alle »multimodalen« Empfehlungen (Lebensstiländerung, Bewegungstherapie, Entspannungstherapie und medikamentöse Therapie) steigt der Effekt auf ca. 70 %.

Literatur

Aurora SK, Wilkinson F (2007) The brain is hyperexcitable in migraine. Cephalalgia 27: 1442–1453

Aurora SK, Winner P, Freeman MC, Spierings EL, Heiring JO, DeGryse RE, VanDenburgh AM, Nolan ME, Turkel CC (2011) Onabotulinumtoxin A for treatment of chronic migraine: pooled analyses of the 56-week PREEMPT clinical program. Headache 51: 1358–1373

Basler HD, Kröner-Herwig B (1998) Psychologische Schmerztherapie bei Kopf- und Rückenschmerzen: Das Marburger Schmerzbewältigungsprogramm zur Gruppen- und Einzeltherapie, 2. Aufl. Quintessenz, München

Becker WJ (2013) The premonitory phase of migraine and migraine management. Cephalalgia 33: 1117–1121

Bigal M (2009) Migraine chronification – concept and risk factors. Discov Med 8: 145–150

Biondi DM (2005) Physical treatments for headache: a structured review. Headache 45: 738–746

Brandt J, Celentano D, Stewart WF, Liner M, Folstein MF (1990) Personality and emotional disorder in a community sample of migraine headache sufferers. Am J Psychiatry 147: 303–308

Breslau N, Davis GC, Schultz LR, Paterson EL (1994) Migraine and major depression: a longitudinal study. Headache 34: 387–393

Busch V, Gaul C (2008) Exercise in migraine therapy – is there any evidence for efficacy? A critical review. Headache 48: 890–899

Campbell JK, Penzien DB, Wall EM (2000) Evidence-based guidelines for migraine headaches: behavioural and psychological treatments. American Academy of Neurology. http://search.pedro.org.au/search-results/record-detail/9764. Zugegriffen: 02. März 2016

Cevoli S, Giannini G, Favoni V, Pierangeli G, Cortelli P (2012) Migraine and sleep disorders. Neurol Sci 33 (Suppl 1): S43–S46

Chadaide Z, Arlt S, Antal A, Nitsche MA, Lang N, Paulus W (2007) Transcranial direct current stimulation reveals inhibitory deficiency in migraine. Cephalalgia 27: 833–839

Chong CD, Starling AJ, Schwedt TJ (2015) Interictal photosensitivity associates with altered brain structure in patients with episodic migraine. Cephalalgia. doi: 10.1177/0333102415606080

Cinciripini PA, Williamson DA, Epstein LH (1981) Behavioral treatment of migraine headache. In: Ferguson JM, Taylor CB (eds) The comprehensive handbook of behavioral medicine. Vol 2: Syndromes and special areas. MTP Press, Lancaster

Dahlöf CGH, Dimenäis E (1995) Migraine patients experience poorer subjective well-being quality of life even between attacks. Cephalalgia 15: 31–36

de Tommaso M, Ambrosini A, Brighina F, Coppola G, Perrotta A, Pierelli F, Sandrini G, Valeriani M, Marinazzo D, Stramaglia S, Schoenen J (2014) Altered processing of sensory stimuli in patients with migraine. Nat Rev Neurol 10: 144–155

Denecke H, Kröner-Herwig B (2000) Kopfschmerztherapie mit Kindern und Jugendlichen. Hogrefe, Göttingen

Diener HC, Kronfeld K, Boewing G et al (2006a) Efficacy of acupuncture for the prophylaxis of migraine: a multicentre randomised controlled clinical trial. Lancet Neurol 5: 310–316

Diener HC, Gendolla A, Meier U, Wollny M (2006b) Integrierte Versorgung Kopfschmerz. Info Neurologie Psychiatrie 8: 33–34

Diener HC, Küper M, Kurth T (2008) Migraine-associated risks and comorbidity. J Neurol 255(9): 1290–1301

Eccleston C, Palermo TM, Williams AC, Lewandowski Holley A, Morley S, Fisher E, Law E (2014) Psychological therapies for the management of chronic and recurrent pain in children and adolescents. Cochrane Database Syst Rev 5: CD003968

Etminan M, Takkouche B, Isorna FC, Samii A (2005) Risk of ischaemic stroke in people with migraine: systematic review and meta-analysis of observational studies. BMJ 330(7482): 63

Ernst E (1999) Homeopathic prophylaxis of headache and migraine. A systematic review. J Pain Symptom Manage 18: 353–357

Evers S, Afra J, Frese A, Goadsby PJ, Linde M, May A, Sandor PS (2009) European Federation of Neurological Societies. EFNS guideline on the drug treatment of migraine – revised report of an EFNS task force. Eur J Neurol 16(9): 968–981

Fritsche G, Gaul C (2013) Multimodale Therapie bei chronischen Kopfschmerzen. Thieme, Stuttgart

Fritsche G, Kröner-Herwig B, Kropp P, Niederberger U, Haag G (2013) Psychological therapy of migraine: systematic review. Schmerz 27: 263–274

Gaul C (2014) Kopfschmerzen – Patientenschulung als Baustein multimodaler Therapieprogramme. Bundesgesundheitsblatt Gesundheitsforschung Gesundheitsschutz 57: 961–966

Gaul C, van Doorn C, Webering N, Dlugaj M, Katsarava Z, Diener HC, Fritsche G (2011a) Clinical outcome of a headache specific multidisciplinary treatment program and adherence to treatment recommendations in a tertiary headache center. An observational study. J Headache Pain 12: 475–483

Gaul C, Brömstrup J, Fritsche G, Diener HC, Katsarava Z (2011b) Evaluating integrated headache care: a one-year follow-up observational study in patients treated at the Essen headache centre. BMC Neurol 11: 124

Gaul C, Liesering-Latta E, Schäfer B, Fritsche G, Holle D (2015) Integrated multidisciplinary care of headache disorders: A narrative review. Cephalalgia. doi: 10.1177/0333102415617413

Gerber WD, Kropp P, Schoenen J, Siniatchkin MS (1996) »Born to be wild oder doch gelernt?« Neue verhaltensmedizinische Erkenntnisse zur Ätiopathogenese der Migräne. Verhaltenstherapie 6: 210–220

Goadsby PJ, Edvinsson L, Ekman R (1988) Release of vasoactive peptides in the extracerebral circulation of humans and the cat during activation of the trigeminovascular system. Ann Neurol 23: 193–196

Graham JR, Wolff HG (1938) Mechanism of migraine headache and action of ergotamine tartrate. Arch Neurol Psychiatry 39: 737–763

Hadjikhani N, Sanchez Del Rio M, Wu O et al (2001) Mechanisms of migraine aura revealed by functional MRI in human visual cortex. Proc Natl Acad Sci USA 98: 4687–4692

Hashizume M, Yamada U, Sato A et al (2008) Stress and psychological factors before a migraine attack: a time-based analysis. Biopsychosoc Med 2: 14

Henryk-Gutt R, Rees WL (1973) Psychological aspects of migraine. J Psychosom Med 17: 141–153

Hering R, Couturier EG, Steiner TJ (1992) Weekend migraine in men. Lancet 339: 67

Heuser J (2000) Biofeedback bei chronischen Kopfschmerzen. Verhaltenstherapie 10: 249–257

Holm JE, Lamberty K, McSherry WC, Davis PA (1997) The stress response in headache sufferers: physiological and psychological reactivity. Headache 37: 221–227

Holzhammer J, Wöber C (2006) Alimentary trigger factors that provoke migraine and tension-type headache. Schmerz 20: 151–159

Houtveen JH, Sorbi M (2013) Prodromal functioning of migraine patients relative to their interictal state – an ecological momentary assessment study. PLoS One 8: e72827

IHS – Headache Classification Committee of the International Headache Society (2004) The International Classification of Headache Disorders, 2nd ed. ICHD-II. Cephalalgia 24 (Suppl 1): 1–160

IHS – Headache Classification Committee of the International Headache Society (2013) The International Classification of Headache Disorders, 3rd edition (beta version). Cephalalgia 33: 629–808

Karatas H, Erdener SE, Gursoy-Ozdemir Y, Lule S, Eren-Koçak E, Sen ZD, Dalkara T (2013) Spreading depression triggers headache by activating neuronal Panx1 channels. Science 339: 1092–1095

Kelman L (2004) The premonitory symptoms (prodrome): a tertiary care study of 893 migraineurs. Headache 44: 865–872

Kelman L (2006) The postdrome of the acute migraine attack. Cephalalgia 26: 214–220

Kelman L (2007) The triggers or precipitants of the acute migraine attack. Cephalalgia 27: 394–402

Khan S, Schoenen J, Ashina M (2014) Sphenopalatine ganglion neuromodulation in migraine: what is the rationale? Cephalalgia 34: 382–391

Knapp TW (1983) Migräne. Bd 1: Symptomatologie und Ätiologie. Beltz, Weinheim

Kröner-Herwig B, Ruhmland M, Zintel W, Siniatchkin M (2005) Are migraineurs hypersensitive? A test of the stimulus processing disorder hypothesis. Eur J Pain 9: 661–671

Kröner-Herwig B, Heinrich M, Morris L (2007) Headache in German children and adolescents: a population-based epidemiological study. Cephalalgia 27: 519–527

Kropp P, Muller B, Gerber WD (2007) Long-lasting migraine alters amplitudes and habituation of contingent negative variation. Cephalalgia 27: 666

Lance JW (1991) Solved and unsolved headache problems. Headache 31: 439–445

Levin M (2004) Chronic daily headache and the revised international headache society classification. Curr Pain Headache Rep 8: 59–65

Lieba-Samal D, Wöber C, Frantal S, Brannath W, Schmidt K, Schrolnberger C, Wöber-Bingöl C; PAMINA study group (2011) Headache, menstruation and combined oral contraceptives: a diary study in 184 women with migraine. Eur J Pain 15: 852–857

Lipton R, Scher A, Kolodner K, Liberman J, Steiner T, Stewart W (2002) Migraine in the United States: epidemiology and patterns of health care use. Neurology 58: 885–894

Lipton RB, Buse DC, Hall CB, Tennen H, Defreitas TA, Borkowski TM, Grosberg BM, Haut SR (2014) Reduction in perceived stress as a migraine trigger: testing the »let-down headache« hypothesis. Neurology 82: 1395–1401

Lipton RB, Fanning KM, Serrano D, Reed ML, Cady R, Buse DC (2015) Ineffective acute treatment of episodic migraine is associated with new-onset chronic migraine. Neurology 84: 688–695

Matharu M, May A (2008) Functional and structural neuroimaging in trigeminal autonomic cephalalgias. Curr Pain Headache Rep 12: 132–137

May A, Straube A, Peikert A et al (2008) Diagnostik und apparative Zusatzuntersuchungen bei Kopfschmerzen. Thieme, Stuttgart

Merikangas KR, Rasmussen BK (2000) Migraine comorbidity. In: Oleson J, Tfelt-Hansen P, Welch KMA (eds) The headaches, 2nd ed. Lippincott Williams & Wilkins, Philadelphia

Merikangas KR, Angst J, Eaton W, Canino G, Rubio-Stipec M, Wacker H, Wittchen HU, Andrade L, Essau C, Whitaker A, Kraemer H, Robins LN, Kupfer DJ (1996) Comorbidity and boundaries of affective disorders with anxiety disorders and substance misuse: results of an international task force. Br J Psychiatry Suppl (30): 58–67

Mersch P (2016) migraeneinformation.de – Ursachen – Psychische Faktoren. http://www.migraeneinformation. de/molmain/main.php?docid=52. Zugegriffen: 17. Februar 2016

Moldin SO, Scheftner WA, Rice JP, Nelson E, Knesevich MA, Akiskal H (1993) Association between major depressive disorder and physical illness. Psychol Med 23: 755–761

Müller D, Diener HC, Fritsche G, Rabe K (2013) Komorbiditäten der Migräne: praktische Behandlungskonsequenzen. Aktuelle Neurologie 40: 213–223

Natoli J, Manack A, Dean B, Butler Q, Turkel C, Stovner L, Lipton R (2010) Global prevalence of chronic migraine: a systematic review. Cephalalgia 30: 599–609

Nestoriuc Y, Martin A, Rief W, Andrasik F (2008) Biofeedback treatment for headache disorders: a comprehensive efficacy review. Appl Psychophysiol Biofeedback 33: 125–140

Nicholson RA, Gramling SE, Ong JC, Buenaver L (2003) Differences in anger expression between individuals with and without headache after controlling for depression and anxiety. Headache 43: 651–663

Noseda R, Burstein R (2013) Migraine pathophysiology: anatomy of the trigeminovascular pathway and associated neurological symptoms, cortical spreading depression, sensitization, and modulation of pain. Pain 154 (Suppl 1): S44–S53

Oh K, Chung YK, Kim JM, Chuh MK (2014) Combination of anxiety and depression is associated with an increased headache frequency in migraineurs: a population based study. BMC Neurology 14: 238

Palermo TM, Eccleston C, Lewandowski AS, Williams AC, Morley S (2010) Randomized controlled trials of psychological therapies for management of chronic pain in children and adolescents: an updated meta-analytic review. Pain 148: 387–397

Panconesi A, Franchini M, Bartolozzi ML, Mugnai S, Guidi L (2013) Alcoholic drinks as triggers in primary headaches. Pain Med 14: 1254–1259

Penfield W, McNaughton M (1940) Dural headache and innervation of the dura mater. Arch Neurol Psychiatr 44: 43–75

Penzien DB, Andrasik F, Freidenberg BM, HouleTT, Lake AE, Lipchik GL, Holroyd KA, Lipton RB, McCrory DC, Nash JM, Nicholson RA, Powers SW, Rains JC, Wittrock DA (2005) Guidelines for trials of behavioral treatments for recurrent headache: American Headache Society Behavioral Clinical Trials Workgroup. Headache 45 (Suppl 2): S110–S132

Peters UH, Schäfer LM, Philipp M (1981) Psychosomatische Therapie der Migräne. Z Psychosom Med 27: 338–346

Pietrobon D, Moskowitz MA (2013) Pathophysiology of migraine. Annu Rev Physiol 75: 365–391

Pompili M, Di Cosimo D, Innamorati M, Lester D, Tatarelli R, Martelletti P (2009) Psychiatric comorbidity in patients with chronic daily headache and migraine: a selective overview including personality traits and suicide risk. J Headache Pain 10: 283–290

Pryse-Phillips WE, Dodick DW, Edmeads JG et al (1998) Guidelines for the nonpharmacological management of migraine in clinical practice. Canadian Headache Society. Can Med Assoc J 159: 47–54

Ray BS, Wolff HG (1940) Experimental studies on headache: pain sensitive structures of the head and their significance in headache. Arch Surg 1: 813–856

Roberto G, Raschi E, Piccinni C, Conti V, Vignatelli L, D'Alessandro R, De Ponti F, Poluzzi E (2015) Adverse cardiovascular events associated with triptans and ergotamines for treatment of migraine: systematic review of observational studies. Cephalalgia 35: 118–131

Rothrock JF (2008) What is migraine? Headache 48: 331

Sauro KM, Becker WJ (2009) The stress and migraine interaction. Headache 49: 1378–1386

Savi L, Rainero I, Valfrè W, Gentile S, Lo Giudice R, Pinessi L (2002) Food and headache attacks. A comparison of patients with migraine and tension-type headache. Panminerva Med 44: 27–31

Schoenen J, Vandersmissen B, Jeangette S, Herroelen L, Vandenheede M, Gérard P, Magis D (2013) Migraine prevention with a supraorbital transcutaneous stimulator: a randomized controlled trial. Neurology 80: 697–704

Silberstein SD, Lipton RB, Breslau N (1995) Migraine: association with personality characteristics and psychopathology. Cephalalgia 15: 358–369

Spierings ELH, Sorbi M, Maasan GH, Honkoop PC (1997) Psychophysical precedents of migraine in relation to the time of onset of the headache: the migraine time line. Headache 37: 217–220

Stankewitz A, May A (2009) The phenomenon of changes in cortical excitability in migraine is not migraine-specific – a unifying thesis. Pain 145: 14–17

Stewart WF, Linet MS, Celentano DD (1989) Migraine headaches and panic attacks. Psychosom Med 51: 559–569

Stovner LJ, Linde M, Gravdahl GB, Tronvik E, Aamodt AH, Sand T, Hagen KA (2013) Comparative study of candesartan versus propranolol for migraine prophylaxis: A randomised, triple-blind, placebo-controlled, double crossover study. Cephalalgia 34: 523–532

Swendsen JD, Merikangas KR (2000) The comorbidity of
    depression and substance use disorders. Clin Psychol Rev
    20: 173–189

Trautmann E, Lackschewitz H, Kröner-Herwig B (2006) Psycho-
    logical treatment of recurrent headache in children and
    adolescents – a meta-analysis. Cephalalgia 26: 1411–1426

Victor TW, Hu X, Campbell J, White RE, Buse DC, Lipton RB
    (2010) Association between migraine, anxiety and
    depression. Cephalalgia 30: 567–575

Villeneuve PJ, Szyszkowicz M, Stieb D, Bourque DA (2006)
    Weather and emergency room visits for migraine head-
    aches in Ottawa, Canada. Headache 46: 64–72

Wallasch TM, Chrenko A, Straube A, Felbinger J, Diener HC,
    Gendolla A, Zwarg T, Wollny M (2009) Ergebnisse aus der
    Integrierten Versorgung Kopfschmerz – Erfahrungen aus
    den Kopfschmerzkliniken Berlin, München und Essen.
    Nervenheilkunde 28: 324–405Weiller C, May A, Limmroth
    V, Jüptner M, Kaube H, Schayck RV, Coenen HH, Diener
    HC (1995) Brain stem activation in spontaneous human
    migraine attacks. Nat Med 1: 658–660

Wang Y, Xie J, Yang F, Wu S, Wang H, Zhang X, Liu H, Deng X,
    Xie W, Yu S (2015) Comorbidity of poor sleep and primary
    headaches among nursing staff in north China. J Head-
    ache Pain 16: 88

Wöber C, Brannath W, Schmidt K, Kapitan M, Rudel E, Wessely
    P, Wöber-Bingöl C; PAMINA Study Group (2007) Prospec-
    tive analysis of factors related to migraine attacks: the
    PAMINA study. Cephalalgia 27: 304–314

Yilmaz M, Gurger M, Atescelik M, Yildiz M, Gurbuz S (2015)
    Meteorologic parameters and migraine headache: ED
    study. Am J Emerg Med 33: 409–413

Zebenholzer K, Rudel E, Frantal S, Brannath W, Schmidt K,
    Wöber-Bingöl C, Wöber C (2011) Migraine and weather:
    a prospective diary-based analysis. Cephalalgia 31:
    391–400

Zwart JA, Dyb G, Holmen TL, Stovner LJ, Sand T (2004) The
    prevalence of migraine and tension-type headaches
    among adolescents in Norway. Nord-Trøndelag Health
    Study (Head-HUNT-Youth), a large population-based
    epidemiological study. Cephalalgia 24: 373–379

Kopfschmerz bei Medikamentenübergebrauch

G. Fritsche

26.1   Einleitung   – 504

26.2   Klassifikation   – 504

26.3   Klinische Aspekte   – 506

26.4   Epidemiologie   – 506

26.5   Risikofaktoren   – 506

26.6   Psychologische Entstehungsmechanismen   – 507

26.7   Medizinische Entzugsbehandlung   – 509

26.8   Prädiktoren für einen Abusus oder Abususrückfall   – 511

26.9   Psychologische Behandlungsziele   – 512

26.10   Evidenz der psychologischen Therapie
         bei MOH-Patienten   – 513

26.11   Beispiel für ein psychologisches
         Behandlungsprogramm   – 513

26.12   Konsequenzen für die Praxis   – 515

26.13   Fazit   – 516

         Literatur   – 516

B. Kröner-Herwig et al. (Hrsg.), *Schmerzpsychotherapie*,
DOI 10.1007/978-3-662-50512-0_26, © Springer-Verlag Berlin Heidelberg 2017

Lernziele

Befindet man sich in dem Zustand eines chronischen Kopfschmerzes durch Übergebrauch von Schmerzmitteln, ist es völlig egal, ob man ein glückliches oder unglückliches, ein belastetes oder ruhiges und zufriedenstellendes Leben führt. Es entsteht ein Automatismus, der kaum noch zu durchbrechen ist. Die Gefahr, in diesen Teufelskreis zu geraten, ist für sehr leistungsorientierte Menschen besonders groß, die um arbeits- und leistungsfähig zu bleiben, immer häufiger zu Schmerz- und Migränemitteln greifen, eventuell auch schon vorbeugend aus Angst vor einer möglichen Arbeits- oder Leistungsunfähigkeit. Die Prävention dieses Circulus vitiosus ist die wirkungsvollste Therapie und eine genuin psychologische Aufgabe.

26.1   Einleitung

Kopfschmerz bei Medikamentenübergebrauch (»medication overuse headache«, MOH) stellt ein relativ neues, aber rasant wachsendes chronisches Schmerzproblem dar. In Europa ist der MOH nach den Kopfschmerzen vom Spannungstyp (KST; ▶ Kap. 24) und der Migräne (▶ Kap. 25) der dritthäufigste Kopfschmerz. Der MOH ist als eigenständige Kopfschmerzentität anzusehen. Er wird durch einen Gebrauch von Schmerz- oder Migränemitteln (opioide oder nichtopioide Analgetika, Serotoninagonisten, Kombinationspräparate mit Koffein oder Codein) an mehr als 10 bzw. 15 Tagen im Monat hervorgerufen. Bei Patienten mit einem KST kommt es deutlich seltener zu einer Kopfschmerzchronifizierung durch eine zu häufige Einnahme von Akutmedikation als bei Migränepatienten. Wahrscheinlich besteht bei der Mehrheit der KST-Betroffenen eine komorbide Migräne oder eine genetische Disposition zur Migräne.

Trotz der gesundheitspolitischen Bedeutung stehen nur relativ wenige Behandlungskonzepte zur Verfügung. Die **Standardtherapie des MOH** besteht in einer Entzugsbehandlung, die meist unter ambulanten Bedingungen durchgeführt wird. Medizinisch wird unter kontrollierten Bedingungen jegliche Schmerzmedikation abrupt abgesetzt und eine Kopfschmerzprophylaxe angesetzt. Die Rückfallrate nach zunächst erfolgreichem Entzug wird mit bis zu 40 % innerhalb eines Jahres angegeben, falls es keine Nachbetreuung gegeben hat.

Die Pathophysiologie des MOH ist weitgehend unbekannt (Evers u. Marziniak 2010). Deshalb orientiert sich die Behandlung eher an Erfahrungen als an wissenschaftlichen Hypothesen. Ein dem Entzug nachfolgendes Behandlungsprogramm wird zwar immer wieder gefordert, in der Regel aber nicht durchgeführt. Eine psychologische Begleit- und Nachfolgebehandlung existiert nur an einzelnen Therapiezentren, nicht im Allgemeinen. Medikamentenfehlgebrauch basiert auf multiplen Faktoren mit physischen, sozialen und psychologischen Komponenten. Angesichts der hohen Prävalenz (ca. 1–2 % der Bevölkerung; Katsarava u. Jensen 2007) und der hohen Rückfallrate ist ein strukturiertes Nachsorgeprogramm unabdingbar.

In diesem Kapitel werden pathophysiologische und -psychologische Konzepte zum MOH dargestellt. Medizinische und psychologische Behandlungsansätze zum Entzug, zur Prävention und zur Rückfallprophylaxe werden hier praxisnah vermittelt. Es wird deutlich darauf hingewiesen, dass medizinische Maßnahmen wie Entzug und Prophylaxe des Primärkopfschmerzes unabdingbar sind, der Großteil der Behandlung dieses Syndroms aber von Psychologen getragen werden muss.

> **Patienten, die an häufigen Migräneanfällen oder KST leiden, sind gefährdet, Analgetika oder Migränemittel zu missbrauchen und in der Folge zusätzlich zu ihrem primären Kopfschmerz einen Dauerkopfschmerz durch Übergebrauch zu entwickeln.**

26.2   Klassifikation

In dem revidierten Klassifikationssystem der International Headache Society (IHS) von 2013 (3rd edition, beta version; ICHD-3 beta) wird der MOH wie folgt definiert:

Definition des Kopfschmerzes durch Medikamentenübergebrauch durch die Internationale Kopfschmerz-Gesellschaft (IHS 2013)

A. Kopfschmerz, der an >15 Tagen pro Monat besteht bei einem Patienten mit einer vorbestehenden Kopfschmerzerkrankung

B. Regelmäßiger Übergebrauch von einem oder mehreren Medikamenten zur Behandlung akuter Kopfschmerzepisoden über einen Zeitraum von über 3 Monaten:
   1. Mutterkornalkaloide, Triptane, Opioide oder analgetische Mischpräparate an 10 oder mehr Tagen im Monat
   2. Einfache Analgetika an 15 oder mehr Tagen im Monat
   3. Kombinationen von Medikamenten zur Therapie akuter Migräneattacken an 10 oder mehr Tagen im Monat

C. Keine andere vorbestehende Kopfschmerzerkrankung

In der bisher gültigen Version der Kopfschmerzklassifikation (IHS 2004) wird gefordert, dass der MOH verschwindet oder abnimmt, wenn der Übergebrauch der Akutmedikation beendet wird (ICHD-II). In der neuen Klassifikation (ICHD-3 beta) ist dieses Kriterium nicht mehr enthalten (IHS 2013). Dies bedeutet, dass der MOH nicht mit einem Übergebrauch von Akutmedikation gleichzusetzen ist. Denn es steht fest, dass nicht alle Patienten mit Migräne oder KST eine Zunahme der Kopfschmerzhäufigkeit entwickeln, wenn sie zu häufig Schmerz- oder Migränemittel einnehmen. Es ist zu beachten, dass die Einnahmegrenzwerte immer durch die **Anzahl der Tage** mit Einnahme von Akutmedikation bestimmt werden und nicht durch die Anzahl der eingenommenen Tabletten. So kann zur Behandlung eines schweren Kopfschmerzes durchaus mehrfach an einem Einnahmetag Akutmedikation eingesetzt werden.

Der Kopfschmerz durch Medikamentenübergebrauch sollte immer zusätzlich zum primären Kopfschmerz diagnostiziert werden. Die übergebrauchte Substanz sollte immer mit angegeben werden, da sich in der Klassifikation die Grenzwerte der Tage mit Medikation bei den Substanzen in eine Gruppe mit >10 Einnahmetage (Opioide, Kombinationsanalgetika, Mutterkornalkaloide, Triptane) und eine Gruppe mit >15 Einnahmetagen (einfache Analgetika) unterscheiden. Warum die Substanzen unterschiedlich rasch und bei unterschiedlicher Einnahmefrequenz zum Kopfschmerz durch Medikamentenübergebrauch führen, ist letztlich nicht geklärt (Limmroth et al. 2002).

In allen bisherigen Klassifikationssystemen wird der MOH als **sekundärer Kopfschmerz** eingeordnet, d. h., nicht der Kopfschmerz ist die Erkrankung (wie beim primären Kopfschmerz), sondern der Kopfschmerz ist ein Symptom einer anderen Krankheitsentwicklung, in dem Fall des Medikamentenübergebrauchs. Durch diese Einteilung als sekundärer Kopfschmerz werden jedoch ätiologische Implikationen gemacht (»der Kopfschmerz entsteht durch Übergebrauch«), die noch nicht ausreichend nachgewiesen sind. Zwar ist das Vorliegen einer primären Kopfschmerzerkrankung, insbesondere einer Migräne, eine Voraussetzung dafür, dass sich ein Kopfschmerz durch Medikamentenübergebrauch entwickelt. Jedoch sind nur 70 % der chronischen Kopfschmerzen (>15 Kopfschmerztage pro Monat) auf Medikamentenübergebrauch (Analgetika, Ergotamine, Kombinationspräparate) zurückzuführen. 30 % der Patienten weisen einen Übergebrauch auf, ohne dass sich dadurch die Kopfschmerzfrequenz erhöht (Evers u. Marziniak 2010). In diesem Fall spricht man von **transformierten Kopfschmerzen** bzw. einer transformierten Migräne.

❯ Die Frage, ob es sich bei dem MOH letztlich um eine Komplikation einer primären Kopfschmerzerkrankung oder tatsächlich um einen sekundären Kopfschmerz handelt, ist mit dem derzeitigen Wissen nicht zu beantworten. Während im europäischen Raum versucht wird, den Medikamentenübergebrauch zu vermeiden, um dadurch eine Chronifizierung von primären Kopfschmerzen zu verhindern, wird in amerikanischen Kopfschmerzzentren sogar der Einsatz einer Akutmedikation an >10 oder >15 Tagen pro Monat als mögliches Therapieprinzip angesehen.

26.3   Klinische Aspekte

MOH-Patienten sind meistens Frauen im Alter von 40–55 Jahren. Im Durchschnitt leiden sie seit 20 Jahren an Kopfschmerzen und seit 5 Jahren an MOH. Monoanalgetika und deren Kombinationen untereinander oder mit Koffein sind die am häufigsten fehlgebrauchten Substanzen. In Europa sind die Kopfschmerzmedikation mit abhängigkeitsassoziierten Opioiden und die Beimischung von Barbituraten sehr selten. Sie spielen deshalb in der MOH-Therapie nur eine untergeordnete Rolle.

Triptanübergebrauch scheint schneller und mit niedrigeren Dosen einen MOH zu bewirken als andere Schmerzmittel (Limmroth et al. 2002). Die Zeit zwischen dem Beginn eines häufigen Medikamentengebrauchs und der Manifestation eines MOH beträgt für die Triptane 1,7 Jahre und für die Analgetika 4,8 Jahre.

Das **klinische Erscheinungsbild des MOH** ist abhängig von der zugrunde liegenden primären Kopfschmerzerkrankung: Abususpatienten mit KST missbrauchen in der Regel Kombinationsanalgetika (Fritsche u. Diener 2002) und entwickeln einen dumpf-drückenden Dauerkopfschmerz mit geringer tagesperiodischer Variation, der schon beim Aufstehen vorhanden ist.

Der Abusus bei Migränebetroffenen geht hauptsächlich auf einen Fehlgebrauch von Analgetika und Triptanen zurück. Besonders unter Letzteren kommt es zu einer Häufung der Attackenfrequenz, bis sich innerhalb von wenigen Monaten bis Jahren fast tägliche Attacken oder ein migräneähnlicher (»migraine-like«) Status herausbilden können. Der Fehlgebrauch von Ergotaminen spielt aktuell keine Rolle mehr, da diese bis auf 2 Präparate zugunsten der Triptane vom Markt genommen wurden (Diener u. Limmroth 2004).

26.4   Epidemiologie

Große populationsbasierte Studien identifizierten in den letzten Jahren eine Lebenszeitprävalenz für die tägliche Einnahme von Schmerzmitteln im europäisch-amerikanischen Raum von 1–2 % (Katsarava u. Obermann 2013). In spezialisierten Kopfschmerzambulanzen geht man davon aus, dass ca.

10–15 % der dort behandelten Patienten unter einem MOH leiden. Die MOH-Prävalenz in den Entwicklungsländern ist noch höher, z. B. 6 % in Brasilien (Queiroz et al. 2008) und 10 % in Russland (Ayzenberg u. Katsarava 2012). Seit der Markteinführung von Sumatriptan Anfang der 1990er-Jahre steigt die Zahl der Triptan-Abuser heute noch stetig an. Eine populationsbasierte Studie aus Dänemark zeigte schon vor 20 Jahren eine Prävalenzrate des Sumatriptangebrauchs von 0,8 % der Bevölkerung, wobei 5 % der Befragten täglich ein Triptan einnahmen (Gaist et al. 1996).

MOH ist äußerst kostspielig, sowohl für den Patienten als auch für die Gesellschaft wegen der Fehlzeiten und der Belastung für das Gesundheitswesen. Die Eurolight-Studie schätzte vor Kurzem die mittleren jährlichen Kosten pro Person für den MOH auf 3.561 €. Damit liegen diese 3-mal höher als die Kosten für die Migräne und mehr als 10-mal höher als für KST. Nur 8 % der Kosten bezogen sich auf die Gesundwerdung und die Medikamente. 92 % der Kosten entfielen auf die Fehlzeiten und die reduzierte Produktivität (Linde et al. 2012).

Auf der Basis der epidemiologischen Daten muss davon ausgegangen werden, dass ein Missbrauch von Schmerz- oder Migränemitteln in der Allgemeinbevölkerung häufiger gegeben ist als der Missbrauch von Benzodiazepinen oder Barbituraten.

26.5   Risikofaktoren

Die Entstehungsmechanismen des MOH sind noch weitgehend ungeklärt. In erster Näherung an eine Erklärung sollte man MOH als eine Interaktion von Kopfschmerzmitteln und einer MOH-anfälligen Person sehen:

1. Die Anfälligkeit beginnt mit dem Kopfschmerztyp. MOH tritt nur bei der Migräne und dem KST auf. Es sind nur sehr seltene Fälle bekannt, in denen dem MOH ein posttraumatischer Kopfschmerz zugrunde liegt. Nichtkopfschmerzpatienten entwickeln trotz regelmäßiger Schmerzmitteleinnahme (z. B. bei Rheuma) keinen MOH. Deshalb ist von einer **genetischen Disposition** bei Kopfschmerzpatienten auszugehen (Katsarava u. Jensen 2007).

4. Der **hochfrequente Gebrauch** von Schmerz- oder Migränemitteln ist der bedeutendste Risikofaktor und Pathomechanismus für die Chronifizierung von Kopfschmerzen und damit die Entwicklung eines MOH. Das wird schon allein dadurch deutlich, dass der Entzug des übergebrauchten Medikamentes bei der großen Mehrheit der Patienten in einem bedeutsamen Rückgang der Kopfschmerzfrequenz resultiert (Hagen et al. 2012).

5. Zusätzlich sind natürlich die Kopfschmerzmittel, denen **psychotrope** – und damit abhängigkeitsfördernde – **Substanzen** beigemischt (z. B. Koffein) oder die mit solchen kombiniert (z. B. Barbiturate) werden sowie deren Beigebrauch (z. B. Benzodiazepine), mit einem höheren MOH-Risiko behaftet als nichtpsychotrope Substanzen (Scher et al. 2003).

6. Ein weiteres bedeutsames MOH-Risiko ist bei **weiteren chronischen Schmerzen** gegeben. Personen mit Kopfschmerzen und zusätzlichem Rückenschmerz, Gesichtsschmerz oder einer Fibromyalgie haben ein deutlich höheres MOH-Risiko. Damit deutet sich an, dass an der Chronifizierung von Kopfschmerzen und MOH-Entstehung nicht nur die trigeminale, sondern auch die gesamte zentrale Schmerzmatrix beteiligt ist (Katsarava u. Obermann 2013)

7. Psychische Komorbiditäten wie **Depression und Angststörung** (selten Persönlichkeitsstörung) erhöhen ebenfalls das MOH-Risiko. Im Zusammenwirken mit einer reduzierten Lebensqualität erhöhen sie die Wahrscheinlichkeit, dass Stress eine Attacke auslöst, erhöhen die wahrgenommene Schmerzintensität und verstärken somit den Circulus vitiosus von Umweltfaktoren, Kopfschmerzen, Schmerzverarbeitung und Medikamenteneinnahme, der den MOH unterhält (▶ Kap. 24).

8. Als **weitere Mechanismen** sind noch »[…] verringerte Serotonin- und Endocannabinoidkonzentrationen in den Plättchen, eine ›Up‹-Regulation der pro-nozipeptiven Serotoninrezeptoren, eine zentrale Sensibilisierung und Bahnung der schmerzverarbeitenden Prozesse, ein Habituationsdefizit im somatosensorischen Cortex und andere Dysfunktionen in der Schmerzmatrix […]« (Haag et al. 2013, S. 50ff.) an der Entstehung eines MOH beteiligt.

> ❯ **Die Pathologie des MOH ist weitgehend unbekannt. Genetische Prädispositionen, endokrine Faktoren, physiologische und psychologische Mechanismen sind an der Entstehung beteiligt. Allerdings ergibt diese Vielzahl von Einzelbefunden noch kein Entstehungsmodell.**

26.6 Psychologische Entstehungsmechanismen

Ein Schmerzmittelfehlgebrauch entsteht auf der Basis multipler physischer, sozialer und psychologischer Faktoren. In einer deutschen Untersuchung (Fritsche et al. 2000) wurden Migränepatienten mit und ohne Abusus hinsichtlich mehrerer klinischer, soziodemografischer und psychologischer Merkmale verglichen. Es zeigte sich, dass die Dauer der Erkrankung, die Intensität oder Frequenz der Attacken für die Ausbildung eines Abusus nicht verantwortlich sind. Das Ausmaß der Hilflosigkeit und depressive Schmerzverarbeitungsstile trennten am besten zwischen Patienten mit und ohne Abusus. In strukturierten Interviews (Fritsche et al. 2000) wurde deutlich, dass die Motivation zur Einnahme von Schmerzmitteln bei Migränepatienten nicht nur von den Kopfschmerzen, sondern vielmehr von der Angst vor der Attacke und dem Wunsch nach Erhalt sozialer Rollenfunktionen geprägt ist. Es ist also zu vermuten, dass die hohe Rate von **Angst und Depression** für eine hohe Attackenfrequenz und die häufige Einnahme von Migränemedikamenten mitverantwortlich ist. Daher könnte das Ausmaß von Angst und Depression als ein kausaler Faktor für die Entwicklung eines MOH gesehen werden.

Ein weiterer psychologischer Mechanismus für eine gehäufte Schmerzmitteleinnahme ist im **Lernverhalten** (Konsequenzen der Medikamenteneinnahme) der Patienten zu beobachten. Die Betroffenen erfahren zunächst, dass die Einnahme eines Medikamentes ihre Schmerzen und die damit verbundenen Konsequenzen wie Übelkeit, Phono- und Photophobie, aber auch verminderte Lebensqualität (z. B. Müdigkeit und Effektivitätsverlust) weitestgehend beseitigen kann. Zudem fordern Ärzte

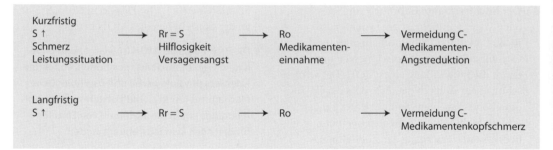

◨ Abb. 26.1 Lerntheoretisch begründete Verhaltenskette des MOH. *S* Stimulus, *Rr* respondente Reaktion, *Ro* operante Reaktion, *C–* negative Konsequenz

oft dazu auf, die Medikamente so früh wie möglich einzunehmen, um die Wirksamkeit des Medikamentes zu erhöhen bzw. zu gewährleisten. Folglich nehmen zahlreiche Patienten schon bei den ersten möglichen Anzeichen einer Migräneattacke ihr Medikament ein und machen die Erfahrung, dass die Attacke ausbleibt oder sich bessert. Als Konsequenz dieser **Verstärkung** werden sie auch in späteren Situationen entsprechend handeln, um der Attacke zu entgehen. Oftmals kommt es dann auch zu einer unangemessen frühzeitigen Medikamenteneinnahme, die im Einzelfall möglicherweise gar nicht indiziert ist. Diese Zusammenhänge und Abfolgen lassen sich mit der Verhaltenskette in ◨ Abb. 26.1 beschreiben.

Bigal und Lipton (2008) gehen davon aus, dass sich durch die vermehrte Einnahme von Schmerzmitteln die Eigenschaften der Schmerzrezeptoren in Richtung einer Erniedrigung der »Schmerzschwelle« verändern. Damit kommt es auch zu vermehrten Situationen mit Kopfschmerzen. Der Patient nimmt immer häufiger Schmerzmittel ein und befindet sich in einem Circulus vitiosus.

> **MOH ist eine Komplikation von chronischen Kopfschmerzen: Die gleichen psychosozialen Faktoren, die zur Chronifizierung von Kopfschmerzen beitragen, begünstigen auch die Annäherung an die kritische Einnahmeschwelle und deren Überschreiten. Ein unbedenkliches Einnahmeverhalten und Automatismen der Sensibilisierung von Schmerz- und Gefäßrezeptoren manifestieren die MOH-Entwicklung.**

Die bisherigen ätiologischen Überlegungen gehen beim MOH von einer Komplikation der primären Kopfschmerzform aus. Ein anderer theoretischer Zugang wäre es, den Schmerzmittelabusus als **Abhängigkeitssyndrom** anzusehen, in dessen Folge der MOH als Leitsymptom auftritt. Für eine solche Interpretation spricht das Therapierational des MOH: Die Patienten werden vom »Suchtmittel« entzogen, mit zum Teil erheblichen suchtassoziierten, meist vegetativen Begleiterscheinungen und einem Cravingverhalten, wie es auch aus der Entzugsbehandlung anderer Drogen bekannt ist. In einer großen prospektiven Kohorte (n = 30.000) ließ sich denn auch die Entwicklung eines MOH durch eine Abhängigkeitsskala, der Severity of Dependence Scale, vorhersagen (Lundqvist et al. 2012).

Nach den **ICD-10-Kriterien** gelten diejenigen Betroffenen als abhängig, die mindestens 3 der folgenden Bedingungen über einen Zeitraum von 1 Monat aufweisen:

- Craving (starkes Verlangen)
- Kontrollverlust
- Körperliches Entzugsyndrom
- Substanzgebrauch, um Entzugsyndrom zu lindern
- Toleranz (Dosissteigerung)
- Eingeengtes Verhaltensmuster
- Vernachlässigung anderer Interessen
- Anhaltender Substanzkonsum trotz Nachweis schädlicher Folgen (körperlich, psychisch, sozial)

Die Mehrzahl der MOH-Patienten erfüllt diese Kriterien. Dennoch fällt eine Einordnung des Medikamentenabusus und des MOH als Abhängigkeitssyndrom (F10.2–F19.2) schwer, da die ICD-Kriterien und die Kriterien von Abhängigkeitsska-

Ein 47-jähriger Gesamtschullehrer mit episodischen Spannungskopfschmerzen und seltenen Migräneattacken wacht morgens um 6.30 Uhr mit leichten Kopfschmerzen auf. Er weiß aus der Vergangenheit, dass sich diese leichten im Laufe des Tages zu schweren Kopfschmerzen auswachsen können. Er hat einen anstrengenden Tag vor sich: Zusätzlich zu der täglichen Belastung, die eine Arbeitszeit von 8.00–14.00 Uhr ohne längere Erholungszeit mit sich bringt, wird ihn eine zurzeit besonders schwierige Klasse fordern. Weiter stehen um 13.00 Uhr eine Lehrerkonferenz und um 15.00 Uhr ein Elternsprechtag auf der Tagesordnung. Er weiß, dass er sich an diesem Tag keine Kopfschmerzen »leisten« kann. Er hat auch keine Zeit, Maßnahmen zu ergreifen, die ihm ansonsten Linderung verschaffen, z. B. eine kalte Dusche oder Jogging im Park. Er nimmt vorsorglich 2 Schmerztabletten ein. Sein Arzt hatte ihm ja gesagt, dass er die Schmerztabletten so früh wie möglich nehmen soll. Er steckt sich weitere Tabletten für den Tag ein. Weitere Faktoren sorgen dafür, dass dieser Tag ein besonders belastender Tag wird: Der Lehrer hat in den letzten Monaten einen Autoritätsverlust in der Klasse hinnehmen müssen, da es ihm nicht gelungen ist, zwischen 2 verfeindeten Klassenfraktionen zu vermitteln. Die Klasseneltern greifen ihn zunehmend an, weil der Ausländeranteil in der Klasse deutlich gestiegen ist und sie um die Leistung ihrer Kinder fürchten. Die Kollegen fragen ihn aufgrund seiner Fehltage des Öfteren, ob er sich dem Schulbetrieb noch gewachsen fühle. Ihn selbst plagen seit einigen Monaten grundsätzliche Zweifel, ob er unter diesem Schulsystem noch ausreichend Einfluss auf das Klassengeschehen ausüben kann.

len zu allgemein formuliert sind und im Prinzip auf jeden Substanzgebrauch in Extremsituationen zutreffen können.

Falls eine stoffliche Abhängigkeit nicht zutrifft, wäre noch an eine Verhaltensabhängigkeit (F63.x) oder einen schädlichen Gebrauch (F55.x) zu denken. Eine **Verhaltensabhängigkeit** bezieht sich in der Regel auf Ersatzhandlungen wie Kaufsucht, Sexsucht, Spielsucht, Internetsucht oder Esssucht, die meist die Funktion haben, einen psychophysiologischen Anspannungszustand aufzulösen. Aber auch hier gilt, dass fast jede Form menschlichen Interesses sich zu einer Abhängigkeit steigern kann, der ein Krankheitswert zukommt. Der Schmerzmittelübergebrauch ist eher zu sehen wie der Fehlgebrauch von z. B. Laxanzien, Vitaminen oder Steroiden. Damit läge laut ICD ein **schädlicher Gebrauch** vor, dem neben der primären Schmerzminderung eine angst- und depressionsmildernde sowie beruhigende und leistungssteigernde Funktion zukommt (▶ Fallbeispiel). Grundsätzlich sind die Kriterien der ICD-10 oder des DSM-5 zur Beschreibung und Erklärung des MOH aber wenig brauchbar. Sinnvoller wäre es, den MOH statt in distinkten Gruppen in einem Kontinuum abzubilden, das das Ausmaß der Funktionalität des Einnahmeverhaltens und das Ausmaß des Kontrollverlustes reflektiert.

26.7 Medizinische Entzugsbehandlung

Die Deutsche Gesellschaft für Neurologie (DGN 2012) und die Europäische Kopfschmerzgesellschaft (Steiner et al. 2007) geben folgende grundsätzliche Empfehlungen zur Therapie und zum Entzug des MOH:

Empfehlungen der DGN zur Therapie und zum Entzug des MOH
- Die Behandlung des MOH sollte multidisziplinär durch Neurologen und Psychologen erfolgen.
- Eine Prophylaxe mit Topiramat führt bei einem Teil der Patienten mit Migräne und MOH dazu, die Attackenfrequenz so weit zu reduzieren, dass die Kriterien des MOH nicht mehr erfüllt werden.
- Der Medikamentenentzug ist Mittel der Wahl.
- Der Entzugskopfschmerz kann mit Kortison (100 mg für 5 Tage) behandelt werden. Gleichzeitig mit der Entzugsbehandlung soll die Prophylaxe des zugrunde liegenden primären Kopfschmerzes (der Migräne bzw. des Spannungskopfschmerzes) eingeleitet werden.

> ▬ Zur Vermeidung der Rückfälle sollen die Patienten nach der Entzugsbehandlung über einen Zeitraum von mindestens 1 Jahr regelmäßig neurologisch und psychologisch nachbetreut werden.

Es gibt bisher keine randomisierten Studien, welche die fortgesetzte Einnahme von Schmerz- oder Migränemitteln mit einem Medikamentenentzug vergleichen. Trotzdem wird zur Therapie des MOH der Entzug der übergebrauchten Substanzen empfohlen. Es gibt allerdings viele prospektive Studien, die eine eindeutige Besserung der Kopfschmerzen nach Medikamentenentzug berichten (Katsarava u. Jensen 2007).

Bisher wurde die Meinung vertreten, dass eine medikamentöse Prophylaxe bei Patienten mit MOH nicht wirksam ist, solange täglich oder häufig Migräne- oder Schmerzmittel eingenommen werden. Eine Studie zeigte allerdings, dass Patienten mit MOH, die mit Topiramat behandelt werden, in 50 % der Fälle eine signifikante Reduktion der Migränetage erfahren. Diese Patienten reduzieren auch die Zahl der Einnahmetage von Migränemitteln, sodass sie nicht mehr länger die Kriterien eines MOH erfüllen (Diener et al. 2007b).

26.7.1 Medikamentenentzug

MOH ist eine behandelbare, aber sehr heterogene Kondition. Eine Herausforderung bei der Behandlung ist die Tatsache, dass für das Management dieser Patienten weltweit kein Konsens besteht. Dies kann auf den Mangel an randomisierten kontrollierten Studien zurückzuführen sein, spiegelt aber auch die weltweiten Unterschiede in der Verwendung von Kopfschmerzklassifikation und Behandlungsstrategien wider. So ist z. B. ungeklärt, ob MOH-Patienten überhaupt initial entzogen werden müssen (Diener 2012) und ob die prophylaktische Behandlung vor, während oder nach dem Entzug stattfinden soll (Hagen et al. 2009). Obwohl aktuell immer noch diskutiert, wird der Entzug der übergebrauchten Medikamente von den meisten Kopfschmerzexperten als Therapie der Wahl angesehen, da ein Absetzen der

Medikamente in den meisten Fällen zu einer Verbesserung der Kopfschmerzen führt.

Bei Patienten ohne wesentliche Komorbidität oder Missbrauch psychotroper Substanzen kann der Entzug ambulant oder tagesklinisch erfolgen. Ein stationärer Entzug bietet hier keine Vorteile (Rossi et al. 2006). Der Entzug soll **ambulant oder tagesklinisch** durchgeführt werden, wenn die Patienten keine Barbiturate oder Tranquilizer einnehmen, hoch motiviert sind und eine gute familiäre Unterstützung zu erwarten ist. Ein **stationärer Entzug** ist notwendig, wenn der medikamenteninduzierte Kopfschmerz langjährig besteht, psychotrope Substanzen oder Opioide gebraucht wurden, der Patient schon erfolglose Selbstentzüge versucht hat, eine Depression vorliegt oder die Familienverhältnisse wenig unterstützend sind (Katsarava u. Diener 2003).

26.7.2 Therapie der Entzugserscheinungen

Während des Entzuges von **nichtopioiden Analgetika oder Triptanen** erleiden die Patienten in den ersten 2–6 Tagen Entzugssymptome wie verstärkten (Entzugs-)Kopfschmerz, Übelkeit, arterielle Hypotonie, Tachykardie, Schlafstörungen, Unruhe, Angst und Nervosität. In der Regel steigt die Intensität des Entzugskopfschmerzes in den ersten Tagen nach dem Entzugsbeginn an, um sich dann zwischen dem 6.–8. Tag wieder zu normalisieren (Katsarava et al. 2001). Patienten, die im Falle eines triptaninduzierten Kopfschmerzes entzogen werden, haben einen leichteren und kürzeren Entzug als die Patienten mit einem Analgetika- oder Ergotaminentzug.

Der Einsatz von **Opioiden** wird im Zusammenhang mit der Entstehung eines MOH nur sehr selten berichtet, da diese Medikamentenklasse bei Migräne und KST nur sehr schlecht wirkt. Liegt dennoch ein Opioidfehlgebrauch vor, so muss dieser Patient nach den Richtlinien entzogen werden, wie sie auch für Störungsbilder gelten, in denen ein Opiatabusus häufiger vorkommt (z. B. bei neuropathischen oder Rückenschmerzen; Jage et al. 2005).

Zur Behandlung des **Entzugskopfschmerzes** sowie anderer Entzugssymptome sind unterschiedliche Überbrückungstherapien mit Naproxen oder Dihydroergotamin vorgeschlagen worden (Krymchantowski u. Moreira 2003). Vielversprechend erscheint der Ansatz, den Entzugskopfschmerz mit Kortison zu behandeln (Pageler et al. 2008). Es gibt allerdings auch 2 randomisierte Studien, die diese Ergebnisse nicht reproduzieren konnten (Boe et al. 2007, Rabe et al. 2013).

Europäische Richtlinien fordern, dass mit der Entzugsbehandlung eine **medikamentöse Prophylaxe des primären Kopfschmerzes** eingeleitet werden sollte. Placebokontrollierten Studien von prophylaktischen Medikamenten (Onabotulinumtoxin A und Topiramat) für chronische Migräne mit Medikamentenübergebrauch haben eine signifikante Reduktion der Migräne und Kopfschmerzen (Tage pro Monat) im Vergleich zu Placebo ergeben (Aurora et al. 2010, Diener et al. 2007a, 2009, 2010, Dodick et al. 2010, Sandrini et al. 2011). Allerdings sind diese Ergebnisse nicht überlegen gegenüber einer Entgiftung ohne prophylaktische Medikamente (Grande et al. 2011, Rossi et al. 2011, Munksgaard et al. 2012). Basierend auf dem Wissen von heute lautet die Empfehlung, dass der Medikamentenentzug die Therapie der Wahl ist. Darüber hinaus sollten die prophylaktischen Kopfschmerzmedikamente auf Patienten beschränkt werden, die von der einfachen Beratung oder anderen Mitteln zur Reduktion des Medikamentenübergebrauchs nicht ausreichend profitieren.

> In der Regel steigt die Intensität des Entzugskopfschmerzes vom 1. bis zum 4. Tag nach Entzugsbeginn an, um sich dann ca. am 6.–8. Tag zu normalisieren (Diener u. Dahlöf 2000).

Nach den Empfehlungen der DMKG (Deutsche Migräne- und Kopfschmerzgesellschaft; Evers u. Marziniak 2010) erhalten die Patienten bei schweren Kopfschmerzen im Sinne einer **Überbrückungsmedikation** ein Analgetikum. Dies ist zumeist Aspisol in Form einer Infusion (1- bis 2-mal pro Aufenthalt 500 mg i. v.) in Verbindung mit einem Mittel gegen Übelkeit und Erbrechen (z. B. Metoclopramid).

Eine **medikamentöse Prophylaxe** (z. B. β-Blocker, Antikonvulsiva) des Primärkopfschmerzes sollte möglichst früh in der Entzugsbehandlung begonnen werden.

> Wenn eine Prophylaxe vor dem Entzug, also unter Abususbedingungen, nicht hilfreich war, so kann sie nach einem Entzug dennoch wirksam werden (Diener u. Dahlöf 2000).

Nach dem Entzug sollte der Patient ein **Kopfschmerztagebuch** (▶ Anhang A4 im Serviceteil und unter http://extras.springer.com/) führen, um sein Medikamenteneinnahmeverhalten genau zu kontrollieren. Die Anzahl der »erlaubten« Einnahmetage bestimmt sich dabei nach den jeweiligen übergebrauchten Medikamentenklassen und deren kritischen MOH-Schwellen (MOH entsteht nach 10 bzw. 15 Einnahmetagen pro Monat; ▶ Abschn. 26.2). Sicherheitshalber sollte das Einnahmelimit für die jeweilige Substanzklasse auf 2 Tage unterhalb der MOH-kritischen Einnahmeschwelle festgelegt werden (8 bzw. 13 Einnahmetage). Alle Einnahmefrequenzen direkt unterhalb dieser Sicherheitsschwelle sind als riskantes, weit unterhalb als unbedenkliches Einnahmeverhalten zu werten.

> Am Anfang der MOH-Therapie sollte immer eine Entzugsbehandlung stehen. Die Medikamente sollten abrupt, nicht schrittweise abgesetzt werden. Der Schmerzmittelentzug sollte in Spezialeinrichtungen (z. B. Neurologie, schmerztherapeutische Einrichtungen) stattfinden.

26.8 Prädiktoren für einen Abusus oder Abususrückfall

Ein großes Versorgungsproblem stellt die hohe Rückfallgefährdung von Entzugspatienten dar. In einer retrospektiven Studie wurden Rückfallquoten von 49 % nach 4 Jahren (Fritsche et al. 2001) und in einer prospektiven Studie von 39 % nach 1 Jahr (Katsarava et al. 2003) gefunden. Klinische Parameter, die die Schwere einer Kopfschmerzerkrankung abbilden (Intensität, Frequenz, Dauer der Erkrankung etc.), haben nach diesen Studien keine prädiktive Potenz für einen Abusus oder Abususrückfall. Die Risikofaktoren für einen Abusus sind im Wesentlichen die gleichen wie für einen Abususrückfall nach Entzug.

Risikofaktor Kopfschmerz Der **Kopfschmerztyp** erweist sich als signifikanter Abususprädiktor. Migränepatienten haben eine günstigere Prognose als KST-Patienten (Bahra et al. 2003). Patienten mit Migräne und einem Clusterkopfschmerz haben mit dieser Mischform kein höheres Abususrisiko, obwohl sie in den Clusterepisoden fast täglich Triptane einsetzen. Ebenfalls ist die MOH-Gefährdung bei Patienten mit anderen chronischen Schmerzen (z. B. Arthritis) und einem extensiven Medikamentengebrauch nicht erhöht.

Risikofaktor Medikamentenklasse Eine günstige Rückfallprognose ist unter der Einnahme von **Mono-analgetika** oder **Triptanen** gegeben (Fritsche u. Diener 2002). Demgegenüber haben Kombinationspräparate, die **Koffein** enthalten, wegen ihrer psychotropen Wirkung und zentralnervöser Störungen bei Entzug (z. B. Unruhe, Nervosität) ein erhöhtes Abususpotenzial (Silverman et al. 1992).

Risikofaktor hoher Medikamentengebrauch In einer prospektiven Studie von Katsarava et al. (2004) hatten alle Patienten mit einer episodischen Migräne ein 20-fach erhöhtes Abususrisiko, wenn sie an mehr als 10 Tagen im Monat Schmerz- oder Migränemittel zu sich nahmen im Vergleich zu Patienten mit einer Einnahme an weniger als 5 Tagen. Das Risiko verdoppelte sich, wenn 2 oder mehr unterschiedliche Substanzen eingesetzt wurden.

Risikofaktor sozioökonomischer Status In einer dänischen Kopfschmerzpopulation wurde für Immigranten eine 3-fach und in einer deutschen Studie für türkische Immigranten eine 7-fach erhöhte MOH-Prävalenz im Vergleich zu nativen Einwohnern gefunden (Katsarava et al. 2004). Dies deutet auf einen erheblichen sozioökonomischen Einfluss hin.

Risikofaktor Gesundheitssystem Ein weiterer klinischer Prädiktor für Abususverhalten besteht darin, dass sich Patienten Schmerzmittel über **mehrere Ärzte** beschaffen, ohne dass diese voneinander wissen. Dies führt dazu, dass die Betroffenen die Kontrolle über das Ausmaß ihrer Medikamenteneinnahme verlieren. Zudem wiegen sie sich in Sicherheit, da die Medikamente vom Arzt verordnet

wurden und somit legitimiert zu sein scheinen. Patienten mit hoher Rückfallgefährdung führen außerdem im Alltag ständig erhebliche Mengen an Schmerzmitteln mit sich, wodurch die »**Griffnähe**« zum Medikament verkürzt wird.

Risikofaktor Zeit Trotz der mangelnden Vergleichbarkeit der Rückfallstudien (Übersicht bei Katsarava et al. 2009) aufgrund methodischer Unterschiede ist ein zeitlicher Trend erkennbar. Die Erfolgsrate einer Entzugsbehandlung ist abhängig vom Zeitpunkt der Nacherhebung und sinkt mit dem zeitlichen Abstand zum Entzug. Innerhalb 1 Jahres nach Entzug werden im Durchschnitt der Studien ca. 30 % der Patienten wieder rückfällig. In den weiteren 4 Jahren erhöht sich diese Quote nur noch um 2 %. Dies bedeutet, dass fast alle Rückfälle innerhalb 1 Jahres auftreten und dieser Zeitraum für die Betroffenen die größte Gefährdung darstellt.

Abususprognose
Merkmale einer ungünstigen Abususprognose:
- Kombinationsanalgetika
- KST
- Hoher Schmerzmittelkonsum
- Unzureichende Dokumentation der Medikamenteneinnahme durch Arzt und Patient

Merkmale einer günstigen Abususprognose:
- Monopräparate (ASS, Paracetamol, Ibuprofen, Triptane)
- Migräne
- Protokollierung des Einnahmeverhaltens

26.9 Psychologische Behandlungsziele

Die optimale Behandlungsoption für den MOH wäre selbstverständlich die Verhinderung eines Schmerzmittelabusus. Patienten mit hochfrequenten Kopfschmerzen (täglicher KST oder >3 Migräneattacken pro Monat) sollten als Patienten mit hohem Risiko betrachtet werden. Bei dem gegenwärtigen Stand der Erkenntnisse sollten MOH-

Risikopatienten behandelt werden wie Entzugspatienten, die vor einem Rückfall geschützt werden müssen. Gegenstand der psychologischen Betreuung sollte also zuerst die Erstellung des sog. **Abususrisikoprofils** der Betroffenen sein.

Im Kontakt mit Kopfschmerzpatienten mit Medikamentenabusus ist bei diesen ein **überhöhtes Anspruchsniveau** bezüglich des beruflichen Engagements zu beobachten. Die Betroffenen fühlen sich durch die Kopfschmerzen in der Umsetzung ihres Anspruchs bedroht und nehmen kompensatorisch verstärkt Schmerzmittel ein. Die Kopfschmerzen und die damit verbundene Angst vor Versagen wird durch die Einnahme reduziert, das Einnahmeverhalten damit belohnt und in nachfolgenden Situationen demzufolge wiederholt. Kopfschmerzpatienten, die ihrem Schmerz weniger ängstlich gegenüberstehen, erfahren diese Verstärkerfunktion der Schmerzmittel nicht so sehr.

Die Schmerzattributionsstile von Abususpatienten sind in der Regel external ausgerichtet, und sie verfügen über sehr wenige Selbstkontrollkompetenzen. Für den klinischen Alltag bedeutet dies, dass die Betroffenen eine patientengerechte Anleitung zur Selbsthilfe bei der Modifikation des Einnahmeverhaltens erhalten müssen.

26.10 Evidenz der psychologischen Therapie bei MOH-Patienten

Eine ausreichende Evaluierung der hier beschriebenen medizinischen und psychologischen Entzugs- bzw. Präventionsinterventionen existiert bislang nicht. Munksgaard und Jensen (2014) schlussfolgern aus der Literatur über das Thema »Entzug«, dass die Kopfschmerzfrequenz bei ca. 50 % der MOH-Patienten durch Entgiftung und Information in den Bereich der episodischen Kopfschmerzen gebracht werden kann.

Dies gilt auch für den psychologischen Bereich: Fritsche et al. (2010) fanden ähnliche Erfolgsquoten mit einem kognitiv-behavioralen Gruppenansatz sowie mit schriftlichen Instruktionen. Die (allerdings nicht so schwer betroffenen) Patienten von Rossi et al. (2006, 2011) profitierten am meisten von einer Aufklärung über den Zusammenhang zwischen Einnahme der Medikation und Kopfschmerz-

zunahme. Aber auch schwerer betroffene Patienten (z. B. tägliche Kopfschmerzen und tägliche Einnahme) profitieren von einem multimodalen Therapieansatz im Rahmen einer stationären Behandlung (Gaul et al. 2015).

> ❯ Patienten mit einer Dauer des MOH von mehr als 1 Jahr, Fehlgebrauch von Opioiden oder mehr als einer Sorte von verordneten Medikamenten, Koexistenz von psychiatrischen Erkrankungen oder mit einer Geschichte des MOH-Rückfalls oder erfolglosem Entzug haben einen schlechteren Behandlungserfolg. Deshalb sollte die Diagnose des MOH in einen einfachen und einen komplizierten Subtyp unterteilt werden.

26.11 Beispiel für ein psychologisches Behandlungsprogramm

Im Folgenden werden die psychologischen Interventionsmodule vorgestellt, die in der multizentrischen randomisierten kontrollierten Interventionsstudie von Fritsche et al. (2010) eingesetzt wurden. Diese Module sollen verhindern, dass Patienten zusätzlich zu ihrem primären Kopfschmerz einen MOH ausbilden oder nach einer Entzugsbehandlung wieder rückfällig werden. Die Zielgruppe sind also ambulante Patienten mit Migräne oder KST und

- mit einem hohen und regelmäßigen Gebrauch von Schmerzmitteln (>8 Einnahmetage pro Monat),
- während einer Entzugsbehandlung,
- nach einer Entzugsbehandlung.

In der Studie gingen die Anzahl der Kopfschmerztage und der Einnahmetage sowie die gemessenen Alltagsbeeinträchtigungen nach der Behandlung signifikant zurück. Der Effekt dauerte bis zum 2-Jahres-Follow-up an. Die Behandlung besteht aus 4 Unterweisungseinheiten und dauert pro Sitzung ca. 1,5 Stunden. Der erste Kontakt erfolgt im Einzel- und Kontakt 2–4 im Gruppensetting (4–8 Teilnehmer). Durch entsprechende Adaptationen sind auch nur Einzel- bzw. nur Gruppenbehandlungen möglich. Die Kontakte finden im wöchentlichen Turnus

◘ Tab. 26.1 Spaltentechnik mit einer Migränepatientin (nach Fritsche 2013)

Zeitraum	Kopfschmerztage pro Monat	Medikamenteneinnahmetage pro Monat	Psychosoziale Bedingungen
2002	1	–	–
2004	6	–	–
11/05	16	16 Paracetamol oder Aspirin	Lehrprüfung durchgefallen
07/06	8	8 Ibuprofen	–
10/07	4	4 Paracetamol	–
09/08	8	8 Triptane	–
06/09	16	16 Triptane	Drohender Studienabbruch
09/09	8	8 Triptane plus 2 Aspisol	–
06/10	16	8 Triptane plus 10 Aspisol	Nicht bestandene Abschlussprüfung

statt. Das Format ist eine psychoedukative Anleitung zur Selbsthilfe im Rahmen einer »Minimal-Contact-Intervention«. Die Interventionsziele nehmen Bezug auf die oben erwähnten Pathomechanismen:

— Aufdecken der äußeren Reizbedingungen (Verfügbarkeit, iatrogene Einflüsse)
— Aufdecken der »inneren« Reizbedingungen (Einstellungsüberprüfung, Kontrolle von Risikofaktoren)
— Modifikation des Einnahmeverhaltens

▪ **1. Einheit**
— Die Medikation der letzten 3 Monate wird tageweise festgehalten (Art der Medikamente, Anzahl der täglichen Dosen). Dafür werden Einnahmeprotokolle eingesetzt. Falls dies nicht möglich ist, muss auch ein kursorischer Rückblick über das Einnahmeverhalten reichen.
— Aufgrund der besonderen Bedeutung der Stresseinwirkung bei Kopfschmerzpatienten erfolgt nun eine Rekonstruktion der biografischen Stressexpositionen im beruflichen und privaten Kontext, die dem Verlauf des Kopfschmerzgeschehens gegenübergestellt wird. Die Inhalte:
   a. Abriss der »Kopfschmerzkarriere« (wann erstmals aufgetreten, wann deutliche Frequenzsprünge, Verlauf der Medikamenteneinnahmehäufigkeit)

   b. Abriss des beruflichen Werdeganges (welche Arbeitsplätze, wie zufrieden, wie Kontakte zu Kollegen und Vorgesetzte, welche Perspektive)
   c. Abriss des privaten Werdeganges (Ehe, Partner, Kinder, Eltern, Güte und Stellenwert der Beziehungen zu diesen Sozialpartnern)

Optimal sieht das Ergebnis einer solchen Spaltentechnik wie in ◘ Tab. 26.1 aus. So lassen sich für Patient und Therapeut die individuellen Chronifizierungsfaktoren nachvollziehen.

Sodann erfolgt eine psychologische Kopfschmerzanamnese mithilfe eines halbstandardisierten Interviewleitfadens (Original beim Autor erhältlich). Die Inhalte:

— Schmerzen und Medikamentenverhalten in Herkunfts- und Jetzt-Familie
— Kausalattributionen, Toleranz und Selbstkontrollkompetenzen im Umgang mit Schmerzen
— Iatrogene Risikofaktoren

▪ **2. Einheit**
— Edukation zum Thema »Medikamentenabusus und Dauerkopfschmerz« (Broschüre, Vortrag)
— In der Gruppe: Erfahrungsaustausch über Umgang mit Medikamenten

— Überprüfung bisheriger Empfehlungen und Compliance von prophylaktischer und Akutmedikation

— Festlegung individueller Ziele bezüglich des Medikamenteneinnahmeverhaltens

- **3. Einheit**
— Bewusstmachung der individuellen äußeren Einflüsse:
  — Umgang mit Medikamenten im Elternhaus
  — Umgang mit Medikamenten in der eigenen Familie
  — Verfügbarkeit von Schmerzmitteln im Alltag (Bezug, Umgang)
  — Iatrogene Risikofaktoren im Gesundheitssystem
— Anleitung zur Medikamentenselbstkontrolle: Einführung in ein Selbstkontrollbogen (Original beim Autor):
  — Dokumentationsinhalte:
    1. Tage mit Schmerzen (Intensität 0–3)
    2. Tage mit Medikamenteneinnahme (ja, nein)
  — Ziel: eindeutige Transparenz für zunehmenden (= Warnung) und abnehmenden (= Motivationsstärkung) Medikamentengebrauch; »Kontoführung« von Schmerztagen ohne Einsatz von Medikamenten

- **4. Einheit**
— Veränderung der »inneren« Auslösebedingungen für die Einnahme von Schmerzmitteln:
  — Identifikation von beruflichen und privaten »Risikosituationen« (insbesondere der morgendliche Risikosituation der vorbeugenden Einnahme aus Furcht vor Verlust der Funktionstüchtigkeit)
  — Erstellen eines individuellen Risikoprofils (»Problemindex«)
  — Realitätsüberprüfung von Kognitionen (Einstellungen und Bewertungen) in Risikosituationen
  — Eintragung vorgegebener und frei gewählter Selbstinstruktionen zum Einnahme verhalten in den Selbstkontrollbogen
  — Nutzbarmachung von sozialer Unterstützung (z. B. durch Partner)

Es folgt eine 6-monatige Selbstkontrollphase. Bei drohendem Überschreiten einer vorher festgelegten MOH-Risikoschwelle (z. B. 8 Einnahmetage pro Monat), die aus den Einnahmeprotokollen abzulesen ist, wird der Patient wieder einbestellt. Sein Einnahmeverhalten wird gemäß der oben genannten Ziele neu justiert.

26.12 Konsequenzen für die Praxis

Die wichtigste Maßnahme gegen einen MOH ist die Protokollierung über mehrere Monate, bei der kontinuierlich erfasst wird, an welchem Tag man Kopfschmerzen und an welchem Tag ein Schmerz- oder Migränemittel eingenommen hat. Ohne diese Protokollierung verliert man die Übersicht und läuft Gefahr, die Häufigkeit der Einnahme falsch einzuschätzen. Es gibt 3 einfache Regeln, nach denen der Patient leben muss, wenn er vor einem Rückfall geschützt sein möchte:

1. Der Patient sollte nur an bis zu 10 Tagen Schmerz- oder Migränemittel zu sich nehmen. Diese 10 Tage sollte er wie ein »Budget« über den Monat verteilt einsetzen lernen.
2. Dies bedeutet, dass ein Patient, der an mehr als 10 Tagen pro Monat Kopfschmerzen hat, nicht an jedem Kopfschmerztag Schmerz- oder Migränemittel einnehmen sollte. Dies wird ihm am ehesten an den Tagen mit Kopfschmerz von relativ geringem Intensitätsgrad gelingen.
3. Bei häufigen Kopfschmerzen sollte der therapeutische Schwerpunkt nicht auf medikamentöser Akuttherapie, sondern auf medikamentöser und vor allem auch nichtmedikamentöser Prophylaxe liegen.

Die psychologische Schmerztherapie hat die Aufgabe, die kurzfristigen Vorteile einer frühzeitigen Schmerzmitteleinnahme (Wegfall von negativen Konsequenzen) mit dem Patienten kritisch zu reflektieren und diese den langfristigen Nachteilen (MOH) gegenüberzustellen. Die operante Konditionierung im Alltag muss dem Betroffenen nachvollziehbar gemacht und eine konkrete Verhaltensmodifizierung eingeleitet werden.

Schmerzmittelabusus ist jedoch nicht nur ein »Problem« des Patienten. Es ist nicht verwunderlich, dass Patienten Schmerzmitteln gegenüber oft recht sorglos sind, da es ein Großteil ihrer Behandler auch ist. Deshalb sollten das **Problembewusstsein** über den medikamenteninduzierten Kopfschmerz verstärkt und das Thema in der Fach- und Laienöffentlichkeit häufiger und intensiver diskutiert werden.

26.13 Fazit

Wenn Patienten an mehr als 15 Tagen im Monat Analgetika bzw. an mehr als 10 Tagen Migränemittel oder Opioide in der erforderlichen Mindestdosis einnehmen, wird dies als Übergebrauch von Akutmedikation klassifiziert. Kommt es dabei auch zu einem Anstieg der Kopfschmerzhäufigkeit, wird dies als Kopfschmerz durch Medikamentenübergebrauch (MOH) bezeichnet. 2 Kopfschmerzformen können diesem Kopfschmerz zugrunde liegen: die Migräne und der KST. Bezüglich der Pathogenese des MOH ergibt sich trotz vieler Einzelbefunde noch kein einheitliches Bild. Auch der kritische Cut-off von 10 bzw. 15 Einnahmetagen für die Entwicklung eines MOH ist eher Expertenmeinung als formal wissenschaftlich belegt.

Die Prävention und Therapie des MOH zielt auf eine Frequenzabnahme der primären Kopfschmerzen mit pharmakologischen (Prophylaxe) und psychoedukativen Maßnahmen ab. Die psychologischen Interventionen orientieren sich an Faktoren wie dem Umgang mit beruflichen oder privaten Hochleistungsanforderungen und allgemein dem dysfunktionalen Umgang mit Stress, aber auch eine dysfunktionale Alltagsgestaltung wie viele Wechsel im Schlaf-Wach- bzw. Anspannungs-Entspannungs-Rhythmus oder eine unregelmäßige Nahrungsaufnahme werden berücksichtigt.

Literatur

Aurora S, Dodick D, Turkel C, Degryse R, Silberstein S, Lipton R, Diener HC, Brin MF; PREEMPT 1 Chronic Migraine Study Group (2010) Onabotulinumtoxina for treatment of chronic migraine: results from the double-blind, randomized, placebo-controlled phase of the PREEMPT 1 trial. Cephalalgia 30: 793–803

Ayzenberg I, Katsarava Z (2012) Lifting the burden. The prevalence of primary headache disorders in Russia: a countrywide survey. Cephalalgia; 32: 373–381

Bahra A, Walsh M, Menon S, Goadsby PJ (2003) Does chronic daily headache arise de novo in association with regular use of analgesics? Headache 43: 179–190

Bigal ME, Lipton RB (2008) Excessive acute migraine medication use and migraine progression. Neurology 71: 1821–1828

Boe MG, Mygland A, Salvesen R (2007) Prednisolone does not reduce withdrawal headache: a randomized, double-blind study. Neurology 69: 26–31

DGN – Deutsche Gesellschaft für Neurologie (2012) Kopfschmerz bei Übergebrauch von Schmerz- und Migränemitteln. http://www.dgn.org/images/red_leitlinien/ 030-131l_S1_Kopfschmerz_Medikamentenuebergebrauch_2012_verlaengert.pdf. Zugegriffen: 12. Februar 2016

Diener HC (2012) Detoxification for medication overuse headache is not necessary. Cephalalgia 32: 423–427

Diener HC, Dahlöf C (2000) Headache associated with chronic use of substances. In: Olesen J, Tfelt-Hansen P, Welch KMA (eds) The Headaches, 2nd ed. Lippincott, Williams & Wilkins, Philadelphia, pp 871–878

Diener HC, Limmroth V (2004) Medication-overuse headache: a worldwide problem. Lancet Neurology 3: 475–483

Diener HC, Slomke MA, Limmroth V (2007a) Headache and migraine. Nervenarzt 78 (Suppl 1): 7–13

Diener H, Bussone G, Van Oene J, Lahaye M, Schwalen S, Goadsby P; TOPMAT-MIG-201(TOP-CHROME) Study Group (2007b) Topiramate reduces headache days in chronic migraine: a randomized, double-blind, placebo-controlled study. Cephalalgia 27: 814–823

Diener H, Dodick D, Goadsby P, Bigal M, Bussone G, Silberstein S, Mathew N, Ascher S, Morein J, Hulihan JF, Biondi DM, Greenberg SJ (2009) Utility of topiramate for the treatment of patients with chronic migraine in the presence or absence of acute medication overuse. Cephalalgia 29: 1021–1027

Diener H, Dodick D, Aurora S, Turkel C, Degryse R, Lipton R, Silberstein SD, Brin MF; PREEMPT 2 Chronic Migraine Study Group (2010) Onabotulinumtoxina for treatment of chronic migraine: results from the double-blind, randomized, placebo-controlled phase of the PREEMPT 2 trial. Cephalalgia 30: 804–814

Dodick D, Turkel C, Degryse R, Aurora S, Silberstein S, Lipton R, Diener HC, Brin MF; PREEMPT Chronic Migraine Study Group (2010) Onabotulinumtoxina for treatment of chronic migraine: pooled results from the double-blind, randomized, placebo-controlled phases of the PREEMPT Clinical Program. Headache 50: 921–936

Evers S, Marziniak M (2010) Clinical features, pathophysiology, and treatment of medication-overuse headache. Lancet Neurol 9: 391–401

Fritsche G (2013) Spezielle Aspekte der psychologischen Exploration von Kopfschmerzpatienten. In: Fritsche G, Gaul C (Hrsg) Multimodale Therapie bei chronischen Kopfschmerzen. Thieme, Stuttgart, S 31–32

Fritsche G, Diener HC (2002) Medication overuse headaches – what is new? Expert Opin Drug Saf 1: 331–338

Fritsche G, Nitsch C, Pietrowsky R, Diener HC (2000) Psychologische Deskriptoren des Schmerzmittelabusus und des medikamenteninduzierten Kopfschmerzes. Schmerz 14: 217–255

Fritsche G, Eberl A, Katsarava Z, Limmroth V, Diener HC (2001) Drug-induced headache: long-term follow-up of withdrawal therapy and persistence of drug misuse. Eur Neurol 45: 229–235

Fritsche G, Frettlöh J, Hüppe M, Dlugaj M, Matatko N, Gaul C, Diener HC; Study Group (2010) Prevention of medication overuse in patients with migraine. Pain 151: 404–413

Gaist D, Hallas J, Sindrup SH, Gram LF (1996) Is overuse of sumatriptan a problem? A population-based study. Eur J Clin Pharmacol 3: 161–165

Gaul C, Liesering-Latta E, Schäfer B, Fritsche G, Holle D (2015) Integrated multidisciplinary care of headache disorders: A narrative review. Cephalalgia. doi: 10.1177/0333102415617413

Grande R, Aaseth K, Benth J, Lundqvist C, Russell M (2011) Reduction in Medication-overuse headache after short information. The Akershus Study of Chronic Headache. Eur J Neurol 18: 129–137

Haag G, Fritsche G, Gaul C (2013) Klinik und Pathogenese des Kopfschmerzes bei Medikamentenübergebrauch. In: Fritsche G, Gaul C (Hrsg) Multimodale Therapie bei chronischen Kopfschmerzen. Thieme, Stuttgart, S 50–53

Hagen K, Albretsen C, Vilming ST, Salvesen R, Grønning M, Helde G, Gravdahl G, Zwart JA, Stovner LJ (2009) Management of medication overuse headache: 1-year randomized multicentre open-label trial. Cephalalgia 29: 221–232

Hagen K, Linde M, Steiner TJ, Stovner LJ, Zwart JA (2012) Risk factors for medication overuse headache: an 11-year follow-up study. The Nord-Trøndelag Health Studies. Pain 153: 56–61

IHS – Headache Classification Committee of the International Headache Society (2004) The International Classification of Headache Disorders, 2nd ed. ICHD-II. Cephalalgia 24 (Suppl 1): 1–160

IHS – Headache Classification Committee of the International Headache Society (2013) The International Classification of Headache Disorders, 3rd edition (beta version). Cephalalgia 33: 629–808

Jage J, Willweber-Strumpf A, Maier C (2005) Risk factors for substance abuse and dependence in opioid therapy for chronic noncancer-related pain. Schmerz 19: 434–440

Katsarava Z, Diener HC (2003) Medikamenteninduzierte Kopfschmerzen. In: Diener HC (Hrsg) Kopfschmerzen – Referenzreihe Neurologie. Thieme, Stuttgart, S 213–228

Katsarava Z, Jensen R (2007) Medication-overuse headache: where are we now? Curr Opin Neurol 20: 326–330

Katsarava Z, Obermann M (2013) Medication-overuse headache. Curr Opin Neurol 26: 276–281

Katsarava Z, Fritsche G, Muessig M, Diener HC, Limmroth V (2001) Clinical features of withdrawal headache following overuse of triptans and other headache drugs. Neurology 57: 1694–1698

Katsarava Z, Limmroth V, Finke M, Diener HC, Fritsche G (2003) Rates and predictors for relapse in medication overuse headache: a 1-year prospective study. Neurology 60: 1682–1683

Katsarava Z, Schneeweiss S, Kurth T, Kroener U, Fritsche G, Eikermann A, Diener HC, Limmroth V (2004) Incidence and predictors for chronicity of headache in patients with episodic migraine. Neurology 62: 788–790

Katsarava Z, Holle D, Diener HC (2009) Medication over- use headache. Curr Neurol Neurosci Rep 9: 115–119

Krymchantowski AV, Moreira PF (2003) Out-patient detoxification in chronic migraine: comparison of strategies. Cephalalgia 23: 982–993

Limmroth V, Katsarava Z, Fritsche G, Przywara S, Diener HC (2002) Features of medication overuse headache following overuse of different acute headache drugs. Neurology 59: 1011–1014

Linde M, Gustavsson A, Stovner LJ, Steiner TJ, Barré J, Katsarava Z, Lainez JM, Lampl C, Lantéri-Minet M, Rastenyte D, Ruiz de la Torre E, Tassorelli C, Andrée C (2012) The cost of headache disorders in Europe: The Eurolight project. Eur J Neurol 19: 703–711

Lundqvist C, Grande RB, Aaseth K, Russell MB (2012) Dependence scores predict prognosis of medication overuse headache: a prospective cohort from the Akershus study of chronic headache. Pain 153: 682–686

Munksgaard SB, Jensen RH (2014) Medication overuse headache. Headache 54: 1251–1257

Munksgaard S, Bendtsen L, Jensen R (2012) Detoxification of medication-overuse headache by a multidisciplinary treatment programme is highly effective: a comparison of two consecutive treatment methods in an open-label design. Cephalalgia 32: 834–844

Pageler L, Katsarava Z, Diener HC, Limmroth V (2008) Prednisone vs. placebo in withdrawal therapy following medication overuse headache. Cephalalgia 28: 152–156

Queiroz LP, Peres MF, Kowacs F, Piovesan EJ, Ciciarelli MC, Souza JA, Zukerman E (2008) Chronic daily headache in Brazil: a nationwide population-based study. Cephalalgia 28:1264–1269

Rabe K, Pageler L, Gaul C, Lampl C, Kraya T, Foerderreuther S, Diener HC, Katsarava Z (2013) Prednisone for the treatment of withdrawal headache in patients with medication overuse headache: a randomized, double-blind, placebo-controlled study. Cephalalgia 33: 202–207

Rossi P, Di Lorenzo C, Faroni J, Cesarino F, Nappi G (2006) Advice alone vs. structured detoxification programmes for medication overuse headache: a prospective, randomized, open-label trial in transformed migraine patients with low medical needs. Cephalalgia 26: 1097–1105

Rossi P, Faroni JV, Nappi G (2011) Short-term effectiveness of simple advice as a withdrawal strategy in simple and complicated medication overuse headache. Eur J Neurol 18: 396–401

Sandrini G, Perrotta A, Tassorelli C, Torelli P, Brighina F, Sances
    G, Nappi G (2011) Botulinum toxin type-A in the prophy-
    lactic treatment of medication overuse headache:
    a multicenter, double-blind, randomized, placebo-
    controlled, parallel group study. J Headache Pain 12:
    427–433
Scher AI, Stewart WF, Ricci JA, Lipton RB (2003) Factors associ-
    ated with the onset and remission of chronic daily head-
    ache in a population-based study. Pain 106: 81–89
Silverman K, Evans SM, Strain EC, Griffiths RR (1992) With-
    drawal syndrome after the double-blind cessation of
    caffeine consumption. N Engl J Med 327: 1109–1114
Steiner TJ, Paemeleire K, Jensen R, Valade D, Savi L, Lainez MJ,
    Diener HC, Martelletti P, Couturier EG, European Head-
    ache Federation, Lifting The Burden, The Global Cam-
    paign to Reduce the Burden of Headache Worldwide,
    World Health Organization (2007) European principles of
    management of common headache disorders in primary
    care. J Headache Pain 8 (Suppl 1): S3–S47

26

Muskuloskelettale Gesichtsschmerzen

J. C. Türp und P. Nilges

27.1   Einleitung   – 520

27.2   Untergruppen von Patienten mit myoarthropathischen
       Schmerzen   – 523

27.3   Therapie   – 524

27.4   Fazit   – 526

       Literatur   – 526

B. Kröner-Herwig et al. (Hrsg.), *Schmerzpsychotherapie*,
DOI 10.1007/978-3-662-50512-0_27, © Springer-Verlag Berlin Heidelberg 2017

Lernziele

Das Kapitel widmet sich den Kaumuskel- und Kiefergelenkschmerzen. Myoarthropathische Schmerzen weisen in der Bevölkerung eine relativ hohe Prävalenz auf, Frauen überwiegen. Die Diagnostic Criteria for Temporomandibular Disorders (DC/TMD) unterscheiden 6 somatische Schmerzdiagnosen. Bei vielen Patienten liegen multilokuläre Schmerzen vor, die mit Ganzkörperschemata dokumentiert werden können. Bei anhaltenden Schmerzen sind psychologische und psychosoziale Befunde mit Auswirkungen auf Diagnose, Prognose und Therapie die Regel. Sie lassen sich vorteilhaft mit psychometrischen Filterfragebögen erfassen wie den Depressions-Angst-Stress-Skalen (DASS) oder der Graduierung chronischer Schmerzen (GCS). Für Entspannungsverfahren, Hypnose und kognitive Verhaltenstherapie liegen Wirksamkeitsbelege vor.

Berücksichtigt wird in diesem Kapitel vorwiegend die zwischen Januar 2006 und August 2015 veröffentlichte Fachliteratur. Für Beiträge aus der Zeit vor 2006 siehe die 7. Aufl. dieses Buchs (Türp u. Nilges 2011).

27.1   Einleitung

Die Kiefergelenke sind die meistbewegten Gelenke des menschlichen Körpers. Ihre Bewegungen erfolgen durch die am Unterkiefer ansetzenden paarigen Kaumuskeln (M. temporalis, M. masseter, M. pterygoideus medialis, M. pterygoideus lateralis) und oberen Zungenbeinmuskeln (M. digastricus venter anterior, M. mylohyoideus, M. geniohyoideus). Schmerzen in den Kiefermuskeln und/oder Kiefergelenken werden in der deutschsprachigen Fachliteratur unter dem Begriff »myoarthropathische Schmerzen« zusammengefasst. Nach den Odontalgien (Türp et al. 2009) sind sie die am häufigsten vorkommenden Schmerzen im Mund-Kiefer-Gesichts-Bereich. Als häufige Ursache für Myalgien der Kiefermuskeln und Arthralgien der Kiefergelenke wird eine Überlastung des Kausystems angesehen, z. B. aufgrund von Bruxismus (Blanco Aguilera et al. 2014b, Fernandes et al. 2012) oder Makrotraumata (Fischer et al. 2006, Haggman-Henrikson et al. 2014, Marini et al. 2013). Auch psychische Traumata wie posttraumatische

Belastungsstörungen erhöhen das Risiko myoarthropathischer Schmerzen (Afari et al. 2008, 2014, Bertoli et al. 2007).

Ebenfalls zu den muskuloskelettalen Gesichtsschmerzen zählen Knochen- bzw. Periostschmerzen der Kiefer sowie (vom Zahnhalteapparat ausgehende) desmodontale Schmerzen (Türp u. Schindler 2010). Auf diese wird in dem vorliegenden Kapitel jedoch nicht eingegangen.

27.1.1 **Epidemiologie**

Myoarthropathische Schmerzen sind in der Bevölkerung häufiger verbreitet, als es Lehrbücher der Schmerzmedizin gemeinhin widerspiegeln (vgl. Förster u. Türp 2003). Beispielhaft seien Ergebnisse aus 4 groß angelegten epidemiologische Studien genannt:

Zwischen den Jahren 2000 und 2005 wurden im Rahmen des National Health Interview Survey 189.992 US-Amerikaner u. a. gefragt, ob sie während der vergangenen 3 Monate Schmerzen im Gesicht bzw. den Kiefermuskeln oder Kiefergelenken aufwiesen. Von den Teilnehmern bejahten diese Frage knapp 4,6 %. Das Verhältnis zwischen Frauen und Männern betrug 2,1 zu 1 (Plesh et al. 2011).

Zwischen 2011 und 2012 wurde 11.648 im Niederländischen Zwillingsregister erfassten Personen die Frage gestellt, ob sie innerhalb des vergangenen Jahres Schmerzen im Gesichtsbereich (Wangen, Schläfen, Kiefergelenke) verspürten. 8 % der Befragten bejahten dies. Das Geschlechterverhältnis lag ebenfalls bei 2,1 zu 1 (Visscher et al. 2015).

Eine in den Jahren 2000, 2004, 2008 und 2012 an insgesamt 11.502 Studenten in Finnland durchgeführte Studie ergab eine Zunahme der Prävalenz von Kiefergelenkschmerzen von 4 % auf 5 % (zum Vergleich: Nacken-Schulter-Schmerz: von 25 % auf 29 %, unterer Rückenschmerz: von 10 % auf 14 %; Oksanen et al. 2014).

In dem zwischen 2004 und 2006 in Australien an 3.954 Erwachsenen durchgeführten National Survey of Adult Oral Health gaben 10,1 % der Befragten myoarthropathische Schmerzen an (Männer: 7,5 %, Frauen: 12,6 %). Mit zunehmendem Alter konnte ein Absinken der Prävalenz festgestellt werden: Betrug diese bei Personen zwischen 18 und

34 Jahren 12,6 %, so lag sie zwischen 35 und 54 Jahren bei 10,5 %, zwischen 55 und 64 Jahren bei 8,0 % und bei Personen ≥65 Jahren bei 4,7 %.

Für die bereits vor mehr als einem halben Jahrhundert getroffene (Offenhauer 1962) und inzwischen durch vielen Studie belegte Feststellung, dass Frauen häufiger von myoarthropathischen Beschwerden (vor allem Kaumuskelschmerzen) betroffen sind als Männer, werden die folgenden beiden Faktoren verantwortlich gemacht:

- Einfluss des Geschlechtshormons Östrogen (Ganshorn u. Gartner 1975, Kang et al. 2007, Ribeiro-Dasilva et al. 2009)
- Geringere Kontrollfähigkeit von Frauen gegenüber empfundenem Disstress (Sanders u. Slade 2011)

Geschlechtsunabhängig davon scheinen auch Einschränkungen im Kohärenzgefühl (vgl. Antonovsky 1997, Sipilä et al. 2011, Storm Mienna et al. 2014) sowie ethnisch-kulturelle Faktoren eine Rolle für unterschiedliche Prävalenzen orofazialer Schmerzen zu spielen (Sipilä et al. 2015).

27.1.2 Somatische Diagnosen

Im Januar 2014 wurden nach langjährigen Vorarbeiten von cincr internationalen Autorengruppe die Diagnostic Criteria for Temporomandibular Disorders (DC/TMD) veröffentlicht (Schiffman et al. 2014; deutsche Zusammenfassung: Türp 2014). Hierbei handelt es sich um ein 2-achsiges Diagnostik- und Klassifikationssystem für Patienten mit Myoarthropathien. Achse I deckt den somatischen Bereich ab. Folgende 6 **Achse-I-Schmerzdiagnosen** werden unterschieden:

- Myalgie der Kiefermuskeln
- Lokale Myalgie der Kiefermuskeln
- Myofaszialer Schmerz der Kiefermuskeln
- Myofaszialer Schmerz der Kiefermuskeln mit Schmerzübertragung
- Arthralgie eines oder beider Kiefergelenke
- Auf Myoarthropathien zurückgeführte Kopfschmerzen

Ferner beinhaltet die DC/TMD-Achse I 6 schmerzunabhängige Diagnosen:

- Verlagerung des Discus articularis mit Reposition desselben bei Kieferöffnung
- Verlagerung des Discus articularis mit Reposition desselben bei Kieferöffnung und intermittierender Kieferklemme
- Verlagerung des Discus articularis ohne Reposition und ohne eingeschränkte Kieferöffnung
- Verlagerung des Discus articularis ohne Reposition bei eingeschränkter Kieferöffnung
- Degenerative Kiefergelenkerkrankung
- Subluxation des Unterkiefers

Die DC/TMD sind eine Weiterentwicklung der vor rund 25 Jahren eingeführten, ebenfalls 2-achsigen Research Diagnostic Criteria for Temporomandibular Disorders (RDC/TMD) (Dworkin u. LeResche 1992) und ersetzen diese in der Klinik.

> Bei vielen Myoarthropathiepatienten sind Schmerzen nicht auf die orofaziale Region beschränkt, sondern zusätzlich in anderen Körperregionen vorhanden (Chen et al. 2012, Sipilä et al. 2011, Slade et al. 2013, Velly u. Fricton 2011, Visscher et al. 2015). Bisweilen ist eine vermeintliche Myoarthropathie Teil eines Fibromyalgiesyndroms (da Silva et al. 2012, Velly et al. 2010). Daher empfiehlt sich der diagnostische Einsatz einer Ganzkörperzeichnung (Geis et al. 2006).

27.1.3 Psychologische und psychosoziale Befunde

Die **Achse II der DC/TMD** bezieht sich auf schmerzassoziierte psychologische und psychosoziale Befunde. Ein erheblicher Teil der an – vor allem anhaltenden (Schierz et al. 2013) – myoarthropathischen Schmerzen leidenden Patienten ist davon in unterschiedlicher Ausprägung betroffen (Manfredini et al. 2012, Ozdemir-Karatas et al. 2013). Typische Achse-II-Befunde sind Konzentrationsschwierigkeiten (Schierz et al. 2012), negative Stressverarbeitungsstrategien (Lei et al. 2015, Pausenberger et al. 2010), Depressivität und Ängstlichkeit (Brandini et al. 2011, Kindler et al. 2012, Manfredini et al. 2010, Sipilä et al. 2006, Reissmann et al. 2014, Reiter et al. 2015, Velly u. Fricton 2011), Somatisierungsneigung (Baad-Hansen et al. 2008, Manfredini et al. 2010, Türp u. Lothaller 2014), Katastrophisieren (Rollman et al. 2013, Velly u. Fricton 2011) und Einschränkungen bei der Verrichtung von Alltagstätigkeiten (Dougall et al. 2012, Kotiranta et al. 2015).

Daher weist auch die mundgesundheitsbezogene und allgemeine Lebensqualität der betroffenen Patienten Einschränkungen auf (Blanco Aguilera et al. 2014a, John et al. 2007, Miettinen et al. 2012, Mohr et al. 2011). Auf der Grundlage systematischer Befragungen identifizierten Mohr et al. (2011) **Belastungsfaktoren**, die aus der Sicht von Patienten mit anhaltenden myoarthropathischen Schmerzen die Schmerzbewältigung ungünstig beeinflussen und zu einer Verschlechterung der Lebensqualität beitragen:

- Geringe Anteilnahme bzw. Desinteresse des sozialen Umfelds, was von Patientenseite als Ablehnung der eigenen Person interpretiert wird und in eine selbstempfundene schmerzbedingte Isolation mit reduzierter Teilhabe bei gesellschaftlichen Anlässen führt
- Gestörtes Arzt-Patienten-Verhältnis und Unzufriedenheit mit der medizinischen Versorgung: fehlende Aufklärung, auch über wirksame Therapiemöglichkeiten; mangelnde interdisziplinäre Kommunikation; als unsachgemäß empfundene Therapien
- Hohe finanzielle Belastung durch die – teilweise auch unsachgemäß indizierten und/oder durchgeführten – zahnärztlichen und physiotherapeutischen Behandlungen
- Wahrnehmung einer aufgrund der Schmerzen veränderten Aussprache und Mimik (fehlende Kontrolle über den Gesichtsausdruck, »Verzerrung des Gesichts«)

Definitionsgemäß sind die chronischen myoarthropathischen Schmerzen durch eine begleitende schmerzassoziierte psychologische und psychosoziale Beeinträchtigung der Patienten gekennzeichnet (bezüglich der Begriffe »persistierend« und »chronisch« folgen wir einem Vorschlag von Palla [2006], wonach ein Schmerz dann als chronisch bezeichnet wird, wenn es sich um einen anhaltenden Schmerz handelt, der für den betroffenen Patienten klinisch relevante psychosoziale Folgen hat). Aus diesen Gründen werden die chronischen myoarth-

ropathischen Schmerzen inzwischen in die Gruppe der sog. **funktionellen somatischen Syndrome** eingeordnet (Henningsen et al. 2009).

27.1.4 Wandlung im diagnostischen Vorgehen

Historisch gesehen wurde in der gesamten klinischen Zahnmedizin die Achse II in Diagnostik und Therapie weitestgehend ignoriert. Jahrzehntelang überwogen sowohl auf Therapeuten- als auch auf Patientenseite **mechanistische Vorstellungen** hinsichtlich der angenommenen Ätiologie und Pathogenese. Diese einem Reparaturmodell folgenden Vorstellungen hatten unmittelbaren Einfluss auf die Diagnostik und Therapie und führten teilweise zu iatrogenen Schädigungen von Patienten (Ferreira et al. 2008, Overlach 2008).

> ❯ Mit den RDC/TMD bzw. DC/TMD ist demgegenüber ein standardisierter Untersuchungsprozess vorgegeben, der zu definierten Diagnosen führt und die Achse II berücksichtigt, was die Umsetzung eines biopsychosozialen Schmerzkonzepts erlaubt.

Das möglichst rasche Stellen einer (korrekten) Diagnose wird als entscheidend für eine erfolgreiche Therapie gesehen, weil ein Zustand der »diagnostischen Unsicherheit« oft mit einer erheblichen und vielfach unterschätzten Belastung für die betroffenen Patienten einhergeht (Bonathan et al. 2014, Durham et al. 2010). Dieses Gefühl wird durch teilweise qualitativ mangelhafte Informationen im Internet zum Thema Myoarthropathien (Park et al. 2012, Türp u. Ohla 2012, Türp et al. 2013ab) verstärkt.

Der Arbeitskreis Mund- und Gesichtsschmerzen der Deutschen Schmerzgesellschaft empfiehlt, im Rahmen der Diagnostik von Patienten mit anhaltenden myoarthropathischen Schmerzen neben dem in seiner Bedeutung nicht genug hervorzuhebenden ärztlichen Gespräch die Verwendung eines **standardisierten Schmerzfragebogens** einschließlich **Ganzkörperzeichnung** und **psychometrischer Filterfragebögen**.

Neben der **Graduierung chronischer Schmerzen** (engl.: Graded Chronic Pain Scale) und der

Beschwerden-Liste bietet sich die deutsche Version der **Depression, Anxiety and Stress Scale** (DASS) an (Nilges u. Essau 2015). Da der DASS-Fragebogen Depressivität, Angst und individuelle Stressbelastung erfasst, kann er die bislang empfohlene **Allgemeine Depressionsskala** ersetzen. Mithilfe dieser Fragebögen ist es möglich, abzuschätzen, ob bedeutsame Achse-II-Belastungen vorliegen und eine weiterführende Diagnostik und Behandlung, z. B. durch einen Schmerzpsychotherapeuten, indiziert ist (Ahlers 2013).

27.2 Untergruppen von Patienten mit myoarthropathischen Schmerzen

Trotz klinisch vergleichbar ausgeprägten myoarthropathischen Schmerzen lassen sich, abhängig von psychologischen, psychosozialen und verhaltensbezogenen Merkmalen, Gruppen von Patienten voneinander unterscheiden, deren Prognose unterschiedlich ist.

Eine verbreitete Einteilung erfolgt auf der Grundlage der Ergebnisse der **Graded Chronic Pain Scale** (GCPS). In dieser **Graduierung Chronischer Schmerzen** (GCPS; Türp u. Nilges, 2000) (▶ Anhang A5 im Serviceteil und unter http://extras.springer.com/) wird ein von anhaltenden Schmerzen betroffener Patient einem von **4 Dysfunktionsgraden** zugeteilt:

- Grad I und II stehen für einen funktionalen persistierenden Schmerz (im Sinne von geringer schmerzbedingter Beeinträchtigung im Alltag),
- Grad III und IV für einen dysfunktionalen chronischen Schmerz (starke Beeinträchtigung).

Kotiranta et al. (2015) differenzierten die Patienten weiterhin in folgende 3 Gruppen:
- Keine Beeinträchtigungen (innerhalb von Grad I und II)
- Geringe Beeinträchtigung (Grad I und II)
- Starke Beeinträchtigung (Grad III und IV)

Dies ist sinnvoll, denn zwischen »einfachen« (funktionaler persistierender Schmerz) und »komplexen« Fällen (dysfunktionaler chronischer Schmerz) bestehen klinisch relevante diagnosti-

sche, prognostische und therapiebedarfbezogene Unterschiede.

Mit **zunehmender Schmerzdauer** nimmt die Wahrscheinlichkeit der Entwicklung eines funktionalen persistierenden Schmerzes zu einem dysfunktionalen chronischen Schmerz zu. Schierz et al. (2013) berichteten, dass von 402 Patienten, die zwischen den Jahren 2004 und 2010 in der Leipziger Universitätszahnklinik diagnostiziert wurden, der Anteil derjenigen mit dysfunktionalem chronischem Schmerz bei einer Schmerzdauer von unter 6 Monaten 9 % betrug, bei einer Dauer von 6–18 Monaten aber 17 % und bei einer Dauer von länger als 18 Monaten sogar 22 %. Mit stärker werdender Dysfunktionalität steigt aber die Wahrscheinlichkeit für Angst, schmerzbezogene Sorge, Disstress, Somatisierung und Katastrophisieren (Kotiranta et al. 2015), was sich für die Therapieprognose ungünstig auswirkt (van Selms et al. 2009).

Hinweise auf psychologische und psychosoziale Beeinträchtigungen bieten daher einen frühen Anhaltspunkt für chronische, therapeutisch nur in beschränktem Maße beeinflussbare Verlaufsformen. So sinkt bei hoher Achse-II-Belastung die Erfolgsrate zahnärztlicher Therapiemittel (z. B. orale Schienen; Imhoff 2012). Instrumente wie Ganzkörperzeichnung, GCS und DASS können daher auch zur Abschätzung des **therapeutischen Erfolgs** eingesetzt werden.

> ❯ Bei Patienten mit anhaltenden myoarthropathischen Schmerzen sind diejenigen mit dysfunktionalem chronischem Schmerz in der Minderheit. Diese Feststellung gilt sowohl für das Patientenklientel von Einrichtungen, die sich auf die Diagnostik und Behandlung orofazialer Schmerzen spezialisiert haben, als auch – und erst recht – für diejenige niedergelassener Kollegen (◘ Tab. 27.1).

Zusammenfassend zeigen diese Ergebnisse, dass
- Patienten mit vergleichbar starken und lang andauernden myoarthropathischen Schmerzen starke Unterschiede hinsichtlich der subjektiven Auswirkungen der Schmerzen zeigen können;
- in auf Gesichtsschmerzen spezialisierten Einrichtungen komplexe Patienten ungefähr ein

◘ **Tab. 27.1** Verteilung von Patienten (»Anzahl«) mit myoarthropathischen Schmerzen in »funktional persistierend« (Grad I und II) und »dysfunktional chronisch« (Grad III und IV) in (gerundeten) Prozenten gemäß der GCS. *m* Männer, *w* Frauen

Autoren	Herkunft der Patienten	Anzahl		I	II	III	IV
John et al. 2007	Zahnkliniken der Universitäten Halle und Leipzig	416[a]		25	38	6	3
Manfredini et al. 2010	Poliklinik für Kiefergelenkerkrankungen, Universität Padua, Italien	284[a]		43	30	9	5
Manfredini et al. 2010	Myoarthropathie- und orofaziale Schmerzklinik, Universität Tel Aviv, Israel	430[a]		26	40	11	3
Manfredini et al. 2010	Abteilung für Orale Kinesiologie, Akademisches Zentrum für Zahnmedizin Amsterdam, Niederlande	435[a]		30	44	13	9
Velly et al. 2011	Zahnklinik der Universität von Minnesota	570		46	42	8	4
Imhoff 2012	Privatpraxis, Köln	384	m 110	79		21	
			w 274	71		29	
Schierz et al. 2013	Zahnklinik Universität Leipzig	402		83		17	
Suvinen et al. 2013	Universitäts-Zentralhospital, Turku, Finnland	135		24	54	16	7
Kotiranta et al. 2015	Abteilung für Mundgesundheit, Gesundheitszentrum, Vantaa, Finnland	399		88		12	
Reiter et al. 2015	2 orofaziale Schmerzkliniken, Israel	207[a]		29	46	10	6

[a] Die jeweiligen Prozentzahlen ergeben nicht 100, weil ein Teil der Patienten entweder keine Schmerzen hatte (»GCS-Grad 0«) oder die Schmerzdauer weniger als 6 Monate betrug.

Viertel des Klientels ausmachen, wobei diese Personen durch ein erhöhtes Ausmaß an ungünstigem Coping und Depressivität gekennzeichnet sind und zu zusätzlichen somatischen Beschwerden neigen;

— Patienten aufgrund ihrer psychologischen, psychosozialen und verhaltensbezogenen Merkmale unabhängig von der Schmerzlokalisation (z. B. Bein, Rücken, Gesicht, Kopf) mehr Gemeinsamkeiten zeigen können als Patienten mit identischer somatischer Diagnose;

— psychologisch-psychosozial-verhaltensbezogene Variablen wichtiger für die Chronifizierung von Schmerzen sein können als biologische Faktoren.

27.3 Therapie

Während die diagnostische Unterteilung von Patienten mit myoarthropathischen Schmerzen in Subgruppen eine klinisch sinnvolle Maßnahme ist, mangelt es weiterhin an Ergebnissen aus methodisch guten klinischen Studien, aus denen wissenschaftlich fundierte Handlungsanleitungen für differenzierte Therapien abzuleiten sind (Kotiranta et al. 2014). So bleibt als Faustregel, dass komplexe Fälle einer breiter angelegten (multimodalen) Behandlung bedürfen als »einfache« Fälle (Türp et al. 2007), deren natürlicher Verlauf in der Regel bereits eine gute Prognose aufweist (Manfredini et al. 2013).

Patienten wenden sich zur Abklärung und Behandlung myoarthropathischer Schmerzen fast immer an Zahnärzte, welche für diese anatomischen Lokalisationen in erster Linie zuständig sind – aber mehr aus historischen als aus medizinischen Gründen. Der Großteil der Patienten kann mit einfachen, nichtinvasiven Behandlungsmitteln gut therapiert werden. Zu den entsprechenden Maßnahmen zählen folgende:

- Aufklärung und Einweisung in einfache, selbst durchzuführende Techniken (Alencar et al. 2014, de Freitas et al. 2013, Jochum et al. 2015, Michelotti et al. 2012)
- Heimübungen (de Freitas et al. 2013, Niemela et al. 2012)
- Entspannungstherapie (einschließlich Biofeedback; Gatchel 2010, Kirschneck et al. 2013, Riley et al. 2007, Rinchuse u. McMinn 2006)
- Hypnose (Besimo 2011)
- Kognitive Verhaltenstherapie (Randhawa et al. 2015)
- Medikamente (Cairns 2010, Hugger et al. 2013)
- Physikalische Therapie und Physiotherapie/ Krankengymnastik (Aggarwal u. Keluskar 2012, Craane et al. 2012, Kalamir et al. 2010)
- Akupunktur (Cho u. Whang 2010, La Touche et al. 2010)
- Softlaseranwendung (Maia et al. 2012)
- Orale Schienen (Fricton et al. 2010, Schindler et al. 2014, Wahlund et al. 2015)

Gegenüber invasiven Eingriffen wird Zurückhaltung angemahnt (Chantaracherd et al. 2015, Greene 2010, List u. Axelsson 2010).

> Umfragen in den Zahnärztekammerbezirken Nordrhein und Westfalen-Lippe (Ommerborn et al. 2010) und Hamburg (Reissmann et al. 2015) ergaben, dass Zahnärzte bei der Behandlung von Myoarthropathiepatienten mit Abstand am häufigsten **orale Schienen** als Therapiemittel einsetzen. **Entspannungstherapie** und andere **psychotherapeutische Maßnahmen** werden in deutlich geringerem Ausmaß verordnet.

Psychologische Behandlungsmaßnahmen gelten als wichtige Bausteine in der Therapie akuter und, vor allem, chronischer myoarthropathischer Schmerzen. Daher werden vom interdisziplinären Arbeitskreis Mund- und Gesichtsschmerzen der Deutschen Schmerzgesellschaft **progressive Muskelentspannung**, **Biofeedback** und **kognitive Verhaltenstherapie** als empfehlenswerte Maßnahmen eingestuft (Hugger et al. 2007, Schindler et al. 2007). Vergleichbare Empfehlungen wurden auch von der European Academy of Craniomandibular Disorders (De Boever et al. 2008) und der American Academy of Orofacial Pain (de Leeuw 2008) gegeben.

Eine systematische Übersicht und Metaanalyse, die die »übliche« zahnärztliche Therapie (Aufklärung, orale Schienen, medikamentöse Therapie) mit psychologischen Interventionen bei der Behandlung von Patienten mit Kaumuskelschmerzen verglich, kam – bei aller Heterogenität, die zwischen Studien herrscht – zu dem Ergebnis, dass sich beide Ansätze bezüglich ihrer Wirksamkeit meist nicht unterscheiden (Roldán-Barraza et al. 2014). Man kann diesen Befund so interpretieren, dass beide Ansätze vergleichbar wirksam sind. Zugleich liegen Hinweise dafür vor (z. B. Turner et al. 2006), dass Patienten mit lang anhaltenden (>3 Monate) Schmerzen von zusätzlichen psychosozialen Interventionen (z. B. kognitive Verhaltenstherapie) profitieren (Roldán-Barraza et al. 2014). Aus diesem Grund können vor allem komplexe Fälle aus psychologischer Schmerztherapie besonderen Nutzen ziehen, weshalb ein multimodaler, interdisziplinärer Ansatz, der psychologische und psychosoziale Befunde berücksichtigt, als sinnvoll bezeichnet werden kann (Türp et al. 2007).

> Bei Kombination somatischer mit psychologischen Verfahren kann im Vergleich zu einer Monotherapie vor allem bei komplexen Fällen mit einem größeren und nachhaltigeren Behandlungserfolg gerechnet werden.

Zur Wirksamkeit psychologischer Therapien bei Patienten mit myoarthropathischen Schmerzen liegen aussagekräftige Informationen aus Metaanalysen, systematischen Übersichten und randomisierten kontrollierten Studien vor. Diese werden im Folgenden vorgestellt.

- **Entspannungsverfahren und Hypnose**
In einer systematischen Übersicht (Zhang et al. 2015) wurden 3 relevante Publikationen aus den Jahren 2002, 2003 und 2008 berücksichtigt. Die Studienartikel lassen darauf schließen, dass Ent-

spannungsverfahren und Hypnose hinsichtlich Schmerzverringerung und Vergrößerung einer eingeschränkten Kieferöffnung eine nützliche Wirkung aufweisen. Allerdings weisen die 3 Artikel methodische Schwächen auf und sind daher mit einem Risiko für Verzerrungen (Bias) behaftet (Aggarwal et al. 2011).

■ **Kognitive Verhaltenstherapie**

Aus randomisierten kontrollierten Studien liegen verlässliche Daten vor, die zeigen, dass kognitive Verhaltenstherapie positive Auswirkungen auf die Reduktion und Kontrolle von Schmerzen, emotionalem Disstress, Depressivität und Katastrophisieren hat und die individuellen Copingfähigkeiten verbessern kann (Aggarwal et al. 2010, Gatchel et al. 2006ab, Litt et al. 2010, Shedden Mora et al. 2013, Turner et al. 2006, 2007). Die patientenbezogene Erfahrung der Selbstwirksamkeit wird als wichtiger Therapiefaktor angesehen (Brister et al. 2006). Jedoch wurde verschiedentlich auf Mängel hinsichtlich der Studienqualität hingewiesen, die abschließenden gesicherten Aussagen entgegenstehen (Aggarwal et al. 2011, Liu et al. 2012).

Darüber hinaus lassen sich durch früh eingesetzte kognitive Verhaltenstherapie kieferbezogene Gesundheitsausgaben senken (Stowell et al. 2007).

27.4   Fazit

Eine psychosoziale Filterdiagnostik sollte Teil jeder Befundung von Patienten mit muskuloskelettalen Gesichtsschmerzen sein. Die GCS hat sich für diesen Zweck als valides und klinisch relevantes Instrument bewährt. Auch wenn noch keine Studienergebnisse zur Verwendung des DASS bei Patienten mit myoarthropathischen Schmerzen vorliegen, erscheint uns der Einsatz dieses validen Instruments sinnvoll.

Für Patienten mit hoher psychischer Belastung und/oder multilokulären und/oder persistierenden Schmerzen ist eine psychologische Mitbehandlung erforderlich. Für die Mehrzahl der Patienten mit relativ geringen Beschwerden sind zumindest beruhigende Aufklärung und die Vermittlung von Möglichkeiten, eigenständigen Einfluss auf die Beschwerden zu nehmen, empfehlenswerte Maßnahmen.

Literatur

Afari N, Wen Y, Buchwald D, Goldberg J, Plesh O (2008) Are post-traumatic stress disorder symptoms and temporomandibular pain associated? Findings from a community-based twin registry. J Orofac Pain 22: 41–49

Afari N, Ahumada SM, Wright LJ, Mostoufi S, Golnari G, Reis V, Cuneo JG (2014) Psychological trauma and functional somatic syndromes: a systematic review and meta-analysis. Psychosom Med 76: 2–11

Aggarwal A, Keluskar V (2012) Physiotherapy as an adjuvant therapy for treatment of TMJ disorders. Gen Dent 60: e119–e122

Aggarwal VR, Tickle M, Javidi H, Peters S (2010) Reviewing the evidence: can cognitive behavioral therapy improve outcomes for patients with chronic orofacial pain? J Orofac Pain 24: 163–171

Aggarwal VR, Lovell K, Peters S, Javidi H, Joughin A, Goldthorpe J (2011) Psychosocial interventions for the management of chronic orofacial pain. Cochrane Database Syst Rev (11): CD008456

Ahlers O (2013) Erfassung psychischer Kofaktoren bei der Diagnostik kraniomandibulärer Dysfunktionen. Z Kraniomand Funkt 5: 73–90

Alencar FGP, Jr., Viana PGS, Zamperini C, Buss Becker A (2014) Patient education and self-care for the management of jaw pain upon awakening: a randomized controlled clinical trial comparing the effectiveness of adding pharmacologic treatment with cyclobenzaprine or tizanidine. J Oral Facial Pain Headache 28: 119–127

Antonovsky A (1997) Salutogenese. Zur Entmystifizierung der Gesundheit. Deutsche Gesellschaft für Verhaltenstherapie, Tübingen

Baad-Hansen L, Leijon G, Svensson P, List T (2008) Comparison of clinical findings and psychosocial factors in patients with atypical odontalgia and temporomandibular disorders. J Orofac Pain 22: 7–14

Bertoli E, de Leeuw R, Schmidt JE, Okeson JP, Carlson CR (2007) Prevalence and impact of post-traumatic stress disorder symptoms in patients with masticatory muscle or temporomandibular joint pain: differences and similarities. J Orofac Pain 21: 107–119

Besimo CE (2011) Kognitive CMD-Theapie mit medizinischer Hypnose. Z Kraniomand Funkt 3: 309–316

Blanco Aguilera A, Blanco Hungria A, Biedma Velazquez L, Serrano Del Rosal R, Gonzalez Lopez L, Blanco Aguilera E, Segura Saint Gerons R (2014a) Application of an oral health-related quality of life questionnaire in primary care patients with orofacial pain and temporomandibular disorders. Med Oral Patol Oral Cir Bucal 19: e127–e135

Blanco Aguilera A, Gonzalez Lopez L, Blanco Aguilera E, De la Hoz Aizpurua JL, Rodriguez Torronteras A, Segura Saint Gerons R, Blanco Hungria A (2014b) Relationship between self-reported sleep bruxism and pain in patients with temporomandibular disorders. J Oral Rehabil 41: 564–572

Bonathan CJ, Zakrzewska JM, Love J, Williams AC (2014) Beliefs and distress about orofacial pain: patient journey through a specialist pain consultation. J Oral Facial Pain Headache 28: 223–232

Brandini DA, Benson J, Nicholas MK, Murray GM, Peck CC (2011) Chewing in temporomandibular disorder patients: an exploratory study of an association with some psychological variables. J Orofac Pain 25: 56–67

Brister H, Turner JA, Aaron LA, Mancl L (2006) Self-efficacy is associated with pain, functioning, and coping in patients with chronic temporomandibular disorder pain. J Orofac Pain 20: 115–124

Cairns BE (2010) Pathophysiology of TMD pain – basic mechanisms and their implications for pharmacotherapy. J Oral Rehabil 37: 391–410

Chantaracherd P, John MT, Hodges JS, Schiffman EL (2015) Temporomandibular joint disorders' impact on pain, function, and disability. J Dent Res 94: 79S–86S

Chen H, Slade G, Lim PF, Miller V, Maixner W, Diatchenko L (2012) Relationship between temporomandibular disorders, widespread palpation tenderness, and multiple pain conditions: a case-control study. J Pain 13: 1016–1027

Cho SH, Whang WW (2010) Acupuncture for temporomandibular disorders: a systematic review. J Orofac Pain 24: 152–162

Craane B, Dijkstra PU, Stappaerts K, De Laat A (2012) One-year evaluation of the effect of physical therapy for masticatory muscle pain: a randomized controlled trial. Eur J Pain 16: 737–747

da Silva LA, Kazyiama HH, de Siqueira JT, Teixeira MJ, de Siqueira SR (2012) High prevalence of orofacial complaints in patients with fibromyalgia: a case-control study. Oral Surg Oral Med Oral Pathol Oral Radiol 114: e29–e34

De Boever JA, Nilner M, Orthlieb JD, Steenks MH (2008) Recommendations by the EACD for examination, diagnosis, and management of patients with temporomandibular disorders and orofacial pain by the general dental practitioner. J Orofac Pain 22: 268–278

de Freitas RF, Ferreira MA, Barbosa GA, Calderon PS (2013) Counselling and self-management therapies for temporomandibular disorders: a systematic review. J Oral Rehabil 40: 864–874

de Leeuw R (ed) (2008) Orofacial Pain: Guidelines for Assessment, Diagnosis, and Management. 4th ed. Quintessence, Chicago

Dougall AL, Jimenez CA, Haggard RA, Stowell AW, Riggs RR, Gatchel RJ (2012) Biopsychosocial factors associated with the subcategories of acute temporomandibular joint disorders. J Orofac Pain 26: 7–16

Durham J, Steele JG, Wassell RW, Exley C (2010) Living with uncertainty: temporomandibular disorders. J Dent Res 89: 827–830

Dworkin SF, LeResche L (1992) Research diagnostic criteria for temporomandibular disorders: review, criteria, examinations and specifications, critique. J Craniomandib Disord Facial Oral Pain 6: 301–355

Fernandes G, Franco AL, Siqueira JT, Goncalves DA, Camparis CM (2012) Sleep bruxism increases the risk for painful temporomandibular disorder, depression and non-specific physical symptoms. J Oral Rehabil 39: 538–544

Ferreira JN, Ko CC, Myers S, Swift J, Fricton JR (2008) Evaluation of surgically retrieved temporomandibular joint alloplastic implants: pilot study. J Oral Maxillofac Surg 66: 1112–1124

Fischer DJ, Mueller BA, Critchlow CW, LeResche L (2006) The association of temporomandibular disorder pain with history of head and neck injury in adolescents. J Orofac Pain 20: 191–198

Förster MA, Türp JC (2003) Das Thema »Gesichtsschmerzen« in deutschsprachigen Lehrbüchern der Schmerzmedizin (1990–2002). Schmerz 17: 191–199

Fricton J, Look JO, Wright E, Alencar FG, Jr., Chen H, Lang M, Ouyang W, Velly AM (2010) Systematic review and meta-analysis of randomized controlled trials evaluating intra-oral orthopedic appliances for temporomandibular disorders. J Orofac Pain 24: 237–254

Ganshorn ML, Gartner F (1975) Untersuchungen über mögliche Zusammenhänge zwischen Kiefergelenkerkrankungen und weiblichem Sexualhormon. ZWR 84: 726–728

Gatchel RJ, Stowell AW, Buschang P (2006a) The relationships among depression, pain, and masticatory functioning in temporomandibular disorder patients. J Orofac Pain 20: 288–296

Gatchel RJ, Stowell AW, Wildenstein L, Riggs R, Ellis E, 3rd (2006b) Efficacy of an early intervention for patients with acute temporomandibular disorder-related pain: a one-year outcome study. J Am Dent Assoc 137: 339–347

Gatchel RJ (2010) Behavioral treatment approaches to temporomandibular joint and muscle disorders. In: Manfredi M (Hrsg) Current Concepts on Temporomandibular Disorders. Quintessence, London, S 319–326

Geis C, Feierabend S, Böhner W, Kares H, Schirmer P, Busche E, Schindler HJ, Siegert J, Hugger S, Türp JC, Hugger A, Sommer C (2006) Schemata zur Schmerzeinzeichnung bei Patienten mit orofazialen Schmerzen. Vergleich von Akzeptanz und Informationsgehalt. Schmerz 20: 498–508

Greene CS (2010) Diagnosis and treatment of temporomandibular disorders: emergence of a new »standard of care«. Quintessence Int 41: 623–624

Haggman-Henrikson B, Rezvani M, List T (2014) Prevalence of whiplash trauma in TMD patients: a systematic review. J Oral Rehabil 41: 59–68

Henningsen P, Zipfel S, Herzog W (2009) Management of functional somatic syndromes. Lancet 369: 946–955

Hugger A, Schindler HJ, Bohner W, Nilges P, Sommer C, Türp JC, Hugger S (2007) Therapie bei Arthralgie der Kiefergelenke: Empfehlungen zum klinischen Management. Schmerz 21: 116–130

Hugger A, Schindler HJ, Türp JC, Hugger S (2013) Medikamentöse Therapie bei Kiefergelenkschmerzen. Z Evid Fortbild Qual Gesundhwes 107: 302–308

Imhoff B (2012) Funktionsdiagnostik und -therapie – Analyse des Patientenkollektivs einer Praxis von 2008 bis 2010. Z Kraniomand Funkt 4: 329–348

Jochum H, Baumgartner-Gruber A, Brand S, Zeilhofer HF, Keel P, Leiggener CS (2015) Chronische Kiefer- und Gesichtsschmerzen: Verringerte Schmerzen durch Psychoedukation und Physiotherapie. Schmerz 29: 285–292

John MT, Reissmann DR, Schierz O, Wassell RW (2007) Oral health-related quality of life in patients with temporomandibular disorders. J Orofac Pain 21: 46–54

Kalamir A, Pollard H, Vitiello A, Bonello R (2010) Intra-oral myofascial therapy for chronic myogenous temporomandibular disorders: a randomized, controlled pilot study. J Man Manip Ther 18: 139–146

Kang SC, Lee DG, Choi JH, Kim ST, Kim YK, Ahn HJ (2007) Association between estrogen receptor polymorphism and pain susceptibility in female temporomandibular joint osteoarthritis patients. Int J Oral Maxillofac Surg 36: 391–394

Kindler S, Samietz S, Houshmand M, Grabe HJ, Bernhardt O, Biffar R, Kocher T, Meyer G, Volzke H, Metelmann HR, Schwahn C (2012) Depressive and anxiety symptoms as risk factors for temporomandibular joint pain: a prospective cohort study in the general population. J Pain 13: 1188–1197

Kirschneck C, Römer P, Proff P, Lippold C (2013) Psychological profile and self-administered relaxation in patients with craniofacial pain: a prospective in-office study. Head Face Med 9: 31

Kotiranta U, Suvinen T, Forssell H (2014) Tailored treatments in temporomandibular disorders: where are we now? A systematic qualitative literature review. J Oral Facial Pain Headache 28: 28–37

Kotiranta U, Suvinen T, Kauko T, Le Bell Y, Kemppainen P, Suni J, Forssell H (2015) Subtyping patients with temporomandibular disorders in a primary health care setting on the basis of the Research Diagnostic Criteria for Temporomandibular Disorders Axis II Pain-Related Disability: A step toward tailored treatment planning? J Oral Facial Pain Headache 29: 126–134

La Touche R, Goddard G, De-la-Hoz JL, Wang K, Paris-Alemany A, Angulo-Diaz-Parreno S, Mesa J, Hernandez M (2010) Acupuncture in the treatment of pain in temporomandibular disorders: a systematic review and meta-analysis of randomized controlled trials. Clin J Pain 26: 541–550

Lei J, Liu MQ, Yap AU, Fu KY (2015) Sleep disturbance and psychologic distress: prevalence and risk indicators for temporomandibular disorders in a Chinese population. J Oral Facial Pain Headache 29: 24–30

List T, Axelsson S (2010) Management of TMD: evidence from systematic reviews and meta-analyses. J Oral Rehabil 37: 430–451

Litt MD, Shafer DM, Kreutzer DL (2010) Brief cognitive-behavioral treatment for TMD pain: long-term outcomes and moderators of treatment. Pain 151: 110–116

Liu HX, Liang QJ, Xiao P, Jiao HX, Gao Y, Ahmetjiang A (2012) The effectiveness of cognitive-behavioural therapy for temporomandibular disorders: a systematic review. J Oral Rehabil 39: 55–62

Maia ML, Bonjardim LR, Quintans Jde S, Ribeiro MA, Maia LG, Conti PC (2012) Effect of low-level laser therapy on pain levels in patients with temporomandibular disorders: a systematic review. J Appl Oral Sci 20: 594–602

Manfredini D, Winocur E, Ahlberg J, Guarda-Nardini L, Lobbezoo F (2010) Psychosocial impairment in temporomandibular disorders patients. RDC/TMD axis II findings from a multicentre study. J Dent 38: 765–772

Manfredini D, Arveda N, Guarda-Nardini L, Segu M, Collesano V (2012) Distribution of diagnoses in a population of patients with temporomandibular disorders. Oral Surg Oral Med Oral Pathol Oral Radiol 114: e35–e41

Manfredini D, Favero L, Gregorini G, Cocilovo F, Guarda-Nardini L (2013) Natural course of temporomandibular disorders with low pain-related impairment: a 2-to-3-year follow-up study. J Oral Rehabil 40: 436–442

Marini I, Paduano S, Bartolucci ML, Bortolotti F, Bonetti GA (2013) The prevalence of temporomandibular disorders in patients with late whiplash syndrome who experience orofacial pain: a case-control series study. J Am Dent Assoc 144: 486–490

Michelotti A, Iodice G, Vollaro S, Steenks MH, Farella M (2012) Evaluation of the short-term effectiveness of education versus an occlusal splint for the treatment of myofascial pain of the jaw muscles. J Am Dent Assoc 143: 47–53

Miettinen O, Lahti S, Sipilä K (2012) Psychosocial aspects of temporomandibular disorders and oral health-related quality-of-life. Acta Odontol Scand 70: 331–336

Mohr G, von Piekartz HJM, Hotze E (2011) Schmerzerfahrungen und -verhalten bei chronischem Gesichtsschmerz – eine qualitative Studie. Z Kraniomand Funkt 3: 9–28

Niemela K, Korpela M, Raustia A, Ylostalo P, Sipilä K (2012) Efficacy of stabilisation splint treatment on temporomandibular disorders. J Oral Rehabil 39: 799–804

Nilges P, Essau C (2015) Die Depressions-Angst-Stress-Skalen: Der DASS – ein Screeningverfahren nicht nur für Schmerzpatienten. Schmerz 29: 649–657

Offenhauer P (1962) Alters- und Geschlechtsverteilung bei Kiefergelenkerkrankungen. ZWR 63: 487–491

Oksanen AM, Laimi K, Löyttyniemi E, Kunttu K (2014) Trends of weekly musculoskeletal pain from 2000 to 2012: National study of Finnish university students. Eur J Pain 18: 1316–1322

Ommerborn MA, Kollmann C, Handschel J, Depprich RA, Lang H, Raab WH (2010) A survey on German dentists regarding the management of craniomandibular disorders. Clin Oral Investig 14: 137–144

Overlach F (2008) Sprache des Schmerzes – Sprechen über Schmerzen. Eine grammatisch-semantische und gesprächsanalytische Untersuchung von Schmerzausdrücken im Deutschen. De Gruyter, Berlin

Ozdemir-Karatas M, Peker K, Balik A, Uysal O, Tuncer EB (2013) Identifying potential predictors of pain-related disability in Turkish patients with chronic temporomandibular disorder pain. J Headache Pain 14: 17

Palla S (2006) A need to redefine chronic pain? J Orofac Pain 20: 265–266

Park MW, Jo JH, Park JW (2012) Quality and content of internet-based information on temporomandibular disorders. J Orofac Pain 26: 296–306

Pausenberger PR, Bernhardt O, Kocher T (2010) Die psychische Befindlichkeit und der Faktor Stress bei Probanden mit Symptomen kraniomandibulärer Dysfunktion (CMD). Z Kraniomand Funkt 2: 27–38

Plesh O, Adams SH, Gansky SA (2011) Racial/Ethnic and gender prevalences in reported common pains in a national sample. J Orofac Pain 25: 25–31

Randhawa K, Bohay R, Cote P, van der Velde G, Sutton D, Wong JJ, Yu H, Southerst D, Varatharajan S, Mior S, Stupar M, Shearer HM, Jacobs C, Taylor-Vaisey A (2015) The effectiveness of non-invasive interventions for temporomandibular disorders: a systematic review by the Ontario Protocol for Traffic Injury Management (OPTIMa) Collaboration. Clin J Pain. doi: 10.1097/AJP.0000000000000247

Reissmann DR, John MT, Seedorf H, Doering S, Schierz O (2014) Temporomandibular disorder pain is related to the general disposition to be anxious. J Oral Facial Pain Headache 28: 322–330

Reissmann DR, Behn A, Schierz O, List T, Heydecke G (2015) Impact of dentists' years since graduation on management of temporomandibular disorders. Clin Oral Investig

Reiter S, Emodi-Perlman A, Goldsmith C, Friedman-Rubin P, Winocur E (2015) Comorbidity between depression and anxiety in patients with temporomandibular disorders according to the research diagnostic criteria for temporomandibular disorders. J Oral Facial Pain Headache 29: 135–143

Ribeiro-Dasilva MC, Peres Line SR, Leme Godoy dos Santos MC, Arthuri MT, Hou W, Fillingim RB, Rizzatti Barbosa CM (2009) Estrogen receptor-alpha polymorphisms and predisposition to TMJ disorder. J Pain 10: 527–533

Riley JL 3rd, Myers CD, Currie TP, Mayoral O, Harris RG, Fisher JA, Gremillion HA, Robinson ME (2007) Self-care behaviors associated with myofascial temporomandibular disorder pain. J Orofac Pain 21: 194–202

Rinchuse DJ, McMinn JT (2006) Summary of evidence-based systematic reviews of temporomandibular disorders. Am J Orthod Dentofacial Orthop 130: 715–720

Roldán-Barraza C, Janko S, Villanueva J, Araya I, Lauer H-C (2014) A systematic review and meta-analysis of usual treatment versus psychosocial interventions in the treatment of myofascial temporomandibular disorder pain. J Oral Facial Pain Headache 28: 205–222

Rollman A, Gorter RC, Visscher CM, Naeije MM (2013) Why seek treatment for temporomandibular disorder pain complaints? A study based on semi-structured interviews. J Orofac Pain 27: 227–234

Sanders AE, Slade GD (2011) Gender modifies effect of perceived stress on orofacial pain symptoms: National Survey of Adult Oral Health. J Orofac Pain 25: 317–326

Schierz O, Nixdorf DR, Singer S, Reissmann DR (2012) Self-reported ability to concentrate in patients with painful temporomandibular disorders compared to the general population. Community Dent Oral Epidemiol 40: 507–515

Schierz O, Reißmann DR, Singer S (2013) Schmerzdauer als Indikator für psychosoziale Beeinträchtigungen bei Patienten mit kraniomandibulären Dysfunktionen. Z Kraniomand Funkt 5: 229–245

Schiffman E, Ohrbach R, Truelove E, Look J, Anderson G et al (2014) Diagnostic Criteria for Temporomandibular Disorders (DC/TMD) for Clinical and Research Applications: recommendations of the International RDC/TMD Consortium Network and Orofacial Pain Special Interest Group. J Oral Facial Pain Headache 28: 6–27

Schindler HJ, Türp JC, Sommer C, Kares H, Nilges P, Hugger A (2007) Therapie bei Schmerzen der Kaumuskulatur: Empfehlungen zum klinischen Management. Schmerz 21: 102–115

Schindler HJ, Hugger A, Kordaß B, Türp JC (2014) Grundlagen der Schienentherapie bei Myoarthropathien des Kausystems. Z Kraniomand Funkt 6: 207–230

Shedden Mora MC, Weber D, Neff A, Rief W (2013) Biofeedback-based cognitive-behavioral treatment compared with occlusal splint for temporomandibular disorder: A randomized controlled trial. Clin J Pain 29:1057–1065

Sipilä K, Ylöstalo PV, Joukamaa M, Knuuttila ML (2006) Comorbidity between facial pain, widespread pain, and depressive symptoms in young adults. J Orofac Pain 20: 24–30

Sipilä K, Suominen AL, Alanen P, Heliovaara M, Tiittanen P, Könönen M (2011) Association of clinical findings of temporomandibular disorders (TMD) with self-reported musculoskeletal pains. Eur J Pain 15: 1061–1067

Sipilä K, Tolvanen M, Mitrirattanakul S, Sitthisomwong P, Jarvelin MR, Taanila A, Anttonen V, Lahti S (2015) Orofacial pain and symptoms of temporomandibular disorders in Finnish and Thai populations. Acta Odontol Scand 73: 330–335

Slade GD, Smith SB, Zaykin DV, Tchivileva IE, Gibson DG, Yuryev A, Mazo I, Bair E, Fillingim R, Ohrbach R, Greenspan J, Maixner W, Diatchenko L (2013) Facial pain with localized and widespread manifestations: separate pathways of vulnerability. Pain 154: 2335–2343

Storm Mienna C, Johansson EE, Wänman A (2014) «Grin(d) and bear it": narratives from Sami women with and without temporomandibular disorders. A qualitative study. J Oral Facial Pain Headache 28: 243–251

Stowell AW, Gatchel RJ, Wildenstein L (2007) Cost-effectiveness of treatments for temporomandibular disorders: biopsychosocial intervention versus treatment as usual. J Am Dent Assoc 138: 202–208

Suvinen TI, Kemppainen P, Le Bell Y, Valjakka A, Vahlberg T, Forssell H (2013) Research Diagnostic Criteria Axis II in screening and as a part of biopsychosocial subtyping of Finnish patients with temporomandibular disorder pain. J Orofac Pain 27: 314–324

Turner JA, Mancl L, Aaron LA (2006) Short- and long-term efficacy of brief cognitive-behavioral therapy for patients with chronic temporomandibular disorder pain: a randomized, controlled trial. Pain 121: 181–194

Turner JA, Holtzman S, Mancl L (2007) Mediators, moderators, and predictors of therapeutic change in cognitive-behavioral therapy for chronic pain. Pain 127: 276–286

Türp JC (2014) Die DC/TMD. Z Kraniomand Funkt 6: 231–239

Türp JC, Lothaller H (2014) Unspezifische Gesundheitsbelastung bei Patienten mit orofazialen Schmerzen. Z Kraniomand Funkt 6: 293–305

Türp JC, Nilges P (2000) Diagnostik von Patienten mit chronischen orofazialen Schmerzen. Die deutsche Version des »Graded Chronic Pain Status«. Quintessenz 51: 721–727

Türp JC, Nilges P (2011) Muskuloskelettale Gesichtsschmerzen. In: Kröner-Herwig B, Frettlöh J, Klinger R, Nilges P (Hrsg) Schmerzpsychotherapie. 7. Aufl. Springer, Heidelberg, S 419–430

Türp JC, Ohla H (2012) Inhaltsanalyse von Webforen zu Kiefergelenkschmerzen. Z Kraniomandib Funk 4: 227–244

Türp JC, Schindler HJ (2010) Gesichtsschmerzen. In: Standl T, Schulte am Esch J, Treede R-D, Schäfer M, Bardenheuer HJ (Hrsg) Schmerztherapie. Akutschmerz, chronischer Schmerz, Palliativmedizin, 2. Aufl. Thieme, Stuttgart, S 269–274

Türp JC, Schindler HJ, Antes G (2013a) Kraniomandibuläre Dysfunktionen: Überprüfung der Eignung eines Selbsttest-Fragebogens. Z Evid Fortbild Qual Gesundhwes 107: 285–290

Türp JC, Jokstad A, Motschall E, Schindler HJ, Windecker-Gétaz I, Ettlin DA (2007) Is there a superiority of multimodal as opposed to simple therapy in patients with temporomandibular disorders? A qualitative systematic review of the literature. Clin Oral Implants Res 18 Suppl 3: 138–150

Türp JC, Hugger A, Löst C, Nilges P, Schindler HJ, Staehle HJ (2009) Vorschlag einer Klassifikation der Odontalgien. Schmerz 23: 448–460

Türp JC, Schindler HJ, Antes G (2013b) Wenn »ZahnRat 72« zum Knackpunkt wird. Über qualitative Mängel einer Patienteninformation. Dtsch Zahnärztl Z 68: 99–108

van Selms MK, Lobbezoo F, Naeije M (2009) Time courses of myofascial temporomandibular disorder complaints during a 12-month follow-up period. J Orofac Pain 23: 345–352

Velly AM, Fricton J (2011) The impact of comorbid conditions on treatment of temporomandibular disorders. J Am Dent Assoc 142: 170–172

Velly AM, Look JO, Schiffman E, Lenton PA, Kang W, Messner RP, Holcroft CA, Fricton JR (2010) The effect of fibromyalgia and widespread pain on the clinically significant temporomandibular muscle and joint pain disorders – a prospective 18-month cohort study. J Pain 11: 1155–1164

Velly AM, Look JO, Carlson C, Lenton PA, Kang W, Holcroft CA, Fricton JR (2011) The effect of catastrophizing and depression on chronic pain – a prospective cohort study of temporomandibular muscle and joint pain disorders. Pain 152: 2377–2383

Visscher CM, Ligthart L, Schuller AA, Lobbezoo F, de Jongh A, van Houtem CM, Boomsma DI (2015) Comorbid disorders and sociodemographic variables in temporomandibular pain in the general Dutch population. J Oral Facial Pain Headache 29: 51–59

Wahlund K, Nilsson IM, Larsson B (2015) Treating temporomandibular disorders in adolescents: a randomized, controlled, sequential comparison of relaxation training and occlusal appliance therapy. J Oral Facial Pain Headache 29: 41–50

Zhang Y, Montoya L, Ebrahim S, Busse JW, Couban R, McCabe RE, Bieling P, Carrasco-Labra A, Guyatt GH (2015) Hypnosis/relaxation therapy for temporomandibular disorders: a systematic review and meta-analysis of randomized controlled trials. J Oral Facial Pain Headache 29: 115–125

Rückenschmerzen

M. Pfingsten und J. Hildebrandt

28.1 Epidemiologie und sozialmedizinische Bedeutung – 532

28.2 Krankheitsverlauf – 533

28.3 Psychosoziale Einflussfaktoren der Chronifizierung – 542

28.4 Therapie – 548

28.5 Management des Rückenschmerzes – 550

28.6 Fazit – 551

Literatur – 552

B. Kröner-Herwig et al. (Hrsg.), *Schmerzpsychotherapie*,
DOI 10.1007/978-3-662-50512-0_28, © Springer-Verlag Berlin Heidelberg 2017

Lernziele

Rückenschmerzen sind keine Krankheitsentität, sondern durch eine Vielzahl potenzieller Ursachen bedingt. Die zugrunde liegenden **Pathomechanismen** reichen von (seltenen) spezifischen Ursachen bis zu (unbedenklichen) Belastungsschmerzen als Zeichen körperlicher Beanspruchung bei mangelnder Fitness. In jedem Fall können Schmerzen und Beeinträchtigungen sehr stark sein. In der Mehrzahl der Fälle handelt es sich um rezidivierende Schmerzzustände, die sich nicht auf einen spezifischen Krankheitsprozess zurückführen lassen (sog. nichtspezifische Rückenschmerzen). Dennoch müssen als erstes potenziell gefährliche Symptome und Verläufe durch spezifische körperliche Pathologien (»red flags«) in der ärztlichen Untersuchung bzw. Anamnese ausgeschlossen werden. Bei der **Chronifizierung** spielen **psychosoziale Faktoren** eine wesentliche Rolle. Bereits bei akuten Rückenschmerzen können aber insbesondere **kognitive Prozesse** im Sinne von Krankheitsbewertungen und das dadurch bedingte Verhalten den weiteren Krankheitsverlauf bestimmen. Eine frühe Aktivierung sowie eine gute Informierung der Patienten über den gutartigen Verlauf können bei akuten Rückenschmerzen chronische Entwicklungen verhindern. Bei komplizierten chronischen Rückenschmerzen helfen vor allem aufwendige, interdisziplinäre und aktive (sog. multimodale) Konzepte; Inhalte und Steuerungsprinzipien dieser Vorgehensweise leiten sich u. a. aus verhaltensmedizinischen Erkenntnissen ab.

28.1 Epidemiologie und sozialmedizinische Bedeutung

> »Back pain is a common phenomenon. (Frymoyer 1991)«

> Es gibt kaum ein Krankheitsbild, das in Bezug auf Prävalenz- und Inzidenzraten sowie in Bezug auf die entstehenden Kosten derart hohe Raten aufweist wie muskuloskelettale Beschwerden und insbesondere Rückenschmerzen.

Rückenschmerzen gehören in Deutschland und anderen westlichen Industrieländern seit Langem zu den größten Gesundheitsproblemen. Dadurch dass Rückenschmerzen häufig auftreten, alle Bevölkerungsschichten umfassen und in der Regel rezidivierenden Charakters sind, erzeugen sie eine enorme Krankheitslast und verursachen erhebliche Kosten für das Gesundheitssystem.

Bei den epidemiologischen Zahlen stehen Rückenschmerzen neben den psychischen Störungen jeweils an den ersten Rangplätzen bezüglich Diagnosen, Arbeitsunfähigkeitstagen, Reha-Behandlungen und Rentenzugängen. Alle Altersgruppen sind in nahezu gleicher Weise betroffen (◘ Tab. 28.1).

Die aktuellen **Prävalenzzahlen** sind in nahezu allen industrialisierten Ländern vergleichbar: Sie umfassen eine Lebenszeitprävalenz von bis zu 85 %, eine Punktprävalenz zwischen 30 und 50 % und eine Inzidenz von ca. 2 % (Fahland et al. 2011). Im großen europäischen Schmerzsurvey von Breivik et al. (2006) stellte die Lendenwirbelsäulenregion mit 18 % der Nennungen die zahlenmäßig häufigste Lokalisationen dar.

Die neusten epidemiologischen Zahlen für Deutschland sind in der Gesundheitsberichterstattung des Bundes (GBE; Raspe 2012) sowie den (zum Teil darin aufgeführten) Berichten verschiedener Krankenkassen aufgeführt (TK, Barmer GEK, WIDI-Institut der AOK). Die Punktprävalenz von Rückenschmerzen beträgt zwischen 32 und 49 %, jedoch sind darunter Fälle mit einer enorm großen Bandbreite subsumiert, von wenig intensiven Schmerzen mit geringer Beeinträchtigung bis hin zu starken Rückenschmerzen mit anhaltender Arbeitsunfähigkeit.

In einer 2007 publizierten Studie konnte in einer großen bevölkerungsbezogenen Studie mit Ergebnissen von fast 10.000 zufällig ausgewählten Bürgern eine Punktprävalenz von Rückenschmerzen von 35 % nachgewiesen werden (Schmidt et al. 2007). 84 % der Betroffenen hatten eher leichte bis mittlere Schmerzen, während 16 % unter stark beeinträchtigenden Beschwerden litten. Ein wichtiger Unterschied im Vorkommen von Rückenschmerzen zeigte sich in der Abhängigkeit zum Bildungsniveau: Die Prävalenzrate betrug bei niedrigem Bildungsniveau (<9 Schuljahre) 47 %, bei mittlerem (10–11 Jahre) 26 % und bei höherem (>12 Jahre) 27 %. Das Bildungsniveau ist demnach ein wichtiger Risikoindikator für Rückenschmerzen.

Bezüglich der **Folgen** von Rückenschmerzen werden in der Regel Arbeitsunfähigkeitstage (AU-

Tab. 28.1 Top-ICD-Diagnosen aus 2011 (GBE; nach Raspe 2012)

ICD-Diagnose	Fälle	Tage/Fall	Tage	Anteil
F32: Depressive Episode	51.600	55,5	2,9 Mio.	5,63 %
M54: Rückenschmerzen (nichtspezifische)	208.000	13,3	2,8 Mio.	5,43 %
J06: Akute Infektionen	427.000	5,5	2,3 Mio.	4,61 %
F43: Reaktionen auf schwere Belastungen und Anpassungsstörungen	51.000	27,8	1,4 Mio.	2,78 %
M51: Sonstige Bandscheibenschäden	26.000	41,4	1,1 Mio.	2,13 %

Tage), Krankenhaus- bzw. Reha-Behandlungen und Rentenzugänge berichtet (Raspe 2012).

- Bei der Barmer GEK liegen Rückenschmerzen im Jahr 2009 auf dem 1. Rang der AU-Statistik (6,5 % der AU-Tage); gleiches gilt für die Daten der DAK (7,1 %).
- Bei der TK machen Krankheiten der Wirbelsäule und des Rückens 2011 9,3 % aller Fehltage aus, wobei allein durch Rückenschmerzen (M54) 5,2 % aller AU-Tage zustande kommen.
- Rückenschmerzen (M54) liegen in 2010 unter den AOK-Pflichtmitgliedern (ohne Rentner) mit 14,5 Mio. AU-Tagen auf dem 1. Rang; pro Fall ergeben sich im Durchschnitt 12 AU-Tage.
- Bezüglich der AU-Tage gibt es erhebliche Unterschiede in der regionalen Verteilung. Die häufigsten AU-Tage fallen in den Bundesländern Mecklenburg-Vorpommern, Brandenburg und Sachsen-Anhalt an; die geringsten in Bayern und Baden-Württemberg (ca. 50 % des Vorkommens in den erstgenannten Bundesländern).
- Nach einer Statistik der stationären medizinischen Reha-Einrichtungen der DRV entfielen 2010 24 % aller knapp 960.000 Rehabilitationen auf Rückenleiden (M40–M54).
- Bei Frühberentungen (Renten wegen verminderter Erwerbsfähigkeit) stehen Krankheiten des Muskel-Skelett-Systems in 2010 an 2. Stelle nach den psychischen und Verhaltensstörungen. Knapp 26.500 Rentenzugänge wurden wegen dieser Krankheiten vermerkt.

Es hat also den Anschein, als würden Rückenschmerzen immer häufiger auftreten und dadurch immer höhere Kosten verursachen. Im Gegensatz zu den epidemiologisch nachgewiesenen Trends wird vom international renommierten Rückenschmerzexperten Gordon Waddell aber bezweifelt, dass es in den letzten Jahrzehnten eine Veränderung im Vorkommen von Rückenschmerzen gegeben hat:

» »Human being have had back pain all through history, and it is no more common or severe than it has always been. (Waddell 1998)«

Dagegen sei im Vergleich zu anderen chronischen Krankheiten die **Zahl der rückenschmerzbedingten Krankheitstage** in den letzten 30 Jahren mindestens um den Faktor 10 angestiegen (Waddell 1998). Daher ist offensichtlich zu trennen zwischen einer (nicht vorhandenen) Epidemie von Rückenschmerzen und einer (zunehmenden) Epidemie von subjektiver Beeinträchtigung durch Rückenschmerzen.

Einen Hinweis auf die Kontinuität der Schmerzprävalenzen in Deutschland lieferten Hüppe et al. (2007) mit 2 methodisch vergleichbaren Querschnittstudien in Lübeck aus den Jahren 1991/1992 und 2003. In diesen Studien fanden sich jeweils hohe Punktprävalenzen von 39 bzw. 38 % sowie Jahresprävalenzen von 73 bzw. 74 % für die Jahre 1991/1992 bzw. 2003.

28.2 Krankheitsverlauf

» »Pain is not the problem but chronicity. (Nachemson 1998)«

Bisher war vielfach die Auffassung zu finden, dass Rückenschmerzen insbesondere im mittleren Lebensalter von 35–55 Jahren auftreten und danach wieder rückläufig sind. Nach neueren **Bevölke-**

rungssurveys muss diese Annahme jedoch infrage gestellt werden. Der Beginn von Rückenbeschwerden liegt vielmehr meist bereits im jüngeren Lebensalter, wobei nach den Ergebnissen einer großen skandinavischen Studie bereits 15-Jährige in fast 50 % der Fälle über mindestens eine abgelaufene Rückenschmerzattacke berichten (Kjaer et al. 2011). Wenn **Inzidenz- und Prävalenzraten von Rückenschmerzen** auch für das jüngere Lebensalter hoch ausfallen, dann können Rückenschmerzen aber nicht mehr vorrangig als generelle Alterserscheinung interpretiert werden.

> Die Beobachtung, dass der Schwerpunkt im mittleren Alter (35–55 Jahre) liegt, ist möglicherweise insofern ein Artefakt für das Auftreten von Rückenschmerzen, als in dieser Altersspanne die *Folgen* der Erkrankung besonders ins Gewicht fallen (z. B. Arbeitsunfähigkeit), sodass bei den entsprechenden Untersuchungen nicht das Auftreten von Rückenschmerzen festgestellt wurde, sondern die dadurch bedingte Beeinträchtigung.

Bezüglich des Verlaufs von Rückenschmerzen muss davon ausgegangen werden, dass die Einteilung in akut, subakut und chronisch mit eher wenigen Betroffenen, die in die chronische Gruppe fallen, nicht der Realität entspricht. Die neuen Daten zeigen, dass es sich bei Rückenschmerzen eher um ein rezidivierendes oder ständig vorhandenes Symptom mit fluktuierendem Charakter im Zeitverlauf handelt. In einer systematischen Literaturübersicht haben Lemeunier et al. (2012) den Verlauf von Rückenschmerzen in der Allgemeinbevölkerung untersucht. Anhand von 8 qualitativ hochwertigen epidemiologischen Studien, in denen ein hinreichend langer Beobachtungszeitraum berücksichtigt war (alle aus Europa, vorrangig Benelux und Skandinavien, 1991–2005), konnten folgende Schlussfolgerungen gezogen werden:

- Wer zu einem gegebenen Zeitpunkt **nicht** über Rückenschmerzen berichtet (auch vorher keine hatte), wird mit hoher Wahrscheinlichkeit auch später im Verlauf keine Rückenschmerzen bekommen.
- Gleiches gilt aber auch für den Fall bestehender Rückenschmerzen: Wenn sie einmal vorhanden sind, kehren sie häufig wieder.

- Auch bei einem Beobachtungszeitraum von 28 Jahren(!) zeigten sich relativ wenige Veränderungen über die Zeit. Wenn es zu Fluktuationen kam, dann im Bereich zu Wechseln in benachbarte Gruppen von Schmerz und Beeinträchtigung.
- Im Verlauf der Jahre zeigte sich längere Freiheit von Rückenschmerzen als der seltenste Fall.

> Dieses Ergebnis steht damit in deutlichem Widerspruch zu der bisher gültigen Annahme, Rückenschmerzen würden im 1. Monat in mehr als 90 % remittieren. Offensichtlich stehen Arztbesuch und Rückenschmerzen nicht unmittelbar in Zusammenhang, und die übliche Vorgehensweise, epidemiologische Daten anhand von Querschnittsuntersuchungen an Krankenkassendaten zu gewinnen, muss als ungeeignete epidemiologische Methode bewertet werden.

Diese Zahlen werden auch für die Situation in Deutschland bestätigt: Wer am Anfang eines (beliebigen) Jahres Rückenschmerzen hat, wird sie im Laufe des folgenden Jahres kaum verlieren. Außerdem haben diejenigen 64 %, die eingangs keine Rückenschmerzen hatten, eine annähernd 60%ige »Chance«, im Laufe des Folgejahres Rückenschmerzen zu entwickeln (Fahland et al. 2011).

In der »**chronischen und chronisch-rezidivierenden Phase**« entstehen die höchsten Kosten: Die Patientengruppe mit den leichten bis mittleren Schmerzen (84 % aller Betroffenen) verursachen 35 % der Gesamtkosten und die kleine Gruppe mit starken Schmerzen bzw. hoher Beeinträchtigung (16 % der Betroffenen) dagegen 62 %. Interessant war das zusätzliche Ergebnis, dass insbesondere Männer mit einem geringen Ausbildungslevel die höchsten Kosten ausmachen (Wenig et al. 2009).

Rückenschmerzen treten demnach häufig auf, verursachen hohe Krankheitskosten und neigen zu Chronifizierung bzw. wiederholtem Auftreten. Das Problem wird erheblich dadurch erschwert, dass es sich nicht um eine abgrenzbare Krankheitsentität handelt, sondern um eine Ansammlung von Symptomen, die durch unterschiedliche Mechanismen hervorgerufen werden können. Grundsätzlich ist es sinnvoll, zwischen spezifischen und nichtspezifischen Rückenschmerzen zu unterscheiden.

28.2.1 Nichtspezifische Rückenschmerzen

Gemäß den Ausführungen in der Nationalen Versorgungsleitlinie Kreuzschmerz (BÄK et al. 2011) muss die überwiegende Mehrzahl aller Rückenschmerzen (ca. 85 %) als sog. nichtspezifischer Rückenschmerz angesehen werden. Diese Kennzeichnung bedeutet, dass in diesen Fällen **kein oder ein nur irrelevanter pathologischer körperlicher Befund** als Ursache für die geklagten Schmerzen identifiziert werden kann. Die Unterscheidung zwischen spezifischen und nichtspezifischen Rückenschmerzen ist wichtig, weil der Verdacht auf spezifische Rückenschmerzen eine entsprechende Diagnostik und in der Regel eine spezifische Therapie notwendig macht (▶ Abschn. 28.2.2), während Menschen mit nichtspezifischen Rückenschmerzen ein anderes Behandlungskonzept benötigen, bei dem funktionelle Störungen (ggf. unter Einfluss psychosozialer Faktoren) im Vordergrund stehen. Dieser Begriff hat in den letzten 10 Jahren eine heftige Kontroverse ausgelöst, die zum Teil immer noch anhält (Ballaguc et al. 2012). Hintergrund der Diskussion ist die schwierige Grenzziehung zwischen spezifischen und unspezifischen Beschwerden, wobei je nach Fachgruppenzugehörigkeit zum Teil extrem abweichende Verteilungen angenommen werden.

Ein Problem besteht z. B. in der Einschätzung der **Relevanz körperlicher Befunde** für das Leiden der Patienten. Es ist bei fortgeschrittenem Krankheitsprozess offensichtlich schwierig, zwischen einer schmerzverursachenden Pathologie einerseits und normalen, altersbedingten Veränderungen andererseits zu unterscheiden. Häufig kommt es z. B. zu einer **Überschätzung der Relevanz degenerativer Veränderungen an der Wirbelsäule**; diese treten im Laufe des Lebens üblicherweise auf und nehmen mit dem Alter zu. Tatsächlich korrelieren degenerative Veränderungen mit dem Lebensalter, nicht aber mit Symptomen wie Schmerzen (Boos et al. 1995). Rückenschmerzen treten am häufigsten in der Altersspanne um 45 Jahre herum auf, danach sinkt die Inzidenz stetig ab. Im Gegensatz dazu zeigen degenerative Prozesse im Altersverlauf einen ständigen Zuwachs.

> » »Disc degeneration is as normal as grey hair. (Roland et al. 1996)«

Daher ist ein klarer kausaler Zusammenhang zwischen Rückenschmerzen und degenerativen Prozessen eher unwahrscheinlich.

> ❯ Selbst bei im MRT nachgewiesenen eindeutigen degenerativen Veränderungen der Wirbelsäule, z. B. Bandscheibenvorfällen und Stenosen, zeigen mehr und mehr Publikationen, dass diese Veränderungen auch bei Menschen ohne jegliche Rücken- oder Beinschmerzen zu finden sind.

In der Nationalen VersorgungsLeitlinie (NVL) Kreuzschmerz wurde die Klassifikation als nichtspezifischer Schmerz als eine Arbeitsdiagnose gewählt, deren Nutzung verschiedene Vorteile hat; sie ermöglicht,
- die Aufmerksamkeit von der ausschließlichen Betrachtung struktureller Veränderungen zum Verständnis multifaktorieller Genese zu lenken,
- Schaden durch unnötige und aufwendige, ggf. invasive Diagnostik/Therapie abzuwenden und
- eine frühzeitige Intervention in Richtung Aktivierung zu erleichtern.

Der Begriff »nichtspezifischer Rückenschmerz« beinhaltet, dass ernsthafte körperliche Erkrankungen als Ursache ausgeschlossen sind – ohne dass über andere Ursachen damit eine Annahme getroffen wird; es handelt sich insbesondere **nicht** automatisch um die Annahme einer psychosomatischen Verursachung. In der Regel gibt es somatische Zusammenhänge. Diese betreffen in der Regel gutartige, aber mitunter sehr schmerzhafte Funktionsstörungen, die sehr nachhaltig zu Beeinträchtigungen der Beweglichkeit und des Verhaltensspielraumes führen können. Diese Funktionsstörungen können unter den Einfluss emotionaler, kognitiver und verhaltensmäßiger Faktoren geraten, die den Verlauf dann nachhaltig bestimmen und die Aufrechterhaltung der Schmerzen übernehmen können.

Mit dem Begriff nichtspezifischer Rückenschmerz gelingt es besser, auf die in vielen Fällen gegebene Multikausalität des Phänomens Rückenschmerz hinzuweisen und damit die monomodale Anwendung spezifischer, in der Regel invasiver Maßnahmen, kritischer zu bewerten. Allerdings ist es außerordentlich schwierig, auf der Diagnoseebene eine Unterscheidung zwischen spezifischer und nichtspezifischer Verursachung zu treffen und die exakte Grenze zwischen beiden zu definieren. Hier gibt es einen großen Überschneidungsbereich mit vermutlich unklarer Zuordnung. Die entsprechende Literatur dazu ist veraltet, eine neue Untersuchung zur Häufigkeit nichtspezifischer Rückenschmerzen wäre sinnvoll.

Die **Entstehung** (im Sinne eines körperlichen pathologischen Prozesses) und die **Aufrechterhaltung der Schmerzsymptomatik** können bei Rückenschmerzen 2 unterschiedliche Aspekte sein. Neben der Frage: »Was hat die Schmerzen ausgelöst?«, ist auch die Frage zu stellen: »Was führte zur Chronifizierung der Schmerzen?« Der letzte Aspekt kann vom ersten weitgehend unabhängig sein, und insbesondere psychosoziale Faktoren und speziell das Krankheitsverhalten der Betroffenen scheinen hier eine große Rolle zu spielen (Pfingsten et al. 2011).

28.2.2 Spezifische Rückenschmerzen

Das **differenzialdiagnostische Spektrum** bei Rückenschmerzen umfasst eine große Zahl von Krankheitszuständen. Neben sehr seltenen infektiösen (z. B. Diszitis) und seltenen entzündlichen rheumatischen Erkrankungen (z. B. Morbus Bechterew, Reiter-Syndrom) können anhaltende Rückenschmerzen in ca. 0,7 % als Symptom oder als in den Bereich der Wirbelsäule projizierte Schmerzen auch durch neoplastische Prozesse sowie eine Reihe von gynäkologischen, urologischen und internistischen Erkrankungen (z. B. Endometriose, Nephrolithiasis, Pankreaskarzinom) hervorgerufen werden. Alle diese spezifischen Erkrankungen sind jedoch in Bezug auf das hohe Vorkommen des Symptoms »Rückenschmerz« insgesamt gesehen in weniger als 1 % der Fälle als pathologische Grundlage anzusehen (Hildebrandt u. Pfingsten 2011).

Gleichwohl ist es sinnvoll, eine **grobe Einteilung der Beschwerdebilder** vorzunehmen. Man unterscheidet dabei die beiden folgenden Hauptgruppen:
- Radikuläre Schmerzen (die Nervenwurzeln betreffend)
- Nichtradikuläre Beschwerden (andere Strukturen betreffend)

Die Unterscheidung aufgrund der Ähnlichkeit klinischer Symptome ist häufig schwierig.

Radikuläre Schmerzen

Durch **Bandscheibenvorfälle** verursachte Rückenschmerzen sind in der Laienätiologie am besten bekannt, obwohl sie zahlenmäßig im Hintergrund stehen. Bei dieser Erkrankung kommt es in erster Linie zu einer mechanischen Kompression bzw. Dehnung der Nervenwurzel durch protrahiertes Bandscheibenmaterial. Die Wurzelkompression geht mit einer lokalen Entzündung und Schwellung der betroffenen Wurzel einher. Manchmal stehen die Entzündungsphänomene im Vordergrund, womit auch physikalisch kleinere Bandscheibenvorfälle erhebliche Schmerzen verursachen können – andererseits können auch größere Bandscheibenvorfälle asymptomatisch bleiben.

Die Beschwerden sind in der Regel einfach zu diagnostizieren, wenn neurologische Zeichen – d. h. Sensibilitätsstörungen, Reflexabschwächungen und eventuell motorische Ausfälle – darauf hinweisen.

Kriterien eines bandscheibenbedingten radikulären Schmerzes
- Schmerzen im Bein (einschließlich Gesäß) stärker als Rückenschmerzen
- Sensibilitätsstörungen in einem typischen Dermatom
- Parese der entsprechenden Kennmuskulatur
- Lasègue-Zeichen <50 % des normalen anderen Beines
- 2 von 4 möglichen Zeichen positiv
- Bestätigung durch Computertomografie, Kernspintomografie oder Myelografie

---

Abgesehen von Bandscheibenvorfällen können radikuläre Schmerzen auch durch **knöcherne Irritationen** bzw. eine **Engpasssituation (Stenose)** im Verlauf des Spinalnervs verursacht werden. Die betroffenen Patienten haben eine typische Beschwerdesymptomatik, die sog. **neurogene Claudicatio:** Sie können nur 50 m oder allenfalls wenige 100 m gehen und müssen dann wegen zunehmender Schmerzen oder Schwäche in den Beinen stehen bleiben, sich vornüberbeugen, hinsetzen oder hinhocken; nach wenigen Minuten verschwinden die

Beschwerden. Typischerweise haben Patienten mit spinaler Stenose wenig Beschwerden, wenn sie Fahrrad fahren. Die neurologischen Symptome sind flüchtig und nicht so manifest wie bei Bandscheibenvorfällen.

Neben Bandscheibenvorfällen und knöchernen Stenosen kann auch eine **Spondylolisthesis** (Wirbelgleiten, angeboren oder erworben) zu radikulären Beschwerden führen. Dies ist z. B. der Fall, wenn eine Nervenwurzel über eine entstandene Knochenstufe führt und bei Bewegung gedehnt wird. Viele Spondylolisthesen sind jedoch asymptomatisch.

Diagnostisch verwirrender werden die klinischen Bilder durch die **Kombination verschiedener Störungen**. Es lassen sich z. B. eine zentrale Bandscheibenprotrusion und eine laterale Stenose finden oder eine laterale Bandscheibenprotrusion und eine laterale Stenose, die beide für sich allein keine Beschwerden hervorrufen würden, aber in Kombination doch zu radikulären Schmerzen führen.

Nichtradikuläre Schmerzen

Nichtradikuläre Schmerzen sind dumpf, tief sitzend, schlecht lokalisierbar und können nach proximal oder weit distal ausstrahlen, ohne dass ein eindeutiger pathologischer Befund zu erheben ist.

> ❯❯ Die nichtradikulär bedingten Beschwerden sind wesentlich häufiger als radikulär bedingte Schmerzen.

Sie können von **vorderen Anteilen der Wirbelsäule** (Bandscheiben) oder **hinteren Strukturen** (Gelenken, Muskeln, Bändern) ausgehen. Die genauen Ursachen dieser Schmerzen sind wesentlich schwieriger zu diagnostizieren und betreffen verschiedene Strukturen.

Die **Bandscheiben** sind, zumindest in ihrem äußeren Bereich (Anulus fibrosus), nerval versorgt, wobei insbesondere der hintere Bereich viele Schmerzrezeptoren aufweist. Diese Strukturen können gereizt sein und Schmerzen auslösen (sog. **diskogene Schmerzen**).

Nichtradikuläre Schmerzen können auch im Rahmen einer **segmentalen Instabilität** auftreten, besonders im Laufe des Tages mit zunehmender Belastung (vor allem nach längerem Sitzen und Stehen). Sie bessern sich deutlich im Liegen. Die

Diagnose ist jedoch schwierig zu stellen und wird kontrovers diskutiert.

Im Gefolge von Bandscheibendegeneration mit Funktionsstörungen im Bewegungssegment kann es zu einer zunehmenden Irritation der hinten liegenden **Zwischenwirbelgelenke** kommen. Schmerzen werden dann in der Regel im Bereich des Rückens, des Gesäßes und der Hinterseite der Oberschenkel empfunden, manchmal auch in der Leiste und seltener im Unterschenkel und Fuß. Es bestehen morgens nach dem Aufstehen Anlaufschwierigkeiten (»steifes Kreuz«), was sich im Laufe des Tages bessert. Die Schmerzen verstärken sich bei Lagewechsel und wenn längere Zeit eine eintönige Haltung eingenommen wird sowie bei der Reklination und nach dem Wiederaufrichten aus nach vorn gebückter Haltung. Vermutlich sind sie für die nächtlichen Schmerzen beim Umdrehen verantwortlich.

Funktionelle Störungen der Iliosakralgelenke (ISG) treten häufig auf. Störungen im Bereich dieser Gelenke gehen mit lokalisiertem Schmerz im Bereich der unteren Wirbelsäule sowie einer Ausstrahlung in die untere Extremität (Gesäß, dorsolateraler Oberschenkel, Wade, laterale Ferse) einher und können akut auftreten (bei Bewegungen, die eine Rumpfbeugung mit gleichzeitiger Rotation und Beckenkippung beinhalten, oder bei einem Sturz sowie während der Schwangerschaft) oder sich langsam einstellen (oft begleitend bei Bandscheibenerkrankungen bzw. nach Bandscheibenoperationen).

Schmerzen muskulärer Genese im Bereich der Wirbelsäule und des Beckens sind häufig sekundärer Natur, können jedoch ganz im Vordergrund der Beschwerden stehen. Die **Verursachungsmechanismen** sind unterschiedlich, zum Teil in ihrer Wirkung additiv:

- Durch eine ständige Überlastung der Wirbelsäule entstehen **Koordinationsstörungen und Fehlinnervationen der Muskulatur**, die wiederum degenerative Veränderungen oder Funktionsstörungen in allen Bereichen des Bewegungssegments beschleunigen können.
- Eine **segmentale Störung im Bereich der Wirbelsäule** (z. B. Blockierung bzw. Fehlstellung der Gelenke) hat neben unmittelbarer Reizung der Nozizeptoren (und damit Auslösung von lokalen oder ausstrahlenden Schmerzen) eine reflektorische Muskelverspannung mit Hart-

spann der autochthonen, heterotonen und peripheren Muskulatur zur Folge. Diese reflektorisch bedingte Muskelspannung führt über spezielle physiologische Prozesse zu einer erneuten Nozizeption.

- Störungen an der Wirbelsäule sind durch Bewegungs- und Trainingsmangel, durch verstärkte Inaktivität sowie durch ausgeprägte Schonhaltungen oftmals von einer **muskulären Insuffizienz** begleitet, wobei in der Regel eine Verkürzung der tonischen Muskulatur und Abschwächung der phasischen Muskulatur eintritt.
- Auch **psychische Spannungen** können sich auf die Muskulatur übertragen, da das γ-System (dessen Ausgangsort die Muskelspindeln sind) supraspinaler Kontrolle (besonders der Formatio reticularis) untersteht. In Nackenmuskulatur und M. erector trunci sind besonders viele Muskelspindeln enthalten. Insofern ist es verständlich, dass sich psychische Spannungen häufig in diesem Bereich in Form von Hartspann und Schulter-, Nacken-, Kopf- bzw. Rückenschmerzen manifestieren.

In nicht seltenen Fällen treten nach Operationen an der Wirbelsäule weiterhin **Schmerzen** auf. In den Ausführungen der europäischen Leitlinienkommission zur Behandlung von Rückenschmerzen (Airaksinen et al. 2006) ist dargestellt, dass die Komplikationsrate nach operativen Eingriffen an der Wirbelsäule (abhängig von der durchgeführten Technik) im Mittel bei 17–18 % liegt. Die hohe Komplikationsrate hat dazu geführt, dass sich dafür eine eigene (diagnostische) Bezeichnung etabliert hat: das »failed back surgery syndrome« (in Deutschland übliche Bezeichnung: Postdiskotomiesyndrom). Einer der wesentlichen Gründe für diese Entwicklung wird in einer **unzureichenden Patientenselektion** gesehen: Diese betrifft sowohl den Fehler, dass Patienten mit nichtspezifischen Rückenschmerzen z. B. aufgrund überbewerteter radiologischer Befunde operiert werden, als insbesondere auch das Nichtbeachten psychosozialer Risikofaktoren, von denen bekannt ist, dass sie für die Entwicklung eines chronischen Schmerzsyndroms relevant sind (▶ Abschn. 28.3).

Abschließend sei ausdrücklich darauf hingewiesen, dass die aufgeführten degenerativen und funk-

tionellen Veränderungen im Bereich der Wirbelsäule an der Entstehung von Schmerzen beteiligt sein können, jedoch nicht notwendigerweise zu Schmerzen führen müssen. Zwar sind bei den meisten Patienten mehr oder weniger deutlich ausgeprägte **somatische Befunde** bzw. degenerative Veränderungen im Bereich der Wirbelsäule festzustellen, aber sowohl die häufig auftretenden begleitenden Funktionsstörungen (z. B. Überlastung der Iliosakral- oder Zwischenwirbelgelenke, Irritation der Beckenbänder oder fehlende Stabilität durch unzureichende tiefe Rückenmuskulatur mit resultierenden muskulären Verspannungen) als auch die radiologisch fast immer nachweisbaren funktionellen oder in vielen Fällen sichtbaren morphologischen Veränderungen (z. B. Arthrosen der Zwischenwirbelgelenke, Bandscheibenvorfälle, knöcherne Stenosen oder epidurale Verwachsungen nach Operationen) können die Beschwerden der Patienten nicht immer vollständig erklären.

> In einer integrativen Sichtweise schließt weder das Vorliegen einer diagnostizierbaren Organschädigung die Beteiligung psychosozialer Faktoren am Schmerzgeschehen aus, noch ist – umgekehrt – beim Fehlen einer objektivierbaren organischen Grundlage automatisch auf eine Psychogenese zu schließen. Diese muss im Einzelfall jeweils positiv verifiziert werden.

28.2.3 Somatische Diagnostik

Die **Objektivierbarkeit der Ursachen von Rückenschmerzen** ist nach wie vor ein großes Problem. Sie wird erheblich erschwert durch die Komplexität der spinalen Innervation und der biomechanischen Funktionszusammenhänge im Bereich der Lendenwirbelsäule.

In der NVL Kreuzschmerz (BÄK et al. 2011) wird empfohlen, als primäre diagnostische Aufgabe das Vorliegen spezifischer Warnhinweise für abwendbar gefährliche Verläufe (»red flags«) oder spezifisch zu behandelnde Erkrankungen zu überprüfen. Eine entsprechende Einschätzung erfolgt durch eine sorgfältige Anamnese und eine gute klinische Untersuchung. Zu diesen spezifischen Ursa-

◻ Tab. 28.2 Warnhinweise für spezifische Ursache mit oft dringendem Handlungsbedarf (»red flags«) (BÄK et al. 2011)

Ursache	Warnhinweise (»red flags«)
Fraktur	Schwerwiegendes Trauma (z. B. durch Autounfall oder Sturz aus größerer Höhe, Sportunfall)
	Bagatelltrauma (z. B. Husten, Niesen oder schweres Heben bei älteren oder potenziellen Osteoporosepatienten)
	Systemische Steroidtherapie
Tumor	Höheres Alter
	Tumorleiden in der Vorgeschichte
	Allgemeine Symptome: Gewichtsverlust, Appetitlosigkeit, rasche Ermüdbarkeit
	Schmerz, der in Rückenlage zunimmt
	Starker nächtlicher Schmerz
Infektion	Allgemeine Symptome wie kürzlich aufgetretenes Fieber oder Schüttelfrost, Appetitlosigkeit, rasche Ermüdbarkeit
	Durchgemachte bakterielle Infektion
	Intravenöser Drogenabusus
	Immunsuppression
	Konsumierende Grunderkrankungen
	Kürzlich zurückliegende Infiltrationsbehandlung an der Wirbelsäule
	Starker nächtlicher Schmerz
Radikulo-pathien/ Neuropathien	Straßenförmig in ein/beide Beine ausstrahlender Schmerzen, ggf. mit Gefühlsstörungen wie Taubheitsgefühlen oder Kribbelparästhesien im Schmerzausbreitungsgebiet oder Schwächegefühl
	Kaudasyndrom: – Plötzlich einsetzende Blasen-/Mastdarmstörung, z. B. Urinverhalt, vermehrtes Wasserlassen, Inkontinenz – Gefühlsstörung perianal/perineal
	Ausgeprägtes/zunehmendes neurologische Defizit (Lähmung, Sensibilitätsstörung) der unteren Extremität
	Nachlassen des Schmerzes und zunehmende Lähmung bis zum kompletten Funktionsverlust des Kennmuskels (Nervenwurzeltod)

chen gehören Frakturen, Tumorleiden, infektiöse Prozesse sowie Radikulopathien und Neuropathien (◻ Tab. 28.2).

Weitere spezifische Ursachen sind entzündliche Ursachen, radikuläre Wurzelkompressionen durch Stenose oder Bandscheibenvorfall sowie Schmerzen aufgrund von extravertebragenen Ursachen. Je nach Verdachtsdiagnose und Dringlichkeit sollen dann weitere Labor- oder bildgebende Untersuchungen und/oder Überweisungen in fachärztliche Behand-

lung für die weiterführende Ursachenklärung und die gezielte Behandlung eingeleitet werden.

Die Spezifität dieser Warnhinweise wird jedoch kritisch gesehen, und es wird sogar vermutet, dass ein zu enges Befolgen dieser Empfehlung das Gegenteil der primären Zielsetzung der Leitlinie erreicht, nämlich mehr (unnötige) Diagnostik für viele Patienten. Einige Warnhinweise haben sehr hohe Falsch-positiv-Raten und sollten nur in Kombination mit anderen Zeichen die Veranlassung zu weiterer Diagnostik geben. Andererseits zeigen mehrere Studien klar: Wenn eine gute körperliche Untersuchung und eine sorgfältige Anamnese durchgeführt werden, die keine Hinweise auf »red flaggs« erbringt, kann man sich zu 99 % sicher sein, dass keine ernsthafte Pathologie/Schaden vorliegt (William et al. 2013).

Hinweise auf eine ernsthafte Erkrankung ergeben sich vor allem aus der Anamnese und der klinischen Untersuchung, bei positiven Zeichen erfolgen ggf. weitere diagnostische Absicherungen (vgl. Chenot et al. 2011).

Bildgebende Verfahren

Schmerz verursachende dynamische Veränderungen sind in bildgebenden Verfahren nur mangelhaft darstellbar und körperliche Funktionsdefizite schwer zu objektivieren. Die in bildgebenden Verfahren gefundenen Veränderungen müssen nicht notwendigerweise mit den Schmerzen in Verbindung stehen – eine Ausnahme bilden eindeutig **radikulär bedingte Beschwerden**.

> **Schmerz als subjektives Wahrnehmungsphänomen ist durch radiologische Verfahren nicht nachweisbar.**

In der NVL (BÄK et al. 2011) gibt es eine klare Empfehlung zur Anwendung von Bildgebung:

> **Bei akuten Rückenschmerzen soll nach klinischem Ausschluss gefährlicher Verläufe durch Anamnese und körperliche Untersuchung *keine* bildgebende Untersuchung durchgeführt werden.**
> **Bildgebung soll (nur dann) durchgeführt werden, wenn sich aus körperlicher Untersuchung bzw. Anamnese Hinweise auf das Vorliegen ernsthafter Pathologien ergeben.**

Die Empfehlung resultiert aus dem nachhaltigen Eindruck, dass Bildgebung zu oft und zu wenig gezielt durchgeführt wird. Die kritische Bewertung der Bildgebung wird durch aktuelle Ergebnisse weiter gestützt. Chou et al. (2011) haben Ergebnisse zur Bildgebung bei Rückenschmerzen zusammengetragen und kommen zu folgenden Ergebnissen:

- Die Rate der durchgeführten lumbalen Bildgebung in den USA steigt alarmierend an, während es gleichzeitig Evidenz dafür gibt,

dass dieser Anstieg nicht begleitet ist von Verbesserungen in den Therapieergebnissen.
- Es gibt Hinweise darauf, dass eine sehr hohe Sensitivität einer oftmals geringen Spezifität gegenübersteht. Viele der identifizierten Abweichungen kommen in asymptomatischen Personen so häufig vor, dass sie als normale Zeichen z. B. des Alterns begriffen werden müssen. Die klinische Relevanz dieser Auffälligkeiten ist daher fraglich.
- Bildgebung bei Rückenschmerzen korreliert mit einem 2- bis 3-fachen Anstieg der Operationsraten. Die Durchführung einer MRT-Untersuchung innerhalb des 1. Monats von Rückenschmerzen war mit einem 8-fach vergrößerten Risiko für eine Wirbelsäulenoperation verbunden sowie mit 5-mal so hohen Kosten im Vergleich zu den Fällen, in denen keine frühe Bildgebung erfolgte.
- Regressionsmodelle zeigen, dass 22 % der Varianz der Entscheidungsprozesse für spinale Operationen allein durch das Vorliegen von MRT-Aufnahmen zustande kommt, was einer 2-mal so hohen Varianzaufklärung entspricht wie die der individuellen Befundkonstellation.
- Bei 2,2 Mio. lumbalen CTs in den USA in 2007 lässt sich hochrechnen, dass diese Strahlenbelastung in ca. 1.200 Fällen zu Krebserkrankungen geführt haben kann.
- Die Ergebnisse von normalen Röntgenbefunden bei je 100 Patienten mit Rückenschmerzen haben in mehreren Studien nur bei 1–2 Patienten das therapeutische Vorgehen beeinflusst.
- In mehreren Studien konnte gezeigt werden, dass es bei Patienten mit akuten und subakuten Rückenschmerzen (einschließlich Radikulopathien) – die entweder eine routinemäßige Bildgebung erhielten oder nicht – im Verlauf keinen Unterschied bezüglich der Veränderung von Schmerz, Funktionsfähigkeit, Lebensqualität und Erfolgsbewertung der Patienten gab.
- Das Wissen der Patienten um einen möglicherweise pathologischen Befund kann ihre Aufmerksamkeit auf den »Schaden« richten und zu katastrophisierenden Annahmen führen, die den Krankheitsverlauf negativ beeinflussen, indem sie z. B. katastrophisierendes

Denken fördern, den Fokus auf irrelevante Beeinträchtigungen lenken und die (notwendige) Wiederherstellung/Intensivierung der körperlichen Aktivität verhindern.

Insgesamt gesehen wird die **Bedeutung der bildgebender Diagnostik** bei Rückenschmerzen überschätzt. Circa ein Drittel symptomloser Menschen haben ab dem mittleren Alter substanzielle Bandscheibenvorfälle oder -protrusionen.

Zusammengefasst beurteilen Chou et al. (2011) die Bildgebung bei Rückenschmerzen als eine diagnostische Maßnahme von geringem diagnostischen Wert bei unverhältnismäßig hohen Kosten. Die Autoren schlussfolgern, dass eine routinemäßige Anwendung von Bildgebung allein durch das geringe Vorkommen von ernsthaften Pathologien nicht gerechtfertigt ist. Bildgebung sei nur bei Verdacht auf spezifische Schädigungen sinnvoll, wobei diese bereits durch die klinische Untersuchung zum Ausdruck kommen. International wird nach klinischem Ausschluss von Risikofaktoren in den meisten Leitlinien davon abgeraten, in den ersten 4 Wochen bildgebende Untersuchungen durchzuführen.

> **Es besteht durch immer weiter verbesserte radiologische Verfahren die Gefahr, dass es zu einer Überbewertung letztlich irrelevanter Befunde kommt. Aufwendige diagnostische Verfahren haben den weiteren Nachteil, dass sie die somatische Fixierung der Patienten weiter verstärken können.**

Andererseits wollen Patienten diagnostische Aufklärung (Sicherheit) und versprechen sich dieselbe vorrangig über die Bildgebung. Die Herausforderung für den primär versorgenden Arzt besteht darin, dem Patienten zu erklären, dass
- frühe, routinemäßige Anwendung von Bildgebung nicht geeignet ist, eine präzise Ursache für die Rückenschmerzen zu identifizieren,
- sie den Therapieerfolg nicht verbessert,
- sie Schaden anrichten kann, und
- sie unnötige Kosten verursacht (auch durch weitere unnötige diagnostische Prozeduren oder Überweisungen von fragwürdigem Nutzen).

Allerdings kostet die Anordnung von Bildgebung erheblich weniger Zeit, als dem Patienten zu erklä-ren, warum eine Bildgebung in seinem Fall nicht erforderlich ist.

Diagnostische Verfahren

> **Bei der diagnostischen Zuordnung haben anamnestische Angaben den höchsten Unterscheidungswert, gefolgt vom klinischen Befund.**

Bei den diagnostischen Verfahren unterscheidet man **strukturelle Tests** zur Identifikation einer anatomischen Läsion (in den meisten Fällen radiologische Verfahren) von den **funktionellen Tests**, die dem Nachweis einer Störung der motorischen, sensorischen oder nozizeptiven Funktion dienen (z. B. neurologische oder funktionelle Untersuchung; ⬛ Abb. 28.1). Der Einklang zwischen berichteten Schmerzen, mechanischer Läsion und den Untersuchungsverfahren ist eine wichtige Forderung für die adäquate Bewertung diagnostischer Ergebnisse und den weiteren Entscheidungsprozess, setzt aber in vielen Fällen große Erfahrung voraus.

Der beim Auftreten von Rückenschmerzen oftmals nicht mögliche Nachweis eines relevanten körperlichen Schadens ist ein Hinweis darauf, dass das ursprüngliche medizinische Pathologiemodell, das als Ursache für eine körperliche Störung nahezu immer eine körperliche Pathologie impliziert, für Rückenschmerzen offensichtlich nur wenig Gültigkeit besitzt.

> »The problem is we cannot assess back pain, we can only assess the person with back pain. (Waddell 1998)«

Hier ist allerdings einschränkend anzuführen, dass in den letzten Jahren aufgrund neuer Untersuchungsmöglichkeiten auch andere, bisher nicht

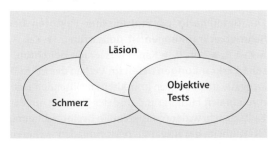

⬛ **Abb. 28.1** Schmerzen, anatomische Läsion und objektive Tests

berücksichtigte somatische Prozesse identifiziert wurden, die an der Entstehung und Aufrechterhaltung von Schmerzen am muskuloskelettalen System beteiligt sein können. Dies betrifft vorrangig **Funktionen bzw. Dysfunktionen muskulärer Strukturen**, z. B. in der Reaktion auf plötzliche Belastungen, sowie **koordinative Fähigkeiten**. Es ist dabei noch unklar, ob diese anlagebedingten Risikofaktoren darstellen oder z. B. vorrangig aus der Immobilisierung bzw. unphysiologischen Belastung resultieren.

Zum Beispiel noch relativ unbekannt ist die Rolle der muskulären Ansteuerung, die bei Rückenschmerzen eine zentrale Rolle spielen kann. Eine neue Methodik zur Untersuchung dieser Aktivierung ist das hochauflösende mehrdimensionale **Oberflächen-EMG**, das im Gegensatz zur klassischen EMG-Ableitung ein topografisches Abbild der Muskelinnervation über eine größere Fläche ermöglicht.

Mithilfe dieser Methode konnte nachgewiesen werden, dass die Muskelaktivität beim Heben von Lasten bei Rückenschmerzpatienten im Vergleich zu schmerzfreien Probanden bezüglich der Verteilung der Aktivierung ein anderes Muster aufwies, das sich durch eine geringere Variabilität während des Hebevorgangs auszeichnete. Die Autoren vermuten, dass diese Variabilität der muskulären Innervation sinnvoll ist, um z. B. muskuläre Überbeanspruchung zu vermeiden. Das Fehlen dieser Variabilität könnte ein auslösender Faktor für Rückenschmerzen aufgrund von muskulärer Überbeanspruchung oder fehlender muskulärer Koordination sein (Falla et al. 2014).

28.3   Psychosoziale Einflussfaktoren der Chronifizierung

Die **Beteiligung psychologischer Faktoren bei Schmerzerkrankungen** ist unbestritten (▶ Kap. 7, ▶ Kap. 8, ▶ Kap. 9, ▶ Kap. 35). Gerade **bei chronischen Erkrankungen** treten im Verlauf der Erkrankung die ursprünglich krankheitsauslösenden Faktoren in den Hintergrund und der Umgang mit der Krankheit bzw. der resultierenden Beeinträchtigung (Krankheitsbewältigung) bestimmt den weiteren Verlauf. Beim Erstauftreten wirken vermutlich eher exogene Faktoren auslösend (z. B. die mechanische

Belastung am Arbeitsplatz), während psychosoziale Variablen bei Rezidiven und der Chronifizierung in den Vordergrund treten. So kann sich schließlich ein **eigenständiges Krankheitsbild** entwickeln, das geprägt ist durch Auswirkungen auf der körperlichen Ebene (z. B. körperliche Dekonditionierung), psychische Beeinträchtigungen (Angst, Depressivität), Veränderungen im Verhalten (Schon- und Vermeidungsverhalten, »Schmerzmanagement«-Aktivitäten), eine inadäquate Krankheitsbewältigung sowie soziale Auswirkungen (Arbeitsplatzverlust, soziale Isolation).

Der **Einfluss psychischer Prozesse** – z. B. Aufmerksamkeit, Lernen, kognitive Bewertung, emotionale Aktivierung – auf das Schmerzgeschehen ist äußerst komplex und die gefundenen Zusammenhänge gehen eine komplizierte, interindividuell unterschiedliche Interaktion ein (Pfingsten u. Eich 2011).

> ❯ Es ist davon auszugehen, dass mit fortschreitender Chronifizierung von Rückenschmerzen auch die Bedeutung psychologischer Mechanismen für die Aufrechterhaltung der Schmerzen zunimmt.

Aus verhaltensmedizinischer Sicht wird das traditionelle Pathologiemodell abgelöst von einem sog. **Folgenmodell**, wobei die aus dem Symptom »Schmerz« resultierenden Konsequenzen auf verschiedenen Ebenen für die Aufrechterhaltung der chronischen Symptomatik – im Sinne eines Circulus vitiosus – beurteilt werden (❍ Abb. 28.2).

28.3.1 Yellow flags

Vor ca. 15 Jahren wurde (erstmals in den Neuseeländischen Leitlinien) die Bedeutung sog. »yellow flags« erkannt, mit denen sich Patienten identifizieren lassen sollten, die ein erhöhtes Chronifizierungsrisiko für Rückenschmerzen aufweisen. Yellow flags umfassen in der Regel ungünstige Einstellungen und Annahmen (sog. »beliefs«) über Rückenschmerzen (z. B. Annahme von Pathologie und Schaden, Hoffnung auf passive Therapien als einzige Lösung), ungünstiges Schmerzverhalten (z. B. Angst-/Vermeidungsverhalten, reduzierte körperliche Aktivität) sowie arbeitsbezogene Pro-

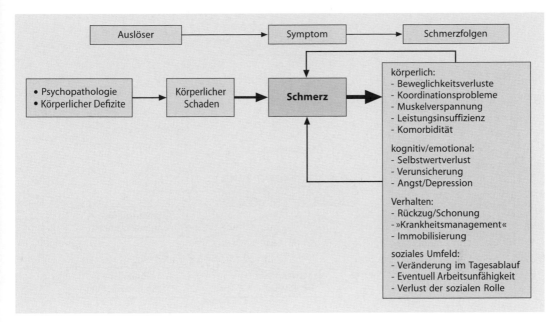

Abb. 28.2 Folgenmodell

bleme und emotionale Schwierigkeiten (in der Regel Depressionen).

Nicholas et al. (2012) führten eine Literaturrecherche über **psychosoziale Risikofaktoren** durch, von denen angenommen wird, dass sie die Chronifizierung von Rückenschmerzen begünstigen. Die Autoren kommen zu dem Schluss, dass es eindeutige Evidenz für einen Zusammenhang gibt zwischen psychosozialen Faktoren (»yellow flags«) und der Entwicklung bzw. den Verlauf von Rückenschmerzen. Einige Faktoren wie Depression, Katastrophisieren, Schmerzintensität und ungünstige Schmerzüberzeugungen waren in nahezu allen betrachteten Publikationen weitgehend konsistent als prognostische Faktoren gesehen worden.

Eines der wichtigsten Merkmale, die bezüglich der Chronifizierung von bewegungsbezogenen Schmerzen in den letzten 15–20 Jahren diskutiert wurde, sind **Angst-/Vermeidungsüberzeugungen** im Rahmen des Fear-Avoidance-Modells (Leeuw et al. 2007). In vielen Studien haben sie sich konsistent als Prädiktorvariable für anhaltenden und chronischen Schmerz erwiesen. Die Ergebnisse sind allerdings nicht konsistent: Pincus et al. (2006) legten ein Review zu diesem Thema nach, in dem sie sich insbesondere auf die Bedeutung der Angst-/Vermei-

dungsüberzeugungen für eine negative Prognose des Verlaufs von Rückenschmerzen fokussierten: Die Analyse erbrachte sowohl Ergebnisse, die für einen solchen Zusammenhang sprachen, als aber auch andere, in denen ein solcher Zusammenhang nicht hergestellt werden konnte.

Ein Grund für diese heterogenen Ergebnisse kann darin liegen, dass bezüglich der Angst-/Vermeidungseinstellungen ein gewisse begriffliche Unschärfe besteht: Während sie von einigen Autoren eng gefasst sind und nur den direkten Überzeugungszusammenhang zwischen Schmerz und Bewegung umfassen, werden sie von anderen Autoren weiter gefasst und schließen Mechanismen der Katastrophisierung sowie der spezifischen Schmerzangst mit ein. Diese Unschärfe macht die Interpretation der Ergebnisse zur Relevanz der Angst-/Vermeidungsüberzeugungen in Bezug auf die Chronifizierung der Rückenschmerzen schwierig.

Zusammenfassend lassen die Studienergebnisse die Interpretation zu, dass kognitive Variablen wie Katastrophisierung, Angst vor Schmerzen, negative somatische Überzeugung sowie passive Behandlungserwartungen sowohl eine Voraussetzung für ungünstige Verhaltenskonsequenzen (Schonverhalten, sozialer Rückzug) wie auch für eine gesteigerte

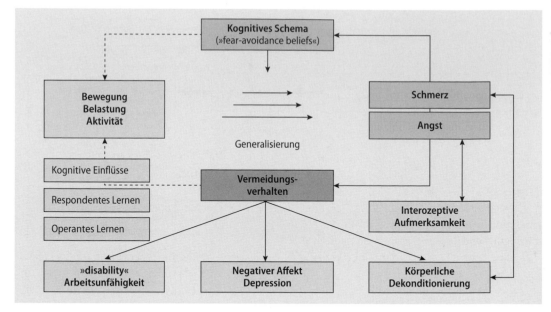

◘ Abb. 28.3 Kognitiv-behaviorales Chronifizierungsmodell

Aufmerksamkeit auf Schmerz sind, was wiederum den Chronifizierungsprozess befördert (◘ Abb. 28.3). Außerdem zielen sie letztlich in eine ähnliche Richtung und lassen vermuten, dass bei einem erheblichen Teil der betroffenen Patienten ein gemeinsamer Mechanismus unterstellt werden kann, der kognitive sowie Verhaltensaspekte einschließt und speziell mit ungünstigen Erwartungen, maladaptiven Bewältigungsstrategien und ein passivem Krankheitsverhalten verbunden ist.

Generell sind sich die meisten Autoren darüber einig, dass Personen mit **erhöhten psychischen Belastungen** häufiger Rückenschmerzen entwickeln (Young Casey et al. 2008). Die Spezität dieser Belastungen ist allerdings unterschiedlich, und ihre Erfassung ist schwierig. Prinzipiell ist davon auszugehen, dass die Chronifizierung von Rückenschmerzen durch ein komplexes Zusammenwirken zahlreicher Einflussgrößen aus sehr unterschiedlichen Merkmalsbereichen zustande kommt. Es liegt für den individuellen Fall vermutlich jeweils eine Summation von Risikofaktoren aus verschiedenen Bereichen vor, sodass deren frühzeitige individuelle Identifikation einen besonders großen Stellenwert hat (Chou u. Shekelle 2010). Ziel muss es sein, Personen mit einem hohen Chronifizierungsrisiko

frühzeitig zu identifizieren, sie ggf. einer spezifischen Behandlung zuzuführen, um damit das Risiko eines langwierigen, komplizierten und kostenintensiven Krankheitsverlaufs abzuwenden (Ramond et al. 2011).

In der NVL wird eine möglichst frühe Identifikation von »yellow flags« vorgeschlagen, denen bereits der erstuntersuchende Arzt eine hohe Sensibilität und Aufmerksamkeit widmen sollte. Eine gezieltere Erfassung von Risikofaktoren ist ab dem Zeitpunkt 4 Wochen nach dem Erstauftreten der Schmerzen vorgesehen, wobei im Einzel- bzw. Zweifelsfall auch eine zusätzliche Diagnostik bei einem schmerztherapeutisch versierten psychotherapeutisch tätigen Kollegen (ärztliche oder psychologische Psychotherapie) vorgesehen ist (BÄK et al. 2011). Bei anhaltenden Schmerzen von mehr als 12 Wochen soll neben der weiteren somatischen Diagnostik auch eine umfassende Diagnostik psychosozialer Einflussfaktoren möglichst im Rahmen eines inter-/multidisziplinären Assessments erfolgen. Gegen eine solche Forderung steht jedoch die bisher fehlende Verfügbarkeit entsprechend ausgebildeter Experten und entsprechender Einrichtungen.

Der Einsatz von **spezifischen Screeninginstrumenten** ist eine weitere und darüber hinaus ökonomische Möglichkeit der Erfassung von Risikofaktoren. Über den Einsatz eines einfachen Fragebogenverfahrens mit entsprechenden Cut-offs ist es auf einfachem Wege möglich, diejenigen Patienten zu identifizieren, die mit höherer Wahrscheinlichkeit ein relevantes Chronifizierungsrisiko aufweisen. International konkurrieren dabei der sog. Örebro-Fragebogen (21 Items; Linton u. Boersma 2003; auch Kurzformen verfügbar) mit dem STarT-Back-Fragebogen (9 Items; Hill et al. 2010). Eine selbst durchgeführte Studie mit einer deutschsprachigen Kurzform des Örebro-Fragebogens und einer anschließenden risikobasierten, verhaltenstherapeutischen Kurzintervention erbrachte bezüglich Schmerz, Beeinträchtigung und Kostenersparnis vielversprechende, aber (aufgrund von Unterpowerung) nicht signifikante Ergebnisse (Schmidt et al. 2010).

Eine Aufsehen erregende Studie wurde diesbezüglich von der englischen Arbeitsgruppe um J. Hill vorgelegt (Hill et al. 2011): In einer naturalistischen Studie wurden Patienten mit jeglichen Formen von Rückenschmerzen aus 10 Allgemeinarztpraxen eingeschlossen. Alle Patienten sollten die Möglichkeit haben, eine hoch qualifizierte, leitliniengerechte Behandlung zu erhalten. Als Therapieangebote waren verfügbar:

1. Eine wenig intensive, vorrangig edukative ausgerichtete Intervention
2. Diese Edukation plus eine qualifizierte Physiotherapie bei geschulten Physiotherapeuten
3. Edukation plus Physiotherapie, die von Physiotherapeuten durchgeführt wurde, die speziell in kognitiver Verhaltenstherapie geschult waren

Die Zuweisung zu diesen 3 Vorgehensweisen wurde in der Kontrollgruppe jeweils durch den Arzt und in der Experimentalgruppe nach den Ergebnissen des STarT-Back-Fragebogens vorgenommen. Die Ergebnisse im Follow-up 4 und 12 Monate nach Ende der Intervention zeigte signifikante Vorteile in Bezug auf Beeinträchtigungserleben, Schmerzintensität, Depressivität, Angst-/Vermeidungskognitionen, Lebensqualität und auch für die Kosten zugunsten der Experimentalgruppe. Das heißt, dass durch das STarT-Back-Verfahren im Vergleich zur Arztentscheidung eine bessere Allokation zu den »richtigen« Maßnahmen durchgeführt werden konnte. Für diese wichtige Studie steht noch eine

Bestätigung durch Folgestudien aus – im positiven Fall ergäben sich daraus bedeutsame Konsequenzen für den frühen therapeutischen Umgang mit Rückenschmerzen.

Aus Patientensicht werden häufig die Arbeitsplatzbedingungen und/oder das Körpergewicht bzw. körperliche Aktivität in einem ursächlichen Zusammenhang mit Rückenschmerzen gesehen.

28.3.2 Arbeitsplatzbedingungen

» »Disability status does not arise in the workplace. (Fordyce 1995)«

Aus (naiv) biomechanischer Sicht kann ein plausibler kausaler Zusammenhang zwischen Arbeitsplatzbedingungen und dem Auftreten von Rückenschmerzen angenommen werden. Daher wurden mechanische Belastungen am Arbeitsplatz lange Zeit als ein wichtiger kausaler Faktor für die Entwicklung von Rückenschmerzen angesehen. Andererseits wurde die Bedeutung dieser Faktoren bereits durch die berühmte Boeing-Studie in den 1980er-Jahren relativiert (Bigos et al. 1991), in der sich die Arbeitsunzufriedenheit als eine der wichtigsten Prädiktorvariablen für das Auftreten von Rückenschmerzen erwiesen hatte. Dieser Zusammenhang war unabhängig von den objektiven Kriterien des Arbeitsplatzes (Schwere der Tätigkeit, Stressoren), der medizinischen Diagnose oder dem körperlichen Zustand (z. B. Kraft/Ausdauer). Obwohl dieses Ergebnis angesichts der relativen Schwäche der Vorhersage aller Parameter in der Bewertung leicht überschätzt wurde, wurde dieses Ergebnis gestützt durch eine Vielzahl nachfolgender Forschungsergebnisse insbesondere aus dem skandinavischen Raum.

Zuletzt fassten Kwon et al. (2012) die Ergebnisse aus 8 systematischen Reviews (insgesamt 99 Studien) zum Zusammenhang von mechanischen arbeitsplatzbezogenen Faktoren und dem Auftreten von Rückenschmerzen zusammen. Aus den Studienergebnissen ließ sich ableiten, dass es unwahrscheinlich ist, dass langes Sitzen, vorgeneigte Körperpositionen, ständiges Umhergehen und ständiges Stehen, manuelle Tätigkeiten, Schieben und Ziehen, Vorbeugen und Drehen, Heben und Tragen

◨ **Tab. 28.3** Psychosoziale Arbeitsbedingungen und Rückkehr an den Arbeitsplatz

Merkmal	Bestätigung	Negatives Ergebnis
Wahrgenommene Unterstützung (Kollegen und Vorgesetzte)	5 von 7 Studien	0
Kontrolle und Entscheidungsspielraum	3 von 7 Studien	0
Subjektive Erwerbsprognose	3 von 7 Studien	0
Arbeitszufriedenheit	4 von 7 Studien	2

unabhängige kausale Faktoren für das Auftreten von Rückenschmerzen darstellen, sondern dass häufig eine **Kombination aus biomechanischen und psychosozialen Ursachen** vorliegt.

Bethe (2011) trug die Ergebnisse aus 7 vergleichbaren und methodisch hochwertigen Übersichtsarbeiten zum Zusammenhang von Rückenschmerzen und spezifischen psychosozialen Arbeitsplatzfaktoren zusammen. Die identifizierten psychosozialen Arbeitsbedingungen, die sich mehrfach als für die Reintegration an den Arbeitsplatz relevant erwiesen hatten, sind in ◨ Tab. 28.3 zusammengefasst.

Die prognostische Bedeutung der untersuchten Faktoren für den Erwerbsverlauf bei Rückenschmerzpatienten erklärt Bethe (2011) stresstheoretisch durch die Wechselwirkung der beiden Faktoren Erkrankung und Arbeitssituation. Die aufgezeigte Evidenz für die prognostische Bedeutung der diskutierten Faktoren verweist dabei auf die mögliche Moderatorwirkung dieser Faktoren bei der **Bewältigung chronischer Erkrankungen**. So kann die durch Kollegen erlebte soziale Unterstützung die Auswirkungen der erlebten Einschränkungen abschwächen, wenn zeitweise Aufgaben von anderen übernommen werden. Gleiches gilt für berufliche Tätigkeiten, die durch einen hohen Entscheidungsspielraum gekennzeichnet sind und die betroffene Person in die Lage versetzen, den Arbeitsablauf selbst anzupassen. Wechselwirkungen sind aber auch umgekehrt denkbar.

> ❯ Selbst wenn nachgewiesen ist, dass Menschen mit größerer mechanischer Arbeitsbelastung mehr Rückenschmerzen haben, so muss dies nicht notwendigerweise allein auf die physikalischen Belastungen im Sinne einer biomechanischen Einwirkung auf den Körper zurückzuführen sein, sondern kann als Ursache durch andere – nicht physikalische – Unterschiede der Arbeitsorganisation, der Arbeitszufriedenheit oder der individuellen kompensatorischen Möglichkeiten erklärt werden.

Trotz einer Vielzahl von Studien, die letztlich das Ergebnis zeigen, dass mechanische Faktoren (biomechanische Stressbelastung) keinen engen Zusammenhang zum Auftreten von Rückenschmerzen haben, ist dieser Zusammenhang gleichwohl in der Vorstellung der Patienten weiterhin präsent. Eine wesentliche Aufgabe im therapeutischen Prozess muss deshalb darin bestehen, **gesundheitsförderliche Strategien** für den Umgang mit vorhandenen beruflichen Belastungssituationen zu unterstützen bzw. zu entwickeln. Passive Strategien, die bestehende berufliche Belastungen durch verminderten Arbeitseinsatz zu reduzieren versuchen, sind aufgrund der bekannten psychosozialen Einflussfaktoren vermutlich weniger erfolgreich. Betroffene sollten stattdessen dazu ermutigt werden, Mitverantwortung für die Gestaltung ihrer Beanspruchungssituation zu übernehmen (Verstärkung der Handlungsorientierung) sowie Kompetenzen zur Bearbeitung von Selbstwertproblemen und den Aufbau sozialer Kompetenzen (auch Kommunikationsfähigkeit) zu entwickeln.

28.3.3 Körperliche Aktivität und Körpergewicht

Das Ausmaß körperlicher Aktivität wird in den letzten Jahren zunehmend als ein präventiver Faktor für

Rückenschmerzen angesehen, während seitens vieler Therapeuten Übergewicht vielfach als prädisponierender Faktor für Rückenschmerzen beurteilt wird. Diese (naheliegenden) Zusammenhänge werden aber nicht in allen Studien konsistent bestätigt. Neuere Untersuchungen zeigen komplizierte Zusammenhänge zwischen den beteiligten Variablen.

Übergewicht gilt als ungünstiger Faktor für das Auftreten von Rückenschmerzen. Der genaue Wirkmechanismus ist jedoch unklar und die Zusammenhangshypothesen reichen von einer direkten biomechanischen Einwirkung bis hin zu mittelbaren Zusammenhang mit Übergewicht als Zeichen für eine eher **problematische Gesundheitsfürsorge**.

Shiri et al. (2013) haben die Auswirkung von **Adipositas** und körperlicher Aktivität auf das Vorkommen von Rückenschmerzen untersucht. Die Untersuchung ist Teil einer großen langjährigen prospektiven finnischen Studie (Young Finns Study). Die Ergebnisse zeigten, dass sowohl Adipositas wie auch ein geringes Ausmaß an körperlicher Aktivität voneinander unabhängige Risikofaktoren für Rückenschmerzen sind. Dabei ergab sich eine U-förmige Beziehung zwischen **körperlicher Aktivität** und Schmerzen. Adipöse Menschen, die inaktiv sind und es bleiben, haben ein erhöhtes Risiko für Rückenschmerzen, während aktive Adipöse dieses Risiko nicht haben. Die Autoren ziehen den Schluss, dass ein moderates Level körperlicher Aktivität für die Prävention von Rückenschmerzen vorgeschlagen werden kann, besonders bei adipösen Menschen. Adipöse Menschen sollten auch dann körperlich aktiv bleiben, wenn sie kein Gewicht dadurch verlieren.

Bezüglich der Prüfung des Zusammenhangs von Ausübung körperlicher Aktivität mit Rückenschmerzen besteht ein generelles Problem mit der validen Operationalisierung von körperlicher Aktivität, die häufig (nur) über Selbstangaben der Patenten in Fragebögen festgestellt wird. Henneweer et al. (2012) untersuchten die Frage, auf welche Weise körperliche Aktivität (gemessen mit Selbstbeurteilungsfragebögen) und das objektivere Maß der körperlichen Fitness mit Rückenschmerzen zusammenhängen. Die Ergebnisse zeigten, dass die Selbstauskunft über körperliche Aktivität eine weniger valide Basis für die Risikoabschätzung darstellt. Körperliche Aktivität, die eine (objektiv gemessene)

Intensität aufweist, die zur **Steigerung körperlicher Fitness** beiträgt, ist offensichtlich für die Prävention von Rückenschmerzen bedeutsam.

28.3.4 Iatrogene und sonstige Faktoren

Die oben beschriebenen kognitiven Faktoren und die problematischen Laientheorien der Patienten werden durch das medizinische Versorgungssystem oftmals noch unterstützt, in dem immer noch vorrangig ein Modell des »lokalen Schadens« vorausgesetzt wird. Durch aufwendige Diagnostik, die leichtfertige Verschreibung hoch potenter Medikamente (Opiate) sowie die Anwendung einer Vielzahl zum Teil nicht evidenzbasierter, zum Teil invasiver Maßnahmen werden die Laientheorien und damit auch die Somatisierungstendenzen der Patienten letztlich unterstützt.

Darlow et al. (2012) untersuchten in einem Literaturreview Einstellungen zum Thema Rückenschmerzen von sog. **Health Care Professionals** (HCP), d. h. Allgemeinärzten, Physiotherapeuten, Rheumatologen, Chiropraktikern, Orthopäden. Die Ergebnisse zeigten eine hohe Evidenz dafür, dass die Überzeugungen der HCP zum Thema Rückenschmerz eng verbunden sind mit entsprechenden Einstellungen/Überzeugungen aufseiten ihrer Patienten. Eine vorrangig biomechanische Sichtweise der HCPs und die Stärke ihrer eigenen Angst-/Vermeidungseinstellungen waren damit verbunden, dass sie ihren Patienten zu Krankschreibung und zu einer Reduzierung ihrer körperlichen Aktivitäten rieten. Darüber hinaus zeigte sich, dass sie weniger wahrscheinlich den Empfehlungen der Leitlinie folgten.

Es ist des Weiteren deutlich, dass das **sozial- und gesundheitspolitische System** ebenfalls Auswirkungen auf Rückenschmerzen und ihre Therapieresistenz haben. Hier sind insbesondere die lokalen Bedingungen des Arbeitsmarktes sowie die jeweiligen sozialrechtlichen Regelungen für den Krankheitsfall zu nennen. Patienten mit niedriger Schulbildung und schlechter beruflicher Qualifikation haben generell eine geringere Wahrscheinlichkeit, in das Berufsleben reintegriert zu werden. Dies liegt u. a. daran, dass körperlich gering belastende Tätigkeiten bzw. Teilzeitbeschäftigungen auf dem Arbeitsmarkt selten angeboten werden, womit bereits beeinträchtigten (rückengeschädigten) Patienten der Zugang zum Arbeitsmarkt erschwert wird. Eine durch höheres Alter (>45 Jahre), niedriges Bildungsniveau oder Rückenvorschädigung bedingte geringe »**Arbeitsplatzzugänglichkeit**« ist vermutlich für einen erheblichen Anteil der »Chronizität« verantwortlich.

Weitere Hindernisse sind durch **Mängel in der Versorgung** bedingt: Neben der zu späten Überweisungspraxis niedergelassener Ärzte, durch die der Chronifizierungsprozess unter Umständen vorangetrieben wird, ist hier insbesondere die Abgrenzung und Verantwortlichkeitsdiffusion der verschiedenen Leistungsträger (Krankenkassen, Rentenversicherungsträger, Berufsgenossenschaften) zu bemängeln, die dazu führt, dass wertvolle (Behandlungs-) Zeit durch die Klärung der Zuständigkeit (Kostenübernahme der Behandlung) verloren geht.

28.4   Therapie

28.4.1 Inadäquate Versorgungssituation/Defizite traditioneller Behandlungskonzepte

» »Prolonged bed rest is the most effective method known to producing a severe disuse syndrome. (Waddell 1998)«

Die **Versorgungssituation für Patienten mit Rückenschmerzen** ist in Deutschland immer noch unbefriedigend. Dies liegt nicht an einem Mangel an medizinischen Behandlungsmaßnahmen, insbesondere nicht an Kapazitäten effektiver konservativer und operativer Therapie bei spezifischen Erkrankungen, sondern am generellen Umgang mit Rückenproblemen, insbesondere von solchen nichtspezifischer Natur (Hildebrandt et al. 2011). Folgende Probleme sind zu beobachten:
- Ein Screening auf Risikofaktoren findet nicht oder zu spät statt (▶ Abschn. 28.3).
- Die Kooperation zwischen den Beteiligten (Ärzte unterschiedlicher Fachgebiete, Physiotherapeuten, Psychologen) ist unzureichend.
- In der Regel wird den Patienten weder die Harmlosigkeit ihrer Beschwerden deutlich ge-

macht noch zu Selbsthilfestrategien oder zur Beibehaltung der körperlichen Aktivität geraten.
- Oftmals wird nichtspezifischen strukturellen Veränderungen in bildgebenden Verfahren zu große Bedeutung zugemessen.
- Frühes und wiederholtes Röntgen, häufige Injektionen und Chirotherapie, Verordnung passiver physikalischer Maßnahmen, Anweisungen zur Schonung und Belastungsvermeidung sowie lang anhaltende medikamentöse Behandlung verstärken das Krankheitsgefühl und fördern die Aktivitätsintoleranz. Gleiches gilt für Krankschreibung über längere Zeiten.
- Multimodale Behandlungskonzepte (▶ Abschn. 28.4.2) werden zu spät initiiert.

Frühe Aktivität und schnelle Rückkehr in die Normalität haben deutlich bessere Effekte hinsichtlich Schmerzstärke, Arbeitsunfähigkeitstagen, Kosten und Vermeidung von Chronifizierung als eine (übliche) medizinische Therapie. Selbst akute radikuläre, bandscheibenbedingte Symptome mit Wurzelkompression und neurologischen Ausfällen werden nicht rascher rückläufig, wenn die Patienten Bettruhe einhalten. Die Einbeziehung der Patienten in die Behandlung ist wesentlich für das Management von Rückenschmerzen. Eine anschauliche Aufklärung über die Erkrankung, die gute Prognose und die Behandlungsmöglichkeiten soll dazu führen, dass die Betroffenen möglichst aktiv bleiben. Schwerpunkt der ärztlichen Aufklärung ist die Tatsache, dass körperliche Bewegung keine Schäden verursacht, sondern eine Linderung der Beschwerden fördert.

> Eine zufriedenstellende Lösung wird vermutlich erst dann erreicht werden, wenn verbindliche Behandlungsleitlinien, wie sie mit der NVL Kreuzschmerz seit 2010 vorliegen, in der Versorgung wirklich umgesetzt werden (BÄK et al. 2011). Momentan bestehen im traditionellen ärztlichen Versorgungssystem noch etliche Widerstände gegen eine flächendeckende Umsetzung (Chenot et al. 2008).

28.4.2 Multimodale Therapie chronifizierter Rückenschmerzen

Multimodale Therapieprogramme zur Behandlung chronischer Schmerzen mit interdisziplinär-integrativer Teamstruktur wurden in Deutschland erstmals ab 1990 in Göttingen als »**Göttinger Rücken-Intensiv-Programm**« durchgeführt (Hildebrandt u. Pfingsten 2009). Theoretische Grundlage dieser Therapieprogramme war die Sichtweise chronischer Schmerzen als Erkrankung mit somatischen, psychischen und sozialen Facetten sowie die primäre Zielperspektive auf die Wiederherstellung der Funktionsfähigkeit (Functional-Restoration-Ansatz nach Mayer u. Gatchel 1988). Entsprechend wurde in den Programmen ein eng abgestimmtes Vorgehen mit medizinischen, körperlich übenden, psychotherapeutischen und sozialen Interventionen durchgeführt.

Diese Behandlungsform hat sich im Laufe der Zeit weiter entwickelt und wird mittlerweile in vielen schmerztherapeutischen Einrichtungen in Deutschland eingesetzt. Gemäß der NVL Kreuzschmerz ist sie bereits bei subakuten Schmerzen die geeignete Behandlungsform, wenn psychosoziale Risikofaktoren erkannt wurden, sowie generell bei chronischen Schmerzen indiziert (BÄK et al. 2011).

❯ Der Functional-Restoration-Ansatz zeichnet sich durch eine klare körperlich aktivierende Orientierung unter verhaltenstherapeutischen Prinzipien aus. Das Vorgehen ist konzentriert auf die Verringerung der (subjektiv erlebten) Behinderung mittels einer Veränderung situativer Rahmenbedingungen und kognitiver Prozesse. Primäres Ziel ist eine schnelle Reintegration in den Arbeitsprozess.

In die Behandlung sind sport-, ergo-, physio- und psychotherapeutische Interventionen in einem standardisierten Gesamtkonzept integriert.

Im körperlichen Bereich gehören hierzu in der Regel die Steigerung der körperlichen Aktivität und der allgemeinen Fitness, die Verbesserung der Koordination und Körperwahrnehmung sowie die Verbesserung der Eigenkontrolle hinsichtlich der individuellen Belastungskapazität. Die psychotherapeutischen Interventionen dienen der Veränderung der emotionalen Beeinträchtigung (antidepressive

Therapie), des auf Ruhe und Schonung ausgerichteten Krankheitsverhaltens sowie der kognitiv repräsentierten Einstellungen bzw. Befürchtungen in Bezug auf Aktivität und Arbeitsfähigkeit. Neben diesen körperlichen und psychologischen Behandlungsteilen gehört zum multiprofessionellen Vorgehen auch das individuelle Training von Arbeitsbelastungen im sog. »**work-hardening**«. Es soll damit eine Anpassung der individuell gegebenen Leistungsfähigkeit an das jeweilige berufliche Anforderungsprofil erreicht werden (sog. Verhaltensprävention).

Alle Behandlungselemente greifen ineinander. Die gleichzeitige interdisziplinäre Intervention ermöglicht es, dem Patienten die Interdependenz der beteiligten biopsychosozialen Faktoren aufzuzeigen, ihre Wechselwirkung zu verstehen und die Notwendigkeit einzelner therapeutischer Maßnahmen für den Gesamteffekt zu erkennen. Erst aus der Identifikation und individuellen Gewichtung von beitragenden Faktoren ist die Festlegung des Behandlungsprozedere möglich. Neben einer weitgehenden Standardisierung des Vorgehens ist daher auch eine individuelle Zusammenstellung der Inhalte und Ziele erforderlich. Die Kunst liegt darin, die »richtige Therapiemischung« aus den individuell beitragenden Faktoren zu identifizieren. Daher ist im Vorfeld eine ausführliche Diagnostik bezüglich der potenziell beitragenden Faktoren unabdingbar (sog. **multimodales Assessment**; Casser et al. 2013).

❯ Ein derartiges Behandlungskonzept unterscheidet sich stark von der bisherigen Vorgehensweise. Entscheidend sind dabei nicht so sehr die einzelnen Bausteine, vielmehr zeichnet sich diese Behandlungsform durch das multiprofessionelle Vorgehen unter einem übergeordneten integrativen Konzept der funktionalen Wiederherstellung auf verschiedenen Ebenen aus. Auch die vorwiegend körperlichen Behandlungsteile folgen dabei einer (kognitiv-)verhaltenstherapeutischen Ratio.

Neben der wissenschaftlichen Orientierung, der konzeptuellen Ausrichtung und der interdisziplinären Intensität erfordert multimodale Schmerztherapie zudem eine besondere Fachspezialisierung der beteiligten Therapeuten. Entsprechende struktur-qualitative Merkmale zur Durchführung multimodaler kurativer Behandlung wurden von der »Ad-hoc-Kommission Multimodale Schmerztherapie« der Deutschen Gesellschaft für Schmerztherapie konkret definiert (Arnold et al. 2009, 2014, Casser et al. 2013, Nagel et al. 2012).

Strukturelle und prozessuale Voraussetzungen zur Durchführung dieser Programme sind nach Empfehlungen von Arnold et al. (2009):

- Interdisziplinäre Therapie möglichst durch ein konstantes Team
- Einbezug qualifizierten Personals mit spezifischer Kompetenz in der Schmerzbehandlung
- Therapiesteuerung durch regelmäßige (tägliche) Teamsitzungen aller Teammitglieder
- Schriftlich ausgearbeitetes Therapiekonzept
- Geschlossene Gruppen und geschlossenes Behandlungsteam
- Limitierte Gruppengrößen (maximal 8 Teilnehmer)
- Konzeptgesteuerte Behandlung, orientiert z. B. an »functional restoration«/»fear-avoidance«
- Einbindung passiver Maßnahmen nur bei gesonderter Indikation
- Enge Kooperation zwischen allen Beteiligten (auch unter Einbeziehung von Krankenkassen bzw. medizinischen Diensten, Rentenversicherungsträgern und Berufsgenossenschaften, Arbeitgebern, Arbeitsagenturen und Betriebsärzten)
- Dokumentation des Therapieeffekts einschließlich Verlaufskontrollen
- Folgebehandlungen (sog. Booster) zur Sicherung der Nachhaltigkeit der Therapieeffekte

Dieses Konzept hat das Vorgehen bei der Behandlung von Rückenschmerzen in den letzten Jahren auf internationaler Ebene dominiert. Die Programme erwiesen sich im nationalen wie im internationalen Schrifttum hinsichtlich der subjektiven Outcome-Parameter und hinsichtlich sozialökonomischer Faktoren (z. B. Rückkehrrate in den Erwerbsprozess) gegenüber herkömmlichen Therapien, Wartegruppen oder weniger intensiven Behandlungsformen als überlegen. Wenngleich eine randomisierte kontrollierte Studie in Deutschland bisher aussteht, so zeigen die in verschiedenen Einrichtungen durchgeführten prospektiven Studien über die multimodale Schmerztherapie durchweg

positive und auch langfristige Effekte – sowohl für das individuelle Befinden der Patienten wie auch die Wiederherstellung der Arbeitsfähigkeit und die Inanspruchnahme von Gesundheitsleistungen (vgl. Arnold et al. 2014).

Ein Kostenvergleich zwischen der multimodalen Schmerztherapie und konventioneller Behandlung bei chronischen Rückenschmerzen wurde gerade in einer Publikation von Brömme et al. (2015) vorgelegt. Im Matched-Pairs-Vergleich zweier identischer Gruppen zu je 257 Patienten lagen die Gesamtkosten der multimodalen Gruppe 1 Jahr nach Therapie um 3.162 Euro signifikant unterhalb der Gesamtkosten der Kontrollgruppe. Die Beobachtung, dass nahezu jeder 2. Patient der multimodalen Gruppe zusätzlich an einer psychischen Erkrankung gelitten hatte, unterstreicht die in der Regel multimorbide Krankheitsentwicklung und besondere Problematik chronischer Schmerzpatienten, die mit einfachen und unimodalen Mitteln nicht erfolgreich zu behandeln ist.

28.5   Management des Rückenschmerzes

> Beim Management des Kreuzschmerzes muss grundsätzlich eine Akuterkrankung von einer chronischen Erkrankung unterschieden werden.

Gemäß der NVL Kreuzschmerz sind bei **akuten Rückenschmerzen** folgende Maßnahmen zu ergreifen (BÄK et al. 2011):

- Möglichst frühe Diagnostik spezifischer Warnhinweise für abwendbar gefährliche Verläufe (»red flags«), um ggf. eine weiterführende Ursachenklärung und gezielte Behandlung einleiten zu können. Wenn Hinweise für »red flags« vorliegen, sollten weitere diagnostische Maßnahmen entsprechend der Verdachtsdiagnose eingeleitet werden.
- Finden sich durch Anamnese und klinische Untersuchung keine Hinweise auf gefährliche Verläufe und andere ernst zu nehmende Pathologien, sollen zunächst keine weiteren diagnostischen Maßnahmen durchgeführt werden.
- Adäquate Kontrolle der Symptome, d. h. Linderung der Schmerzen, sodass die Betroffen

ihren täglichen Aktivitäten schnellstmöglich nachgehen können
- Prävention einer Chronifizierung (Beachtung von »yellow flags«); ggf. frühe risikobasierte Intervention unter Hinzuziehung schmerzpsychologischer Expertise
- Vermeidung von diagnostischen Maßnahmen ohne Konsequenzen, die letztlich die Gefahr einer somatischen Fixierung beinhalten

Bei **chronischen Rückenschmerzen** sollte folgendermaßen vorgegangen werden:
- Überprüfung, ob spezifische Warnhinweise für abwendbar gefährliche Verläufe (»red flags«) zu erkennen sind
- Förderung eines adäquaten (biopsychosozialen) Krankheitsverständnisses
- Verständigung auf ein gemeinsames Krankheitsmodell und Förderung der aktiven Mitarbeit der Patienten
- Verhinderung von schädigendem Krankheitsverhalten
- Einleitung einer zeitnahen effizienten somatischen Therapiestrategie und umfassende Aufklärung durch die behandelnden Ärzte, sofern notwendig auch Einsatz psychotherapeutischer Intervention
- Erhaltung bzw. Wiederherstellung der Arbeits- und Erwerbsfähigkeit
- Beratung über die sozialmedizinischen Auswirkungen der Erkrankung unter Berücksichtigung der Arbeitssituation
- Vermeidung bzw. Verminderung von Behinderung oder Pflegebedürftigkeit

- **Verlaufskontrolle**

Für die Mehrheit der Betroffenen mit **akuten nichtspezifischen Rückenschmerzen** ist eine systematische Verlaufskontrolle wegen der guten Spontanheilungstendenz nicht notwendig.

Der Krankheitsverlauf bei chronisch-rezidivierenden oder **chronischen Rückenschmerzen** wird dagegen wesentlich von individuellen Verhaltensfaktoren und der Vermeidung von chronifizierungsfördernden medizinischen Verfahren beeinflusst. Die Aufgabe der Betreuung umfasst damit – neben der rein medizinischen Versorgung – vor allem auch die kontinuierliche Aufklärung und Motivation der

Betroffenen hinsichtlich einer gesunden Lebensführung, die regelmäßige körperliche Bewegung einschließt, die Aufklärung und Beratung bei Veränderungen des Beschwerdebildes und die differenzierte Bewertung diagnostischer Maßnahmen und therapeutischer Interventionen. Diese wohnortnahe Verlaufskontrolle und Langzeitbetreuung ist eine Aufgabe im primärärztlichen Bereich.

Besonderer **langfristiger Betreuungsbedarf** entsteht in folgenden Situationen:
- Bei Einnahme von Medikamenten gegen Rückenschmerzen über längere Zeiträume (>4 Wochen)
- Bei Entlassung aus einer ambulanten oder stationären schmerztherapeutischen Intervention oder aus einer Rehabilitation (in der Regel mit weiterführenden Behandlungsempfehlungen)
- Bei weiterhin bestehenden Chronifizierungsfaktoren und/oder nachweislich eingetretenen psychosozialen Folgen der Rückenschmerzen
- Bei symptomunterhaltenden oder -verstärkenden Komorbiditäten

28.6 Fazit

Es ist davon auszugehen, dass die Entwicklung des chronischen Krankheitsgeschehens auf der individuellen Ebene ein mehr- bis multidimensionaler Prozess ist, der sich aus einer Kombination unterschiedlicher Faktoren zusammensetzt. Die Behandlung muss diesen unterschiedlichen Aspekten möglichst umfassend Rechnung tragen, wobei eindimensionale Verfahren – egal ob einseitig somatisch oder eindeutig psychologisch ausgerichtet – vermutlich keinen anhaltenden Effekt haben. Einfache Lösungen können bei komplexen Problemen nicht erfolgreich sein. Eine Lösung für das Problem Rückenschmerz wird nur in einem Erklärungs- und Therapiemodell zu finden sein, in das medizinische, soziologische und psychologische Aspekte einbezogen sind. Nur eine ganzheitliche Betrachtung des Phänomens »Rückenschmerz« kann zum Ziel einer besseren Versorgung bzw. langfristig zu einer Verringerung der Auftretensraten von Rückenschmerzen führen. Wie es der schottische Orthopäde G. Waddell ausgedrückt hat, ist das Geheimnis der

Behandlung von Rückenschmerzen im Grunde einfach. Es ist eine veränderte »Blickrichtung« erforderlich, die nicht mehr abgrenzbare Einzelheiten fokussiert, sondern das zusammenwirkende Ganze:

» »Treating patients rather than spines. (Waddell 1998)«

Literatur

Airaksinen O, Brox JI, Cedraschi C, Hildebrandt J, Klaber Moffett J et al; COST B13 Working Group on Guidelines for Chronic Low Back Pain (2006) European guidelines for the management of chronic nonspecific low back pain. Eur Spine J 15 (Suppl 2): 192–300

Arnold B, Brinkschmidt T, Casser HR, Gralow I, Irnich D, Klimczyk K, Müller G, Nagel B, Pfingsten M, Schiltenwolf M, Sittl R, Söllner W (2009) Multimodale Schmerztherapie – Konzepte und Indikation. Schmerz 23: 112–120

Arnold B, Böhle E, Chenot JF, Hildebrandt J, Pfingsten M (2011) Versorgungskoordination. In: Hildebrandt J, Pfingsten M (Hrsg.) Rückenschmerz und Lendenwirbelsäule. Elsevier: Urban & Fischer, München, S 453–470

Arnold B, Brinkschmidt T, Casser HR,·Diezemann A, Gralow I, Irnich D, Kaiser U, Klasen B, Klimczyk K, Lutz L, Nagel B, Pfingsten M, Sabatowski R, Schesser R, Schiltenwolf M, Seeger D, Söllner W (2014) Multimodale Schmerztherapie: Inhalte. Schmerz 28: 459–472

Ballague F, Mannion AF, Pellise F, Cedraschi C (2012) Nonspecific low back pain. Lancet 379: 482–491

Bethe M (2010) Rückenschmerzen – Psychosoziale arbeitsplatzbezogene Faktoren und berufliche Wiedereingliederung. Orthopäde 39: 866–873

Bigos SJ, Battie MC, Spengler DM (1991) A prospective study of work perceptions and psychosocial factors affecting back injury. Spine 16: 1–6

BÄK – Bundesärztekammer, KBV – Kassenärztliche Bundesvereinigung, AWMF – Arbeitsgemeinschaft der Wissenschaftlichen Medizinischen Fachgesellschaften (Hrsg) (2011) Nationale VersorgungsLeitlinie (NVL) Kreuzschmerz. Langfassung, 1. Aufl., Version 5. Erscheinungsdatum 11/2010. http://www.leitlinien.de/nvl/kreuzschmerz/. Zugegriffen: 01. Februar 2016

Boos N, Rieder R, Schade V, Spratt KF, Semmer N, Aebi M (1995) The diagnostic accuracy of magnetic resonance imaging, work perception, and psychosocial factors. Spine 20: 2613–2625

Breivik H, Collett B, Ventafridda V, Cohen R, Gallacher D (2006) Survey of chronic pain in Europe: Prevalence, impact on daily life, and treatment. Eur J Pain 10: 287–333

Brömme J, Mohokum M, Disch AC, Marnitz U (2015) Interdisziplinäre multimodale Schmerztherapie vs. konventionelle Therapie. Schmerz. doi: 10.1007/s00482-014-1508-1

Casser HR, Arnold B, Brinkschmidt T, Gralow I, Irnich D, Klimczyk K, Nagel B, Pfingsten M, Sabatowski R, Schiltenwolf M, Sittl R, Söllner W (2013) Interdisziplinäres Assessment in der multimodalen Schmerztherapie. Schmerz 27: 363–370

Chenot JF, Scherer M, Becker A (2008) Acceptance and perceived barriers of implementing a guideline for managing low back in general practice. Implement Sci 3: 7–12

Chenot J, Hildebrandt J, Müller G, Paulus W, Strube J (2011) Praxis der körperlichen Untersuchung. In: Hildebrandt J, Pfingsten M (Hrsg.) Rückenschmerz und Lendenwirbelsäule. Elsevier: Urban & Fischer, München, S 124–132

Chou R, Shekelle P (2010) Will this patient develop persistent disabling low back pain? JAMA 303: 1295–1302

Chou R, Qaseem A, Owens DK, Shekelle P (2011) Diagnostic Imaging for LBP. Ann Int Med 154: 181–189

Darlow B, Fullen BM, Dean S, Hurley DA, Baxter GD, Dowell A (2012) The association of health care professional attitudes and beliefs and the attitudes and beliefs, clinical management, and outcomes of patients with low back pain. Eur J Pain 16: 3–17

Fahland R, Schmidt CO, Raspe H, Feng YS, Kohlmann T (2011) Epidemiologie und sozioökonomische Bedeutung. In Hildebrandt J, Pfingsten M (Hrsg) Rückenschmerz und Lendenwirbelsäule. Elsevier, München, S 6–21

Falla D, Gizzi L, Tschapek M, Erlenwein J, Petzke F (2014) Reduced task-induced variations in the distribution of activity across back muscle regions in individuals with low back pain. Pain 155: 944–953

Fordyce WE (ed) (1995) Back Pain in the Work Place. IASP Press, Seattle

Frymoyer JW (1991) Epidemiology of spinal diseases. In: Mayer TG, Mooney V, Gatchel R (eds) Contemporary conservative care for painful spinal disorders. Lea & Febiger, New York, pp 10–23

Henneweer H, Staes F, Kiers H, Vanhees L (2012) Physical fitness, rather than self-reported physical activities, is more strongly associated with low back pain. Eur Spine J 21:1265–1272

Hildebrandt J, Pfingsten M (2009) Vom GRIP zur multimodalen Therapie. Orthopäde 38: 885–895

Hildebrandt J, Pfingsten M (Hrsg) (2011) Rückenschmerz und Lendenwirbelsäule. Elsevier: Urban & Fischer, München

Hildebrandt J, Müller G, Pfingsten M (2011) Gesamtmanagement. In: Hildebrandt J, Pfingsten M (Hrsg) Rückenschmerz und Lendenwirbelsäule. Elsevier: Urban & Fischer, München, S 441–452

Hill JC, Dunn KM, Main CJ, Hay EM (2010) Subgrouping low back pain: a comparison of the STarT Back Tool with the Orebro Musculoskeletal Pain Screening Questionnaire. Eur J Pain 14:83–89

Hill JC, Whitehurst DG, Lewis M, Bryan S, Dunn KM, Foster NE, Konstantinou K, Main C, Mason E, Somerville S, Sowden G, Vohora V, Hay EM (2011) Comparison of stratified primary care management for LBP with current best practice. Lancet 378: 1560–71

Hüppe A, Müller K, Raspe H (2007) Is the occurrence of back pain in Germany decreasing? Two regional postal surveys a decade apart. Eur J Public Health 17: 318–322

Kjaer P, Korsholm L, Leboeuf-Yde C (2011) Prevalence and tracking of back pain from childhood to adolescence. BMC Musculoskelet Disord 16: 98–109

Kwon BK, Roffey DM, Bishop PB, Dagenais S, Wai EK (2011) Systematic review: occupational physical activity and low back pain. Occup Med (Lond) 61: 541–548

Leeuw M, Goossens M, Linton S, Crombez G, Boersma K, Vlaeyen J (2007) The fear-avoidance-model of musculo-skeletal pain: current state of evidence. J Behav Med 30: 77–94

Lemeunier N, Leboef-Yde C, Gagey O (2012) The natural course of low back pain: a systematic critical literature review. Chiropr Man Therap 20: 33–45

Linton SJ, Boersma K (2003) Early identification of patients at risk of developing a persistent back problem. Clin J Pain 19: 80–86

Mayer TG, Gatchel RJ (1988) Functional restoration for spinal disorders. Lea & Febiger, Philadelphia

Nagel B, Pfingsten M, Brinkschmidt T, Casser HR, Gralow I, Irnich D, Klimczyk K, Sabatowski R, Schiltenwolf M, Sittl R, Söllner W, Arnold B (2012) Struktur- und Prozessqualität multimodaler Schmerztherapie. Schmerz 26: 661–669

Nachemson AL (1998) Perspectives of low back pain research. Unveröffentlichter Vortrag auf dem Deutschen 62 Schmerzkongress, Düsseldorf

Nicholas MK, Linton SJ, Watson PJ, Main CJ (2012) Early Identification and Management of Psychological Risk Factors in LBP. Phys Ther 91: 737–753

Pfingsten M, Eich W (2011) Psychosomatische und psycholo-gische Faktoren. In: Hildebrandt J, Pfingsten M (Hrsg.) Rückenschmerz und Lendenwirbelsäule. Elsevier: Urban & Fischer, München, S 192–102

Pfingsten M, Müller G, Chenot J (2011) Vom Symptom zur Krankheit. In: Hildebrandt J, Pfingsten M (Hrsg.) Rückenschmerz und Lendenwirbelsäule. Elsevier: Urban & Fischer, München, S 103–110

Pincus T, Vogel S, Burton AK, Santos R, Field AP (2006) Fear avoidance and prognosis in back pain. Arthritis and Rheumatism 54: 3999–4010

Ramond A, Bouton C, Richard I, Roquelaure Y, Baufreton C, Legrand E, Huez JF (2011) Psychosocial risk factors for chronic low back pain in primary care. Fam Pract 28: 12–21

Raspe R (2012) Gesundheitsberichterstattung des Bundes: Heft 53: Rückenschmerzen. Robert Koch-Institut, Berlin

Roland M, Waddell G, Klaber Moffet J, Burton K, Main C, Cantrell T (1996) The Back Book. Stationary Office, UK

Schmidt CO, Raspe H, Pfingsten M, Hasenbring M, Basler HD, Eich W, Kohlmann T (2007) Back Pain in the German Adult Population. Spine 32: 2005–2011

Schmidt CO, Chenot JF, Pfingsten M, Fahland RA, Lindena G, Marnitz U, Pfeifer K, Kohlmann T (2010) Assessing a risk tailored intervention to prevent disabling low back pain. BMC Musculoskelet Disord 11: 5–13

Shiri R Solovieva S, Husgafvel-Pursiainen K, Telama R, Yang X, Viikari J, Raitakari OT, Viikari-Juntura E (2013) The role of obesity and physical-activity in non-specific and radiat-ing low-back pain. Semin Arthritis Rheum 42: 640–650

Waddell G (1998) The back pain revolution. Churchill Living-stone, Edinburgh

Wenig CM, Schmidt CO, Kohlmann T (2009) Costs of back pain in Germany. Eur J Pain 13: 280–286

William CM, Hensche M, Maher CG, vanTulder MW, Boes BW. Macaskill P, Irwig L (2013) Red flags to screen for vertebral fracture in patients presenting with low-back pain. Cochrane Database Syst Rev (1): CD008643

Young Casey C, Greenberg MA, Nicassio PM, Harpin RE, Hub-bard D (2008) Transition from acute to chronic pain and disability: A model including cognitive, affective, and trauma factors. Pain 134: 69–79

Neuropathischer Schmerz und CRPS

J. Frettlöh, A. Schwarzer und C. Maier

29.1   Begriffsbestimmung   – 556

29.2   Pathophysiologie   – 557

29.3   Diagnostik bei neuropathischen Schmerzen   – 558

29.4   Typische Krankheitsbilder   – 560

29.5   Therapie typischer neuropathischer Schmerzsyndrome   – 562

29.6   Phantomschmerzen   – 564

29.7   Komplexes regionales Schmerzsyndrom (CRPS)   – 567

29.8   Fazit   – 587

       Literatur   – 587

B. Kröner-Herwig et al. (Hrsg.), *Schmerzpsychotherapie*,
DOI 10.1007/978-3-662-50512-0_29, © Springer-Verlag Berlin Heidelberg 2017

Lernziele

Mit dem vorliegenden Beitrag möchten die Verfasser das Verständnis für die komplexen Aspekte bei neuropathischen Schmerzsyndromen, insbesondere bei Phantomschmerzen und dem CRPS (»complex regional pain syndrome«, alte Bezeichnung Morbus Sudeck) fördern sowie das Spektrum der multidisziplinären Behandlungsoptionen aufzeigen. Einer ausführlichen Beschreibung der Krankheitsbilder folgen detaillierte Ausführungen zu den indizierten Behandlungsverfahren. In einem gesonderten Absatz wird die klinische Relevanz psychischer Komorbiditäten am Beispiel des CRPS dargestellt, die zwar nur bei einem begrenzten Anteil der Klientel auftreten, dann aber in besonderer Weise bei der Behandlung neuropathischer Schmerzen zu berücksichtigen sind. Der Beitrag schließt mit einem kritischen Resümee bezüglich des aktuellen Forschungs- und Versorgungsstandes.

29.1   Begriffsbestimmung

Neuropathische Schmerzen (Nervenschmerzen) werden durch eine Erkrankung oder Verletzung des schmerzerzeugenden, -weiterleitenden oder -verarbeitenden Systems hervorgerufen. Somit beruhen neuropathische Schmerzen immer auf einem pathologischen Mechanismus. Dadurch unterscheiden sie sich von nozizeptiven Schmerzen, deren Entstehung die Intaktheit dieser Systeme voraussetzt. Einige Schmerzsyndrome (sog. »mixed pain«, s. u.) sind jedoch gekennzeichnet durch ein Nebeneinander von nozizeptiven und neuropathischen Schmerzkomponenten, sodass eine klare Zuordnung nicht immer möglich ist. Bei den nozizeptiven Schmerzen kommt es zu einer Sensibilisierung oder Aktivierung der Nozizeptoren, also bestimmter Rezeptoren an den freien Nervenendigungen in der Haut oder in anderen Geweben. Diese Aktivierung wird durch Entzündungsvorgänge mit oder ohne Gewebsuntergang ausgelöst, die durch oder nach chemischen oder thermischen Noxen, Traumata, Infektionen oder auch Durchblutungsstörungen entstehen können.

Eine Neuropathie beruht z. B. auf einer Entzündungsreaktion (z. B. nach Herpes-zoster-Infektion), einer metabolischen Störung der Nerven (wie bei der diabetischen Polyneuropathie), einer Kompression im Rahmen eines Bandscheibenvorfalls (Radikulopathie) oder einer Verletzung des Rückenmarks oder eines peripheren Nervs. Die **Diagnose** eines neuropathischen Schmerzes darf nur gestellt werden, wenn eine Neuropathie durch entsprechende neurologische und/oder bildgebende Verfahren nachweisbar ist oder war. In manchen Fällen darf man sich auch auf einen klinisch plausiblen Zusammenhang berufen, z. B. wenn der Patient von den typischen, zwischenzeitlich jedoch abgeklungenen Hautveränderungen zu Beginn einer Gürtelrose berichtet, bei der eine neurologische Affektion unterstellt werden darf. Ein CRPS ohne Nervenverletzung (CRPS Typ I) gehört somit formal nicht zu den neuropathischen Schmerzsyndromen.

> ❯ **Für Diagnostik und Behandlung ist es unabdingbar, die Begriffe »neuropathischer Schmerz« und »Neuropathie« zu unterscheiden.**

Leider werden auch im ärztlichen Sprachgebrauch diese beiden Begriffe fälschlicherweise oft synonym gebraucht. Wenn beispielsweise ein Patient radikuläre Schmerzen beschreibt, die genau dem Versorgungsgebiet einer Nervenwurzel zugehörig sind, der Nachweis einer Radikulopathie (Nervenwurzelschädigung, Nachweis durch Elektromyografie [EMG] oder Messung der Nervenleitungsgeschwindigkeit [NLG]) aber nicht gelingt, kann deswegen nicht im Umkehrschluss ein radikulärer Schmerz ausgeschlossen werden (DGN 2012, Maier et al. 2016a).

Eine Neuropathie muss nicht per se schmerzhaft sein. Im Gegenteil: Nervenverletzungen und auch manche Polyneuropathien bleiben in der Mehrzahl der Fälle **schmerzfrei**. Daher ist der Nachweis einer Neuropathie zwar eine notwendige Voraussetzung für die Diagnose, aber noch kein hinreichender Beweis für einen neuropathischen Schmerz. Zudem können neurologische Erkrankungen auch nozizeptive Schmerzen induzieren. So ist die schmerzhafte Muskelspastik bei einer Rückenmarkverletzung **kein** rein neuropathischer Schmerz, sondern ein sog. »**mixed pain**« (Treede et al. 2008). Auch beim CRPS Typ II handelt es sich um eine solche Mischform.

Im klinischen Alltag kommen weitere **Mischformen** vor, bei denen sich neuropathische und sog. nozizeptive Schmerzen verbinden. Ein Beispiel

Ein 76-jähriger Patient entwickelte eine Herpes-zoster-Infektion im Versorgungsbereich der 2.–4. Nervenwurzel der Halswirbelsäule mit typischen bläschenförmigen Efflorenzenzen. Er klagte über heftigen Brennschmerz und Berührungsempfindlichkeit. Unter einer virostatischen Therapie und gleichzeitiger Gabe von Antikonvulsiva kam es zu einer allmählichen Linderung. Wenige Wochen nach Abklingen der Akutbeschwerden traten jedoch heftigste Hinterkopfschmerzen mit Ausstrahlung in die Stirn und in den Nacken auf. Selbst unter maximaler Dosierung der Antikonvulsiva und Antidepressiva, später auch noch von Opioiden, kam es immer wieder zu heftigsten Schmerzattacken. Bei der körperlichen Untersuchung zeigten sich eine nahezu aufgehobene Beweglichkeit der kleinen Wirbelgelenke der Halswirbelsäule sowie ein schmerzhafter Hartspann der Muskulatur. Allerdings fehlte eine mechanische oder thermische Allodynie, wie sie für einen neuropathischen Schmerz charakteristisch ist. Unter dem Verdacht einer sekundären Halswirbelsäulensymptomatik erhielt der Patient wenige epidurale Steroidinjektionen und eine vorsichtig mobilisierende Physiotherapie. Nach 4 Wochen bildeten sich die Schmerzen dauerhaft zurück.

hierfür sind radikuläre und nichtradikuläre Rückenschmerzen. Die meisten Patienten mit einer direkten Beeinträchtigung der Nervenwurzel, z. B. durch einen Bandscheibenvorfall oder durch chronische Veränderungen mit daraus resultierender Einengung der Nervenaustrittslöcher (foraminale Stenose) leiden an einem neuropathischen (radikulären) Schmerz und gleichzeitig an nozizeptiven Schmerzen (z. B. an schmerzhaften Arthropathien der kleinen Wirbelgelenke oder auch muskulären schmerzhaften Funktionsstörungen). Aber auch **primär neurologische Erkrankungen** (wie die Zoster-Infektion) können sekundär zu einem erheblichen nichtneuropathischen Schmerzsyndrom führen (► Fallbeispiel 1).

29.2 Pathophysiologie

Grundsätzlich ist das Nervensystem an jedem Schmerz beteiligt. Die Entzündung eines Gelenkes (Arthritis, aktivierte Arthrose) oder eine Verbrennung (z. B. bei Sonnenbrand) induziert neben der »normalen« physiologischen Reizgenerierung/-weiterleitung auch Veränderungen in der zentralnervösen Verarbeitung (► Kap. 3), die ohne starke und andauernde Reizung nicht auftreten. Ein Sonnenbrand führt fast immer zu einer Hitzehyperalgesie, sodass auch leichte Temperaturerhöhungen bereits als schmerzhaft empfunden werden. Dieses ist ein Symptom einer peripheren C-Faser-Sensibilisierung, deren biologischer Sinn die Ruhigstellung der Extremität und vermehrter Schutz vor noxischen

Reizen sein kann. Diese Reaktion auf eine periphere Noxe ist eine biologisch sinnvolle nozizeptiv-bedingte Anpassungsreaktion im Gegensatz zur beispielsweise mechanischen Allodynie, die nur bei neuropathischem Schmerz auftritt (s. u.).

Zu diesen »physiologischen« **Sensibilisierungsprozessen** gehören auch die Vergrößerung der sog. rezeptiven spinalen und kortikalen Repräsentation nach einer Gewebeverletzung (z. B. einer Operationswunde) und die Veränderung der endogenen Disinhibition: Das klinische Leitsymptom ist hier u. a. die mechanische Hyperalgesie, also eine besondere Empfindlichkeit gegenüber taktilen Reizen, die im gesunden Gewebe als Druck, nicht aber als Schmerz wahrgenommen werden. Jede dieser Veränderungen ist allerdings eine **physiologische Adaptation an noxische Reize** und kein Beleg für eine Erkrankung des Nervensystems.

> Eine alleinige mechanische oder Hitzehyperalgesie beweist nicht, dass es sich um einen neuropathischen Schmerz handelt, sondern zeigt lediglich eine Sensibilisierung von intakten Nerven an. Dagegen ist eine Allodynie immer ein Beleg für eine pathologische Reaktion.

Im Unterschied zu diesen adaptiven zentralnervösen Prozessen kommt es fast nur bei neuropathischen Schmerzen zu einer unter Umständen lang anhaltenden maladaptiven Störung, die durch eine **Gleichzeitigkeit von Verlust- und Überempfindlichkeitssymptomen** gekennzeichnet ist. Dieses von Patient zu Patient sehr unterschiedliche Zusammenspiel von Plus- und Minussymptomen charakterisiert die Klinik des neuropathischen Schmerzes. Es werden 3 Subgruppen unterschieden, die sich im Pathomechanismus, aber auch im Ansprechen auf Therapiemethoden unterscheiden:

A. Patienten mit ungestörter Funktion der kleinen Nervenfasern (normale thermische Schwellen) und gleichzeitiger Hyperalgesie (sog. Typ des irritablen Nozizeptors)

B. Patienten mit gestörter Funktion der Nozizeptoren (erhöhte thermische Schwellen) ohne Hyperalgesie (degenerativer Nozizeptortyp)

C. Patienten mit gestörter Funktion der Nozizeptoren (erhöhte thermische Schwellen) mit gleichzeitiger Hyperalgesie (Reorganisationstyp)

Alle 3 Subgruppen treten bei jeder schmerzhaften Neuropathie auf und können sogar gleichzeitig bei einem Patienten bestehen. So kann z. B. nach einer Rückenmarkverletzung unterhalb der Verletzung ein Typ B, oberhalb der Läsion ein Typ A oder C nachweisbar sein. Die Zuordnung zu einer Subgruppe wird mittels Quantitativ-Sensorischer Testung (QST, s. u.) gesichert.

> **Allgemein gilt: Der Neurologe erfasst im wesentlichen Minussymptome (Reflex- und Kraftausfälle, Verlust der Nervenleitgeschwindigkeit, Sensibilitätsverlust), während der Patient in erster Linie unter den Plussymptomen leidet (Ruheschmerz, evozierbare Schmerzen, z. B. thermische oder mechanische Hyperalgesie).**

Neuere Untersuchungen belegen, dass es verschiedene Kombinationen von **Plus- und Minussymptomen** bei unterschiedlich verursachten neuropathischen Schmerzen geben kann. Es gibt allerdings charakteristische Häufungen (Baron 2006, Maier et al. 2010). So treten z. B. nach einer Gürtelrose sehr viel häufiger Hyperalgesien auf, weshalb diese Patienten charakteristischerweise jede Berührung mit Kleidung ebenso fürchten wie einen kalten Lufthauch. Bei der Polyneuropathie, z. B. infolge eines Diabetes mellitus, eines chronischen Alkoholkonsums oder anderer Toxine, stehen Verlustsymptome im Vordergrund. Plussymptome imponieren im Wesentlichen als Dysästhesie, sehr viel seltener als mechanische Hyperalgesie. Dennoch kann bei all diesen Diagnosen jede Kombination von Plus- und Minussymptomen auftreten. Keine Kombination ist für eine Diagnose beweisend.

Zudem dürfen die **Beschreibungen** und verwendeten Begrifflichkeiten von Patienten nicht mit einer standardisierten Befunderhebung verwechselt werden. So kann eine vom Patienten beschriebene Überempfindlichkeit, z. B. auf Kälte- oder Wärmereize, in Wirklichkeit auf einer mechanischen Hyperalgesie beruhen, wenn z. B. beim Föhnen eine Bewegung von Härchen auf dem betroffenen Hautareal ausgelöst wird, die unter Umständen bei bestimmten zentralen Erkrankungen zu schmerzhaften Sensationen führen kann, obgleich die Wärmewahrnehmung eigentlich durch die gleiche Krankheit ausgeschaltet ist (Rolke u. Westermann 2011).

29.3 Diagnostik bei neuropathischen Schmerzen

29.3.1 Symptome

Nervenschmerzen entsprechen im Unterschied zu typischen nozizeptiven Schmerzen **keinem vertrauten Erfahrungsmuster**. Die Symptome sind ungewöhnlich und in den Fällen, in denen die Ursache nicht bekannt ist, oftmals beängstigend und noch dazu für den Patienten nicht oder nur schwer erklärbar (▶ Abschn. 29.7.1).

Typisch für das klinische Erscheinungsbild ist auch die Vermischung von Schmerz mit anderen oftmals unangenehmen und bisweilen quälenden **Missempfindungen**. Die Patienten klagen über Juckreiz, »Ameisenlaufen«, Empfindungen wie »im Schraubstock eingezwängt zu sein«, oder geben andere fantasievolle Beschreibungen zur Charakterisierung der Schmerzen. Die Schmerzen werden vom Patienten fast immer mit Analogien beschrieben:

- »Brennt wie Feuer«
- »Wie mit Sandpapier aufgerissen«
- »Wie mit Messern eingeschnitten«
- »Wie von Pfeilen durchbohrt«

Bestimmte **Schmerzdeskriptoren** wie »brennend« sprechen für einen neuropathischen Schmerz, beweisen ihn aber nicht. Es gibt zur Erfassung inzwischen eine Vielzahl von Fragebögen, bei denen sich in der Regel Gruppeneffekte für bestimmte Muster nachweisen lassen, also eine Häufung bestimmter Deskriptoren. Die Sensitivität und Spezifität dieser Fragebögen liegen in einer Größenordnung von 70–90 %.

Die zeitliche Charakteristik bei Nervenschmerzen ist ebenfalls vielgestaltig: Die Patienten leiden entweder unter **Spontanschmerzen**, also solchen, bei denen Schmerzen ohne einen inneren oder äußeren Auslöser existieren, oder sog. **evozierten Schmerzen**, ausgelöst beispielsweise durch Berührung, durch thermische Reize oder auch durch Bewegung. Die Spontanschmerzen können ständig vorhanden sein, es können aber auch ausschließlich Schmerzattacken auftreten. Das klassische Beispiel für Letzteres ist die Trigeminusneuralgie. In sehr vielen Fällen besteht ein Dauerschmerz, allerdings mit Schmerzspitzen, teilweise auch kombiniert mit einschießenden Schmerzattacken. Diese Unterscheidung hat eine größere therapeutische Relevanz (DGN 2012).

29.3.2 Untersuchungsverfahren

> Für die Diagnose der Neuropathie sind apparative Nachweismethoden zu fordern, sofern nicht die Anamnese und das Verteilungsmuster der Schmerzen diese Zuordnung in hohem Maße wahrscheinlich macht (► Kap. 3).

Die Diagnose eines neuropathischen Schmerzes darf nach der heutigen Definition der IASP (Treede et al. 2008) nur gestellt werden, wenn die zugrunde liegende Erkrankung oder Läsion des Nervensystems nachgewiesen oder zumindest sehr plausibel ist. In der vorherigen Definition stand noch der Begriff der »Dysfunktion«, ein Begriff, der zu Recht aufgegeben wurde, weil hier die typischen Veränderungen, die es auch bei nozizeptiven Schmerzen gibt, miterfasst werden. Für die Diagnostik hat diese Einteilung jedoch weitreichende Bedeutung, da bislang nicht ausreichend geklärt ist, in welchem Ausmaß hier eine Diagnostik erfolgen soll.

Zu den traditionellen Verfahren der Diagnostik von neurologischen peripheren Störungen zählen vor allem **elektroneurografische Verfahren**. Wichtig zu wissen ist, dass traditionelle neurografische Untersuchungen (Messung der Nervenleitgeschwindigkeit oder auch die EMG) nur in einem gewissen Prozentsatz der Fälle eine Nervenfunktionsstörung überhaupt aufdecken. Dies hängt damit zusammen, dass bei peripheren Nerven die Mehrzahl der Fasern sehr dünn sind, weil sie nicht mit einer Myelinscheide ummantelt sind. Die Funktion dieser Nerven wird aber mit den traditionellen Methoden nicht erfasst. In diesem Fall bleibt eine Erkrankung der kleinen Nervenfasern, die **Small-Fiber-Neuropathie (SFN)** unentdeckt. Häufig kommt es nach einer Verletzung zur ausschließlichen Regeneration der myelinisierten Nervenfasern. Auch in diesem Fall versagen die üblichen diagnostischen Methoden. Eine SFN kann auch bei bestimmten erblichen Neuropathien (Morbus Fabry), bei der Sarkoidose und auch bei bestimmten Früh- oder Verlaufsformen der Polyneuropathie auftreten. Derzeit umstritten ist die Frage, inwieweit die SFN auch für sog. dysfunktionale Schmerzformen wie die Fibromyalgie, zumindest bei einem Teil der Patienten, einige Symptome erklären kann.

Neuere Methoden sind das **Quantitative Sensory Testing (QST)**, die Bestimmung der Hautnervenfaserdichte mittels Hautbiopsie oder seit Neuestem die konfokale korneale Mikroskopie. Hiermit können auch Erkrankungen der kleinen Nervenfasern mit hoher Sensitivität und Validität frühzeitig diagnostiziert werden (Mainka et al. 2015).

Das Verfahren der Wahl für die Funktionsbewertung ist die QST. Wenn hierfür ein standardisiertes und validiertes Protokoll wie das des Deutschen Forschungsverbundes Neuropathischer Schmerz (DFNS; Backonja et al. 2013, Mücke et al. 2014) verwendet wird, können sowohl Minussymptome (wie Störungen der Detektion sowohl von thermischen als auch von mechanischen Reizen) als auch Plussymptome erkannt und quantifiziert werden (► Kap. 3). Diese, inzwischen in spezialisierten Schmerzkliniken recht übliche Untersuchungsmethode erlaubt auch eine gewisse Abgrenzung von somatoformen Krankheitsbildern und solchen, die an neuropathische Schmerzen erinnern, auch wenn bezüglich dieser Frage die Validität von QST noch nicht ausreichend gesichert ist.

> In der Regel findet sich bei den meisten Patienten mit somatoformen Störungen und auch bei anderen nichtneuropathischen Erkrankungen keine signifikante Veränderung im QST, sofern nach einem standardisierten Verfahren vorgegangen wird (Rolke u. Westermann 2011).

29.4 Typische Krankheitsbilder

Typische neuropathische Schmerzen resultieren aus Erkrankungen wie der Herpes-zoster-Infektion, entstehen nach Nervenverletzungen in der Peripherie, ebenso aber auch nach Rückenmarkverletzungen oder bei zentralnervösen Schädigungen wie einem Hirninfarkt oder einer Hirnblutung. Die häufigste Ursache von neuropathischen Schmerzen sind systemische neurologische Erkrankungen wie die schmerzhafte diabetische Polyneuropathie, multiple Sklerose oder andere ähnliche Erkrankungen.

29.4.1 Periphere Nervenschädigungen

Neuropathische Schmerzen können nach **Verletzungen** aller Nerven auftreten, in allen Arealen, in denen sensible Fasern verlaufen. Häufig betroffen sind Nerven am Unterarm (z. B. der N. radialis) oder an der unteren Extremität (z. B. der N. peroneus). Aber auch am Rumpf können nach operativen Eingriffen neuropathische Schmerzen auftreten (z. B. über den N. hypogastricus oder N. genitofemoralis). Die Schmerzen nach Verletzungen eines Nervs werden als **Neuralgien** bezeichnet. Klinisch zu sichern sind sie durch entsprechende neurologische Untersuchungen (Maier et al. 2016) sowie dadurch, dass sich klinisch alle Beschwerden exakt auf das Versorgungsgebiet des jeweils betroffenen Nervs beschränken. In einigen Körperregionen gibt es überlappende Versorgungsgebiete (z. B. im vorderen Brustbereich), sodass hier eine Zuordnung klinisch nicht immer sicher möglich ist. Bei Verletzungen von größeren Nervengeflechten (Plexusneuropathien) kommt es zu entsprechend komplexeren Störungsbildern (Finnerup et al. 2007).

Häufige nichttraumatische Ursachen einer Neuralgie sind **Kompressionssyndrome**. Hier werden Nerven an physiologischen Engstellen komprimiert. Das bekannteste Engpasssyndrom ist das Karpaltunnelsyndrom. Die Engstelle ist in der Hohlhand und betrifft den N. medianus. Die Kompressionssyndrome beruhen auf einer Hypertrophie des Bindegewebes, das den Nervenkanal umschließt, was dann zu charakteristischen Symptomen führt. Beim Karpaltunnelsyndrom ist sehr häufig das Phänomen der zentripetalen Wahrnehmung von Schmerzen zu beobachten, das bedeutet, dass die Schmerzempfindung rumpfnah liegt. Einige dieser Patienten berichten primär über Schulterschmerzen und werden aus diesem Grund manchmal falsch behandelt. Die eigentliche Ursache ist aber auch hier am Unterarm zu suchen. Warum in bestimmten Fällen diese Schmerzen zuerst proximal wahrgenommen werden, ist unbekannt, zeigt aber erneut die Vielgestaltigkeit der Symptomatik bei eindeutig somatisch begründbaren Nervenläsionen.

Die häufigste **entzündliche Ursache** einer Neuralgie ist die Herpes-zoster-Infektion. Hier handelt es sich um die Reaktivierung einer Varicella-zoster-Infektion, die bei Kindern als Windpocken imponiert. Das Virus überdauert im Spinalganglion und kann durch somatische oder psychische Stressoren, insbesondere bei immunsupprimierten Patienten sowie im Alter, lokal zu einem Rezidiv mit entsprechenden Effloreszenzen führen, die dann als Gesichts- oder Gürtelrose imponieren. Durch den frühzeitigen Einsatz virushemmender Substanzen ist heute die Ausprägung dieser Erkrankungen in westlichen Ländern rückläufig.

29.4.2 Trigeminusneuralgie

Zu den Neuralgien werden auch die **Gesichtsneuralgien** gezählt, obgleich sie aus historischen Gründen meistens gesondert dargestellt werden. Am bekanntesten ist die Trigeminusneuralgie. Hier handelt es sich um eine ätiologisch nicht sicher erklärbare Erkrankung, bei der charakteristischerweise keine direkte Störung der neurologischen Funktion der Gesichtsnerven nachweisbar ist. In manchen Fällen lässt sich jedoch eine Einengung des Nervs durch eine Begleitarterie nachweisen, deren Beseitigung in einer Vielzahl der Fälle auch zu einem Verschwinden der Symptome für viele Jahre oder Jahrzehnte führen kann (Operation nach Janetta).

Im Gesicht können ebenfalls periphere Trigeminusneuralgien auftreten. Diese sind besonders häufig nach zahnärztlichen oder sonstigen ärztlichen Eingriffen im Gesicht und haben ansonsten eine ähnliche Symptomatologie wie die Neuralgien an den Extremitäten. Sie werden häufig auch als Trigeminusneuropathien bezeichnet; sie sollten nicht unter den Sammelbegriff atypische Gesichtsschmerzen fallen (Cruccu et al. 2008).

29.4.3 Polyneuropathie

Polyneuropathien sind generalisierte Erkrankungen der peripheren Nerven, die mit sensiblen oder motorischen Ausfällen einhergehen (DGN 2012, Tavee u. Zhou 2009, Ziegler u. Bierhaus 2007). Im Prinzip können alle peripheren Nerven mit unterschiedlichem Ausprägungsgrad betroffen sein. Sind die langen Nervenfasern betroffen, dann zeigt sich die Symptomatik zuerst an Füßen und Unterschenkeln. Die wichtigsten **Ursachen** für Polyneuropathien sind Diabetes mellitus, chronischer Alkoholkonsum, neurotoxische Medikamente (z. B. Antibiotika), Systemerkrankungen (z. B. Sarkoidose) oder auch sog. paraneoplastische, also durch Tumore bedingte, pathologische Veränderungen.

Die Polyneuropathie (PNP) ist auch eine typische Komplikation von Chemotherapie, hier sind früh auch die Hände oder rumpfnahe Areale betroffen. Bemerkenswert bei Polyneuropathien ist, dass sie bei gleicher Grunderkrankung völlig schmerzfrei verlaufen können. Die Ursache für diese **unterschiedliche Schmerzausprägung** ist unbekannt; z. B. können Kinder nach Chemotherapien zwar unter schwersten Lähmungen leiden, aber äußerst selten leiden sie unter neuropathischen Schmerzen. Bei Erwachsenen imponiert dagegen bei Einnahme bestimmter Chemotherapeutika zunächst der Schmerz (z. B. die klassische kälteinduzierte Hyperalgesie nach Oxaliplatin).

Bei einem Teil der PNP-Patienten treten zuerst **Muskel- bzw. Reflexausfälle** auf. Sie berichten, dass sie schnell stolpern, oft stürzen und unter allgemeiner Gangunsicherheit leiden. Bei anderen Patienten treten gleichzeitig oder erst später typische Dys-

ästhesien auf (häufig bezeichnet als »Ameisenlaufen«), während vor allem bei jüngeren Patienten Brennschmerzen dominieren. Die Symptomatologie ist sehr vielgestaltig.

> ❯ Bei Verdacht auf eine Polyneuropathie ist eine fachneurologische Untersuchung der infrage kommenden Ursachen unbedingt geboten, da bisweilen eine kausale Therapie und somit eine deutliche Verlangsamung des Krankheitsprozesses möglich ist.

29.4.4 Schmerzen nach Rückenmarkverletzung

Jede Art von Rückenmarkverletzung kann mit erheblichen Schmerzen einhergehen. Hierfür verantwortlich sind ähnlich wie beim Phantomschmerz (▶ Abschn. 29.6) Pathomechanismen, die zu zentralen Reorganisationsphänomenen führen können und durch die dann Schmerzen (Deafferenzierungsschmerzen) in ansonsten gefühllosen Körperregionen auftreten.

Diese Schmerzproblematik ist verwandt mit dem Phantomschmerz; sie ist aber deutlich schwerer zu behandeln. Patienten mit einer Querschnittsymptomatik berichten zudem über Schmerzempfindungen in den sog. **Übergangszonen** zwischen erhaltener und beginnend gestörter sensibler Wahrnehmung (sog. »at level pain«). Diese Areale können finger- oder handbreit groß sein. Bei diesen Schmerzen treten oft auch Hyperalgesien auf, die aufgrund ihres teilweise attackenförmigen Charakters als besonders belastend erlebt werden (DGN 2012, Wasner 2010).

29.4.5 Zerebrale Schmerzen

Zerebrale Schmerzen beruhen in der Mehrzahl der Fälle auf einem Untergang von Hirngewebe. Besonders häufig treten Schmerzen nach einem lateralen Thalamusinfarkt auf. Diese Schmerzen sind in der Regel auf eine Körperseite, bisweilen auch auf einen Körperquadranten beschränkt und mit den anderen typischen neurologischen Ausfallerscheinungen verbunden. Allerdings kann Schmerz auch als einziges Symptom nach einem solchen Schlaganfall persistieren.

Die **Ursache** dieser Schmerzen ist vermutlich eine massive Störung oder ein Ausfall der thalamokortikalen Bahnen und damit jenes zentralen Systems, das auch für die antinozizeptive Fähigkeit des Gehirns von zentraler Bedeutung ist. Die Therapie dieser Schmerzen ist außerordentlich schwierig.

Andere neurologische Systemerkrankungen, die ebenfalls das Gehirn mit beeinträchtigen, können in unterschiedlichem Ausmaß zu neuropathischen Schmerzen führen. Am häufigsten ist dies bei der multiplen Sklerose der Fall, in deren Gefolge typischerweise auch bestimmte Neuralgien (besonders häufig eine Trigeminusneuralgie) auftreten können. Diese Patienten klagen neben sehr wechselnden Schmerzformen bisweilen auch über eine schmerzhafte Spastik, deren Diagnostik oftmals eine besondere Herausforderung darstellt. Bei Morbus Parkinson sind die Schmerzursachen bislang wenig untersucht. Dies gilt auch für andere zentralnervöse Erkrankungen, u. a. Kollagenosen und rheumatische Erkrankungen, die zu neuropathischen Schmerzsyndromen führen können.

29.5 Therapie typischer neuropathischer Schmerzsyndrome

29.5.1 Somatische Therapie

Interventionelle Verfahren (Überblick in Maier u. Gleim 2016) werden in der Therapie neuropathischer Schmerzen zur Medikamentenapplikation, zur Neurostimulation sowie zur reversiblen (Betäubung, Blockade) oder dauerhaften Ausschaltung bzw. zur Modulation schmerzauslösender oder -leitender Strukturen eingesetzt. Interventionelle Verfahren dienen nicht nur therapeutischen, sondern auch diagnostischen und prognostischen Zielen, werden aber mit zunehmender Zurückhaltung angewandt.

Im Rahmen der **medikamentösen Therapie** (▶ Kap. 21) ist die Behandlung mit niedrig dosierten trizyklischen Antidepressiva indiziert. **Trizyklische Antidepressiva** zählen mit einer »number needed to treat« (NNT) von 3,6 zu den bevorzugt einzusetzenden Medikamenten bei der Behandlung neuropathischer Schmerzen. Von den neuen Antidepressiva waren bei neuropathischen Schmerzen nur Venlafaxin (NNT = 3,1) und Duloxetin wirksam.

> Die reinen Serotonin-Wiederaufnahme-Hemmer (SSRI) scheinen keine empfehlenswerte Therapieoption zu sein.

Weiterhin besteht die Möglichkeit, die medikamentöse Therapie mit **Antikonvulsiva** – hier vor allem Gabapentin oder Pregabalin – zu ergänzen. Antikonvulsiva sind bei der Behandlung neuropathischer Schmerzen in ihrer schmerzreduzierenden Wirkung ähnlich wie Antidepressiva zu bewerten. In einer Metaanalyse erzielte Gabapentin eine signifikante Schmerzreduktion mit einer NNT von 4,3. Auch für andere Antikonvulsiva (Carbamazepin, Phenytoin, Clonazepam) zeigten sich positive Effekte bei der Behandlung neuropathischer Schmerzen (je 1 Studie mit einer NNT von 2,1 und 2,3).

Erweitert werden kann diese Medikation durch den Einsatz von **Opioiden**. Nachdem man in früheren Jahren davon ausging, dass Opioide bei neuropathischen Schmerzen nicht wirksam sind, ist ihre analgetische Wirksamkeit heute gerade bei der Behandlung neuropathischer Schmerzen unumstritten (Häuser et al. 2015a, 2015b). Darüber hinaus haben Opioide neben dem schmerzreduzierenden Effekt einen modifizierenden Einfluss auf kortikale Reorganisationsphänomene. Bei einer Patientenbefragung wurde der Behandlung mit Opioiden im Vergleich zu anderen medikamentösen und nichtmedikamentösen Therapieverfahren die erfolgreichste Schmerzreduktion zugeschrieben.

Eine wachsende Bedeutung haben **topisch wirksame Medikamente**. Sie werden bei lokal begrenzten Schmerzen (z. B. nur an der Fußsohle) auf die Haut aufgebracht und blockieren (im Fall von Lokalanästhetika) Nozizeptoren direkt in der Haut oder dämpfen ihre Erregbarkeit (Capsaicin, Menthol). Auch Botulinumtoxin, das allerdings injiziert werden muss, kann bei neuropathischen Schmerzen wirksam sein. Der Vorteil ist das Fehlen systemischer Nebenwirkungen und bei Capsaicin sowie Botulinumtoxin die 8- bis 12-wöchige Wirkung nach einmaliger Anwendungen (Maier u. Kindler 2016, Uçeyler u. Sommer 2014).

Eine sehr wichtige Therapieoption bei der Behandlung neuropathischer Schmerzen stellen **sensomotorisch-perzeptive Trainingsprogramme**

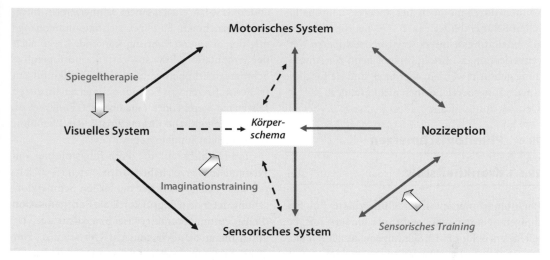

◘ Abb. 29.1 Heuristisches Schema der für die Nozizeption wichtigen Interaktion von motorischem, sensorischem und visuellem System mit Ansatzpunkten verschiedener Therapieverfahren. (mod. nach Schwarzer et al. 2007)

dar. Berücksichtigt man die pathophysiologischen Überlegungen, dass nicht nur Stimulation, sondern auch fehlende Stimulation des Nervensystems Schmerzen hervorrufen kann (◘ Abb. 29.1), so folgt als Konsequenz, sensomotorische Trainingsprogramme in die Therapie neuropathischer Schmerzen mit einzubeziehen.

> Das sensomotorisch-perzeptive Training zielt auf eine Veränderung der kortikalen Reorganisation ab. Durch diese Interventionen soll bei fehlendem oder verändertem afferentem Input die vormalige kortikale Struktur wiederhergestellt werden, mit dem Ziel, so auch die Schmerzen zu reduzieren.

29.5.2 Psychotherapeutische Interventionen

Für die meisten Krankheitsbilder dieser Diagnosegruppe liegen weder Studien zu psychologischen Risikofaktoren noch zu spezifischen Behandlungsansätzen vor. In der Übersichtsarbeit von Turk et al. (2010) werden 3 kleinere Arbeiten angeführt, in denen kognitiv-behaviorale Therapie und Hypnose zu einer signifikanten Schmerzlinderung führten. Daneben sind noch einige klinische Erfahrungsberichte zu einzelnen speziellen Techniken zu finden.

Die wesentlichen Bausteine der **kognitiv-behavioralen Behandlung** neuropathischer Schmerzzustände sind:
- Aufklärung über das (meist wenig bekannte) Krankheitsbild
- Verbesserung der Selbstwahrnehmung, adäquate Einschätzung der Belastbarkeit
- Imaginationstraining als Ergänzung des somatosensorisch-perzeptiven Trainings
- Abbau der Bewegungs- und Berührungsangst
- Stress- und Ärgerbewältigung
- Erarbeitung beruflicher und sozialer Aktivitäten bzw. Perspektiven

Etwas detailliertere Ausführungen zu **integrierten behavioralen Ansätzen** findet man bei Flor und Turk (2011). Hier sind v. a. operante Ansätze beschrieben, bei denen durch entsprechende Verstärkerpläne das verbale und nonverbale Schmerzverhalten verändert wird. Daneben wird Biofeedback als Behandlungsansatz erwähnt. Hierbei wird insbesondere Patienten mit Stumpfschmerzen die Hauttemperatur oder die Muskelspannung am Stumpf zurückgemeldet und beeinflussbar gemacht (Harden et al. 2005). Diers und Flor (2013) geben eine gut strukturierte Übersicht über psychologische Behandlungsstrategien bei Phantomschmerzen (▶ Abschn. 29.6.1). Die in dieser Übersichtsarbeit angeführten psychotherapeutischen Methoden können durchaus auch bei anderen neuropathischen Schmerzbildern (z. B. Polyneuropathie, Deafferenzierungsschmerz sowie bei peripheren Nervenverletzungen) Erfolg versprechend zur Anwendung gebracht werden, allerdings sind sie für diese Anwendungsbereiche noch nicht evaluiert.

29.6   Phantomschmerzen

29.6.1 Krankheitsbild

Phantomschmerzen sind schmerzhafte Empfindungen in einem nicht mehr vorhandenen Körperteil (Diers u. Flor 2013, Schwarzer et al. 2009). Nach retrospektiven Erhebungen treten sie nach Amputation einer Extremität bei bis zu 80 % der Patienten auf. Phantomschmerz kann aber auch nach Amputation einer Brust, Extraktion eines Zahnes oder einer Hysterektomie auftreten. Abzugrenzen von Phantomschmerzen sind nichtschmerzhafte Phantomempfindungen und lokalisierte Stumpfschmerzen (Maier 2016). Nahezu jeder Patient berichtet nach einer Amputation über Phantomempfindungen, sie sind im Gegensatz zum Phantomschmerz meistens nicht behandlungsbedürftig. Stumpfschmerzen treten bei ca. 50 % der Patienten auf.

Phantomschmerzen beeinträchtigen die Lebensqualität der Betroffenen in erheblicher Weise. Bei einer Befragung von ca. 2.700 amputierten Patienten berichteten 27 % der Patienten über täglichen Phantomschmerz von mehr als 15 h (Sherman et al. 1984). Phantomschmerzen sind selten dauerhaft, bei den meisten Patienten treten sie als Attacken bis zu 30 Min. andauernd und bis zu 10-mal täglich auf. Die Patienten beschreiben sie als einschießend, bohrend, drückend und teils brennend. Vorwiegend sind die Schmerzen körperfern betont. Auch die Lage des Phantomgliedes wird unterschiedlich empfunden. Diese **Lageempfindungen** reichen von einem gedanklichen Verblassen des Phantomgliedes (»fading«), über ein Schrumpfen (»telescoping«) bis hin zu einer unphysiologischen oder verkrampften Lage des Phantomgliedes, die von den Patienten oftmals als schmerzhaft empfunden wird.

Bis heute ist unklar, wann Phantomschmerzen nach der Amputation auftreten und warum manche Patienten sie unmittelbar nach der Amputation und andere erst Jahre nach einem schmerzfreien Intervall wahrnehmen. Es zeigen sich Zusammenhänge mit der Schmerzerfahrung vor und direkt nach der Amputation. Prä- sowie starke postoperative Schmerzen erhöhen vermutlich das Risiko für ein frühes Auftreten von Phantomschmerzen im ersten Jahr nach Verlust der Gliedmaße (Hanley et al. 2007). Die **zeitliche Charakteristik** der Phantomschmerzen ist somit extrem variabel.

Im Hinblick auf die **Pathophysiologie** von Phantomschmerzen haben in den letzten 15–20 Jahren die Erkenntnisse der modernen Schmerzforschung unter dem Begriff **kortikale Reorganisation** die Bedeutung zentralnervöser bzw. kortikaler Veränderungen deutlich gemacht (Moseley u. Flor 2012). So konnte z. B. gezeigt werden, dass Patienten mit Phantomschmerzen eine Überlagerung der kortikalen Deafferenzierungszonen durch benachbarte Gehirnregionen im somatosensorischen und motorischen Kortex aufweisen (Flor et al. 2013, Price et al. 2006). Diese kortikale Reorganisation findet sich aber nur bei Patienten, die nach ihrer Amputation unter Phantomschmerz leiden, schmerzfreie Patienten zeigen diese Veränderungen nicht (Diers et al. 2010). Lern- und Gedächtnisprozesse scheinen bei dieser maladaptiven Plastizität eine gewichtige Rolle zu spielen (Diers u. Flor 2013).

Phantomschmerzen oder Deafferenzierungsschmerzen mit fehlendem afferenten sensorischen Input, aber auch andere neuropathische Schmerzen ohne peripheres sensorisches Defizit gehen also mit einer Verkleinerung des entsprechenden kortikalen Repräsentationsareals einher. Als Folge dehnen sich funktionell im somatosensorischen Kortex die benachbarten Repräsentationsareale in das Gebiet aus, das die nicht mehr vorhandene Extremität zuvor repräsentierte (▶ Abschn. 5.2). Je stärker der Phantomschmerz empfunden wird, desto größer sind die **kortikalen Veränderungen** (Flor et al. 1995).

> **Ein gemeinsames Merkmal von Krankheitsbildern mit sog. Deafferenzierungsschmerzen ist die Beeinträchtigung des Netzwerkes aus motorischer Intention, propriozeptivem Feedback und visuellem Eindruck; diese Beeinträchtigung erleben die Patienten als Schmerz.**

Der **visuelle Eindruck** und die **Körperwahrnehmung** bedingen entscheidend die kortikale Reprä-

sentation und die Bewertung der wahrgenommenen Information; gerade der visuelle Eindruck
scheint ein besonders potenter Stimulus zu sein. Die
Bedeutung der Übereinstimmung von visuellem
und sensorischem Eindruck verdeutlicht die folgende Untersuchung von Schäfer et al. (2006). Bei
synchroner Stimulation der eigenen und einer in
einem Videofilm präsentierten Hand nahmen die
Patienten die im Video gezeigte Hand als die eigene
wahr; bei asynchroner Stimulation verschwand dieser Eindruck. Gleichzeitig mit der Stimulation veränderte sich die kortikale Repräsentation – allerdings nur, wenn die Patienten die beobachtete Stimulation ihrer eigenen Hand zuschrieben. Diskrepanzen von visuellem Eindruck und motorischer
Aktion führen dementsprechend zu Beeinträchtigungen von Bewegungsabläufen.

Psychosoziale Faktoren beeinflussen das
Schmerzerleben von Patienten mit Phantomschmerzen ebenso wie bei anderen chronischen Schmerzsyndromen (Sherman et al. 1987). Patienten, die
sowohl über Phantom- als auch über Stumpfschmerzen klagten, waren zudem besonders im Hinblick
auf ihre psychosoziale Anpassung beeinträchtigt
(Desmond et al. 2008). Vase et al. (2011) konnten
zeigen, dass dysfunktionale Schmerzkognitionen
mit erhöhter Schmerzsymptomatik und zentralnervöser Sensibilisierung einhergehen. Zudem klären
laut Hanley et al. (2004) sowie Jensen et al. (2002)
psychosoziale Faktoren (z. B. Katastrophisieren,
depressive Symptomatik und fehlende soziale Unterstützung) einen bedeutsamen Anteil an Varianz bezüglich der Anpassung an die Amputation auf.

29.6.2 Therapie

Die medikamentöse Behandlung von Phantomschmerzen führt oftmals zu keiner suffizienten
Schmerzreduktion (Alviar et al. 2011). Es existieren
mittlerweile verschiedene Therapiemaßnahmen, die
in Kombination und unter Berücksichtigung der Pathophysiologie eingesetzt werden sollten. Dabei wird
die medikamentöse Behandlung (▶ Abschn. 29.5)
durch geeignete chirurgische, prothetische und teilweise interventionelle Verfahren ergänzt (Schwarzer
et al. 2009). Phantomschmerzen, vor allem aber
Deafferenzierungsschmerzen (Schmerzen in »tauben«

Hautarealen) werden bei einem Teil der Patienten
durch Impulse aus noch verbleibenden gesunden
oder teilgeschädigten Nerven unterhalten, deshalb
kann hier die Therapie paradoxerweise durch eine
Dämpfung der peripheren Restimpulse, z. B. durch
Capsaicinpflaster, bisweilen sehr wirksam sein.

Die Nutzung einer **myoelektrischen Prothese**
erwies sich als präventiv und therapeutisch höchst
wirksame Maßnahme gegen Phantomschmerzen.
Die Illusion eines wieder vorhandenen Körperglie-
des kann hiermit simuliert werden und geht mit
einer geringeren kortikalen Reorganisation und ab-
geschwächten Phantomschmerzen einher (Lotze et
al. 1999, Weiss et al. 1999). Eine Längsschnittstudie
(Dietrich et al. 2012) konnte aufzeigen, dass der
Einsatz einer mit sensorischem Feedback versehe-
nen Prothese den Phantomschmerz effektiv reduzieren konnte. Visuelles und sensorisches Feedback
über eine Prothese vermittelt führt offenbar zu einer
Rückbildung maladaptiver zentralnervöser Veränderungen. Dass dies auch positive psychologische
Effekte haben dürfte, liegt nahe.

Eine zentrale Bedeutung bei der Behandlung
neuropathischer Schmerzen kommt den sog. **sensomotorisch-perzeptiven Trainingsverfahren** zu,
die ebenfalls mit einer Beeinflussung der kortikalen
Reorganisation Einfluss auf die relevanten pathophysiologischen Prozesse nehmen. Zu diesen Trainingsverfahren zählen folgende Methoden (▶ Abschn. 29.7.10).

- Spiegeltherapie
- Lateralisationstraining
- Imaginationsverfahren

Die **Spiegeltherapie** wird heute überwiegend von
Ergotherapeuten durchgeführt, in den Anfängen
wurde sie allerdings auch von Psychotherapeuten
angewendet. Das Verfahren zielt darauf ab, die »verletzte oder verlorene Extremität« wieder in das Körperschema zu integrieren (Chan et al. 2007, Schwarzer et al. 2007). Mithilfe eines Spiegels wird versucht,
die perfekte Illusion einer gesunden Extremität zu
erzeugen, um so im Rahmen eines sensomotorischen
Trainings die krankheitsbedingt veränderten Verarbeitungsprozesse im Gehirn – und so letztlich den
Schmerz – positiv zu beeinflussen (◘ Abb. 29.2).

Eine signifikante Schmerzreduktion durch die
Spiegeltherapie bei Patienten mit Phantomschmer-

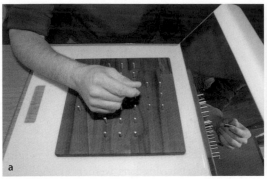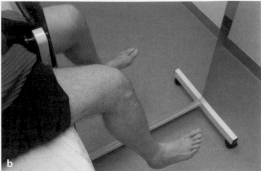

☐ **Abb. 29.2** Patienten mit Oberarm- (**a**) bzw. Oberschenkelamputation (**b**) bei der Spiegeltherapie

zen zeigten 2 von 3 kontrollierten Studien. So wurde bei Patienten mit verschiedenen Krankheitsbildern (Phantomschmerzen, CRPS und Plexusläsionen) die Spiegeltherapie in ein umfangreiches Trainingsprogramm implementiert. Dieses berücksichtigte neben der Spiegeltherapie ein Training der Lateralisationswahrnehmung sowie imaginierte bzw. gedachte Bewegungen (Moseley 2006). Es sollte durch die Abfolge der einzelnen Programmbestandteile, die als entscheidend für den Therapieerfolg gelten, eine sequenzielle Aktivierung von prämotorischen und motorischen Kortexarealen erfolgen. Das Trainingsprogramm führte im direkten Vergleich mit einer Standardbehandlung zu einer signifikanten Schmerzreduktion und signifikanten Verbesserung der Funktion und Beweglichkeit. Auch in dem 6-Monats-Follow-up zeigten sich weiterhin positive Effekte.

Nach einem mehrwöchigen Imaginationstraining wurde ebenfalls eine signifikante Reduktion sowohl der dauerhaften als auch der intermittierend auftretenden Phantomschmerzen erreicht. Diese Schmerzreduktion ging zudem mit der Veränderung der kortikalen Reorganisation einher (MacIver et al. 2008).

29.6.3 Psychotherapeutische Interventionen

Bei Patienten mit Phantomschmerzen empfehlen sich zunächst auch die in ► Kap. 19 beschriebenen Maßnahmen der **kognitiven Verhaltenstherapie**. Diese bieten sich vor allem dann an, wenn die

Patienten eine starke Tendenz zum Katastrophisieren zeigen, sich hilflos und depressiv fühlen, resigniert haben und keine eigenen Einflussmöglichkeiten mehr wahrnehmen. Die Therapie zielt dann auf eine Veränderung schmerzverstärkender Gedanken und Einstellung ab. Vermittelt werden Schmerzbewältigungsstrategien, Techniken zur Aufmerksamkeitsumlenkung, zum Achtsamkeits- und Akzeptanzgewinn sowie ein Zuwachs an Problemlösekompetenz. Bei Patienten mit Phantom- und Deafferenzierungsschmerz spielt die Angst vor Schmerzen eine große Rolle und hat oft dysfunktionales Schonverhalten zur Folge. In diesem Fall kann ein **Expositionstraining** zur Behandlung dieser Ängste von Nutzen sein. Auch Biofeedbackverfahren, mit denen Patienten lernen, die Hauttemperatur oder Muskelspannung am Stumpf wahrzunehmen und zu kontrollieren, sind hilfreiche Schmerzbewältigungstechniken, nicht zuletzt durch den Zugewinn an Selbstwirksamkeitsüberzeugungen. Zwar liegen bislang erst wenige kontrollierte Untersuchungen zur Wirksamkeit kognitiv-behavioraler Therapie vor (Flor u. Turk 2011, Harden et al. 2005, Moura et al. 2012), dennoch haben sich die dort untersuchten psychologischen Interventionen bei Phantomschmerz durchaus als effektiv erwiesen. In der Literatur findet sich auch eine Fallserie von 5 Patienten, bei denen die Methode **EMDR** angewandt wurde (Schneider et al. 2008; vgl. auch ► Kap. 19). Bei allen Patienten konnten sowohl eine relevante Schmerzreduktion als auch eine verbesserte allgemeine psychosoziale Anpassung erzielt werden.

29.6.4 Zusammenfassung (Phantomschmerz)

Nach Amputation einer Extremität treten bei ca. 80 % der Patienten Phantomschmerzen auf. Die Behandlung von Phantomschmerzen umfasst die medikamentöse Therapie, den Einsatz sensomotorisch-perzeptiver sowie psychotherapeutischer Therapieverfahren. Mit Prothesentraining, sensorischem Diskriminationstraining, Spiegeltherapie, motorischem Vorstellungstraining sowie kognitiv-behavioralen Therapieansätzen kann Einfluss auf die maladaptiven Lernprozesse genommen und somit der Phantomschmerz verringert werden. Studien belegen, dass sich chronische Phantomschmerzen vor allem durch solche psychologischen Verfahren beeinflussen lassen, die schmerzassoziierte negative Gedächtnisinhalte und die damit einhergehende maladaptive Reorganisation des Gehirns beeinflussen. Langzeituntersuchungen in kontrollierten Studien stehen zu diesen Verfahren noch aus, die bislang vorliegenden Befunde sind jedoch vielversprechend.

> ❯ Der Stellenwert nichtmedikamentöser Verfahren zur Behandlung von Phantomschmerzen könnte in Zukunft noch weiter an Bedeutung gewinnen, zumal sie größere Effektstärken aufweisen als die medikamentösen Therapien, die beim Phantomschmerz im Allgemeinen wenig effektiv sind.

29.7 Komplexes regionales Schmerzsyndrom (CRPS)

Bereits 1865 berichtete der Arzt Weir Mitchell über Soldaten, die im amerikanischen Bürgerkrieg Schussverletzungen mit Nervenläsionen an Arm oder Bein erlitten hatten. Sie klagten über heftige Brennschmerzen, extreme Empfindlichkeit bei Berührung, Störung der Hautdurchblutung, Schwellungen sowie über massiven Funktionsverlust in weitaus stärkerem Maße, als dies durch die eigentliche Verletzung erklärbar war. Im Laufe der nächsten 100 Jahre wechselte der Begriff für diese Erkrankung mehrfach (Kausalgie, sympathische Reflexdystrophie, Algodystrophie, Morbus Sudeck), bis sich schließlich eine rein deskriptive, klinisch orientierte Definition und Terminologie durchsetzte. Heute spricht man deshalb vom **komplexen regionalen Schmerzsyndrom** (»complex regional pain syndrome«, CRPS).

Um **CRPS-Erkrankungen ohne und mit offensichtlicher Nervenschädigung** zu unterscheiden, werden sie eingeteilt in:

- CRPS Typ I (ohne Nachweis einer gravierenden Nervenverletzung)
- CRPS Typ II (mit Nervenläsion, bei ansonsten gleicher Symptomatik wie Typ I)

29.7.1 Klinisches Bild

Das CRPS ist vom Schmerztyp primär ein **nozizeptives Krankheitsbild**, auf das sich bei gleichzeitiger Nervenverletzung (die auch Auslöser für ein CRPS sein können), die Symptome des neuropathischen Schmerzes aufpfropfen (Gierthmühlen et al. 2012). Die zentralnervösen Veränderungen sind allerdings anders als bei anderen Gelenkerkrankungen und unterscheiden sich auch von neuropathischen Schmerzen durch einige Charakteristika (Überblick in Maier et al. 2016b):

- Nahezu obligat besteht eine **Mitbeteiligung von Gelenk- und Weichteilstrukturen** mit zusätzlicher Einschränkung der Beweglichkeit (Kontraktur; ◻ Abb. 29.3d). Diese Symptome bestimmen in entscheidender Weise die Prognose des Patienten bezüglich der Wiederherstellung einer normalen Funktion der betroffenen Extremität.
- Alle Symptome wie Schmerz und Ödem zeigen eine Tendenz zur **distalen Generalisierung**, d. h. sie sind z. B. an der Hand stärker ausgeprägt als am Arm, betreffen aber fast immer die gesamte (distale) Extremität, unabhängig vom Ort und der Art des auslösenden Ereignisses.

> ❯ Sowohl der Schmerz als auch die übrigen Symptome begrenzen sich *nicht* auf das Ausbreitungsgebiet eines betroffenen Nervs oder einer Nervenwurzel.

Während noch vor einigen Jahren vorwiegend falsch negative CRPS-Diagnosen gestellt wurden,

29

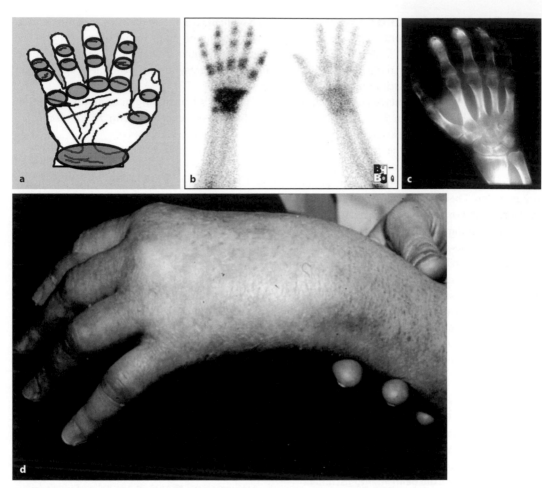

◘ **Abb. 29.3** Charakteristika des komplexen regionalen Schmerzsyndroms (»complex regional pain syndrome«, CRPS).
a Periartikularer Druckschmerz, **b** bandenförmige Mehrbelegung in der Spätphase der Szintigrafie, **c** fleckförmige Entkalkung im Röntgenbild, **d** CRPS Typ I mit Pseudoparese, Kontrakturen, Ödem und Hautveränderung

werden mittlerweile zunehmend häufiger auch falsch positive Diagnosen gestellt. Die Abgrenzung zu anderen Diagnosen mit ähnlichem Erscheinungsbild ist teilweise sehr schwierig und erfordert neben fundierten Fachkenntnissen auch ein hohes Maß an klinischer Erfahrung.

Besonders zu erwähnen ist hier das Artefaktoder Münchhausen-Syndrom, das sich in folgenden Symptomen vom CRPS unterscheidet:
- Ödeme bis hin zur Elefantiasis
- Kontrakturen, die typisch sind für Patienten mit akzentuierten Persönlichkeitszügen/ -störungen (z. B. fixiert im maximalen Faustschluss oder exaltierte Fingerstellung)

- Auch Hautverletzungen oder -läsionen
- Hämatome (praktisch niemals beim CRPS!) oder Schnürfurchen
- Keine Beeinflussbarkeit, z. B. durch Immobilisation, Hochlagerung oder Sympathikusblockade

Die neurologischen Symptome basieren auf charakteristischen Störungen aller Teile des peripheren Nervensystems. Man spricht daher von einer **neurologischen Trias**: Störungen der Sensibilität, der Motorik und des autonomen Nervensystems (Überblick zu den diagnostischen, sog. Budapest-Kriterien, ◘ Tab. 29.1).

Jedes der in den nächsten Abschnitten beschriebenen Symptome (auch der Schmerz) kann fehlen und die **interindividuelle Ausprägung** extrem variieren. Oft bestehen auch **komplexe Störungsmuster** mit Koordinationsstörungen und gestörter Regulation der Temperatur (z. B. durch unphysiologische Weitstellung der Gefäße).

Somatosensorische Symptome und Schmerz

Insgesamt 90 % der Patienten klagen bereits zu Erkrankungsbeginn über **brennende oder bohrende Schmerzen** an Hand oder Fuß, die sich in aller Regel unter körperlicher Belastung und beim Herabhängen der Extremität verstärken. Ebenso typisch ist eine Schmerzverstärkung infolge psychischer Anspannung. Die Beschwerden werden diffus und tief in der distalen Extremität angegeben. Leichte Bewegungen der Finger bzw. Zehen, vor allem aber Druck auf die Gelenke wird als sehr schmerzhaft erlebt (Mainka et al. 2015). Bei einem Teil der Patienten, vor allem mit einem CRPS Typ II, bestehen auch evozierbare Schmerzen im Sinne einer **Allodynie oder Hyperalgesie**, die mit einer Verkleinerung der kortikalen Repräsentation einhergehen (Maihöfner u. Seifert 2010, Pleger et al. 2005, Schwenkreis et al. 2009).

Autonome Symptome

Die erkrankte Extremität ist bei vielen CRPS-Patienten entweder kälter (20 %) oder wärmer (60 %) als die gesunde Extremität auf der Gegenseite, was eine **gestörte Hautdurchblutung** widerspiegelt. Die Temperaturregulation ist beeinträchtigt, daher klagen die Patienten bei warmer Temperatur eher über Kältemissempfindungen, bei Kälte dagegen über eine zu warme Extremität. Oft ist auch die Schweißsekretion verändert (Hyper- wie auch Hypohidrosis; Krumova et al. 2008).

Bei Herabhängen der Extremität führt die inadäquate Vasokonstriktorenreaktion bereits nach wenigen Minuten zu einer lividen Verfärbung der Haut und vermehrter Gefäßzeichnung mit nachfolgendem Ödem. Charakteristisch für das CRPS ist eine **Schwellung der dorsalen Extremitätenanteile** (Hand- und Fußrücken), die sich unter adäquater Lagerung meist rasch zurückbildet.

> **Schmerzintensität und Bewegungsstörungen korrelieren zu Beginn mit dem Ausmaß des Ödems.**

Motorische Symptome

In fast allen Fällen besteht an der betroffenen Extremität eine **Einschränkung der willkürlichen Kraft**, vor allem aber der Feinmotorik aller distalen Muskeln. Im Besonderen sind jedoch komplexe Bewegungen von der Erkrankung betroffen, z. B. der Faustschluss oder die Opposition des Daumens zum 5. Finger. Auch ein **Tremor** ist oft zu beobachten, insbesondere bei intendierten Bewegungen.

Charakteristisch für die Erkrankung ist auch, dass die noch vorhandenen motorischen Fähigkeiten nicht mehr »automatisch« ablaufen. Viele Patienten beschreiben, dass sie die erkrankte Hand bzw. den Fuß nur noch unter direkter visueller Kontrolle gezielt bewegen und benutzen können. Man spricht hier von einem motorischen **Neglect-like-Syndrom** (▶ Abschn. 29.7.6).

Gelenk- und Knochenveränderungen

Klinisch imponiert die **extreme Druckschmerzhaftigkeit der kleinen Gelenke**, die sich auch szintigrafisch belegen lässt (◘ Abb. 29.3b). Das klassische Kontraktionsmuster an der Hand zeigt eine Beugung im Handgelenk und überstreckte Fingergrundgelenke, verbunden mit Streckdefiziten in den Fingermittelgelenken (»Affenhand«). Am Daumen findet sich häufig eine Fehlstellung in Adduktionshaltung, die Greifbewegungen unmöglich macht. Das Ausmaß des Gelenkbefalls ist interindividuell sehr verschieden. Höchst ungünstig ist die Prognose für Patienten, bei denen es rasch zu arthrogenen Beuge- und Streckkontrakturen kommt. Im späteren Verlauf treten zusätzlich Sehnen- und Kapselverkürzungen sowie Muskelatrophien (vor allem der Fingerstrecker) auf.

Trophische Störungen

Aufgrund der beschriebenen autonomen Störung und der Folgen der Kontrakturen sowie der Immobilisation treten trophische Störungen auf. Patienten berichten, dass das **Wachstum der Fingernägel** und die **Behaarung** an der betroffenen Extremität verändert sind. Im Verlauf der Erkrankung können die Ausprägung und die Art dieser Symptomatik mehrfach wechseln. Kennzeichnend sind auch **Verdickun-**

gen der Hornschicht (Hyperkeratose) und eine **Veränderung des Bindegewebes** (Fibrosierung).

Besonderheit des CRPS Typ II

Im Unterschied zum CRPS Typ I bestehen bei diesem Krankheitsbild auch **neurologisch nachweisbare Ausfälle großer Nerven** (überwiegend Nn. medianus, ulnaris, radialis und ischiadicus). Die übrige Symptomatik unterscheidet sich jedoch nicht, d. h., es liegt die komplette CRPS-Symptomatik vor, erweitert um die typische Symptomatik einer schmerzhaften peripheren Nervenverletzung (Gierthmühlen et al. 2012).

29.7.2 Differenzialdiagnosen

Für die Differenzialdiagnose ist letztendlich das **klinische Bild** entscheidend (◘ Tab. 29.1). Ein CRPS lässt sich mit **laborchemischen Untersuchungen** weder nachweisen noch ausschließen. Mit Ausnahme der 3-Phasen-Knochenszintigrafie haben auch die **radiologischen Verfahren** (konventionelle Röntgenaufnahmen, Computer- und Magnetresonanztomografie) nur eine untergeordnete Bedeutung.

Für die Früh- und Differenzialdiagnose wichtig ist jedoch die **3-Phasen-Knochenszintigrafie**. Hierbei wird nach Injektion eines radioaktiven Markers die Knochenstoffwechselaktivität geprüft. Die Szintigrafie hat eine sehr hohe Spezifität (98 %), während die Sensitivität von anfänglich 90 % auf 50 % im weiteren Verlauf der Erkrankung sinkt (Wüppenhorst et al. 2010).

> ❯ Ein positiver Szintigrafiebefund (in der 3. Phase der Aufnahme = Spätphase) beweist mit hoher Wahrscheinlichkeit ein CRPS. Ein negativer Befund bei einem schon länger bestehenden CRPS schließt die Diagnose jedoch keineswegs aus.

◘ Tab. 29.1 Diagnostische Kriterien der IASP (sog. Budapest-Kriterien) nach Bruehl et al. (1999) und Harden et al. (2010)

Kriterium	Beschreibung
1. Anhaltender Schmerz, inadäquat zum vorangegangenen Trauma	–
2. Anamnestisch erhobene Symptomatik (Patient benennt mindestens 1 Symptom aus jeder Kategorie)	Sensibilität: Hyperästhesie
	Motorik/Trophik: Einschränkung des Bewegungsumfangs und/oder motorische Dysfunktion (Schwäche, Tremor, Dystonie) und/oder trophische Veränderungen (Haut, Haare, Nägel)
	Sudomotorik/Ödem: Ödem und/oder Asymmetrie/Veränderung des Schwitzens
	Vasomotorik: Temperaturveränderung und/oder Asymmetrie der Hautfarbe
3. Medizinische Befunde (Nachweis von mindestens 1 Befund in >2 Kategorien)	Sensibilität: Hyperalgesie bei Nadelreizen und/oder Allodynie bei leichter Berührung
	Motorik/Trophik: eingeschränkter Bewegungsumfang und/oder motorische Dysfunktion (Schwäche, Tremor, Dystonie), und/oder trophische Veränderungen (Haut, Haare, Nägel)
	Sudomotorik/Ödem: Ödem und/oder Veränderung/Asymmetrie des Schwitzens
	Vasomotorik: Temperaturseitendifferenz und/oder Veränderung/Asymmetrie der Hautfarbe
4. Ausschluss anderer Ursachen, die Schmerz und Bewegungseinschränkungen erklären	–

29.7.3 **Epidemiologie und auslösende Faktoren**

Das CRPS ist eine relativ seltene Erkrankung. Gute epidemiologische Studien liegen zu diesem Störungsbild nicht vor. In der Literatur finden sich nur wenige Hinweise auf die **Prävalenz**. So werden bei Patienten nach Radiusfraktur weniger als 1 % CRPS-Erkrankungen berichtet. Etwa 60 % der Betroffenen sind Frauen. Eine spezifische **Altersverteilung** scheint nicht zu bestehen, obwohl dieses Syndrom bei Kindern nur selten auftritt (Allen et al. 1999, Sandroni et al. 2003).

Die **Analyse auslösender Ereignisse** in einer Schmerzklinik zeigte, dass ca. 40 % der CRPS-Patienten nach einem Unfall mit Fraktur (ca. 30 % obere Extremität, 10 % untere Extremität) insbesondere des Radius ausbilden (Gierthmühlen et al. 2012, Maier u. Gleim 1998). Circa 30 % entwickeln die Erkrankung nach chirurgischen Eingriffen, insbesondere nach einer Dekompression oder anderen Eingriffen an peripheren Nerven (häufig nach Karpaltunneldekompression). Etwa 15 % der Patienten berichten über Traumata, die chirurgisch als Bagatelltrauma eingestuft wurden.

Bei sorgfältiger Anamnese zeigt sich, dass bei fast allen Patienten (90–95 %) mindestens **ein passageres Trauma** oder **eine auslösende Erkrankung** in unmittelbarem zeitlichem Zusammenhang mit dem Beginn des CRPS zu explorieren ist. Das Schmerzsyndrom beginnt aber nicht zwangsläufig mit einem primären Ereignis. Es kann auch im Rahmen einer therapeutischen Maßnahme auftreten, z. B. bei einer Folgeoperation (z. B. Materialentfernung).

Betroffene berichten aber auch, dass sich gravierende Symptome erst unter der **krankengymnastischen Behandlung** entwickelt hätten. Bei diesen Patienten liegen dann bereits leichte Symptome eines CRPS vor, die z. B. durch inadäquate krankengymnastische Übungsbehandlungen, passive Übungen unter dem »Schutz« von Nervenblockaden oder durch ein forciertes Training der Patienten selbst zum Vollbild eines CRPS werden. Die weitverbreitete Behauptung, dass ein CRPS nur nach einer chirurgischen Fehlbehandlung entstehe, ist wissenschaftlich nicht belegt und nach den eigenen Erfahrungen sehr unwahrscheinlich.

> Das CRPS entsteht in der Regel unmittelbar oder mittelbar nach einem Trauma. Es ist eine Komplikation nach einer Schädigung oder Verletzung und wird durch Behandlungsfehler verschlimmert. Der Schweregrad des CRPS ist unabhängig vom Schweregrad der Verletzung.

Ein **typischer Krankheitsbeginn** ist dem nachfolgenden Tagebuchauszug einer Patientin mit CRPS an der rechten (dominanten) Hand zu entnehmen. Es handelt sich dabei um das Dokument einer Ärztin, die selbst an einem CRPS erkrankte.

29.7.4 **Schweregrad, Verlauf und Prognose**

Die in der Literatur sehr kontroversen Auffassungen zum **Spontanverlauf** dieser Erkrankung erklären sich vermutlich durch Unterschiede in der Patientenauswahl, sowohl hinsichtlich des Schweregrades der Schmerzen als auch der Gelenk- und neurologischen Symptome.

Bean und Kollegen veröffentlichten 2014 ein systematisches Review zur Frage der Spontanremission, in dem 18 Studien mit insgesamt 3.991 Patienten Berücksichtigung fanden. Während 3 prospektive Studien von einer relevanten Anzahl von Spontanheilungen berichten, kamen 12 retrospektive Studien zu sehr heterogenen Ergebnissen. Meist zeigte sich hier eine lang andauernde Beeinträchtigung der Patienten. 3 Querschnittsstudien zeigten auf, dass Schmerz und sensorische Symptome mit der Dauer der CRPS-Erkrankung korrelierten. Bei allen Studien dauerten die motorischen Symptome am längsten an, sudomotorische und vasomotorische Symptome verbesserten sich am schnellsten und deutlichsten. Die Autoren kommen zu dem Fazit: Die meisten CRPS-Patienten verbessern sich innerhalb von 6–13 Monaten, es scheint jedoch eine Subgruppe zu geben, die sich spontan kaum verbessert. Daneben existiert offenbar eine Reihe sehr leichter Verlaufsformen, bei denen die Schmerzen mit und ohne Therapie wieder abklingen, sofern eine Dekompensation nicht durch inadäquate somatische Interventionen und/oder psychische Belastungen ausgelöst wird. Bei Patienten mit höhe-

Fallbeispiel 2 – Teil 1: Tagebuchauszüge einer Patientin mit CRPS

- 04.01.:Trümmerfraktur beim Schlittschuhlaufen.
- 05.01.: Dass eine Fraktur mit Schmerzen und Schwellungen einhergeht, ist mir klar. Was ich vorher nicht ahnte: Ich fühle mich irgendwie im Ganzen krank, obwohl doch »nur ein Knochen gebrochen ist«.
- 06.01.: Taubes Gefühl im rechten Klein- und Ringfinger. Der Rat des Arztes: »Immer die Finger bewegen.« Ich trainiere also.
- 10.01.: Die Beweglichkeit der Finger wird geringer, der Schmerz nimmt eher zu. Ich gehe lieber heute schon zum Arzt. Röntgenkontrolle: Stellung gut, ich soll weiter gut üben.
- 16.01.: Brennender Schmerz nimmt zu, diffus in der Hand und am distalen Unterarm, nachts derart stark, dass ich kaum schlafen kann. Ich jammere und

stöhne und denke, das kann doch nicht wahr sein, dass eine Fraktur nach 5 Tagen so starke Schmerzen verursacht.
- 17.01.: An Schlaf ist nicht mehr zu denken, ich stehe dauernd wieder auf, laufe herum. Bin ich hysterisch, extrem schmerzempfindlich? … Es ist eben die erste Fraktur, die ich am eigenen Leibe zu spüren bekomme, aber das kann doch einfach nicht der normale Verlauf sein!?! Mir kommen die Geburten meiner 3 Kinder in den Sinn: Das waren stärkere Schmerzen, sicher, aber sie gingen wieder vorbei, und sie hatten einen Sinn.
- 20.01.: Dorsale Gipsschiene, superweich gepolstert. Ich wache morgens wieder auf, Schwellungen der Finger und Schmerzen an der ganzen Hand, trotz Gipsabnahme zunehmend.

Irgendwann muss ich wohl eingeschlafen sein, denn ich werde plötzlich wach und könnte heulen vor Schmerzen.
- 22.01.: Ich klage Dr. X. meine Schmerzen. Seine Reaktion: »Sie haben einen Sudeck« trifft mich wie ein Schlag. Also weder Superempfindlichkeit noch beginnender Wahnsinn.
- 03.02.: Ich bin ein richtiges »Häuflein Elend« geworden. Ständig diese Schmerzen, diese Nächte mit Herumwandern und Jammern. Ich schaue oft schon mit richtiger Abscheu auf meinen rechten Arm, kann ihn nicht mehr akzeptieren, ich will ihn nicht mehr! Abhacken möchte ich mir den Ellbogen, wenn es dann besser würde. Aber das wird es dadurch natürlich nicht.

rem Schweregrad (◘ Tab. 29.2) ist die Prognose hinsichtlich einer vollständigen Wiederherstellung der Funktion der erkrankten Extremität eher ungünstig. Diese Verläufe können in eine **chronische Invalidität** münden, die mit erheblicher Einschränkung der Lebensqualität, psychischen Sekundärschäden oder erhöhtem Suizidrisiko einhergeht.

Mehr als 60 % der Patienten mit CRPS Typ II leiden trotz intensiver Therapie noch Jahre später an ihrer primären Symptomatik. Nahezu 70 % aller CRPS-Patienten klagen noch nach 5 Jahren über eine schwache Muskelkraft, Ruheschmerz oder Gelenksteife, die Feinmotorik ist bei ca. 30 % dauerhaft gestört. Diese Patienten können nur unter Blickkontrolle greifen, leiden zum Teil dauerhaft unter Tremor oder dystonen Bewegungsstörungen, was eine berufliche Reintegration selbst bei abgeklungener Schmerzsymptomatik deutlich erschwert (Geertzen et al. 1998a).

29.7.5 Pathophysiologie

Die **Pathogenese** der Erkrankung ist bis heute nicht vollständig geklärt. Es gibt Hinweise auf eine genetische Prädisposition, z. B. ein familiär gehäuftes Auftreten mit Häufung von Genvarianten, wie sie auch bei anderen inflammatorischen Erkrankungen bekannt sind (Birklein u. Handwerker 2001). Keines der bislang favorisierten Konzepte zur Pathogenese vermag zu erklären, warum sowohl neurologische als auch arthrogene Symptome gemeinsam auftreten. Eine heute weitgehend akzeptierte Hypothese postuliert **Entzündungsvorgänge als Kernmechanismus** in den ersten Monaten der Erkrankung. Hier kommt es zu einer Dysbalance von erhöhten proinflammatorisch wirkenden Zytokinen und erniedrigter Aktivität ihrer Gegenspieler, den antiinflammatorisch wirkenden Zytokinen (Birklein u. Schmelz 2008, Lenz et al. 2013). Dies wird gestützt durch die in der Akutphase vorkommenden klassischen Zeichen der Entzündung, durch die szintigrafischen und sonstigen Hinweise auf einen gesteigerten Knochenstoffwechsel sowie

❏ Tab. 29.2 Schweregrade des CRPS

Schweregrad	Beschreibung
Grad I	Mildeste und zugleich häufigste Form: geringe Schmerzintensität und Funktionsstörung, niedriger Analgetikabedarf, rasche, oft spontane Besserung
Grad II	Stärkere Schmerzen und Beschwerden als bei Grad I, sofortige Besserung bei Immobilisation und Hochlagerung, protrahierter Verlauf
Grad III	Keine Schmerzreduktion durch Immobilisation, Verstärkung bereits durch geringe psychische oder körperliche Stressoren, früh trophische Störungen, rasch einsetzende Ankylose und ausgeprägter Funktionsverlust

die therapeutische Wirksamkeit von Kortikoiden in den ersten 6–8 Monaten der Erkrankung. Es liegen jedoch noch keine Belege für eine bakterielle oder virale Ätiologie vor. Ebenso spekulativ sind Annahmen über eine Autoimmunstörung.

Wie bei anderen neuropathischen Schmerzerkrankungen kann eine **Kopplung von sympathischen und afferenten Anteilen des Nervensystems** (▶ Kap. 3) eine unterhaltende Funktion bei der Entstehung des CRPS haben. In diesem Fall spricht man auch von einem »sympathisch unterhaltenen Schmerz«, was die gelegentliche Wirksamkeit von Sympathikusblockaden plausibel macht (Maier u. Gleim 2016).

> Nach 6–8 Monaten stehen die zentralnervös erklärbaren Symptome im Vordergrund, deren Pathogenese bis heute jedoch nicht hinreichend erklärbar ist. Die Schmerzen und anderen Symptome folgen einem Ausbreitungsmuster, das typisch für eine Erkrankung des zentralen Nervensystems ist. Sie scheinen eine Folge von Anpassungsstörungen auf Änderungen äußerer Reize zu sein, wie das Beispiel der inadäquaten Temperaturreaktion bei wechselnder Umgebungstemperatur zeigt.

Das Netzwerk im zentralen Nervensystem, das sensomotorische Abläufe koordiniert, erscheint ebenfalls gestört. Durch Anwendung moderner **elektrophysiologischer** sowie **funktionell-bildgebender Verfahren** (TMS, MEG, EEG, fMRT) konnte eine Verkleinerung der kortikalen Repräsentation der Hand im somatosensorischen Kortex und eine kortikale Disinhibition im motorischen Kortex assoziiert zur Schmerzsymptomatik beim CRPS nachge-

wiesen werden (Überblick in Maihöfner u. Seifert 2010, Maihöfner et al. 2010, Schwenkreis et al. 2009). Sowohl die inverse Korrelation zwischen der Größe der Handrepräsentation im primären somatosensiblen Kortex und der sensiblen Minussymptomatik beim CRPS wie auch die nur hier gefundene bilaterale kortikale Disinhibition scheinen spezifisch für das CRPS zu sein (Schwenkreis et al. 2010). Sie sind ein Hinweise darauf, dass bei dieser Erkrankung globalere Reorganisationsphänomene auftreten als bei anderen neuropathischen und nichtneuropathischen Schmerzen. Eventuell erklären sich aus einem ähnlichen Mechanismus heraus auch einige der unten beschriebenen psychischen Symptome.

29.7.6 Psychische Symptome und Mechanismen

Im klinischen Alltag werden Patienten mit CRPS von vielen Behandlern als »**psychisch auffälliger**« und **schwieriger in der Interaktion** erlebt als andere Schmerzpatienten. Besonders häufig wird angeführt, Patienten mit CRPS zeigten ein/e

- depressive Stimmungslage (auch agitierte Depression) in Verbindung mit starker Erschöpfung,
- ausgeprägte Affektlabilität,
- erhöhte Reizbarkeit und Ärger,
- früh beobachtbare Ängstlichkeit/Besorgnis (bezüglich bleibender Funktionseinschränkungen),
- forderndes und ungeduldiges Auftreten,
- Selbstwert- und Selbstbildproblematik.

Interaktions- und Behandlungsprobleme werden u. a. der vermeintlich fehlenden bzw. **unzureichenden Krankheitseinsicht** von CRPS-Patienten zugeschrieben. Diese kann jedoch auch als Ausdruck einer tief greifenden Verunsicherung aufgrund der noch so wenig verstandenen Genese und Symptome verstanden werden. Nicht selten wird von den Behandlern das »schwierige Schmerzproblem« zum »schwierigen Schmerzpatienten« uminterpretiert. Das erklärt möglicherweise zum gewissen Teil, warum die so eindrücklichen klinischen Beobachtungen und wiederkehrenden Beschreibungen solcher Patientenmerkmale durch wissenschaftliche Studien so wenig belegbar sind. Allerdings wird auch die Tendenz zur Dissimulation psychischer Symptome für diese Patientengruppe diskutiert.

Im Folgenden werden die wichtigsten Modellüberlegungen und bisherigen Untersuchungsbefunde zu psychischen Risikofaktoren und Patientenmerkmalen sowie mögliche Implikationen für die psychotherapeutische Behandlung von CRPS-Patienten unter Bezugnahme auf bedeutsame Überblickarbeiten und Einzelstudien vorgestellt.

Psychodynamische Erklärungsansätze

Im deutschsprachigen Raum postulierte eine psychodynamisch orientierte Arbeitsgruppe ein erstes psychogenes Ätiologiemodell (Egle u. Hoffmann 1990). Danach wird die Auslösung eines CRPS in engem zeitlichem und emotionalem Zusammenhang mit einer vorangegangenen **psychischen Trauma- bzw. Verlusterfahrung** gesehen. Die zur Untermauerung angeführten Studien lassen jedoch aufgrund erheblicher methodischer Mängel keine begründeten Schlussfolgerungen im Sinne des angenommen Zusammenhangs zu.

Ebenfalls in den frühen 1990er-Jahren wurden von Van Houdenhove et al. (1992) in einer Übersichtsarbeit psychodynamische Mechanismen referiert: Dieses psychodynamische Modell postuliert bei CRPS-Patienten eine **hysterische bzw. narzisstische Persönlichkeitsstruktur**, die in späteren Phasen einer narzisstischen Kränkung schließlich zur Ausbildung eines CRPS führt. Das traumatisierte Glied soll dabei die psychische Verletzung bzw. den erlittenen Verlust symbolisieren.

Ein weiteres Modell wird von der entsprechenden Autorengruppe als eher psychophysiologisches Modell betrachtet. Dabei wird von der Grundannahme ausgegangen, dass CRPS-Patienten zeitnah zum physischen Trauma einen **existenziellen psychosozialen Verlust** erleiden (z. B. Bedrohung der Lebensperspektive, Verlust wichtiger Bezugspersonen). Die psychische Ausnahmesituation und die daraus resultierende Hilflosigkeit führe zu maladaptiver Krankheits- bzw. Schmerzbewältigung, was im Zusammenspiel mit einer Kaskade psychophysiologischer Phänomene letztlich die Aufrechterhaltung des CRPS-Geschehens bewirke.

In diesem 2. Modell postulieren die Autoren ebenfalls prämorbide Persönlichkeitsstrukturen zur Verstärkung oder Beschleunigung der Verursachungskette. Allerdings wird hier auch den **lerntheoretischen Mechanismen** eine wesentliche Bedeutung beigemessen. Ein passiv-vermeidender Umgang mit dem Trauma führe kurzfristig zu einer psychischen Entlastung, ziehe mittelfristig jedoch meist exzessives Krankheitsverhalten mit Immobilität und physischer Dekonditionierung nach sich. Das Stresserleben der Betroffenen steige mit fortbestehender oder auch zunehmender CRPS-Symptomatik. Mechanismen der **operanten Konditionierung** (dysfunktionale Reaktionen wichtiger Bezugspersonen) werden als zusätzlich aufrechterhaltende Faktoren angesehen. Die Autoren führen in ihrer abschließenden Gesamtbeurteilung an, dass den gesichteten Befunden jedoch nur eine sehr begrenzte Aussagekraft zugesprochen werden kann.

Persönlichkeitstheoretische Erklärungsansätze

Eine Übersichtsarbeit von Lynch (1992), in der insgesamt 29 Beiträge (zumeist Fallberichte) aus den Jahren 1942–1990 zusammenfassend wiedergegeben werden, kommt unter Berücksichtigung der methodischen Einschränkungen zu dem Schluss, dass die beobachtbaren psychischen Auffälligkeiten bei CRPS **nicht** auf bereits **vor** der CRPS-Erkrankung bestehende psychiatrische Grunderkrankungen (z. B. Neurosen, Persönlichkeitsstörungen, Hypochondrie) zurückzuführen sind. Nach Meinung der Autorin bewirke die Diskrepanz zwischen dem auslösenden Ereignis (Bagatelltrauma) und der körperlichen sowie psychischen Belastung der Patienten eine **nachhaltige Verunsicherung** aufseiten der Betroffenen und deren Behandler. Auch die gesichteten Studien mit psychometrischen Testbefunden bewertet Lynch kritisch. Die Beteiligung psychischer Faktoren beim CRPS sei nicht einmal annähernd geklärt – weder die Frage, welche psychischen Auffälligkeiten für CRPS-Patienten typisch sind, noch die Frage, ob psychische Auffälligkeiten als Ursache oder Folge des CRPS anzusehen sind.

Eine Kontrollgruppenstudie legten Ciccone et al. (1997) vor. Insgesamt 25 CRPS-, 21 Patienten mit lokalem neuropathischem Schmerz (Akutpatienten) sowie 44 Rückenschmerzpatienten erhielten eine umfangreiche Testbatterie. Zum einen wurden psychosoziale Merkmale wie »Beeinträchtigungen«, »Befinden«, »Krankheitsverhalten«, »Disstress«, »Depressivität«, »Ängstlichkeit«, zum anderen »erlebte Kindheitstraumata« erhoben. Die CRPS-Patienten unterschieden sich von den Patienten mit lokaler Neuropathie nicht. Die Autoren heben in der abschließenden Diskussion besonders hervor, dass die im CRPS-Kontext vielfach diskutierten **Kindheitstraumata** in allen 3 Schmerzgruppen etwa gleich häufig vertreten waren. Eine Studie aus dem Jahr 1998 von Monti et al. kommt bei einem Vergleich von CRPS- und Rückenschmerzpatienten zu einem ähnlichen Ergebnis.

Eine niederländische Arbeitsgruppe (Geertzen et al. 1998b) verglich bei CRPS-Patienten und präoperativen Patienten (mit pathologischen Befunden an der Hand) die Angaben zu **belastenden Lebensereignissen** (persönlicher, familiärer, beruflicher und finanzieller Art), sowohl zu Beginn als auch im Verlauf ihrer Erkrankung. Sie legten zudem beiden Untersuchungsgruppen die Symptomcheckliste (SCL-90) vor. Die Autoren interpretieren ihre Befunde dahingehend, dass belastenden Lebensereignissen bei der Auslösung und Aufrechterhaltung von CRPS durchaus eine Bedeutung zukomme. Das sei aber nicht per se als Beleg für einen unmittelbaren kausalen Zusammenhang, sondern zunächst nur als Hinweis auf ein multidimensionales Geschehen zu bewerten.

Biopsychosoziale Erklärungsansätze

Das differenzierteste psychophysiologische Modell zum CRPS hat bislang Stephen Bruehl vorgestellt (Bruehl 2005, Bruehl u. Chung 2006). Danach gehen CRPS-bedingte Schmerzen im Regelfall mit Vermeidungsverhalten und »dramatischem« Nichtge-

brauch der erkrankten Extremität einher. Nichtgebrauch (»**disuse**«) als gelernte Vermeidungsreaktion auf Schmerz (»**fear-avoidance**«) habe wiederum massiv schädigende Auswirkungen, da Ödembildung und Dysregulation der Hautdurchblutung wesentlich von der Lage und dem Gebrauch der Extremität beeinflusst werden. Zudem führe der fehlende taktile und propriozeptive Input zu erheblichen Auswirkungen auf die periphere sowie zentrale Reizverarbeitung. Durch den kontinuierlichen Nichtgebrauch der betroffenen Extremität würden **pathophysiologische Prozesse** (z. B. die Katecholaminausschüttung) getriggert, die an der Hyperalgesie und Allodynie beteiligt seien. Auf diese Weise kommt nach Bruehl ein Teufelskreis in Gang, der nur schwer zu unterbrechen ist.

Daneben werden **psychische Faktoren** wie Stresserleben, Ängstlichkeit, Ärger und Depressivität als weitere Prädiktoren für einen gesteigerten Katecholaminspiegel und damit ebenfalls auf diesem Wege als Einflussfaktoren auf den Krankheitsverlauf gewertet. Für dieses Modell spricht u. a. die klinische Beobachtung, dass psychischer Stress beim CRPS – offenbar sogar stärker als bei anderen Schmerzerkrankungen – eine Schmerzexazerbation bewirken kann. Mittlerweile liegen Befunde vor, nach denen CRPS-Patienten ein höheres Stresserleben und einen größeren Einfluss des emotionalen Arousals auf die wahrgenommene Schmerzintensität aufzeigen als Patienten mit anderen chronischen Schmerzerkrankungen. Gefunden wurde zudem ein bedeutsamer Zusammenhang zwischen Schmerzintensität und **Ängstlichkeit** sowie **Ärgererleben** (Übersicht bei Bruehl 2005). Diese sollen wesentlich zur Exazerbation und Aufrechterhaltung der Schmerzen beitragen. Deshalb müsste nach Meinung dieser Arbeitsgruppe in der Versorgung von CRPS-Patienten den psychologischen, vor allem den behavioralen Interventionen zur Überwindung des Vermeidungsverhaltens eine zentrale Rolle zukommen.

In einem systematischen Review berichten Pons et al. (2015) über Risikofaktoren für die Entstehung eines CRPS nach operativem Eingriff. Insgesamt 41 Beiträge, darunter 10 prospektive und 6 retrospektive Studien sowie 25 Fallstudien nahmen die Autoren in das Review auf. Merkmale wie Geschlecht (Frauen), Immobilisation bzw. Nichtgebrauch der erkrankten Extremität (»disuse«) sowie ungewöhnlich hoher Schmerz nach erfolgtem Trauma gingen mit einem erhöhten Risiko einher, an CRPS zu erkranken. Präoperativer Stress, generelles präoperatives Schmerzniveau, Depression und andere psychologische Variablen wie Ängstlichkeit, katastrophisierender Umgang und Persönlichkeitsmerkmale bestätigten sich hingegen nicht als systematischer Risikofaktor.

Bean et al. (2015) führten eine prospektive Studie mit 66 Patienten mit CRPS Typ I durch, die innerhalb von 12 Wochen nach Symptombeginn in die Studie eingeschlossen und 1 Jahr lang prospektiv zu 3 Messzeitpunkten (Baseline, 6 und 12 Monate nach Erkrankungsbeginn) beobachtet wurden. In diesem Beobachtungszeitraum erhielten die Patienten eine TAU-Behandlung (»treatment as usual«). Es sollte untersucht werden, inwiefern psychologische Faktoren den Therapie-Outcome hinsichtlich CRPS-Schwere (»signs and symptoms«), Schmerzintensität und »disability« beeinflussen. Bewegungs- und Schmerzangst sowie schmerzbedingte Beeinträchtigung waren assoziiert mit schlechterem Therapie-Outcome. Deshalb fordern die Autoren eine entsprechend frühzeitige psychotherapeutische Diagnostik und (Mit-)Behandlung.

Den Einfluss von **Bewegungsangst** auf das Schmerzerleben untersuchten auch Barnhoorn et al. (2015). An ihrer randomisierten kontrollierten Studie nahmen 56 Patienten mit CRPS teil. Die Patienten erhielten 5 physiotherapeutische Sitzungen zur Schmerzexposition vs. konventionelle Behandlung (entsprechend der niederländischen multidisziplinären Leitlinien). Unter beiden Behandlungsbedingungen verbesserte sich der Bewegungsumfang, allerdings war die Expositionsbehandlung nicht signifikant überlegen. Die Expositionsgruppe zeigte gegenüber der Gruppe mit konventioneller Behandlung hinsichtlich der Beeinträchtigung und Schmerzintensität eine signifikant deutlichere Besserung, allerdings war die Schmerzangst in beiden Gruppen ähnlich rückläufig.

> **⟩** Eine der zentralen psychologischen Komponenten ist offenbar die Belastungs- und Schmerzangst und der daraus resultierende schmerzbedingte Nichtgebrauch der erkrankten Extremität, in Verbindung mit einem gesteigerten emotionalen Arousal.

Störung der Körperrepräsentation

Im Zusammenhang mit dem Nichtgebrauch der CRPS-erkrankten Extremität ist das zuvor bereits angeführte Neglect-like-Syndrom (▶ Abschn. 29.7.1) zu beachten. Bei diesem Phänomen wird die erkrankte Extremität von den Betroffenen als fremdartig, nicht zum Körper zugehörig empfunden. Gezielte Bewegungen sind oft nur unter Blickkontakt und hoher Konzentration möglich. Beklagt werden aber auch **unwillkürliche Bewegungen** der erkrankten Extremität.

Erstmalig wurde dieses Phänomen von Galer u. Jensen (1999) untersucht, die die Auffassung vertraten, dass die Neglect-like-Symptome nicht primär aufgrund der Immobilität entstehen, sondern ein **eigenständiges Phänomen** der Erkrankung darstellen. Zudem wiesen die Autoren nachdrücklich darauf hin, dass die von ihnen postalisch befragten Patienten von eben dieser Symptomatik in höchstem Maße irritiert waren und die dissoziativ anmutenden Beeinträchtigungen aus Scham sowohl ihrem Umfeld als auch ihren Behandlern gegenüber meist verschwiegen hatten.

In einer Studie von Förderreuther et al. (2004) konnten bei Patienten mit CRPS an der oberen Extremität (n = 114) weitere Anhaltspunkte für eine gravierende Störung der Körperwahrnehmung aufgezeigt werden. Die betroffene Extremität als körperfremd zu erleben, ging mit einer Störung des Fingererkennens einher und trat unabhängig von der betroffenen Körperseite auf. Außerdem konnten die Autoren anhand eines spezifischen Tests aufzeigen, dass diese Störung **nicht** dem eigentlichen neuropsychologischen Neglect-Phänomen entspricht und insofern die Bezeichnung »neglectlike« eher irritierend ist. Vielmehr schienen die Befunde darauf hinzuweisen, dass die schmerzhafte Extremität aus dem Körperbild verloren geht.

> **Neglect-like-Items in deutscher Übersetzung (Frettlöh et al. 2006)**
> — Wenn man seine Aufmerksamkeit nicht auf die erkrankte Hand* richtet, liegt sie wie leblos da.
> — Die erkrankte Hand* fühlt sich an, als würde sie nicht mehr zu dem restlichen Körper gehören.

- Man muss auf die erkrankte Hand* schauen, damit sie sich so bewegt, wie man es will.
- Die erkrankte Hand* macht Bewegungen, die man gar nicht machen wollte.
- Die erkrankte Hand* fühlt sich wie abgestorben an.

*alternativ Fuß

In einer eigenen kontrollierten Untersuchung zu diesem Phänomen ließ sich an 123 CRPS-Patienten und 117 Kontrollpatienten (überwiegend mit Neuralgien und Arthrosen) zeigen, dass das Neglect-like-Phänomen auch bei anderen Schmerzerkrankungen (an der oberen oder unteren Extremität) zu beobachten ist. Allerdings war der Anteil der Patienten, die eine solche Symptomatik aufwiesen, im CRPS-Kollektiv deutlich höher und die Symptomatik war auch deutlich ausgeprägter als im Kontrollkollektiv (Frettlöh et al. 2006).

Hinweise für ein körperfremdes Erleben fanden auch Schwoebel et al. (2001), Moseley (2004) sowie Lotze und Moseley (2007). Diese und weitere Befunde (Reinersmann et al. 2010) ließen schon früh die Schlussfolgerung zu, dass eine **Interdependenz zwischen Körperrepräsentation und der Schmerzwahrnehmung** besteht. Voraussetzung für ein intaktes Körperschema ist die Integration propriozeptiver und sensorischer Reize im somatosensorischen Kortex, wobei eine fehlerhafte Rückmeldung über die Stellung der Gelenke und Muskeln dazu führen kann, dass zielgerichtete Handlungen oft nur mühsam ausgeübt (Neglect-like-Syndrom) bzw. nur eingeschränkt wieder erlernt werden können.

Neue und gut kontrollierte Studien liefern stichhaltige Hinweise für eine **Störung der Körperrepräsentation**, sowohl auf der neuronalen Ebene (Körperschema) als auch auf der kognitiv-affektiven Ebene (Körperbild). Eine deutsche Arbeitsgruppe (Reinersmann et al. 2012) konnte zeigen, dass die visuell-räumliche Verarbeitung von Reizen in Bezug zur eigenen Körpermittellinie bei CRPS-Patienten gestört ist. Auch dieser Befund spricht für eine gestörte Integration der betroffenen Extremität in die mentale Repräsentation des Körpers. Die gleiche Arbeitsgruppe führte 1 Jahr später eine Studie mit

einer sog. »Gummihand-Illusion« durch (Reinersmann et al. 2013), bei der nach wiederholter taktiler Stimulierung die Gummihand zum eigenen Körper gehörig wahrgenommen wird. CRPS-Patienten erlebten die Illusion genauso intensiv wie Patienten mit anderen Schmerzen der Hand und gesunde Probanden. Das intakte Illusionserleben bei CRPS lässt darauf schließen, dass trotz bilateraler Verarbeitungsstörungen basaler sensomotorischer Reize, die höheren Prozesse der komplexen Reizintegration ungestört und somit nicht alle Hirnregionen von der CRPS-Pathophysiologie betroffen sind. Hirnareale, die mit der komplexen Reizintegration und der Konstruktion einer Körperrepräsentation assoziiert sind, scheinen in ihrer Funktion ungestört zu sein.

Demgegenüber können Verzerrungen im **Körperbild** (der perzeptiv-kognitiven Körperrepräsentation) die intakte Funktion beeinflussen. Sofern CRPS-Patienten unter einer starken Verzerrung der Köpermittellinie litten, erlebten sie die Illusion an der betroffenen Hand weniger stark. Nach Auffassung der Autoren weist dies auf die Wechselwirkung zwischen sog. Bottom-up-Prozessen und Top-down-Einflüssen der perzeptiv-kognitiven Körperrepräsentation hin, die im Körperbild zusammenkommen. Diese Ergebnisse deuten insgesamt darauf hin, dass das Körperbild eine wesentliche Rolle in der therapeutischen Behandlung des CRPS spielen sollte.

> ❯ Die Frage nach einer Beteiligung psychischer Faktoren beim CRPS ist noch nicht hinreichend geklärt. Dies gilt für die Frage nach typischen psychischen Auffälligkeiten bei CRPS-Patienten und mehr noch für die Frage, ob psychische Auffälligkeiten als Ursache oder Folge des CRPS angesehen werden können.

Die Modellannahme, dass beim CRPS nachhaltig **Störungen der zentralnervösen Reizweiterleitung und Reizverarbeitung** auftreten, wird durch die angeführten Befunde zur Neglect-like-Symptomatik unterstützt. Die Präsenz und Dauer dieser dissoziativ anmutenden Symptomatik imponiert im klinischen Alltag auch bei psychisch wenig vorbelasteten Patienten. Eine bewusste Hinwendung der Aufmerksamkeit auf die betroffene Extremität und ihre adäquate Beanspruchung ist aufgrund komplexer Vermeidungsreaktionen der Patienten nur schwer umsetzbar. Die Integration der betroffenen Extremität ins Körperschema geht vermutlich sukzessiv verloren, wird sozusagen verlernt, wodurch die Störungen der Sensomotorik und die kortikale Reorganisation weiter fortschreiten. Eine Unterstützung dieser Annahme findet sich in zahlreichen Studien mit bildgebenden Verfahren (Übersicht in Maihöfner u. Seifert 2010, Maihöfner et al. 2010).

29.7.7 Psychologische Diagnostik

Einheitliche Empfehlungen bzw. Leitlinien für die psychologische Diagnostik beim CRPS gibt es bislang nicht. Aufgrund der oben angeführten Befunde bezüglich psychischer Prädiktoren und Risikofaktoren sowie aufgrund des Wissens aus anderen Schmerzbereichen erscheint die Erfassung der **Merkmalbereiche**

- Ärger (»anger«),
- Ängstlichkeit (»trait«),
- Schmerzangst (»fear of pain«),
- Bewegungs- und Belastungsangst
- schmerzbedingte Beeinträchtigung (»pain disability«),
- Stressverarbeitung und
- Kausal- und Kontrollattributionen

vorrangig. Hierzu eignen sich standardisierte Tests, die es für den deutschsprachigen Raum zahlreich gibt (▶ Kap. 12).

Weitere Bestandteile der psychologischen Diagnostik sollten die Erfassung **psychischer Komorbiditäten** (vor allem Achse-1-Störungen des Klassifikationssystems des DSM) und die Erhebung von Reaktionen wichtiger **Bezugspersonen** im privaten und beruflichen Umfeld sein. Aus der umfassenden Testung lässt sich für jeden Patienten ein individuelles Risikoprofil ableiten, welches bei der psychotherapeutischen, medizinischen sowie physiotherapeutischen Therapieplanung und -durchführung berücksichtigt werden sollte. So ist z. B. bei hoch ängstlichen oder psychisch traumatisierten Patienten die Indikation für invasive Maßnahmen strenger zu stellen als bei diesbezüglich unbelasteten Patienten.

> ❯ Generell ist darauf hinzuweisen, dass die psychometrischen Befunde dem Eindruck der Behandler oft nicht entsprechen.

Diese Diskrepanz mag darauf zurückgehen, dass ein Großteil der CRPS-Patienten sehr darum bemüht ist, die körperlichen Symptome in den Behandlungsfokus zu stellen und die psychosozialen Beeinträchtigungen in den vorgelegten Tests eher zu bagatellisieren (DeGood et al. 1993). Da die CRPS-Erkrankung für viele Behandler und Patienten nach wie vor eine »unheimliche« Erkrankung mit unklarer Genese und nicht prognostizierbarem Verlauf darstellt, hegen CRPS-Patienten selbst nicht selten die Befürchtung, die Erkrankung sei Folge oder Ausdruck einer psychischen Störung oder könne von anderen als solche gesehen werden. Um diesem »Verdacht« entgegenzuwirken, negieren sie vielleicht mehr als andere Schmerzpatienten ihre psychischen Beeinträchtigungen und sozialen Probleme.

Patienten, bei denen bereits vor Ausbruch des CRPS eine **psychische Störung** vorlag, benötigen eine spezifische und intensive psychotherapeutische Versorgung, die über den unten beschriebenen Stufenplan hinausgeht. Deshalb muss der Abklärung von schmerzunabhängigen psychischen Komorbiditäten eine hohe Aufmerksamkeit beigemessen werden. In einer tertiären Versorgungseinrichtung wie der Bochumer Schmerzklinik, in der sich überwiegend stark chronifizierte Patienten einfinden, trifft dies auf fast ein Drittel der CRPS-Klientel zu. Hier findet sich neben Angst- oder depressiven Störungen gehäuft eine **posttraumatische Belastungsstörung (PTBS)** in der Vorgeschichte.

Die Bedeutung dieser komorbiden Störung für das Schmerzsyndrom und den Behandlungsverlauf soll am Beispiel des CRPS-Patienten Herrn X. (s.u.) verdeutlicht werden.

> ❯ Exzessive Erfahrungen von Kontrollverlust, Hilflosigkeit und Angst, die durch das CRPS selbst, aber auch durch bestimmte medizinische und physiotherapeutische Interventionen ausgelöst werden können, führen bei PTBS-Patienten möglicherweise dazu, dass verlernte (inaktive) Reiz-Reaktions-Verbindungen bzw. traumaspezifische kognitive und emotionale Schemata reaktiviert werden.

Fallbeispiel 3: Herr X., 42 Jahre, verheiratet, 4 Kinder, Beruf: Zimmermeister

- 8/2000 Arbeitsunfall: Sturz aus 1,5 m Höhe; Unfallfolge: Schultergelenkluxation mit Armplexusläsion (links)
- Überweisungsdiagnose CRPS I
- ambulante Standardtherapie nur begrenzt durchführbar: verweigert Ruhigstellung, MRT-Untersuchung, Blockaden, außerdem schlechte Medikamentencompliance u. a.
- Ehefrau berichtet über seine früheren körperlichen Angriffe gegen ärztliche Vorbehandler bei Routinemaßnahmen
- Therapieresistenz über 4 Wochen
- Stationäre Aufnahme
- Wiederkehrende krisenhafte Zuspitzung auf Station:

    – Hypervigilanz bei Landungen des Rettungshubschraubers auf dem Klinikdach
    – Fehlende Affekt-/Impulskontrolle gegenüber Personal und Mitpatienten
    – Aggressives, forderndes, appellatives Auftreten
- Psychologische Exploration:
    – Wurde als Fremdenlegionär im Algerienkrieg verletzt
    – Überlebte Granatenexplosion mit Verschüttung
    – Wurde auf Kufen eines Hubschraubers gebunden und im Kugelhagel aus dem Kriegsgebiet geflogen
    – Litt längere Zeit an einer nicht diagnostizierten PTBS

    – Später nur noch Restsymptome einer PTBS (z. B. phobische Reaktionen in Situationen mit fehlender Kontrollmöglichkeit)
- Konsequenzen für die weitere Behandlung:
    – Akzeptanz des auffälligen Patientenverhaltens bei Pflege und Behandlern
    – Psychotherapie der reaktivierten PTBS
    – Nach 30 Sitzungen Wiederaufnahme der CRPS-Standardtherapie bei maximaler Selbststeuerung durch den Patienten (z. B. in der Krankengymnastik, Ergotherapie und vor allem bei invasiven Maßnahmen)

In diesem Kontext ist es durchaus denkbar, dass sich durch die PTBS eine **prinzipielle Stressvulnerabilität** ausbildet und dem CRPS die Bedeutung eines retraumatisierenden Ereignisses zukommt. So zeigten Patienten mit einer relativ gut kompensierten, oft Jahre zurückliegenden PTBS im Kontext der CRPS-Erkrankung ein Wiederaufleben ihrer früheren PTBS-Symptome.

Ohne Behandlung der psychischen Komorbidität verläuft eine CRPS-Therapie bei dieser Subgruppe meist frustran. Infolgedessen ist die psychologische Diagnostik und ggf. Therapie bei ersten Anzeichen einer psychischen Störung (Komorbidität) ein unverzichtbarer Bestandteil des Behandlungskonzepts und sollte vor allem invasiven Maßnahmen in jedem Fall vorangestellt werden.

29.7.8 Interdisziplinäre Therapie

❯ Bei der Behandlung des CRPS ist ein interdisziplinäres Vorgehen unverzichtbar. Die medizinische Schmerztherapie ist dabei lediglich eine und in weiten Phasen nicht einmal die wichtigste Komponente des Therapiekonzepts.

In der Regel ist der Bedarf an **medizinischer Schmerztherapie** zu Beginn unverzichtbar, im Laufe der Therapie jedoch zunehmend rückläufig. Prinzipiell gilt die Maxime, dass medikamentöse und interventionelle Verfahren nur dann indiziert sind, wenn sie nachweislich zur Verbesserung der aktiven ergotherapeutischen und krankengymnastischen Anwendungen und Übungen beitragen. Einzelheiten zu den aufgeführten Verfahren sind in den einschlägigen schmerztherapeutischen Lehrbüchern nachzulesen (Maier et al. 2016, Wilson et al. 2005).

Eine wichtige, in der Vergangenheit oftmals unterschätzte Komponente sind die **ergo-, physiotherapeutischen und physikalischen Maßnahmen**. Die schmerztherapeutische Versorgung von CRPS-Patienten schließt als dritte wesentliche Komponente die **psychologische Therapie** mit ein, die von allgemeinen Maßnahmen zur Stabilisierung bis hin zu einer Langzeittherapie reichen kann.

Art und Intensität der jeweiligen therapeutischen Maßnahmen hängen vom Schweregrad der CRPS-Erkrankung und der jeweils vorherrschenden Symptomatik ab.

❯ Die wichtigste Regel in der CRPS-Behandlung lautet: Jede Maßnahme ist kontraindiziert, die zu einer Zunahme der Schmerzen oder des Ödems und zu einer Verstärkung schon vorhandener Gefühle von Kontroll- und Hilflosigkeit führt.

Besondere Vorsicht sollte bei der Indikation invasiver medizinischer Interventionen walten – wie Blockaden oder Sympathektomien. Bei Patienten mit bestimmten psychischen Komorbiditäten sind diese (insbesondere zu einem frühen Zeitpunkt der Behandlung) eher kontraindiziert. Gleiches gilt auch für die Physiotherapie, die bei zu frühem Einsetzen von Bewegungs- und Kraftübungen zu einer Syndromverschlechterung führen kann.

Solange der Patient aufgrund fehlender Informationen über die Erkrankung und Behandlung oder aufgrund einer psychischen Komorbidität kein Vertrauen und keine Akzeptanz gegenüber den geplanten Maßnahmen aufbringen kann, besteht immer die Gefahr, dass diese scheitern oder vom Patienten kategorisch abgelehnt werden. In diesen Fällen sind **psychologische Maßnahmen zur Complianceförderung** sowie die **Behandlung der bestehenden psychischen Störung** unverzichtbar (▶ Abschn. 29.7.7). Daher sollte während der gesamten Behandlung ein enger Kontakt zwischen dem behandelnden Arzt, dem Psychologen und dem Physiotherapeuten sichergestellt sein.

> **Die CRPS-Erkrankung und ihre Therapie erfordern von den Betroffenen, aber auch von den Behandlern, ein großes Maß an Geduld und Langmut. Fortschritte sind meist nur sehr langsam und mit viel Ausdauer zu erzielen.**

Es sollte frühzeitig eine **realistische Ziel- und Zeitplanung** erfolgen, damit der Patient die mäßigen Therapiefortschritte und damit die Langwierigkeit der Behandlung nicht als persönliches Scheitern oder Verschulden interpretiert. Die generellen **Ziele der CRPS-Behandlung** lassen sich wie folgt zusammenfassen:

- Schmerzlinderung und Ödemrückgang
- Kognitive und affektive Stabilisierung
- Wiederherstellung einer adäquaten Wahrnehmung der erkrankten Extremität
- Wiederherstellung der willentlichen motorischen Kontrolle
- Wiederherstellung der Funktion der betroffenen Extremität
- Berufliche und private Reintegration

Zur Erreichung dieser Ziele wird folgendes **Stufenschema** vorgeschlagen, das in der Regel mindestens

sechs Behandlungsmonate in Anspruch nimmt (❏ Tab. 29.3). Eine ausführlichere Beschreibung dieses interdisziplinären Ansatzes ist bei Maier et al. (2016b) zu finden.

> **Die Therapie darf nicht »weh tun«. Führt eine Therapiemaßnahme zur Symptomverstärkung, muss diese Maßnahme vorerst aufgegeben werden. Eine zu rasche Intensivierung der Therapie ist ebenso gefährlich, wie das Hinauszögern adäquater Therapiemaßnahmen. Die Behandlung sollte in jeder Stufe multiprofessionell durchgeführt werden. Ein intensiver Austausch zwischen den Behandlern ist unumgänglich. Bei Behandlungsfehlern, psychischen oder erneuten körperlichen Traumata kann ein Rückschritt in eine vorherige Stufe eintreten.**

29.7.9 Psychotherapeutische Interventionen

Die in diesem Behandlungskonzept angeführten psychotherapeutischen Interventionen basieren auf langjährigen klinischen Erfahrungen. Leitlinien und Evaluationsstudien zur Wirksamkeit psychotherapeutischer Interventionen bei CRPS-Patienten liegen bislang nur unzureichend vor (Bruehl u. Chung 2006).

Stufe I

Die **psychotherapeutischen Interventionen der Stufe I** zielen zunächst darauf ab, die Patienten über ihre Erkrankung und die verschiedenen Behandlungsoptionen gründlich aufzuklären. Viele CRPS-Patienten informieren sich im Internet oder anderswo über diese Erkrankung und erhalten dabei nicht selten extrem beängstigende oder auch falsche Informationen. Die Krankheit ist zunächst wenig »begreifbar«. Nicht nur die Patienten, sondern auch das soziale Umfeld stellen sich die Frage, warum sog. Bagatellverletzungen zu so gravierenden Folgen führen können.

Gleichzeitig nehmen Patienten **Wesensveränderungen** an sich wahr, z. B. Affektlabilität, fehlende Impulskontrolle, aber auch depressive und vermeidende Reaktionen, von denen sie selbst und die

Tab. 29.3 Multimodale Stufentherapie des CRPS. *GLOA* ganglionäre lokale Opioidanalgesie, *SCS* Spinal-Cord-Stimulation

Stufen-plan	Behandlungs-ziel	Medizinische Therapie	Physio- und Ergotherapie	Psychotherapie
Stufe I	Reduktion von Ruheschmerz und Ödem, psychische Stabilisierung	**Medikation:** – Analgetika (NSAR, Metamizol, Opioide je nach Effekt) – Antidepressiva – Antikonvulsiva (je nach Symptomatik) – Kortikoide (Kurzzeit-therapie)	**Physiotherapie:** – Hochlagerung – Immobilisation – Lagerungsschiene – Lymphdrainage – Eventuell Kühlung	– Psychodiagnostik – Psychoedukation – Stützende Maßnahmen, ggf. Krisenintervention – Anbehandlung möglicher komorbider Störung(en) – Eventuell Kriseninter-vention
		Invasive Verfahren: – Stellatum-, Grenz-strangblockaden – SCS oder PNS (bei CRPS Typ II und ausblei-bendem Effekt der vorge-nannten Maßnahmen)	**Krankengymnastik:** – Nur kontralateral oder an anderen Körperregionen (Becken, Wirbelsäule) – Ipsilateral an schmerz-freien, z. B. rumpfnahen Gelenken (Schulter), beginnend	
			Ergotherapie: – Dekonditionierung	
Stufe II	Wiederherstel-lung bzw. Verbesserung der Sensorik, Bewegung und Belastbarkeit	**Medikation:** – Analgetika aus-schleichend	**Physiotherapie:** – dynamische Funktions-schienen – aufsteigende Bäder	– Entspannungs- und Körperwahrnehmungs-training – Stressbewältigungs- und Problemlösung – Kognitive Verfahren – Stimulihierarchie/-aus-wahl für Desensibilisie-rungstraining – Imaginationsübungen (gedachte Bewegungen)
		Invasive Verfahren: – Nur bei positiver Aus-wirkung auf Bewegungs-training (wie Stufe A)	**Krankengymnastik:** – Übergang zu aktiven, ipsilateralen Interven-tionen	
			Ergotherapie: – Desensibilisierungs-training bei Allodynie – Reziproke, später wider-standsarme Bewegungs-übungen (evtl. Spiegel-therapie)	
Stufe III	Funktionstrai-ning und psy-chosoziale Reintegration sowie Vorbe-reitung auf soziale und berufliche Resoziali-sierung	**Medikation:** – In der Regel keine oder nur vorübergehend für kurze Zeit bei besonde-ren Belastungen	**Krankengymnastik:** – Bewegungs- und Kraft-übungen	– Zielanalyse und Zielkorrektur – Aktivitätentraining – Verhaltenserprobung – Operante und kognitive Verfahren – Im Einzelfall: Behandlung der komorbiden Störung(en)
		Invasive Verfahren: – Keine	**Ergotherapie:** – Übungen gegen starken Widerstand und von fein- und alltagsmotorischen Fertigkeiten (neurorehabili-tatives Training)	

Fallbeispiel 2 – Teil 2: Fortsetzung der Tagebuchauszüge einer Patientin mit CRPS

- 07.02.: Nun bin ich also auf der Schmerzstation… Ich lerne, mein Schmerztagebuch zu führen und mich in den Tagesablauf der Station zu fügen.
- 10.02.: Heute habe ich die erste GLOA (ganglionäre lokale Opioidanalgesie) bekommen. Meine Angst war wirklich unbegründet. Frau Dr. X. hat mir gut erklärt, wie ich meinen Kopf halten soll und dass ich während der Injektion nicht schlucken darf. Ich habe ihr voll vertraut, und sie hat es sehr gut gemacht! Der Einstich und das Injizieren sind kaum schmerzhaft. Und tatsächlich gehen die Schmerzen danach für einige Stunden zurück – ich sehe Licht am Ende des Tunnels!
- 18.02.: GLOA Nr. 3: Schmerzstärke geht von 3 auf 1–2 zurück, um nach knapp 3 h den Ausgangswert wieder zu erreichen. Gespräch mit der Schmerzpsychologin: Ich begreife auch dies als eine Chance zur Förderung des Heilungsprozesses, indem ich Belastendes bewusst machen, aussprechen und eventuell andere Sichtweisen als meine bisherige einnehmen kann.
- 20.02.: Beginn mit Krankengymnastik für die linke Hand und den linken Arm sowie für die rechte Schulter. Ein Merkspruch der Psychologin: »Zwei Schilder müssen Sudeck-Patienten vor sich hertragen: ›Kein Schmerz!‹ und ›Ich muss Nein sagen lernen!‹«
- 17.03.: …Ich bekomme ein Schälchen mit rohen Reiskörnern zum Üben für die rechte Hand. Vorerst kann ich nicht viel mehr, als darin herumrühren. Aber dieser Reis ist ein sichtbares Zeichen, dass es vorangeht mit der Heilung. Damit rückt auch die Aussicht näher, nach Hause entlassen zu werden. Denn ich muss zugeben, allmählich spüre ich doch Ungeduld in dieser Hinsicht!
- 11.03.: … Gespräch mit meiner Psychologin: Wir sprechen über Hilfen zur Schmerzbewältigung und über »sekundären Krankheitsgewinn«.
- 20.03.: … Die Krankengymnastin fängt mit Übungen für die Fingergelenke an und zeigt mir noch viele weitere Übungen für zu Hause. Zu dem Reis gesellt sich ein Schälchen mit Erbsen. Draußen entdecke ich schon blühende Himmelsschlüssel.
- 25.03.: Mir wird in mühevoller Arbeit im Gipsraum eine Übungsschiene angefertigt, auch die Dauerschiene wird meiner inzwischen weiter verbesserten Handhaltung angepasst. Und ich bekomme einen Spreizkeil, um die Abduktion und Opposition des Daumens trainieren zu können.
- 26.03.: Entlassung nach Hause! Der Abschied von der Station fällt mir nicht schwer, aber ich empfinde große Dankbarkeit gegenüber allen, die sich hier um mich gekümmert und mir geholfen haben, die bestimmt schwierigste Phase der Sudeck-Erkrankung zu überwinden!
- 01.04.: Erste Behandlung bei »meiner« neuen Krankengymnastin. Das ist mir wichtig, dass es zu Hause sofort losgeht mit der Krankengymnastik. Schon nach der ersten Behandlung habe ich den Eindruck, dass Frau X. ihre Sache sehr gut macht, mit großem Engagement, aber auch mit Fingerspitzengefühl. Sie geht gut auf mich ein, bittet mehrfach um Rückmeldung, wie es mir bei den einzelnen Übungen geht.
- 02.04.: Schmerzstärke 1–2, aber leider ist die Hand wieder angeschwollen – Folge der ersten krankengymnastischen Behandlung? Oder habe ich selbst zu viel geübt?
- 03.04.: Wiedervorstellung in der Schmerzambulanz, wo man eigentlich ganz zufrieden mit mir ist …, wo ich aber auch »zurückgepfiffen« werde: Ich sei viel zu forsch mit dem Üben gewesen, hätte die neuen Knoten in den Gummibändern der Übungsschiene in viel kleinerem Abstand von den ersten Knoten machen sollen! Nun habe ich den Salat, d. h. die erneute Schwellung – ich bin ganz geknickt und gelobe mir, demnächst vorsichtiger zu sein, um derartige Rückschläge zu vermeiden.
- 17.06.: Ich probiere, ob Radfahren schon wieder geht. Vor etwa 1 Woche war es noch zu früh: Ich konnte mich noch nicht genügend abstützen. Heute mache ich dankbar die Erfahrung, dass es geht – für mich ein ganz wichtiger Fortschritt! Aber ich warne mich selbst davor, übermütig zu werden!
- 21.06.: Ich kann wieder mit der rechten Hand schreiben! Noch ist es mühsam, aber mit der Verdickung kann ich den Stift gut halten. Die Finger 4 und 5 kann ich so weit beugen, dass sie beim Schreiben nicht im Weg sind.
- 22.06.: Ich bin das erste Mal wieder Auto gefahren, eine ganz kurze Strecke nur. In den Rückwärtsgang zu schalten, das schaffe ich nur unter Schmerzen. Das Verstellen der Rückenlehne durch Drehen des Handrades war sehr schmerzhaft.
- 30.09.: Mein jetziger Zustand: Faustmachen gelingt noch nicht perfekt, aber schon ganz passabel. Abduktion und Opposition des Daumens gelingen gut, kaum noch eingeschränkt. Beugung in den beiden Daumengelenken noch mangelhaft, daher kann ich den Daumen (noch) nicht in der Faust verstecken. Aber ich habe wieder Kraft in der Hand, kaum Schmerzen und bin in meinem täglichen Leben nicht mehr sehr eingeschränkt. Darüber bin ich sehr froh und dankbar.

29

Angehörigen sehr irritiert sind. Es gibt jedoch auch CRPS-Patienten, die »auffällig unauffällig« reagieren, d. h. zur Bagatellisierung oder Negierung ihrer Erkrankung neigen. Aus beiden Reaktionsformen resultiert eine **dysfunktionale Umgangsweise mit der Krankheit**, die entweder in übertriebene Schonung oder in anhaltende Überbeanspruchung der erkrankten Extremität münden kann.

Patientenorientierte Aufklärung über das Krankheitsbild, über die Therapie und deren Wirkmechanismen bildet in der ersten Behandlungsphase eine wichtige Grundlage für die notwendige **Compliance** und tragen zudem wesentlich zur **Beruhigung** der Patienten bei.

Des Weiteren gilt es, die bereits beschriebenen stark affektiv überlagerten Reaktionen auf die plötzlich entstandenen **körperlichen und psychischen Beeinträchtigungen** aufzufangen. Insbesondere Patienten mit CRPS der oberen Extremität sind von einem Tag zum anderen in fast allen Verrichtungen des täglichen Lebens eingeschränkt. Dies betrifft nicht nur berufliche und soziale Aktivitäten, sondern auch alltägliche Verrichtungen, z. B. Waschen, Anziehen, Essen und Autofahren. Entsprechend einschneidend ist die Erkrankung für die Lebensführung und das Selbstwertgefühl der Betroffenen.

Gleichzeitig müssen diese Patienten oftmals in ihrem sozialen Umfeld erfahren, dass ihnen weitaus weniger Verständnis für ihre Behinderung entgegengebracht wird als Menschen, die z. B. infolge eines Unfalls oder einer anderen Erkrankung ihren Arm verloren haben. Die emotionalen Reaktionen auf die CRPS-Erkrankung können von Scham bis zu maßloser Enttäuschung sowie Ärger reichen und gehen fast immer mit sozialem Rückzug einher. Neben **Techniken der Krisenintervention** haben sich zur psychischen Stabilisierung vor allem Entspannungsübungen, Fantasiereisen sowie die Fokussierung und Reaktivierung angenehmer, nicht extremitätenorientierter Aktivitäten bewährt.

Ziele in Stufe I

Oberste Ziele in Stufe I sind die Reduktion des Ruheschmerzes, der Rückgang des Ödems sowie die psychische Stabilisierung des Patienten. Folgende Interventionen werden empfohlen:

- Adäquate Medikation (im Einzelfall auch durch invasive Methoden)
- Hochlagerung der betroffenen Extremität und Tragen einer Lagerungsschiene
- Psycho-Edukation
- psychotherapeutische Krisenintervention sowie stützende Maßnahmen

Stufe II

Die ersten **psychotherapeutischen Interventionen in der Stufe II** zielen darauf ab, den Wechsel von Schonung und Ruhe (in Stufe I) hin zu einem wohldosierten Training von Bewegung und Belastung (in Stufe II) vorzubereiten. Das Behandlungsrational ist dem Patienten in verständlicher und ausreichender Weise zu erklären.

Damit es unter dem ergo- und physiotherapeutischen Belastungstraining nicht zu unerwünschten Effekten kommt (Überbelastung oder übermäßige Schonung), sollten dem Patienten Techniken vermittelt werden, die zur Selbstwahrnehmung der körperlichen Belastbarkeit anregen und zur **Regulation einer angemessenen körperlichen Ent- und Belastung** beitragen. Hier haben sich im klinischen Alltag neben Entspannungs- und Biofeedbackverfahren vor allem Verhaltensübungen auf der Basis von Verhaltensanalysen sowie kognitive Interventionen zur Überwindung von Bewegungsangst bewährt. Imaginative Übungen, in denen eine bevorstehende Reizexposition zunächst in sensu trainiert wird (z. B. gedachte Bewegungen), können angstfrei auf die physiotherapeutischen Maßnahmen vorbereiten. Auch die individuell abgestimmte Auswahl emotional positiv besetzter Materialien für die ergotherapeutische Desensibilisierung kann eine wichtige Vorbereitung für das In-vivo-Training sein.

29

Ergotherapeutische Desensibilisierung
Dieser Begriff steht in der Physiotherapie für Konditionierungsmaßnahmen zur Desensibilisierung der meist allodynen Hand. Hierzu erhalten die CRPS-Patienten Materialien (weiche Pinsel, Watte, später Erbsen, Sand, Raps etc.), mit denen sie die betroffene Extremität mehrmals täglich für kurze Zeit stimulieren sollen. Ziel ist es, die erkrankte Körperregion wieder an alltägliche Berührungsreize zu gewöhnen. Die Stimulation verhilft zur Bahnung einer sich »normalisierenden« Wahrnehmung von somatosensorischen Reizen.
Auch TENS kann zur Unterstützung der Desensibilisierung hilfreich sein, obwohl dieses Verfahren eine eher passive Maßnahme ist.

Die psychotherapeutischen Interventionen zielen auch darauf ab, **psychische Belastungsfaktoren** zu identifizieren und dem Patienten adäquate **Bewältigungsstrategien** (z. B. Stressbewältigung, Problemlösestrategien, soziales Kompetenztraining) zu vermitteln. Es sei noch einmal darauf hingewiesen, dass die höchst irritierenden Neglect-like-Symptome sowie die Beobachtung der unmittelbaren Schmerzverstärkung unter psychischem Stress bei vielen Patienten die Befürchtung hervorrufen, das CRPS sei vielleicht doch Folge einer psychischen Störung. Dieser Befürchtung gilt es in der psychotherapeutischen Behandlung entgegenzuwirken.

Ziele in Stufe II
Die Ziele in Stufe II sind die Wiederherstellung der Belastbarkeit und Beweglichkeit, Förderung der Körperwahrnehmung sowie Analyse und Modifikation psychischer Belastungsfaktoren. Folgende Interventionen werden empfohlen:
— Adjuvante Medikation
— Physiotherapeutische Maßnahmen wie Traktionsbehandlungen, Bewegungsübungen und Desensibilisierungstraining
— Psychotherapeutische Maßnahmen zur Verbesserung der Körperwahrnehmung, imaginative Verfahren (gedachte Bewegun-

gen), Stressbewältigungs- und Problemlösetraining sowie kognitive Verfahren zum Abbau der Bewegungsangst

Stufe III

Die **psychotherapeutische Behandlung** unterstützt den Patienten in **der Stufe III** darin, Geduld und Ausdauer aufzubringen, Phasen der Stagnation und Resignation zu bewältigen und die Aufmerksamkeit immer wieder auf (kleine) Fortschritte zu lenken. Eine weitere Aufgabe besteht darin, für und mit dem Patienten **realistische Pläne zur beruflichen und privaten Rehabilitation** zu erarbeiten. Das Ziel kann darin bestehen, frühere körperliche, soziale und berufliche Aktivitäten allmählich wieder aufzunehmen.

In den meisten Fällen sind jedoch aufgrund **bleibender Bewegungseinschränkungen und Restschmerzen** angemessene Alternativen zu früheren Aktivitäten, die in bewältigbaren Teilschritten erprobt und verstärkt werden müssen, schwierig zu erarbeiten. Wenn Patienten ihre beruflichen und privaten Verpflichtungen und Aktivitäten schmerzbedingt nur noch partiell oder gar nicht mehr ausüben können, sind damit oft gravierende Veränderungen der früheren Rollenfunktionen verbunden.

Ziele in Stufe III
Die Ziele in Stufe III sind die Wiederherstellung der Funktionsfähigkeit der erkrankten Extremität sowie psychosoziale Reintegration. Folgende Interventionen werden empfohlen:
— Medikation
— Physiotherapeutische Maßnahmen, die die Beweglichkeit, Kraft sowie fein- und alltagsmotorische Fertigkeiten fördern
— Psychotherapeutische Maßnahmen, die auf eine Wiedereingliederung in Beruf, Haushalt und soziales Umfeld abzielen, ggf. auch Neuorientierung

Es sei noch einmal nachdrücklich darauf hingewiesen, dass das vorgestellte **interdisziplinäre Behandlungsprogramm** kognitiv-behaviorale Therapieelemente beinhaltet, deren Wirksamkeit bei CRPS-Patienten bislang wissenschaftlich noch nicht evaluiert ist. Ob sich die beschriebenen psychotherapeutischen Maßnahmen auch bei noch fundierterem Wissen über die Ätiologie und aufrechterhaltenden Faktoren beim CRPS durchsetzen können, wird die Zukunft zeigen.

Therapiehindernisse

Eine besondere Herausforderung stellen die Patienten dar, bei denen **unbewältigte private und/oder berufliche Probleme** eine Besserung des CRPS verzögern oder gänzlich verhindern. So kann z. B. das Schmerzverhalten und -erleben von hoher inter- und intrapersoneller Bedeutung sein, um vor sich selbst und anderen z. B. das Nichterreichen wichtiger Lebenspläne, aber auch Interaktionsprobleme oder die Erlangung einer vorgezogenen Rente zu rechtfertigen.

Ein solcher Zielkonflikt (Wahrung des Selbstbildes vs. Rückgang der körperlichen Symptome) ist für Patienten eigenständig, d. h. ohne professionelle Unterstützung, meist nicht lösbar. Dies gilt für CRPS-Patienten in gleichem Maße wie für andere Schmerzpatienten.

Bei bestehendem **Rentenanliegen** scheitern oftmals Behandlungsbemühungen, wenn der Patient weder eine ausreichende Änderungsmotivation aufbringt noch die sozialen sowie gesellschaftlichen Bedingungen eine prinzipielle Lösung dieses Zielkonflikts zulassen (▶ Kap. 15, Frettlöh 2013).

29.7.10 Weiterentwicklung psychotherapeutischer Interventionen

Insbesondere durch die Studien mit bildgebenden Verfahren (fMRT) haben sich in den letzten Jahren neue Einblicke in die fehlgesteuerten Verarbeitungsprozesse bei neuropathischen Schmerzsyndromen ergeben. So konnte gezeigt werden, dass Patienten mit CRPS **kortikale Veränderungen** im sensomotorischen Kortex aufweisen, die in direktem Zusammenhang mit dem Ausmaß der Schmerzintensität stehen. Diese Änderungen sind als Korrelat einer Körperschemastörung zu verstehen.

Daneben gibt es die oben angeführte **Neglect-like-Symptomatik** (▶ Abschn. 29.7.6), die offenbar beim CRPS nicht nur ein nachfolgendes Problem der Immobilität darstellt, sondern auch an der Entstehung der sensorischen und motorischen Defizite beteiligt ist. Die Immobilität würde sich somit nicht nur aufgrund des Schmerzes und der Gelenkerkrankung entwickeln, sondern aus der gestörten, auf Vermeidung ausgerichteten Körperwahrnehmung resultieren. Das oft sehr befremdliche äußere Erscheinungsbild der betroffenen Extremität wirkt auf viele CRPS-Patienten höchst verunsichernd, beängstigend und gelegentlich sogar abstoßend. Üblicherweise wird auf Angst, Abscheu und nicht zuletzt auf Schmerz mit **Vermeidung** reagiert. Die Folge ist, dass das zentrale Nervensystem, vor allem die somatosensorischen Areale des Kortex, nur noch eingeschränkte Informationen erhalten, z. B. über taktile Reize, die Stellung der Hand im Raum oder motorische und sensorische Abläufe. Vermutlich geht u. a. auch auf diese Weise die Zugehörigkeit der Hand zum restlichen Körper sowie die Integration ins Körperbild verloren.

Vor dem Hintergrund einer angenommenen Körperschema- und Körperbildstörung (▶ Abschn. 29.7.6) haben neuerdings Imaginationstechniken in Form von **gedachten Bewegungsabläufen**

Fallbeispiel 4: 32-jähriger Patient, Vater einer 5-jährigen Tochter

Herr B. imaginierte folgende Situation und die damit verbundenen Bewegungsabläufe:
Situation: Bei einem mehrtägigen Ferienaufenthalt auf einem Bauernhof steht er mit seiner 5-jährigen Tochter unter einem Kirschbaum. Dieser trägt viele reife Früchte, was die kleine Tochter dazu veranlasst, den Vater zu bitten, ihr einige dieser verlockenden Früchte zu pflücken.

Instruktion: Der Patient wird nun ganz detailliert dazu angeleitet, sich mit geschlossenen Augen diese Situation gedanklich vorzustellen und mit der **erkrankten Hand** nacheinander mehrere Kirschen zu pflücken, diese an seine Tochter weiterzureichen, um dann den Arm erneut zu heben und zu einer weiteren Frucht zu greifen. **Wichtig** dabei ist, dass die gedachten Bewegung

in viele Teilbewegungen unterteilt und schrittweise ausgeführt wird. Dabei soll der Patient sich auch an taktile Reize erinnern (z. B. die kühle und glatte Oberfläche der Kirsche). Der Therapeut sollte bei den ersten Übungsdurchgängen die einzelnen Bewegungsschritte möglichst selbst mit ausführen, um seine Instruktionen konkret und gezielt formulieren zu können.

eine große Bedeutung bei der Behandlung neuropathischer Schmerzstörungen erhalten. Hier werden in entspanntem Kontext **imaginierte Bewegungen** mit der erkrankten Extremität eingeübt. Ziel ist eine Re-Reorganisation (Wiederherstellung der kortikalen Organisation) sowie eine graduierte Exposition als Vorbereitung auf nachfolgende Realbewegungen, wie sie in der Ergo- und Physiotherapie trainiert werden. Klinisch bewährt hat sich dabei, die gedachte Bewegung in einen für den Patienten persönlich relevanten und emotional positiv besetzten Kontext zu bringen.

Das Training zur **Hand- bzw. Lateralisationserkennung** ist weniger bekannt und wird bislang noch selten angewendet, obwohl es sich als überaus wirksam erwiesen hat (Moseley 2006). Bei diesem Vorgehen werden den Patienten auf einem Computerbildschirm Abbildungen von linken und rechten Händen in vielen verschiedenen Positionen präsentiert. Trainiert wird, diese Abbildungen möglichst schnell als linke oder rechte Hand zu identifizieren. Aus der eigenen Abteilung liegen neuere Befunde vor, welche zeigen, dass CRPS- und auch Phantomschmerzpatienten im Vergleich zu gesunden Probanden vor einer Trainingsphase signifikant schlechtere Leistungen bei der Erkennung der Handlateralisation aufweisen (Veröffentlichung in Vorbereitung) , was durch das Training deutlich gebessert werden kann (Reinersmann et al. 2010).

Eine weitere Option ist die sog. **Spiegeltherapie**, die bei Patienten mit neuropathischen Schmerzen, insbesondere bei Phantomschmerzen, sehr erfolgreich zur Anwendung gebracht wird (▶ Abschn. 29.6.2).

Da Patienten initial beim Anblick ihrer »verloren gegangenen« Extremität im Spiegel nicht selten emotional heftig reagieren, kommt den Psychotherapeuten bei diesem Verfahren vor allem die Aufgabe zu, den Patienten gut auf diese Konfrontation vorzubereiten. Auch bei Patienten mit CRPS konnte mit Spiegeltherapie in Verbindung mit gedachten Bewegungen und Handerkennungstraining schon nach wenigen Übungssitzungen eine klinisch relevante Schmerzreduktion erzielt werden (Bultitude u. Rafal 2010, Moseley 2006).

Weitere Interventionen zur Unterstützung des sensomotorisch-perzeptiven Trainings sind im nachfolgenden Überblick aufgeführt.

> **Psychotherapeutische Interventionen, die zur Normalisierung des gestörten Körperschemas und Körperbildes beitragen können**
> — Edukation, vor allem über Folgen von »Distanzierung« oder »Vernachlässigung« der erkrankten Extremität
> — Identifikation und Modifizierung von Vermeidungsverhalten und Entfremdungsgefühl
> — Kognitive und emotionale Auseinandersetzung mit Verlusterleben
> — Graduierte Konfrontation, u. a. Anleitung zu Imaginationen von Bewegungen mit persönlich relevantem Kontext, Spiegeltherapie, Handlateralisation
> — Anleitung zur körperlichen Selbstfürsorge, insbesondere bei Neglect-like-Symptomatik (erkrankte Extremität nicht pflegen, nicht ansehen, als »das Ding« bezeichnen)

Die hier angeführten Interventionen sind auch im Gruppensetting gut zu vermitteln, zumal die Patienten von ihren Mitpatienten erfahren können, dass diese ähnlich befremdliche Empfindungen bezüglich der erkrankten Extremität wahrnehmen. Die entlastende Wirkung dieser gemeinschaftlichen Erfahrung und der Austausch darüber ist nicht zu unterschätzen (▶ Abschn. 29.7.6).

29.7.11 Zusammenfassung (CRPS)

Das CRPS ist ein seltenes, aber schwerwiegendes und hochkomplexes Störungsbild, dessen **Epidemiologie und Ätiologie** noch nicht hinreichend geklärt ist. Dennoch lassen sich aus den bisherigen Befunden und insbesondere aus den klinischen Beobachtungen und Erfahrungen spezifische **Empfehlungen für die Behandlung** ableiten: Die Therapie des CRPS erfordert einen differenzierten und koordinierten Einsatz verschiedener medizinischer, psychologischer und physiotherapeutischer Methoden sowie eine enge Abstimmung zwischen den Fachdisziplinen.

Eine grundsätzlich richtige Therapie kann symptomverschlimmernd wirken, wenn sie zum falschen Zeitpunkt einsetzt. Eine zu frühe Maßnahme ist ebenso schädlich wie eine späte oder gänzlich unterlassene Therapieoption. Die Mehrzahl frustraner Behandlungsverläufe ist auf eine nicht praktizierte oder unzureichende Kooperation zwischen Arzt, Psychologe und Physiotherapeut zurückzuführen. Insofern handelt es sich beim CRPS um ein Krankheitsbild, bei dem sich die Qualität einer interdisziplinären Kooperation beweisen muss.

Den Ausführungen im **Behandlungsstufenplan** des CRPS ist zu entnehmen, dass medizinische Maßnahmen bei konsequenter Durchführung der Behandlung zunehmend unwichtiger werden, während die neurorehabilitativen und funktionellen Maßnahmen sowie die psychotherapeutischen Interventionen immer mehr in den Vordergrund rücken. Dieses Vorgehen wird bislang überwiegend in solchen Einrichtungen umgesetzt, die sich auf die Diagnostik und Therapie von Phantomschmerz und CRPS spezialisiert haben. Niedergelassene Psychotherapeuten bzw. psychologische Schmerztherapeuten haben diese Klientel bislang noch eher selten in ihren Praxen. Das liegt zum einen daran, dass vielen psychotherapeutischen Kollegen das Störungsbild nicht hinreichend vertraut ist und diese Klientel noch zu selten auf schmerzpsychotherapeutische Maßnahmen aufmerksam gemacht wird.

> Die weitere Erforschung von Faktoren einer Körperschema- und Körperbildstörung beim CRPS sowie ihr Einfluss auf das Schmerzerleben und -verhalten ist nicht nur für das Verständnis der Pathophysiologie bedeutsam, sondern wird auch neue Therapieoptionen zur Behandlung dieses prognostisch ungünstigen Krankheitsbildes eröffnen.

29.8   Fazit

Neuropathische Schmerzsyndrome wie Phantom- und Deafferenzierungsschmerzen, aber auch das CRPS sind durch Lern- und Gedächtnisprozesse gekennzeichnet, die maladaptive plastische Veränderungen im Gehirn bewirken und damit den Schmerz aufrechterhalten und verstärken. Aus diesem Grund sind psychotherapeutischen Verfahren, die diese maladaptiven Prozesse beeinflussen, überaus vielversprechend. Neuere Entwicklungen wie

sensorisches Diskriminationstraining, Spiegeltherapie, Vorstellungstraining sowie Training in der virtuellen Realität finden bei Phantomschmerz und CRPS zunehmend Anwendung. Diese Verfahren verändern in wirkungsvoller Weise die mit dem Schmerz einhergehenden plastischen Veränderungen des Gehirns und können schon nach wenigen Übungssitzungen zu einer klinisch relevanten Schmerzreduktion beitragen. Ob diese Methoden zukünftig eine noch breitere Anwendung finden und bei anderen neuropathischen Schmerzbildern ähnlich gute Effekte zeigen werden, ist noch offen.

In jedem Fall ist eine Weiterentwicklung von Maßnahmen sinnvoll, die dazu beiträgt die Interdependenz zwischen Körperrepräsentation und Schmerzwahrnehmung zu korrigieren, denn die vorliegenden Studienbefunde zur Körperrepräsentation weisen zweifelsfrei darauf hin, dass die therapeutische Auseinandersetzung mit dem Körperbild eine wesentliche Rolle, zumindest in der Behandlung des CRPS, spielen sollte.

Die psychologische Schmerzforschung kann und sollte auf dem Gebiet der neuropathischen Schmerzstörungen und des CRPS sicher zukünftig noch mehr zur Aufklärung möglicher Risikofaktoren und zur Therapieoptimierung beitragen. Phänomene wie das Neglect-like-Syndrom, Körperbild- und Körperschemastörungen, die Tendenz zur Dissimulation oder die Prävalenz und Relevanz bestimmter psychischer Komorbiditäten stellen dabei nur einige von vielen Forschungsperspektiven dar.

Literatur

Allen G, Galer BS, Schwartz L (1999) Epidemiology of complex regional pain syndrome: a retrospective chart review of 134 patients. Pain 80: 539–544

Alviar MJ, Hale T, Dungca M (2011) Pharmacologic interventions for treating phantom limb pain. Cochrane Database Syst Rev (12): CD006380

Backonja MM, Attal N, Baron R, Bouhassira D, Drangholt M, Dyck PJ, Edwards RR, Freeman R, Gracely R, Haanpaa MH, Hansson P, Hatem SM, Krumova EK, Jensen TS, Maier C, Mick G, Rice AS, Rolke R, Treede RD, Serra J, Toelle T, Tugnoli V, Walk D, Walalce MS, Ware M, Yarnitsky D, Ziegler D (2013) Value of quantitative sensory testing in neurological and pain disorders: NeuPSIG consensus. Pain 154: 1807–1819

Baron R (2006) Mechanisms of disease: neuropathic pain – a clinical perspective. Nat Clin Pract Neurol 2: 95–106

Barnhoorn KJ, van de Meent H, van Dongen RT, Klomp FP, Groenewoud H, Samwel H, Nijhuis-van der Sanden MW, Frölke JP, Staal JB (2015) Pain exposure physical therapy (PEPT) compared to conventional treatment in complex regional pain syndrome type 1: a randomised controlled trial. BMJ Open 5: e008283

Bean DJ, Johnson MH, Kydd RR (2014) The outcome of complex regional pain syndrome type 1: a systematic review. J Pain 15: 677–690

Bean DJ, Johnson MH, Heiss-Dunlop W, LeeAC, Kydd RR (2015) Do psychological factors influence recovery from complex regional pain syndrome type 1? A prospective study. Pain 156: 2310–2318

Birklein F, Handwerker HO (2001) Complex regional pain syndrome: how to resolve the complexity? Pain 94: 1–6

Birklein F, Schmelz M (2008) Neuropeptides, neurogenic inflammation and complex regional pain syndrome (CRPS). Neurosci Lett. 437: 199–202

Bruehl S (2005) Psychological interventions. In: Wilson PR, Stanton-Hicks M, Harden RN (eds) CRPS: Current diagnosis and therapy. Progress in pain research and management. IASP Press, Seattle, pp 201–216

Bruehl S, Chung OY (2006) Psychological and behavioural aspects of complex regional pain syndrome management. Clin J Pain 22: 430–437

Bruehl S, Harden RN, Galer BS, Saltz S, Bertram M, Backonja M, Gayles R, Rudin N, Bhugra MK, Stanton-Hicks M (1999) External validation of IASP diagnostic criteria for complex regional pain syndrome and proposed research diagnostic criteria. International Association for the Study of Pain. Pain 81: 147–154

Bultitude JH, Rafal RD (2010) Derangement of body representation in complex regional pain syndrome: report of a case treated with mirror and prisms. Exp Brain Res 204: 409–418

Chan BL, Witt R, Charrow AP, Magee A, Howard R, Pasquina PF, Heilman KM, Tsao JW (2007) Mirror therapy for phantom limb pain. N Engl J Med 357: 2206–2207

Ciccone DS, Bandilla EB, Wu W (1997) Psychological dysfunction in patients with reflex sympathetic dystrophy. Pain 71: 323–333

Cruccu G, Gronseth G, Alksne J, Argoff C, Brainin M, Burchiel K, Nurmikko T, Zakrzewska JM, American Academy of Neurology Society, European Federation of Neurological Society (2008) AAN-EFNS guidelines on trigeminal neuralgia management. Eur J Neurol 15: 1013–1028

DeGood DE, Cundiff GW, Adams LE, Shutty MS (1993) A psychosocial and behavioral comparison of reflex sympathetic dystrophy, low back pain and headache patients. Pain 54: 317–322

Desmond D, Gallagher P, Henderson-Slater D, Chatfield R (2008) Pain and psychosocial adjustment to lower limb amputation among prosthesis users. Prosthet Orthot Int 32: 244–252

DGN – Kommission »Leitlinien« der Deutschen Gesellschaft für Neurologie (Hrsg) (2012) Leitlinien für Diagnostik und Therapie in der Neurologie. Diagnostik neuropathischer Schmerzen. http://www.awmf.org/uploads/tx_szleitlinien/030-132l_S1_Neuropathische_Schmerzen_Diagnostik_2012_1.pdf. Zugegriffen: 28. April 2016

Diers M, Flor (2013) Phantomschmerz – Psychologische Behandlungsstrategien. Schmerz 27: 205–211

Diers M, Christmann C, Koeppe C, Ruf M, Flor H (2010) Mirrored, imagined and executed movements differentially activate sensorimotor cortex in amputees with and without phantom limb pain. Pain 149: 296–304

Dietrich C, Walter-Walsh K, Preissler S, Hofmann GO, Witte OW, Miltner WH, Weiss T (2012) Sensory feedback prosthesis reduces phantom limb pain: proof of a principle. Neurosci Lett 507: 97–100

Egle UT, Hoffmann SO (1990) Psychosomatische Zusammenhänge bei sympathischer Reflexdystrophie (Morbus Sudeck). Literaturübersicht und erste klinische Ergebnisse. Psychother Med Psychol 40: 123–135

Finnerup NB, Sindrup SH, Jensen TS (2007) Chronic neuropathic pain: mechanisms, drug targets and measurement. Fundam Clin Pharmacol 21: 129–136

Flor H, Turk DC (2011) Chronic pain: an integrated biobehavioral approach. IASP Press, Seattle/WA

Flor H, Elbert T, Knecht S, Wienbruch C, Pantev C, Birbaumer N, Larbig W, Taub E (1995) Phantom-limb pain as a perceptual correlate of cortical reorganization following arm amputation. Nature 375: 482–484

Flor H, Diers M, Andoh J (2013) The neural basis of phantom limb pain. Trends Cogn Sci 17: 307–308

Förderreuther S, Sailer U, Straube A (2004) Impaired self-perception of the hand in complex regional pain syndrome (CRPS). Pain 110: 756–761

Frettlöh J (2013) Therapeutischer Umgang mit Zielkonflikten. In: Fritsche G, Gaul C (Hrsg) Multimodale Schmerztherapie bei chronischen Kopfschmerzen. Thieme, Stuttgart, S 134–141

Frettlöh J, Hüppe M, Maier C (2006) Severity and specificity of neglect-like symptoms in patients with complex regional pain syndrome (CRPS) compared to chronic limb pain of other origins. Pain 124: 184–189

Galer BS, Jensen M (1999) Neglect-like symptoms in complex regional pain syndrome: results of a self-administered survey. J Pain Symptom Manage 18: 213–216

Geertzen JHB, Dijkstra PU, van Sonderen EL, Groothoff JW, ten Duis HJ, Eisma WH (1998a) Relationship between impairments, disability and handicap in reflex sympathetic dystrophy patients: a long-term follow-up study. Clin Rehabil 12: 402–412

Geertzen JHB, de Bruijn-Kofman AT, de Bruijn HP, van de Wiel HB, Dijkstra PU (1998b) Stressful life events and psychological dysfunction in complex regional pain syndrome type I. Clin J Pain 14: 295–302

Gierthmühlen J, Maier C, Baron R, Tölle T, Treede RD, Birbaumer N, Huge V, Koroschetz J, Krumova E, Lauchart M, Maihöfner C, Richter H, Westermann A (2012) Sensory signs in complex regional pain syndrome and peripheral nerve injury. Pain 153: 765–774

29

Hanley MA, Jensen MP, Ehde DM, Hoffman AJ, Patterson DR, Robinson LR (2004) Psychosocial predictors of long-term adjustment to lower-limb amputation and phantom limb pain. Disabil Rehabil 26: 882–893

Hanley MA, Jensen MP, Smith DG, Ehde DM, Edwards WT, Robinson LR (2007) Preamputation pain and acute pain predict chronic pain after lower extremity amputation. J Pain 8: 102–109

Harden RN, Bruehl S, Perez RS, Birklein F, Marinus J, Maihofner C, Lubenow T, Buvanendran A, Mackey S, Graciosa J, Mogilevski M, Ramsden C, Chont M, Vatine JJ (2010) Validation of proposed diagnostic criteria (the »Budapest Criteria«) for Complex Regional Pain Syndrome. Pain 150: 268–274

Harden RN, Houle TT, Green S, Remble TA, Weinland SR, Colio S, Lauzon J, Kuiken T (2005) Biofeedback in the treatment of phantom limb pain: a time-series analysis. Appl Psychophysiol Biofeedback 30: 83–93

Häuser W, Bernardy K, Maier C (2015a) Langzeittherapie mit Opioiden bei chronischem nicht-tumorbedingtem Schmerz. Systematische Übersicht und Metaanalyse der Wirksamkeit, Verträglichkeit und Sicherheit in offenen Anschlussstudien über mindestens 26 Wochen. Schmerz 29: 96–108

Häuser W, Bock F, Engeser P, Hege-Scheuing G, Hüppe M, Lindena G, Maier C, Norda H, Radbruch L, Sabatowski R, Schäfer M, Schiltenwolf M, Schuler M, Sorgatz H, Tölle T, Willweber-Strumpf A, Petzke F (2015b) Empfehlungen der aktualisierten Leitlinie LONTS. Langzeitanwendung von Opioiden bei chronischen nicht-tumorbedingten Schmerzen. Schmerz 29: 109–130

Jensen MP, Ehde DM, Hoffman AJ, Patterson DR, Czerniecki JM, Robinson LR (2002) Cognitions, coping and social environment predict adjustment to phantom limb pain. Pain 95: 133–142

Krumova E, Frettlöh J, Klauenberg S, Richter H, Wasner H, Maier C (2008) Long-term skin temperature measurements – a practical diagnostic tool in Complex Regional Pain Syndrome. Pain 15: 1408–1422

Lenz M, Uçeyler N, Frettlöh J, Höffken O, Krumova EK, Lissek S, Reinersmann A, Sommer C, Stude P, Waaga-Gasser AM, Tegenthoff M, Maier C (2013) Local cytokine changes in complex regional pain syndrome type I (CRPS I) resolve after 6 months. Pain 154: 2142–2149

Lotze M, Moseley GL (2007) Role of distorted body image in pain. Curr Rheumatol Rep 9: 488–496

Lotze M, Grodd W, Birbaumer N, Erb M, Huse E, Flor H (1999) Does use of a myoelectric prosthesis prevent cortical reorganization and phantom limb pain? Nat Neurosci 2: 501–502

Lynch ME (1992) Psychological aspects of reflex sympathetic dystrophy: a review of adult and paediatric literature. Pain 49: 337–347

MacIver K, Lloyd DM, Kelly S, Roberts N, Nurmikko T (2008) Phantom limb pain, cortical reorganization and the therapeutic effect of mental imagery. Brain 131: 2181–2191

Maier C (2016) Deafferenzierungs-, Phantom- und Stumpfschmerz. In: Maier C, Bingel U, Diener HC (Hrsg) Die Schmerztherapie: Interdisziplinäre Diagnose- und Behandlungsstrategien, 5. Aufl. Urban & Fischer, München

Maier C, Bingel U, Diener HC (Hrsg) (2016) Die Schmerztherapie: Interdisziplinäre Diagnose- und Behandlungsstrategien, 5. Aufl. Urban & Fischer, München

Maier C, Gleim M (1998) Diagnostik und Therapie des sympathisch unterhaltenen Schmerzes. Schmerz 12: 232–303

Maier C, Gleim M (2016) Interventionelle Verfahren. In: Maier C, Bingel U, Diener HC (Hrsg) Die Schmerztherapie: Interdisziplinäre Diagnose- und Behandlungsstrategien, 5. Aufl. Urban & Fischer, München

Maier C, Kindler D (2016) Anlagetika In: Maier C, Bingel U, Diener HC (Hrsg) Die Schmerztherapie: Interdisziplinäre Diagnose- und Behandlungsstrategien, 5. Aufl. Urban & Fischer, München

Maier C, Baron R, Tölle TR, Binder A, Birbaumer N et al (2010) Quantitative Sensory Testing in the German Research Network on Neuropathic Pain (DFNS): Somatosensory abnormalities in 1.236 patients with different neuropathic pain syndromes. Pain 150: 439–450

Maier C, Krumova E, Diener (2016a) Definition und Begriffe. In: Maier C, Bingel U, Diener HC (Hrsg) Die Schmerztherapie: Interdisziplinäre Diagnose- und Behandlungsstrategien, 5. Aufl. Urban & Fischer, München

Maier C, Baron R, Frettlöh J (2016b) Komplexes regionales Schmerzsyndrom. In: Maier C, Bingel U, Diener HC (Hrsg) Die Schmerztherapie: Interdisziplinäre Diagnose- und Behandlungsstrategien, 5. Aufl. Urban & Fischer, München

Maihöfner C, Seifert F (2010) Complex regional pain syndromes: new pathophysiological concepts and therapies. Eur J Neurol 17: 649–660

Maihöfner C, Nickel FT, Seifert F (2010) Neuropathische Schmerzsyndrome und Neuroplastizität in der funktionellen Bildgebung. Schmerz 24: 137–145

Mainka T, Höffken O, Maier C, Enax-Krumova E (2015) Erweiterte Diagnostik neuropathischer Schmerzen erfasst kleine Nervenfasern. Somatosensorisches Nervensystem. InFo Neurologie & Psychiatrie 11: 46–56

Monti DA, Herring CL, Schwartzman RJ, Marchese M (1998) Personality assessment of patients with complex regional pain syndrome type I. Clin J Pain 14: 295–302

Moseley GL (2004) Why do people with Complex Regional Pain Syndrome take longer to recognize their affected hand? Neurology 62: 2182–2186

Moseley GL (2006) Graded motor imagery for pathologic pain. Neurology 67: 2129–2134

Moseley GL, Flor H (2012) Targeting cortical representations in the treatment of chronic pain: a review. Neurorehabil Neural Repair 26: 646–652

Moura VL, Faurot KR, Gaylord SA, Mann JD, Sill M, Lynch C, Lee MY (2012) Mind-body interventions for treatment of phantom limb pain in persons with amputation. Am J Phys Med Rehabil 91: 701–714

Mücke M, Cuhls H, Radbruch L, Baron R, Maier C, Tölle T, Treede RD, Rolke R (2014) Quantitative sensory testing. Schmerz 28: 635–646

Pleger B, Tegenthoff M, Ragert P, Förster AF, Dinse HR, Schwenkreis P, Nicolas V, Maier C (2005) Sensorimotor retuning in complex regional pain syndrome parallels pain reduction. Ann Neurol 57: 425–429

Pons T, Shipton EA, Williman J, Mulder RT (2015) Potential risk factors for the onset of complex regional pain syndrome type 1: A systematik literature review. Anesthesiol Res Pract. doi: 10.1155/2015/956539

Price DD, Verne GN, Schwartz JM (2006) Plasticity in brain processing and modulation of pain. Prog Brain Res 157: 333–352

Reinersmann A, Haarmeyer GS, Blankenburg M, Frettlöh J, Krumova EK, Ocklenburg S, Maier C (2010) Left is where the L is right. Significantly delayed reaction time in limb laterality recognition in both CRPS and phantom limb pain patients. Neurosci Lett 486: 240–245

Reinersmann A, Landwehrt J, Krumova EK, Ocklenburg S, Gunturkun O, Maier C (2012) Impaired spatial body representation in complex regional pain syndrome type 1 (CRPS I). Pain 153: 2174–2181

Reinersmann A, Landwehrt J, Krumova EK, Peterburs J, Ocklenburg S, Güntürkün O, Maier C (2013) The rubber hand illusion in complex regional pain syndrome: preserved ability to integrate a rubber hand indicates intact multisensory integration. Pain 154: 1519–1527

Sandroni P, Benrud-Larson LM, McClelland RL, Low PA (2003) Complex regional pain syndrome type I: incidence and prevalence in Olmsted county, a population-based study. Pain 103: 199–207

Schäfer M, Flor H, Heinze HJ, Rotte M (2006) Dynamic modulation of the primary somatosensory cortex during seeing and feeling a touched hand. NeuroImage 29: 587–592

Schneider J, Hofmann A, Rost C, Shapiro F (2008) EMDR in the treatment of chronic phantom limb pain. Pain Med 9: 76–82

Schwarzer A, Glaudo S, Zenz M, Maier C (2007) Spiegeltherapie – ein neues Verfahren in der Therapie neuropathischer Schmerzen. Dtsch Med Wochenschr 132: 2159–2162

Schwarzer A, Zenz M, Maier C (2009) Phantomschmerzen – Pathomechanismen und Therapieansätze. Anästhesiol Intensivmed Notfallmed Schmerzther 3: 174–180

Schwenkreis P, Maier C, Tegenthoff M (2009) Functional imaging of central nervous system involvement in complex regional pain syndrome. AJNR Am J Neuroradiol 30: 1279–1284

Schwenkreis P, Scherens A, Rönnau AK, Höffken O, Tegenthoff M, Maier C (2010) Cortical disinhibition occurs in chronic neuropathic, but not in chronic nociceptive pain. BMC Neurosci 11: 73

Schwoebel J, Friedmann R, Duda N, Coslett HB (2001) Pain and the body schema: evidence for peripheral effects on mental representations of movement. Brain 124: 2098–2014

Sherman RA, Sherman CJ, Parker L (1984) Chronic phantom and stump pain among American veterans: results of a survey. Pain 18: 83–95

Sherman RA, Sherman CJ, Bruno GM (1987) Psychological factors influencing chronic phantom limb pain: an analysis of the literature. Pain 28: 285–295

Tavee J, Zhou L (2009) Small fiber neuropathy. A burning problem. Cleve Clin J Med 76: 297–305

Treede RD, Jensen TS, Campbell JN, Cruccu G, Dostrovsky JO, Griffin JW, Hansson P, Hughes R, Nurmikko T, Serra J (2008) Neuropathic pain: redefinition and a grading system for clinical and research purposes. Neurology 70: 1630–1635

Turk DC, Audette J, Levy RM, Mackey SC, Stanos S (2010) Assessment and treatment of psychosocial comorbidities in patients with neuropathic pain. Mayo Clin Proc 85: 42–50

Uçeyler N, Sommer C (2014) High-Dose Capsaicin for the Treatment of Neuropathic Pain: What We Know and What We Need to Know. Pain Ther 73–84; DOI 10.1007/s40122-014-0027-1

Van Houdenhove B, Vasquez G, Onghena P, Stans L, Vandeput C, Vermaut G, Vervaeke G, Igodt P, Vertommen H (1992) Etiopathogenesis of reflex sympathetic dystrophy: A review and biopsychosocial hypothesis. Clin J Pain 8: 300–306

Vase L, Nikolajsen L, Christensen B, Egsgaard LL, Arendt-Nielsen L, Svensson P, Staehelin Jensen T (2011) Cognitive-emotional sensitization contributes to wind-up-like pain in phantom limb pain patients. Pain 152: 157–162

Wasner G. (2010) Central pain syndromes. Curr Pain Headache Rep 14: 489–496

Weiss T, Miltner WH, Adler T, Brückner L, Taub E (1999) Decrease in phantom limb pain associated with prosthesis-induced increased use of an amputation stump in humans. Neurosci Lett 272: 131–134

Wilson PR, Stanton-Hicks M, Harden RN (eds) (2005) CRPS: Current diagnosis and therapy. Progress in pain research and management. IASP Press, Seattle

Wüppenhorst N, Maier C, Frettlöh J, Pennekamp W, Nicolas V (2010) Sensitivity and specificity of 3-phase bone scintigraphy in the diagnosis of complex regional pain syndrome of the upper extremity. Clin J Pain 26: 182–189

Ziegler D, Bierhaus A (2007) Therapie der diabetischen Neuropathie. Dtsch Med Wochenschr 132: 1043–1047

29

Chronisches Unterbauch-schmerzsyndrom

B. Riegel, R. Albrecht, K. Lau, U. Schnurr, B. Löwe, C. Brünahl

30.1 Einführung – 592

30.2 Definition und Erfahrungen aus einer interdisziplinären
Sprechstunde zum klinischen Erscheinungsbild – 593

30.3 Epidemiologie – 594

30.4 Ätiologie – 595

30.5 Diagnostisches Vorgehen – 599

30.6 Evidenzbasierte Therapieansätze – 601

30.7 Fazit – 602

Literatur – 603

B. Kröner-Herwig et al. (Hrsg.), *Schmerzpsychotherapie*,
DOI 10.1007/978-3-662-50512-0_30, © Springer-Verlag Berlin Heidelberg 2017

Lernziele

Das chronische Unterbauchschmerzsyndrom ist häufig aufgrund seiner Lokalisation in einem besonders sensiblen und intimen Bereich eine klinische Herausforderung und bei den Patienten mit besonderen Befürchtungen und dysfunktionalen Verhaltensweisen assoziiert. Bei bedeutsamen Prävalenzraten und einem hohen Leidensdruck der Betroffenen ist das Syndrom aktuell Gegenstand interdisziplinärer Forschungsbemühungen. Obwohl dadurch mehr Wissen über das Verständnis des chronischen Unterbauchschmerzsyndroms entstanden ist und verschiedene Leitlinien zur Behandlung und Diagnostik vorhanden sind, sind die Kenntnisse über die Erkrankung in der Versorgungslandschaft gering und die Behandlungsangebote begrenzt. Die enge Zusammenarbeit der Organmedizin mit Schmerzpsychotherapie und Physiotherapie ist für eine sorgfältige Diagnostik und Behandlung entscheidend.

30.1   Einführung

Unter dem Überbegriff »chronisches Unterbauchschmerzsyndrom« werden eine Reihe von unterschiedlichen Subsyndromen und Beschwerdebeschreibungen zusammengefasst, die verschiedene, häufig unbekannte ätiologische Hintergründe haben. Das Leitsymptom besteht bei Frauen ebenso wie bei Männern aus Schmerzen im Beckenboden- und Unterbauchbereich. Betrachtet man die hohen Prävalenzraten (▶ Abschn. 30.3) sowie den ausgeprägten Leidensdruck der Betroffenen, stellt das chronische Unterbauchschmerzsyndrom eine bedeutsame Schmerzerkrankung dar. Unbehandelt besteht ein hohes Chronifizierungsrisiko (Nickel et al. 2002, Tripp et al. 2013).

Aufgrund der physiologischen Unterschiede zwischen Frauen und Männern erfolgt im Gegensatz zu vielen anderen Schmerzerkrankungen eine **geschlechtsspezifische Betrachtung** der Beschwerden. So haben organbedingt die definitorischen und diagnostischen Bemühungen um das Verständnis der chronischen Unterbauchschmerzen bei Frauen und Männern unterschiedliche Richtungen genommen. In Hinblick auf Schmerzverarbeitung und psychosoziale Aspekte kommt die Sichtweise auf das Erkrankungsbild aber in den vergangenen Jahren

zunehmend zusammen. Das chronische Unterbauchschmerzsyndrom wird bei beiden Geschlechtern als eine Entität verstanden, die mit variierenden Symptomen und Ätiologien auftreten kann.

Je nach den betroffenen Organsystemen oder Strukturen und der daraus gefolgerten Herkunft der Schmerzsymptomatik entwickelten sich unterschiedliche Begriffe und Ätiologievorstellungen. Dies hatte in den letzten Jahrzehnten einen großen Einfluss auf Definitionen des chronischen Unterbauchschmerzsyndroms und die Entwicklung von Leitlinien verschiedener Fachgesellschaften. In der nationalen Literatur wird das chronische Unterbauchschmerzsyndrom bei Frauen vorwiegend als »chronischer Unterbauchschmerz« (»chronic pelvic pain«, CPP) beschrieben; während sich bei Männern die Bezeichnung »chronisches Unterbauchschmerzsyndrom« (»chronic pelvic pain syndrome«, CPPS) etabliert hat.

In Verbindung mit dem CPP bei Frauen werden häufig gynäkologische Grunderkrankungen genannt, z. B. Endometriose. Bei Männern besteht häufig ein Zusammenhang mit urologischen Beschwerden, z. B. Prostatitis. Mögliche medizinische Differenzialdiagnosen werden später in diesem Kapitel diskutiert. In der Vergangenheit wurde beispielsweise das Schmerzsyndrom, das im Zusammenhang mit der chronischen Prostatitis steht, aus urologischer aber auch aus psychologischer Sichtweise heraus häufig zum Gegenstand der Forschung (Krieger et al. 1996). In den 1990er-Jahren kristallisierte sich jedoch eine wachsende Unzufriedenheit mit der Unschärfe dieser Begrifflichkeit heraus. Es gründete sich daraufhin ein urologisch orientiertes Netzwerk, das in einer Konsensuskonferenz die aktuelle Einteilung der verschiedenen Formen der Prostatitis festlegte (Nickel et al. 1999). Dabei wird das Subsyndrom »abakterielle chronische Prostatitis« im Sinne eines chronischen Unterbauchschmerzsyndroms in Kategorie IIIb als »chronic prostatitis/chronic pelvic pain syndrome« (CP/CPPS) eingestuft. Es folgte die Konzeption und Evaluation eines einheitlichen Messinstruments (Litwin et al. 1999), dem **National Institutes of Health Chronic Prostatitis Symptom Index (NIH-CPSI)** zur urologisch orientierten Erfassung der Symptomatik des CPPS. In den Jahren seit dieser definitorischen Übereinkunft wurden verschiedene Forschungsbemühungen unternommen, um die somatischen Grundlagen des chronischen Unterbauchschmerzsyndroms sowie Behandlungsansätze zu evaluieren (Litwin et al. 1999). Weitere wichtige Entwicklungsschritte zum Verständnis und zur Therapie des chronischen Unterbauchschmerzsyndroms waren beispielsweise die Erstellung von Leitlinien zur Diagnostik und Therapie des chronischen Unterbauchschmerzsyndroms, die sowohl Männer als auch Frauen umfassen (Engeler et al. 2013) oder die Konzeptionalisierung einer interdisziplinären Klassifikation und Behandlung anhand des UPOINT-Modells (Shoskes et al. 2009). Auch der NIH-CPSI ist inzwischen an beide Geschlechter adaptiert (Clemens et al. 2009).

Das **UPOINT-Modell** stellt eine Konzeptionalisierung des biopsychosozialen Krankheitsmodells für das chronische Unterbauchschmerzsyndrom dar. Entsprechend dieses Modells werden die Betroffenen aus der Perspektive 6 verschiedener Fachdisziplinen betrachtet, sodass ein ganzheitliches Bild der bestehenden Einschränkungen entstehen kann.

UPOINT-Modell zur Klassifikation und Behandlungsplanung des chronischen Unterbauchschmerzsyndroms
- **U**rologisch (z. B. dysurische Beschwerden)
- **P**sychisch (depressiv-ängstliche Begleitsymptomatik)
- **O**rganspezifisch (Blasenschmerzen)
- **I**nfektiologisch (akute und chronische Infektionen)
- **N**eurologisch (neuropathische Schmerzen, Systemerkrankungen)
- **T**enderness (Sehnen und Muskeln mit Tender- und Triggerpunkten)

Die beteiligten Disziplinen und die damit verbundenen Differenzialdiagnosen werden in ▶ Abschn. 30.5 ausführlich erläutert. Zunächst wird der Schwerpunkt auf die psychosozialen Aspekte des chronischen Unterbauchschmerzes gelegt, die bei der Konzeption einer psychotherapeutischen Schmerztherapie leitend sind.

30.2 Definition und Erfahrungen aus einer interdisziplinären Sprechstunde zum klinischen Erscheinungsbild

30.2.1 Definition

Das chronische Unterbauchschmerzsyndrom ist gekennzeichnet durch anhaltende, chronifizierte Schmerzen unterschiedlicher Intensität und Qualität und kann verschiedene Lokalisationen im Unterbauch bei Frauen und Männern aufweisen (Engeler et al. 2013, Nickel et al. 1999). Die Symptome können einzelne Organsysteme, aber auch assoziierte Strukturen wie Muskeln und Sehnen betreffen, was sich in der Bezeichnung des Subsyndroms (z. B. »chronic prostatitis syndrome«, »chronic bladder pain syndrome« oder »chronic vulva pain syndrome«) widerspiegelt.

Mit den Schmerzen gehen häufig Schwierigkeiten beim Wasserlassen und der Defäkation, sexuelle Funktionsstörungen, katastrophisierende Kognitionen, Einschränkungen der Lebensqualität der Patienten und eine depressiv-ängstliche Begleitsymptomatik einher.

30.2.2 Schmerzqualität

Die Schmerzqualität kann auf einem Kontinuum von einem »leichten Drücken« bis zu einem »vernichtenden Stechen« beschrieben werden.

Der Schmerz ist immer im Unterbauch bzw. Beckenbereich lokalisiert. In ◘ Tab. 30.1 sind Beispiele für verschiedene Schmerzarten aufgeführt.

30.2.3 Besonderheiten aufgrund der Lokalisation im Unterbauch

Interpretation der Beschwerden

Schmerzen über dem Schambein werden häufig der Harnblase zugeordnet; Schmerzen im Beckenboden bei Männern häufig der Prostata. Viele Menschen haben zudem eine Vorstellung davon, wie sich eine Harnblasen- oder Harnröhrenentzündung oder -reizung anfühlt und interpretieren drang- oder krampfartige Schmerzen im Beckenboden häufig

◘ Tab. 30.1 Schmerzlokalisation und -qualität beim chronischen Unterbauchschmerzsyndrom	
Schmerzlokalisation und -qualität	**Beschreibung**
Diffuse Unterbauchschmerzen	Über den ganzen Unterbauch verteilt oder im Beckenboden lokalisiert, meist drückend oder ziehend
Punktuelle Unterbauchschmerzen	Häufig über dem Schambein oder innen im Unterbauch und im Dammbereich auftretend; von den Betroffenen häufig beschrieben als stechende oder auch brennende Schmerzen; oft mit erhöhtem Harndrang und Schmerzen bei Muskeltonus- oder Muskeldruckänderung verbunden (z. B. beim Wasserlassen, bei gefüllter Blase, Bewegung, Sitzen, sexueller Aktivität)
Ausstrahlende Unterbauchschmerzen	Häufig in Beine, Leistengegend oder Geschlechtsorgane (z. B. Hoden, Penisspitze, Klitoris) ausstrahlend; meist hohe Intensität mit ziehendem Charakter, teils begleitet von vegetativen Begleitreaktionen (z. B. Schwitzen, Muskelanspannung)

als Infektion der ableitenden Harnwege mit entsprechenden katastrophisierenden Kognitionen (vgl. Tripp et al. 2006, 2013), die durchaus von Behandlerseite getragen werden, z. B. durch die Gefahr aufsteigender Harnwegsentzündungen, Stenosen, Urosepsis oder einer Infektion mit multiresistenten Keime und deren Selektion durch Antibiotikagabe.

Die Interpretation der Beschwerden kann auf Patientenseite Veränderungen des Verhaltens wie vermehrtes Trinken (»Blasenspülung«) oder Vermeidung salziger oder saurer Nahrungsmittel mit sich bringen. Auch die Urinierungs- und Defäkationsgewohnheiten können sorgenvoll beobachtet und umgestellt werden (z. B. Urinieren nach der Uhr). Auch Vermeidungsverhalten ist häufig (Vermeiden von langem Sitzen, enger Kleidung oder Kälte). Bei starken Schmerzen entsteht oft der Wunsch nach erneuter Diagnostik und chirurgischer Therapie (Tripp et al. 2006).

Dysurische und defäkative Beschwerden

Kognitionen, Affekte und der Aufmerksamkeitsfokus (Angst vor Infektion, Angst vor einer unvollständigen Blasenentleerung, erhöhte Aufmerksamkeit auf sensible Reize im Unterbauchbereich u. Ä.) nehmen durch ihren Bezug zum vegetativen Nervensystem eine zentrale Rolle ein, da die Unterbauchorgane sympathisch und parasympathisch innerviert werden. Es kann dadurch zur Verstärkung von Harndranggefühlen, zu dysurischen Beschwerden, Stuhldrang und Beschwerden bei der Defäkation kommen. Eine wichtige Rolle spielt dabei auch die Angst vor Inkontinenz (»imperativer Harn- oder Stuhldrang«). Schamaffekte wie die Angst, in aller Öffentlichkeit sensorische Sensationen in den Genitalorganen zu haben, können den vegetativen Kreislauf verstärken.

Sexuelle Funktionsstörungen

Verschiedene Einschränkungen im Bereich der Sexualität sind eng mit dem chronischen Unterbauchschmerz verbunden und stellen für die Betroffenen eine hohe Belastung dar (Tran u. Shoskes 2013). Zu nennen sind häufig auftretende Schmerzen beim Geschlechtsverkehr (»Dyspareunie«), Schmerzen während des Orgasmus oder nach bzw. vor dem Orgasmus, mangelnde oder überhöhte sexuelle Erregbarkeit mit entsprechenden Folgen des Verhaltens wie Koitusangst, ein schneller Samenerguss oder häufiges Masturbieren (z. B. mit dem Ziel, die Prostata »zu säubern«).

30.3   Epidemiologie

Die vorliegenden epidemiologischen Daten variieren je nach untersuchter Population und eingesetztem Erhebungsinstrument erheblich.

Werden **Männer** mit dem NIH-CPSI untersucht, so erfüllten in Australien ca. 2 % einer bevölkerungsrepräsentativen Stichprobe (Ferris et al. 2010) und in Nigeria ca. 12 % einer Zufallsstichprobe (Ejike u. Ezeanyika 2008) die Kriterien einer chronischen **Prostatitis** (»prostatitis-like symptoms«), ohne dass eine medizinische Untersuchung die Angaben der Probanden validiert hat. Die Lebenszeitprävalenz für Prostatitis wurde in einer finnischen Studie mit ca. 14 % angegeben (Mehik et al. 2000). In einer italienischen Studie in urologischen Praxen erfüllten ca. 12 % der Patienten die Diagnose einer Prostatitis (Rizzo et al. 2003). Diese Daten zeigen die breite Streuung der Prävalenzangaben, wobei auch die verwendeten Krankheitsbegriffe und Definitionen für Unschärfe sorgen. In einer weiteren italienischen Untersuchung an urologischen Patienten wurde für die Diagnose **CP/CPPS** eine Punktprävalenz von 13,8 % und eine Inzidenz von 4,5 % berichtet (Bartoletti et al. 2007).

Bei **Frauen** variieren die Krankheitsbegriffe und die Erhebungsmethoden ebenfalls erheblich. Eine Literaturübersicht hat Studien zusammengefasst, in denen die Prävalenzangaben für mögliche Ursachen des **CPP** in einzelnen Studien berichtet wurden (Latthe et al. 2006). Dabei zeigte sich, dass die Schwankungen mit wachsender Qualität der einbezogenen Studien geringer werden und abhängig von der Herkunft der Personen sowie der untersuchten Altersgruppe sind. Dysmenorrhö variiert demnach in ihrem Auftreten zwischen 17 % und 81 %. Weiterhin wird die Prävalenz der Dyspareunie als Ursache für CCP wird im Bereich von 8–21 % angegeben. Als 3. Ursache für CPP wurde von den Autoren nichtzyklischer Unterleibsschmerz mit einer Prävalenz zwischen 2 und 21 % berichtet. Eine aktuelle Übersichtsarbeit (Ahangari 2014) fand Prävalenzdaten für CPP zwischen 6 und 27 %; allerdings mit folgender Einschränkung: In vielen Ländern fehlen Basisdaten zur Häufigkeit des CPP und vorhandene Studien sind zumeist von unzureichender Qualität.

Zusammenfassend spiegelt sich in den berichteten Prävalenzdaten für Männer und Frauen sowohl die definitorische Vielfalt als auch die mangelhafte Datenlage für das chronische Unterbauchschmerzsyndrom wieder. Die Prävalenz- und Inzidenzdaten zeigen aber auf, dass es sich – ungeachtet der vielfältigen möglichen Ursachen – um eine gesellschaftlich relevante chronische Schmerzerkrankung handelt, die mehr Forschungsbemühungen notwendig macht.

30.4 Ätiologie

Für das Verständnis der verschiedenen ätiologischen Bedingungen des chronischen Unterbauchschmerzsyndroms müssen im Sinne eines biopsychosozialen Krankheitsmodells sowohl körperliche, psychische als auch soziale Faktoren betrachtet werden, die bei der Krankheitsentstehung und -aufrechterhaltung zusammenspielen. So sollten die organmedizinischen sowie die psychosozialen Befunde und Gegebenheiten des Patienten bei der Diagnosestellung berücksichtigt und der jeweilige Krankheitsfaktor im Einzelfall in seiner Bedeutung unterschiedlich gewichtet werden. Dabei ist die **Gewichtung** von »nahezu ausschließlich psychisch« bis »nahezu ausschließlich somatisch« im Sinne eines Kontinuums zu sehen (◘ Abb. 30.1). Vorwiegend psychische Aspekte wären beispielsweise bei einer somatoformen Störung zu erwarten, während die somatischen Aspekte bei einer malignen Erkrankung im Unterbauch dominieren. Bei Erkrankungen wie dem Reizdarmsyndrom können hingegen psychische und somatische Aspekte gleichermaßen beteiligt sein.

30.4.1 Biologische Komponenten der Erkrankung

Patienten mit chronischen Unterbauchschmerzen sollten umfangreich organmedizinisch abgeklärt werden. Dabei sollten vor allem der gynäkologische und der urologische Fachbereich, aber auch andere Fachbereiche hinzugezogen werden (◘ Tab. 30.2). Die Behandlung von Patienten mit chronischem Unterbauchschmerzsyndrom erfordert eine fachdisziplinübergreifende Betrachtung und Zusammenarbeit, um alle Aspekte der Erkrankung erfassen zu können.

30.4.2 Psychosoziale Komponenten des Modells

Hinsichtlich der Entstehung und Aufrechterhaltung des chronischen Unterbauchschmerzsyndroms werden sowohl biologische als auch psychosoziale Faktoren diskutiert. Die Forschung zu spezifischen

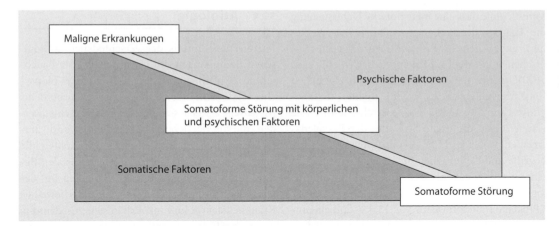

◨ **Abb. 30.1** Kontinuum zwischen »nahezu ausschließlich somatischer« bis »nahezu ausschließlich psychischer« Ätiologie des chronischen Unterbauschschmerzsyndroms

psychotherapeutischen Behandlungsansätzen für das chronische Unterbauchschmerzsyndrom als ein Baustein einer interdisziplinären Therapie steckt derzeit noch in den Kinderschuhen. Das Wissen über Besonderheiten dieser Patientengruppe und damit über spezifische Interventionsansätze ist hingegen vorhanden. In ◨ Abb. 30.2 sind die psychosozialen Aspekte enthalten, die in der Vergangenheit Gegenstand der Forschung waren und im Folgenden näher beschrieben werden. Neben diesen Faktoren spielen auch psychische Störungen als Ko-

morbidität eine große Rolle. Darüber hinaus ist die Lebensqualität der Betroffenen stark eingeschränkt.

Ein Aspekt des UPOINT-Systems (Shoskes et al. 2009) zur klinischen Charakterisierung der Patienten mit chronischem Unterbauchschmerzsyndrom ist die Erfassung von depressiven Verstimmungen und katastrophisierende Kognitionen (Hilflosigkeit, Hoffnungslosigkeit). Diese beiden Aspekte bilden den Kern der P-Domain (psychosoziale Komponente). In einer Studie zur Validierung dieses Instruments wurden 34 % der untersuchten männ-

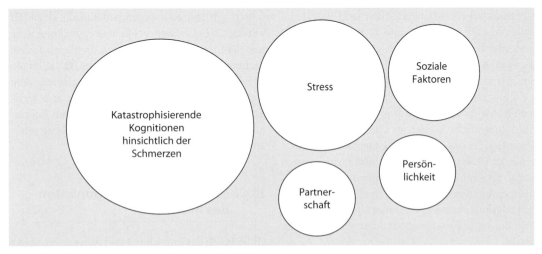

◨ **Abb. 30.2** Beteiligte psychosoziale Faktoren bei der Entstehung und Aufrechterhaltung des chronischen Unterbauch-schmerzsyndroms. Die unterschiedliche Größe der einzelnen Faktoren symbolisiert deren Stellenwert in der bisherigen Forschung. So ist die Bedeutung katastrophisierender Kognitionen und Stress am besten untersucht

⬛ Tab. 30.2 Auswahl möglicher Differenzialdiagnosen für das chronische Unterbauchschmerzsyndrom. Genannt sind häufige Differenzialdiagnosen, ohne dass ein Anspruch auf Vollständigkeit erhoben wird

Medizinischer Fachbereich	Mögliche Ursachen und Befunde
Gynäkologie	– Endometriose – Maligne Erkrankungen – Adhäsionen – Leiomyome – Zervikale Stenosen mit Hämatometra – Dysmenorrhö – Fehlbildungen – Venöse Stauungen im kleinen Becken – Pelvine Varikosis
Urologie	– Maligne urologische Erkrankungen – Blasenfunktionsstörungen – Chronische Harnwegsentzündungen – Urolithiasis
Gastroenterologie	– Reizdarmsyndrom – Chronische Obstipation – Chronisch-entzündliche Darmerkrankungen – Analfissur – Maligne intestinale Erkrankungen – Dünn- und Dickdarmstenosen
Weitere Fachbereiche wie Physio-therapie, Chirurgie, Neurologie (Erkrankungen von Muskulatur, Skelettsystem, Bindegewebe und Nerven)	– Fibromyalgie – Myofasziale Schmerzen, myofasziale Trigger- und Tenderpunkte – Beckenbodendysfunktion – Narbenschmerzen – Maligne Erkrankungen – Nervenkompressionssyndrom – Hernien – Neuropathische Schmerzen – Schmerzen bei systemischen Erkrankungen wie Parkinson, Diabetes oder multipler Sklerose (MS)

lichen Patienten positiv auf psychosoziale Belastungen in diesem Sinne getestet (Shoskes et al. 2009).

Hinsichtlich **katastrophisierender Kognitionen** ist bei Patienten mit chronischem Unterbauchschmerzsyndrom das Empfinden von Hilflosigkeit oder Hoffnungslosigkeit vorherrschend (Tripp et al. 2006). Die katastrophisierenden Kognitionen sind über den Krankheitsverlauf stabil und haben zudem einen erheblichen Einfluss auf die wahrgenommenen Einschränkungen sowie die Lebensqualität (Tripp et al. 2013).

Die Studien zum **Einfluss von Stress** auf die Entstehung und Aufrechterhaltung des CPPS sind widersprüchlich hinsichtlich der hormonellen Reaktion auf einen standardisierten Stressor (Anderson et al. 2008, 2009). Patienten mit CPPS scheinen alltägliche Stressoren im Vergleich zur Normalbevölkerung als belastender wahrzunehmen (Ahn et al. 2012), wenngleich es keine Unterschiede bei den Fähigkeiten zur Stressbewältigung gibt (Aubin et al. 2008). Konsistent sind hingegen die Daten über den Zusammenhang zwischen stärkeren Schmerzen und einem höheren Stresslevel (Turner et al. 2002, Ullrich et al. 2005).

Die Bedeutung von **Persönlichkeitsfaktoren** bei Patienten mit CPPS wurde in neueren Studien kaum untersucht. Es gibt ältere Annahmen zu einer vermehrten Persönlichkeitspathologie bei Männern mit chronischer Prostatitis (Keltikangas-Järvinen et al. 1982). Mit Ausnahme von Neurotizismus weisen die Big-Five-Persönlichkeitsfaktoren kaum Zusammenhänge mit dem Beschwerdebild des chronischen Unterbauchschmerzsyndroms auf (Koh et al. 2014). In den letzten Jahren konnte zudem gezeigt werden, dass Frauen mit CPP häufiger Bindungssowie Borderline-Störungen mit entsprechenden Verarbeitungsstrategien aufweisen (Fischer-Kern et al. 2010, Leithner-Dziubas et al. 2010). Daneben existiert ein Zusammenhang zwischen einer höheren Wahrnehmung der Schmerzen und Einschränkungen im psychischen Funktionieren (z. B. Selbstwahrnehmung, Affektregulation, Bindungsfähigkeit) gemäß der Operationalisierten Psychodynamischen Diagnostik (OPD-2; Albrecht et al. 2015a).

Hinsichtlich der Bedeutung sozialer und demografischer Faktoren auf die Entstehung und Aufrechterhaltung von CPPS konnte gezeigt werden, dass Patienten mit CPPS mehr Sexualpartner als gesunde Vergleichsprobanden haben (Bartoletti et al. 2007). Zudem scheint ein geringeres Bildungsniveau mit einer höheren Schmerzintensität einherzugehen (Clemens et al. 2006). Es konnte weiterhin gezeigt werden, dass eine geringe soziale Unterstützung mit einer geringen psychischen Lebensqualität der Patienten verbunden war (Nickel et al. 2008b). Eine ältere Studie fand einen Einfluss des Erziehungsverhaltens der Eltern und dem späteren CPP der Töchter, wobei Feindseligkeit und Krankheiten in der Familie eine bedeutsame Rolle zu spielen scheinen (Fry et al. 1997).

Die Qualität der Partnerschaft hat ebenfalls einen Einfluss auf das Beschwerdebild. Kümmert sich der Partner aufopferungsvoll um den Patienten und entlastet ihn damit im Alltag, scheint dies das Gefühl einer größeren Einschränkung durch die Schmerzen zu intensivieren (Ginting et al. 2011). Eine weitere Studie zeigte einen Zusammenhang zwischen starken Schmerzen und einer geringen Beziehungszufriedenheit. Als moderierende Variable stellte sich eine sexuelle Dysfunktion der Patienten, eines der gängigen Symptome des chronischen Unterbauchschmerzes, heraus (Smith et al. 2007).

30.4.3 Psychischen Komorbiditäten

Neben den genannten psychosozialen Aspekten sind auch die diagnostizierbaren psychischen Ko-

morbiditäten bedeutsam. In einer Literaturübersicht zur Bedeutung psychosozialer Aspekte bei CPPS bei Männern werden konsistente Ergebnisse hinsichtlich erhöhter Raten für **Depression** und **Angsterkrankungen** berichtet (Riegel et al. 2014b). Verglichen mit einer Gruppe von Frauen ohne CPP trat Depression bei Frauen mit CCP doppelt so häufig auf (Romão et al. 2009). Frauen und Männer mit chronischem Unterbauchschmerzsyndrom wiesen eine deutlich erhöhte Rate an Depressionen und Angsterkrankungen auf, ohne dass insgesamt Geschlechtsunterschiede erkennbar werden (Riegel et al. 2015). Dabei stellt sich allerdings die Frage nach der Kausalität: Es ist ungeklärt, ob die psychische Erkrankung eine Folge des chronischen Unterbauchschmerzsyndroms oder dessen Vorläufer ist. Lediglich eine Studie hat gezeigt, dass die Patienten mit chronischem Unterbauchschmerzsyndrom bereits in den Jahren vor den Unterbauchbeschwerden eine erhöhte Prävalenz von Angsterkrankungen aufwiesen (Chung u. Lin 2013).

Widersprüche gibt es hinsichtlich des Einflusses von **Missbrauchserfahrung** in der Kindheit. So konnte in einer früheren Studie nicht belegt werden, dass die Patientinnen mit CPP häufiger sexuellen Missbrauch erlebt hatten als andere Patientengruppen (Fry et al. 1997). Andere Forscher führen dagegen höhere Missbrauchsraten als ein Spezifikum der Patientinnen mit CPP an (Meltzer-Brody u. Leserman 2011). Eine aktuelle Erhebung zeigte, dass im Vergleich zur Normalbevölkerung weder die Diagnose einer posttraumatischen Belastungsstörung noch das Vorkommen von sexuellen, emotionalen oder körperlichen Übergriffen bei Patienten mit CPPS erhöht ist. Allerdings zeigte sich ein Zusammenhang zwischen dem Vorhandensein traumatischer Erfahrungen in der Kindheit und der Schmerzintensität (Albrecht et al. 2015b).

Auch **Suchterkrankungen** und der Missbrauch von legalen und illegalen Substanzen sind in der Gruppe der Patienten mit einem chronischen Unterbauchschmerzsyndrom nicht ausgeprägter als in der Normalbevölkerung (Schnurr et al. 2015).

Seit einiger Zeit wird diskutiert, ob das chronische Unterbauchschmerzsyndrom als **somatoforme Störung** verstanden werden kann (Ehlert et al. 1999, Warren et al. 2011). Nach den Kriterien des DSM-IV erfüllten etwa 90 % der Frauen und

Männer mit einem chronischen Unterbauch-schmerzsyndrom ebenfalls die Diagnose einer somatoformen Störung. Insbesondere die Kriterien einer anhaltenden somatoformen Schmerzstörung treffen auf eine große Zahl der Betroffenen zu (Riegel et al. 2015).

30.5   Diagnostisches Vorgehen

Bei dem diagnostischen Vorgehen ist es äußerst wichtig, verschiedene medizinische Fachgebiete einzubeziehen. Da die Schmerzsymptomatik im Unterbauch lokalisiert ist, können aus medizinischer Sicht unterschiedliche Organsysteme sowie muskuloskelettale Strukturen an der Symptomatik beteiligt sein. Diese gilt es, fachärztlich abzuklären und bei pathologischem Befund ggf. spezifische Behandlungen einzuleiten. Die Beteiligung verschiedener Fachdisziplinen (Urologie, Gynäkologie, Neurologie, Chirurgie u. a.) ist vermutlich auch der Grund, warum es bis heute keine einheitliche internationale Leitlinie zur Diagnostik und Therapie des chronischen Unterbauchschmerzsyndroms gibt.

30.5.1 Leitlinien zur Diagnostik des chronischen Unterbauch-schmerzes

Aktuell existieren 3 Leitlinien, die zur Diagnostik des chronischen Unterbauchschmerzes genutzt werden können:
1. Die **Leitlinie der European Association of Urology (EAU** ist sowohl für Frauen als auch für Männer anwendbar (Engeler et al. 2013).
2. In der **Konsensusklassifikation des National Institute of Health (NIH)** wird das chronische Unterbauchschmerzsyndrom mit anderen Formen der Prostatitis in einem Klassifikationssystem erfasst. CP/CPPS bilden die Kategorie IIIb, wobei das Fehlen einer Entzündung ein bestimmendes Merkmal ist (Nickel et al. 1999).
3. Die **Leitlinie der Gesellschaft für Psychosomatische Frauenheilkunde und Geburtshilfe (DGPFG)** bezieht sich auf den gynäkologi-

schen chronischen Unterbauchschmerz und ist damit nur für Frauen gültig. Die Definition des Syndroms ist in Abgrenzung zu den Leitlinien der EAU stärker psychosomatisch orientiert. Es handelt sich demnach um einen »andauernden, schweren und quälenden Schmerz im Unterbauch« ohne ausreichende organmedizinische Erklärung. Die Symptomatik »tritt in Verbindung mit emotionalen Konflikten oder psychosozialen Problemen auf, die als entscheidende ursächliche Einflüsse gelten sollten« (DGPFG 2009).

Die Umsetzung dieser Leitlinien in die Versorgungsrealität stellt aufgrund der interdisziplinären Diagnostik und Behandlung eine große Herausforderung dar. In einem Modellprojekt wurde innerhalb des Universitätsklinikums Hamburg-Eppendorf ein diagnostischer Ablauf im Rahmen einer Spezialsprechstunde erprobt (Brünahl et al. 2014). Dabei wurde einerseits die Notwendigkeit einer interdisziplinären Zusammenarbeit unterstrichen, andererseits zeigte sich aber auch, dass ein hohes Maß an Ressourcen in den beteiligten Fachgebieten bereitgestellt werden muss. Übersetzt man diese Erfahrungen sowie die Inhalte der Leitlinien auf die ambulante Versorgung der Patienten mit einem chronischen Unterbauchschmerzsyndrom, so lässt sich dies in einem vereinfachten Modell zusammenfassen, das in ◻ Abb. 30.3 dargestellt ist.

30.5.2 Fragebogendiagnostik

Die Befundung des Betroffenen geschieht in den meisten Fachdisziplinen mittels einer körperlichen Untersuchung. Zur Unterstützung des diagnostischen Prozesses können zudem standardisierte psychometrische Instrumente zum Einsatz kommen.

Die urologische Symptomatik wird mit dem **NIH-CPSI** erfasst. Dieser liegt in einer deutschen Version für Frauen und Männer vor und erfasst anhand von 3 Skalen mit insgesamt 9 Items Schmerzaspekte, urologische Symptome sowie die Lebensqualität (Schneider et al. 2004). Der NIH-CPSI ist das einzige international etablierte und für das chronische Unterbauchschmerzsyndrom spezifische Messinstrument.

studien erscheint eine Kombination schmerzpsychotherapeutischer und physiotherapeutischer Interventionen vielversprechend (Riegel et al. 2014a).

Eine Zusammenfassung der Behandlungsziele und Interventionen, die in der bestehenden Literatur zu finden sind, zeigt die folgende Übersicht.

Psychologische Behandlungsansätze für das chronische Unterbauchschmerzsyndrom

- **Mögliche Ziele der Behandlung:**
  - Schmerzreduktion
  - Erweiterung der Bewältigungs-mechanismen
  - Steigerung der Lebensqualität
  - Reduktion der begleitenden Psychopathologie
  - Förderung der sozialen Unterstützung
- **Mögliche Interventionen:**
  - Verhaltensanalyse (Nickel et al. 2008a, Peters et al. 1991)
  - Selbstkontrollstrategien im Umgang mit Ernährung und Blasenentleerung (Chaiken et al. 1993)
  - Psychoedukation, Imagination (Albert 1999)
  - Förderung körperlicher Aktivität (Albert 1999, Nickel 2008)
  - Aufbau sozialer Ressourcen und Verbesserung der Beziehungsgestaltung (Nickel et al. 2008a, Poleshuck et al. 2014)
  - Verringerung der katastrophisierenden Kognitionen (Nickel et al. 2008a)
  - Entspannungsverfahren (Albert 1999, Anderson et al. 2005)

30.7   Fazit

Das chronische Unterbauchschmerzsyndrom kann als eigenständiges Schmerzsyndrom angesehen werden, welches hohe Prävalenz- und Inzidenzraten aufweist. Es existieren international intensive Bemühungen, den diagnostischen Prozess sowie die Einleitung einer Behandlung unter Beachtung der interdisziplinären Anforderungen zu standardisieren. Eine einheitliche und verbindliche internatio-

nale Definition bzw. Leitlinie zur Klassifikation und Behandlung liegt aktuell jedoch noch nicht vor.

Aufgrund der Schmerzlokalisation ist das chronische Unterbauchschmerzsyndrom häufig assoziiert mit Beschwerden des Urogenitaltrakts und mit Darmbeschwerden, aber auch psychosoziale Einschränkungen spielen eine wichtige Rolle. Eine biopsychosoziale Sichtweise auf das Krankheitsbild ist daher dringend notwendig, da sich das Syndrom in Entstehung und Aufrechterhaltung als multifaktoriell darstellt.

Die zahlreichen möglichen infektiösen und organpathologischen Erkrankungen in diesem Gebiet führen zur Notwendigkeit einer sorgfältigen organmedizinischen Diagnostik.

Durch die vegetative Innervation der Organe im Unterbauch sowie der Ausscheidungs- und Sexualorgane sind die Möglichkeiten einer direkten Kontrolle durch den Patienten sehr begrenzt. Dies kann bei den Betroffenen zu einer hohen Aufmerksamkeit bzw. gesteigerten Beobachtung der Beschwerden führen. Die Belastungen durch das chronische Unterbauchschmerzsyndrom schränken die Lebensqualität der Patienten massiv ein, sorgen für Schwierigkeiten in der Alltagsbewältigung und bewirken psychopathologische Symptome, die zu einem hohen Prozentsatz zusätzlich zu diagnostizierbaren psychischen Erkrankungen führen können. Es ist daher wichtig, neben der somatisch orientierten Behandlung die psychische Komorbidität in der Therapieplanung zu berücksichtigen.

Evidenzbasierte Ansätze einer psychologischen Schmerztherapie gibt es bis heute kaum. Aus den vorhandenen Daten lassen sich Interventionsstrategien für die psychologische Behandlung des chronischen Unterbauchschmerzsyndroms ableiten. Vielversprechend sind erste Ergebnisse der kognitiv-behavioralen Psychotherapie, die auf die Mechanismen der Krankheitsverarbeitung (vor allem Reduktion der katastrophisierenden Kognitionen), soziale Unterstützung und Steigerung der Lebensqualität abzielen.

Hinsichtlich der beteiligten psychosozialen Mechanismen sowie hinsichtlich einer spezifischen psychologischen Schmerztherapie besteht noch ein großer Forschungsbedarf, wobei der Konsens über die Wichtigkeit der psychosomatischen Zusammenhänge eine wertvolle Grundlage für die Weiterentwicklungen in Forschung und Versorgung des chronischen Unterbauchschmerzsyndroms darstellt.

Literatur

Ahangari A (2014) Prevalence of chronic pelvic pain among women: an updated review. Pain Physician 17: E141–E147

Ahn SG, Kim SH, Chung KI et al (2012) Depression, anxiety, stress perception, and coping strategies in Korean military patients with chronic prostatitis/chronic pelvic pain syndrome. Korean J Urol 53: 643–648

Albert H (1999) Psychosomatic group treatment helps women with chronic pelvic pain. J Psychosom Obstet Gynaecol 20: 216–225

Albrecht R, Riegel B, Löwe B, Brünahl C (2015a) Chronic Pelvic Pain Syndrome: Schmerz, Persönlichkeitsstruktur und Trauma. Psychosomatik 2015 Abstractbuch. Deutscher Kongress für Psychosomatische Medizin und Psychotherapie, 25.–28. März 2015, Berlin, S 104

Albrecht R, Löwe B, Brünahl C, Riegel B (2015b) Chronische Unterbauchschmerzen und Persönlichkeit – Zusammenhänge zwischen körperlichen Beschwerden und psychischer Struktur. Psychother Psych Med 65: 418–425

Anderson RU, Wise D, Sawyer T, Chan C (2005) Integration of myofascial trigger point release and paradoxical relaxation training treatment of chronic pelvic pain in men. J Urol 174: 155–160

Anderson RU, Orenberg EK, Chan CA et al (2008) Psychometric profiles and hypothalamic-pituitary-adrenal axis function in men with chronic prostatitis/chronic pelvic pain syndrome. J Urol 179: 956–960

Anderson RU, Orenberg EK, Morey A et al (2009) Stress induced hypothalamus-pituitary-adrenal axis responses and disturbances in psychological profiles in men with chronic prostatitis/chronic pelvic pain syndrome. J Urol 182: 2319–2324

Anderson RU, Wise D, Sawyer T et al (2011) 6-day intensive treatment protocol for refractory chronic prostatitis/chronic pelvic pain syndrome using myofascial release and paradoxical relaxation training. J Urol 185: 1294–1299

Anderson RU, Harvey RH, Wise D et al (2015) Chronic pelvic pain syndrome: reduction of medication use after pelvic floor physical therapy with an internal myofascial trigger point wand. Appl Psychophysiol Biofeedback 40: 45–52

Aubin S, Berger RE, Heiman JR, Ciol MA (2008) The association between sexual function, pain, and psychological adaptation of men diagnosed with chronic pelvic pain syndrome type III. J Sex Med 5: 657–667

Barry MJ, Fowler FJ, O'Leary MP et al (1992) The American Urological Association symptom index for benign prostatic hyperplasia. The Measurement Committee of the American Urological Association. J Urol 148: 1549–1557, 1564

Bartoletti R, Cai T, Mondaini N et al (2007) Prevalence, incidence estimation, risk factors and characterization of chronic prostatitis/chronic pelvic pain syndrome in urological hospital outpatients in Italy: results of a multicenter case-control observational study. J Urol 178: 2411–2415, 2415

Brünahl CA, Riegel B, Höink J et al (2014) Psychosomatische Aspekte des chronischen Unterbauchschmerzsyndroms. Schmerz 28: 311–318

Chaiken DC, Blaivas JG, Blaivas ST (1993) Behavioral therapy for the treatment of refractory interstitial cystitis. J Urol 149: 1445–1448

Chung S-D, Lin H-C (2013) Association between chronic prostatitis/chronic pelvic pain syndrome and anxiety disorder: a population-based study. PloS One 8:e64630

Clemens JQ, Brown SO, Kozloff L, Calhoun EA (2006) Predictors of symptom severity in patients with chronic prostatitis and interstitial cystitis. J Urol 175: 963–966, 967

Clemens JQ, Calhoun EA, Litwin MS et al (2009) Validation of a modified National Institutes of Health chronic prostatitis symptom index to assess genitourinary pain in both men and women. Urology 74: 983–987

DGPFG – Deutsche Gesellschaft für Psychosomatische Frauenheilkunde und Geburtshilfe (2009) Leitlinie: Chronischer Unterbauchschmerz der Frau. http://www.awmf.org/leitlinien/detail/ll/016-001.html. Zugegriffen: 01. März 2016

DIMDI – Deutsches Institut für Medizinische Dokumentation und Information (Hrsg) (2009) ICD-10-GM Version 2009. https://www.dimdi.de/static/de/klassi/icd 10-gm/kode-suche/onlinefassungen/htmlgm2009/index.htm. Zugegriffen: 02. Februar 2016

Dillmann U, Nilges P, Saile H, Gerbershagen HU (1994) Behinderungseinschätzung bei chronischen Schmerzpatienten. Schmerz 8: 100–110

Ehlert U, Heim C, Hellhammer DH (1999) Chronic pelvic pain as a somatoform disorder. Psychother Psychosom 68: 87–94

Ejike CECC, Ezeanyika LUS (2008) Prevalence of chronic prostatitis symptoms in a randomly surveyed adult population of urban-community-dwelling Nigerian males. Int J Urol Off J Jpn Urol Assoc 15: 340–343

Engeler DS, Baranowski AP, Dinis-Oliveira P et al (2013) The 2013 EAU guidelines on chronic pelvic pain: is management of chronic pelvic pain a habit, a philosophy, or a science? 10 years of development. Eur Urol 64: 431–439

Ferris JA, Pitts MK, Richters J et al (2010) National prevalence of urogenital pain and prostatitis-like symptoms in Australian men using the National Institutes of Health Chronic Prostatitis Symptoms Index. BJU Int 105: 373–379

Fischer-Kern M, Mikutta C, Kapusta ND et al (2010) Psychische Struktur bei chronischen Schmerzpatienten. Z Für Psychosom Med Psychother 56: 34–46

Fry RP, Beard RW, Crisp AH, McGuigan S (1997) Sociopsychological factors in women with chronic pelvic pain with and without pelvic venous congestion. J Psychosom Res 42: 71–85

Fibromyalgie

K. Thieme und R. H. Gracely

31.1   Definition   – 608

31.2   Pathogenetische Faktoren der FM   – 608

31.3   Therapie   – 616

31.4   Fazit   – 619

        Literatur   – 620

B. Kröner-Herwig et al. (Hrsg.), *Schmerzpsychotherapie*,
DOI 10.1007/978-3-662-50512-0_31, © Springer-Verlag Berlin Heidelberg 2017

Lernziele

Das folgende Kapitel beschäftigt sich mit dem Krankheitsbild der Fibromyalgie, seiner biomedizinischen und psychosozialen Diagnostik sowie der Pharmakotherapie, Physiotherapie und insbesondere der psychologischen Schmerztherapie. Die im Zusammenhang mit der Erkrankung am häufigsten verwendeten psychodiagnostischen Verfahren werden vorgestellt, ebenso die Ergebnisse der Therapieevaluation. Eine Diskussion zukünftiger Therapieansätze schließt sich an.

31.1 Definition

> Nach den Klassifikationskriterien des American College of Rheumatology (ACR) von 1990 lässt sich das Fibromyalgiesyndrom (FM) definieren durch das Auftreten von Muskelschmerzen in den oberen und unteren Extremitäten und der rechten und linken Körperhälfte, der Wirbelsäule und der vorderen Thoraxwand mit einer Dauer von mindestens 3 Monaten, wobei mindestens 11 von 18 Druckpunkten bei digitaler Palpation schmerzhaft sind.

Zusätzliche Symptome wie chronische Erschöpfung, Schlafstörungen im Sinne eines nicht erholsamen Schlafes, die mit einem pathologisch veränderten Schlafmuster einhergehen, sowie kognitive Beeinträchtigungen werden als bedeutsam für die Ätiopathogenese der FM diskutiert. ◘ Tab. 31.1 gibt einen Überblick über diese zusätzlichen Symptome.

Des Weiteren kann FM von vielfältigen vegetativen und funktionellen Störungen begleitet sein, zu denen z. B. Colon irritabile, klassische Migräne, Tinnitus oder Tachykardien gehören. FM kann allein oder mit anderen rheumatischen Erkrankungen wie rheumatoider Arthritis, primärem Sjögren-Syndrom oder systemischem Lupus erythematodes auftreten.

Eine Studie berichtet im Vergleich zur Normalbevölkerung ein 4-fach erhöhtes Risiko für FM-Patientinnen, an einem Mammakarzinom zu erkranken, das wiederum mit einem 2-fach erhöhten Mortalitätsrisiko einhergeht (McBeth et al. 2003).

◘ **Tab. 31.1** Zusätzliche Symptome der Fibromyalgie (mod. nach Wolfe et al. 1990)

Symptome	Symptome bei FM (%)
Muskelschmerz	100
Fatigue	96
Insomnie	86
Gelenkschmerzen	72
Kopfschmerzen	60
Restless Legs	56
Benommenheit	52
Merkfähigkeitsstörungen	46
Beinkrämpfe	42
Konzentrationsstörungen	41
Nervosität	32
Depressive Verstimmung	20

31.2 Pathogenetische Faktoren der FM

31.2.1 Physiologische Faktoren

Ätiologie und Pathogenese der FM sind unklar. Die Leitlinien der AWMF (2012) zur Diagnostik und Therapie der FM unterstützen die Annahme, dass **genetische Einflüsse** eine Rolle spielen. Es wurde eine familiäre Häufung in den meisten klinischen Aggregationsstudien nachgewiesen. Untersuchungen von Genen des serotonergen, dopaminergen und noradrenergen Systems erbrachten variable Ergebnisse, die die Annahme von ätiopathogenetischen Subgruppen der FM unterstützen. Am häufigsten wurden Polymorphismen im Gen der Catechol-O-Methyltransferase (COMT) gefunden, die für die Produktion von Noradrenalin im zentralen Nervensystem verantwortlich ist und die Schmerzreaktion beeinflussen kann (Diatchenko et al. 2005, Zubieta et al. 2003).

Auch **endokrine Faktoren** haben einen Einfluss auf die Erkrankung. Den genetischen Untersuchungsergebnissen zu unterschiedlicher COMT-Gen-Aktivität entsprechend wird eine abnormale Noradrenalinproduktion berichtet (Ortega et al.

2009), geprüft im Hypoglykämietest und nach isometrischen Muskelübungen. Des Weiteren ist die FM mit einer Hyperreaktivität des adrenokortikotropen Hormons (ACTH) und einer Hyporeaktivität der Hypothalamus-Hypophysen-Nebennierenrindenachse (HHNA) assoziiert, wobei sowohl die erhöhte ACTH- als auch die verminderte Kortisolproduktion mit einer erhöhten Schmerzwahrnehmung korrelieren.

Trotz der hohen Variabilität der endokrinen Befunde wird postuliert, dass die nachweisbare Hyporeaktivität der HHNA Folge einer genetisch bedingten Hyporeaktivität oder einer prolongierten stressbedingten Hyperreaktivität im Sinne einer Erschöpfung sein könnte. Die Ursache-Wirkungs-Relation ist bisher ungeklärt. Des Weiteren wird eine Störung des Wachstumshormonsystems, das u. a. für die Muskelanspannung bedeutsam ist, berichtet. Dagegen sind das Schilddrüsenhormonsystem, die weiblichen Sexualhormone und das Renin-Angiotensin-Aldosteron-System wohl nicht bedeutsam für die Entstehung der FM.

Die Noradrenalinproduktion, basierend auf der COMT-Gen-Aktivität, beeinflusst die Reaktion des **autonomen Nervensystems**. Es kommt zu verschiedenen Störungen des autonomen Nervensystems, die auf unterschiedliche Subgruppen hinweisen (Thieme u. Turk 2006, Thieme et al. 2006b). So lassen sich Subgruppen mit kardiovaskulärer Hyper- oder Hyporeaktivität sowie sudomotorischer und muskulärer Hyperreaktivität unterscheiden. Während die Patienten mit kardiovaskulärer Hyperreaktivität in Ruhe und Stress eine moderate sudomotorische und eine reduzierte muskuläre Reaktion auf mentalen Stress aufweisen, zeigen Patienten mit kardiovaskulärer Hyporeaktivität eine reduzierte sudomotorische und muskuläre Reaktion in Ruhe und unter Stress. Patienten mit sudomotorischer Hyperreaktivität entwickeln eine moderate kardiovaskuläre und eine reduzierte muskuläre Reaktion. Während diese 3 Reaktionsmuster mit einer reduzierten muskulären Reaktion einhergehen, weisen Patienten mit einem erhöhten muskulären Reaktionsmuster eine moderate kardiovaskuläre und sudomotorische Reaktion auf. Im Unterschied zu Patienten mit chronischem Rückenschmerz zeigt nur eine Minderheit der FM-Patienten das letztere Reaktionsmuster.

Des Weiteren scheinen die Noradrenalin- und ACTH-Produktion die **Reaktion des zentralen Nervensystems** zu beeinflussen. Es wurden Störungen der zentralen Schmerzverarbeitung nachgewiesen (Nebel u. Gracely 2009). Die ersten Hinweise wurden von Mountz et al. (1995) erbracht, die mithilfe der Single-Photon-Emissions-Computertomografie (SPECT) bei Patienten mit FM einen geringeren zerebralen Blutfluss nachwiesen, der eine reduzierte neurale Aktivität bilateral im Thalamus und Nucleus caudatus im Vergleich zu gesunden Kontrollpersonen widerspiegelte. fMRT-Studien konnten zeigen, dass FM-Patienten und gesunde Probanden ein ähnliches Netzwerk von Hirnregionen aufweisen, die in den Prozess der Schmerzverarbeitung involviert sind: Strukturen, die in die

- sensorisch diskriminative Verarbeitung (kontralateraler primärer und sekundärer somatosensorischer Kortex),
- sensorische Assoziation (kontralateraler superior-temporaler Gyrus, inferior-parietaler Lobulus),
- motorische Reaktionen (kontralaterales Putamen und ipsilaterales Zerebellum) und
- affektive Verarbeitung (kontralaterale Insula)

involviert sind. Jedoch zeigte sich bei den FM-Patienten in mehreren Hirnbereichen eine **höhere Aktivierung** als bei Gesunden.

Diese Ergebnisse bestätigen die stärker wahrgenommene Intensität einer standardisierten niedrigen Druckstimulation bei Patienten mit FM und unterstützen die Annahme einer verminderten zentralen Hemmung (Gracely et al. 2003). Das Ausmaß der zentralen Aktivierung korreliert mit den subjektiven Schmerzempfindungen der Patienten (Gracely et al. 2002). Des Weiteren konnte gezeigt werden, dass Schmerzkontrolle, Depression und Katastrophisieren (Gracely et al. 2004) individuell variieren und eine unterschiedliche Aktivierung von Hirnregionen zur Grundlage hat, die eine Heterogenität in der Schmerzwahrnehmung bedingt.

Das international weitgehend anerkannte und in den AWMF-Leitlinien zur Diagnostik und Therapie der FM aufgenommene Modell zur Pathogenese der FM ist das **biopsychosoziale Modell** (AWMF 2012; ◻ Abb. 31.1).

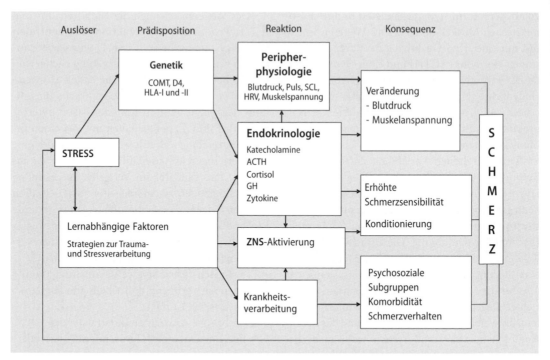

Abb. 31.1 Biopsychosoziales Modell der Fibromyalgie. *ACTH* adrenokortikotropes Hormon, *COMT* Catechol-O-Methyltransferase, *D4* Dopamin-D4-Rezeptor, *GH* Growth Hormone (Wachstumshormon), *HLA-I/-II* Histokompatibilitätsantigen der Klasse I bzw. II, *HRV* Heart Rate Variability (Herzratenvariabilität), *SCL* Skin Conductance Level (Hautleitfähigkeitsniveau), *ZNS* zentrales Nervensystem

31

> Physische und/oder psychische Stressoren treffen bei der FM auf genetische und lernabhängige Faktoren. Deren Zusammenspiel ruft sowohl biologische als auch psychologische Reaktionen hervor, die mit peripherphysiologischen, endokrinen, zentralnervösen und psychosozialen Veränderungen einhergehen und zu einer Störung der zentralnervösen Schmerzverarbeitung führen. Das veränderte Schmerzerleben fungiert nun als zusätzlicher Stressor und initiiert einen Circulus vitiosus, der eine Chronifizierung der ursprünglich akuten, monolokalisierten Schmerzsymptomatik bedingt und zu der generalisierten Schmerzerkrankung der FM führt.

31.2.2 Psychosoziale Faktoren und Komorbidität

Ein ▶ Fallbeispiel soll den Prozess der Chronifizierung illustrieren.

Neben den oben beschriebenen endokrinen, peripherphysiologischen und zentralnervösen Faktoren spielen auch **psychosoziale Faktoren** und **Komorbiditäten** eine wichtige Rolle in der Aufrechterhaltung des Krankheitsbildes der FM, wie das obige Beispiel eindrücklich illustriert, obwohl es nur für eine Gruppe von FM-Patienten typisch ist.

Turk u. Flor beschrieben schon 1989, dass die FM eine heterogene Gruppe von Menschen umfasst, die sich nicht nur in der Art der Symptome voneinander unterscheiden, sondern auch in ihrer Krankheitsverarbeitung und im Auftreten psychischer Störungen. Turk et al. (1996b) demonstrierten, dass FM-Patienten – basierend auf den Werten des West-Haven-Yale Multidimensional Pain Inventory (MPI; Kerns et al. 1985) – in **3 psychoso-**

Fallbeispiel

Die 34-jährige adipöse Frau R., klagt über Schmerzen am ganzen Körper, Schlafstörungen, starke Erschöpfung und Konzentrationsstörungen sowie über Migräne, Übergewicht und Agoraphobie. Sie leidet an chronischen Schmerzen, die sich nach einem benignen Tumor in ihrem 17. Lebensjahr entwickelt haben. Nach der Tumoroperation traten erste Schmerzen an Armen und Händen auf.

Als die Schmerzen nach der Tumoroperation nicht verschwanden, konsultierte Frau R. ihren Hausarzt. Sie beschrieb seine Reaktion und den nachfolgenden Prozess wie folgt: »Er sagte mir, dass er nichts diagnostizieren könne. Ich dachte: ›Er will mir nicht sagen will, dass sich ein Rezidiv entwickelt hat‹, und verlor das Vertrauen zu ihm. Ich wechselte zu einem andern Arzt. Dem verschwieg ich anfangs die Tumorerkrankung, weil ich wollte, dass er in einer anderen Richtung sucht.

Dieser Arzt schickte mich zu einem Orthopäden und Neurologen. Der Orthopäde schickte mich zu einem Chiropraktiker. Der Neurologe sagte, ich solle Geduld haben. Es seien nur die Nachwirkungen der Tumoroperation. Später überwies er mich zu einem Anästhesisten, der mir Opiate verschrieb. Ich hatte in meinem Leben noch nie Opiate gebraucht und fühlte mich wie eine Drogenabhängige.

Nach nur 3 Monaten hatte ich 6 Ärzte konsultiert, aber niemand schien zu wissen, was ich für eine Erkrankung habe. Derzeit nehme ich außer dem Opiat Tramal Medikamente gegen Schwindel, Kopfschmerzen, Sodbrennen, Migräne, Hautprobleme, Verstopfung und Depression ein. Es sind 16 Stück pro Tag.

Obwohl sich alle ehrlich bemüht haben, ist in mir die schlimme Gewissheit gewachsen, dass ich mir alles nur einbilde wie ein Simulant. Diese Gedanken machen mich mutlos und traurig. Meine Familie unterstützt mich, wo immer sie kann. Statt darauf stolz zu sein, fühle ich mich jedoch als Versager. Vor der Tumoroperation war ich die verlässliche Stütze meiner Eltern und meines behinderten Bruders. Ich fühlte mich wie ein fest verwurzelter, starker Baum, der jedem Sturm standhält. Nun ist es gerade so, als würde ich mich selbst verlieren.«

Nach 3 Monaten hatte Frau R. das Vollbild einer generalisierten Schmerzerkrankung entwickelt, die als Fibromyalgie diagnostiziert wurde. Sie erhielt diese Diagnose erst 12 Jahre nach der Entstehung ihrer Erkrankung. Nach Belastungen, die mit der Krankheit verbunden sind, befragt, beschreibt Frau R. vor allem die Verunsicherung, die aus der jahrelang fehlenden Diagnose, der damit verbundenen geringen physischen Belastbarkeit und starken Erschöpfung sowie der wenig effektiven Suche nach Behandlung resultierte.

Während sie vor der Erkrankung ganztägig als Sekretärin arbeitete, den Haushalt spielend bewältigte, einen großen Freundeskreis hatte und ihren Freizeitinteressen wie Joggen, Lesen und Spanisch Lernen nachging, war sie schon nach 1 Jahr der Erkrankung nur noch selten in der Lage, ihren Freizeitinteressen nachzugehen oder den Haushalt zu bewältigen. Ihr Ehepartner und später auch ihre Kinder übernahmen die Mehrheit aller Aufgaben.

Gefragt nach dem Arbeitsbereich und der Reaktion der Kollegen, berichtete Frau R., dass sie den Kollegen nichts von ihrer Schmerzkrankheit erzählt habe. Sie war auch 17 Jahre nach Ausbruch der Erkrankung volltags beschäftigt. Der Freizeitbereich sowie der Kontakt zu Freunden und Bekannten hatten sich dagegen auf ein Minimum reduziert.

Auf die Frage nach Belastungen vor der Erkrankung berichtet die Patientin von einer schwierigen familiären Situation. Ihr kleiner Bruder war geistig behindert und benötigte die gesamte Aufmerksamkeit der Eltern. Die Eltern waren mit dem Problem überfordert. Die Patientin wurde schon im jungen Alter zu Aufgaben herangezogen – z. B. auf den geistig behinderten Bruder aufzupassen –, die aufgrund der Schwere der Behinderung zu ungeahnten Schwierigkeiten führten. Die überforderten Eltern reagierten auf diese zusätzlichen Belastungen mit inadäquater Aggression gegen die Patientin. Interessanterweise schilderte die Patientin den emotionalen und physischen Missbrauch der Eltern mit sehr viel Verständnis und hohem Einfühlungsvermögen.

Während die Patientin in ihrer Kindheit oft bestrafendes Verhalten durch ihre Bezugspersonen erlebt hatte, erfuhr sie im Erwachsenenalter während ihrer chronischen Krankheit sowohl von ihren Ärzten als auch ihrem Partner, ihren Kindern und Freunden ein sehr zuwendendes, unterstützendes Verhalten, das zu einer zunehmenden physischen Beeinträchtigung und ausgeprägtem Schmerzverhalten, zur Angst vor Verlust der Selbstständigkeit und einer stärkeren Schmerzwahrnehmung führte. Dagegen war das Verhalten der Arbeitskollegen durch Ablenkung und Beharren auf erfüllbaren Forderungen gekennzeichnet. Sie war fähig, ganztags berufstätig zu sein. Während die Patientin im familiären und Freizeitbereich eine dysfunktionale Verarbeitung zeigte, konnte sie trotz der chronischen Schmerzen den Arbeitsbereich aktiv und erfolgreich bewältigen.

31

ziale Subgruppen klassifiziert werden können, die bereits im ▶ Kap. 12 hinsichtlich ihres unterschiedlichen Ausmaßes an Schmerzintensität, schmerzbedingter Beeinträchtigung und affektiver Verstimmung sowie hinsichtlich unterschiedlicher Partnerreaktionen auf den Schmerz näher charakterisiert wurden. Es wird unterschieden zwischen

- dysfunktional verarbeitenden Patienten,
- interpersonell beeinträchtigten Patienten und
- aktiv bewältigenden Patienten.

Im Unterschied zu Karzinompatienten mit Metastasen, bei denen die dysfunktionale Verarbeitung am häufigsten beobachtet wird (72 %), sind entgegen dem klinischen Eindruck die 3 psychosozialen Subgruppen bei der FM gleich stark besetzt.

Die Subgruppen unterscheiden sich hinsichtlich der Belastung durch verschiedene **psychische Komorbiditäten** (◘ Abb. 31.2). So zeigen FM-Patienten mit dysfunktionaler Krankheitsverarbeitung überzufällig häufig Angststörungen, während interpersonell beeinträchtigte Patienten eher depressive Verstimmungen aufweisen. Aktive Verarbeiter entwickeln selten psychische Störungen (Thieme et al. 2004). Diese Heterogenität erklärt u. a. die unterschiedlichen Befunde in der Literatur hinsichtlich der Prävalenzraten der Depression bei FM (28,6– 70,0 %) und weist zugleich auf ein diagnostisches Dilemma hin. Viele psychische Störungen haben Symptome, die sich mit dem medizinischen Krankheitsgeschehen überlappen. Somatische Symptome, die dem Schmerz zugeschrieben werden, und Nebenwirkungen von Medikamenten zur Schmerzbehandlung überlappen sich mit Symptomen der klinischen Depression (z. B. Schlafstörung, Antriebsschwäche, Verlust von Freude und Energie, Veränderung von Appetit und Gewicht).

> **Psychische Störungen bei Patienten mit chronischem Schmerz sollten mit besonderer Sorgfalt und Vorsicht diagnostiziert werden. Nicht selten handelt es sich um somatische Symptome des chronischen Schmerzes oder unerwünschte Wirkungen von Medikamenten.**

Ein wichtiger diagnostischer Aspekt dürfte sein, dass die psychischen Störungen unabhängig von der Intensität des chronischen Schmerzes auftreten

(Kurtze et al. 1998). Weitere Aspekte sind in der speziellen Charakteristik der psychischen Störungen bei Patienten mit FM zu sehen.

Die Schmerzpatienten mit **Angststörungen** zeigen mehr mit posttraumatischer Stressbelastung (PTBS) verwandte Symptome (61,8 %) und berichten häufiger über sexuellen (64,7 %) und physischen (38,2 %) Missbrauch. Sie weisen aber ein relativ geringes Ausmaß an depressiver Verstimmung auf (Sherman 2000, Thieme et al. 2004) im Vergleich zu Schmerzpatienten, die unter depressiven Störungen leiden oder keine psychischen Komorbiditäten aufweisen. Schmerzpatienten mit Angststörungen weisen die höchste Anzahl an physischen Symptomen sowie das höchste Ausmaß an Beeinträchtigung auf. Zusätzlich berichtete diese Gruppe ein übermäßig zuwendendes Partnerverhalten sowie mehr Vermeidungsverhalten, gepaart mit einer verstärkten Neigung zum Katastrophisieren.

Dagegen zeigen Patienten, die an **affektiven Störungen** leiden, das höchste Ausmaß an schmerzbezogener affektiver Verstimmung, berichten über ein geringeres Ausmaß an Angststörungen sowie eine geringere Anzahl von physischen Symptomen und zeigen das höchste Aktivitätsniveau. Weiter berichten sie von bestrafendem Partnerverhalten, das mit dem Verlust von sozialer Unterstützung einhergeht. Ein 3. diagnostischer Aspekt ergibt sich aus der Betrachtung der Lebensumstände. Okifuji et al. (2000) zeigte, dass Lebensumstände der FM-Patienten, z. B. allein zu leben, die Depressionen fördern.

> **Die unterschiedliche Prävalenz psychischer Störungen in den psychosozialen Subgruppen (◘ Abb. 31.2) unterstützt die Annahme, dass psychische Störungen nicht direkt mit FM assoziiert sind.**

Frühere Erfahrungen, Krankheitsverarbeitungsstrategien, soziale Unterstützung im Allgemeinen und insbesondere das Partnerverhalten dienen als Mediatoren für die Verbindung zwischen FM-Symptomen und psychischer Symptomatik, die als Komorbidität bei FM in Erscheinung tritt. Weitere Forschung ist notwendig, um Faktoren zu finden, die die Entwicklung der FM näher bestimmen, wie die **Art des Reagierens** auf die vorhandenen aktuellen und seit Längerem bestehenden Symptome

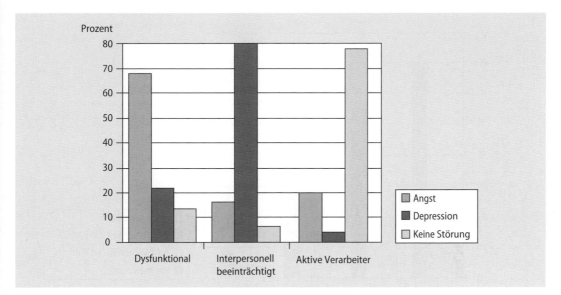

○ Abb. 31.2 Komorbiditäten der psychosozialen Subgruppen der FM

und die **Behinderung** einzelner Patientengruppen, die diese Diagnose erhielten (Thieme et al. 2004).

31.2.3 Schmerzverhalten

Wie auch bei anderen chronischen Schmerzerkrankungen ist das Schmerzverhalten ein entscheidender, die Krankheit aufrechterhaltender Faktor bei der Chronifizierung der FM. Neben nonverbalen Signalen werden bei Patienten mit FM häufig ein inadäquates **Aktivitätsniveau** (besonders bei dysfunktional verarbeitenden und übermäßig bei interpersonell beeinträchtigten Patienten), eine übermäßige **Medikamenteneinnahme** (besonders von Opioiden), eine erhöhte Anzahl an **Arztbesuchen** sowie **Vermeidungsverhalten** in verschiedenen Lebensbereichen gefunden.

Auch hinsichtlich des Schmerzverhaltens ist eine große Heterogenität zu beobachten (○ Abb. 31.3).

Dysfunktional verarbeitende Patienten zeigen dabei signifikant mehr Schmerzverhalten in Anwesenheit ihres Partners als aktive Verarbeiter und interpersonell beeinträchtigte Patienten. Bei Letzteren lässt sich mehr Schmerzverhalten in Abwesenheit des Partners beobachten als in dessen Anwesenheit (Thieme et al. 2005).

Verschiedene Studien konnten zeigen, dass die aufmerksame zuwendende **Reaktion des Partners** ein signifikanter Prädiktor für den Grad des gezeigten nonverbalen Schmerzverhaltens der Patienten mit höherer Schmerzintensität war. In diesem Zusammenhang ist es wichtig, zu betonen, dass das Schmerzverhalten kein bewusstes oder manipulatives Verhalten darstellt, wie die Studie von Turk u. Okifuji (1997) zeigte. Vonseiten des Arztes wurde die Beschreibung des Schmerzes direkt und bewusst erbeten, um Schmerzverhalten zu messen. Im Unterschied zu Studien, die indirekt Schmerzverhalten provozierten, zeigten die Patienten nicht nur geringeres Schmerzverhalten. Es wurde zudem nicht mehr durch die zuwendende Reaktion des Partners, in dem Fall des Arztes (Turk u. Okifuji 1997), sondern ausschließlich durch physische Symptome, Kognitionen und Emotionen bestimmt (53 % Varianzaufklärung).

Abhängig von der Krankheitsverarbeitung wird das Schmerzverhalten durch unterschiedliche Faktoren bestimmt. Das Schmerzverhalten **dysfunktional verarbeitender Patienten** wird durch eine erhöhte zuwendende Partnerreaktion, eine reduzierte Wachstumshormon- und Kortisolausschüttung sowie eine erhöhte Schmerzintensität bestimmt (77 % Varianzaufklärung; Thieme et al. 2005). Dabei war das übermäßig zuwendende Partnerverhalten der

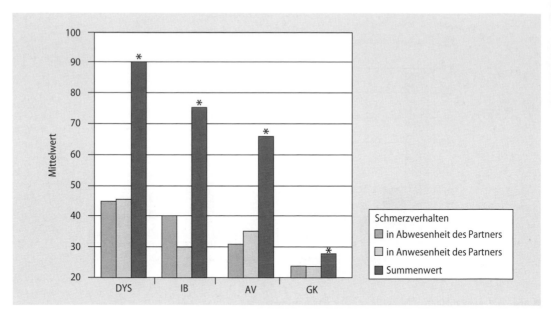

■ **Abb. 31.3** Schmerzverhalten der psychosozialen Subgruppen. *Signifikanter Unterschied zwischen den Gruppen bei einem p = 0.01, *AV* aktive Verarbeiter, *DYS* dysfunktionale Gruppe, *GK* gesunde Kontrollen, *IB* interpersonell beeinträchtigt, *y-Achse* Mittelwert der Anzahl nonverbaler Schmerzverhaltensweisen

entscheidende Prädiktor für das Schmerzverhalten (45 % Varianzaufklärung).

Die übermäßige Zuwendung des Partners kann als eine Reaktion, geboren aus Hilflosigkeit und Angst, verstanden werden. Der Patient erlebt diese Zuwendung zuerst als wohltuende Unterstützung, im weiteren Verlauf jedoch als Beweis seiner vermeintlichen Unselbstständigkeit. Dadurch werden seine Ängste erhöht, was auch zu einer Verstärkung der endokrinen Reaktionen führt, wie dem für die FM typischen Hypokortisolismus und der verminderten Wachstumshormonproduktion. Ausgehend von der Erkenntnis, dass Kortisol die sensorischen Schwellen beeinflusst, dürfte die reduzierte Kortisolproduktion zur Schmerzschwellenerniedrigung führen und somit zu einer höheren Schmerzwahrnehmung beitragen.

> Das Zusammenwirken dieser 3 Faktoren – dem operanten, dem physischen und dem Schmerzfaktor – ist die entscheidende Voraussetzung dafür, dass der dysfunktional verarbeitende Patient ein vermehrtes Schmerzverhalten zeigt.

Dagegen weist der **interpersonell beeinträchtigte Patient** als einzigen Prädiktor des Schmerzverhaltens eine erhöhte ACTH-Ausschüttung auf (42 % Varianzaufklärung). ACTH als Stresshormon wird ebenso wie Kortikotropin-Releasing-Hormon (CRH) und antidiuretische Hormone in Stresssituationen freigesetzt. Born et al. (1987) und Fehm-Wolfsdorf u. Nagel (1996) zeigten, dass eine erhöhte ACTH-Ausschüttung mit einer verstärkten Verarbeitung sowohl verschiedener sensorischer Reize als auch der Schmerzreize verbunden ist.

Ausgehend von der Beobachtung, dass interpersonell beeinträchtigte Patienten trotz bekannter übermäßiger Aktivität nur ein eher gering ausgeprägtes Schmerzverhalten zeigen, lässt ein plötzlicher Anstieg des Schmerzverhaltens den Schluss zu, dass sich der Patient in einer akuten Stresssituation befindet. Während bei den dysfunktional verarbeitenden Patienten eher ein Aktivitätsaufbau indiziert ist, sollte der interpersonell beeinträchtigte Patient dabei unterstützt werden, die akute Stresssituation zu verlassen.

Ähnlich dem interpersonell beeinträchtigten Patienten zeigt auch der **aktiv bewältigende Patient** nur selten ein erhöhtes Schmerzverhalten. Kommt er jedoch in eine akute Stresssituation, steigt das Risiko für dessen Steigerung (23 % Varianzaufklärung). Diese Erkenntnisse sind für die Bewertung unserer diagnostischen Ergebnisse und der daraus resultierenden Therapiezielbestimmung von entscheidender Bedeutung, wie unter ▶ Abschn. 31.3.2 ausgeführt wird.

> ❯ Die Kenntnis um die Zusammenhänge zwischen Prädiktoren und Schmerzverhalten gestattet ein individuelles therapeutisches Vorgehen, das den Abbau des Schmerzverhaltens zum Ziel hat.

31.2.4 Psychosoziale Charakteristiken psychophysiologischer Subtypen

Die unterschiedliche Art der Krankheitsverarbeitung beeinflusst die Reaktionsweise des autonomen Nervensystems auf Stress. Wie bereits oben beschrieben, werden 4 verschiedene psychophysiologische Reaktionsmuster unterschieden. Patienten mit FM zeigen vorwiegend Stressreaktionsmuster mit kardiovaskulärer Hyper- (46,7 %) bzw. Hyporeaktivität (41,6 %). Eine Minderheit der Patienten wird durch eine sudomotorische (9,5 %) oder eine muskuläre Hyperreaktivität (2,5 %) charakterisiert. Während die Patienten mit kardiovaskulärer und sudomotorischer Hyperreaktivität häufiger über dysfunktionale Verarbeitungsstrategien, Katastrophisieren und eine stärkere Schmerzwahrnehmung bei stark vermehrtem Schmerzverhalten sowie über eine Aktivitätsverminderung, einhergehend mit Adipositas und Ödembildung, berichten, zeigen Patienten mit kardiovaskulärer Hyporeaktivität eher ein interpersonell beeinträchtigtes oder ein adaptiertes Verarbeitungsmuster, das mit erhöhter körperlicher Aktivität, einer Neigung zu depressiven Symptomen und vermindertem Schmerzerleben bei Stressanalgesie einhergeht. FM-Patienten mit erhöhter Reaktivität im Elektromyogramm (EMG) leiden verstärkt unter Angst und Depression (Thieme et al. 2015).

Blutdruck und Schmerz Eine erhöhte **Blutdruckreaktion** unter Stress korreliert positiv mit der Schmerzintensität, wie verschiedene Studien auch bei Patienten mit chronischem Rücken- und Gesichtsschmerz zeigen konnten. Dagegen zeigt die funktionelle Interaktion des kardiovaskulären und schmerzregulatorischen Systems bei gesunden schmerzfreien Probanden eine inverse Beziehung zwischen Ruheblutdruck und akuter Schmerzsensitivität. Die fehlende inverse Beziehung bei Patienten mit chronischen Schmerzen geht einher mit einer abnehmenden **Barorezeptorsensitivität** und/oder mit der Beeinträchtigung der deszendenten schmerzhemmenden Bahnen, die normalerweise durch eine erhöhte Barorezeptorstimulation aktiviert werden. Die Ursachen für die Abnahme der Sensitivität der Barorezeptoren sind noch nicht gänzlich geklärt. Lernprozesse wie die operante Konditionierung können eine Veränderung der Barorezeptorsensitivität bedingen. Die veränderte Barorezeptorsensitivität dürfte für den chronischen Schmerz perspektivisch nicht nur von diagnostischer, sondern auch von therapeutischer Relevanz sein. Ein Erfolg versprechendes Therapieverfahren könnte das Biofeedback der Herzrate sein. Zukünftige Therapiestudien sollten untersuchen, ob durch gezieltes Biofeedbacktraining eine Schmerzreduktion erzielt werden kann.

Muskelanspannung und Schmerz Verschiedene Untersuchungen konnten zeigen, dass FM häufig durch eine **herabgesetzte Muskelaktivität** charakterisiert ist, welche mit dem Unvermögen einer adaptiven Stress- und Entspannungsreaktion verbunden ist. Der Grund für die herabgesetzte Muskelaktivität bei FM scheint nicht ausschließlich das Resultat einer fehlenden physischen Kondition, sondern durch ultrastrukturelle Muskelveränderungen mitbedingt zu sein, die sich in einer zahlenmäßigen Verminderung und einer Vergrößerung der Mitochondrien als Energieträger zeigen.

Des Weiteren ist der geringe Abbau von **Azetylcholin**, der für die Produktion von Kortikosteroiden und Wachstumshormonen bedeutsam ist (Crofford et al. 2004, Neeck 2000), ein wichtiger Regulator für den verminderten Muskelaufbau und die Muskelkraft (Sheffield-Moore u. Urban 2004). Da die ACTH-Produktion zugleich die Schmerzschwelle beeinflusst, wird erklärbar, warum eine geringe Muskelkraft mit einem erhöhten Schmerzerleben einhergeht.

Die Befunde zur reduzierten Muskelspannung und verminderten Muskelkraft sowie eine damit im Zusammenhang stehende gestörte Wahrnehmung der eigenen Muskelspannung erklären unter Umständen die **schlechten Therapieergebnisse nach aktiver Physiotherapie.** Physiotherapie überfordert die FM-Patienten, die eine mangelhafte Wahrnehmungsfähigkeit für Muskelanspannung besitzen. Zugleich erklärt die reduzierte Muskelspannung, warum Entspannungstherapie als alleinige Therapie zu einer Schmerzverstärkung oder zu keiner Verbesserung der Schmerzwahrnehmung bei Patienten mit FM führt, wie die AWMF-Leitlinien für Diagnostik und Therapie ausführen.

> **Diese Ergebnisse sind somit von hoher Relevanz für die Therapieplanung.**

Hinsichtlich der Schmerzwahrnehmung von FM-Patienten lässt sich zusammenfassen, dass unterschiedliche Studien darauf hinweisen, dass die Schmerzintensität vom **Blutdruck** (über die Barorezeptorsensitivität) beeinflusst wird, basierend auf unterschiedlichen Typen der COMT-Gen- und β_2-adrenergen Rezeptoraktivität. Zum anderen wird die Schmerzintensität und damit die chronische Schmerzkrankheit von **individualspezifischen Stressreaktionen** beeinflusst, die sowohl genetisch bestimmt sind als auch durch Lernen und psychosoziale Faktoren erworben wurden und therapeutisch beeinflusst werden können. Ein weiterer Mechanismus der Schmerzwahrnehmung findet sich in der **reduzierten Muskelanspannung** und Muskelkraft bei FM-Patienten, die mit vermehrter Schmerzwahrnehmung einhergeht und durch zentrale endokrine Prozesse wie die ACTH-Produktion modifiziert wird.

Die peripherphysiologischen Prozesse der reduzierten Barorezeptorsensitivität stehen in enger Verbindung mit dem zentralen Nervensystem, und zwar im Sinne einer **Beeinträchtigung der deszendenten schmerzhemmenden Bahnen**, welche eine verminderte zentrale Hemmung sowie eine negative kognitiv-affektive Bewertung peripherer Reize zur Folge hat. Der Mechanismus der gestörten inversen Beziehung von Blutdruck und Schmerz, die mit genetischen, peripherphysiologischen und psychosozialen Subtypen verbunden ist, sowie der Mechanismus der verminderten Muskelanspan-

nung und -kraft, verbunden mit erhöhter Schmerzintensität, verlangen ein fibromyalgiespezifisches und subgruppenorientiertes therapeutisches Vorgehen, das sich von dem Vorgehen bei chronischen Rückenschmerzpatienten unterscheidet.

31.3 Therapie

31.3.1 Pharmakologische Therapie

Die Pharmakotherapie der FM umfasst nichtsteroidale Antirheumatika, Muskelrelaxanzien sowie trizyklische Antidepressiva und Serotonin-Wiederaufnahme-Hemmer, die direkt oder indirekt Auswirkungen auf die Hypothalamus-Hypophysen-Nebennierenrinden-Achse (HPA-Achse) haben sollen. Die Therapieziele bestehen in der Regulation der HPA-Achse, um die Hauptsymptome der Erkrankung – wie Schmerz, Schwäche, Schlafstörungen und psychologischen Stress – zu verringern. Aufgrund der eher mangelhaften bis mäßigen Effektstärken der genannten Medikamente mit im Mittel 35 % Responderraten bei 30%iger Symptomreduktion empfiehlt die AWMF-Leitlinie für FM die Verwendung des trizyklischen Antidepressivums Amitriptylin in einer Dosis von 10–50 mg/Tag, das im Vergleich zur Placebobehandlung zu einer bedeutsamen Reduktion von Schmerzen und der Verbesserung der Schlafqualität führt.

31.3.2 Verhaltenstherapeutische Schmerztherapie

In einer Internetbefragung in den USA (n = 2.596 FM-Patienten) wurde ermittelt, dass 86 % der FM-Patienten Ruhe und 47 % Entspannung als Hilfe wahrnehmen und nur 8 % eine kognitive Verhaltenstherapie (KVT) in Anspruch nahmen. Ausgehend von den Erkenntnissen des operanten Schmerzmodells, nach dem Ruhe langfristig betrachtet zu einem verstärkten Schmerzerleben führt, sollte die Effektivität psychologischer Schmerztherapie bei FM differenziert untersucht werden.

Indikationen zur psychotherapeutischen Behandlung bei FM

Eine psychotherapeutische Behandlung bei FM wird bei folgenden klinischen Konstellationen empfohlen:

- Maladaptive Krankheitsbewältigung (z. B. Katastrophisieren, unangemessenes körperliches Vermeidungsverhalten bzw. dysfunktionale Durchhaltestrategien)
- Relevante Modulation der Beschwerden durch Alltagsstress und/oder interpersonelle Probleme
- Komorbide psychische Störungen

Die verhaltenstherapeutische Schmerztherapie für Patienten mit FM kann folgende Therapiebausteine umfassen: Patientenschulung, Biofeedback, progressive Muskelrelaxation oder autogenes Training, therapeutisches Schreiben, Hypnose nach Milton Erickson sowie kognitiv-verhaltenstherapeutische und operante Interventionen. Da die Therapiemodule schon in ▶ Kap. 16, 17 und 19 vorgestellt werden, wird an dieser Stelle auf eine detaillierte Beschreibung verzichtet. Eine Übersichtsarbeit (Thieme u. Gracely 2009), die 15 randomisierte kontrollierte Therapiestudien von kognitiver Verhaltenstherapie (KVT) wie operanter Verhaltenstherapie (OVT) in Form eines gruppentherapeutischen Angebots untersuchte, fand die höchsten Effektstärken zwischen 0.53 und 2.14 für eine erfolgreiche Schmerzreduktion bei der Gruppentherapie (❒ Tab. 31.2). Entspannung als Einzelbehandlung erwies sich nicht als nützlich, Hypnotherapie und therapeutisches Schreiben zeigten geringe Therapieeffekte.

Von den untersuchten 14 randomisierten kontrollierten Studien zu KVT/OVT berichteten 50 % Langzeitveränderungen der Schmerzintensität, 21,4 % Kurzzeiteffekte und 28,6 % keine Veränderungen der Schmerzintensität.

❯ Entgegen der bisherigen Annahme, die die Reduktion der schmerzbedingten Beeinträchtigung und der affektiven Verstimmung als primäre Therapieziele determiniert, ist eine Schmerzreduktion durch psychologi-

sche Schmerztherapie durchaus möglich. Allerdings sind dafür bestimmte Bedingungen notwendig.

Behandlungsdauer Die heterogenen Wirksamkeitsbefunde nach KVT/OVT könnten auf die Behandlungsdauer zurückgeführt werden. Die Studien, die Langzeitveränderungen in der Schmerzintensität erreichten, berichteten eine größere Anzahl an Behandlungsstunden (M = 23, SD: 12–36) im Vergleich zu weniger erfolgreichen Therapien (mittlere Dauer von 9 h, SD: 6–12) nutzten. Die Effektstärke korrelierte mit der Anzahl der Behandlungsstunden (r = 0.45). Sowohl in der KVT als auch in der OVT lernen die Patienten, maladaptive Kognitionen und Schmerzverhalten zu reduzieren.

Behandlungssetting Es wurden bisher keine Studien über eine erfolgreiche Schmerztherapie im **Einzelsetting** publiziert. Die **Interaktionen zwischen den Patienten** auf der Basis eines strukturierten zielgerichteten Programms sind von entscheidender Bedeutung für den therapeutischen Fortschritt, wie eine Studie, die eine soziale Diskussionsgruppe als Kontrollgruppe nutzte, zeigen konnte. Im Unterschied zu den mit KVT oder OVT behandelten Patienten wiesen die Patienten, die 12 Wochen unstrukturiert über ihren Schmerz und Stress diskutierten, eine Verschlechterung in der Schmerzintensität, in der schmerzbedingten Beeinträchtigung, im Schmerzverhalten, in der Anzahl der eingenommenen Medikamente und hinsichtlich der depressiven Verstimmung auf (Thieme et al. 2007). Aufgrund des fehlenden Mitpatientenmodells könnte auch ein Einzeltherapiesetting weniger erfolgreich sein.

Indikationen Ausgehend von der Heterogenität des Krankheitsbildes ist eine Indikationsstellung sinnvoll. Werden Responder (Schmerzreduktion um mindestens 50 % im Follow-up) mit Nonrespondern zum Zeitpunkt vor KVT oder OVT verglichen, zeigten sich folgende Indikationen (Thieme et al. 2007):

- Patienten, die von der **KVT** als Responder profitierten (45 %), zeigten vor der Therapie eine höhere affektive Verstimmung, gleichzeitig weniger aktive Verarbeitung, weniger zuwendendes Partnerverhalten und wenig Schmerzverhalten.

31

◻ **Tab. 31.2** Randomisierte, kontrollierte Behandlungsstudien zur kognitiv- und operant-verhaltenstherapeutischen Schmerztherapie für Patienten mit FM. *h* Stunden, *KVT* kognitive Verhaltenstherapie, *FIQ* Fibromyalgia Impact Questionnaire, *MPI* Multidimensional Pain Inventory, *MPQ* McGill-Schmerzfragbogen, *TG* Therapiegruppe, *VAS* visuelle Analogskala

Autor, Jahr	Anzahl der Sitzungen/ Therapie-stunden (n/h)	Follow-up in Monaten	Messung der Schmerz-intensität	Effekt-stärke[a]	Intervention	Vergleichsgruppe
Keine Effekte						
De Voogd et al. 1993	10/10	–	VAS	0.00	Psychomotorische Therapie und Eheberatung (n = 50)	Gruppe ohne Behandlung (n = 50)
Nicassio et al. 1997	10/10	6	MPQ	0.00	KVT	Patientenschulung
Vlaeyen et al. 1996	12/12	12	MPQ	–0.25	Kognitiv-edukativ (n = 44)	Warteliste (n = 45)
	12/12	12	MPQ	0.00	Edukativ (n = 44)	Warteliste (n = 45)
Ohne stabile Effekte						
Redondo et al. 2004	8/20	6	FIQ	0.43 (prä: 0.4)	KVT (n = 21)	Aktive Physiotherapie (n = 19)
Soares u. Grossi 2002	10/20	6	MPQ	0.07 (prä: 0.3)	KVT (n = 18); edukativ (n = 18)	Warteliste (n = 17)
Wigers et al. 1996	14/14	48	VAS	0.1 (prä: 0.4)	Stressmanagement (n = 20); aerobische Übungen (n = 20)	Behandlung wie bisher (n = 20)
Klinisch signifikante Veränderungen der Schmerzintensität						
Bennett 1996	24/36	24	FIQ	0.9	KVT (n = 104)	Warteliste (n = 29)
Burckhardt et al. 1994	6/12	1,5	FIQ	1.1	Selfmanagement mit Patientenschulung (n = 33); Patientenschulung mit aktiver Physiotherapie (n = 33)	Physiotherapie (n = 33)
Garcia et al. 2006	9/18	3	FIQ	1.87	Pharmakotherapie (n = 7); KVT (n = 7); KVT und Pharmakotherapie (n = 7)	Keine Therapie (n = 7)
Kashikar-Zuck et al. 2005	8/16	16	VAS	0.81	Coping-Skill-Training (n = 15)	Selbstbeobachtung (n = 15)
Keel et al. 1998	15/30	3	VAS	0.53	KVT (n = 14)	Autogenes Training (n = 13)
Thieme et al. 2003	25/75	15	MPI	2.14[b]	Operante Schmerztherapie (n = 40)	Amitriptylin und Relaxation (n = 21)

◻ Tab. 31.2 (Fortsetzung)

Autor, Jahr	Anzahl der Sitzungen/ Therapie-stunden (n/h)	Follow-up in Monaten	Messung der Schmerz-intensität	Effekt-stärke[a]	Intervention	Vergleichsgruppe
Thieme et al. 2006a	12/24	12	MPI	1.14	KVT (n = 42)	Soziale Diskus-sionsgruppe als Aufmerksamkeits-placebo (n = 40)
	12/24	12	MPI	1.10	Operante Schmerz-therapie (n = 43)	Soziale Diskus-sionsgruppe als Aufmerksamkeits-placebo (n = 40)

[a] Die Effektstärke wurde computerbasiert berechnet mit der Formel: TG1 (Mean_{T2-4})–TG2 (Mean_{T2-4})/TG2 (Standard Deviation $_{T1}$; Turner u. Jensen 1993)
[b] Stationäre Behandlung

— Patienten, die von der **OVT** profitierten (54 %), wiesen vor der Therapie bedeutend mehr Schmerzverhalten auf sowie eine höhere physische Beeinträchtigung, eine höhere Anzahl an Arztbesuchen, mehr zuwendendes Partnerverhalten und mehr Katastrophisierungsverhalten als die Patienten, die ihre Schmerzintensität langfristig nicht um mindestens 50 % reduzieren konnten.

Ausschlusskriterien Patienten, deren Schmerzintensität nach KVT oder OVT um mehr als 50 % anstieg, wiesen vor der Therapie entweder eine sehr geringe Schmerzintensität oder starke affektive Verstimmung, gepaart mit einer übermäßigen Anzahl von Arztbesuchen, auf. Das bedeutet, dass sich Patienten mit extremen Werten in der physischen Beeinträchtigung und hohem Schmerzverhalten nach psychologischer Schmerztherapie verschlechterten. Aber auch Patienten, die eine geringe Schmerzstärke aufwiesen, jedoch aufgrund hoher Motivation an der psychologischen Schmerztherapie teilnehmen wollten, verschlechterten sich.

❯ Diesen Patienten sollte eher eine aktive Physiotherapie empfohlen werden oder der Ausbau des Freizeitbereiches.

Die psychologischen Schmerztherapieinterventionen der KVT und OVT reduzierten nicht ausschließlich maladaptive Kognitionen und Schmerzverhalten, sondern auch negative Emotionen wie Depression und affektive Verstimmung sowie die Schmerzwahrnehmung. Diese Effekte gingen mit einer **veränderten Aktivität von Hirnregionen** einher. Die erlernten Veränderungen, basierend auf der Nutzung der klassischen und operanten Konditionierung, führten somit zu Veränderungen von neurophysiologischen Prozessen auf der Basis therapiebezogener Veränderungen in den behavioralen, kognitiven, affektiven und sensorischen Komponenten der Schmerzverarbeitung.

31.4 Fazit

Weitere Studien sind notwendig, um die Ergebnisse der eben dargestellten Studien zu replizieren und die folgenden weiteren Fragestellungen zu untersuchen:
— Verbindung genetischer, endokriner, psychophysiologischer und psychosozialer Subgruppen mit dem Ziel, individuelle Behandlungsstrategien zu erarbeiten
— Effekte einer prospektiven psychologischen Schmerztherapie mit Behandlungsindikation
— Effekte indikativer psychologischer Schmerztherapie in Kombination mit pharmakologischer Behandlung

Literatur

AWMF – Arbeitsgemeinschaft der Wissenschaftlichen Medizinischen Fachgesellschaften (2012) Leitlinien Fibromyalgiesyndrom: Definition, Pathophysiologie, Diagnostik und Therapie. 01. April 2012. AWMF-Registernummer: 141-004. http://www.awmf.org/leitlinien/detail/ll/041-004.html. Zugegriffen: 20. April 2016

Bennett RM (1996) Multidisciplinary group programs to treat fibromyalgia patients. Rheum Dis Clin North Am 23: 351–367

Born J, Brauninger W, Fehm-Wolfsdorf G, Voigt KH, Pauschinger P, Fehm HL (1987) Dose-dependent influences on electrophysiological signs of attention in humans after neuropeptide ACTH 4-10. Exp Brain Res 67: 85–92

Burckhardt CS, Mannerkorpi K, Hedenberg L, Bjelle A (1994) A randomized, controlled clinical trial of education and physical training for women with fibromyalgia. J Rheumatol 21: 714–720

Crofford LJ, Young EA, Engleberg NC, Korszun A, Brucksch CB, McClure LA, Brown MB, Demitrack MA (2004) Basal circadian and pulsatile ACTH and cortisol secretion in patients with fibromyalgia and/or chronic fatigue syndrome. Brain Behav Immun 18: 314–325

Diatchenko L, Slade GD, Nackley AG, Bhalang K, Sigurdsson A, Belfer I, Goldman D, Xu K, Shabalina SA, Shagin D, Max MB, Makarov SS, Maixner W (2005) Genetic basis for individual variations in pain perception and the development of a chronic pain condition. Hum Mol Genet 14: 135–143

Fehm-Wolfsdorf G, Nagel D (1996) Differential effects of glucocorticoids on human auditory perception. Bio Psychol 42: 117–130

Garcia J, Simon MA, Duran M, Canceller J, Aneiros FJ (2006) Differential efficacy of a cognitive-behavioral intervention versus pharmacological treatment in the management of fibromyalgic syndrome. Psychol Health Med 11: 498–506

Gracely RH, Petzke F, Wolf JM, Clauw DJ (2002) Functional magnetic resonance imaging evidence of augmented pain processing in fibromyalgia. Arthritis Rheum 46: 1333–1343

Gracely RH, Grant MA, Giesecke T (2003) Evoked pain measures in fibromyalgia. Best Pract Res Clin Rheumatol 17: 593–609

Gracely RH, Geisser ME, Giesecke T, Grant MA, Petzke F, Williams DA, Clauw DJ (2004) Pain catastrophizing and neural responses to pain among persons with fibromyalgia. Brain 127: 835–843

Kashikar-Zuck S, Swain NF, Jones BA, Graham TB (2005) Efficacy of cognitive-behavioral intervention for juvenile primary fibromyalgia syndrome. J Rheumatol 32: 1594–1602

Keel PJ, Bodoky C, Gerhard U, Müller W (1998) Comparison of integrated group therapy and group relaxation training for fibromyalgia. Clin J Pain 14: 232–238

Kerns RD, Turk DC, Rudy TE (1985) The West-Haven-Yale Multidimensional Pain Inventory (WHYMPI). Pain 23: 345–356

Kurtze N, Gundersen KT, Svebak S (1998) The role of anxiety and depression in fatigue and patterns of pain among subgroups of fibromyalgia patients. Br J Med Psych 71: 185–194

McBeth J, Silman AJ, Macfarlane GJ (2003) Association of widespread body pain with an increased risk of cancer and reduced cancer survival. A prospective, population-based study. Arthritis Rheum 48: 1686–1692

Mountz JM, Bradley LA, Modell JG, Alexander RW, Triana-Alexander M, Aaron LA, Stewart KE, Alarcon GS, Mountz JD (1995) Fibromyalgia in women: abnormalities of regional cerebral blood flow in the thalamus and the caudate nucleus are associated with low pain threshold levels. Arthritis Rheum 38: 926–938

Nebel MB, Gracely RH (2009) Neuroimaging of fibromyalgia. Rheum Dis Clin North Am 35: 313–327

Neeck G (2000) Neuroendocrine and hormonal perturbations and relations to the serotonergic system in fibromyalgia patients. Scand J Rheumatol 113: 8–12

Nicassio PM, Radojevic V, Weisman MH, Schuman C, Kim J, Schoenfeld-Smith K, Krall T (1997) A comparison of behavioral and educational interventions for fibromyalgia. J Rheumatol 24: 2000–2007

Okifuji A, Turk DC, Sherman JJ (2000) Evaluation of the relationship between depression and fibromyalgia syndrome: why aren't all patients depressed? J Rheumatol 27: 212–219

Ortega E, Garcia JJ, Bote ME, Martin-Codero L, Escalante Y, Saavedra JM, Northoff H, Giraldo E (2009) Exercise in fibromyalgia and related inflammatory disorders: known effects and unknown chances. Exerc Immunol Rev 15: 42–65

Redondo JR, JustoCM, Moraleda FV, Velayos YG, Puche JJ, Zubero JR, Hernandez TG, Ortells LC, Pareja MA (2004) Long-term efficacy of therapy in patients with fibromyalgia: a physical exercise-based program and a cognitive-behavioral approach. Arthritis Rheum 51: 184–192

Sheffield-Moore M, Urban RJ (2004) An overview of the endocrinology of skeletal muscle. Trends Endocrinol Metab 15: 110–115

Sherman JJ, Turk DC, Okifuji A (2000) Prevalence and impact of posttraumatic stress disorder-like symptoms on patients with fibromyalgia syndrome. Clin J Pain 16: 127–134

Soares JJF, Grossi G (2002) A randomized, controlled comparison of educational and behavioural interventions for women with fibromyalgia. Scand J Occ Ther 9: 35–45

Thieme K, Gracely RH (2009) Are psychological treatments effective for fibromyalgia pain? Curr Rheumatol Rep 11: 443–450

Thieme K, Turk DC (2006) Heterogeneity of psychophysiological stress responses in fibromyalgia syndrome patients. Arthritis Res Ther 8: R9

Thieme K, Gromnica-Ihle E, Flor H (2003) Operant behavioral treatment of fibromyalgia: a controlled study. Arthritis & Rheum 49: 314–320

31

Thieme K, Turk DC, Flor H (2004) Comorbid depression and anxiety in fibromyalgia syndrome: relationship to somatic and psychosocial variables. Psychosom Med 66: 837–844

Thieme K, Spies C, Sinha P, Turk DC, Flor H (2005) Predictors of pain behaviors in fibromyalgia patients. Arthritis Rheum 53: 343–350

Thieme K, Flor H, Turk DC (2006a) Psychological pain treatment in fibromyalgia syndrome: efficacy of operant-behavioral and cognitive-behavioral treatments. Arth Res Ther 8: R121

Thieme K, Rose U, Pinkpank T, Spies C, Flor H, Turk DC (2006b) Psychophysiological responses in patients with fibromyalgia syndrome. J Psychosom Res 61: 671–679

Thieme K, Turk DC, Flor H (2007) Responder criteria for operant and cognitive-behavioral treatment of fibromyalgia syndrome. Arthritis Rheum15: 830–836

Thieme K, Turk DC, Gracely RH, Maixner W, Flor H (2015) The relationship among psychological and psychophysiological characteristics of fibromyalgia patients.. J Pain 16: 186–196

Turk DC, Flor H (1989) Primary fibromyalgia is greater than tender points: toward a multiaxial taxonomy. J Rheumatol 19: 80–86

Turk DC, Okifuji A (1997) Evaluation the role of physical, operant, cognitive, and affective factors in the pain behaviors of chronic pain patients. Behav Modif 21: 259–280

Turk DC, Okifuji A, Sinclair JD, Starz TW (1996) Pain, disability and physical functioning in subgroups of patients with fibromyalgia. J Rheumatol 23: 1255–1262

Turner JA, Jensen MP (1993) Efficacy of cognitive therapy for chronic low back pain. Pain 52: 169–177

Vlaeyen JW, Teeken-Gruben NJ, Goossens ME, Rutten-van Mölken MP, Pelt RA, van Eek H, Heuts PH (1996) Cognitive-educational treatment of fibromyalgia: a randomized clinical trial. I: Clinical effects. J Rheumatol 23: 1237–1245

de Voogd JN, Knipping AA, de Blecourt ACE, van Rijswijk MH (1993) Treatment of fibromyalgia syndrome with psycho-motor therapy and marital counseling. J Musculoskel Pain 1: 273–281

Wigers SH, Stiles TC, Vogel PA (1996) Effects of aerobic exercise versus stress management treatment in fibromyalgia. A 4.5 year prospective study. Scand J Rheumatol 25: 77–86

Wolfe F, Smythe HA, Yunus MB, Bennett RM, Bombardier C, Goldenberg DL, Tugwell P, Campbell SM, Abeles M, Clark P et al (1990) The American College of Rheumatology 1990 criteria for the classification of fibromyalgia: report of the Multicenter Criteria Committee. Arthritis Rheum 33: 60–172

Zubieta JK, Heitzeg MM, Smith YR, Bueller JA, Xu K, Xu Y, Koeppe RA, Stohler CS, Goldman D (2003) COMT val-158met genotype affects mu-opioid neurotransmitter responses to a pain stressor. Science 299: 1240–1243

Tumorschmerz

D.-B. Eggebrecht und M. Falckenberg

32.1   Einleitung   – 624

32.2   Aufklärung   – 625

32.3   Diagnostik und Therapie des Tumorschmerzes aus
         ärztlicher Sicht   – 626

32.4   Der Patient im Spannungsfeld adäquater
         Tumorschmerztherapie   – 629

32.5   Diagnostik des Krebsschmerzes aus
         psychologischer Sicht   – 630

32.6   Therapeutische Zielsetzung   – 631

32.7   Besonderheiten psychologisch-onkologischer
         Schmerztherapie   – 632

32.8   Schmerz und seine seelischen Folgeerscheinungen –
         was muss berücksichtigt werden?   – 634

32.9   Was ist möglich an direkter Schmerzbeeinflussung?   – 635

32.10   Bedeutung der Angehörigen in der Krankenbetreuung   – 636

32.11   Palliativmedizinischer Ansatz   – 637

32.12   Fazit   – 640

         Literatur   – 640

B. Kröner-Herwig et al. (Hrsg.), *Schmerzpsychotherapie*,
DOI 10.1007/978-3-662-50512-0_32, © Springer-Verlag Berlin Heidelberg 2017

Lernziele

Dieses Kapitel über Krebsschmerz nimmt Stellung zur Aufklärungsproblematik und streift die ärztliche Diagnostik und Therapie des Krebsschmerzes, um sich besonders der psychischen Komponente des Schmerzerlebens bei schwerstkranken Tumorschmerzpatienten zu widmen. Die enge Verzahnung seelischer und körperlicher Probleme bei Tumorschmerzpatienten mit nicht zufriedenstellend behandelten Schmerzen sowie die Möglichkeiten direkter Schmerzbeeinflussung werden ebenso beschrieben wie die Rolle der Familie in der Tumorschmerzbewältigung und -behandlung. Abschließend wird die Bedeutung des ganzheitlichen Behandlungsansatzes der Palliativmedizin für schmerzgeplagte und sterbende Patienten dargestellt.

32.1   Einleitung

Krebs ist mittlerweile hinter den Herz-Kreislauf-Erkrankungen die **zweithäufigste Todesursache** und für die davon Betroffenen in extremer Weise mit Unsicherheit, Hilflosigkeit und Angst besetzt.

> **❯** Neben der primär im Vordergrund stehenden Hoffnung auf Erfolg der kausalen Therapiemethoden der Medizin wird Krebs mit Sterben und einem Weiterleben unter Schmerzen und Qualen in Verbindung gebracht.

Die Angst, während des noch verbleibenden Lebens nicht entsprechend der eigenen Hilfsbedürftigkeit versorgt zu werden, ist für krebskranke Menschen, aber auch für die sie betreuenden Angehörigen, belastend und zermürbend. Hier fordert die Diagnose »Krebs« von den Betroffenen einen **umfassenden Anpassungsprozess** an eine als völlig neu erlebte physische und psychische Dimension (Heim 1988). Entsprechende persönlich als hilfreich erlebte Bewältigungsstrategien müssen im Verlauf der Erkrankung erprobt werden.

Während für die medizinische Schmerztherapie des Krebsschmerzes festgelegte Behandlungsstandards existieren (Hanekop et al. 1991), stellt die **psychologische Schmerztherapie** des Krebsschmerzes bis heute ein noch weitgehend vernachlässigtes Gebiet dar. Auch epidemiologische Studien zur **Präva-**lenz von Tumorschmerzen stehen in Deutschland im Gegensatz zu angelsächsischen Ländern zurzeit noch aus, sodass auf letztere Daten Bezug genommen werden muss. Diese Studien zeigen, dass 60–90 % der erwachsenen Tumorpatienten in fortgeschrittenen Krankheitsstadien Schmerzen entwickeln (Bonica 1980, Cleeland 1984). Bonica (1980) registrierte bei primären Knochentumoren in 85 % und bei Leukämien nur in 5 % der Fälle Schmerzen. Exakte Angaben über die Intensität und Häufigkeit der Schmerzen sind bisher nicht bekannt, da zur Schmerzerfassung immer wieder unterschiedliche Testinstrumente verwandt wurden (Deschamps et al. 1988).

Unter **Krebsschmerz** werden im Folgenden alle Schmerzen verstanden, die im Zusammenhang mit einer malignen Erkrankung auftreten können, und zwar unabhängig vom Zeitpunkt des Auftretens (❐ Abb. 32.1).

> **❯❯** »Schmerz ist eine subjektive Erfahrung und somit in seiner Intensität, Häufigkeit und Dauer von verschiedenen Einflussgrößen abhängig. (Bonica 1979)«

Auch beim Krebsschmerz sind Faktoren wie emotionale Befindlichkeit, Persönlichkeitseigenschaften, individuelles Krankheits- bzw. Schmerzverhalten oder das engere und weitere soziale Umfeld für die Schmerzbewältigung von entscheidender Bedeutung. So unterliegt die Krebsschmerzempfindung zum jeweiligen Zeitpunkt der Erkrankung ebenfalls der Möglichkeit einer psychotherapeutischen Einflussnahme, deren Grenzen wie bei anderen Schmerzzuständen durch das Ausmaß der somatischen Veränderungen gesteckt sind.

Während die Literatur zum Schmerzcoping (z. B. Bradeley 1983, Brown u. Nicassio 1987, Turner u. Clancy 1986) zeigt, dass der Einsatz aktiver Bewältigungsstrategien bei chronischen Rückenschmerzen oder rheumatoider Arthritis zu kognitiven Vorgängen wie wahrgenommenen eigene Kontrollüberzeugungen und Self-Efficacy-Gefühlen (Bandura 1977) führt, die neben Ängsten auch Schmerzen reduzieren können, sind spezielle Copingstrategien bei Krebsschmerzen nicht wissenschaftlich überprüft. Es ist jedoch davon auszugehen, dass kognitive Verfahren (Turk et al. 1983) in Kombination mit imaginativen Verfahren (Leuner

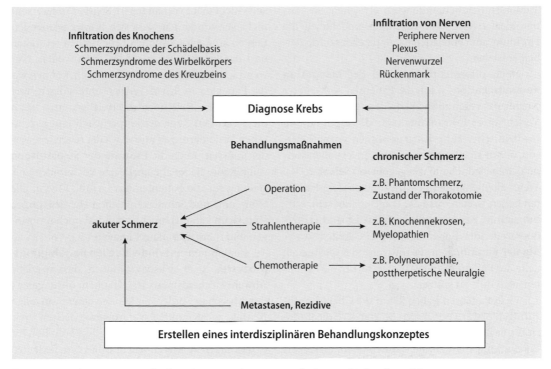

Infiltration des Knochens
Schmerzsyndrome der Schädelbasis
Schmerzsyndrome des Wirbelkörpers
Schmerzsyndrome des Kreuzbeins

Infiltration von Nerven
Periphere Nerven
Plexus
Nervenwurzel
Rückenmark

Diagnose Krebs

Behandlungsmaßnahmen

chronischer Schmerz:

Operation → z.B. Phantomschmerz, Zustand der Thorakotomie

akuter Schmerz ← Strahlentherapie → z.B. Knochennekrosen, Myelopathien

Chemotherapie → z.B. Polyneuropathie, posttherpetische Neuralgie

Metastasen, Rezidive

Erstellen eines interdisziplinären Behandlungskonzeptes

Abb. 32.1 Schmerz: seine Wechselbeziehung zwischen Diagnosefindung und Behandlungsfolgen

1985, Simonton et al. 1982), Entspannungsverfahren (Bernstein u. Borkovec 1975, Schultz 1979) sowie Hypnosetechniken (Peter u. Gerl 1984) bei Krebsschmerzen neben der medikamentösen Therapie einen schmerzreduzierenden Einfluss haben (Seemann 1989).

32.2 Aufklärung

Viel zu selten können Patienten über umfassende Aufklärungsgespräche berichten, die mit ihnen oder gemeinsam mit ihrer Familie stattfanden. Fragt man genau nach, sind es meist **Aufklärungsmonologe** gewesen, denen sie ausgesetzt waren. Ein gleichberechtigter Austausch über vermeintlich negative Folgen der Behandlung sowie die Möglichkeit, dabei potenzielle Gefühle der Trauer und des Abschieds, z. B. über den Verlust einer Extremität oder der gewohnten Stuhlgangentleerung, zuzulassen, findet nur in Ausnahmen statt.

> **Aufklärung darf sich jedoch nicht auf einer oberflächlichen Ebene bewegen, sie muss die Möglichkeit des emotionalen und verbalen In-die-Tiefe-Gehens eröffnen, und es genügt wahrlich niemandem, Aufklärung darauf zu reduzieren, im Arztbrief zu schreiben: »Der Patient ist aufgeklärt.«**

Im klinischen Alltag zeigt sich, dass Patienten, die eine umfangreiche, ehrliche, aber auch sensibel geführte Aufklärung über ihre Krankheitssituation erfahren haben, nach ersten heftigen emotionalen Reaktionen wie befreit wirken. Oftmals ist es von entscheidender Bedeutung, die **Last der Hoffnung auf Heilung** zu nehmen. In diesem Kontext ist die Bewusstmachung der neuen Dimension »Krebsschmerz« für die Patienten entscheidend; sie erfahren, dass die Warn- oder Alarmfunktion des akuten Schmerzes aufgegeben wird zulasten des chronischen Schmerzes. Sie erfahren aber gleichzeitig, dass die moderne Tumorschmerztherapie beste Möglichkeiten bietet, um das Ziel einer effektiven

Tumorschmerzbehandlung zu erreichen. So können idealerweise neue Hoffnungsmodelle wie die Hoffnung auf Lebensqualität und Lebenszufriedenheit entstehen.

Noch offensichtlicher wird der **Mangel an Kommunikation**, wenn die Patienten bei weiterer Nachfrage regelmäßig berichten, dass ihnen im Verlauf ihrer Erkrankung zwar das Optimum an medizinischer Hilfe zuteil geworden sei, eine Person, der sie sich langfristig hätten anvertrauen können, ihnen jedoch nicht begegnet sei (Schara 2004). Wenn alle behandelnden Disziplinen dem Patienten helfen wollen, mag die Frage erlaubt sein, warum sich in Zeiten multidisziplinärer und fächerübergreifender Behandlungsmöglichkeiten so wenig der emotionalen, kognitiven und spirituellen Seite des Patienten zugewandt wird, um die Patienten auch dort zu stützen.

Viele Patienten haben kaum die Chance nachzufragen bzw. zu ergründen, warum sich die **Intensität der Zuwendung** nach Abbruch der kurativen Behandlungsmaßnahmen zunehmend verringert hat. Nimmt man sich also die Zeit für den Dialog nicht oder besteht sie tatsächlich nicht? Entschuldbar ist ein derartiges Rückzugsverhalten nicht. Vielmehr führt es dazu, dass viele Schwerstkranke sich in genau der Situation wiederfinden, die sie immer am meisten gefürchtet haben, nämlich die Erfahrung zu machen, alleingelassen zu werden und sich einsam zu fühlen.

■ **Gespräche über Sterben und Tod**

Sicher fällt es schwer zu akzeptieren, dass Gespräche die eigene Endlichkeit zum Thema haben können. Zu sehr sind Sterben, Tod und Trauer aus unseren sozialen Feldern verbannt, als dass wir spontan über das Ende unseres Lebens sprechen können, geschweige denn bereit sind, den eigenen Tod anzunehmen. Einer unserer Patienten berichtete, dass erst zu Hause Gespräche über sein Sterben und seinen Tod zustande gekommen seien. Die Zeit im Akutkrankenhaus sei so sehr von Aktionismus geprägt gewesen, dass er von sich aus keine Gesprächsinitiative ergriffen habe, sich im Nachhinein jedoch gewünscht habe, dass jemand mit ihm über seine lebensbedrohliche Situation gesprochen hätte.

Hinzu kommt, dass bei vielen Menschen die **erleichternde Hoffnung auf ein zukünftiges Jen**seits nicht mehr vorhanden ist. So ist es andererseits nicht verwunderlich, dass sich immer wieder Patienten an noch so dünnen Lebensfäden festhalten und das Leben noch nicht loslassen wollen. Nur wenn wir das Sterben nicht tabuisieren, können wir die Patienten in ihrem Versuch unterstützen, ihre persönlichen Ziele noch zu erreichen, auch wenn diese Ziele im Zuge der körperlichen und psychischen Veränderungen immer wieder relativiert werden müssen. Auch die **Fantasie der Selbsttötung** sollte Raum haben, beinhaltet sie doch in der Vorstellung für die Patienten das Gefühl: »Wenn alle Symptome und Schmerzen nicht mehr zu ertragen sind, dann kann ich mich zumindest noch umbringen und muss nicht länger leiden.«

Im Rahmen eines **individuellen Bewältigungsprozesses** ist es selbstverständlich, dass spezielle Abwehrmechanismen des Kranken nicht gezielt durchbrochen werden. Sie können einen sinnvollen Beitrag zur Krankheitsverarbeitung leisten. Wir müssen uns jedoch über ihre jeweilige Funktion für den Kranken im Klaren sein und dies dem Patienten auch verdeutlichen.

❯ Eine offene Kommunikation mit Krebskranken, die unter Schmerzen leiden, ist nur möglich, wenn die Patienten eine angemessene, sorgfältige und einfühlende Aufklärung hinsichtlich der Diagnose und Prognose ihrer Krebserkrankung erfahren haben. Ist diese Bedingung erfüllt, entlastet es die Patienten, kann ihnen viele ihrer Ängste vor der ansonsten ungewissen Zukunft nehmen, und sie können Vertrauen in die in Aussicht gestellte Symptomkontrolle entwickeln.

32.3 Diagnostik und Therapie des Tumorschmerzes aus ärztlicher Sicht

Schmerz als Begleitung einer Tumorerkrankung kann ursächlich durch den Tumor entstehen (Nerven- oder Gewebekompression), durch Antitumortherapie (Neuropathie durch Chemotherapie) oder als Begleiterkrankung (Zoster-Neuralgie). Basis einer Schmerzbehandlung ist eine vertrauensvolle Beziehung zwischen Arzt und Patient. Den Schmerz-

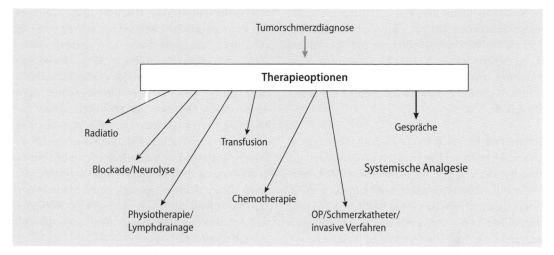

Abb. 32.2 Tumorschmerzdiagnose und -therapieoptionen

angaben ist unbedingt Glauben zu schenken. Die Angaben von Schmerzen geben ein Symptom an, sie sind noch keine Diagnose (Foley 2004). Wie auch in der Behandlung anderer chronischer Schmerzen sollte zu Beginn der Behandlung im Rahmen eines allgemeinen sorgfältigen Assessments bezüglich der körperlichen, seelischen, sozialen und spirituellen Verfassung eine ausführliche Analyse der Schmerzursache – somatisch, viszeral oder neuropathisch – sowie ein Erkennen der schmerzauslösenden Struktur erfolgen (◘ Abb. 32.2).

■ **Kausale Schmerztherapie**

Dem möglichen Einsatz tumorverkleinernder Maßnahmen ist hohe Priorität einzuräumen, sofern sie eine erträgliche Belastung für den Patienten darstellen und berechtigte Hoffnung auf Symptomverringerung besteht. Hierbei kommen je nach Tumorsituation verschiedene Verfahren infrage. Hohen Stellenwert haben dabei neue radiologische Verfahren, die durch verbesserte Technik sehr punktgenau mit wenig Strahlenbelastung für das ringsum liegende Gewebe vorgehen. Besonders schmerzende Knochenmetastasen werden hierbei häufig erfolgreich behandelt. Bei eingeschränkter Lebenserwartung ist eine hypofraktionierte Bestrahlung mit kurzer Behandlungsdauer möglich (van Oorschot u. Rades 2009). Bei Schmerzen durch Tumore im Weichteilbereich kommen neben den klassischen Verfahren einer operativen Tumorverkleinerung auch die neueren Möglichkeiten der Laserchirurgie (Gamma-Knife) infrage. Auch die Vielzahl chemotherapeutischer Substanzen bietet immer wieder auch im weiteren Verlauf einer Tumorerkrankung **Behandlungsansätze zur Schmerzlinderung** (Osanai et al. 2009). Invasive anästhesiologische schmerztherapeutische Verfahren haben einen immer geringeren Stellenwert. In weit fortgeschrittenen Tumorstadien, in denen zusätzlich eine Reihe anderer Symptome auftritt, können auch allgemein stabilisierende Maßnahmen wie Bluttransfusionen zur Schmerzverringerung beitragen. Auch physiotherapeutische Maßnahmen, Lagerungstechniken und Lymphdrainage haben nicht nur am Lebensende einen wichtigen Stellenwert (Wilkinson et al. 2008).

Die für einen einzelnen Arzt kaum mehr zu überschauende Vielzahl an möglichen Behandlungsansätzen zur Verringerung von Tumorschmerzen macht eine enge **Kooperation aller beteiligten Fachgruppen** absolut notwendig. An vielen Orten bestehen aus diesem Grund interdisziplinäre und multidisziplinäre Tumorkonferenzen, in denen die verschiedenen Fach- und Berufsgruppen Lösungsansätze fallorientiert erörtern. Besonders symptombelastete Patienten werden häufig in spezialisierten Teams betreut. In den mindestens wöchentlich stattfindenden Teamkonferenzen der Palliativstationen, Hospize und ambulanten Palliativteams zeigt sich der Vorteil inter- und multidisziplinärer Arbeitsweise in der Tumorschmerztherapie.

Gleichzeitig mit dem ersten ärztlichen Kontakt wegen Schmerzen hat auf jeden Fall eine Medikation zu erfolgen, um unnötige Symptombelastung zu vermeiden. Führen kausale Therapieansätze (Tumorverkleinerung) in der Folgezeit wieder zu einer Schmerzverringerung, wird die Medikation erneut angepasst.

Schmerzstärke Auch in der Palliativmedizin bzw. Tumorschmerztherapie ist es seit Langem Standard, eine Beurteilung der subjektiv erlebten Schmerzstärke mittels einer visuellen oder numerischen Ratingskala durchzuführen (Max 1990). Das Messinstrument sollte der individuellen Patientensituation angepasst werden. Die regelmäßige Erfassung von Schmerzen verbessert den Erfolg der Symptomkontrolle (Faries et al. 1991). Einige Patienten kommunizieren ihre Schmerzen nicht offen, da eine Schmerzzunahme auch als Hinweis auf einen Tumorprogress erlebt wird. Ein Gespräch darüber muss also sehr feinfühlig erfolgen.

Orale Analgetika Die Behandlung mit oralen Analgetika erhält dem Patienten eine größtmögliche Selbstständigkeit und sollte deshalb die Basis sein. Die Medikation erfolgt nach dem WHO-Stufenschema (Ripamonti u. Dickerson 2001). In dem Stufenschema wird die Reihenfolge in der Auswahl der Substanzgruppen beschrieben – von nichtsteriodalen Analgetika und Metamizol als schwächeren Substanzen ausgehend über die sog. schwachen Opiate bis zu den starken Opiaten. Die sog. starken Opiate stellen dabei die analgetisch wirksamste Medikamentengruppe gegen sehr starke Schmerzen dar, deren Anwendung durch vielfältige Applikationsformen für fast alle Patientensituationen möglich geworden ist. Die pharmakologische Unterschiedlichkeit der bisher bekannten 7 Opiate (Morphin, Fentanyl, Hydromorphin, Oxycodon, Buprenorphin, Tarpentadol, Methadon) hat zur Folge, dass bei Organinsuffizienzen oder speziellen Schmerzproblemen (Neuropathie) ein differenzierter Einsatz erfolgen kann. In 90 % der Fälle kommt es zu einer akzeptablen Schmerzreduktion (Laugsand et al. 2009). Keines der Opiate hat einen grundsätzlich stärkeren Effekt, lediglich die Äquivalenzdosen sind unterschiedlich. Ein wichtiger Grundsatz der Schmerzbehandlung ist die sog.

mechanismenbasierte Therapie. Bei Vorliegen von neuropathischen Schmerzen sollte frühzeitig der Einsatz antikonvulsiver und antidepressiver Substanzen erfolgen, um eine unnötige Hochdosierung von Opiaten zu vermeiden (sog. Koanalgetika). Ergänzend beginnt der frühzeitige Einsatz von Adjuvanzien, um eine nebenwirkungsarme Behandlung zu ermöglichen (speziell bei Obstipation, Übelkeit). Tumorschmerzen bestehen meist als Dauerschmerzen mit zusätzlichen Schmerzspitzen. In der Planung der Medikation muss sorgfältig zwischen diesen Schmerzspitzen, einer unzureichenden Basismedikation mit Schmerzdurchbrüchen und Anfällen von neuropathischen Schmerzen differenziert werden.

Zur Behandlung der Dauerschmerzen sollten bei Opiaten als Basis der Behandlung lang wirksame Substanzen gewählt werden, die einen möglichst gleichmäßigen Wirkspiegel erzeugen, und kurz und schnell wirksame Substanzen zur Behandlung von Schmerzspitzen eingesetzt werden. Die Bedarfsmedikation sollte etwa 1/6 der oralen retardierten Dosis betragen. Die schnellste Applikationsform ist die subkutane Gabe (1/10 der oralen Tagesdosis). Sehr rasch wirksam (ca. 10 min) und einfach anzuwenden sind außerdem Nasenspray (Fentanyl) und oromukosale Fentanyle. Hierbei ist die Differenzierung von Schmerzspitzen und attackenartigen neuropathischen Schmerzkrisen zu beachten (Webster 2008).

> ❯ **Die Kombination verschiedener Substanzgruppen führt meist zu einer guten Symptomkontrolle bei niedriger Einzeldosis und damit zur Verringerung von Nebenwirkungen.**

Andere Applikationswege Ist eine orale Medikamentengabe nicht möglich oder sinnvoll, z. B. bei gastrointestinalen Tumoren, bieten sich transdermale Systeme an. Ein Wechsel der Pflaster ist je nach Art nur alle 3–7 Tage notwendig. Die Schmerzpflaster müssen durch schnell wirksame Analgetika gegen Schmerzspitzen bzw. Durchbruchschmerzen ergänzt werden. Weitere Möglichkeiten der Medikamentengabe bestehen in der intravenösen oder subkutanen Applikation. Hierbei werden – besonders im ambulanten Bereich – tragbare, leicht zu bedienende Medikamentenpumpen verwendet, die

32

eine Bolusfunktion für plötzlich auftretende Schmerzspitzen aufweisen. Auch epidurale oder spinale Katheterverfahren sind möglich, bei denen der Katheter implantiert ist und die Pumpe sich außerhalb des Körpers befindet (Christo u. Mazloomdoost 2008). Eine rückenmarknahe Applikation von Opiaten kommt infrage, wenn grundsätzlich von Opioidsensitivität ausgegangen werden kann, die notwendige Dosis oral jedoch nicht erreichbar ist (z. B. wegen Nebenwirkungen oder Erbrechen).

In besonderen Fällen kommen auch Substanzen wie Ketamin, Lokalanästhetika, Clonidin oder Ziconotid zur Anwendung. Diese Verfahren sind bislang nicht ausführlich untersucht.

Neurodestruktion Da sich die Möglichkeiten der oralen Medikamentengabe mit Einführung der retardierten Substanzen in den vergangenen 20 Jahren erheblich verbessert haben, werden neurodestruktive Verfahren nur noch in wenigen Zentren durchgeführt. Das Prinzip der Destruktion einzelner Nervenplexus oder Wurzeln ist hoch wirksam. Im Gegensatz zu anderen chronischen Schmerzzuständen ist in Anbetracht der kurzen Lebenserwartung der betroffenen Patienten die Entwicklung von Phantomschmerzen nicht zu befürchten. Die Indikation für diese Verfahren muss jedoch in Anbetracht der möglichen Nebenwirkungen und der nur noch selten vorhandenen Fachkompetenz der Behandler sorgfältig gestellt werden.

> ❯ Eine genaue Abklärung der Schmerzursachen hat in jedem Fall zu geschehen. Der kausale Therapieansatz sollte nur versucht werden, wenn er sinnvoll und zumutbar erscheint. Besteht für die sehr selten durchgeführten invasiven, neurodestruktiven oder neuroablativen Verfahren keine Indikation, so führt die medikamentöse nichtinvasive Schmerztherapie in der Regel zu ausreichender Schmerzreduzierung. 90 % der Tumorpatienten können durch die orale Gabe profitieren, wobei Morphin nach wie vor den »Goldstandard« darstellt. Die Gabe der Analgetika erfolgt in der Regel nach Zeitplan und in individueller Dosisanpassung. Nebenwirkungen wie Obstipation oder Übelkeit sind bei Opioiden zu beachten und zu behandeln.

32.4 Der Patient im Spannungsfeld adäquater Tumorschmerztherapie

Den **Stellenwert der medikamentösen analgetischen Therapie** zeigt eindrucksvoll eine Untersuchung von Ventrafridda (1989). Während 1975 am National Cancer Institute in Mailand in über 80 % der Fälle neurodestruktive Techniken zur Schmerzbehandlung eingesetzt wurden, waren es 1987 nur noch ca. 10 %. Die orale medikamentöse Schmerztherapie zielt darauf ab, mittels eines differenzierten Stufenplankonzepts (Twycross 1988, WHO 1986) zu bestimmten Schmerzzeitpunkten bereits adäquate Therapiemethoden parat zu haben.

> ❯ Ein wichtiges psychologisches Moment der oralen Schmerzmedikation besteht darin, dass der Patient das Gefühl von Selbstkontrolle über die Schmerzen zurückerhalten kann – es ist für ihn nicht mehr notwendig, um ausreichende Medikation zu bitten, weil er schnell wirksame Formulierungen zur Verfügung hat.

Wie gezeigt wurde, ist beim chronischen Karzinomschmerz im Gegensatz zum akuten Schmerz, bei dem eine bedarfsmäßige, also schmerzkontingente Medikation indiziert ist, eine regelmäßige, aufgrund der gegebenen Halbwertszeiten auch prophylaktisch wirkende **zeitkontingente Medikation** notwendig.

> » »Trotz einer solchen, eigentlich unumstrittenen Vorgehensweise besteht bei zahlreichen Ärzten auch heute noch große Unsicherheit hinsichtlich der Anwendung adäquater und effizienter Krebsschmerztherapien. (Cleeland 1987)«

Was aber verhindert eine effektive Schmerztherapie? Vonseiten des Patienten sind es emotionaler Stress, Ängste, Depression, Schlafprobleme , Verwirrtheit. Weiter können Medikationsprobleme wie Nebenwirkungen, Angst vor Abhängigkeit, Abhängigkeitserkrankung in der Vorgeschichte sowie auch finanzielle, spirituelle oder soziale Probleme ohne Lösungsansatz eine wirksame Behandlung verhindern. Ärztliche Faktoren sind ein unzureichendes Assessment, mangelnde Präsenz, keine

Bedarfsmedikation, zu rasche Steigerung stark wirksamer Substanzen.

Erschwerend kommt hinzu, dass Ärzte immer noch den Schmerz häufig – und dann oft zu lange – als beinahe normale und zur **Krebserkrankung gehörende Begleitsymptomatik** ansehen. Im Alltag des Patienten hat dies überaus negative Konsequenzen, niemand widmet dem Schmerz die ihm gebührende Aufmerksamkeit, und so erfährt er nicht die notwendige Behandlung. Die gezielte Frage nach Schmerzen stellt sich erst gar nicht. Über Schmerz ausführlich zu sprechen und ihn hinsichtlich Frequenz, Lokalisation, Qualität und Quantität sowie seiner Auswirkungen für den krebskranken Patienten und sein Umfeld zu explorieren, ist bei Weitem nicht die Regel. Der Patient gerät in eine Spirale aus Schmerz, Angst und Trauer.

> ❯❯ Der klinische Alltag zeigt dagegen, dass nahezu alle an Krebs erkrankten Patienten große Angst davor haben, dass im Verlaufe ihrer Erkrankung starke, nicht mehr ausreichend kontrollier- und behandelbare Schmerzen auftreten.

Einen weiteren, im Kontext der Schmerztherapie bisher kaum beachteten Problemaspekt stellt die **Person des Arztes** dar. Im Bewusstsein der Patienten wird er oder sie als die Person angesehen, die mögliche Schmerzen beseitigen oder reduzieren kann, andererseits kann er im Verlauf der Behandlung auch als Person in Erscheinung treten, die den Schmerz durch Verordnung unterschiedlichster Therapieverfahren herbeiführt. Für die psychotherapeutischen Maßnahmen gegenüber aufgeschlossenen Patienten erlangt der in der Onkologie tätige Psychologe daher nicht selten eine Sonderstellung: Er wird als derjenige erlebt, der in dieser Situation begleiten kann, indem er bei der Bewältigung von Hoffnungslosigkeit, Aggression, Trauer, Schmerz etc. Unterstützung bietet, der nur um das Wohl des Patienten besorgt ist und der vor allen Dingen keine Schmerzen bringt und ihn dabei unterstützt, wichtige weitere Therapieentscheidungen zu treffen.

Einen anderen, nicht zu vergessenden und überaus wichtigen ärztlichen Aufgabenteilbereich stellt die parallel zur Schmerztherapie durchzuführende **Behandlung anderer tumor- oder therapiebedingter Symptome** (z. B. Appetitlosigkeit,

Übelkeit und Erbrechen, Obstipation, Dyspnoe, Angstzustände, emotionale Destabilisierung etc.) sowie die Organisation einer einfühlenden und stützenden psychosozialen Betreuung (z. B. Kaye 1989, Twycross u. Lack 1989) dar. Diese Aspekte werden in der Behandlungspraxis jedoch nur sehr unzureichend bedacht. Die onkologische S3-Leitlinie »Palliativmedizin für Patienten mit einer nicht heilbaren Krebserkrankung« behandelt die wichtigsten Aspekte der Behandlung und Versorgung bei Tumorschmerz (AWMF 2015).

Selbst unter Berücksichtigung der Tatsache, dass nur ein gewisser Prozentsatz der Krebspatienten überhaupt psychotherapeutische Maßnahmen wahrnehmen möchte, liegt hier ein großes Versorgungsdefizit (Eggebrecht et al. 1991). Ergebnisse einer großen Studie zur psychosozialen Unterstützung (Goodwin et al. 2001) bei Frauen mit metastasierendem Brustkrebs können zwar den **lebensverlängernden Effekt psychosozialer Gruppenbehandlung** gegenüber einer vergleichbaren Kontrollgruppe, wie ihn Spiegel et al. (1989) herausfanden, nicht erneuern, zeigen aber signifikant weniger Schmerzen bei den Patienten der Experimentalgruppe. Dies unterstreicht das **Konzept eines Gesamtschmerzes** (»total pain«) von Cicely Saunders (1984) mit seinen sozialen, körperlichen, seelischen und spirituellen Komponenten.

32.5 Diagnostik des Krebsschmerzes aus psychologischer Sicht

Einem zugrunde liegenden biopsychosozialen Verständnis chronischer Schmerzen entsprechend muss die psychologische Diagnostik neben den somatischen Befunden immer die Gesamtpersönlichkeit des Kranken sowie seine konkreten Lebensumstände würdigen, um so ein möglichst **umfassendes Bild der Entstehung und Aufrechterhaltung des Schmerzes** zu erhalten.

Zur **psychologischen Therapieplanung** ist somit die Durchführung einer ausführlichen biografischen Anamnese und einer am Einzelfall orientierten psychometrischen Diagnostik notwendig (Eggebrecht et al. 1989). Eine solche Schmerzdiagnostik sollte vor allen Dingen Verfahren zur Erfassung der Schmerzqualität und -intensität, psychosomatischer Beschwerden, von Depression oder der Persönlichkeit berücksichtigen, um so zu einer umfassenderen Einordnung des subjektiv wahrgenommenen psychophysischen Allgemeinzustands des Patienten zu gelangen, und darf nicht zu einer Festschreibung des Schmerzes im Sinne einer psychogenen Schmerzätiologie führen. Der Patient muss dabei über Sinn und Zweck des Vorgehens aufgeklärt werden. Ebenso wichtig ist eine differenzierte individuelle Schmerzanamnese (Seemann 1987), die erste Auskünfte über das individuelle Schmerzverhalten ermöglicht.

Zu welchem Zeitpunkt kann bzw. muss eine psychologische Krebsschmerztherapie einsetzen, und wann sind welche **Interventionsstrategien** am sinnvollsten?

> Bevor überhaupt über spezielle Schmerzbehandlungen gesprochen werden kann, muss Klarheit darüber bestehen, inwieweit der Patient selbst (und nicht seine Angehörigen) über seine Krankheit und seinen Gesundheitsstatus aufgeklärt ist.

Patienten mit akuten Schmerzen während einer ersten Krebsbehandlungsphase sind in der Regel nicht offen für eine psychologisch orientierte Schmerztherapie. Sie sehen ihren Schmerz, auch wenn er eine Einschränkung der Lebensqualität bedeutet, ebenso wie die Krebserkrankung selbst zeitlich begrenzt in kausalem Zusammenhang mit der jeweiligen Therapie. Weitaus wichtiger ist zu diesem Zeitpunkt eine **Hilfestellung zu einer optimalen Krankheitsverarbeitung**, z. B. das Eingehen auf Fragen nach der konkreten zukünftigen Lebensbewältigung, dem Umgang mit der ungewohnten körperlichen Verfassung, den möglichen Konfliktsituationen mit Bezugspersonen etc. (Hasenbring 1987).

Während der gesamten Phase der Krebserkrankung können **aktive Leugnungstendenzen** für den Patienten eine Schutzfunktion haben, die es ihm teilweise erlaubt, seine alten Strukturen aufrechtzuerhalten. Tritt jedoch zusätzlich zur Erkrankung ein zunehmend stärker und/oder chronisch werdender Schmerz hinzu, ist die oben beschriebene Funktion beeinträchtigt. Der Schmerz wird zum eigenständigen Stressor.

Krebsschmerz verstärkender Faktoren
- Furcht vor Schmerz
- Kontrollverlust
- Mobilitätsverlust
- Verlust der Unabhängigkeit
- Gefühl, anderen zur Last zu fallen
- Verzweiflung
- Angst vor Sterben und Tod
- Finanzielle Probleme
- Unsicherheit bezüglich der Zukunft
- Depression
- Ärger

> Diese unterschiedlichen Bedürfnisdimensionen aufseiten der Patienten können zeitweise vorrangige Inhalte psychotherapeutischer Einflussnahme sein. Psychologische Schmerztherapie im engen Sinne der direkten Einflussnahme auf Kontrollierbarkeit der Häufigkeit und Intensität des Schmerzgeschehens sollte dementsprechend nie losgelöst von der Gesamtwirklichkeit des Patienten eingeleitet werden.

Bei gewissenhafter **Therapie- und Veränderungsplanung** ergeben sich somit optimale Zeitpunkte, zu denen die Patienten den größtmöglichen Nutzen aus den verschiedenen therapeutischen Interventionen ziehen können, z. B. aus Entspannungsverfahren, Schmerzbewältigungstraining, kognitiven Verfahren, hypnotischen oder imaginativen Verfahren.

32.6 Therapeutische Zielsetzung

Während der akute Schmerz häufig Alarmsignal einer körperlichen Läsion oder Erkrankung ist, kann sich chronischer Schmerz zu einer eigenständigen Krankheit entwickeln (z. B. Migräne, Rückenschmerz ► Kap. 25 und 28). Aufgrund gegebener körperlicher Voraussetzungen kann es dabei oft nicht mehr um die Beseitigung von Ursachen gehen. Die jeweils indizierte Therapie kann vielmehr nur noch eine **Reduzierung bzw. Beseitigung der Schmerzsymptome** anstreben.

> Bei den meisten Krebsarten ist es in der Regel nicht ein bestimmter Schmerz, der zur Diagnose führt, sondern die üblichen Früherkennungs-, Routine- bzw. Selbstuntersuchungen.

Der an Krebs erkrankte Mensch ist häufig in mehrfacher Hinsicht plötzlich und unerwartet belastet. Zusätzlich zu der immer noch zuerst mit Tod assoziierten Diagnose »Krebs« und dem damit einhergehenden plötzlich Herausgerissensein aus dem Lebensalltag können akute Schmerzen vorhanden sein bzw. durch rasch eingeleitete operative Eingriffe und/oder durch vorhergehende oder nachfolgende chemo- bzw. strahlentherapeutische Maßnahmen auftreten. Die individuelle körperliche und psychische Belastung, sei es durch eine rational-emotionale direkte Auseinandersetzung mit der Krankheit oder durch den unbewussten massiven Einsatz von Abwehrmechanismen, stellt für die Patienten eine **extreme Stresssituation** dar.

In der Versorgung von Krebspatienten, in der kurative Maßnahmen zwar das anzustrebende, aber nicht immer realisierbare Ziel sind, muss es immer darum gehen, für den Patienten unter den jeweils gegebenen Bedingungen ein **Optimum an Lebensqualität** zu erreichen. Der Patient ist mündig und muss auch so behandelt werden. Für die Schmerztherapie bestehen hier neben den noch zu beschreibenden direkten und indirekten **psychotherapeutischen Maßnahmen** 2 Maximen:

- Dauerhafte Schmerzreduktion durch so viele Analgetika, wie erforderlich sind
- Erhalt von so viel Klarheit und Bewusstheit wie möglich für den Patienten, um ihm die Fähigkeit zu und die Freude an einer aktiven und weitestgehend unabhängigen Lebensführung so lange wie möglich zu erhalten

32.7   Besonderheiten psychologisch-onkologischer Schmerztherapie

Eine psychoonkologische Schmerztherapie sollte sich immer in enger, vertrauensvoller **Kooperation aller Fachdisziplinen** vollziehen, die mit ihrer jeweiligen Fachkompetenz im Einzelfall tätig sind bzw. tätig werden können. Mindestens jedoch muss

eine kontinuierliche ärztlich-somatische Diagnostik gewährleistet sein, damit die im Verlauf der Krebserkrankung zu verschiedenen Zeitpunkten und in unterschiedlichen Zusammenhängen auftretenden Schmerzen nicht in ihrer Indikatorfunktion für eine Veränderung des Krankheitsgeschehens unterschätzt werden (Abb. 32.1).

Dabei ist zu berücksichtigen, dass Patienten immer wieder vermittelt wird, die Krebsbehandlung sei (nur) im Rahmen einer »Art größeren Reparaturphase« zu sehen. Damit soll nicht gegen das »Prinzip Hoffnung« geredet werden, jedoch haben Patienten durch eine zu lasche und zu undifferenzierte Aufklärung oft völlig falsche und sich gesundheitlich durchaus negativ auswirkende **Vorstellungen über ihren Gesundheits- bzw. Schmerzzustand**. Auch ist es falsch, sich in diesem Zusammenhang auf das Argument »Der Patient hat nicht weiter nachgefragt« zurückzuziehen.

> Ein einmaliges Aufklärungsgespräch ist völlig unzureichend, stattdessen ist der Dynamik des Diagnoseverarbeitungsprozesses Rechnung zu tragen. Nur so kann der Patient wiederholt und ganz gezielt noch offene Fragen seinerseits ansprechen.

Wird der Schmerz chronisch, hat der Patient meist das subjektive Gefühl, von sich aus nichts gegen den Schmerz machen zu können. Mit dieser Einstellung erscheint der Patient in der Therapie. Er fühlt sich als **Opfer des Schmerzes**. Der Schmerz wird plötzlich als zentrales, alles überdeckendes Problem erlebt. Die ausführliche Schmerzanamnese, die bei gleichzeitiger völliger Akzeptanz aller erlebten Schmerzzustände immer eine Realitätsprüfung darstellt, zeigt dem Patienten oftmals in einer Art Selbsterfahrung, dass es noch schmerzfreie Intervalle im Verlauf eines Tages gibt.

> Häufig wird den Patienten durch eine exakte Anamnese erst wieder bewusst, dass sie auch eigene, zwar begrenzte, doch teilweise sehr wirksame Ab- oder Umlenkungstechniken einsetzen können, um die Schmerzen zu reduzieren – beispielsweise Fernsehen, Lesen, Musikhören, körperliche Bewegung, das Pflegen von Sozialkontakten. Die unterschiedlichen Bezugsdimensionen, in denen

der Schmerz chronisch oder chronisch-rezidivierend auftritt, müssen also zur Therapieplanung bekannt sein.

Auch bei der psychologisch-onkologischen Schmerztherapie stellt die **Compliance des Patienten** einen besonderen Problemaspekt dar. Dies hat seine Ursache in der prinzipiellen Unberechenbarkeit des Krankheitsverlaufs bei Krebserkrankungen. Die Erwartungshaltung, die der Patient bezüglich der Schmerztherapie hat, muss abgeklärt werden, wobei Möglichkeiten und Grenzen offenzulegen sind. So sind Patienten, wie oben bereits erwähnt, meist zutiefst enttäuscht bezüglich ihrer an die Medizin gerichteten Erwartungen. Ihre Hoffnungen auf Heilung oder zumindest auf einen Stillstand der Krebserkrankung wurden nicht erfüllt, stattdessen fühlen sie sich zunehmenden Funktionseinschränkungen und Schmerzen ausgesetzt.

Die Compliance solcher Patienten ist oft reduziert, sodass sie sich weiterführenden Behandlungsmaßnahmen verschließen. Verständlich wird dies vor dem Hintergrund der Grundlagenforschung, die darlegen konnte, dass der Mensch bei der **Attribution von Verantwortlichkeit** motivational voreingenommen ist (Heckhausen 1980) – er hat eine generelle Abneigung, Zufall anzuerkennen und Unkontrollierbarkeit anzunehmen, was einer »Immunisierung gegen erlernte Hilflosigkeit« entspricht. Dennoch macht ein Teil der Patienten die frustrierende Erfahrung, dass der in Aussicht gestellte Gesundungsprozess bzw. ein Stillstand der Erkrankung durch die eine oder andere Intervention nicht eintritt.

Bei einer erneuten Entscheidung bezüglich weiterer somatischer Therapien kommt es zu einer **spannungsgeladenen kognitiven Dissonanz** zwischen antizipierten negativen Erfahrungen, d. h. erlebter Unkontrollierbarkeit (»Das nützt ja alles nichts und bringt sowieso nur Schmerzen«) und der erneut in Aussicht gestellten Verbesserung des Krankheitsgeschehens (»Diese Operation kann erfolgreich sein«). Zu diesem Zeitpunkt steht die Compliance des Patienten immer wieder am Scheideweg, und zwar insbesondere dann, wenn vorhergehende therapeutische Interventionen mit einem zwar gut gemeinten, jedoch letztlich unrealistischen Optimismus vermittelt wurden.

Dem Patienten bleiben 2 Wege offen: Entweder er vermindert seine **kognitive Dissonanz** durch realistische medizinische Informationen und akzeptiert die momentane partielle Ungewissheit als gegeben, oder er verschließt sich vollständig weiteren medizinischen Therapien (**Noncompliance**). Solche Patienten gelangen zu einer zweifelhaften Gewissheit bezüglich ihrer Krankheit, indem sie nunmehr ausschließlich solche Informationen suchen und verwerten, die ungebrochene Hoffnung vermitteln und mit denen noch keine negativen Erfahrungen gemacht wurden, die also primär nicht mit Schmerz assoziiert sind (z. B. bestimmte Außenseitermethoden).

Sofern die **Compliance zum Psychotherapeuten** noch nicht beeinträchtigt ist, kann dieser individuell auf bestehende Ängste und Verleugnungstendenzen eingehen und so auch gezielt Einfluss nehmen auf die Attributionen des Patienten hinsichtlich realistischer Einschätzungen des Krankheitsverlaufs und möglicher Veränderungen der Schmerzproblematik. Ein auch medizinisch und in Außenseitermethoden geschulter Psychotherapeut kann dem Patienten Wissen vermitteln und ihn bei seiner Entscheidung für weitere ärztliche, psychotherapeutische, ernährungsphysiologische und/oder Außenseitermethoden unterstützen.

> Es ist ein Kommunikationsraum zu schaffen für die persönliche Auseinandersetzung mit den körperlichen und seelischen Folgen der Krebserkrankung, für Nachfragen und Erklärungen. Die Patienten müssen über ihre Situation ins Gespräch kommen und eigene Perspektiven entwickeln. Vor allen Dingen gilt es, Vertrauen für die Behandlung und Betreuung zu schaffen, Unsicherheiten abzubauen und Patienten vor zu unrealistischen Hoffnungen und Erwartungen zu bewahren. Gleichzeitig sind die Patienten zu unterstützen, eigene Kraftquellen zu erhalten oder neue zu entdecken. So kann der Patient sein Recht auf Selbstbestimmung wahrnehmen.

32.8   Schmerz und seine seelischen Folgeerscheinungen – was muss berücksichtigt werden?

Insbesondere verhindern chronische Tumorschmerzen das Ausüben gewohnter Lebensaktivitäten. Hier führt in der Folge eine Spirale aus Hilflosigkeit, Vereinsamung und Depression zu einer **verstärkten Schmerzwahrnehmung** und zu größerem Leid. Breitbart (1989) betont in diesem Zusammenhang die herausragende Bedeutung eines umfassenden multimodalen Behandlungsansatzes bei Krebsschmerzen.

> ❯ Werden die psychischen Symptome von den betreuenden Ärzten erkannt, erfolgt jedoch häufig und meist zu Unrecht eine »Psychopathologisierung« der Krebspatienten und damit die Einleitung einer in diesem Zusammenhang inadäquaten Zusatzbehandlung mit Psychopharmaka.

In der überwiegenden Mehrzahl der Fälle wäre hier, neben der adäquaten Schmerztherapie, eine **direkte psychotherapeutische Einflussnahme** zur Verbesserung der Gesamtsituation angezeigt, die jedoch eher die Ausnahme darstellt (Dalton u. Feuerstein 1988). Zu unterscheiden sind dabei vor allem depressive Verstimmungen, Angst- und Trauerreaktionen einerseits, von klinisch manifesten Depressionen, Suizidalität und psychotischen Phänomenen andererseits.

Dabei ist die **Angst vor einem Leben in Leiden und Hilflosigkeit** ohne ausreichende Lebensqualität bei Krebspatienten oft größer als die Angst vor dem bevorstehenden Tod. So muss in der Behandlung ebenso berücksichtigt werden, dass die Patienten bei Fortschreiten der Krankheit nicht nur ihre Gesundheit partiell weiter verlieren, sie erleben oft auch den Verlust ihrer sozialen Stellung, haben finanzielle Schwierigkeiten, sind mit zusätzlichen körperlichen Symptomen konfrontiert, erfahren häufig ganz real eine Veränderung ihres Körperbildes oder der Körperkontrolle, finden keine innere Ruhe mehr oder können gar nicht mehr in die Zukunft schauen, sind traurig und hoffnungslos.

> ❯ Ahles (1985) weist darauf hin, dass Tumorpatienten dazu tendieren, die kausale Krebstherapie zu unterbrechen bzw. aufzugeben, wenn schwere Schmerzen hinzukommen, die nicht bzw. nicht ausreichend behandelt werden.

In einem Übersichtsartikel bestätigen Trijsburg et al. (1992) die **Wirksamkeit psychologischer Behandlungen** bei Krebspatienten. Sie unterscheiden dabei neben Interventionen (Gesundheitsberatung, Gesprächstherapie), die besonders die psychische Befindlichkeit (Selbstkonzept, Krankheitseinstellung, Sexualprobleme, Depression etc.) positiv beeinflussen, solche, deren Wirksamkeit sich bei Symptomen wie Angst, Schmerz, Übelkeit und Erbrechen zeigt, z. B. kognitiv-behaviorale Schmerzbewältigungs- und hypnotherapeutische Techniken. Ebenso sieht es Levitan (1992), der verschiedene hypnotherapeutische Möglichkeiten bei Krebsschmerzen beschreibt.

Die Rolle, die der Schmerz für ihn im Alltag hat, muss dem Patienten deutlich werden. Dabei kann ihm bewusst werden, dass er mit einer **vorläufigen Akzeptanz des Schmerzes** als einer direkten oder indirekten Folge der Krebserkrankung (❑ Abb. 32.1) eine Möglichkeit hat, zeitweise nicht mehr (bewusst) wahrgenommene Werte seines persönlichen Lebens zurückzugewinnen.

> ❯ Eine solche, im Hinblick auf dauerhafte Schmerzfreiheit vorgenommene Einstellungsänderung (»Leben mit dem Restschmerz«) ist häufig von ganz entscheidender Bedeutung für die Bereitschaft der Patienten, medikamentöse Interventionen dauerhaft zuzulassen und sich nicht weiter gegen sie zu wehren.

Die oftmals vorhandene **Suchtangst** sowie **typische Patientenkognitionen** von der Art »Wer bei einer Krebserkrankung regelmäßig Medikamente nimmt, hat die Hoffnung schon aufgegeben« können entkräftet werden. So ist vor allem der **irrationalen Angst vor Opioiden** zu begegnen (Willweber-Strumpf 1993), zumal Patienten auch in fortgeschrittenem Krebsstadium der irrigen Auffassung sind, nun auch noch in eine Sucht zu verfallen bzw. das Präparat der letzten Stunden zu erhalten oder ihren ohnehin schon geschwächten Körper zusätzlich zu beanspruchen. Viel zu wenig ist ihnen bekannt, dass sie durch ihr »Schmerzertragen« ihr Immunsystem zusätzlich schwächen (Liebeskind 1991), indem sie es einer Dauerbelastung aussetzen, und dass sie es nicht, wie sie annehmen, durch die Nichteinnahme von Medikamenten stärken.

▪ **Die Rolle des Psychologen**

So kann dem Psychologen zum einen die Aufgabe zukommen, den Patienten wieder zum Arzt zurückzuleiten, wissend, dass eine tragfähige und vertrauensvolle Arzt-Patient-Beziehung eine wichtige Grundlage für die weiteren Behandlungsphasen darstellt. Zum anderen kann der Psychologe – wie Seemann (1989) an einem Beispiel ausführt – dazu beitragen, dem Patienten deutlich zu machen, dass aufkommender Schmerz auch Zeichen sein kann für Ängste und innere Anspannung.

Schmerz kann immer auch ein **Hilferuf aus großer Not** sein (Eggebrecht u. Beck 1994). Untersuchungen zeigten, dass bei entsprechender psychosozialer Betreuung offenbar auch verlängerte Überlebenszeiten der Tumorpatienten beobachtet werden können, was die Bedeutung einer umfassenden und frühzeitigen Intervention unterstreicht (Spiegel et al. 1989). In Bezug auf die Reduktion von Angst, Hilflosigkeit und Isolation leistet eine psychosoziale Betreuung auch eine Schmerzreduktion.

> ❯ Neben der direkten medizinischen Behandlung fehlt häufig die Bereitschaft, sich mit dem Patienten über seine seelischen und körperlichen Nöte auseinanderzusetzen. Unter der Berücksichtigung der Mehrdimensionalität von Schmerzen lassen sich adäquate individuelle Behandlungs- und Betreuungsperspektiven entwickeln. Daraus können sich für den Patienten neue Wege eröffnen, die es ihm ermöglichen, Schmerz und Stimmung auch angesichts fortschreitender Krebserkrankung positiv zu beeinflussen.

32.9 Was ist möglich an direkter Schmerzbeeinflussung?

Unterschiedliche psychologische Methoden und Interventionsstrategien haben sich bei der Behandlung von chronischen Schmerzen bewährt. So können auch Krebsschmerzpatienten durch psychotherapeutische Gespräche oder mittels kurz- bzw. langfristig erlernbarer Strategien selbst etwas gegen ihre Schmerzen unternehmen. Indem sie sich selbst helfen, das Erleben eigener Hilflosigkeit oder das Gefühl des Ausgeliefertseins gegenüber dem Schmerz zu reduzieren, können sie direkt den **Erfolg eigener Bewältigungsstrategien** erfahren.

So konnte ein Patient mit einem malignen Melanom und einem behandlungsbedingten Phantomschmerz mittels **hypnotischer Interventionen** erstmals wieder einen Zustand tolerierbarer Schmerzarmut erleben. Dies half ihm, seine »Alles-oder-nichts-Einstellung« zu überwinden und selbst wieder aktiv zu werden. Er selbst hatte das Gefühl der permanenten Unkontrollierbarkeit seiner Schmerzen verloren. Dabei war er sich bewusst, dass sich an seinem körperlichen Zustand wohl nichts geändert hatte, er jedoch unabhängig davon den Teufelskreis von Schmerz, Angst, Depression, Traurigkeit, Hoffnungslosigkeit und Schmerz erstmals wieder hatte durchbrechen können. Dieser 34-jährige Patient war jedoch erst offen für psychotherapeutische Maßnahmen, als anderes nicht mehr half und er sich in fast allen Bereichen des täglichen Lebens beinahe dauerhaft beeinträchtigt fühlte.

> ❯ Auffällig zeigt sich auch, dass entgegen der Annahme »Wer Schmerzen hat, wird darüber auch sprechen« viele Patienten ihre Schmerzen nicht adäquat äußern (Seemann 1993).

Bei **regelmäßiger Schmerzmessung** zeigte sich beispielsweise bei einer 38-jährigen Patientin mit einer in die Knochen metastasierenden Brustkrebserkrankung nach 3 Tagen trotz der Einnahme eines Analgetikums eine durchschnittliche Schmerzintensität von 4,2 auf der visuellen Analogskala. Vorschläge, die medikamentöse Schmerztherapie dem Schmerz anzupassen, um ihr dadurch Linderung und verstärkte Mobilität zu gewähren, lehnte die Patientin wiederholt ab. Im Gespräch, in dem sich die Patientin anfangs sehr jammernd und klagend verhielt,

» »Palliativmedizin ist die Behandlung von Patienten mit einer nicht heilbaren, progredienten und weit fortgeschrittenen Erkrankung mit begrenzter Lebenserwartung, für die das Hauptziel der Begleitung die Optimierung der Lebensqualität ist. (Radbruch et al. 2005)«

National wie international zeigt sich, dass der weitaus überwiegende Anteil der behandelten Patienten einer Palliativstation Symptome aufweist, die im Zusammenhang mit einer Tumorerkrankung stehen.

Der **interdisziplinäre Ansatz der Palliativmedizin** betrachtet die Patienten aus einem eigenen, neuen Blickwinkel. Die Endlichkeit des Lebens wird hier nicht verdrängt, und trotz der Unheilbarkeit der Erkrankung soll Lebensenergie geweckt werden. Es wird angestrebt, gemeinsam mit dem Patienten, aber auch mit seinen Angehörigen, die letzte Lebenszeit aktiv zu gestalten und damit positiv erlebbar zu machen. Der Tod wird in diesem Denk- und Handlungsansatz in Kauf genommen und nicht als Niederlage angesehen.

> Gerade angesichts von Wahrheit und Offenheit und dem Angebot, neue zwischenmenschliche Erfahrungen in der Begleitung und Umsorgung zu machen, entwickelt sich in dieser stationären Zeit häufig ein vertrauensvolles und tragendes Beziehungsmuster zwischen dem Palliativteam und dem Patienten bzw. seinen Angehörigen.

Die **Beratung des Patienten** nimmt hierbei viel Zeit in Anspruch. Gespräche über eigene Todeswünsche oder Hoffnungen ermöglichen es dem Patienten, sich zu entlasten und zu stärken. Hier zeigt sich der herausragende **Stellenwert der Kommunikation** (Buckman 1998, Husebö u. Klaschik 2009). Die Patienten wünschen sich Offenheit, da bei ihnen auch in der palliativen Krankheitsphase, in der sie oft schon sehr von der Krankheit gezeichnet sind, häufig noch große Unsicherheit darüber besteht, wie sie sich im Umgang mit ihrer Krebserkrankung und ihren Auswirkungen für ihre persönliche Zukunft wohl am besten verhalten sollen. Angesichts vielfältigster Problemstellungen bleiben sie Suchende.

Zahlreiche Patienten bevorzugen daher die offene, aktiv-pragmatische und dabei **ganzheitlich orientierte palliativmedizinische** Unterstützung. Hier können sie Fragen stellen, ihre eigene Krankheitsätiologie diskutieren und haben die Möglichkeit, auch weiterhin ihren persönlichen Beitrag zur Krankheits- und Schmerzbewältigung zu leisten, auch um ihrer inneren Zerrissenheit damit etwas entgegensetzen zu können. Dies geschieht selbst zu Zeitpunkten, an denen sich die Patienten beinahe täglich mit neuen negativen körperlichen Konsequenzen auseinanderzusetzen haben.

> Einfühlungsvermögen und Verständnis sowie die fortwährende Bereitschaft zum tröstenden und unterstützenden Gespräch sind neben den entsprechenden, meist symptomorientierten medizinischen Behandlungen und der Pflege die entscheidenden Grundlagen, um die letzte Lebenszeit so zu begleiten, dass in erster Linie nicht nur der Körper des Kranken gepflegt wird, wie es de Hennezel und Leloup (2000) warnend beschreiben, sondern auch der Mensch, der eine Krankheit hat.

Trotz aller therapeutischen Anstrengungen besteht in der klinischen Praxis Konsens, dass diese Zeit nie vollständig zu beherrschen sein wird. Ebenso ist bekannt, dass rein **mechanistische Gesundheitsvorstellungen**, die Gesundheit als reine Abwesenheit von organischer Krankheit ansehen, nicht taugen, erschweren sie doch die Möglichkeit eines erfüllten Lebens auf einem Kontinuum zwischen den Polen »gesund« und »krank«. Solche starren und unflexiblen Denk- und Handlungsmodelle fördern daher kaum den eigenen Beitrag der Patienten zur Gesundheitserhaltung oder Krankheitsbewältigung bzw. erachten ihn auch als nicht so wichtig. Eine Krankheit mit all ihren Symptomen wie Schmerzen, Leiden und »Siechen« und der drohenden Endlichkeit des eigenen Lebens in den Lebensablauf zu integrieren, fällt schwer oder wird angesichts oben beschriebener Vorstellungen fast unmöglich gemacht.

So führt Roy (1997) in einem Übersichtsbeitrag zu ethischen Fragen in der Palliativmedizin aus, dass die Aufrechterhaltung intensivmedizinischer Therapiemaßnahmen häufig nicht die geeignete Handlungsweise widerspiegelt. Er beschreibt, ohne sich festlegen zu wollen, einen Zeitpunkt, an dem die medizinischen Behandlungen zu nicht mehr als zu einer **Verlängerung des Sterbens** führen und es von daher sowohl klinisch-ethisch als auch juristisch zu vertreten sein muss, diese Behandlungen zu unterlassen oder einzustellen. Dies entspricht auch dem Meinungsbild der deutschen Bevölkerung, die sich im Jahre 1994 zu über 80 % für eine aktive Sterbehilfe entscheiden würde, wenn sie die Möglichkeit dazu hätten (Husebö 2009).

Die Fragwürdigkeit solcher Befragungen ist bekannt, haben doch die gesunden Menschen keine Vorstellungskraft von der Liebe der Kranken zum Leben. Selbstkritisch dürfen wir allerdings die Augen vor der deutschen Krankenhauswirklichkeit nicht verschließen, sie ist nicht auf das Sterben eingerichtet. Ihr vorrangiges Ziel bleibt, etwas provokativ ausgedrückt: die **bedingungslose Herstellung und Erhaltung der Gesundung** als Puffer gegen die Unerträglichkeit des Sterbens.

Die demografische Entwicklung deutet zwar auf eine Zunahme alter Menschen in der Gesellschaft hin und damit auch auf einen **Anstieg von im Alter auftretenden Tumorerkrankungen**, jedoch noch ohne grundlegende Veränderungen in der klinischen Behandlung. Die Erfahrung, dass der ganzheitliche palliativmedizinische Ansatz vielen Betroffenen die Auseinandersetzung mit ihren eigenen Ängsten und Unsicherheiten hinsichtlich Sterben und Tod erst ermöglicht und erleichtert, sowohl intra- als auch interpersonell, hat sich also noch nicht ausreichend verbreitet. Palliativmedizin orientiert sich eng an den aktuellen Wünschen des Patienten (Eggebrecht et al. 2000). Dies erfordert den Dialog, die **Kommunikation mit dem Patienten**, nicht über den Kopf des Patienten hinweg!

> ❯ Für die seelische Stabilität des Patienten ist es entscheidend, seine persönlichen Behandlungsbedürfnisse oder Ziele auch nach Abbruch der medizinisch-kurativen Behandlung weiter zu erfragen und ihn nicht plötzlich alleinzulassen.

Zu wenig wird beachtet, dass sich der Patient zu jedem Lebenszeitpunkt in einem sich **stetig erneuernden Anpassungsprozess** befindet (Lazarus u. Folkman 1993). Dies braucht Zeit und ist notwendig, damit sich die emotionale Befindlichkeit immer wieder neu stabilisieren kann.

Die Erkenntnis, dass sich ihr Zustand nicht mehr grundsätzlich bessert, sondern hinsichtlich der vorhandenen Symptome höchstens über eine ungewisse Phase stabil gehalten werden kann, konfrontiert die Patienten wiederholt mit ihrer eigenen Endlichkeit. Im Gespräch über die persönliche Entscheidung hinsichtlich weiterer symptomorientierter Therapieschritte müssen **Fragen nach dem Sinn des Lebens und des Sterbens** Raum haben. Oft haben die Betreuenden nur unzureichende persönliche Vorstellungen zum Thema »Sterben und Tod« (Schara 1988). Ihre Schwierigkeiten, Ängste oder eigenes Unvermögen beim Umgang mit unheilbar Krebskranken beruhen meist auf der Tendenz, die Auseinandersetzung mit dem Thema »Tod« zu vermeiden und die eigene Sterblichkeit zu verdrängen. Dieser Bereich darf auf keinen Fall aus der Behandlung und Begleitung des Patienten ausgeblendet werden, setzt jedoch eine tragfähige und vertrauensvolle Beziehung voraus.

Auch Menschen, die lange und viel über ihr Sterben und ihren Tod nachgedacht, gesprochen oder meditiert haben, sind verunsichert und verängstigt, wenn der Tod plötzlich ganz nah ist. »Das Leben loslassen können, wenn es so weit ist, ja, das habe ich mir immer gewünscht, aber jetzt?«, sagte eine wieder schmerzfreie Patientin. Hier wird die **Komplexität von Krebsschmerzen** mit ihren stets vorhandenen somatischen und psychischen Wechselwirkungen deutlich.

Um ihr **seelisches Gleichgewicht** halten zu können, brauchen Kranke derartige inhaltliche Wechsel, entsprechen sie doch der Individualität menschlichen Lebens. Ebenso ist es auch angesichts eines inneren Orientierungsprozesses unmöglich, sich dauernd mit der letzten Lebensphase, dem eigenen Tod, zu konfrontieren. Wir Behandelnden können jedoch signalisieren: »Ich habe Zeit, du kannst mit mir immer wieder darüber sprechen.« So sagte ein Angehöriger: »Welch glückliche Tragik, dass wir in den letzten Lebenstagen meiner Frau auf der Palliativstation aufgenommen werden konnten und die Sprachlosigkeit um uns herum ein Ende hatte.«

> ❯ Die Palliativmedizin erfordert immer wieder sehr individuelle Therapiemaßnahmen, deren Ziel die Erhaltung bzw. die Herstellung einer für den nicht heilbaren und in der Erkrankung weit fortgeschrittenen Patienten

akzeptablen Lebensqualität ist. Nur so ist es vielen Menschen möglich, die Krankheitsbewältigung, die innere Akzeptanz des schwächer werdenden Lebens und eine Hinnahme des bevorstehenden Lebens zu erreichen. Es gilt zu vermitteln, dass jederzeit geholfen werden kann und die Patienten dabei nicht auf die der Krankheit innewohnenden Symptome wie Schmerz oder Ernährungsstörungen reduziert werden. Patienten und Angehörige profitieren gleichermaßen von diesem Behandlungs- und Betreuungsangebot.

32.12 Fazit

Während in einigen Kurkliniken und schmerztherapeutischen Zentren die psychologische Schmerztherapie, z. B. im Zusammenhang mit Entspannungsverfahren, Schmerzbewältigungstrainings oder kognitiven Therapieverfahren, zum als notwendig und sinnvoll anerkannten Standardangebot gehört, kommen die in freiärztlichen Praxen versorgten Patienten nur selten in den Genuss einer solchen Unterstützung. Aulbert (1988) verweist in diesem Zusammenhang darauf, dass eine **Trennung psychischer und somatischer Anteile** für die Patienten ungünstig sei. Der klinische Alltag zeigt jedoch häufig, dass die tatsächlich sehr notwendige **psychologische Patientenführung** ausbleibt. Häufig kommen Patienten emotional und schmerztherapeutisch unterversorgt in die entsprechenden ambulanten oder stationären Einrichtungen.

Somit bleibt vielen Patienten eine ihnen eigentlich notwendigerweise zu einem frühen Zeitpunkt der Nachbetreuung zustehende wirksame **Hilfe bezüglich der Aufrechterhaltung oder Wiedererlangung von Lebensqualität**, die häufig durch den Krankheitsverlauf auch noch zeitlich begrenzt ist, vorenthalten. Einen Ausweg aus dieser für die Patienten äußerst unbefriedigenden Lage könnte neben einer verbesserten Ausbildung der Ärzte die vermehrte Errichtung von Hospizen und Palliativstationen bringen, die entweder ambulant oder stationär an Krebs erkrankten Menschen eine auf allen Ebenen greifende Schmerz- und psychosoziale Versorgung bieten können und so die Gefühle des Ausgeliefertseins und der immer wieder erlebten Hilflosigkeit gegenüber dem Krebs mindern.

Eine vorläufige Standortbestimmung der **psychotherapeutischen Therapiemethoden** bei Krebsschmerzen zeigt, dass sie Teil psychoonkologischer Behandlungsangebote sind, ohne dabei eine herausragende Bedeutung zu haben. Ihr Stellenwert zeigt sich darin, dass das Wissen und der Einsatz gezielter Schmerzbewältigungstechniken und -verfahren hilft, den Patienten darin zu begleiten, zu unterstützen und zu befähigen, sich nicht nur auf den Schmerz und damit auf die Krebskrankheit selbst zu reduzieren – sie können erfahren, was für sie **noch** möglich ist, nicht, was **nicht mehr** möglich ist.

Eingebunden in die medizinisch notwendigen Behandlungsprinzipien bei Krebsschmerzen fördert die psychologische Schmerztherapie das Gefühl, »selbst etwas gegen den Schmerz tun zu können«, und hilft, bestehende Begrenzungen in der Lebenswirklichkeit der Patienten zu lockern, z. B. indem ein Patient angesichts stärker werdender Schmerzen seine Angst, Opioide einzunehmen, abbaut oder derart, dass wichtige, immer wieder aufgeschobene und noch unerledigte Dinge angesprochen und vielleicht noch geregelt werden. Damit sieht die psychologische Schmerzbehandlung bei Krebserkrankungen ihre Aufgabe darin, die **somatopsychischen Wechselbeziehungen des Schmerzgeschehens** und deren Folgen für die Krankheitsbewältigung zu behandeln. Gerade für Menschen, die sich in existenziellen Lebenskrisen befinden, muss es in einer so hoch zivilisierten Gesellschaft wie der unseren ein unabdingbares Recht sein, sich ausreichender professioneller ganzheitlicher Hilfe bedienen zu können.

Literatur

Ahles TA (1985) Psychological approaches to the management of cancer-related pain. Pain 17: 277–288

Aulbert E (1988) Die psychische Dimension des Krebsschmerzes. Schmerz 2: 198–204

AWMF – Arbeitsgemeinschaft der Wissenschaftlichen Medizinischen Fachgesellschaften e.V. (2015) Palliativmedizin für Patienten mit einer nicht heilbaren Krebserkrankung. S3-Leitlinie. 01. Mai 2015. AWMF-Registernummer: 128-001OL. http://www.awmf.org/leitlinien/detail/ll/128-001OL.html. Zugegriffen: 11. April 2016

Bandura A (1977) Self-efficacy: toward a unified theory of behavioral change. Psychol Rev 84: 191–215

Bernstein DA, Borkovec TD (1975) Entspannungs-Training. Handbuch der progressiven Muskelentspannung. Pfeiffer, München

Bonica JJ (1979) The need of taxonomy. Pain 6: 247–248

Bonica JJ (1980) Cancer Pain. In: Bonica JJ (ed) Pain. Raven Press, New York, pp 335–362

Bradeley LA (1983) Coping with chronic pain. In: Burish TG, Bradeley LA (eds) Coping with chronic disease. Academic press, New York London, pp 339–379

Breitbart W (1989) Psychiatric management of cancer pain. Cancer 63 (Suppl): 2336–2342

Brenig M, Eggebrecht D, Hildebrandt J, Pfingsten M, Bautz M (1989) Eine faktorenanalytische Untersuchung zur Erfassung der Dimensionalität klinischer Schmerzbeschreibungen. Diagnostica 35: 2

Brown GK, Nicassio PM (1987) Development of a questionnaire for the assessment of active and passive coping strategies in chronic pain patients. Pain 31: 53–64

Buckman R (1998) Communication in palliative care: a practical guide. In: Doyle D, Hanks G, MacDonald N (eds) Oxford textbook of palliative medicine. Oxford University Press, Oxford

Christo PJ, Mazloomdoost D (2008) Interventional pain treatments for cancer pain. Ann N Y Acad Sci 1138:299–328

Cleeland CS (1984) The impact of pain on the patient with cancer. Cancer 54: 2635–2641

Cleeland CS (1987) Barriers to the management of cancer pain. Oncol 1 (Suppl 2): 19–26

Dalton JA, Feuerstein M (1988) Biobehavioral factors in cancer pain. Pain 33: 137–147

Deschamps M, Bond PR, Coldman AJ (1988) Assessment of adult cancer pain: shortcomings of current methods. Pain 32: 133–139

Eggebrecht DB, Beck D (1994) Psychologische Behandlungsangebote für Tumorschmerzpatienten. Hamburger Ärzteblatt 48: 111–116

Eggebrecht DB, Richter W (2001) Psychoonkologische Therapie. In: Hankemeier U, Schüle-Hein K, Krizantis F (Hrsg) Tumorschmerztherapie, 2. Aufl. Springer, Berlin Heidelberg

Eggebrecht DB, Bautz MT, Brenig MID, Pfingsten M, Franz C (1989) Psychometric evaluation. In: Camic PM, Brown FD (eds) Assessing chronic pain: A multidisciplinary clinic approach. Springer, Berlin Heidelberg, S 71–90

Eggebrecht DB, Gutberlet I, Hanekop GG, Hildebrandt J (1991) Psychosoziale Probleme bei fortgeschrittenen Tumorerkrankungen aus der Sicht von Patienten, Angehörigen und Therapeuten. In: Kochen MM (Hrsg) Rationale Pharmakotherapie in der Allgemeinpraxis. Springer, Berlin Heidelberg, S 122–125

Eggebrecht D-B, Beck D, Kettler D (2000) Schaffen und Erhalten psychischer Ressourcen – Möglichkeiten in der Palliativmedizin. In: Aulbert E, Klaschik E, Pichlmaier H (Hrsg) Beiträge zur Palliativmedizin, Bd 3. Schattauer, Stuttgart, S 294–300

Faries JE, Mills DS, Goldsmith KW (1991) Systematic pain records and their impact on pain control . Cancer Nurs 14: 306–313

Foley KM (2004) Acute and chronic cancer pain syndromes. In: Doyle D, Hanks G, Cherny N et al (eds) Oxford textbook of palliative medicine, 3rd ed. Oxford University Press, Oxford, pp 298–316

Goodwin PM, Leszcz M, Ennis M, Koopmans J, Vincent L et al (2001) The effect of group psychosocial support on survival in metastaic breast cancer. N Engl J Med 345: 1719–1726

Hanekop GG, Eggebrecht DB, Gutberlet I, Hildebrandt J (1991) Tumorschmerztherapie. In: Kochen MM (Hrsg) Rationale Pharmakotherapie in der Allgemeinpraxis. Springer, Berlin Heidelberg, S 107–121

Hasenbring M (1987) Verarbeitung und Bewältigung einer Krebserkrankung: Theorie, empirische Ergebnisse und praktische Schlußfolgerungen. Verhaltenstherapie und psychosoziale Praxis. Mitteilungen der DGVT 3: 382–400

Heckhausen H (1980) Motivation und Handeln. Lehrbuch der Motivationspsychologie. Springer, Berlin Heidelberg

Heim E (1988) Coping und Adaptivität. Gibt es geeignetes oder ungeeignetes Coping? Psychother Psychosom Med Psychol 38: 35–40

de Hennezel M, Leloup J-Y (2000) Die Kunst des Sterbens. Krüger, Frankfurt am Main

Husebö S (2009) Ethik. In: Husebö S, Klaschik E (Hrsg) Palliativmedizin, 5. Aufl. Springer, Berlin Heidelberg, S 47–146

Husebö S, Klaschik F (Hrsg) (2009) Palliativmedizin, 5. Aufl. Springer, Berlin Heidelberg

Kaye P (1989) Notes on symptom control in hospice and palliative care. J Clin Psychiatry 59: 447–449

Kettler D (1997) Palliativmedizin. Anaesthesist 46:175–176

Klaschik E, Nauck F (Hrsg) (1994) Palliativmedizin Heute. Springer, Berlin Heidelberg

Laugsand EA, Kaasa S, de Conno F, Hanks G, Klepstad P; Research Steering Committee of the EAPC (2009) Intensity and treatment of symptoms In 3,030 palliative care patients: a cross-sectional survey of the EAPC Research Network. J Opioid Manag 5: 11–21

Lazarus RS, Folkman S (1993) Stress, Appraisal, and Coping. Springer, Berlin Heidelberg

Leuner H (1985) Lehrbuch des katathymen Bilderlebens. Huber, Bern

Levitan AA (1992) The use of hypnosis with cancer patients. Psychiatr Med 10: 119–131

Liebeskind JC (1991) Pain can kill. Pain 44: 3–4

Max M (1990) American Pain Society quality assurance standards for relief of acute pain and cancer pain. In: Proceedings VI world congress on Pain. Elsevier, Amsterdam, pp 185–189

Peter B, Gerl W (1984) Hypnotherapie in der psychologischen Krebsbehandlung. Hypnose und Kognition 1: 56–69

Pichlmaier H, Müller JM, Jonen-Thielemann I (Hrsg) (1991) Palliative Krebstherapie. Springer, Berlin Heidelberg

Osanai T, Tsuchiya T, Sugawara M (2009) Rapid pain relief and marked sclerotic change of multiple bone metastases from a synovial sarcoma after treatment with intravenous pamidronate and chemotherapy. J Orthop Sci 14: 224–227

Radbruch L, Nauck F, Sabatowski R (2005) Was ist Palliativmedizin. http://www.dgpalliativmedizin.de/images/
stories/Was_ist_Palliativmedizin_Definitionen_Rad-
bruch_Nauck_Sabatowski.pdf. Zugegriffen: 11. April 2016

Rehfisch HP, Basler HD, Seemann H (1989) Psychologische
Schmerzbehandlung. Springer, Berlin Heidelberg

Ripamonti C, Dickerson ED (2001) Strategies for the treatment
of cancer pain in the new millennium. Drugs 61: 955–977

Roy DJ (1997) Ethische Fragestellungen in der Palliativmedizin. In: Aulbert E, Zech D (Hrsg) Lehrbuch der Palliativmedizin. Schattauer, Stuttgart, S 24–54

Saunders C (ed) (1984) The management of terminal malig-
nant disease, 2nd ed. Arnold, London

Saunders C, Summers DH, Teller N (1981) Hospice: the living
idea. Arnold, London

Schara J (1988) Gedanken zur Betreuung terminal Kranker mit
Krebsschmerz. Schmerz 2: 151–160

Schara J (2004) Patientenaufklärung – Rechtliche und huma-
nitäre Forderungen. In: Hankemeier U, Schüle-Hein K,
Krizanitis F (Hrsg) Tumorschmerztherapie, 3. Aufl.
Springer, Berlin Heidelberg, S 27–33

Schultz IH (1979) Das Autogene Training. Thieme, Stuttgart

Seemann H (1987) Anamnesen und Verlaufsprotokolle chronischer Schmerzen in der Praxis. Ein Überblick.
Schmerz 1: 3–13

Seemann H (1989) Aktuelle Trends bei der Schmerzbekämp-
fung in der Onkologie. In: Verres R, Hasenbring M (Hrsg)
Jahrbuch Medizinische Psychologie, Bd 3: Psychosoziale
Aspekte der Krebsforschung. Springer, Berlin Heidelberg,
S 193–211

Seemann H (1993) Krebsschmerz: Coping und Kommunikation. Schmerz 7: 322–333

Simonton OC, Matthews-Simonton S, Creighton J (1982)
Wieder gesund werden. Rowohlt, Hamburg

Spiegel D, Bloom JR, Kraemer HC, Gottheil E (1989) Effects of
psychosocial treatment on survival of patients with meta-
static breast cancer. Lancet 2: 888–891

Trijsburg RW, van Knippenberg FC, Rijpma SE (1992) Effects of
psychological treatment on cancer patients: a critical
review. Psychosom Med 54: 489–517

Turk DC, Meichenbaum D, Genest M (1983) Pain and
behavioral medicine. A cognitive-behavioral perspective.
Guilford, New York

Turner JA, Clancy S (1986) Strategies of coping with chronic
low back pain: relationship to pain and disability. Pain 24:
355–364

Twycross RG (1988) Optimal pharmacological control of
chronic cancer pain. In: Senn HJ, Glaus A, Schmid L (eds)
Supportive care in cancer patients. Recent results in
cancer research, vol 108. Springer, Berlin Heidelberg,
pp 9–17

Twycross RG, Lack SA (1989) Therapeutics in terminal cancer,
2nd ed. Churchill Livingstone, Edinburgh

van Oorschot B, Rades D (2009) Palliative Strahlentherapie.
Palliativmedizin 3: 21–35

Ventrafridda V (1989) Continuing care is a major issue in
cancer pain management. Pain 36: 137–143

Webster LR (2008) Breakthrough pain in the management of
chronic persistent pain syndromes. Am J Manag Care 14
(Suppl 1): 116–122

WHO – World Health Organization (1986) Cancer pain relief.
World Health Organisation, Genf

Wilkinson S, Barnes K, Storey L (2008) Massage for symptom
relief in patients with cancer: A systematic review, J Adv
Nurs. 9, 63: 430–439

Willweber-Strumpf A (1993) Mißbrauch, Abhängigkeit. In:
Zenz M, Jurna I (Hrsg) Lehrbuch der Schmerztherapie.
Wissenschaftliche Verlagsgesellschaft, Stuttgart,
S 513–520

32

Spezielle Patientengruppen

Kapitel 33 **Schmerz bei Kindern** – 645
B. Kröner-Herwig und B. Zernikow

Kapitel 34 **Schmerz und Alter** – 673
H.-D. Basler

Kapitel 35 **Psychopathologie und Schmerz** – 687
C. Schmahl und K.-J. Bär

Kapitel 36 **Schmerz und Geschlecht** – 699
C. Zimmer-Albert und E. Pogatzki-Zahn

Kapitel 37 **Schmerz bei Migranten aus der Türkei** – 723
Y. Erim und B. Glier

Lernziele

Im folgenden Kapitel werden die wesentlichen entwicklungsphysiologischen und -psychologischen Erkenntnisse zum Schmerzerleben bei Kindern dargelegt. Es werden 5 Schmerzbereiche unterschieden: Schmerz infolge akuter Traumata sowie medizinisch-diagnostischer und therapeutischer Interventionen, krankheitsbezogene Schmerzprobleme und funktionelle Schmerzbeschwerden. Die verschiedenen Methoden der Erfassung von Schmerzerleben bzw. Schmerzverhalten von Kindern ab Geburt bis zum späteren Alter werden vorgestellt. Der Einsatz von therapeutischen Verfahren mit einem Fokus auf psychosozialen Interventionen wird ausführlich beleuchtet, und zwar bei akuten Schmerzzuständen (z. B. nach Operationen) und bei rekurrierendem oder andauerndem Schmerz, der krankheitsbedingt oder funktionell sein kann.

33.1   Einführung

Die Aufmerksamkeit, die dem Phänomen »Schmerz bei Kindern« gewidmet wurde, war bis vor wenigen Jahren erstaunlich gering. Noch 1984 enthielt das *Textbook of Pain* von Wall und Melzack bei 800 Seiten Umfang nur ganze 3 Seiten zum Problem des »paediatric pain«. Im Jahre 1988 erschien in Deutschland ein erstes Buch über **chronische Schmerzen im Kindesalter** (Pothmann 1988). Erst im Jahr 2000 wurde ein umfassendes Herausgeberwerk zu verschiedensten Aspekten des pädiatrischen Schmerzes vorgelegt, das nunmehr in 5. Auflage erschienen ist (Zernikow 2015).

> ❱ Die Missachtung dieses Bereichs ist nicht nur Zeichen eines speziellen Forschungsdefizits, sondern spiegelt bestimmte, lang gehegte Überzeugungen unter Laien und Experten wider, nämlich dass Schmerz, insbesondere chronischer Schmerz, bei Kindern kein relevantes Problemfeld sei. So bestand lange die irrige Überzeugung, dass neugeborene Kinder Schmerz nicht wahrnehmen und erleben können (Craig u. Gruneau 1991).

Mittlerweile haben Studien gezeigt, dass frühe Schmerzerfahrung von Kindern sogar zu langfristigen Veränderungen in der Schmerzverarbeitung führen (Wollgarten-Hadamek et al. 2009). Das Vorkommen chronischer oder wiederkehrender Schmerzbeschwerden bei Kindern, insbesondere wenn sie nicht als direkte Folge einer zugrunde liegenden Krankheit betrachtet werden können, wurde lange Zeit überhaupt infrage gestellt. Neuere Untersuchungen zeigen dagegen, dass rekurrierende Schmerzzustände sogar an mehr als einem Ort von über 50 % der Kinder und Jugendlichen berichtet werden (Kröner-Herwig et al. 2011).

33.2   Entwicklungsphysiologische und -psychologische Aspekte der Schmerzwahrnehmung

> ❱ Dass Kinder unmittelbar postnatal und sogar schon pränatal schmerzhafte Reize wahrnehmen und darauf mit einer Art Stressreaktion reagieren, ist heute eine gesicherte Erkenntnis (Sandkühler u. Benrath 2015).

Neugeborene, sogar **frühgeborene Kinder** reagieren auf schmerzhafte Reize mit motorischen Reflexen, einer Erhöhung der Herzrate und Atemfrequenz sowie mit einer niedrigeren Sauerstoffsättigung des Blutes. Auch bestimmte mimische Reaktionen und das Schreiverhalten sind als **schmerzspezifische Reaktionen** identifiziert worden (Sandkühler u. Benrath 2015).

Selbst wenn die Myelinisierung der Nervenfasern, z. B. der bei der Nozizeption beteiligten Aδ-Fasern, bei der Geburt noch nicht abgeschlossen ist, so existieren doch bereits die nicht myelinisierten C-Fasern einschließlich ihrer zentralnervösen Verbindungen als ein wesentlicher Bestandteil des peripheren neuronalen Schmerzsystems. Dabei führt die zunehmende neuronale Reifung dazu, dass die Schmerzsensitivität zunächst etwa bis zum 3. Monat zunimmt, danach aber die Schmerzschwelle im Verlauf der Zeit eher wieder ansteigt. Dies könnte mit der stärkeren Aktivierung schmerzhemmender neuronaler bzw. humoraler Systeme zusammenhängen (Koch u. Fitzgerald 2014; ▸ Kap. 3).

> ❱ Das nunmehr gesicherte Wissen, das Neugeborene Schmerz wahrnehmen können, beruht wesentlich auf einer verfeinerten

Methodik in der Erfassung von behavioralen und physiologischen Schmerzreaktionen bei Kindern, da in diesem Alter die sonst so wichtigen verbalen Schmerzindikatoren ausfallen.

Das zunächst eher globale und diffuse **Schmerzverhalten des Neugeborenen** verändert sich infolge physiologischer Reifung und der psychosozialen Entwicklung bereits im 1. Jahr deutlich. Die Fähigkeit des Kleinkinds, den Schmerz zu lokalisieren und ein spezifischeres motorisches Abwehrverhalten zu initiieren, nimmt zu. Aufgrund der wachsenden Gedächtnisfunktionen kann Schmerz erinnert und antizipiert werden. Somit können **Schmerz und Schmerzerwartung** in verschiedenste Lernprozesse involviert sein, bei denen Angst und Vermeidung eine Rolle spielen. Schmerzinduzierte reflexhafte Verhaltensweisen und gelerntes Verhalten sind die Basis der Überlebensfunktion des Schmerzes.

> **Die früher angenommene Insensitivität von Säuglingen gegenüber Schmerz ist ein Mythos. Selbst unreife Frühgeborene nehmen Schmerzen wahr. Frühe Schmerzerfahrungen von Kindern können eine langfristige negative Auswirkung auf die Schmerzverarbeitung haben.**

Mit der ab dem vollendeten 1. Lebensjahr einsetzenden Sprachentwicklung und der damit möglichen differenzierteren Kommunikation wird das **Schmerzerleben und -verhalten** in einen neuen sozialen Kontext gestellt. Das Kind erlernt Verhalten in Schmerzsituationen, welches unmittelbar durch familiäre Einflüsse geformt, aber auch von kulturellen Determinanten beeinflusst wird. Es bildet besonders auch verbales Verhalten aus, mit dem es sich die Zuwendung der Bezugspersonen sichern kann bzw. eine mögliche Bestrafung minimiert.

So berichteten immerhin 30 % der 994 von Ross und Ross (1984) befragten Kinder zwischen 5 und 12 Jahren von positiven Konsequenzen auf ihre Schmerzäußerungen. Ein ähnlicher Prozentsatz berichtete sogar von bewusstem Einsatz von Schmerzverhalten mit der Funktion der Vermeidung aversiver Ereignisse (z. B. Schreiben einer Klassenarbeit; Ross u. Ross 1988).

> **Schmerzausdruck bzw. -verhalten und subjektives Schmerzerleben können aufgrund solcher Lernprozesse dissoziieren.**

Das Erleben eines eher schwachen Schmerzes kann mit ausgeprägtem Schmerzverhalten einhergehen, stark affektiv besetztes Schmerzerleben muss nicht von deutlichem Schmerzverhalten (z. B. Schonung) begleitet sein. Ebenso erlernen die Kinder bestimmte Formen von **Schmerzbewältigungsverhalten**, welches wesentlich durch das familiäre Modellverhalten mitgestaltet wird. Modelllernen ist insgesamt ein wesentlicher Faktor bei der Entwicklung des Schmerzverhaltens, insbesondere bei chronischen Syndromen (Evans u. Keenan 2007, Palermo et al. 2014). Auch Risikoverhalten, wie das Aufsuchen bzw. Vermeiden von Situationen, in denen es zu Schmerzerfahrungen kommen kann, entwickelt sich bereits in der vorschulischen Phase. Die Hypothese der »emotionalen Ansteckung«, die besagt, dass mütterliche (oder väterliche) Angst, vorrangig über nichtverbale Hinweisreize, dem Kind direkt kommuniziert wird und dort aversive Empfindungen auslöst, konnte mehrfach durch empirische Befunde gestützt werden (Melamed u. Bush 1985).

> **Schmerzverhalten, Schmerzangst und Schmerzbewältigungsstrategien unterliegen frühen Lernprozessen.**

Die kognitiven Schemata über Schmerz entwickeln sich im Zusammenhang mit der Sprachentwicklung. Basierend auf dem **Modell von Piaget** wird angenommen (Gedaly-Duff 1991), dass in der **präoperationalen Phase** das Schmerzkonzept der Kinder durch die folgenden Merkmale geprägt wird:
- Egozentrizität
- Konkretheit
- Einfachstruktur
- Selektive Fokussierung
- Transduktives Denken

So glaubt etwa das Kind, dass die Mutter den Schmerz im Bauch, den es selbst fühlt, auch sehen kann. Das Kind, das nach der Operation aufwacht, weint erst dann vor Schmerz, wenn es den Verband über die Wunde sieht. Kinder, die gefragt werden, was Schmerz ist, beschreiben ihn als »a sore thing«, »a thing that hurts«, »when you fall you get it« (Ross

u. Ross 1988). Das Kind, das eine Spritze bekommen soll, die ihm weitere Schmerzen beim medizinischen Eingriff erspart, fokussiert sein Denken nur auf den Einstich und berücksichtigt nicht die zu erwartenden positiven Effekte. Kinder halten in dieser Phase den Schmerz oft für eine **Bestrafung** für »böses«, ungezogenes Verhalten und nicht für die natürliche Folge eines Ereignisses, z. B. eines Sturzes.

> **Das Schmerzkonzept des Kindes verändert sich von der präoperationalen Phase (ca. 2. bis 7. Lebensjahr) über die konkret-operationale Phase (bis ca. 11. Lebensjahr) bis hin zur formal-operationalen Phase (ab 12 Jahre) deutlich.**

Im Schulalter (ca. 7–11 Jahre) entwickelt sich das **Denken des Kindes** zum **konkret-operationalen**, und das Kind lernt, zwischen der eigenen Wahrnehmung und derjenigen Fremder zu unterscheiden. Es kann verschiedene Dimensionen einer Erfahrung unterscheiden und sowohl die Lokalisation als auch die Intensität, aber auch Qualität und Zeitcharakteristik des Schmerzgefühls beschreiben. Dabei benutzt es oft Analogien (Ross u. Ross 1988; z. B. sagt ein 7-jähriges Mädchen über seinen Ohrenschmerz: »Schmerz ist wie ein Vulkan in deinem Ohr«).

Das Kind kann über Veränderung der Bedeutung des Schmerzes seine Schmerzwahrnehmung ändern (die Spritze, die ein »Zaubermittel« enthält, die einen stark und kräftig macht wie den »Helden« der gerade gelesenen Geschichte, wird als weniger schmerzhaft und bedrohlich wahrgenommen). Die konkreten Ursachen des Schmerzes werden erkannt, etwa eine Krankheit, Dysfunktionen bestimmter Organe oder Unfälle.

> **Kinder in der konkret-operationalen Phase verwenden auch bereits kognitive Bewältigungsstrategien, die von Gedankenstopp und Ablenkung bis zu imaginativer Transformation reichen können (Ross u. Ross 1988).**

Heranwachsende (ca. ab 12 Jahren) wechseln in die **Phase des formal-operationalen Denkens**: Die Fähigkeit zur Selbstreflexion setzt ein, Gedanken können selbst Gegenstand des Nachdenkens werden, logische Schlussfolgerungen können gezogen werden. Gaffney u. Dunne (1986, 1987) fanden, dass Kinder in diesem Alter in der Regel zwischen phy-

sischen und psychologischen Komponenten des Schmerzes unterscheiden und den aktiven Umgang mit dem Schmerz in den Vordergrund stellen. Zudem wird der eigene Erfahrungsschatz mit konkreten Schmerzereignissen immer größer. Dieser gewinnt bei der wachsenden Effizienz des Gedächtnisses wahrscheinlich immer mehr Einfluss auf das aktuelle Schmerzerleben und den Umgang mit schmerzhaften Erfahrungen.

Die kognitiven Entwicklungslinien verlaufen allerdings nicht immer linear zum Alter, sodass die interindividuelle Varianz sehr hoch ist.

33.3   Typische Schmerzprobleme bei Kindern

Nach Varni (1990) können **verschiedene Kategorien von Schmerzerfahrungen** bei Kindern unterschieden werden, wobei die Kontext- bzw. Auslösebedingungen als Klassifizierungsmerkmal dienen.

Relevante Schmerzbereiche bei Kindern
- Schmerz infolge akuter Traumata
- Schmerz infolge medizinisch-diagnostischer oder therapeutischer Eingriffe
- Krankheitsbezogener Schmerz
- Schmerz bei psychophysiologischen Funktionsstörungen

Des Weiteren sollte man zwischen **akuten und chronischen Schmerzen** unterscheiden.

Auch Kinder weisen Schmerzen auf – und dies viel häufiger als früher angenommen –, die eher dem chronifizierten Typ, also häufig wieder auftretendem (rekurrierendem) oder persistierendem Schmerz, zuzuweisen sind. Chronische Schmerzsyndrome können auch bei Kindern zur Beeinträchtigung der Lebensqualität führen (Powers et al. 2003), dies gilt besonders für »krankheitsbezogenen Schmerz« (z. B. Arthritis) und »Schmerz infolge psychophysiologischer Funktionsstörungen« (z. B. Kopfschmerz). Es soll jedoch bereits an dieser Stelle darauf hingewiesen werden, dass die reine Häufigkeit des Auftretens von Schmerzen, wie sie Kinder selbst berichten, vom Grad der schmerzbedingten Beeinträchtigung unterschieden werden muss.

Wenn auch die Prävalenz rekurrierender Schmerzen zum Teil erstaunlich hoch ist, so kommen beeinträchtigende Schmerzen bei Kindern doch deutlich seltener vor, z. B. bei 4 % der Kinder einer populationsbasierten Stichprobe, die von Kopfschmerzen betroffen waren (Kröner-Herwig et al. 2010).

33.4 Schmerz infolge akuter Traumata

Traumata infolge von Unfällen sind wahrscheinlich die **häufigste Schmerzursache** bei Kindern (Eccleston 2013). Sie sind in jedem Fall die häufigste Ursache für Todesfälle im Kindes- und Jugendalter jenseits des 1. Lebensjahres (Koch u. Fitzgerald 2014, Zernikow et al. 2013). Zu den wichtigsten Auslösern gehören Verkehrsunfälle bzw. Sportunfälle und die intentionale Beibringung von Verletzungen unter den Kindern und Jugendlichen selbst. Aber auch physische Misshandlung durch Erwachsene kann zur Erstmanifestation von Schmerzen führen, die später chronifizieren.

Aus medizinischer Sicht ist **posttraumatischer Schmerz** prinzipiell gut beherrschbar. Eine zeitlich begrenzte Analgetikaversorgung kann die Zeit bis zur »Ausheilung« der Verletzung in der Regel überbrücken. Diese allerdings wurde und wird Kindern nicht immer zuteil, da Schmerz bei Kindern von den Betreuungspersonen eher unterschätzt wird und ein erheblicher psychologisch motivierter Widerstand gegen die Gabe von schmerzstillenden Mitteln, insbesondere zentralnervös wirkender Analgetika vom Opioidtyp, besteht (Beyer et al. 1983).

> **Kinder und Jugendliche erhalten oft keine ausreichende Schmerzmedikation.**

Posttraumatischer Schmerz sollte allerdings nicht nur als ein rein medizinisch behebbares Phänomen gesehen werden, sondern ist eingebettet in einen **psychosozialen Kontext**, der eine spezielle Berücksichtigung erfordert (Zernikow u. Hechler 2015). Verletzungen können erhebliche Ängste bezüglich Dauer, Art und Ausmaß der Beeinträchtigung bei Kindern hervorrufen, sie können einhergehen mit einem Gefühl der Hilflosigkeit und Kontrolllosigkeit. Sie können ebenso begleitet sein von massiven Schuldgefühlen, wenn die Verletzung bei Übertretung eines elterlichen Gebots aufgetreten ist. Ein damit verbundener Klinikaufenthalt kann die erstmalige Trennung vom Elternhaus bedeuten und erhebliche Trennungsängste auslösen.

Im Zusammenhang mit traumatischen Schmerzereignissen ist bislang am intensivsten zum **Verbrennungsschmerz** geforscht worden. Dabei steht die durch die Behandlungsprozeduren erzeugte zusätzliche Belastung der brandverletzten Kinder im Blickpunkt. Die Raten an traumaassoziierten Störungen scheint negativ korreliert mit der Höhe der Opioiddosen: Je höhere Opioiddosen für Schmerzen bei Verbrennungen und Verbandswechsel eingesetzt werden, desto geringer ist die Wahrscheinlichkeit einer traumatischen Störung (Sheridan et al. 2014).

> **Auch traumatisch bedingter akuter Schmerz ist in einem psychosozialen Kontext zu sehen, der bei der Behandlung zu berücksichtigen ist.**

Schockeffekte aufgrund des Unfallereignisses, Schmerz durch die Verletzung selbst sowie aufgrund der medizinischen Eingriffe, Angst vor diesen Interventionen, die Befürchtung einer dauerhaften Beeinträchtigung oder Entstellung und schließlich die Effekte einer längeren Hospitalisierung bilden ein **interagierendes System von Belastungsfaktoren**, die bei der Behandlung der Kinder zu berücksichtigen sind. In einigen Fällen ist davon auszugehen, dass nur eine multidisziplinäre Herangehensweise unter Einschluss von psychosozialen Experten ein adäquates Behandlungsangebot darstellt.

33.5 Schmerzen infolge medizinisch-diagnostischer und therapeutischer Interventionen

Dieser Bereich pädiatrisch relevanter Schmerzsyndrome weist einen engen Bezug zu den zuvor diskutierten Schmerzphänomenen auf. Es handelt sich hier in der Regel eher um Schmerzereignisse, die einmalig sind oder sich in mehr oder weniger großen Abständen im Verlauf des Lebens wiederholen können, z. B. chirurgische Eingriffe. Es zeigt sich aber auch zum Teil ein fließender Übergang zu **rekurrierenden Schmerzformen**, wenn es um sich häufig wiederholende Ereignisse geht, etwa um invasive medizinische Maßnahmen wie Injektionen verschiedener Art oder Lumbalpunktionen im Rahmen einer Krebserkrankung.

Typische Schmerzsituationen bei Kindern und Jugendlichen im Zusammenhang mit medizinischen Interventionen
- Verabreichung von Injektionen
- Operationen (stationär/ambulant)
- Legen von intravenösen Kathetern
- Lumbalpunktionen
- Knochenmarkentnahmen
- Verbandwechsel bei Brandverletzungen oder anderen Wunden
- Zahnärztliche Behandlungen

Bei den medizinischen Interventionen handelt es sich um **invasive Methoden**, die in der Regel antizipatorisch Angst auslösen. Die Angst kann über die Wahrnehmung eines Modells, etwa eines kindlichen Mitpatienten, oder auch im Sinne der »emotionalen Ansteckung« durch eine geängstigte Bezugsperson und/oder durch aversive Konditionierung bei der Prozedur selbst erzeugt werden. Die Angst verstärkt den Schmerz, Schmerz erhöht die Angst. Folge ist das Auftreten von Disstress als Konglomerat beider Prozesse.

Disstress kennzeichnet zunächst das subjektive Leiden des Kindes, führt aber auch aufgrund der damit verbundenen Desorganisation des Verhaltens des Kindes zu einer mehr oder weniger großen Störung der medizinischen Prozeduren. Dies kann wiederum zur Erschwerung und Verlängerung des schmerzhaften Eingriffs und zur Verstärkung der negativen emotionalen Folgen führen. Ältere Kinder zeigen bei medizinischen Eingriffen in der Regel weniger Schmerzverhalten als jüngere Kinder. Zwischen Jungen und Mädchen gibt es keine deutlichen Unterschiede, wie eine Studie von Fowler-Kerry u. Lander (1991) an 180 Kindern im Alter von 5–18 Jahren zeigt, die einer intravenösen Injektion unterzogen wurden.

> **Kinder bis zum 7. Lebensjahr zeigen in Gegenwart der Mutter vermehrtes Schmerzverhalten.**

Schmerzverhalten kann demnach unter diskriminativer Stimuluskontrolle stehen, sodass es bei **Ver-**

stärkungserwartung (Zuspruch, Tröstung) vermehrt gezeigt wird. In großer Mehrheit präferieren Kinder die Anwesenheit der Mutter in diesen Situationen (83 %; Gonzales et al. 1989). Es ist heutzutage Standard, die Eltern während der medizinischen Prozedur zu beteiligen. Eltern sind nach minimalem Training sehr gut in der Lage, ihre Kinder zu coachen (Hechler et al. 2015a, Powers 1999). Kusch u. Bode (1994) verweisen in diesem Zusammenhang auf die notwendige Differenzierung der zeitlichen Situationsaspekte und Folgen medizinischer Interventionen. Während kurzfristig die Bewältigung der schmerzhaften Prozedur durch das Kind im Vordergrund steht, geht es langfristig um die emotionale Verarbeitung des schmerzhaften Ereignisses, die sich positiv oder negativ auf die Entwicklung des Kindes auswirken kann.

Betrachtet man gesondert den **postoperativen Schmerz**, so wird immer wieder hervorgehoben, dass die postoperative Analgesie besonders bei Kindern höchst mangelhaft ist (Stamer et al. 2005). Nur 25–30 % der Kinder im Vergleich zu 70 % bei den Erwachsenen erhalten eine angemessene analgetische Versorgung. Oft bekommen Kinder die von Ärzten verschriebenen Medikamente durch das Pflegepersonal nicht, da dieses generell pharmakologische Schmerzinterventionen bei Kindern nur mit Vorbehalt akzeptiert. Dies geschieht wahrscheinlich im Wesentlichen aufgrund der Überzeugung der Schädlichkeit dieser Art von »Drogen« für Kinder. Ein weiterer Grund ist das Fehlen einer systematischen Erhebung der Schmerzintensität. So deutet das Pflegepersonal etwa Passivität und Apathie nicht als Folge von Schmerzen, sondern eher als Indikator der Schmerzfreiheit.

Eine Reihe von Studien zeigt, dass schon Kinder ab 7 Jahren mit der sog. **patientenkontrollierten Opioidanalgesie** (PCA oder On-Demand-Analgesie) gut zurechtkommen (Finke 2015) und keine unerwünschten Nebeneffekte auftreten.

> **Bei Schmerz durch medizinische Interventionen ist die analgetische Versorgung deutlich zu verbessern. Die psychosozialen Möglichkeiten der Schmerzminderung (z. B. durch Ablenkung, imaginative hypnotische Transformation, Selbstkontrolle) sind auszuschöpfen (Berrang et al. 2015, Finke 2015). In einer**

Metaanalyse konnten Uman et al. (2013) nachweisen, dass Ablenkung, Hypnose und eine Kombination verschiedener kognitiv-behavioraler Verfahren im Vergleich zu Kontrollbedingungen eine deutliche Verringerung des Schmerzes bzw. des Disstress bei medizinischen (»needle related«) Prozeduren bewirken.

Neben dem **durch eine Verbrennung direkt bedingten Schmerz** ist deren Behandlung eine höchst schmerzhafte Prozedur (Maron u. Bush 1991). Der oft mehrmals täglich vorgenommene Wechsel der Verbände, die Offenlegung der Wunde, wobei oft Verband- und Salbenreste aus der Wunde entfernt werden müssen, die Säuberung der Wunde von Geweberesten sind extrem belastende Interventionen, die dazu noch zu einer massiven Konfrontation mit der Verletzung und Entstellung des Körpers führen. Die in späteren Phasen notwendige Physiotherapie zur Wiederherstellung bzw. zum Erhalt der Beweglichkeit verbrannter Körperregionen kann oft nur unter Schmerzen durchgeführt werden.

> ❯ Die subjektive Einschätzung der Kinder darüber, ob eine Behandlung »gut« oder »schlecht« für sie ist, und damit letztendlich auch die Kooperation der Kinder mit den Behandlern, hängt stark von der Schmerzhaftigkeit der Behandlung ab.

Die Beobachtung anderer Kinder, die sich gegen die Behandlung wehren und schreien, wirkt sich negativ aus. Auch glauben Kinder zum Teil schreien zu müssen, damit das Pflegepersonal überhaupt bemerkt, dass sie unter Schmerzen leiden. Somit kommt für alle Beteiligten ein höchst unangenehmer **Aufschaukelungsprozess** in Gang.

Im Zusammenhang mit Tumorerkrankungen ist insbesondere die Bedeutung der **Lumbalpunktion** und der **Knochenmarkentnahme** bei hämatologischen Tumorerkrankungen untersucht worden. Für die Lumbalpunktion bei Kindern ab dem Schulalter können gut psychologische Methoden der Ablenkung mit lokalanästhesiologischen Maßnahmen (EMLA-Pflaster) kombiniert werden. Bei jüngeren Kindern und für die Durchführung von Knochenmarkpunktionen bietet sich die Allgemeinnarkose in Kooperation mit einer anästhesiologischen Abteilung als sichere und Schmerzfreiheit garantieren

de Methode an (Berrang et al. 2015, Hechler et al. 2015b, Reinhold u. Köster-Oehlmann 2015).

Ob in der **zahnärztlichen Behandlung** wirklich der Schmerz selbst das aversivste Ereignis darstellt, ist durchaus fraglich (Kant 2015). Andere prozedurale Aspekte wie die Schwierigkeit des Schluckens bei aufgesperrtem Mund, die schrillen Geräusche des Bohrers, die Hilflosigkeit, bedingt durch die halb liegende Position, und die Behinderung der sprachlichen Kommunikation machen die Gesamtsituation äußerst belastend. Bei Zahnarztbesuchen ist auch die »Angstansteckung« durch Erwachsene besonders hoch einzuschätzen, da die Mehrheit selbst Angst vor einer zahnärztlichen Behandlung hat. So trägt beim Bohren letztendlich der oft nicht vorhersehbare, intermittierend auftretende Schmerz oder der Verletzungsschmerz zum Gesamtdisstress bei. In diesem Bereich existiert eine besonders eindrucksvolle Forschungsvielfalt zu psychologisch fundierten Interventionen, die neben anästhetischen Prozeduren (Vereisung, Lachgas) zur Verbesserung der Bewältigung der Situation und Minimierung negativer Folgen eingesetzt worden sind (Breuker u. Petermann 1994).

33.6 Krankheitsbedingte Schmerzprobleme

Im Folgenden sollen im Wesentlichen chronische, d. h. **anhaltende oder rekurrierende Schmerzbeschwerden** infolge von Primärerkrankungen betrachtet werden.

> **Krankheiten, die am häufigsten mit Schmerzen von chronischem Charakter in Zusammenhang stehen**
> ▬ Juvenile idiopathische Arthritis (JIA)
> ▬ Sichelzellenanämie
> ▬ Hämophilie
> ▬ Arthropathie
> ▬ Komplexes regionales Schmerzsyndrom (CRPS)
> ▬ Tumorerkrankungen

Juvenile idiopathische Arthritis (JIA) in ihren unterschiedlichen Formen gehört mit einer geschätz ten Inzidenz von 1,1 auf 1.000 Kinder pro Jahr zu den häufigsten chronischen Störungen im Kindesalter. Sie beginnt meist im 1.–3., in aller Regel jedoch vor dem 6. Lebensjahr (Truckenbrodt u. von Altenbockum 1994). Die Krankheit befällt das Bindegewebe in den Gelenken und kann zu Schwellungen, Steifheit der Extremitäten, vor allem der Füße, der Hände, der Ellbogen und der Kniegelenke, führen, was langfristig mit einer dauerhaften Schädigung der Gelenke einhergehen kann. Die antientzündliche Therapie führt hier aber in der Regel auch zu einer effektiven Analgesie, sodass zusammen mit einer funktionsorientierten Physiotherapie die genannten Komplikationen am Bewegungsapparat bei vielen Kindern und Jugendlichen vermeidbar und eine zusätzliche medikamentöse Analgesie entbehrlich ist (Frosch u. Zernikow 2015).

> ❯❯ **Die Krankheitsaktivität, definiert anhand verschiedener medizinischer Kriterien, korreliert nur mäßig mit der subjektiven Schmerzeinschätzung (Vuorimaa et al. 2008).**

Die **Sichelzellenanämie** stellt eine eher seltene, genetisch bedingte Abnormität des Hämoglobins mit einer sichelförmigen Ausprägung der roten Blutkörperchen dar, die häufiger unter Afroamerikanern beobachtet wird. Sichelzellen führen zu einer reversiblen Okklusion der kapillaren Blutgefäße, was mit milden, aber auch extrem heftigen Schmerzattacken einhergehen kann. In der Untersuchung einer Stichprobe von 50 an Sichelzellenanämie erkrankten Kindern kamen bis zum Alter von 5 Jahren durchschnittlich 2,3 Hospitalisationen pro Jahr wegen der Schmerzattacken vor, im Alter von 12–16 Jahren noch 1,3 Krisen dieser Art, wobei milde bis mittlere Schmerzintensitätsgrade 1- bis 2-mal im Monat vorkamen (Shapiro et al. 1990).

Bei der **Hämophilie** kommt es auch nach kleinen Verletzungen oder Fehlbelastungen zu Blutungen in einzelnen Gelenken. Typische Lokalisationen sind die großen Extremitätengelenke, Knie, Sprunggelenke, aber auch Ellenbogengelenke sind häufig betroffen. Die akute Blutung ist noch vor klinisch sicherer Erfassung der typischen Gelenkschwellung regelhaft mit akuten Schmerzen und nachfolgender Bewegungseinschränkung verbunden. In der Akutsituation sollte deshalb unmittelbar – am besten durch den Patienten oder eine Bezugsperson – eine

Substitutionstherapie erfolgen, um eine Zunahme der intraartikulären Blutung zu vermeiden. Neben der Substitution mit Faktorenkonzentraten (genetisch hergestellte Konzentrate des Blutgerinnungsfaktors VIII) ist eine medikamentöse Analgesie indiziert (Srivastava et al. 2013). Da es sich um eine synoviale Schmerzprovokation handelt, ist die Gabe eines Antiphlogistikums wie Ibuprofen sinnvoll. Führen diese Maßnahmen nicht zu einer effektiven Schmerzreduktion, ist in der Akutphase auch die Therapieerweiterung durch schwache oder starke Opioide (Tramadol oder Morphin), zunächst in unretardierter Form, angezeigt.

Rezidivierende Gelenkblutungen in das gleiche Gelenk, auch nach sog. Bagatellverletzungen oder ohne fassbaren Auslöser (sog. »target joints«), sind mit dem Risiko einer **chronischen Arthropathie** verbunden. Die Einlagerung des Hämoglobins in die Synovialis führt durch Eisenspeicherung zu einer chronischen Synovialitis mit Synovialhyperplasie. Wie bei chronischer Synovialitis im Rahmen rheumatischer Gelenkerkrankungen, kann es nachfolgend zu Knorpeldegenerationen und Knochendestruktion kommen. Chronische Gelenkschmerzen, Bewegungseinschränkungen und Fehlbelastungen bedürfen einer kombinierten Behandlung durch Physiotherapie zur Verbesserung der aktiven Belastung, Mobilität und Kontrakturbehandlung. Daneben ist häufig eine analgetische Dauermedikation in Kombination eines Antiphlogistikums mit retardierten Opioiden erforderlich. Durch regelmäßige Bedarfsanpassung kann bei vielen Patienten ein Progress der chronischen Arthropathie vermieden oder verlangsamt werden, sodass im Kindes- und Jugendalter ein operativer Gelenkersatz glücklicherweise eine Rarität darstellt und selten indiziert ist.

Das **komplexe regionale Schmerzsyndrom** (CRPS; vormalige Bezeichnung: Reflexdystrophie) kann auch bei Kindern auftreten (Zernikow et al. 2012b, 2015). Beim CRPS handelt es sich um eine chronische Erkrankung mit Manifestation meist in einer Extremität, die charakterisiert ist von chronischem Schmerz und/oder Allodynie und der Trias von motorischen, sensorischen sowie trophischen Störungen (▶ Kap. 29). Dabei sind das Ausmaß der Krankheitszeichen und die Beeinträchtigungen der Patienten nicht ausreichend durch die Läsion eines auslösenden Ereignisses, meist Trauma oder Operation, erklärt. Zahlreiche Hypothesen zur Pathophysiologie existieren, mit möglicher Beteiligung entzündlicher, vaskulärer, autonomer oder zentraler, einschließlich psychologischer Prozesse oder Störungen, allerdings bleibt letztlich bis heute die Pathophysiologie unklar (Borchers u. Gershwin 2014). Kritische Lebensereignisse scheinen bei Kindern und Jugendlichen eine wichtige Rolle zu spielen in der multifaktoriellen Entstehung und Aufrechterhaltung des CRPS. Invasive Behandlungen sollten vermieden werden zugunsten einer multimodalen Behandlung (Zernikow et al. 2014, Wager et al. 2015a).

Bei **Tumoren** treten neben interventionsabhängigen Schmerzen auch Schmerzen auf, die tumorbezogen, also krankheitsbedingt sind. Man schätzt diesen Anteil auf ca. 60 % bei kindlichen Neoplasien. Der Schmerz ist vielfältig bedingt durch das verdrängende infiltrierende Wachstum sowie Entzündungen und Durchblutungsstörungen, die zur Nozizeption führen können. Allerdings dominiert meist der interventionsbezogene Schmerz (Zernikow u. Hasan 2015).

33.7 Schmerz bei psychophysiologischen Funktionsstörungen

> **Die häufigsten funktionellen Schmerzen bei Kindern und Jugendlichen**
> - Migräne und Kopfschmerz vom Spannungstyp
> - Rekurrierender Bauchschmerz
> - Rekurrierender Rückenschmerz

Kopfschmerz, insbesondere der rekurrierende und der Dauerkopfschmerz, ist neben dem nicht krankheitsbedingten Bauchschmerz die häufigste funktionelle chronische Schmerzstörung bei Kindern (Ghandour et al. 2004). Fast 20 % der Kinder im Alter von 9–14 Jahren berichten in einer Studie an 4.000 Familien aus Niedersachsen über mindestens 1-mal wöchentlich auftretende Kopfschmerzen (Kröner-Herwig et al. 2011). Studien aus anderen Ländern zeigen zum Teil noch erheblich höhere Prävalenzen auf.

Ein deutlicher Anstieg häufig wiederkehrender Kopfschmerzen über die letzten Jahrzehnte ist aus finnischen Studien abzuleiten. Sillanpää (1976) findet bei 4–5 % finnischer Kinder im Alter von 7 Jahren Kopfschmerzen, die mindestens 1-mal pro Woche auftreten, 1996 sind jedoch schon doppelt so viele Kinder dieses Alters von rekurrierenden Kopfschmerzen betroffen (Sillanpää u. Anttila 1996). Bedeutsam ist auch der Befund von Bille (1982), der zeigt, dass ca. 60 % aller Kinder mit Migräne diese in ihr Erwachsenenalter »mitnehmen«. Dies bedeutet, dass kindlicher Kopfschmerz in einem sehr hohen Ausmaß die **Tendenz zur Chronifizierung** über Jahre und Jahrzehnte hat.

> ❯ Die Prävalenz von rekurrierendem Kopfschmerz bei Kindern und Jugendlichen ist relativ hoch und vermutlich in den letzten 4 Jahrzehnten deutlich angestiegen.

Die meisten epidemiologischen Studien zeigen, dass **Mädchen** insgesamt deutlich **höhere Prävalenzraten** aufweisen als Jungen, zumindest ab einem Alter von etwa 12 Jahren (van Gessel et al. 2011). Dies gilt auch für die Migräne. Insgesamt hat aber Kopfschmerz vom Spannungstyp den größten Anteil am Kopfschmerzgeschehen. Eine sehr schwere Beeinträchtigung durch die Kopfschmerzen ist nach Ergebnissen einer deutschen Studie (Kröner-Herwig et al. 2010) bei etwa 1,4 % der Kinder im Alter von 11–14 Jahren anzunehmen, die sich in einer erheblichen Einschränkung von häuslichen, schulischen und sozialen Aktivitäten zeigt.

Die beiden Hauptformen des primären Kopfschmerzes sind bei Kindern oft weniger gut trennbar, sodass bei mehr als 30 % der Kinder keine eindeutige Diagnose zu vergeben ist (Kröner-Herwig u. Gaßmann 2012). Unilateralität des Migräneschmerzes ist seltener als bei Erwachsenen, ebenso wie die Aurasymptome. Auch dauert ein Migräneanfall meist nicht so lang wie bei Erwachsenen (Kröner-Herwig et al. 2007).

Anhaltender Bauchschmerz kann in seltenen Fällen auch klar identifizierbare organische Ursachen haben. Scharff (1997) schätzt deren Anteil auf ca. 5–10 % aller Fälle. Die möglichen Ursachen sind vielfältig und reichen von gastrointestinalen Dysfunktionen über Nahrungsmittelunverträglichkeiten, gynäkologische Beschwerden, Tumoren, chronische Infektionen, Stoffwechselanomalien, Komplikationen nach Traumata und hämatologische Krankheiten bis hin zu neurologischen Störungen.

> ❯ Somit muss in jedem Fall eine sorgfältige medizinische Abklärung abdominaler Schmerzen erfolgen.

Rezidivierender idiopathischer Bauchschmerz (RIB bzw. »recurrent abdominal pain«, RAP) wird heute nach den Rome-III-Kriterien (Rasquin et al. 2006) definiert:
- Zumindest 2-mal in der Woche auftretend
- Über mindestens 2 Monate
- Bei Ausschluss einer organischen Diagnose

Die Schmerzen sind interindividuell und auch intraindividuell meist sehr variabel hinsichtlich Lokalisation, Qualität und Intensität. Sie gehen oft einher mit anderen gastrointestinalen Beschwerden. Im Weiteren ist charakteristisch, dass eine Reihe von Behandlungsversuchen ohne Erfolg geblieben ist.

In einer Metaanalyse epidemiologischer Studien (Chitkara et al. 2005) zeigte sich, dass die Prävalenz von RAP bei ca. 5 % (Median) liegt. Vor dem 5. Lebensjahr ist die Häufigkeit deutlich geringer, während die Spitzenprävalenz etwa bei 8–10 Jahren liegt. Mädchen sind dabei häufiger betroffen. Auch hier liegt der Anteil behandlungsbedürftiger bzw. hoch beeinträchtigender Schmerzen eher niedrig (0,3–1,6 %).

Scharff (1997) wendet sich explizit gegen die Kennzeichnung des chronischen Bauchschmerzes als psychogenes Phänomen. Sie fordert auch hier eine biopsychosoziale Sichtweise ein, wie sie beim Kopfschmerz, dessen biologische Mechanismen allerdings genauer verstanden werden, schon Verbreitung gefunden hat.

Lange Zeit wurde davon ausgegangen, dass **Rückenschmerz** nur ein Beschwerdebild bei Erwachsenen ist. Auffallend ist, dass die Prävalenz von Rückenschmerz mit steigendem Alter der Jugendlichen sehr viel steiler ansteigt als dies bei Kopfschmerzen der Fall ist, wo die Zunahme im Alter von 7–17 Jahren deutlich langsamer erfolgt (van Gessel et al. 2011). Hestbaek et al. (2006) konnten zeigen, dass rekurrender Rückenschmerz im Jugendalter ein bedeutsamer Prädiktor für Rückenbeschwerden 12 Jahre später ist. Informationen über

rückenschmerzbedingte Beeinträchtigungen bei Kindern und Jugendlichen liegen bis heute praktisch nicht vor.

Die Metaanalyse von King et al. (2011) über Prävalenzen von **rekurrierenden Schmerzen** erbrachte in ansteigender Rangreihe Rückenschmerzen (Prävalenz bis zu 24 %), Bauchschmerzen (bis zu 53 %) und Kopfschmerzen (bis zu 83 %). Der enorme Range der Prävalenzdaten (bei Kopfschmerzen 8–83 %) zeigt auf, dass diese Werte durch eine große Zahl von Einflussfaktoren bestimmt werden, zu deren bedeutsamsten sicher Methodenfaktoren gehören, sodass die Validität dieser Prävalenzzahlen (»echte« Prävalenzen) kaum bestimmbar ist.

33.8 Psychologische Aspekte von rekurrierendem Kopf-, Bauch- und Rückenschmerz

Für alle 3 Syndrome wird angenommen, dass **psychologische Faktoren** die Auftretenshäufigkeit und Schwere der Symptome modulieren. Es gibt eine Reihe von Studien, die auf eine hohe Ängstlichkeit bzw. depressive Verstimmung der Kinder hinweisen (vgl. Metaanalyse von Koetting O'Byrne 2003). Insbesondere bei schwer betroffenen Kindern und Jugendlichen, die sich in tertiären Behandlungszentren vorstellen, können regelmäßig mit standardisierten psychologischen Testverfahren depressive und ängstliche Symptome eruiert werden (Zernikow et al. 2012a). Es mehren sich die Hinweise, dass internalisierende Störungen nicht nur mit funktionellen Schmerzen assoziiert sind (Balottin et al. 2013), sondern auch als Risikofaktoren verstanden werden können (Larsson u. Sund 2007, Mulvaney et al. 2006, Stanford et al. 2008).

In einer Studie zu Kopfschmerzen fanden Kröner-Herwig und Gaßmann (2012) weiterhin enge Beziehungen zwischen dem Auftreten von Migräne, aber auch Spannungskopfschmerzen und den Traitvariablen somatosensorische Amplifikation und Angstsensitivität, die beide einhergehen mit einer ängstlichen Fokussierung auf somatische Empfindungen, sowie eine »innere Verstärkung« dieser Empfindungen gekoppelt mit negativen Emotionen. Befunde verschiedener Studien haben gezeigt, dass die oben genannten psychologischen

Charakteristika wie Internalisierung und ängstliche somatische Fokussierung nicht nur bei Kopfschmerzen, sondern auch bei Bauchschmerzen auftreten, und dass Kinder häufig von multiplen funktionellen Schmerzen berichten. Die immer wieder vermutete Annahme eines gemeinsamen Hintergrunds verschiedener Schmerzsymptome wurde von Kato et al. (2009) spezifiziert. Sie schlagen ein 2-Pfad-Modell für die Entwicklung funktionaler Schmerzen vor, ungeachtet ihrer konkreten Lokalisierung. Der eine Pfad sei durch sensorische Dysfunktionen wie Hypersensibilität der zentralen Reizverarbeitung geprägt, der andere von einer habituellen dysfunktionalen affektiven Verarbeitung. Diese Prozesse sind den Autoren zufolge auch mit dem Auftreten psychischer Störungen assoziiert Somit wird ein gemeinsamer psychophysiologischer Hintergrund für die Entwicklung von Schmerzstörungen und psychischen Dysfunktionen angenommen.

Dysfunktionale Problembewältigungsstrategien stellten sich ebenso als Prognosefaktoren für Kopfschmerz und multiple Schmerzbeschwerden heraus (Gaßmann et al. 2009). Auch Schulprobleme (z. B. Konflikte mit Lehrern, Mobbing durch Mitschüler, negatives Schulklima) zeigen korrelative Zusammenhänge zu funktionellen Schmerzen (Gordon et al. 2004, Kröner-Herwig et al. 2008). Diese Befunde unterstützen die Ansicht, dass Stress und seine Verarbeitung bei der Entwicklung und Aufrechterhaltung von Schmerzbeschwerden eine bedeutsame Rolle spielt.

> ❯ Eine generelle Überzeugung von Betroffenen und auch Experten ist, dass Stress eine wesentliche Rolle sowohl bei Kopf- als auch bei Bauchschmerz spielt. Nach Pothmann et al. (1994) sind »Belastungen in der Schule« und »Ärger« (neben Erkältung) die hauptsächlichen Auslösefaktoren von Schmerzepisoden.

Auf die **Bedeutung sozialer Einflüsse**, insbesondere der Familie, wurde schon eingangs hingewiesen. Es gibt eine Reihe von Befunden, die zeigen, dass die Eltern von Kindern mit funktionellen Schmerzen auch selbst unter Beschwerden, insbesondere chronischen Schmerzbeschwerden, leiden. Kopfschmerz der Eltern war der statistisch stärkste Prädiktor für den rekurrierenden Kopfschmerz bei ihren Kindern in einer Untersuchung an 9- bis 15-jährigen deut-

schen Kindern und Jugendlichen (Kröner-Herwig u. Gaßmann 2012). Dieser Befund lässt sich sowohl auf genetische Einflüsse zurückführen, die wohl bei der Migräne besonders stark sind, als auch auf soziale Lernprozesse. Mikail u. von Baeyer (1990) fanden, dass Kinder aus »Schmerzfamilien« eine hohe somatische Fokussierung aufweisen und dass sie im Ausmaß der Beschäftigung mit Gesundheit und Krankheitsproblemen eine große Übereinstimmung mit dem chronisch schmerzkranken Familienmitglied zeigen.

Es gibt eine Vielzahl von Hinweisen, dass die Familieninteraktion, z. B. resultierend aus einem negativen Familienklima und einem ungünstigen Konfliktverhalten, sowie dysfunktionales Erziehungsverhalten der Eltern (Inkonsistenz, restriktives Verhalten, Tadel) eine bedeutsame Rolle spielen (Palermo et al. 2014). Operante Prozesse sind nach Fordyce (1976) bedeutsame aufrechterhaltende (nicht ätiologisch relevante) Faktoren für Schmerzverhalten.

Somit sind »Stressbelastung« aus verschiedenen Quellen (z. B. Schule, Familie), eigene kognitiv-emotionale dysfunktionalen Verarbeitung wie Internalisierung und Hypersensibilität, Katastrophisierung und operantes, ggf. auch respondentes Lernen sowie Modelllernen als die wesentlichen psychologischen Einflussfaktoren beim kindlichen Schmerz anzunehmen.

33.9 Schmerzdiagnostik bei Kindern und Jugendlichen

Auch beim pädiatrischen Schmerz ist in der Diagnostik das **Mehrebenenmodell der multidimensionalen Diagnostik** sinnvoll. Je nach Alter der betroffenen Kinder kann die Quelle der Information das Kind selbst und/oder die Eltern sein, wobei eine Reihe von Untersuchungen zeigen, dass Eltern die Schmerzen ihrer Kinder in Häufigkeit und Intensität eher unterschätzen (Kröner-Herwig et al. 2009). Aus den vorangegangenen Erörterungen ist evident, dass neben psychologischen Aspekten auch soziale Variablen (z. B. Familiendynamik, Schulanpassung etc.) zu erfassen sind, die zum Verständnis der Schmerzen bzw. der Disstressreaktionen erheblich beitragen. Die »Initiative on Methods, Measurement and Pain Assessment in Clinical Trials« hat Empfehlungen zur Schmerzdiagnostik bei Kindern und Jugendlichen veröffentlicht (PedIMMPACT; vgl. McGrath et al. 2008), die nicht nur für die Forschung, sondern auch für die Praxis der Schmerzdiagnostik und -therapie von Bedeutung sind.

Die Diagnostik des subjektiven Schmerzerlebens steht zunächst im Mittelpunkt des Interesses (Wager et al. 2015b), nachdem die medizinische Diagnostik zum Ausschluss primär krankheitsbedingter Ursachen der Schmerzen abgeschlossen ist.

> Bei der Erfassung des Schmerzerlebens sind die Dimensionen Intensität, Häufigkeit, Dauer und Qualität von Bedeutung.

Zur **Erhebung der Schmerzstärke** sind kindgerechte visuelle Analogskalen oder numerische Ratingskalen, wie sie ähnlich für Erwachsene vorliegen, relativ reliabel einsetzbar (▶ Kap. 12). Zudem wurden auch für Kinder Bilderskalen entwickelt, z. B. die Faces Pain Scale – Revised (▶ Anhang A7 im Serviceteil und unter http://extras.springer.com/), die Gesichtsschemata verwendet und übliche Testgüteanforderungen erfüllt. Es bleibt festzuhalten, dass in der Regel bei Kindern ab 6 Jahren eine numerische Ratingskala, die als »Schmerzthermometer« eingeführt werden kann, einsetzbar ist.

Die **Qualität des Schmerzes**, d. h. die affektiven und sensorischen Aspekte des Schmerzes, wird beim Erwachsenen üblicherweise durch Adjektivlisten erfasst (Geissner 1996). Diese lassen sich bei Kindern ab ca. 10 Jahren einsetzen. Bei jüngeren Kindern werden häufig nonverbale qualitative Methoden zur Schmerzqualitätserfassung eingesetzt. So werden Kinder aufgefordert, ihren Schmerz zu malen oder die Farbe ihres Schmerzes auszuwählen. Diese Verfahren entziehen sich jedoch weitgehend einer objektiven standardisierten Auswertung.

Zur **Erfassung des Schmerzverhaltens** bei Kindern, die aufgrund ihrer Entwicklung noch nicht imstande sind, die Instruktionen und zugrunde liegenden Prinzipien der Instrumente zur Selbstbeschreibung des Schmerzes zu verstehen und umzusetzen, d. h. in erster Linie bei Kindern im Alter bis zu 3 Jahren, steht im Wesentlichen die Fremdbeobachtung des Verhaltens als Methode im Vordergrund (Wager et al. 2015b).

In diesem Zusammenhang sind vor allen Dingen **Messinstrumente zum Akutschmerz** entstanden. Im deutschen Sprachraum wurde ein Beobachtungsinventar von Büttner et al. (1998), die sog. Kindliche Unbehagens- und Schmerzskala (KUSS) entwickelt, die einfach handhabbar und für einen breiten Altersbereich einsetzbar ist. Dabei werden etwa Gesichtsausdruck, Körperbewegungen, motorische Unruhe und Weinen/Schreien als Verhaltenseinheiten beobachtet und kodiert. Speziell für Neugeborene und Säuglinge wurden Schmerzverhaltensbeobachtungssysteme entwickelt, die sich auf das »facial action coding system« zur Analyse von mimischem Ausdrucksverhalten beziehen (Wager et al. 2015b) oder mit stimmspektrografischen Analysemethoden schmerzinduziertes Schreien von anderen Schreiformen unterscheiden wollen (Wolff 1987).

> Physiologische und Verhaltensparameter der Schmerzempfindung sind vor allem in der nichtverbalen Phase der kindlichen Entwicklung von Bedeutung.

Sie können besonders bei schmerzinduzierenden medizinischen Interventionen eingesetzt werden, um spezielle Maßnahmen zur Schmerzminderung zu untersuchen. Zu den häufiger genutzten Parametern gehören Herzfrequenz, elektrische Hautleitfähigkeit, Kortisolausschüttung und Sauerstoffdruck. Grundsätzlich problematisch an den physiologischen Parametern bleibt, dass sie eine eher **unspezifische Aktivierung** anzeigen und keineswegs nur als Folge der Intensität des Schmerzes gelten können (Wager et al. 2015b).

Möglichkeiten der Erfassung des Schmerzverhaltens bei Kleinkindern (bis ca. 3 Jahre)
— Systematische Verhaltensbeobachtung (z. B. Weinen, mimischer Ausdruck, Körperbewegungen etc.)
— Physiologische Aktivierungsparameter (z. B. Herzfrequenz, Hautleitfähigkeit)

Möglichkeiten der Schmerzerfassung bei Kindern (ab 3–4 Jahren)

— Skalierung des Schmerzes anhand von Bilderskalen durch die Kinder
— Systematische Befragung der Bezugspersonen und Kinder
— Tagebuchdokumentation durch die Kinder (ab ca. 9 Jahren) mittels numerischer Ratingskala (0–10)

Für den deutschen Sprachraum liegt bisher nur ein Instrument vor, das für eine systematische Schmerzanamnese insbesondere bei rekurrierenden und persistierenden Schmerzen geeignet ist. Der **Deutsche Schmerzfragebogen für Kinder und Jugendliche und deren Eltern** (DSF-KJ; Schroeder et al. 2010) erfasst die wesentlichen Aspekte der Schmerzgeschichte und -symptomatik durch Befragung der Betroffenen und der Eltern.

❯ Von besonderer Bedeutung in der Schmerzdiagnostik, aber auch in therapeutischer und evaluativer Hinsicht ist das Schmerztagebuch.

In Deutschland sind **Tagebücher** für den Einsatz bei Kopfschmerzen bei Kindern entwickelt worden (▶ Anhang A8 im Serviceteil und unter http://extras. springer.com/), die sich in Forschung und Praxis bewährt haben. Diese Tagebücher lassen sich auch auf andere Schmerzsyndrome adaptieren.

Das Tagebuch hat den Vorteil, dass es die Schmerzstärke und -dauer relativ ereignisnah (mindestens eine Protokollierung pro Tag) erfassen kann und so sowohl der »Status quo« vor der Therapie als auch die Auswirkungen von Interventionen bestimmt werden. Die Schmerzstärke kann mittels Bildskalen (▶ Anhang A7 im Serviceteil und unter http://extras.springer.com/) oder numerischen Ratingskalen (0–10) erfasst werden. Ebenso können Aspekte der Beeinträchtigung des Kindes durch den Schmerz (Unterbrechung von Aktivitäten, Schulfehlzeiten, Medikamentenverabreichung) im Tagebuch erhoben werden.

Wenn die Tagebücher kindgerecht gestaltet sind (einfache, kurze Fragen, grafisch ansprechend, prägnant) werden sie von den Kindern in der Regel gern und mit Sorgfalt ausgefüllt, insbesondere wenn spezielle Anreize gesetzt werden (Klebepunkte für sorgfältiges Ausfüllen, »Eintausch« der Klebepunkte in tangible Verstärker wie Sticker o. Ä.). **Anreizbedingungen** dieser Art fördern besonders bei jüngeren Kindern die Mitarbeit. Der Einsatz von elektronischen Tagebüchern kann sich insbesondere bei Jugendlichen lohnen, da die Dokumentationen zuverlässiger sind (Stinson et al. 2013).

Die **Tagebuchführung** kann direkt therapeutisch relevante Effekte haben. Das Kind wird durch diese Aufgabe zum Experten für seinen Schmerz gemacht. Es wird aktiv in den Therapieprozess einbezogen und übernimmt Verantwortung. Schmerzminderung kann als Konsequenz des eigenen Handelns wahrgenommen werden, wobei die Tagebuchführung direkte Verstärkerfunktion haben kann. Eine reaktive Wirkung der Tagebuchführung ist in eigenen Untersuchungen bei ca. 30 % der Kinder zu beobachten gewesen.

Auch Fragebögen zur Erfassung schmerzrelevanter Variablen stehen zur Verfügung. Zur Erhebung der Aktivitäteninterferenz bei Kopfschmerzen ist der PedMIDAS geeignet (Hershey et al. 2001; deutsche Übersetzung ▶ Anhang A9 im Serviceteil und unter http://extras.springer.com/). Die **allgemeine Beeinträchtigung** des Kindes durch den Schmerz sollte unter allen Umständen erfasst werden, da diese nur moderat durch die Schmerzparameter Häufigkeit und Intensität vorhergesagt werden kann. Hier kann die deutsche Version des Pediatric Pain Disability Index (Hübner et al. 2009) empfohlen werden. Weitere Instrumente, die Aufschluss über den Umgang und die Bewertung der Schmerzerfahrung durch die Kinder geben, sind die Fragebögen zu Katastrophisierung (PCS-C; Kröner-Herwig u. Maas 2013) sowie zu Schmerzbewältigung (Hechler et al. 2008). Die PedIMMPAC-Autoren empfehlen zur Bestimmung der Lebensqualität den PedQL von Varni et al. (1999). Routinemäßig sollte die Erhebung der Depressivität erfolgen (z. B. über das Depressionsinventar für Kinder und Jugendliche, DIKJ; Stiensmeier-Pelster et al. 2014).

Bei psychologischen Auffälligkeiten im Verhalten des Kindes während der Schmerzdiagnostik ist zur Abklärung von manifesten psychischen Störungen der Kinder-DIPS, d. h. das diagnostische Interview bei Kindern und Jugendlichen mit psychischen Störungen, empfehlenswert (Schneider et al. 2009).

33.10 Therapeutische Interventionen bei akuten Schmerzzuständen

Unzweifelhaft ist die Entwicklung effektiver Strategien zur Schmerzprävention oder -minderung bzw. zur Reduktion negativer Effekte von Schmerz eine **multidisziplinäre Aufgabe**, die in enger Kooperation und gemeinsamer Abstimmung der Betroffenen erfolgen sollte. Die hiervon primär angesprochenen Berufsgruppen sind Ärzte, Pflegepersonal und schließlich auch Psychologen, wobei der Einbezug der Eltern vorausgesetzt wird.

Es ist unstrittig, dass von der Seite der Medizin eine angemessene Analgesie zu gewährleisten ist. Dazu ist zunächst vonnöten, dass eine **adäquate analgetische Versorgung** von Kindern und Jugendlichen als bedeutsames und erreichbares Ziel in den medizinischen Aufgabenkodex aufgenommen werden muss. Weiter ist vorauszusetzen, dass eine **standardisierte und reliable Schmerzerfassung** regelmäßiger Bestandteil der Praxis werden muss. Dabei reicht das Spektrum der möglichen Maßnahmen vom analgetischen Pflaster (sog. EMLA-Pflaster), das etwa 1 h vor einer Injektion auf die Hautstelle aufgebracht wird, über den sorgfältig bedachten und dosierten Einsatz von Analgetika gemäß dem 3-Stufen-Schema der WHO bei pädiatrischen Tumorpatienten (WHO 2012) bis hin zur postoperativen On-Demand-Opioidanalgesie. Auch nichtmedikamentöse Schmerzbehandlungsstrategien wie TENS (transkutane elektrische Nervenstimulation) oder Akupunktur können bei Kindern mit speziellen Schmerzsymptomen eingesetzt werden (Hechler et al. 2015, Hübner-Möhler et al. 2015).

Notwendigkeiten der medizinischen Akuttherapie bei Schmerzen

- Anerkennung des Ziels Schmerzarmut
- Adäquate Schmerzdiagnostik

Möglichkeiten der medizinischen Akuttherapie bei Schmerzen

- EMLA-Pflaster (Schmerzprophylaxe)
- Anwendung des 3-Stufen-Schemas der WHO (Tumor)
- Basis und On-Demand-Analgesie (postoperativ)
- Medikamentöse Attackentherapie (z. B. Migräne)
- Nichtmedikamentöse Verfahren (TENS, Akupunktur)

Generell muss aufgrund heutiger Erkenntnisse eine verbesserte Praxis bei der **Analgesie und Anästhesie** eingefordert werden. Mittlerweile kann in diesem Bereich auf sachkompetente Empfehlungen und Hinweise zurückgegriffen werden (Zernikow 2015), die eine angemessene analgetisch wirksame Behandlung der Kinder und Jugendlichen gewährleisten sollte.

Die Schmerzbehandlung kann dabei nicht auf Strategien verzichten, die über psychosoziale Prozesse wirksam werden. Es folgt eine Auswahl (Kuttner 1989):

- Angemessene Vorbereitung der Kinder und ihrer Angehörigen auf Eingriffe
- Gestaltung einer beruhigenden Atmosphäre
- Positiver, das Selbstgefühl des Kindes unterstützender Kontakt
- Miteinbeziehung der Patienten in die Maßnahmen zur Stärkung des Kontrollgefühls der Kinder
- Hypnotherapeutische Verfahren

Beim eingriffsbedingten, operativen Schmerz können die **Phasen vor, während und nach der Intervention** unterschieden werden. Die jeweils geeigneten Interventionen zur Belastungs- und Schmerzminderung werden im Folgenden diskutiert.

In der **Vorphase von Eingriffen**, insbesondere bei Operationen oder anderen ernsthaften Interventionen, hat sich die Vorbereitung des kindlichen Patienten und der Angehörigen als bedeutsame Einflussgröße herausgestellt. Die vermittelte Information sollte sowohl die Art des Eingriffs als auch das Ziel fokussieren.

> **Ross u. Ross (1988) betonen die Bedeutsamkeit der Ehrlichkeit der Informationen und ihrer Konkretheit. Aussagen wie: »Das tut überhaupt nicht weh« oder »Du wirst nichts spüren«, sind somit obsolet.**

33

Die Autoren verweisen aber auch darauf, dass das **Ausmaß an Information**, das für ein bestimmtes Kind angemessen ist, individuell unterschiedlich ist und aus der Reaktion des Kindes »herausgelesen« werden muss. Die Informationsvermittlung kann verbal sein, sollte aber auch, wenn eben möglich, über direktes Erleben das Kind auf die Prozedur vorbereiten (z. B. den Untersuchungsraum genau ansehen lassen, den Zahnarztstuhl ausprobieren lassen, Demonstration des Eingriffs an einer Puppe etc.; Mühlig u. Petermann 1994, Zernikow 2015).

Teil der Vorbereitung sollte auch eine vorwegnehmende Hilfestellung für die **Bewältigung der akuten Schmerzsituation** sein. Dazu gehört das Erfragen von Ängsten (die unter Umständen auf Missverständnissen der Kinder beruhen) sowie das Hinweisen auf Bewältigungsmöglichkeiten oder die Vorbereitung durch einen Modellfilm, in dem ein anderes Kind die gleiche Situation adäquat bewältigt. Diese Vorbereitung sollte immer gemeinsam mit allen beteiligten Personen im räumlichen Setting des späteren Eingriffs stattfinden.

Ziele der Vorbereitung sind somit:

- Maximal mögliche Reduktion der Erwartungsangst
- Schaffung von Vertrauen in die Behandlung
- Minderung der Unvorhersagbarkeit und Bedrohlichkeit des bevorstehenden Eingriffs
- Stärkung der Bewältigungskompetenz

> **Mühlig und Petermann (1994)** weisen darauf hin, dass es bei der Vorbereitung keine generell wirksamen Standardrezepte gibt, sondern das Alter des Kindes, seine Persönlichkeitsmerkmale, insbesondere die allgemeine Ängstlichkeit, Schmerzvorerfahrungen und der Einfluss der Eltern eine Rolle spielen, sodass die Intervention immer individuenzentriert abgestimmt werden muss.

Auch die **Art des Eingriffs** und der **Zeitpunkt der Vorbereitung** (längere Zeit oder kurz vor dem Eingriff) sind zu berücksichtigen. So sollte bei Operationen längere Zeit (etwa 1 Woche) vorher eine erste Vorbereitung stattfinden, in der die Ziele der Operation (z. B. »dass du wieder ohne Schmerzen spielen kannst«) und die Ablaufstrukturen demonstriert (unter Umständen nachspielbar zu Hause mit Puppen) sowie die Vertrautheit mit Klinik und Personal hergestellt werden können.

Dagegen sollte insbesondere bei einem voraussichtlich einmaligen Eingriff mit nur kurzzeitigen Folgen die Information kurz vorher erfolgen und auf die sensorische Vorbereitung und effektive Formen der Bewältigung fokussiert sein. In jedem Fall sollte das **Risiko einer Angst- und Empfindungssteigerung** durch die Information berücksichtigt werden.

Kognitiv-behaviorale Interventionen während der Schmerzinduktion sind immer dann wichtig, wenn keine bewusstseinsausschaltende Narkose erfolgt. Diese Interventionen sind natürlich auch vorzubereiten (z. B. durch Ansicht eines Modellfilms), ggf. sollten sie vorher eingeübt werden. Man kann verschiedene Interventionskomponenten unterscheiden, wobei meist mehrere berücksichtigt werden.

Interventionen zur Schmerzminderung im Umgang mit schmerzhaften Eingriffen
Zu Schmerzerkennung und möglichen Interventionen vgl. Duke University Medical Center Durham, USA (online unter: http://www.duke-childrens.org/patient_and_visitor/preparing_your_child#pain)

- **Säuglinge:**
  - Lageänderung, Windeln wechseln
  - Wiegen, streicheln
  - Schnuller geben
  - Sanfte Musik, Wiegenlieder, sanfte Stimme
  - Licht dämmen, Vermeidung lauter Hintergrundgeräusche
  - Visuelle Ablenkung (z. B. Mobile in Bewegung setzen)
  - Zugang zu Eltern ermöglichen
- **Kleinkinder:**
  - Mit Kind vor und nach Eingriff spielen
  - Gegenstand, der Sicherheit vermittelt (z. B. Kuschelkissen)
  - Beruhigende Stimme
  - Seifenblasen
  - Halten oder Drücken der Hand
  - Kuckuck-Spiel
  - Ablenkung (z. B. Zugang zu Eltern ermöglichen, Pop-up-Bücher, Gameboy, singen)

- Zauberstab
- Musik (Entspannung herbeiführen, z. B. Wiegenlied/Kinderlied singen)
- Vorbereitung durch Informationen
- **Schulkinder:**
  - Vorbereitung durch prozedurale, sensorische und Copinginformationen
  - Entspannung durch Atemtechniken
  - Geführte Imaginationen
  - Musik nach Wunsch (mit Kopfhörer)
  - Halten oder Drücken der Hand
  - Ablenkung (Unterhaltung, attraktive Bücher ansehen, elektronische Spiele)
  - Eventuell Zauberstab
  - Visuelle Fokussierungstechniken (Blickkontakt mit Vertrauensperson, Fixierung eines Punkts im Raum)

Diese Strategien sind zum Teil schon in den **Verhaltensrepertoires** von Kindern enthalten, wie dies Ross u. Ross (1988) anhand von Beispielen sehr anschaulich beschreiben, und können dann im Einzelfall gezielt gefördert werden.

Externe Aufmerksamkeitsablenkung kann besonders gut durch emotional positiv besetzte, individuell interessierende Reizbedingungen erfolgen. Die konkrete Intervention reicht vom Einsatz spannender Geschichten über Wortspiele, audiovisuelle Medien (Comics) bis zur Konzentration auf vorhandene Umweltreize (Zählen von Medizinflaschen im Regal). Selbstverständlich sollen mit diesen Ablenkungsstrategien Kinder, insbesondere ältere Kinder, nicht »übertölpelt« werden, sondern sie sollten sich bewusst darauf einlassen können. Aufmerksamkeitslenkungsstrategien sind nahezu ad hoc einsetzbar, relativ einfach, individuell gut anzupassen und effektiv. Insgesamt kommt ihnen eine hohe Priorität innerhalb des Instrumentariums zur Schmerz-Disstress-Minimierung sowohl vor als auch während einer schmerzhaften Intervention zu.

Innere Aufmerksamkeitslenkung ist eng verbunden mit imaginativen Prozessen. Dabei können Kinder angeregt werden, die Geschichte einer Comicfigur weiterzuentwickeln oder eine Geschichte um das Schmerzereignis zu »bauen«, in der sie selbst eine Hauptrolle als »tapferer Held« spielen.

Diese imaginativen Prozesse können in selbsthypnotische Prozesse übergehen. Dabei wird mit den Kindern z. B. zuvor die Funktion eines »Zauberhandschuhs« oder eines »Schmerzschalters« besprochen, der vor Schmerz schützt. Mithilfe der Eltern oder eines Therapeuten ziehen sich die Kinder vor dem Eingriff den »Zauberhandschuh« über, der sie schmerzunempfindlich macht, oder legen den »Schmerzschalter« im Gehirn um, der den Schmerz »ausschaltet«.

Entspannungstechniken, insbesondere Atemtechniken, können nicht nur eine emotionale Aufschaukelung während des Interventionsprozesses verhindern, sondern sind gleichzeitig auch als Ablenkung zu verstehen. Das langsame Ausblasen des Atems ist verbunden mit Entspannung, gleichzeitig kann es dazu dienen, einen imaginären »Luftballon« aufzublasen, der in den schönsten Farben strahlt und auf und davon fliegt. Bei jüngeren Kindern kann man mit Seifenblasen den Schmerz »wegfliegen« lassen.

> ❯ Aber nicht nur Interventionen zur Ausblendung des Schmerzereignisses sind sinnvoll (vgl. Uman et al. 2013), sondern auch Verfahren, in denen die Prozedur fokussiert, aber dem Kind mehr Kontrolle übertragen wird.

Zum Beispiel kann die Alkoholreinigung der Haut vor einer Injektion vom Kind selbst durchgeführt werden, und es sollte selbst bestimmen, zu welchem Zeitpunkt die Prozedur beginnt. Dabei sollte gleichzeitig die **Überzeugung der Bewältigungsfähigkeit** gefördert werden (»Ich trau' dir zu, dass du es schaffst, nicht zu weinen, selbst wenn es ein bisschen wehtut«). Das Abmachen von klaren Signalen zwischen Arzt/Pflegepersonal und Patient darüber, wann ein Eingriff begonnen oder unterbrochen werden sollte, kann ebenso geeignet sein, dem Kind ein Kontrollgefühl zu vermitteln (Ross u. Ross 1988). **Objektive Kontrolle** und die Überzeugung der eigenen Bewältigungsfähigkeit sind geeignet, die Bedrohlichkeit des Schmerzereignisses zu mindern und das Schmerzverhalten abzubauen. Selbstverständlich ist die Verstärkung von Bewältigungsverhalten nach Abschluss der Intervention von allergrößter Bedeutung, insbesondere wenn es sich um wiederholte Eingriffe handelt.

Eine Reihe von kontrollierten Studien, insbesondere aus den USA und Kanada, zeigen, dass die Implementierung von Hilfen dieser Art in die Praxis zum besseren Umgang mit Schmerz sowohl bei den involvierten Kindern als auch den Eltern zu einer erheblichen Disstressverminderung beiträgt. Jay et al. (1986) berichten in ihrer Überblicksarbeit über die erfolgreiche Anwendung eines **kognitiv-behavioralen Interventionsprogramms** mit einem Modellfilm, atmungsinduzierter Entspannung, Anleitung zu emotional positiven Imaginationen, Aufmerksamkeitsablenkungsstrategien, der gezielten Verstärkung von Bewältigungsverhalten sowie Verhaltensübungen bei Kindern im Alter von 3–13 Jahren, die sich im Zusammenhang mit ihrer Krebserkrankung häufiger Knochenmarkentnahmen und Lumbalpunktionen unterziehen mussten. Der Einbezug von Eltern in dieses Programm fördert noch seine Wirksamkeit.

Eine kontrollierte Studie an 83 Kindern zwischen 3,5 und 12 Jahren untersuchte die Frage, ob oral verabreichtes Valium die Wirkung des kognitiv-behavioralen Programms noch verbessert (Jay et al. 1991). Die zusätzliche Gabe von Valium förderte das Erlernen der Selbstkontrollstrategien nicht, sondern behinderte es sogar. Die Autoren selbst weisen allerdings auf die unvollkommene Wirkung der psychologischen Strategien zur Schmerzminderung hin und plädieren für den Einsatz der in Europa bereits üblichen **Kurzanästhesie** zur Verhinderung von Schmerzen bei medizinischen Eingriffen. Nur wenn deren Anwendung aus spezifischen Gründen nicht möglich ist, sollten demnach kognitiv-behaviorale Programme zum Einsatz kommen.

Jay et al. (1986) berichten ausführlich über weitere Studien bei krebskranken Kindern, die zeigen konnten, dass **hypnotische Techniken** zur Ablenkung und Imaginationsbildung besonders effektiv sind.

Ausschöpfung aller direkten und indirekten Methoden zur Minderung akuter Schmerzen durch den Arzt
- Medikamentöse Verfahren (z. B. 3-Stufen-Schema der WHO, patientenkontrollierte Analgesie)

- Nichtmedikamentöse Verfahren (z. B. TENS, Akupunktur)
- Angemessene Information, Aufklärung und Beratung von Kindern und Eltern
- Systematische Nutzung von psychosozialen Interventionen (z. B. Ablenkung)

Unterstützung durch den Psychologen
- Optimierung schmerzmindernder Interventionen (z. B. hypnotische Verfahren)
- Systematisierter Einsatz von Modellen zur Schmerzbewältigung
- Anleitung der Eltern zur Unterstützung der Schmerzbewältigung

---

Positive Ergebnisse werden auch über den **Einsatz kognitiv-behavioraler Strategien** beim Wechseln der Verbände brandverletzter Kinder, bei der Blutentnahme, Routineimpfungen und Zahnbehandlungen berichtet. Auch hier fand in der Regel eine deutliche Reduzierung des Disstress statt.

33.11 Behandlung von wiederkehrenden Schmerzen und Dauerschmerzen

Genauso wie für die epidemiologischen Studien muss für die Interventionsstudien zwischen Behandlungen von Kindern mit niedriger und hoher schmerzbedingter Beeinträchtigung bzw. leichter oder schwerer Schmerzkrankheit unterschieden werden (Wager et al. 2013).

Bislang gibt es nur wenige wissenschaftliche Fakten zur weiteren Entwicklung chronischer Schmerzen, wenn die Kinder und Jugendlichen in der Kinder- und Jugendarztpraxis betreut werden. Lediglich eine niederländische Studie hat den Verlauf **funktioneller Bauchschmerzen** in diesem Setting analysiert (Lisman-van Leeuwen et al. 2013, Spee et al. 2013). Von den Kindern, die sich aufgrund von Bauchschmerzen bei einem Allgemeinmediziner vorstellen, klagen 12 Monate später immer noch 40 % über chronische funktionelle Bauchschmerzen, die mit Beeinträchtigungen im Alltag einhergehen; Mädchen und ältere Kinder haben ein erhöhtes Risiko für anhaltende Schmerzen (Lisman-van Leeuwen et al. 2013). Nur einige Kinder scheinen von der **Standardbehandlung in der primären Versorgung** zu profitieren. Bei anderen sind **zusätzliche Behandlungsmodule** notwendig, beispielsweise eine umfangreiche Edukation, Physiotherapie oder eine Psychotherapie. Wieder andere sind vielleicht sogar auf eine **spezialisierte multidisziplinäre Behandlung** angewiesen.

Bei leichteren Schmerzerkrankungen ist die Entwicklung psychologischer Interventionsmethoden vor allem im Bereich **chronischer Kopfschmerzen** vorangetrieben worden. Hier nehmen Studien zur Wirksamkeit von **Entspannungsverfahren** sowie Biofeedback einen großen Raum ein. Dabei wird Entspannung in der Regel entweder über eine auf Kinder adaptierte Form der progressiven Muskelrelaxation (PMR; Kröner-Herwig et al. 1998) oder über Biofeedback induziert. **Biofeedback** bezieht sich dabei meist auf die Stirnmuskelspannung oder die Rückmeldung der Handtemperatur, wobei es mit autogenen Selbstinstruktionen (»Ich bin ganz ruhig …«) ergänzt wird. Die letztere Variante wird insbesondere bei der Migräne eingesetzt. Biofeedback ist gerade für Kinder hoch motivierend. Das Training wird an Computern durchgeführt, wo verschiedenste (auch witzige) Feedbackprozeduren (»der Elefant, der den Stabhochsprung schafft«) durch das Kind individuell ausgewählt werden können. Relaxation und auch Biofeedback werden immer durch häusliches Üben begleitet.

> ❯ Zusammenfassend lässt sich feststellen, dass Relaxationstrainings und Biofeedback bei Kindern mit Kopfschmerz im Alter ab etwa 9 Jahren zumeist erfolgreich sind, indem sie die Kopfschmerzhäufigkeit bedeutsam reduzieren (Trautmann et al. 2006).

Für Kinder mit **stark beeinträchtigenden chronischen Schmerzen** sind **multidisziplinäre, multimodale Therapieprogramme** zum Goldstandard der Behandlung geworden (Eccleston et al. 2014). Sie werden als stationäre (Hechler et al. 2014a), tagesklinische (Eccleston et al. 2003, Logan et al. 2012) oder weniger intensive ambulante Programme (Hechler et al. 2011) angeboten. Diese Pro-

gramme bestehen aus einer strukturierten Kombination unterschiedlicher Therapiemodule und beziehen unterschiedliche Berufsgruppen ein (Eccleston et al. 2003, Hechler et al. 2014a, Maynard et al. 2009). Die verschiedenen Programme unterscheiden sich hinsichtlich der Auswahl und der Kombination der Therapiemodule sowie in Bezug auf den Therapiefokus. Beispielsweise beinhalten Therapieprogramme für Kinder mit ausschließlich muskuloskelettalen Schmerzen mehr Physiotherapie (Eccleston et al. 2003) im Vergleich zu Therapieangeboten für Kinder mit Bauch- und Kopfschmerzen (Hechler et al. 2014a). Die Kombination der unterschiedlichen Therapiemodule sollte immer auf die **individuellen Bedürfnisse** des Patienten abgestimmt werden.

Ein intensives, interdisziplinäres stationäres Therapieprogramm ist vor allem für die Kinder wichtig, die stark beeinträchtigende chronische Schmerzen haben und bei denen ambulante Therapien nicht ausreichend wirksam waren (Zernikow et al. 2012a). Bei diesen intensiven Schmerzprogrammen werden alle Berufsgruppen in die tägliche Therapie einbezogen. Das Behandlungsteam begleitet den Patienten über einen längeren Zeitraum und in unterschiedlichen Situationen. Für stark beeinträchtigte Patienten ist dieser Ansatz nicht nur wirksam in Bezug auf primäre Schmerzparameter wie schmerzbezogene Funktionseinschränkung und Schmerzintensität, sondern führt auch zur Reduktion der emotionalen Beeinträchtigung (Hechler 2015). Für weniger beeinträchtigte Schmerzpatienten ist eine ambulante Behandlung ausreichend und wirksam (Hechler et al. 2011, 2014b).

Ein heute weit genutzter Therapieansatz im Bereich **chronischer Kopfschmerzen**, der auch auf andere funktionelle rekurrierende Schmerzen übertragen werden kann, ist das von McGrath et al. (1990) konzipierte und von Denecke u. Kröner-Herwig (2000) auf deutsche Verhältnisse adaptierte **kognitiv-behaviorale Therapieprogramm »Stopp den Kopfschmerz«**. Die deutsche Version wurde für Kinder im Alter von 9–14 Jahren mit rekurrierendem Kopfschmerz entwickelt. Dieses 8 Zielbereiche umfassende Programm ist am multimodalen Schmerzbewältigungstraining für erwachsene Schmerzpatienten orientiert und beinhaltet Folgendes:

- Selbstbeobachtungsanleitung
- Entspannungsübungen
- Psychoedukation zu Kopfschmerz und Stress
- Prüfung unrealistischer und dysfunktionaler Einstellungen und Gedanken zu Schmerz und Stress
- Anleitungen zur kognitiven Umstrukturierung und zu imaginativen Bewältigungsprozessen
- Aufmerksamkeitslenkungsstrategien
- Unterstützung der Selbstbehauptung
- Hilfen zum Problemlösen und zur Stressbewältigung

Denecke u. Kröner-Herwig (2000) haben dieses Programm als therapeutengestützte Gruppentherapie (8 Sitzungen, 5–6 Kinder pro Gruppe) bzw. als »Selbstlernprogramm« für Kinder von ca. 10–14 Jahren konzipiert. Das Programm zum eigenständigen Lernen besteht aus schriftlichen, mit Cartoons und Grafiken angereicherten Materialien, die durch CDs ergänzt werden. Selbstbeobachtungsbögen und Hausaufgabeninstruktionen vervollständigen die Therapiematerialien. In der Selbstlernversion kontaktiert der Therapeut das Kind 1-mal pro Woche per Telefon und gibt ggf. Beratung und Anregung.

> ◗◗ In der von Kröner-Herwig u. Denecke (2002) durchgeführten Untersuchung an ca. 80 Kindern war die Selbsthilfeversion nahezu so wirksam wie die therapeutengeleitete Version. Die Gruppenversion wurde auch in einer naturalistischen Studie überprüft, an der mehr als 20 Therapeuten teilnahmen, die über 200 Kinder mit Kopfschmerzen in ihren Praxen oder Kliniken therapierten. Dieser »Praxistest« fiel nach Beurteilung der Therapeuten, Eltern und Kinder sehr positiv aus. Die Evaluation erbrachte eine bedeutsame Reduktion der Kopfschmerzhäufigkeit und eine Abnahme katastrophisierender Gedanken sowie eine Zunahme der Selbstwirksamkeit der behandelten Kinder (Kröner-Herwig u. Denecke 2007). Die Eltern fühlten sich entlastet, da die Kinder sehr viel autonomer mit dem Problem Kopfschmerz umgingen als vor dem Training.

In neuerer Zeit wurde für Jugendliche bis 18 Jahren ein **internetbasiertes Selbstmanagementprogramm** entwickelt und evaluiert, welches eine komprimierte Version (6 Lektionen) des ursprünglichen »Stopp-den-Kopfschmerz«-Programms darstellt. Der Zugang zum Selbstmanagementprogramm ist gegen Kostenerstattung über die Website des Therapie- und Beratungszentrums der Universität Göttingen unter: https://www.psych.uni-goettingen.de/de/clinical/sdk möglich. Eine erste Evaluation des Trainings erbrachte positive Effekte, wenn auch nicht ganz in der Größenordnung der Effekte des Gruppentrainings (Trautmann u. Kröner-Herwig 2010). Ob kognitiv-behaviorale Programme ein breiteres Wirkungsspektrum etwa im Vergleich zum Biofeedback oder Relaxation hat, müsste noch untersucht werden. Die ebenfalls über Internet angebotene angewandte Relaxation war in etwa genauso wirksam wie das kognitiv-behaviorale Programm. Als Problem erwies sich insgesamt die hohe Drop-out-Quote in der Studie.

Bisher wurden international 4 Studien zur internetbasierten Therapie bei kindlichen Schmerzen veröffentlicht, die alle eine zufriedenstellende Wirkung der Therapie aufzeigten. Zusammenfassend ist zu sagen, dass in der Regel eine Verringerung der Kopfschmerzaktivität um 60–90 % (◗ Tab. 33.1) infolge der Therapien zu beobachten ist. In fast allen Studien wurden Kopfschmerztagebücher in der Evaluation eingesetzt, sodass eine Überschätzung des Behandlungserfolgs, wie sie sich bei globaleren Erfassungsmethoden zeigt, ausgeschlossen werden kann. Die Wirksamkeit der Trainings zeigt sich im Wesentlichen in der Reduktion der Anzahl der Kopfschmerzanfälle bzw. dem Anstieg der kopfschmerzfreien Tage. Die Dauer und die Intensität der verbleibenden Anfälle werden ebenfalls positiv beeinflusst. Hinweise auf eine differenzielle Effektivität der Therapien oder ein unterschiedliches Ansprechen verschiedener Schmerzformen ergaben sich bislang nicht.

> ◗◗ Besonders beachtenswert ist, dass die Anzahl der Trainingssitzungen von kaum mehr als 6 im Vergleich zu dem bei Erwachsenen üblichen Trainingsumfang bei gleichzeitig höheren Erfolgsquoten sehr klein ist (Sarafino u. Goehring 2000).

durch das Therapieprogramm generell positiv beeinflusst.

> ❯❯ Auch bei juveniler Arthritis, Hämophilie, Sichelzellenanämie und Tumorschmerz sollten psychosoziale Interventionen zur Verbesserung der Schmerzbewältigung und Lebensqualität der Kinder und Jugendlichen eingesetzt werden.

Bislang sind keine Studien zur psychologischen Behandlung **rekurrierender Rückenschmerzen** bei Kindern und Jugendlichen erschienen, obwohl neuere Studien doch von einer relativ hohen Prävalenz berichten. Eine Vermutung, dass sich die von Rückenschmerz betroffenen Kinder und Jugendlichen unter Umständen weniger beeinträchtigt fühlen, konnte durch eine eigene Studie an 9- bis 18-Jährigen nicht bestätigt werden (subjektive Einschätzung der durchschnittlichen Beeinträchtigung durch Rückenschmerzen über 6 Monate auf einer Skala von 0–10). Die durchschnittlichen Werte für Kopfschmerz, RAP und Rückenschmerzen unterschieden sich nur wenig (n je Gruppe = 1.56–2.18). Sie lagen insgesamt im niedrigen Bereich (2,04–3,83), wobei hier der RAP die höchste Ausprägung hatte, vermutlich weil hier menstruelle Schmerzen erheblich zum Mittelwert beitrugen. Allerdings ist anzumerken, dass eine differenzierte Erfassung und Analyse zur weiteren Prüfung der oben genannten Annahme nötig ist. Somit ist bis heute nicht geklärt, welche Bedingungen dazu führen, dass Jugendliche mit Rückenschmerzen offenbar kaum psychologische Therapien »suchen« oder Behandler bzw. Forscher diese anbieten.

33.12 Ausblick

International hat die **pädiatrische Schmerzforschung** in den letzten Jahren einen deutlichen Aufschwung genommen, während in der Bundesrepublik Deutschland Forschungsaktivitäten auf diesem Gebiet und die Implementierung von neuem Behandlungswissen in die Praxis bislang eher zurückhaltend gehandhabt werden. Ohne dass an dieser Stelle für alle Sektoren der pädiatrischen Schmerzforschung wichtige zukunftsweisende Forschungsfragen und -perspektiven formuliert

werden können, soll doch auf einige bedeutsame Fragestellungsbereiche hingewiesen werden.

Die **Weiterentwicklung quantitativer behavioraler und physiologischer Schmerzerfassungsmethoden**, ggf. unter Berücksichtigung von Variablenmustern, ist dringend notwendig, um die Wirkung von schmerzdämpfenden Interventionen bei Säuglingen besser erfassen und optimieren zu können. Auch sollte die Schmerzdiagnostik bezüglich älterer Kinder und Jugendlicher verbessert werden. Dazu brauchen wir Verfahren, die für den deutschen Sprachraum entwickelt und validiert werden. Auch der Entwicklungsverlauf der Schmerzreaktivität und die darauf Einfluss nehmenden Faktoren könnten dann besser erforscht werden.

Zernikow und Herrmann (2015) führen in einem aktuellen Review 5 dringend zu bearbeitende **Forschungsfragen** im Bereich chronischer Schmerzen bei Kindern auf:

- Kommt es tatsächlich zu einem Prävalenzanstieg chronischer behandlungsbedürftiger Schmerzen bei Kindern und Jugendlichen in Deutschland, und was sind die Gründe hierfür?
- Welche Angebote und Strukturen in der Primär- und Sekundärversorgung ermöglichen eine effiziente Prävention und Behandlung chronischer Schmerzen im Kindes- und Jugendalter?
- Welchen Stellenwert hat die pharmakologische Behandlung von chronischen Schmerzen im Kindes- und Jugendalter, und welche Risiken sind zu bedenken?
- Welche biopsychosozialen Faktoren und Mechanismen sind besonders relevant für die Entwicklung und Aufrechterhaltung chronischer Schmerzen im Kindes- und Jugendalter?
- Welche Rolle spielen die kindliche Entwicklung und geschlechtsspezifische Unterschiede in der Entstehung chronischer Schmerzen bei Kindern und Jugendlichen, und wie könnte und sollte dies bei Interventionen Berücksichtigung finden?

> ❯❯ **Besonders interessant** – sowohl im Zusammenhang des Umgangs mit akutem als auch mit chronischem Schmerz – ist der Einfluss der Familie.

Obgleich für den chronischen Schmerz die **Bedeutsamkeit familiärer Strukturmerkmale** erkannt worden ist, wissen wir über die Mediatoren zwischen der Schmerzbelastung der Eltern und dem erhöhten Risiko für die Kinder bisher zu wenig, um gezielte Präventionsmaßnahmen planen zu können. Generell wird hier die Frage nach den Prädiktoren einer funktionellen Schmerzbeschwerde im Jugend- oder Erwachsenenalter angesprochen. Was sind die Risiko- und was Protektionsfaktoren, die das Auftreten von Kopf-, Bauch- und chronischen Rückenschmerzen bestimmen? Dies sollte in longitudinalen Studien untersucht werden, die das Kindes- und Jugendalter hinlänglich abbilden. Erst wenn wir hier genauere Kenntnisse besitzen, können präventive Maßnahmen entwickelt werden.

❯ Chronische Schmerzprobleme verursachen in allen industrialisierten Ländern ein hohes Ausmaß an individuellem Leid und immense Sozialkosten, sodass eine Schwerpunktsetzung auf sekundäre Prävention in unserem Gesundheitssystem dringend nötig wäre.

Die Evaluationsforschung zu **kognitiv-behavioralen Interventionen** bei schmerzhaften medizinischen Eingriffen hat prinzipiell bereits die Effektivität bestimmter Behandlungsstrategien nachgewiesen. Es wäre aber dringlich zu untersuchen, wie solche Strategien optimal in Klinikabläufe oder die Praxisroutine integriert werden könnten. Insgesamt sollten Experten in diesem Feld schon zum jetzigen Zeitpunkt mehr Augenmerk darauf richten, dass bereits gesicherte Erkenntnisse nutzbringend in die Behandlungspraxis übernommen werden. Dazu bedarf es einer wirksamen Aufklärungsarbeit in der Fach- und Laienöffentlichkeit. Der Impetus für die Implementierung schmerzmindernder kognitiv-behavioraler Verfahren (z. B. einfacher Ablenkungsprozeduren) bei Routineimpfungen oder Verfahren zur Vorbereitung auf eine Operation und ihre Folgen sollte in Gang gesetzt werden.

❯ Eine Befragung von Eltern zeigte, dass sich die überwiegende Mehrzahl wünscht, ihren Kindern in diesen Situationen besser beistehen zu können, und sich zu diesem Zweck mehr Informationen und Anleitung vonseiten des Klinikpersonals erhofft (Watt-Watson et al. 1990).

Auch im Bereich **funktioneller Schmerzbeschwerden**, etwa Kopf- und Bauchschmerz, kann jetzt schon die Anwendung psychologischer Verfahren zur Behandlung für die Praxis ohne weitere Forschung empfohlen werden. Forschung bedarf es aber noch bei der Prozessaufklärung der Wirkmechanismen und der Entwicklung effizienter, d. h. ökonomischer und wirksamer, Therapieansätze. Weiter ist hier die Nachhaltigkeit des Behandlungserfolgs (z. B. durch 5- bis 10-Jahres-Follow-ups) zu prüfen.

Schmerz bei Kindern bleibt somit noch auf lange Sicht eine Herausforderung für Forscher und Praktiker.

33.13 Fazit

Neuere Befunde lassen keinen Zweifel daran, dass bereits Säuglinge ein ausgeprägtes Schmerzempfinden besitzen. Weiter zeichnet sich ab, dass früh erlebter Schmerz, etwa durch medizinische Eingriffe, der nicht analgetisch behandelt wird, eine **langfristige Sensibilisierung für noxische Reize** zur Folge haben könnte. Befunde aus verschiedenen Ländern weisen weiter darauf hin, dass die medikamentöse Analgesie bei akuten Schmerzen, z. B. nach einer Operation, gerade bei Kindern und Jugendlichen mangelhaft ist und hier dringend Abhilfe geschaffen werden muss.

Die **Schmerzdiagnostik** bei Kindern und Jugendlichen hat in den letzten Jahren erhebliche Fortschritte gemacht und reicht von Methoden der Verhaltensbeobachtung anhand von Kategorisierungssystemen bei Säuglingen bis zur Tagebuchdokumentation von Schmerzerleben und Schmerzverhalten, das von Kindern ab ca. 8 Jahren durchgeführt werden kann. Ihre Optimierung und wissenschaftliche Überprüfung muss weiter systematisch angegangen werden.

❯ Als ein wesentlicher Fortschritt in der Schmerzdiagnostik wäre die systematische Implementierung dieser Verfahren in die Behandlungspraxis zu werten.

Forschungsergebnisse belegen, dass **psychologische Maßnahmen** auch bei akuten Schmerzen infolge von Traumata oder medizinischen Eingriffen indiziert sein können. Dazu gehören Interventionen wie Ablenkungsmethoden, Entspannungs- und Atemtechniken, aber auch die Übertragung von Kontrolle über medizinisch notwendige Prozeduren auf das Kind. Eltern sollten in diese Interventionen einbezogen werden.

Die häufigsten rekurrierenden **funktionellen Schmerzsyndrome** bei Kindern sind Kopf- und Bauchschmerzen. Hier haben sich neben Entspannungstraining und Biofeedbackverfahren multimodale kognitiv-behaviorale Programme als sehr wirksam erwiesen und sollten in die schmerztherapeutische Praxis integriert werden. Besonders die internetbasierten Verfahren sollten verbessert werden, sodass ihre Attraktivität steigt, und dann ihre Potenziale weiter untersucht werden, da sie den Vorteil haben, weit mehr Betroffene erreichen zu können, als dies die konventionellen Face-to-Face-Interventionen können. Es ist zu prüfen, ob mittels dieser Selbstmanagementverfahren Jugendliche besser erreicht werden können.

Auch bei **krankheitsbedingten Schmerzen**, z. B. bei Arthritis, sollten psychologische Verfahren der Schmerzminderung und -bewältigung eingesetzt werden.

Die Schmerztherapie bei Kindern und Jugendlichen ist ein lange vernachlässigtes Thema in Medizin und Psychologie gewesen, sodass ein erheblicher Rückstand in Forschung und Praxis aufzuholen ist.

Literatur

Balottin U, Poli PF, Termine C, Molteni S, Galli F (2013) Psychopathological symptoms in child and adolescent migraine and tension-type headache: a meta-analysis. Cephalalgia 33: 112–122

Berrang J, Vosschulte P, Zernikow B (2015) Schmerzreduktion bei Blutabnahmen und Injektionen. In: Zernikow B (Hrsg) Schmerztherapie bei Kindern, Jugendlichen und jungen Erwachsenen, 5. Aufl. Springer, Berlin Heidelberg, S 227–238

Beyer JE, DeGood DE, Ashley LC, Russell G (1983) Patterns of postoperative analgesic use with adults and children following cardiac surgery. Pain 17: 71–89

Bille B (1982) Migraine in childhood. Panminerva Medica 71: 57–62

Borchers AT, Gershwin ME (2014) Complex regional pain syndrome: A comprehensive and critical review. Autoimmun Rev 13: 242–265

Breuker D, Petermann F (1994) Angst und Schmerz in der pädiatrischen Zahnheilkunde: Verhaltensmedizinische Behandlungsansätze. In: Petermann F, Wiedebusch S, Kroll T (Hrsg) Schmerz im Kindesalter. Hogrefe, Göttingen, S 345–368

Büttner W, Finke W, Hillecke M, Reckerts S, Vsianka L, Brambrink A (1998) Entwicklung eines Fremdbeobachtungsbogens zur Beurteilung des postoperativen Schmerzes bei Säuglingen. Anasthesiol Intensivmed Notfallmed Schmerzther 33: 353–361

Chitkara DK, Rawat DJ, Talley NJ (2005) The epidemiology of childhood recurrent abdominal pain in western countries: A systematic review. Am J Gastroenterol 100: 1868–1875

Craig KD, Gruneau RV (1991) Developmental issues: infants and toddlers. In: Bush JP, Harkins SW (eds) Children in Pain. Springer, Berlin Heidelberg, pp 171–194

Denecke H, Kröner-Herwig B (2000) Kopfschmerztherapie mit Kindern und Jugendlichen: Ein Trainingsprogramm. Hogrefe, Göttingen

Eccleston C (2013) A normal psychology of everyday pain. Int J Clin Pract 67: 47–50

Eccleston C, Malleson P, Clinch J, Connell H, Sourbut C (2003) Chronic pain in adolescents: Evaluation of a programme of interdisciplinary cognitive behaviour therapy. Arch Dis Child 88: 881–885

Eccleston C, Palermo TM, Williams A, Lewandowski Holley A, Morley S, Fisher E, Law E (2014) Psychological therapies for the management of chronic and recurrent pain in children and adolescents. Cochrane Database Syst Rev 5: CD003968

Evans S, Keenan TR (2007) Parents with chronic pain: Are children equally affected by fathers as mothers in pain? A pilot study. J Child Health Care 11: 143–157

Finke W (2015) Postoperative Schmerztherapie. In: Zernikow B (Hrsg) Schmerztherapie bei Kindern, Jugendlichen und jungen Erwachsenen, 5. Aufl. Springer, Berlin Heidelberg, S 390–413

Fordyce WE (1976) Behavioral Methods for Chronic Pain and Illness. Mosby, St Louis

Fowler-Kerry S, Lander JR (1987) Management of injection pain in children. Pain 30: 169–175

Frosch M, Zernikow B (2015) Muskuloskelettale Schmerzen. In: Zernikow B (Hrsg) Schmerztherapie bei Kindern, Jugendlichen und jungen Erwachsenen, 5. Aufl. Springer, Berlin Heidelberg, S 341–354

Gaffney AA, Dunne EA (1986) Developmental aspects of children's definition of pain. Pain 26: 105–117

Gaffney AA, Dunne EA (1987) Children's understanding of the causality of pain. Pain 29: 91–104

Gaßmann J, Vath N, van Gessel H, Kröner-Herwig B (2009) Risikofaktoren für Kopfschmerzen bei Kindern. Dtsch Arztebl Int 31: 506–516

Gedaly-Duff (1991) Developmental issues: Preschool and school-age children. In: Bush JP, Harkins SW (eds) Children in Pain. Springer, Berlin Heidelberg New York Tokio, pp 195–230

33

Geissner E (1996) Die Schmerzempfindungs-Skala (SES). Hogrefe, Göttingen

Ghandour RM, Overpeck MD, Huang ZJ et al (2004) Headache, stomachache, backache, and morning fatigue among adolescent girls in the United States: Associations with behavioral, sociodemographic, and environmental factors. Arch Pediatr Adolesc Med 158: 797–803

Gonzales JC, Routh DK, Saab PG, Armstrong FD (1989) Effects of parent presence on children's reactions to injections: Behavioral, physiological, and subjective aspects. J Pediatr Psychol 14: 449–462

Gordon KE, Dooley JM, Wood EP (2004) Self-reported headache frequency and features associated with frequent headaches in Canadian young adolescents. Headache 44: 555–561

Groß M, Warschburger P (2013) Evaluation of a cognitive-behavioral pain management program for children with chronic abdominal pain: a randomized controlled study. Int J Behav Med 20: 434–443

Hechler DPT, Kosfelder J, Denecke H, Dobe M, Hübner B, Martin A, Zernikow B (2008) Schmerzbezogene Coping-strategien von Kindern und Jugendlichen mit chronischen Schmerzen. Schmerz 22: 442–457

Hechler T, Martin A, Blankenburg M, Schroeder S, Kosfelder J, Hölscher L, Denecke H, Zernikow B (2011) Specialized multimodal outpatient treatment for children with chronic pain: Treatment pathways and long-term outcome. Eur J Pain 15: 976–984

Hechler T, Ruhe AK, Schmidt P, Hirsch J, Wager J, Dobe M, Krummenauer F, Zernikow B (2014a) Inpatient-based intensive interdisciplinary pain treatment for highly impaired children with severe chronic pain: Randomized controlled trial of efficacy and economic effects. Pain 155: 118–128

Hechler T, Wager J, Zernikow B (2014b) Chronic pain treatment in children and adolescents: Less is good, more is sometimes better. BMC Pediatrics 14: 262

Hechler T, Dobe M, Rohr U (2015a) Psychologische Interventionen bei chronischen Schmerzen. In: Zernikow B (Hrsg) Schmerztherapie bei Kindern, Jugendlichen und jungen Erwachsenen, 5. Aufl. Springer, Berlin Heidelberg, S 210–219

Hechler T, Kanstrup M, Lewandowski Holley A, Simons L, Wicksell RK, Hirschfeld G et al (2015b) Systematic review on intensive interdisciplinary pain treatment for children with chronic pain. Pediatrics 136: 115–127

Hershey AD, Powers SW, Vockell AL, LeCates S, Kabbouche MA, Maynard MK (2001) PedMIDAS development of a questionnaire to assess disability of migraines in children. Neurology 57: 2034–2039

Hestbaek L, Leboeuf-Yde C, Kyvik KO (2006) Is comorbidity in adolescence a predictor for adult low back pain? A prospective study of a young population. BMC Musculoskelet Disord 16: 29

Hicks CL, von Baeyer CL, Spafford PA, van Korlaar I, Goodenough B (2001) The Faces Pain Scale – Revised: Toward a common metric in pediatric pain measurement. Pain 93: 173–183

Hübner B, Hechler T, Dobe M, Damschen U, Kosfelder J, Denecke H et al (2009) Pain-related disability in adolescents suffering from chronic pain: Preliminary examination of the pediatric pain disability index (P-PDI). Schmerz 23: 20–32

Hübner-Möhler B, Behlert J, Herzog S, Messerer B, Münstermann USchmidt P (2015) Schmerzmanagement in der pädiatrischen Pflege. In: Zernikow B (Hrsg) Schmerztherapie bei Kindern, Jugendlichen und jungen Erwachsenen, 5. Aufl. Springer, Berlin Heidelberg, S 223–250

Jay SM, Elliott CH, Varni JW (1986) Acute and chronic pain in adults and children with cancer. J Consult Clin Psychol 54: 601–607

Jay SM, Elliot CH, Woody PD, Siegel S (1991) An investigation of cognitive-behavior therapy combined with oral valium for children undergoing painful medical procedures. Health Psychol 10: 317–322

Kant JM (2015) Angst und Schmerz in der Kinderzahnheilkunde. In: Zernikow B (Hrsg) Schmerztherapie bei Kindern, Jugendlichen und jungen Erwachsenen. Online-Material, 5. Aufl. Springer, Berlin Heidelberg, S 1–9

Kato K, Sullivan PF, Evengård B, Pedersen NL (2009) A population-based twin study of functional somatic syndromes. Psychol Med 39: 497–505

King S, Chambers CT, Huguet A, MacNevin RC, McGrath PJ, Parker L, MacDonald AJ (2011) The epidemiology of chronic pain in children and adolescents revisited: a systematic review. Pain 152: 2729–2738

Koch SC, Fitzgerald M (2014) The selectivity of rostroventral medulla descending control of spinal sensory inputs shifts postnatally from A-fibre to C-fibre evoked activity. J Physiol 592: 1535–1344

Koetting O'Byrne K (2003) Psychosocial factors in pediatric tension and migraine. Headache: A meta-analysis. Dissertation Abstracts International: Section B: The Sciences and Engineering 64: 3536

Kröner-Herwig B, Denecke H (2002) Cognitive-behavioral therapy of pediatric headache: Are there differences in efficacy between therapist-administered group training and a self-help format? J Psychosom Res 53: 1107–1114

Kröner-Herwig B, Denecke H (2007) Die Behandlung von Kopfschmerzen bei Kindern und Jugendlichen: Eine Praxisstudie. Verhaltenstherapie & Verhaltensmedizin 28: 373–385

Kröner-Herwig B, Gaßmann J (2012) Headache disorders in children and adolescents: Their association with psychological, behavioral, and socio-environmental factors. Headache 52: 1387–1401

Kröner-Herwig B, Maas J (2013) The German Pain Catastrophing Scale for Children (PCS-C) – psychometric analysis and evaluation of the construct. Die deutsche Fassung der Schmerzkatastrophisierungsskala (SKS-D) – psychometrische Analyse und Evaluation des Konstrukts. Psychosoc Med 10: Doc07. doi: 10.3205/psm000097

Kröner-Herwig B, Mohn U, Pothmann R (1998) Comparison of biofeedback and relaxation in the treatment of pediatric headache and the influence of parent involvement on outcome. Appl Psychophysiol Biofeedback 23: 143–157

Kröner-Herwig B, Heinrich M, Morris L (2007) Headache in German children and adolescents: A population-based epidemiological study. Cephalalgia 27: 519–527

Kröner-Herwig B, Morris L, Heinrich M, Gaßmann J, Vath N (2009) Agreement of parents and children on characteristics of paediatric headache, other pains, somatic symptoms and depression in an epidemiological study. Clin J Pain 25: 58–64

Kröner-Herwig B, Heinrich M, Vath N (2010) The assessment of disability in children and adolescents with headache: Adopting PedMIDAS in an epidemiological study. Eur J Pain 14: 951–958

Kröner-Herwig B, Gassmann J, van Gessel H, Vath N (2011) Multiple pains in children and adolescents: a risk factor analysis in a longitudinal study. J Pediatr Psychol 36: 420–432

Kusch M, Bode U (1994) Vorbereitung auf schmerzhafte Prozeduren: Psychologische Grundlagen. In: Petermann F, Wiedebusch S, Kroll T (Hrsg) Schmerz im Kindesalter. Hogrefe, Göttingen, S 223–248

Kuttner L (1989) Management of young children's acute pain and anxiety during invasive medical procedures. Pediatrician 16: 39–44

Larsson B, Sund AM (2007) Emotional/behavioural, social correlates and one-year predictors of frequent pains among early adolescents: Influences of pain characteristics. Eur J Pain 11: 57–65

Lisman-van Leeuwen Y, Spee LAA, Benninga MA, Bierma-Zeinstra SMA, Berger MY (2013) Prognosis of abdominal pain in children in primary care: A prospective cohort study. Ann Fam Med 11: 238–244

Logan DE, Carpino EA, Chiang G, Condon M, Firn E, Gaughan VJ, Hogan M, Leslie DS, Olson K, Sager S (2012) A day-hospital approach to treatment of pediatric complex regional pain syndrome: Initial functional outcomes. Clin J Pain 28: 766–774

Maron M, Bush JP (1991) Injury and treatment pain. In: Bush JP, Harkins SW (eds) Children in Pain. Springer, Berlin Heidelberg New York Tokio, pp 275–296

Maynard CS, Amari A, Wieczorek B, Christensen JR, Slifer KJ (2009) Interdisciplinary behavioral rehabilitation of pediatric pain-associated disability: Retrospective review of an inpatient treatment protocol. J Pediatr Psychol 35: 128–137

McGrath PJ, Cunning SJ, Lascelles MA, Humphreys P (1990) Help yourself. A treatment for migraine headaches. University of Ottawa Press, Ottawa

McGrath PJ, Walco GA, Turk DC, Dworkin RH, Brown MT, Davidson K et al (2008) Core outcome domains and measures for pediatric acute and chronic/recurrent pain clinical trials: PedIMMPACT recommendations. J Pain 9: 771–783

Melamed BG, Bush JP (1985) Family factors in children with acute illness. In: Turk DC, Kerns RD (eds) Health, illness,
families: A lifespan perspective. Wiley, New York, pp 183–219

Mikail SF, von Baeyer CL (1990) Pain, somatic focus and emotional adjustment in children of chronic headache sufferers and controls. Soc Sci Med 31: 51–59

Mühlig S, Petermann F (1994) Verhaltensmedizinische Intervention zur Angst- und Schmerzreduktion bei invasiven Prozeduren. In: Petermann F, Wiedebusch S, Kroll T (Hrsg) Schmerz im Kindesalter. Hogrefe, Göttingen, S 249–280

Mulvaney S, Lambert EW, Garber J, Walker LS (2006) Trajectories of symptoms and impairment for pediatric patients with functional abdominal pain: A 5-year longitudinal study. J Am Acad Child Adolesc Psychiatry 45: 737–744

Palermo TM, Eccleston C, Lewandowski AS, Williams AC, Morley S (2010) Randomized controlled trials of psychological therapies for management of chronic pain in children and adolescents: an updated meta-analytic review. Pain 148: 387–397

Palermo TM, Valrie CR, Karlson CW (2014) Family and parent influences on pediatric chronic pain: a developmental perspective. Am Psychol 69: 142

Pothmann R (1988) Chronische Schmerzen im Kindesalter. Hippokrates, Stuttgart

Pothmann R, von Frankenberg S, Müller B, Sartory G, Hellmeier W (1994) Epidemiology of headache in children and adolescents: evidence of high prevalence of migraine among girls under ten. Int J Behav Med 1: 76–89

Powers SW (1999) Empirically supported treatments in pediatric psychology: Procedure-related pain. J Pediatr Psychol 24: 131–145

Powers SW, Patton SR, Hommel KA, Hershey AD (2003) Quality of life in childhood migraines: Clinical impact and comparison to other chronic illnesses. Pediatrics 112: e1–e5

Rasquin A, Di Lorenzo C, Forbes D, Guiraldes E, Hyams JS, Staiano A, Walker LS (2006) Childhood functional gastrointestinal disorders: child/adolescent. Gastroenterology 130: 1527–1537

Reinhold P, Köster-Oehlmann P (2015) Schmerzhafte interventionelle Eingriffe In: Zernikow B (Hrsg) Schmerztherapie bei Kindern, Jugendlichen und jungen Erwachsenen. Springer, Berlin Heidelberg, S 369–387

Ross DM, Ross S (1984) The importance of type of question, psychological climate and subject set in interviewing children about pain. Pain 19: 71–79

Ross DM, Ross S (1988) Childhood pain. Urban & Schwarzenberg, München

Sanders MR, Shephard RW, Cleghorn G, Woolford H (1994) The treatment of abdominal pain in children: A controlled comparison of cognitive-behavioral family intervention and standard pediatric care. J Consult Clin Psychol 62: 306–314

Sandkühler J, Benrath J (2015) Das nozizeptive System von Früh- und Neugeborenen. In: Zernikow (Hrsg) Schmerztherapie bei Kindern. Springer, Berlin Heidelberg, S 35–48

Sarafino EP, Goehring P (2000) Age comparisons in acquiring biofeedback control and success in reducing headache pain. Ann Behav Med 22: 10–16

33

Scharff L (1997) Recurrent abdominal pain in children: A review of psychological factors and treatment. Clin Psychol Rev 17: 145–166

Schneider S, Unnewehr S, Margraf J (2009) Kinder-DIPS – Diagnostisches Interview bei Kindern und Jugendlichen mit psychischen Störungen, 2. Aufl. Springer, Berlin Heidelberg

Schroeder S, Hechler T, Denecke H, Müller-Busch M, Martin A, Menke A et al (2010) Deutscher Schmerzfragebogen für Kinder, Jugendliche und deren Eltern (DSF-KJ) – Ein multimodaler Fragebogen zur Diagnostik und Therapie chronischer Schmerzen im Kindes- und Jugendalter. Schmerz 24: 23–37

Shapiro BS, Dingers DF, Orne EC, Ohene-Frempong K, Orne M (1990) Recording of crisis in sickle cell disease. In: Tyler DC, Krane EJ (Hrsg) Advances in pain research and therapy: Pediatric pain. Raven Press, New York, pp 313–322

Sheridan RL, Stoddard FJ, Kazis LE, Lee A, Li NC, Kagan RJ, Palmieri TL, Meyer WJ 3rd, Nicolai M, Stubbs TK, Chan G, Hinson MI, Herndon DN, Tompkins RG; Multi-Center Benchmarking Study (2014) Long-term posttraumatic stress symptoms vary inversely with early opiate dosing in children recovering from serious burns: Effects durable at 4 years. J Trauma Acute Care Surg 76: 828–832

Sillanpää M (1976) Prevalence of migraine and other headache in Finnish children starting school. Headache 15: 288–290

Sillanpää M, Anttila P (1996) Increasing prevalence of headache in 7-year-old schoolchildren. Headache 36: 466–470

Spee LAA, Lisman-van Leeuwen Y, Benninga MA, Bierma-Zeinstra SM, Berger MY (2013) Prevalence, characteristics, and management of childhood functional abdominal pain in general practice. Scand J Prim Health Care 31: 197–202

Sprenger L, Gerhards F, Goldbeck L (2011) Effects of psychological treatment on recurrent abdominal pain in children – a meta-analysis. Clin Psychol Rev 31: 1192–1197

Srivastava A, Brewer AK, Mauser-Bunschoten EP, Key NS, Kitchen S, Llinas A et al (2013) Guidelines for the management of hemophilia. Haemophilia 19: e1–e47

Stamer U, Mpasios N, Maier C, Stuber F (2005) Postoperative analgesia in children – current practice in Germany. Eur J Pain 9: 555–560

Stanford EA, Chambers CT, Biesanz JC et al (2008) The frequency, trajectories and predictors of adolescent recurrent pain: A population-based approach. Pain 138: 11–21

Stiensmeier-Pelster J, Braune-Krickau M, Schürmann M, Duda K (2014) DIKJ. Depressionsinventar für Kinder und Jugendliche, 3. Aufl. Hogrefe, Göttingen

Stinson JN, Huguet A, McGrath PJ, Rosenbloom B, Soobiah C, White M, Coburn G (2013) A qualitative review of the psychometric properties and feasibility of electronic headache diaries for children and adults: Where we are and where we need to go. Pain Res Manag 18: 142–152

Trautmann E, Kröner-Herwig B (2010) A randomized controlled trial of internet based selfhelp training for recurrent hedache in childhood and adolescence. Behav Res Ther 28: 28–37

Trautmann E, Lackschewitz H, Kröner-Herwig B (2006) Psychological treatment of recurrent headache in children and adolescents – a meta-analysis. Cephalalgia 26: 1411–1426

Truckenbrodt H, von Altenbockum C (1994) Schmerzen bei juveniler Arthritis: Auswirkungen auf den Bewegungsapparat. In: Petermann F, Wiedebusch S, Kroll T (Hrsg) Schmerz im Kindesalter. Hogrefe, Göttingen, S 301–312

Uman LS, Birnie KA, Noel M, Parker JA, Chambers CT, McGrath PJ et al (2013) Psychological interventions for needle-related procedural pain and distress in children and adolescents. Cochrane Database Syst Rev 10: CD005179

van Gessel H, Gaßmann J, Kröner-Herwig B (2011) Children in pain: recurrent back pain, abdominal pain, and headache in children and adolescents in a four-year-period. J Pediatr 158: 977–983

Varni J (1990) Behavioral management of pain in children. In: Tyler DC, Krane EJ (eds) Advances in pain research and therapy: Pediatric pain. Raven Press, New York, pp 215–224

Varni JW, Gilbert A, Dietrich SL (1981) Behavioral medicine in pain and analgesia management for the hemophilic child with factor VIII inhibitor. Pain 11: 121–126

Varni JW, Seid M, Rode CA (1999) The PEDQL: Measurement model for the pediatric quality of life inventory. Med Care 37: 126–139

Vuorimaa H, Tamm K, Honkanen V, Konttinen YT, Komulainen E, Santavirta N (2008) Empirical classification of children with JIA: A multidimensional approach to pain and well-being. Clin Exp Rheumatol 26: 954–961

Wager J, Hechler T, Darlington AS, Hirschfeld G, Vocks S, Zernikow B (2013) Classifying the severity of paediatric chronic pain – an application of the chronic pain grading. Eur J Pain 17: 1393–1402

Wager J, Brehmer H, Hirschfeld G, Zernikow B (2015a) Psychological distress and stressful life events in pediatric complex regional pain syndrome. Pain Res Manag 20: 189–194

Wager J, Hechler T, Hünseler C, Zernikow B (2015b) Messen und Erfassen von Schmerz. In: Zernikow B (Hrsg) Schmerztherapie bei Kindern, Jugendlichen und jungen Erwachsenen, 5. Aufl. Springer, Berlin Heidelberg, S 77–97

Walco GA, Varni JW (1991) Chronic and recurrent pain: hemophilia, juvenile rheumatoid arthritis, sickle cell disease. In: Bush JP, Harkins SW (eds) Children in Pain. Springer, Berlin Heidelberg New York Tokio, pp 297–335

Wall P, Melzack R (1984) The textbook of pain. Churchill-Livingstone, London

Watt-Watson JH, Evernden CE, Lawson C (1990) Parent's perception of their child's acute pain experience. J Pediatr Nurs 5: 344–349

WHO – World Health Organization (2012) WHO Guidelines on the pharmacological treatment of persistent pain in children with medical illnesses. WHO, Geneva

Wolff PH (1987) The development of behavioral states and the expression of emotions in early infancy. University Press, Chicago

Wollgarten-Hadamek I, Hohmeister J, Demirakcja S, Zohsel K, Flor H, Hermann C (2009) Do burn injuries during infancy affect pain and sensory sensitivity in later childhood? Pain 141: 165–172

Zeltzer LK, Dash J, Holland J (1979) Hypnotically induced pain control in sickle cell anemia. Pediatrics 64: 533–536

Zernikow B (Hrsg) (2015) Schmerztherapie bei Kindern, Jugendlichen und jungen Erwachsenen, 5. Aufl. Springer, Berlin Heidelberg

Zernikow B, Hasan C (2015) Schmerztherapie bei lebensbedrohlichen und lebenslimittierenden Erkrankungen jenseits der Neugeborenenphase. In: Zernikow B (Hrsg) Schmerztherapie bei Kindern, Jugendlichen und jungen Erwachsenen, 5. Aufl. Springer, Berlin Heidelberg, S 439–479

Zernikow B, Hechler T (2015) Psychologische Interventionen bei akuten Schmerzen. In: Zernikow B (Hrsg) Schmerztherapie bei Kindern, Jugendlichen und jungen Erwachsenen, 5. Aufl. Springer, Berlin Heidelberg, S 181–200

Zernikow B, Hermann C (2015) Chronische primäre Schmerzen bei Kindern und Jugendlichen. Schmerz 29: 516–521

Zernikow B, Wager J, Hechler T, Hasan C, Rohr U, Dobe M et al (2012a) Characteristics of highly impaired children with severe chronic pain: a 5-year retrospective study on 2249 pediatric pain patients. BMC Pediatrics 16: 54–65

Zernikow B, Dobe M, Hirschfeld G, Blankenburg M, Reuther M, Maier C (2012b) Please don't hurt me! A plea against invasive procedures in children and adolescents with complex regional pain syndrome (CRPS). Schmerz 26: 389–395

Zernikow B, Hasan C, Baumann-Köhler M Blankenburg M (2013) Praktische Schmerztherapie. In: Zernikow B (Hrsg) Palliativversorgung von Kindern Jugendlichen und jungen Erwachsenen, 2. Aufl. Springer, Berlin Heidelberg, S 107–144

Zernikow B, Wager J, Brehmer H, Hirschfeld G, Maier C (2015) Invasive treatments for complex regional pain syndrome in children and adolescents: a scoping review. Anesthesiology 122: 699–707

33

Schmerz und Alter

H. D. Basler

34.1   Ausmaß des Problems   – 674

34.2   Schmerzerleben im Alter   – 676

34.3   Schmerzdiagnostik im Alter   – 678

34.4   Therapie   – 681

34.5   Pflege   – 684

34.6   Fazit   – 685

Literatur   – 686

B. Kröner-Herwig et al. (Hrsg.), *Schmerzpsychotherapie*,
DOI 10.1007/978-3-662-50512-0_34, © Springer-Verlag Berlin Heidelberg 2017

Lernziele

Aufgrund der demografischen Alterung der Bevölkerung werden chronische Schmerzkrankheiten – vor allem diejenigen, die auf degenerative Prozesse zurückzuführen sind – in Zukunft häufiger auftreten. Zurzeit wird sowohl die Schmerzdiagnostik als auch die Schmerztherapie im hohen Lebensalter als unbefriedigend angesehen. Komorbiditäten sowie kognitive und sensorische Beeinträchtigungen müssen berücksichtigt werden. Für die Schmerzdiagnostik sollten speziell für diese Zielgruppe entwickelte Messinstrumente eingesetzt werden. Wie auch bei jüngeren Menschen sollte die Therapie interdisziplinär erfolgen und pharmakologische, physiotherapeutische und psychologische Interventionen umfassen, die vom Hausarzt koordiniert werden müssen. Allerdings sind altersspezifische Besonderheiten der therapeutischen Verfahren zu beachten.

wird von den »jungen Alten« (60+), den Alten (75+), den Hochbetagten (90+) und den Langlebigen (100+) gesprochen. Geriater kritisieren jedoch häufig die Klassifikation nach dem Lebensalter und schlagen stattdessen eine Orientierung an physischen und psychischen Funktionen vor. Geriatrische Patienten besitzen demnach ein erhöhtes Risiko
- der kognitiven und sensorischen Beeinträchtigung,
- der Komorbidität,
- der Multimedikation und multipler therapeutischer Interventionen sowie
- des Verlustes an Aktivität und Partizipation.

Die Schmerzdiagnostik und Schmerztherapie im höheren Lebensalter muss diese Risiken berücksichtigen.

34.1   Ausmaß des Problems

34.1.1 Demografie

Die demografische Entwicklung der Bevölkerung in den entwickelten Ländern legt es nahe, sich den **spezifischen Gesundheitsproblemen älterer Menschen** verstärkt zuzuwenden. Sowohl der Anteil der alten Menschen an der Bevölkerung als auch die durchschnittliche **Lebenserwartung** werden nach derzeitigen Prognosen weiterhin zunehmen. Nach der Sterbetafel 2009/2011 beläuft sich die Lebenserwartung von 65-jährigen Männern auf weitere 17,5 Jahre, die der 65-jährigen Frauen auf weitere 20,7 Lebensjahre. Der Anteil derjenigen, die 65 Jahre und älter sind, wird von heute etwa 20 % bis zum Jahre 2030 bereits auf 28 % der Population ansteigen.

> Beachtenswert ist die Diskrepanz der Lebenserwartung zwischen Männern und Frauen. Die typische geriatrische Schmerzpatientin ist die Frau mit bereits verstorbenem Partner.

Menschen höheren Lebensalters können weder hinsichtlich ihres psychischen noch ihres körperlichen Befindens als eine homogene Gruppe angesehen werden. Häufig wird z. B. eine weitere **Unterteilung hinsichtlich des Lebensalters** vorgenommen. So

34.1.2 Epidemiologie

Chronischer Schmerz ist in der Gruppe der geriatrischen Patienten häufig anzutreffen. Die Prävalenz chronischen Schmerzes nimmt mit steigendem Lebensalter bis zur 7. Dekade zu und liegt in bevölkerungsbezogenen Studien an älteren Menschen bei 50 % (Hadjistavropoulos et al. 2007, Jones u. Macfarlane 2005), wobei die Angaben je nach Zielgruppe und eingesetzten Erhebungsmethoden schwanken. Nicht alle Schmerzerkrankungen sind allerdings in gleicher Weise von dem altersbedingten Anstieg betroffen. Jones und Macfarlane (2005) sprechen von 4 verschiedenen Verlaufsformen.
- Zur 1. Gruppe gehören Schmerzen im Bereich des unteren Rückens, der Schulter und der Arme, die bis zur 6. Dekade an Häufigkeit zunehmen und anschließend seltener beobachtet werden können. Sie sind wahrscheinlich auf psychophysische Belastungen zurückzuführen und werden mit dem Ausscheiden aus dem Berufsleben geringer.
- Zur 2. Gruppe gehören Schmerzen im Bereich von Hüfte, Knie und Fuß, die mit dem Eintritt in das höhere Lebensalter deutlich zunehmen und wahrscheinlich auf degenerative Veränderungen des Skelettsystems zurückzuführen sind.
- Eine 3. Gruppe wird als altersunabhängig bezeichnet. Sie bezieht sich nach den Aussagen

der Autoren auf Kopfschmerzen, Brustschmerzen und Schmerzen im oberen Rücken. Bischoff und Traue (2004) halten diese Aussage allerdings nur für den episodischen Kopfschmerz vom Spannungstyp für richtig. Migräne hingegen werde im Alter seltener – bei Frauen infolge der Menopause – und chronischer Kopfschmerz vom Spannungstyp werde mit dem Alter häufiger.

- Zur 4. Gruppe nach Jones und Macfarlane (2005) gehören der Bauchschmerz und der Gesichtsschmerz, Erkrankungen, die mit dem Alter insgesamt seltener auftreten.

Kritisch ist zu sehen, dass die meisten epidemiologischen Studien nur Personen mit eigenem Haushalt einbeziehen, Schmerzkranke allerdings ein höheres Risiko der Hospitalisierung haben und daher in solchen Studien unterrepräsentiert sind. Unbestritten ist, dass bei Personen in Alten- und Pflegeheimen die **Prävalenz chronischer Schmerzen** deutlich höher ist als in der Gemeinde. Sie erreicht bis zu 80 % (Royal College of Physicians et al. 2007).

> **Mit der Zunahme alter Menschen in der Bevölkerung wird es auch eine Zunahme chronischer Schmerzkrankheiten geben.**

In nahezu allen Untersuchungen werden **degenerative Gelenkerkrankungen** (einschließlich der Wirbelgelenke) als häufigste Ursache chronischer Schmerzen im Alter genannt. Es folgen:

- Karzinomschmerzen
- Schmerzen bei Osteoporose
- Herpes zoster
- Arteriitis temporalis
- Rheumatische Schmerzen

- Polyneuropathien
- Schmerzen infolge zeitlich zurückliegender Knochenbrüche

34.1.3 Risiken

Wenngleich chronische Schmerzzustände auch im jüngeren Lebensalter das **Risiko psychischer und sozialer Beeinträchtigung** erhöhen, so sind doch ältere Schmerzpatienten in besonderem Maße gefährdet, als Folge eines Schmerzproblems ihre soziale Unabhängigkeit einzubüßen. Insbesondere die häufigen degenerativen Erkrankungen führen zu einer Einschränkung der Mobilität und dadurch zu einer Bedrohung der Selbstständigkeit. Die erhöhte Prävalenz der Schmerzkrankheiten unter Heimbewohnern weist auf das gesteigerte **Risiko der Hospitalisierung** hin, wenn nämlich aufgrund des eingeschränkten sozialen Netzwerkes im Alter die schmerzbedingten Funktionsbeeinträchtigungen nicht mehr kompensiert werden können.

> **Bei alten Menschen gilt es noch stärker als bei jüngeren, die Krankheitsfolgen zu beachten und zu verhindern, dass eine körperliche Schädigung zu einer Einschränkung der Aktivitäten und der Teilhabe am sozialen Leben führt, wie es von der WHO (2001) beschrieben wurde (◘ Tab. 34.1).**

34.1.4 Versorgung

Trotz der Häufigkeit schmerzrelevanter Erkrankungen im Alter wird die schmerztherapeutische

◘ Tab. 34.1 Internationale Klassifikation der Krankheitsfolgen

Schädigung	Aktivitäten	Teilhabe am sozialen Leben	Rahmenbedingungen
Verlust oder nicht normaler Zustand einer körperlichen, geistigen oder seelischen Struktur oder Funktion	Art und Umfang der Funktionsfähigkeit auf individueller Ebene	Art und Umfang der Funktionsfähigkeit auf sozialer Ebene	Soziale oder physikalische Einflussgrößen, innerhalb derer sich jegliche Einschränkung ereignet und die einen positiven oder einen negativen Einfluss auf Art und Ausmaß der Einschränkung haben können

Versorgung als wenig befriedigend geschildert. Verschiedene Autoren berichten im Gegenteil von einer deutlichen **Unterversorgung älterer Schmerzpatienten**, die besonders gravierend bei Patienten mit kognitiven Beeinträchtigungen zu beobachten ist. Die Unterversorgung wird auf verschiedene Ursachen zurückgeführt:

- Fehlinterpretationen der Befunde zum Schmerzempfinden älterer Menschen durch die Behandler
- Unzureichende Schmerzdiagnostik
- Fehleinschätzungen der Therapieerfolge

34.2   Schmerzerleben im Alter

34.2.1 Befunde aus dem Labor

Aufgrund der Erfahrung, dass sich bei vielen Personen die akustische, optische, gustatorische und olfaktorische Wahrnehmung mit steigendem Lebensalter verschlechtert, wurden Untersuchungen zu altersbedingten Veränderungen auch für das Schmerzerleben durchgeführt. Sollte es tatsächlich zu einer **Veränderung der Schmerzwahrnehmung** kommen, könnte dem ja durchaus ein Sinn zugeschrieben werden. Eine verringerte Schmerzwahrnehmung könnte als adaptiv angesehen werden. Ältere Menschen erlebten dann einen nozizeptiven Reiz nicht in gleicher Weise als schmerzhaft wie jüngere Menschen. Ihr Leiden unter dem Schmerz wäre voraussichtlich geringer. Bei gleicher Organpathologie benötigten sie möglicherweise andere oder weniger intensive Therapien.

Studien, in denen untersucht wurde, ob sich die Schmerzempfindung mit steigendem Lebensalter verändert, bedienen sich der **Methoden der Psychophysik** zur Bestimmung

- der Schmerzschwelle,
- des Diskriminationsvermögens für nozizeptive Reize unterschiedlicher Intensität,
- der Schmerztoleranz.

Unter einer Schwelle versteht man die Bezeichnung für die Grenzwerte bei Empfindungen. Ein **Schwellenreiz** ist die geringste wahrnehmbare Reizstärke bzw. die Reizstärke, die eine eben merkliche Reaktion hervorruft. Das **Diskriminationsvermögen**

wird gemessen, indem die Reizintensität so lange gesteigert wird, bis eine von der ersten deutlich unterscheidbare Erhöhung der Reizstärke wahrgenommen wird. Die **Toleranz** stellt die Zeitdauer dar, die eine Person bereit ist, einen Reiz zu ertragen, ehe sie sich ihm entzieht (▶ Kap. 12).

> ❯ Experimentelle Schmerzmessung bezieht sich auf die Bestimmung der Schmerzschwellen, der Diskriminationsfähigkeit für Schmerzreize und der Schmerztoleranz.

Als **nozizeptive Reize** werden im Regelfall entweder Hitze- oder Kältereize, Druck oder elektrische Reize eingesetzt, die in ihrer Intensität gut zu kontrollieren sind. In Bezug auf die Schmerzschwellen zeigen die Studien ein uneinheitliches Bild. In etwa der Hälfte der Publikationen wurde gefunden, dass ältere Menschen höhere Schmerzschwellen als jüngere haben. Das heißt, ältere Menschen benötigten eine größere Reizintensität, ehe sie einen potenziell nozizeptiven Reiz als schmerzhaft bezeichneten. In anderen Studien hingegen wurden keine Alterseffekte festgestellt. Lautenbacher et al. (2005) berichten hingegen, dass bei Druckreizen, die nicht nur auf die Hautoberfläche, sondern auf die Muskulatur ausgeübt wurden, bei älteren Menschen eine niedrigere Schmerzschwelle gefunden wurde als bei jüngeren. Die Autoren schließen daraus, dass die zuvor berichtete gesteigerte Schmerzschwelle im Alter ein Artefakt der eingesetzten Untersuchungsmethode sein könnte.

Übereinstimmend zeigen die vorliegenden Untersuchungen, dass die **Diskriminationsfähigkeit für Schmerzreize** bei älteren Menschen geringer ist als bei jüngeren und dass die **Schmerztoleranz** mit steigendem Lebensalter abnimmt, wobei als nozizeptive Reize in diesen Studien Elektroschocks, Druck auf die Achillessehne und Eiswasser (Cold-Pressor-Test) verwendet wurden.

Es ist allerdings fraglich, ob die **verringerte Diskriminationsfähigkeit im Alter** als Indiz für eine geringere Schmerzempfindsamkeit zu interpretieren ist. Die erzielten Ergebnisse können ebenso auf die verwendeten Messverfahren zurückgeführt werden. Die Versuchspersonen hatten nämlich die Aufgabe, die Intensität eines elektrischen Reizes auf einer Ratingskala mit 6 Abstufungen einzuschätzen. Eine zutreffende Zuordnung der erlebten Schmerzintensität zu der tatsächlichen Reizstärke erforderte von ihnen einen Vergleich der unterschiedlichen Intensität zeitlich aufeinanderfolgender Reize. Diese Aufgabe kann am besten von Personen mit einer hohen »fluiden« Intelligenz (Anpassung an neue Aufgaben, Orientierung in neuen Situationen, schlussfolgerndes Denken) gelöst worden, die im Gegensatz zu der »kristallinen« Intelligenz (Erfahrungswissen, Sprachverständnis) mit dem Lebensalter abnimmt. In Wirklichkeit könnten also in dem Experiment nicht Unterschiede der Schmerzdiskriminierung, sondern Unterschiede spezifischer intellektueller Fähigkeiten gemessen worden sein. Nicht die Diskriminierung der Schmerzreize, sondern die intellektuellen Fähigkeiten wären demnach altersabhängig.

Schlussfolgerungen, die aus dieser Datenlage gezogen werden, sind unterschiedlich. Einige Autoren vertreten die Auffassung, das **Schmerzempfinden älterer Menschen** sei im Vergleich zu dem jüngerer verringert. Sie stützen diese Interpretation auch auf tierexperimentelle Untersuchungen, nach deren Ergebnissen die Befundlage offenbar eindeutiger ist (Gagliese u. Farrell 2005). Auf dem Hintergrund neuerer Untersuchungen ist die Gültigkeit dieser Auffassung allerdings zu bezweifeln. Zum einen sind selbst in den älteren Studien, die sich auf die Reizung der Hautoberfläche beziehen, die Unterschiede der Schmerzschwellen zwischen jüngeren und älteren Personen so gering, dass sie klinisch keine große Bedeutung zu haben scheinen – insbesondere wenn es um den chronischen und nicht den akuten Schmerz geht. Zum anderen scheint der vor allem im Alter klinisch relevantere Tiefenschmerz bei gleicher Reizung von älteren Menschen sogar intensiver erlebt zu werden als von jüngeren.

Als gesichert kann hingegen das Ergebnis einer **geringeren Schmerztoleranz im Alter** gelten. Dennoch stellt sich die Frage, inwieweit experimentell induzierter Schmerz im Labor repräsentativ für den Umgang mit chronischem Schmerz im Alltag sein kann.

❯ **Age is not an analgesic!**

34.2.2 Befunde aus Schmerzkliniken

Aus amerikanischen Schmerzkliniken liegen einige Studien vor, in denen untersucht wurde, ob sich ältere von jüngeren Patienten hinsichtlich der Diagnosen und der bei den jeweiligen Diagnosen berichteten **Schmerzintensität bzw. Beeinträchtigung** sowie der eingesetzten Therapieverfahren unterscheiden (Katz et al. 2005). Hiernach waren in den Kliniken bei über 65-Jährigen die Diagnosen Osteoporose und Herpes zoster überrepräsentiert. Unter ihnen fanden sich seltener als bei Jüngeren solche Personen, deren Schmerz auf ein traumatisches Ereignis oder auf Bedingungen am Arbeitsplatz zurückgeführt werden konnte.

Die Größe der als schmerzhaft angegebenen Körperoberfläche unterschied sich bei älteren und jüngeren Patienten mit derselben medizinischen Diagnose nicht. Die älteren Patienten wiesen zwar bei der Aufnahme eine größere Anzahl organpathologischer Befunde als jüngere Patienten auf, die berichtete Schmerzintensität, die berichtete emotionale Beeinträchtigung und die berichtete Funktionsbehinderung wichen allerdings in den Altersgruppen bei gleicher Diagnose nicht voneinander ab. Die in der Klinik behandelten älteren Patienten hatten zwar 4-mal so viele Arztkontakte und Krankenhausaufenthalte aufzuweisen wie die jüngeren, dennoch gaben sie **keine Unterschiede in der erlebten Schmerzintensität** an, wohl aber beschrieben sie sich als emotional stärker beeinträchtigt. Als problematisch anzusehen ist, dass die älteren Patienten weniger therapeutische Zuwendung erhielten als die jüngeren.

❯ Ältere Patienten in multidisziplinären Kliniken unterscheiden sich hinsichtlich ihres Schmerzerlebens nicht bedeutsam von den dort aufgenommenen jüngeren Patienten.

Auch dieser Sachverhalt macht deutlich, dass die in Laborstudien gefundene **Altersabhängigkeit der Schmerzschwelle** offenbar für die klinische Versorgung nur von geringer Relevanz ist.

34.3   Schmerzdiagnostik im Alter

Experten gehen davon aus, dass Schmerz im Alter generell unterdiagnostiziert ist und deshalb auch zu wenig behandelt wird. Seit vielen Jahren bereits wird darauf hingewiesen, dass viele ältere Menschen Schmerz für ein normales Phänomen des Alters halten und daher weniger spontan als jüngere darüber berichten (»underreporting of pain«). Diese Auffassung wird auch von vielen Ärzten geteilt, die sich daher nicht spontan nach dem Schmerz der Patienten erkundigen. Bei der routinemäßigen Befragung von Patienten in allgemein ärztlichen Praxen wurden bei 15 % der Personen im Alter von 70 Jahren und darüber unentdeckte Schmerzen festgestellt (Sandholzer et al. 2004). Dieses Phänomen ist auch aus Alten- und Pflegeheimen bekannt. Befragungen der Bewohner ergeben durchweg eine höhere Prävalenz von Schmerzen als Befragungen von Pflegepersonen oder Ärzten zu den Schmerzen der Bewohner. Zudem ist die erhobene Schmerzdiagnose stark von der Methode der Befragung abhängig. Verlässt sich der Untersuchende auf den spontanen Bericht der Patienten, werden deutlich seltener solche Diagnosen gestellt als wenn gefragt wird: »Leiden Sie an Schmerzen?« Noch häufiger sind die Diagnosen bei Einsatz einer standardisierten Messskala.

> **❯** Es ist daher wichtig, direkt nach dem Schmerz zu fragen, wenngleich die Diagnostik des Schmerzes allein durch eine solche Frage nicht als ausreichend angesehen werden kann.

Das Problem der **Unterdiagnostizierung** von Schmerz verstärkt sich mit zunehmender kognitiver Beeinträchtigung und **Demenz**. Epidemiologische Studien in Europa zeigen Prävalenzzahlen für Demenz, die sich mit zunehmendem Alter alle 5 Jahre nahezu verdoppeln. Bei den 60- bis 64-Jährigen ist nur 1 % von Demenz betroffen, während diese Krankheit bei nahezu einem Drittel aller Menschen im Alter von 90 Jahren diagnostiziert werden kann (Sandholzer et al. 2004). Aus Pflegeheimen wird berichtet, dass die Häufigkeit von Schmerzdiagnosen bei Demenzpatienten nur ein Drittel bis die Hälfte der Diagnosen bei kognitiv wenig beeinträchtigten Personen beträgt (Snow u. Shuster 2006). Zudem ist auch die Verordnung von Analgetika bei Demenzpatienten deutlich seltener. Dies gilt unabhängig

von der Art der Analgetika (Opioide, Nichtopioide) und der untersuchten Population (Heimbewohner, in Familien Lebende, Akutpatienten). Nach Schenkelhalsfraktur erhalten nicht demente alte Menschen z. B. 3-mal so viel Morphiumäquivalent wie demente alte Menschen.

Die zunächst angenommene Erklärung, dass die neurodegenerative Erkrankung zu einer Abschwächung des Schmerzerlebens führe, konnte durch laborexperimentelle Befunde von Lautenbacher et al. (2007) nicht bestätigt werden. Diese Autoren fanden, dass die spezifische Mimik, mit der Schmerz ausgedrückt wird, bei den Patienten erhalten blieb und eindeutig auf ein Schmerzerleben hinwies. Entgegen der Erwartung zeigte sich sogar, dass Demenzpatienten im Vergleich zu kognitiv gesunden Personen in Schmerzsituationen mimisch stärker reagierten. Zudem konnte eine signifikant stärkere schmerzkorrelierte Aktivierung von Hirnarealen, die zur bekannten **Schmerzmatrix** gehören (Gyrus cinguli, SI, SII, Insula), beobachtet werden. Aufgrund dieser Befunde ist die Schlussfolgerung erlaubt, dass Demenzpatienten sogar einer Verstärkung nozizeptiver Prozesse unterliegen und in der Folge wahrscheinlich mehr unter Schmerz leiden als kognitiv Gesunde, ohne dieses aufgrund ihrer Erkrankung verbal kommunizieren zu können.

Für die Schmerzbehandlung dementer Personen haben Befunde der Studiengruppe um Benedetti große Bedeutung gewonnen (Benedetti et al. 2006). Die Wirkung eines Analgetikums beruht neben dem Verum- auch auf einem Placeboeffekt (Erwartungseffekt). Die Autoren fanden bei der analgetischen Behandlung von Alzheimer-Patienten eine verringerte Placebokomponente. Hierdurch wurde die Wirksamkeit des Analgetikums verringert, sodass, um eine Schmerzlinderung zu erreichen, die Dosis des Präparates erhöht werden musste.

> **❯** Aufgrund dieser Befunde ist die analgetische Unterversorgung von Demenzpatienten in keiner Weise zu rechtfertigen.

Aufgrund kognitiver Leistungseinbußen oder sensorischer Beeinträchtigungen ist die **Anamnese** bei alten Menschen häufig erschwert. Aus denselben Gründen ist auch der Einsatz von Fragebögen mit Schwierigkeiten verbunden und sollte bei kognitiver Beeinträchtigung nicht erfolgen. Das am häufigsten verwendete Instrument zur Erfassung der kognitiven Beeinträchtigung ist der **Mini-Mental-Status-Test** (Folstein et al. 1975), dessen Einsatz allerdings einen Zeitaufwand von etwa 20 min erfordert und der deswegen in der Praxis der Schmerzdiagnostik außerhalb von spezialisierten Einrichtungen wenig angewandt wird.

Nach eigenen Untersuchungen kann ein Eindruck über die **kognitiven Fähigkeiten** eines Patienten allerdings durch eine Merkaufgabe gewonnen werden, die in Analogie zu einer entsprechenden Aufgabe aus dem Test entwickelt wurde (Basler et al. 2001). Wenn ein Patient nicht in der Lage ist, auch nur ein einziges Item dieser Aufgabe zu erinnern, sollte auf den Einsatz der üblicherweise bei jüngeren Menschen zur Schmerzmessung eingesetzten Instrumente verzichtet werden.

Screeningaufgabe zur kognitiven Beeinträchtigung

- Interviewer: Die Begriffe langsam und deutlich – im Abstand von jeweils ca. 1 s – nennen, ggf. die Begriffe wiederholen, bis alle 3 gelernt wurden. Die Anzahl der notwendigen Versuche wird notiert (max. sind 6 Versuche zulässig). Wenn nicht alle 3 Begriffe zu diesem Zeitpunkt reproduziert werden können, erübrigt es sich, den nachfolgenden Gedächtnistest durchzuführen.
- »Und nun eine Frage zu Ihrem Gedächtnis. Bitte merken Sie sich: *Haus, Brot, Hand.* Wiederholen Sie bitte jetzt diese Begriffe.«
- »Haus« beim ersten Versuch reproduziert
  - – 1: ja
  - – 2: nein
- »Brot« beim ersten Versuch reproduziert
  - – 1: ja
  - – 2: nein
- »Hand« beim ersten Versuch reproduziert
  - – 1: ja
  - – 2: nein
- Anzahl der Versuche: ___
- Nach etwa 2–3 min, in denen das Interview mit anderen Fragen fortgesetzt wird: »Und nun zurück zu den Dingen, die Sie sich ge-

merkt haben. Was waren die Dinge, die ich Ihnen vorhin genannt habe?«
- »Haus« reproduziert
  - – 1: ja
  - – 2: nein
- »Brot« reproduziert
  - – 1: ja
  - – 2: nein
- »Hand« reproduziert
  - – 1: ja
  - – 2: nein
- Anzahl der reproduzierten Items: ___

34.3.1 Schmerzintensität und Lokalisation

Auch im Alter werden zur Diagnostik der Schmerzintensität die **visuelle Analogskala (VAS)** oder die **numerische Ratingskala (NRS)** eingesetzt:
- Bei der VAS handelt es sich um eine 10 cm lange Linie mit den Polen »kein Schmerz« und »schlimmster vorstellbarer Schmerz«, wobei die Patienten gebeten werden, den Punkt zu markieren, der ihrer eigenen Schmerzerfahrung entspricht.
- Die NRS verwendet eine numerische Skalierung (im Regelfall mit den Polen 0 und 10).

Diese Verfahren führen zu reliablen und validen Befunden, wenngleich die Anzahl falscher Selbsteinstufungen mit dem Alter zunimmt.

> Viele ältere Menschen kommen mit einer verbalen Ratingskala besser zurecht als mit der visuellen Analogskala.

Bei der **verbalen Ratingskala** wird eine Abstufung in diskreten Schritten vorgenommen, wobei als Ankerreize Adjektive zur Beschreibung der Intensität verwendet werden, z. B. geringer, starker, unerträglicher Schmerz. Bei kognitiver Beeinträchtigung in höherem Lebensalter wird darüber hinaus vorgeschlagen, wieder auf Messinstrumente zurückzugreifen, wie sie bei Kindern verwendet werden, so z. B. auf visuelle Schmerzskalen mit »Smileys«, d. h. auf Schablonen von Gesichtern, die durch die dargestellte Mimik unterschiedliche Ausmaße des Schmerzes kundtun, oder der Faces Pain Scale – Revised (▶ Anhang A7 im Serviceteil und unter http://extras.springer.com/).

Zur **Dokumentation der Lokalisation** wird im Regelfall ein Körperschema verwendet, wobei ältere, kognitiv oder sensorisch beeinträchtigte Patienten abweichend von jüngeren die schmerzenden Stellen nicht selbst in dieses Schema einzeichnen sollten, sondern vom Untersucher aufgefordert werden, die schmerzenden Stellen mit dem Finger zu umfahren, wobei anschließend die Dokumentation durch den Untersucher vorgenommen wird (Basler et al. 2001).

34.3.2 Schmerzanamnese

❯❯ **Bei der Schmerzanamnese sind mögliche kognitive Leistungseinbußen oder sensorische Beeinträchtigungen zu beachten.**

Hier hat sich ein **strukturiertes Schmerzinterview** bewährt, das die Bereiche »Schmerzlokalisation«, »Schmerzintensität«, »Schmerzdauer und -persistenz« und »Beeinträchtigung« sowie emotionale und kognitive Reaktionen umfasst und auch bei mittelgradiger kognitiver Beeinträchtigung zuverlässige Angaben erlaubt (Basler et al. 2001). Ergänzend wird eine Fremdanamnese zu Medikation, vorherigen Behandlungen und Wohnsituation vorgegeben.

Ist die Demenz allerdings so weit fortgeschritten, dass auch die verbale Kommunikationsfähigkeit beeinträchtigt ist, ist der Diagnostiker auf die **Beobachtung des Schmerzverhaltens** angewiesen (Hadjistavropoulos et al. 2007). Zu diesem Zweck sind verschiedene Beobachtungsskalen entwickelt worden, die sich u. a. darin unterscheiden, ob der Beobachter mit dem Patienten vertraut sein muss, weil auch Verhaltensänderungen über die Zeit erfasst werden, oder aber ob er den Schmerz unabhängig vom vorherigen Umgang mit dem Patienten beurteilen kann.

Beobachtung des Schmerzverhaltens
Konsens besteht darüber, dass die folgenden Beobachtungskategorien einbezogen werden sollten:
- Gesichtsausdruck (z. B. Grimassieren, Stirnrunzeln)
- Verbalisation (z. B. Stöhnen, Schreien, Schimpfen)
- Körpersprache (z. B. Schonbewegung, Abwehr, Schaukeln)
- Atmung (z. B. Keuchen, Pressen)
- Eventuell Veränderungen des Verhaltens (z. B. Wechsel des Appetits, Veränderung des Schlafes, Reizbarkeit, Zurückgezogenheit) bei Verfahren, die auch Veränderungen des Verhaltens einbeziehen (American Geriatric Association 2002)

Eine große Schwierigkeit besteht darin, dass außer einer spezifischen Schmerzmimik die anderen Kategorien in Bezug auf die Schmerzerfassung eher als unspezifisch bezeichnet werden müssen und auch auf andere Probleme wie Depression, Langeweile, Agitiertheit oder Über- bzw. Unterstimulation hinweisen können. Das Schmerzverhalten kann zwar zuverlässig bestimmt werden (gute Reliabilität der Instrumente), aber es bleibt häufig unklar, ob tatsächlich subjektiv erlebter Schmerz gemessen wird (Validität der Instrumente). Dennoch wird in allen publizierten Leitlinien empfohlen, Beobachtungsskalen einzusetzen, um die Versorgungssituation Demenzkranker zu verbessern.

Als Beispiel für eine Beobachtungsskala, in der auch auf Veränderungen des Verhaltens eingegangen wird, sei die Kurzform der **DOLOPLUS-2-Skala** erwähnt (Pautex et al. 2007). Sie besteht aus 3 Dimensionen, die das aktuelle Schmerzverhalten beschreiben (Klagen über somatische Beschwerden, abwehrende und schützende Körperhaltungen in Ruhe, Schutz- und Schonverhalten in Bezug auf bestimmte Körperteile), sowie aus 2 Dimensionen, die auf Verhaltensänderungen hinweisen (veränderte Kommunikationsweisen und veränderte Teilnahme am sozialen Leben). Die Korrelation mit dem Rating auf der visuellen Analogskala bei kommunikationsfähigen Patienten beträgt 0.48 (entspricht 23 % gemeinsamer Varianz), wobei der Zusammenhang beider Skalen mit zunehmender Demenz abnimmt.

Als Beispiel für Skalen, die eine Ein-Punkt-Messung ohne vorherige Kenntnis des Patienten ermöglichen, sei die **BESD-Skala** genannt (Beobachtung des Schmerzverhaltens bei Demenz). Hierbei handelt es sich um eine Übersetzung der PAINAD-Skala (»Pain Assessment in Advanced Dementia«) aus dem Englischen, die vom Arbeitskreis »Alter und Schmerz« der Deutschen Schmerzgesellschaft vorgenommen und evaluiert wurde (▶ Anhang A10 im Serviceteil und unter http://extras.springer.com/). Interne Konsistenz, Inter-Rater-Reliabilität und Wiederholungsreliabilität weisen in der deutschen Fassung befriedigende Werte auf. Als Validitätshinweis wird die Tatsache gewertet, dass sich Personen, die als akut unter Schmerzen leidend eingestuft werden, hinsichtlich der BESD-Werte signifikant von denen unterscheiden, denen keine Schmerzen zugeschrieben werden. Weiterhin verringert sich das Schmerzverhalten unter analgetischer Medikation (Basler et al. 2006, Schuler et al. 2007).

34.4 Therapie

In höherem Lebensalter wird aufgrund der häufiger vorliegenden **degenerativen Erkrankungen** sowie aufgrund der **Multimorbidität** häufiger als bei jüngeren Menschen die Ursache des Schmerzes gar nicht oder nur sehr schwierig zu beheben sein.

> **Schmerzfreiheit als Therapieziel ist daher unrealistisch und würde bei Patienten und Therapeuten zu Frustrationen führen.**

Als Therapieziel tritt aus diesem Grunde noch stärker als bei jüngeren Menschen die **Förderung der Lebensqualität** trotz weiterhin vorhandener Schmerzen in den Vordergrund. Dieses Ziel kann erfolgreich durch einen multidisziplinären Behandlungsansatz erreicht werden, in dem neben pharmakologischen Maßnahmen auch bewegungstherapeutische, psychologische, pflegerische und sozialtherapeutische Interventionen vertreten sind.

> **Schmerztherapie im Alter sollte stets multidisziplinär erfolgen und die Komorbidität berücksichtigen, wobei die Koordination der Behandlung in den Händen des Hausarztes liegt.**

Häufigste psychische **Komorbiditäten** bei Schmerz im Alter sind **Schlafstörungen, depressive Verstimmungen** und Ängste. Es wird angenommen, dass das gemeinsame Auftreten von Schmerz, Angst und Depression auf ein gemeinsames neurochemisches Substrat im serotonergen System hinweist. Es ist bekannt, dass jede 5. Person über 65 Jahre unter Schlafproblemen leidet. Personen mit chronischen Schmerzen dieser Altersgruppe leiden zu mindestens 50 % an Schlafstörungen. Noch höhere Prävalenzzahlen werden für depressive Verstimmungen angegeben. Bereits aus laborexperimentellen Studien ist bekannt, dass Schlafentzug das Schmerzerleben durch eine Herabsetzung der Schmerzschwelle verstärkt, mit muskuloskelettalen Schmerzen assoziiert ist und zu Beeinträchtigungen der Stimmung führt. Ähnliches gilt für depressive Verstimmungen. Depressionen verstärken das Schmerzerleben, sind mit katastrophisierendem Denken sowie mit Hilflosigkeit, Hoffnungslosigkeit und Passivität verbunden und erschweren daher die Mitarbeit in der Therapie, vor allem aber auch den Einsatz von Selbsthilfetechniken zur Bewältigung des Schmerzes (Entspannung, Ablenkung etc.). So kann ein Circulus vitiosus aus Schmerz, Depression und Schlafstörung entstehen.

Es wird daher empfohlen, bei allen älteren Patienten mit chronischen Schmerzen ein Screening auf Schlafstörungen und depressive Verstimmungen vorzunehmen. Eine internationale Arbeitsgruppe des Royal College of General Practitioners (Sandholzer et al. 2004) empfiehlt die folgenden Fragen.

Fragen zum Screening auf Schlafstörungen und depressive Verstimmungen
- Hatten Sie, bezogen auf den vergangenen Monat, irgendwelche Schlafstörungen?
- Haben Sie sich während des vergangenen Monats oft hoffnungslos oder deprimiert gefühlt?
- Waren Sie im vergangenen Monat häufig lustlos oder konnten sich an nichts richtig erfreuen?

Bei positiver Beantwortung sollte der Zusammenhang mit dem Schmerz näher bestimmt werden, eventuell sollten auch zusätzliche normierte Instrumente, z. B. die geriatrische Depressionsskala, eingesetzt werden. Nähere Angaben finden sich bei Mattenklodt und Leonhardt (2015).

Besondere Probleme der Schmerztherapie stellen **Patienten im terminalen Stadium** dar. In einer Metaanalyse konnten Pan et al. (2000) nachweisen, dass komplementäre Verfahren – z. B. transkutane elektrische Nervenstimulation (TENS), Akupunktur, Massage – und Entspannungsverfahren wie die progressive Muskelrelaxation auch bei Patienten im Endstadium ihres Leidens positive Wirkungen auf den Schmerz entfalten können. Eine hohe Wirksamkeit konnte auch für imaginative und hypnotische Techniken zusätzlich zu einer pharmakologischen Therapie nachgewiesen werden.

Unabhängig von der Art der Intervention sollte auch im klinischen Alltag deren Erfolg überprüft werden. Die in dem ► Abschn. 34.3.2 dargestellten Methoden des Schmerzassessments sollten daher auch zur **Therapieüberprüfung** eingesetzt werden. Hierbei sind Schmerztagebücher, die entweder von den Betroffenen oder den betreuenden Personen zu jedem Messzeitpunkt mindestens über 1 Woche geführt werden sollten, zuverlässiger als einmalige Erhebungen der Schmerzintensität.

34.4.1 Pharmakologische Therapie

Obwohl Menschen über 65 Jahre die häufigsten Konsumenten von verschreibungspflichtigen Arzneimitteln sind, liegen kaum klinische Studien vor, die der Verordnung als Entscheidungsgrundlage dienen könnten. Im Regelfall werden ältere Personen aufgrund der häufig zu beobachtenden **Multimorbidität** und ihrer im Vergleich zu jüngeren Personen veränderten Stoffwechsellage aus klinischen Prüfstudien ausgeschlossen. Vielleicht ist das ein Grund, weshalb unerwünschte Arzneimittelwirkungen bei älteren Patienten öfter als bei jüngeren zu beobachten sind.

Die aufgrund der Vielzahl der Diagnosen erforderliche **Polymedikation** macht es zudem notwendig, die Wechselwirkungen der Medikamente zu berücksichtigen und eine geeignete Galenik und Dosierung auszuwählen, durch die alterstypische Veränderungen der Pharmakokinetik und Pharmakodynamik berücksichtigt werden. Wie bei jüngeren Menschen gilt auch im Alter, dass Medikamente zeitkontingent und nicht schmerzkontingent verabreicht werden sollten.

> **Auch im Alter gilt es bei der Behandlung chronischer Schmerzen als Kunstfehler, Medikamente nach Bedarf und nicht nach einem festen Zeitschema zu verordnen!**

Unter Berücksichtigung des Wissens über **Veränderungen der Pharmakokinetik und -dynamik im Alter** können grundsätzlich alle Schmerzmedikamente, die sich in klinischen Studien als wirksam erwiesen haben, auch im Alter gegeben werden. Hierbei sollte unabhängig von der Schmerzdiagnose das **Stufenschema der WHO** berücksichtigt werden. Dieses wurde ursprünglich für die Behandlung von Tumorschmerzen entwickelt, gewinnt aber zunehmend Bedeutung für die Behandlung chronischer Schmerzzustände. Auf der 1. Stufe stehen die nichtopioidhaltigen Analgetika. Sie werden bei unzureichender Schmerzlinderung mit schwachen Opioiden kombiniert. Wird auch hierdurch der Schmerz nicht ausreichend gelindert, werden starke Opioide wie Morphin oder Methadon eingesetzt. Adjuvant werden bei entsprechender Indikation Antidepressiva und Antikonvulsiva verordnet.

Es sei darauf hingewiesen, dass die langfristige Verordnung von WHO-Stufe-I-Analgetika wegen der bei **Dauergabe** verstärkt auftretenden unerwünschten Wirkungen auf Nieren- und Leberfunktion nur unter ärztlicher Überwachung und bei fortlaufender Kontrolle der Organfunktionen erfolgen sollte. Außerdem soll beachtet werden, dass das Verteilungsvolumen hydrophiler Medikamente, z. B. von Morphin, aufgrund des verringerten Anteils des Gesamtkörperwassers abnimmt. Die Einzelgabe führt somit zu höheren Spitzenkonzentrationen. Deshalb sollte die Initialdosis reduziert werden. Da hierdurch die Zeitdauer bis zu dem erhofften schmerzlindernden Effekt verlängert wird, sollte dem Patienten, um die Mitarbeit in der Therapie zu sichern, das Therapieschema erläutert werden.

> **Für die Titrierung der Schmerzmedikation im Alter gilt die Faustregel: »Start low, go slow!«**

34.4.2 Physiotherapie, Trainings-therapie, physikalische Therapie

Die **Bedeutung körperlicher Inaktivität** für den Prozess der Chronifizierung des Schmerzes ist bekannt. Schmerz führt häufig zu Schonverhalten, Schonverhalten zu einem Funktionsdefizit, das die Gefahr von Verletzungen und damit weiteren Schmerzen erhöht. Hierdurch bildet sich ein Circulus vitiosus, der ein Dekonditionierungssyndrom begünstigt.

In der Literatur wird auf die Möglichkeiten der **physiotherapeutischen Behandlung** von Schmerzen im Alter noch wenig eingegangen. Dabei ist bekannt, dass der mangelnde Trainingszustand im Alter zur Reduktion der Muskelkraft, zu Haltungsschwäche, Muskeldysbalancen, zur leichteren Ermüdbarkeit und auch zu Stimmungsschwankungen führen kann.

Die Vorteile eines **aeroben Krafttrainings** werden bei älteren Patienten durch mehrere Untersuchungen belegt. Für Patienten mit chronischen Gelenk- und Muskelschmerzen wird eine Physiotherapie und aktive Trainingstherapie zur Reduktion der Gelenkbelastung, zum Erhalt bzw. Aufbau der Muskelkraft, zur Verbesserung von Koordination und Stabilität sowie zur Erhaltung der Mobilität von einigen Autoren sogar als unerlässlich angesehen (Scudds u. Scudds 2005). Einschränkend ist zu sagen, dass sich die meisten Studien auf ein gemischtes Patientengut beziehen, d. h. auf jüngere wie auch ältere Patienten.

> Studien, die sich ausschließlich auf ältere Patienten beziehen, lassen es allerdings als wahrscheinlich erscheinen, dass eine den Bedürfnissen älterer Personen angepasste Trainingstherapie nicht nur zu einer verringerten Schmerzintensität, sondern auch zu einer Verbesserung von depressiven Verstimmungen sowie Angst- und Spannungszuständen führt, die häufig den chronischen Schmerz begleiten.

Bei **physikalischen Maßnahmen** im engeren Sinne wird der Organismus Reizen in Form von Druck und Zug, elektrischem Strom, ionisierenden Strahlen, Temperaturen, Licht, Luft und klimatischen Einflüssen ausgesetzt. Solche Maßnahmen können die Schmerzbehandlung unterstützen, sie sollten aber ausschließlich in Kombination mit Verfahren eingesetzt werden, die den Patienten aktivieren – also z. B. in Kombination mit einer Trainingstherapie oder den im Folgenden abgehandelten psychologischen Verfahren.

34.4.3 Psychologische Therapie

Psychologische Verfahren streben an, den Patienten von einer Fremdkontrolle zu einer **Selbstkontrolle des Schmerzes** zu führen.

> Psychologische Verfahren sind ohne eine aktive Mitarbeit des Patienten nicht durchführbar.

Der Patient wird von einem Empfänger medizinischer Dienstleistungen zu einem **aktiven Partner des Therapeuten**. Schulungen der Patienten sowie Übungs- und Trainingsprogramme für die Umsetzung des Erlernten in den Alltag sind unverzichtbare Bestandteile einer jeden Therapie und werden häufig auch als Programme zum Schmerzmanagement bezeichnet.

Untersuchungen über **Alterseffekte multidisziplinärer Programme** liegen ebenfalls aus amerikanischen multidisziplinären Schmerzzentren vor. Einige frühe Publikationen aus den 1980er-Jahren haben dazu geführt, eher ungünstige Effekte mit steigendem Lebensalter zu erwarten. Die Erfolgsraten der Behandlung nahmen mit steigendem Lebensalter ab. Als Konsequenz daraus wurde z. B. empfohlen, Biofeedbackverfahren wegen angeblicher Unwirksamkeit bei älteren Patienten nicht einzusetzen.

Allerdings müssen diese Studien kritisch bewertet werden, da bei der Messung des Therapieerfolgs das jeweilige Ausgangsniveau der Patienten nicht berücksichtigt und da älteren Patienten nicht dasselbe Therapieprogramm wie jüngeren angeboten worden war. Zwar scheinen sich bei gleicher Diagnose ältere von jüngeren Patienten hinsichtlich der erlebten **Schmerzintensität** nicht zu unterscheiden. Wie allerdings zuvor dargelegt wurde, haben ältere Patienten häufig andere Schmerzdiagnosen als jüngere, sie weisen in höherem Ausmaß als jüngere eine Multimorbidität auf und haben daher bereits bei

Eingang in die Studien eine den jüngeren Patienten nicht vergleichbare Ausgangslage.

Wenn jetzt, wie das in den Studien geschehen ist, diese unterschiedlichen Bedingungen nicht berücksichtigt werden, wenn zudem noch einige nur bei Jüngeren als wirksam angesehene Verfahren gar nicht eingesetzt werden, ist ein ungünstiges Ergebnis zulasten der Älteren wahrscheinlich. Wird hingegen bei der Erfolgsmessung die Multimorbidität der Patienten berücksichtigt, werden die beobachteten Effekte bei den Älteren im Vergleich zu den Jüngeren deutlich besser.

Übersichten über Methoden der Psychotherapie im Alter sowie über deren Effekte finden sich bei Gibson und Weiner (2005) sowie bei Mattenklodt und Leonhardt (2015). Die Befürchtung, ältere Patienten seien nicht motiviert oder nicht befähigt, erfolgreich an einer **aktivierenden Therapie** mitzuwirken, hat sich als grundlos herausgestellt.

❯❯ **Voraussetzung für den Therapieerfolg ist es allerdings, dass die therapeutischen Strategien den Bedürfnissen der älteren Patienten angepasst werden.**

Modifikation therapeutischer Strategien
- Die Instruktionen müssen vereinfacht und häufig wiederholt werden, sie sollen zudem schriftlich vorliegen (z. B. bei physiotherapeutischem Training oder bei Entspannungsverfahren).
- Der Kontakt zwischen Therapeut und Patient soll intensiviert werden. Hierzu gehört es auch, dass während der Instruktion der räumliche Abstand zwischen Therapeut und Patient gering gehalten werden sollte, um das Hörverständnis zu erleichtern. Die Therapeuten sollen besonders deutlich und langsam sprechen und sich auf mögliche Hörbehinderungen einstellen.
- Die Anzahl der Sitzungen soll erhöht und ihr jeweiliger zeitlicher Umfang verringert werden, um einer möglichen verringerten Aufmerksamkeitsspanne entgegenzukommen.
- Während des Programms zur Steigerung der körperlichen Aktivität soll die Steige-

rung des Schwierigkeitsgrades in sehr kleinen Abstufungen vorgenommen werden. Damit wird der Tatsache Rechnung getragen, dass es bei älteren Patienten leichter als bei jüngeren bei zunehmender Beanspruchung zu einem Aufflammen des Schmerzes kommt.
- Vor einer Übungsbehandlung soll die Medikation insbesondere bei solchen Patienten überprüft werden, die regelmäßig Benzodiazepine einnehmen. Durch diese Präparate wird die Lernfähigkeit beeinträchtigt, was eine Verhaltensänderung erschweren kann.
- Psychologische Therapie sollte als Teil einer interdisziplinären Behandlung erfolgen, die sowohl eine adäquate Pharmakotherapie als auch eine physiotherapeutische Übungsbehandlung unter Einschluss aktiver und passiver Maßnahmen umfasst.
- Der alte Mensch benötigt einen konstanten Ansprechpartner. Für diese Funktion ist am besten der Hausarzt geeignet.

34.5 Pflege

Die **häusliche Pflege** des älteren Patienten mit chronischen Schmerzen wird im Regelfall durch den etwa gleich alten Partner oder die eigenen Kinder vorgenommen, wobei ggf. eine Unterstützung durch soziale Pflegedienste erfolgt.

❯❯ **Um die Compliance in der Schmerztherapie zu fördern, ist eine eingehende Information der Pflegepersonen über das Therapieschema sowie über die für die Erfolgskontrolle benötigte Schmerzmessung erforderlich.**

Den Angehörigen müssen **Schmerztagebücher**, die zur Therapieüberwachung eingesetzt werden, ebenso wie die zur Schmerzdiagnostik verwendeten **Ratingskalen** erklärt werden. Auch hier gilt die Regel, dass schriftliche Informationen die mündlich gegebenen ergänzen sollen. Das Therapieschema muss so verständlich dargestellt werden, dass die Gefahr einer Über- oder Untermedikation vermieden wird.

Bei der **Verordnung von Opioiden** muss auf die zu erwartenden Ängste und Befürchtungen eingegangen werden, die nicht nur bei den Patienten, sondern auch bei den Angehörigen zu finden sind. Um die Compliance zu erleichtern, sind Dosierungshilfen in Form von Tablettenschachteln hilfreich, durch die der Tages- und Wochenbedarf den Einnahmezeiten zugeordnet wird.

Des Weiteren sollen die Angehörigen darüber aufgeklärt werden, dass die häusliche Hilfe nicht zu einer **Infantilisierung** des Patienten führen darf. Aus laborexperimentellen Studien ist bekannt, dass eine selektive Zuwendung des Partners bei Schmerzäußerungen und Schonverhalten des Patienten zu einer Zunahme des Schmerzerlebens und einer Einschränkung der körperlichen Aktivität mit den oben genannten negativen Folgen führt.

> **Die Angehörigen sollten daher ermuntert werden, die Aktivität der Patienten und nicht deren Schonverhalten zu verstärken. Ablenkung vom Schmerz durch eine anregende häusliche Umgebung und Förderung sozialer Kontakte können die medikamentöse Schmerztherapie unterstützen.**

Nicht zu kontrollierender Schmerz ist häufig eine Ursache dafür, dass Patienten ihre Selbstständigkeit aufgeben und ein **Alten- oder Pflegeheim** aufsuchen müssen. Dieser Grund trägt dazu bei, dass – wie in ▶ Abschn. 34.1.2 berichtet – die Prävalenz chronischer Schmerzzustände in diesen Einrichtungen erhöht ist. US-amerikanische Studien zeigen auf, dass jeder 4. Heimbewohner mit chronischen Schmerzen gar nicht oder nicht adäquat algesiologisch versorgt wird. Das betrifft auch die **Versorgung dementer Patienten**. Erklärungen hierfür liegen darin, dass das Personal nicht ausreichend geschult wurde, Schmerzzustände zu erkennen, oder wegen des damit häufig verbundenen Aufwands nicht ausreichend motiviert ist, eine adäquate Schmerztherapie zu veranlassen. Die betroffenen Patienten selbst ergreifen dann keine Initiative, wenn sie sich entweder hilflos fühlen, kognitiv beeinträchtigt sind oder die bereits zuvor zitierte Auffassung teilen, Schmerz gehöre zum Alter und müsse daher fatalistisch ertragen werden. Eine Verbesserung der Situation kann durch eine verbesserte Ausbildung des Pflegepersonals (»pain nurse«) und

die Einführung von Expertenstandards erreicht werden (Osterbrink u. Stiehl 2004).

34.6 Fazit

Im Alter ist von einem »**underreporting**« des Schmerzes auszugehen. Die Ursache hierfür liegt in der von Therapeuten und Betroffenen geteilten Überzeugung, Schmerz gehöre zum Alter und müsse daher ertragen werden. Folglich soll der Behandler von sich aus auf den Schmerz zu sprechen kommen und den Bericht darüber nicht der Initiative des Patienten überlassen. Hierbei sollten **standardisierte altersspezifische Messinstrumente** eingesetzt werden.

Eine wirksame **Schmerzbehandlung** unterbleibt oft deshalb, weil Fehlurteile über das Abhängigkeitspotenzial von Opioiden verbreitet sind und weil ein multidisziplinärer Behandlungsansatz nicht für effektiv gehalten wird. Entgegen dieser Annahme ist auch im Alter eine multidisziplinäre Behandlung einer ausschließlichen medikamentösen Therapie überlegen. So gibt es keinerlei bedeutsame Hinweise darauf, dass ältere Menschen nicht in gleicher Weise wie jüngere von einer multidisziplinären Behandlung des Schmerzes profitieren können.

Voraussetzung für die Mitarbeit und den Erfolg ist es, sich auf die **spezifischen Bedürfnisse älterer Menschen** einzustellen und das Therapieprogramm entsprechend anzupassen. Die medikamentöse Schmerztherapie soll durch trainingstherapeutische und andere den Patienten aktivierende Maßnahmen ergänzt werden. Die Steigerung der Übungsanforderungen muss in sehr kleinen Schritten erfolgen. Weiterhin ist zu beachten, dass viele Patienten Angst haben, die Aktivität könne ihnen schaden und den Schmerz verstärken. Eine Aufklärung der Patienten und der pflegenden Angehörigen über den Zusammenhang zwischen Schmerz und Aktivität sowie über die Vor- und Nachteile einer effektiven Schmerztherapie sind unerlässlich, um die Mitarbeit in der Therapie zu sichern.

In Anbetracht der zu erwartenden Zunahme des Anteils älterer Schmerzpatienten und der höheren Anforderungen, die an die schmerztherapeutische Versorgung dieses Personenkreises in Zukunft gestellt werden, sollte die Forschung über Schmerzkrankheiten im Alter und deren Behandlung intensiviert werden.

Literatur

American Geriatric Association (2002) Panel on persistent pain in older persons. J Am Geriatr Soc 50: S205–S224

Basler HD, Bloem R, Casser HR et al (2001) Ein strukturiertes Schmerzinterview für geriatrische Patienten. Schmerz 15: 164–171

Basler HD, Hüger D, Kunz R, Luckmann J, Lukas A, Nikolaus T, Schuler MS (2006) Beurteilung von Schmerz bei Demenz (BESD) – Untersuchung zur Validität eines Verfahrens zur Beobachtung des Schmerzverhaltens. Schmerz 20: 519–526

Benedetti F, Arduino C, Costa S, Vighetti S, Tarenzi L, Rainero I, Asteggiano G (2006) Loss of expectation-related mechanisms in Alzheimer's disease makes analgesic therapies less effective. Pain 121: 133–144

Bischoff C, Traue HC (2004) Kopfschmerz. Fortschritte der Psychotherapie, Bd 22. Hogrefe, Göttingen

Folstein MF, Folstein, SE, McHugh PR (1975) Mini-Mental State: a practical method for grading the state of patients for the clinician. J Psychiatr Res 12: 189–198

Gagliese L, Farrell MJ (2005)The neurobiology of aging, nociception, and pain: An Integration of Animal and Human Experimental Evidence. In: Gibson S, Weiner DK (eds) Pain in older persons. Progress in Pain Research and Management, vol 35. IASP Press, Seattle, pp 25–44

Gibson SJ, Weiner DK (eds) (2005) Pain in older persons. Progress in Pain Research and Management, vol 35. IASP Press, Seattle

Hadjistavropoulos T, Herr K, Turk DC et al (2007) An interdisciplinary expert consensus statement on assessment of pain in older persons. Clin J Pain 23: S1–S43

Jones GT, Macfarlane GA (2005) Epidemiology of pain in older persons. In: Gibson S, Weiner DK (eds) Pain in older persons. Progress in Pain Research and Management, vol 35. IASP Press, Seattle, pp 3–24

Katz B, Scherer S, Gibson SJ (2005) Multidisciplinary pain management clinics for older adults. In: Gibson S, Weiner DK (eds) Pain in older persons. Progress in Pain Research and Management, vol 35. IASP Press, Seattle, pp 309–328

Lautenbacher S, Nielsen J, Bär S, Strate P, Arendt-Nielsen L (2005) Age effects on pain thresholds, temporal summation and spatial summation of heat and pressure pain. Pain 115: 410–418

Lautenbacher S, Kunz M, Mylius V, Scharman S, Hemmeter U, Schepelmann K (2007) Mehrdimensionale Schmerzmessung bei Demenzpatienten. Schmerz 21: 529–538

Mattenklodt P, Leonhardt C (2015) Psychologische Diagnostik und Schmerzpsychotherapie bei chronischen Schmerzen im Alter. Schmerz 29: 349–361

Osterbrink J, Stiehl M (2004) Der Schmerzpatient in der Pflege. ComMed, Basel

Pan CX, Morrison RS, Ness J, Fugh-Berman A, Leipzig RM (2000) Complementary and alternative medicine in the management of pain, dyspnea, and nausea and vomiting near the end of life: a systematic review. J Pain Symptom Manage 20: 374–387

Pautex S, Herrmann, FR, Michon A, Giannakopoulos P, Gold G (2007) Psychometric properties of the Doloplus-2 observational pain assessment scale and comparison to self-assessment in hospitalized elderly. Clin J Pain 23: 774–779

Royal College of Physicians, British Geriatrics Society and British Pain Society (2007) The Assessment of Pain in Older People: National Guidelines. Concise Guidance to Good Practice Series, no 8. Royal College of Physicians, London

Sandholzer H, Hellenbrand W, Renteln-Kruse W, Von Weel C, Walker P et al (2004) STEP – Standardized assessment of elderly people in primary care. Dtsch Med Wochenschr 129: S183–S226

Schuler M, Becker S, Kaspar R, Nikolaus T, Kruse A, Basler HD (2007) Psychometric properties of the German »Pain Assessment in Advanced Dementia Scale« (PAINAD-G) in nursing home residents. J Am Med Dir Assoc 8: 388–395

Scudds RJ, Scudds RA (2005) Physical therapy approaches to the management of pain in older adults. In: Gibson S, Weiner DK (eds) Pain in older persons. Progress in Pain Research and Management, vol 35. IASP Press, Seattle, pp 223–238

Snow AL, Shuster JL (2006) Assessment and treatment of persistent pain in persons with cognitive and communicative impairment. Clin Psychol 62: 1379–1387

WHO – World Health Organization (2001) International classification of functioning, disability, and health. World Health Organization, Geneva

34

Psychopathologie und Schmerz

C. Schmahl und K.-J. Bär

35.1 Borderline-Persönlichkeitsstörung und posttraumatische Belastungsstörung – 688

35.2 Depression – 690

35.3 Schizophrenie – 693

35.4 Anorexie – 694

35.5 Fazit – 695

Literatur – 696

B. Kröner-Herwig et al. (Hrsg.), *Schmerzpsychotherapie*,
DOI 10.1007/978-3-662-50512-0_35, © Springer-Verlag Berlin Heidelberg 2017

Lernziele

Bei psychischen Erkrankungen finden sich häufig auch Störungen im Bereich der Schmerzwahrnehmung bzw. -verarbeitung. Bekannte Beispiele hierfür sind die herabgesetzte Schmerzempfindlichkeit von Patienten mit selbstverletzendem Verhalten oder die häufige Klage über erhöhte Schmerzempfindlichkeit von depressiven Patienten. In diesem Kapitel werden Befunde zur Schmerzwahrnehmung und -verarbeitung beispielhaft bei den traumaassoziierten Störungen Borderline-Persönlichkeitsstörung (BPS) und posttraumatische Belastungsstörung (PTBS), bei der Depression, der Schizophrenie und der Anorexie dargestellt. Bestimmte psychopathologische Zustände – z. B. kognitive Störungen im Rahmen der Schizophrenie, Störungen der Affektregulation bei depressiven Störungen oder im Rahmen der BPS – können mit Veränderungen der Schmerzverarbeitung assoziiert sein. Da affektive und kognitive Faktoren einen wichtigen Einfluss auf die Schmerzverarbeitung haben und sich Störungen der Schmerzverarbeitung anhand der Beteiligung der 3 Schmerzkomponenten (sensorisch, affektiv, kognitiv; Klossika et al. 2006, Price 2000; 7 Kap. 3) beschreiben lassen, soll die Schmerzverarbeitung bei den einzelnen psychopathologischen Zuständen jeweils anhand der Beteiligung der einzelnen Schmerzkomponenten charakterisiert werden. Soweit möglich werden abschließend die der gestörten Schmerzverarbeitung zugrunde liegenden neuroanatomischen und neurochemischen Mechanismen beschrieben.

35.1   Borderline-Persönlichkeitsstörung und posttraumatische Belastungsstörung

35.1.1 Schmerzkomponenten

Der Borderline-Persönlichkeitsstörung (BPS) und der posttraumatischen Belastungsstörung (PTBS) gemeinsam ist die Bedeutung von **traumatischem Stress** für die Entstehung und Aufrechterhaltung der Störung:

- Bei der PTBS gehört ein traumatisches Ereignis (z. B. Verkehrsunfall oder Vergewaltigung) zu den notwendigen Bedingungen für die Vergabe der Diagnose.

- Bei der BPS finden sich ebenfalls sehr häufig traumatische Ereignisse in der Anamnese; so berichten ca. 70 % der Patienten über sexuellen und/oder körperlichen Missbrauch im Kindes- und Jugendalter (Zanarini 2000).

Borderline-Persönlichkeitsstörung

Psychopathologisch ist die BPS durch affektive Instabilität, Impulsivität und selbstverletzendes Verhalten charakterisiert, wobei die Patienten angeben, dass Letzteres häufig mit reduzierter Schmerzwahrnehmung verbunden ist. Experimentell konnte eine reduzierte Schmerzsensitivität bei dieser Patientengruppe mittels des Cold-Pressor-Tests sowie mittels Laserreizen bestätigt werden (Bohus et al. 2000, Schmahl et al. 2004). Bei der BPS scheint kein sensorisch-diskriminatives Defizit zu bestehen, da sich zwischen Patienten und Gesunden keine Unterschiede in den durch Laserstimulation evozierten hirnelektrischen Potenzialen und der räumlichen Diskrimination schmerzhafter Stimuli fanden und die räumliche Diskriminationsleistung für Laserreize nicht gestört war (Schmahl et al. 2004). Da im Zentrum der BPS eine **Störung der Emotionsregulation** steht, kann vielmehr eine Störung der affektiven Schmerzkomponente als ursächlich für die reduzierte Schmerzwahrnehmung vermutet werden (Cárdenas-Morales et al. 2011). Diese Vermutung wird dadurch gestützt, dass bei Patienten mit BPS höhere Stresslevel (aversive innere Anspannung) mit höheren Schmerzschwellen korreliert sind (Ludäscher et al. 2007).

Posttraumatische Belastungsstörung

PTBS-Patienten berichten häufig über Schmerzsymptome unterschiedlicher Art (Asmundson et al. 2002). PTBS und chronischer Schmerz als Erkrankung haben zum Teil ähnliche kognitive, verhaltensbezogene und physiologische Muster. Es treten z. B. erhöhte Angst und Erregbarkeit sowie auch Vermeidung, emotionale Labilität und eine stärkere Beachtung körperlicher Hinweisreize auf.

Sharp u. Harvey (2001) machen eine **wechselseitige Aufrechterhaltung** für die hohe Komorbidität zwischen PTBS und chronischem Schmerz verantwortlich. Zusätzlich führen die Autoren das hohe Niveau an kognitiver Aktivität im Sinne von Grübeln, Sorgen und Erinnern sowohl bei den

PTBS-Patienten als auch bei den Patienten mit chronischem Schmerz an. Beide Gruppen zeigen auch in erhöhtem Maße katastrophisierende Gedanken. Dies könnte die kognitive Kapazität limitieren und die Wahrscheinlichkeit reduzieren, dass funktionale Strategien entwickelt werden, die helfen, den Schmerz zu kontrollieren.

Experimentell zeigte sich bei männlichen Patienten mit PTBS (Soldaten) eine reduzierte Hitzeschmerzsensitivität (Kraus et al. 2009b). Allerdings fanden sich bei Männern mit PTBS auch Hinweise auf eine zentrale Sensitivierung (Moeller-Bertram et al. 2014). Frauen mit PTBS zeigten einerseits erhöhte Schmerzschwellen, aber gleichzeitig eine erhöhte subjektive Einschätzung überschwelliger Schmerzreize (Defrin et al. 2010). Dieser zunächst paradox erscheinende Befund könnte auf eine Diskrepanz zwischen reduzierter sensorischer und verstärkter affektiver Verarbeitung von Schmerzreizen bei der PTBS hinweisen.

35.1.2 Neuroanatomie

In einer Untersuchung mittels funktioneller Magnetresonanztomografie (fMRT) konnte ein mögliches **neuronales Korrelat des antinozizeptiven Mechanismus** bei der BPS genauer lokalisiert werden (Schmahl et al. 2006): Während tonischer Hitzeschmerzreizung mit individuell adaptierten tonischen Hitzereizen von 30 s Dauer und einer Intensität entsprechend einer subjektiven Schmerzhaftigkeit von 40 (auf einer Skala von 0–100) fand sich bei Patientinnen mit BPS weniger Aktivität in der Amygdala und im rostralen anterioren zingulären Kortex (ACC) sowie eine stärkere Aktivität im dorsolateralen präfrontalen Kortex im Vergleich zu gesunden Kontrollprobandinnen.

> **>** Diese Befunde deuten auf verstärkte Aktivität in Hirnarealen, die mit der kognitiven Verarbeitung von Schmerzreizen assoziiert werden, im Sinne einer verstärkten Schmerzkontrolle hin. Daneben scheint eine reduzierte affektive Schmerzbewertung mit einer verminderten Aktivität in Hirnregionen, die mit der affektiven Schmerzverarbeitung in Verbindung gebracht werden, einherzugehen.

Bei Soldaten mit PTBS fand sich mit demselben Untersuchungsdesign ebenfalls eine Deaktivierung in der Amygdala sowie eine Hyperaktivität der Insula (Geuze et al. 2007). Frauen mit PTBS nach interpersoneller Gewalt zeigten ebenfalls eine Insulahyperaktivität (Strigo et al. 2010). In einer weiteren Studie an 25 Patientinnen mit BPS zeigte sich dann, dass die Amygdaladeaktivierung nur bei denjenigen Patientinnen vorhanden war, die zusätzlich an einer PTBS litten – und zwar unabhängig von der Schwere der Störung und anderen psychopathologischen Faktoren wie Dissoziation und Anspannung (Kraus et al. 2009a). Der konsistente Befund der Amygdaladeaktivierung scheint also an die Ausprägung einer traumaassoziierten Psychopathologie gekoppelt zu sein. Es kann auch vermutet werden, dass starke Schmerzreize – z. B. während selbstverletzenden Verhaltens – eine wichtige Rolle im Rahmen der **Affektregulation** bei der BPS spielen; erste Befunde zeigen, dass eine experimentell gesteigerte Amygdalaaktivität durch somatosensorische Reize wieder reduziert werden kann (Niedtfeld et al. 2010, 2012). Mittels des Inzisionsparadigmas konnte eine Regulation innerer Anspannung bei BPS-Patientinnen durch Gewebeverletzungen auf subjektiver und neuronaler Ebene gezeigt werden (Reitz et al. 2012, 2015).

35.1.3 Neurochemie

In der Untersuchung von Pitman et al. (1990) wurde der Einfluss des **endogenen Opiatsystems** (EOS) im Rahmen der Schmerzverarbeitung bei Patienten mit PTBS untersucht. Den Patienten, die nach der Teilnahme am Vietnamkrieg eine PTBS entwickelt hatten, wurde zunächst ein Videofilm über Kriegsgeschehnisse im Sinne einer erneuten Exposition mit traumarelevanten Reizen gezeigt. Anschließend wurden für jeweils 5 s standardisierte Hitzereize zwischen 45 °C und 51 °C am Unterarm appliziert. Die Untersuchung wurde bei 8 Patienten und 8 gesunden Kontrollprobanden durchgeführt, von denen jeweils der Hälfte vor der Untersuchung der Opiatantagonist Naloxon und der anderen Hälfte Placebo gegeben wurde. Unter Placebobedingung war die berichtete Schmerzintensität bei den PTBS-Patienten um 30 % erniedrigt. In der Naloxongruppe war hingegen keine erhöhte Schmerztoleranz zu verzeichnen. Die Kontrollprobanden zeigten keine Änderung der Schmerzsensitivität nach dem Betrachten des Filmes. Dies zeigt zum einen die Reduktion der Schmerzempfindung unter Stress und zum anderen, dass diese Reduktion über das EOS vermittelt wird.

> ❯ Dies legt den Schluss einer stressinduzierten, über das endogene Opioidsystem vermittelten Hypoalgesie bei PTBS-Patienten nahe. Bei der BPS ist der Einfluss des EOS auf die Schmerzwahrnehmung allerdings noch unklar, da in einer kleinen Studie die Hypoalgesie mit Naloxon nicht blockiert werden konnte (Russ et al. 1994).

Ein weiterer Hinweis auf eine Beteiligung des EOS ergibt sich aus der Wirkung des Opiatantagonisten **Naltrexon** auf die bei beiden Erkrankungen häufigen dissoziativen Symptome (Depersonalisation, Derealisation, Analgesie; Bohus et al. 2000, Simeon et al. 2005, Schmahl et al. 2012). Das EOS wurde außerdem mit den bei der BPS sehr häufigen Selbstverletzungen in Verbindung gebracht (vgl. Bandelow et al. 2010, Tiefenbacher et al. 2005). Naltrexon führte in einer offenen Studie auch zu einer Reduktion von selbstverletzendem Verhalten (Sonne et al. 1996). Für die Bedeutung des EOS im Rahmen des selbstverletzenden Verhaltens wurden 2 Hypothesen aufgestellt: Nach der **Schmerzhypothese** führt eine primär verstärkte EOS-Aktivität zur Hypoalgesie, und die Betroffenen müssen zu starken Schmerzreizen greifen, um wieder in einen normalen Bereich der Schmerzwahrnehmung zu gelangen. Im Gegensatz dazu postuliert die **Abhängigkeitshypothese**, dass bei den Betroffenen selbstverletzendes Verhalten zur Stimulation des EOS eingesetzt wird und sich dadurch ein Abhängigkeitsverhalten entwickelt. Dies könnte bei einer Subpopulation von BPS-Patienten einer Rolle spielen, bei denen durch die Selbstverletzungen ein positiver emotionaler Zustand ausgelöst wird und dieses Verhalten eine Frequenzsteigerung zeigt.

Zusammengefasst findet sich also bei den beiden Erkrankungen BPS und PTBS eine experimentell nachweisbare Reduktion der Schmerzsensitivität. Unklar ist jedoch noch der differenzielle Einfluss der beiden – häufig komorbiden – Erkrankungen bzw. der Einfluss der bei beiden Erkrankungen häufigen traumatischen Lebensereignisse (z. B. sexueller Missbrauch) auf Schmerzschwellen und zentrale Schmerzverarbeitung. Bei beiden Erkrankungen finden sich Hinweise auf eine Störung der affektiven Schmerzkomponente und eventuell auch auf eine vermehrte Schmerzkontrolle. Zumindest für die BPS fanden sich keine Hinweise auf eine Störung der sensorisch-diskriminativen Schmerzkomponente. Bei dieser Erkrankung findet sich ein enger Zusammenhang zwischen emotionaler Dysregulation und einer Störung der affektiven Schmerzverarbeitung. Auf neuronaler Ebene findet sich eine Deaktivierung in Bereichen der affektiven Schmerzverarbeitung, insbesondere der Amygdala. Das endogene Opioidsystem scheint auf neurochemischer Ebene eine wichtige Rolle zu spielen.

35.2 Depression

35.2.1 Schmerzkomponenten

Es gibt viele Gründe, von einer **erhöhten Schmerzsensitivität** im Kontext depressiver Symptome auszugehen:

- Das zentrale Kennzeichen der Depression ist eine dysphorische Stimmung.
- Die experimentelle Induktion negativer Stimmung führt bei Gesunden zu gesteigerter Schmerzwahrnehmung (Rainville et al. 2005).
- Das Empfinden von Kontrollverlust und Hilflosigkeit, ein wichtiger Faktor für die Entwicklung und Aufrechterhaltung einer Depression (Peterson et al. 1993), führt bei Gesunden ebenfalls zu einer gesteigerten Schmerzsensitivität (z. B. Williams et al. 2004).
- Primär depressive Patienten klagen häufig über Schmerzsymptome, während für chronische Schmerzpatienten eine hohe Prävalenz an depressiven Störungen berichtet wurde.

Bis zu 92 % aller hospitalisierten depressiven Patienten geben Schmerzen an; bis zu 76 % sogar multilokulär (Corruble u. Guelfi 2000). Wesentlich ist, dass diese Patienten über körperliche Symptome klagen, die als Kontinuum von geringgradigen körperlichen Wahrnehmungen bis hin zu Schmerzen verstanden werden können. Im ambulanten Bereich berichten bis zu 40 % aller Depressiven über solche Schmerzen, die das tägliche Leben beeinträchtigen, im Vergleich zu 10 % der psychiatrisch unauffälligen Patienten (Arnow et al. 2006). Dabei korreliert die Schmerzintensität positiv mit der Schwere der Depression (Ward et al. 1932).

> ❯ Neben dem erhöhten Auftreten von Schmerzen in der Depression scheinen auch somatische Schmerzerkrankungen für Depressionen zu prädisponieren. In spezialisierten Schmerzkliniken ist die Komorbidität besonders hoch (Poole et al. 2009).

Im Gegensatz zu diesen klinischen Befunden zeigen depressive Patienten in experimentellen Untersuchungen für Hitzeschmerz zumeist eine **erniedrigte Schmerzsensitivität** (z. B. Bär et al. 2003). Dies wurde auch in einem Tiermodell von Angst und Depression beschrieben (Jochum et al. 2007) und konnte in einer Metaanalyse bestätigt werden (Dickens et al. 2003). Allerdings gibt es auch wenige gegenläufige Befunde (z. B. Gormsen et al. 2004, Klauenberg et al. 2008, Strigo et al. 2008). Diese Inkonsistenz sowohl innerhalb der experimentellen Studien als auch zwischen klinischen und experimentellen Befunden könnte mit der Modalität der Schmerzstimulation zusammenhängen: Es konnte nämlich gezeigt werden, dass bei depressiven Patienten die Sensitivität gegenüber **Oberflächenschmerz**, ausgelöst mit elektrischen oder Hitzestimuli, reduziert ist, jedoch bei **ischämischem Tiefenschmerz** eine erhöhte Schmerzsensitivität vorliegt (Bär et al. 2005).

Diese Dichotomie könnte mit Unterschieden der **Verarbeitung der unterschiedlichen Schmerzreize** erklärt werden (z. B. Hitzeschmerz auf der Haut vs. ischämischer Muskelschmerz; Craig 2003). Messungen der kortikalen Aktivität des Menschen mit bildgebenden Verfahren haben ergeben, dass bei schmerzhafter Reizung eines Skelettmuskels andere kortikale Gebiete erregt werden als bei schmerzhafter elektrischer Reizung der den Muskel bedeckenden Haut (Mense 2003). Bei schmerzhafter Reizung des Muskels findet sich eine deutlich stärkere Aktivierung im vorderen Gyrus cinguli, der mit der affektiv-motivationalen Schmerzkomponente und einer erhöhten Aufmerksamkeit für Schmerzreize in Verbindung gebracht wird. Eine

ähnliche Diskrepanz zwischen Muskelschmerz und Hitzeschmerz an der Haut konnte für Patienten mit einer depressiven Symptomatik während einer akuten Belastungsreaktion beobachtet werden (Bär et al. 2006b, Boettger u. Bär 2007).

Wie oben dargestellt, führt eine vorübergehende traurige Stimmung bei Gesunden zu einer höheren Schmerzsensibilität. Interessanterweise konnte für depressive Patienten im Experiment ein ähnliches Muster gezeigt werden (Terhaar et al. 2010). Auch bei diesen Patienten kam es im Rahmen von kurzer induzierter trauriger Stimmung zu einer erhöhten Schmerzwahrnehmung.

> ❯ Das könnte heißen, dass die für die Erkrankung beschriebene verminderte Schmerzwahrnehmung an der Haut durch andere zentrale Mechanismen beeinflusst wird als der sensibilisierende Effekt kurzer Traurigkeit.

Die verminderte Schmerzwahrnehmung bei der Depression ist wahrscheinlich auf völlig andere physiologische Mechanismen zurückzuführen als die generell erhöhte Schmerzsensibilität bei der somatoformen Schmerzstörung.

35.2.2 Neuroanatomie

Mittels fMRT konnte bei Patienten mit Depression gezeigt werden, dass die verminderte Schmerzwahrnehmung an der Haut am ehesten auf **gestörte Prozesse im dorsolateralen präfrontalen Kortex** (DLPFC) zurückgeführt werden kann (Bär et al. 2007). Es kann vermutet werden, dass die Aktivierung im DLPFC aus verschiedenen Gründen eine wesentliche Rolle für die veränderte Schmerzverarbeitung bei der Depression spielt. So weiß man erstens auf der Grundlage bildgebender Untersuchungen, dass der DLPFC an der kognitiven Verarbeitung noxischer Reize und an der Generierung der Schmerzempfindung beteiligt ist. Insbesondere wird angenommen, dass er die Schmerzwahrnehmung unterdrücken kann, wenn konkurrierende kognitive oder andere externe Aufgaben oder Situationen dies erfordern (Lorenz et al. 2003). Weiter konnte gezeigt werden, dass die enge positive Beziehung zwischen Schmerzwahrnehmung und Inselaktivität durch die Aktivität im DLPFC reduziert werden kann (Coghill et al. 1999). Zudem gehört der DLPFC zu einem Netzwerk von Hirnregionen, welche an der Pathogenese der Depression beteiligt sind. Verminderte präfrontale Aktivität im DLPFC geht bei der Depression mit psychomotorischer Verlangsamung, verschiedenen Gedächtnis- und Aufmerksamkeitsstörungen und mit einer erhöhten Schwere der Erkrankung einher (Mayberg 2003).

> Die verminderte Schmerzwahrnehmung bei der Depression könnte also an einer veränderten kognitiven Verarbeitung des Hitzereizes liegen, da präfrontale Regionen weniger Aktivität während eines Schmerzreizes zeigen.

Weiterhin scheinen **Antizipationsprozesse** eine wichtige Rolle im Rahmen der gestörten Schmerzverarbeitung in der Depression zu spielen. So konnten Strigo et al. (2008) zeigen, dass während der Antizipation von starken Schmerzreizen die Amygdalaaktivität bei depressiven Patienten im Vergleich zu Gesunden gesteigert ist. Hier könnte die Integration von affektiven und kognitiven Faktoren (z. B. Katastrophisieren) eine Rolle spielen. Bei Gesunden (Petrovic et al. 2004) findet sich während der Schmerzantizipation hingegen eine Deaktivierung im Bereich der Amygdala.

35.2.3 Neurochemie

Für die Pathogenese der Depression werden Störungen in unterschiedlichen neurochemischen Systemen postuliert. Neben der Hypothalamus-Hypophysen-Nebennierenrinden-Achse sind dies insbesondere das Serotonin- und das Glutamatsystem. Obwohl Serotonin und Noradrenalin für die Pathogenese und Therapie der Depression eine wesentliche Rolle spielen und diese Neurotransmitter auch an der deszendierenden Schmerzhemmung beteiligt sind, gibt es bisher kaum Studien, die sich mit dem Einfluss des Serotoninsystems auf die Schmerzverarbeitung bei der Depression beschäftigen. Eine neuere Arbeit legt den Zusammenhang der veränderten Schmerzwahrnehmung bei der Depression mit einer **serotonergen Dysfunktion** nahe (Kundermann et al. 2009). Eine verminderte serotonerge Aktivität in einem neuroendokrinen Stimulationstest war hier mit hohen Schmerzschwellen assozi-

iert. Klinisch haben sich Antidepressiva mit serotonergen und noradrenergen Wirkungsmechanismen zur Behandlung körperlicher Symptome bei der Depression bewährt (Brannan et al. 2005). Eine reine Beeinflussung des serotonergen Systems mittels Antidepressiva kann nicht empfohlen werden.

Auch Veränderungen im **Opiatsystem** konnten für die Depression gezeigt werden (Frew u. Drummond 2009); ein Zusammenhang zwischen der verminderten Schmerzwahrnehmung und den endogenen Opiaten wurde hier postuliert. Für Gesunde wurde der Zusammenhang zwischen erhöhtem Blutdruck und verminderter Schmerzwahrnehmung beschrieben. Diese Beziehung konnte für depressive Patienten erst nach Applikation des Opiatantagonisten Naltrexon nachgewiesen werden. Daher wird angenommen, dass endogene Opiate die Verknüpfung von hohem Blutdruck und einer reduzierten Schmerzwahrnehmung in der Depression maskieren. So könnten die Opiatkonzentrationen oder Veränderungen der Rezeptoren während einer Depression mit der veränderten Schmerzwahrnehmung im Zusammenhang stehen. Ein genauer Mechanismus ist aber bisher noch nicht bekannt.

Zusammengefasst besteht also bei depressiven Patienten ein scheinbarer Widerspruch zwischen klinisch erhöhter Schmerzempfindung bzw. Schmerzbeschwerden vs. experimentell reduzierter Schmerzsensitivität, der am ehesten mit einer differenziellen Verarbeitung von Oberflächen- und Tiefenschmerz zusammenhängen könnte. Bezüglich der betroffenen Schmerzkomponenten kann die Störung am ehesten in affektiven oder kognitiven Domänen der Schmerzverarbeitung vermutet werden. Sensorische Defizite konnten für die Depression mittels quantitativer sensorischer Testung (QST) nicht nachgewiesen werden (Klauenberg et al. 2008). Auf neuronaler Ebene könnte eine Überaktivität im DLPFC mit der reduzierten Schmerzverarbeitung externaler Schmerzreize zusammenhängen. Neurochemische Untersuchungen haben bisher wenig zur Aufklärung dieses Phänomens beigetragen.

35.3 Schizophrenie

35.3.1 Schmerzkomponenten

Seit Langem ist bekannt, dass Patienten, die an einer Schizophrenie leiden, sehr viel seltener über Schmerzen klagen als Gesunde (Kraepelin 1919). Dies gilt für Schmerzen im Rahmen von Knochenfrakturen (Murthy et al. 2004) oder anderen schmerzhaften Ereignissen wie nach Verbrennungen. Auch die teilweise massiven Selbstverletzungen von Patienten mit Schizophrenie (z. B. Augenenukleation oder Kastration; Favazza 1998), die mit relativ geringen Schmerzen assoziiert sind, können als Beleg für eine **deutlich reduzierte Schmerzwahrnehmung** angesehen werden. Patienten mit Schizophrenie leiden auch selten an einer **chronischen Schmerzkrankheit**. Insbesondere wurde immer wieder von Notfällen berichtet, in denen schizophrene Patienten an einem akuten Abdomen (z. B. Appendizitis) litten und keinerlei Schmerzen angaben (Geschwind 1977). Dieses Phänomen wurde bisher wissenschaftlich wenig untersucht (Bonnot et al. 2009).

Einige Studien zeigten, dass schizophrene Patienten weniger schmerzempfindlich sind als Gesunde (Blumensohn et al. 2002, Davis et al. 1979). In diesem Zusammenhang machten manche Autoren auch die Interaktion mit Antipsychotika für dieses Phänomen verantwortlich (Jakubaschk u. Böker 1991). Jochum et al. (2006) konnten zeigen, dass auch unmedizierte schizophrene Patienten erhöhte Schmerzschwellen angaben und sich diese unter neuroleptischer Medikation den Gesunden annähern. Insbesondere scheint in der akuten Psychose die **kognitive Verarbeitung des Signalreizes Schmerz** gestört zu sein. In psychophysiologischen Schmerzuntersuchungen können sich akut kranke Patienten kaum auf die zeitgerechte Beantwortung der Wahrnehmung »Schmerz« konzentrieren, da die Kognition erheblich eingeschränkt ist. So entstand eine ausgesprochene Selektion der ausgewählten Patienten mit Schizophrenie in den Studien, da viele Ergebnisse aus methodischen Gründen nicht in die Auswertung einbezogen werden konnten. In einer systematischen Übersichtsarbeit aus dem Jahr 2014 konnten Engels et al. zeigen, dass die reduzierte Schmerzwahrnehmung bei schizophrenen Patienten nur Schmerzen mit einer medizinischen Ursache betrifft. Ansonsten scheint die Prävalenz schmerzhafter Symptome der Allgemeinbevölkerung zu entsprechen.

> **Für eine sichere Aussage bezüglich der neuronalen Ursache fehlen bisher aussagekräftige Studien. Die kognitive Komponente der Schmerzwahrnehmung spielt mit Sicherheit eine entscheidende Rolle für die gestörte Schmerzverarbeitung bei der Schizophrenie.**

Zukünftige Studien müssen zeigen, inwieweit auch die **sensorische oder affektive Verarbeitung** möglicherweise gestört ist. Untersuchungen mit der fMRT sind hier besonders vielversprechend. Weiterhin müssen diese Untersuchungen klären, inwieweit die Schmerzwahrnehmung oder »nur« die Äußerung über den wahrgenommenen Schmerz gestört ist (Bonnot et al. 2009). Untersuchungen zur Wirkungsweise von modernen Neuroleptika auf die Schmerzwahrnehmung bei Kranken und Gesunden sind außerdem wesentliche Ziele zukünftiger Studien, da hierzu neuere Daten fehlen. Insbesondere eine mögliche Applikation im Rahmen von chronischen Schmerzsyndromen sollte überprüft werden, da hier neben der stimmungsaufhellenden Komponente auch Appetit und Grübeln positiv beeinflusst werden könnten.

35.3.2 Neurochemie und Neuroanatomie

Die Studienlage lässt derzeit noch keine Einschätzung von **neuroanatomischen und neurochemischen Ursachen** zu, welche die Ursachen für die veränderte Schmerzverarbeitung bei der Schizophrenie klären könnten. Manche Autoren postulieren einen Zusammenhang mit veränderter Schmerzverarbeitung in der Insel (Linnman et al. 2013).

Zusammengefasst kann man sagen, dass die meisten klinischen Befunde eine gestörte Verarbeitung von Schmerz in der akuten Schizophrenie zeigen. Dieses Phänomen kann sogar zum Übersehen von lebensbedrohlichen Zuständen führen. Hier kann vermutet werden, dass insbesondere eine Störung der kognitiven Schmerzkomponente vorliegt, allerdings gibt es einen großen Forschungsbedarf auf diesem Gebiet.

35.4 Anorexie

35.4.1 Schmerzkomponenten

Die bei der Anorexie bestehende Störung des eigenen Körperschemas spiegelt sich auch in einer veränderten Wahrnehmung bzw. Bewertung von Schmerzen wider. Bei der Anorexie findet sich eine Reduktion der Wahrnehmung nicht nur im Bereich des Schmerzes, sondern auch in **anderen somatosensorischen Bereichen** (Florin et al. 1988). Die von Lautenbacher u. Krieg (1994), Pauls et al. (1991) und de Zwaan et al. (1996) erfassten Schmerzschwellen bei anorektischen Patienten zeigen gegenüber denen gesunder Probanden eine signifikante Erhöhung. So zeigen anorektische Patientinnen in den entsprechenden physiologischen Schmerzuntersuchungen eine **ausgeprägte Verminderung der Schmerzwahrnehmung** (Lautenbacher et al. 1991, Bär et al. 2006a). Insbesondere bei hochgradiger Mangelernährung kann eine erhöhte Schmerzschwelle nachgewiesen werden, deren Ursachen bisher unklar sind. Sie wurde sowohl für thermischen als auch für mechanischen Schmerz gezeigt.

> **Im Vergleich zu den Krankheitsbildern Schizophrenie oder Depression ist die Wahrnehmungsstörung in der Anorexie am stärksten ausgeprägt.**

Eine Ursache für die herabgesetzte Schmerzsensitivität sah man im Vorliegen einer **subklinischen Neuropathie**, die zu einer verzögerten Schmerzwahrnehmung führen könnte. Pauls et al. (1991) widerlegte jedoch diese Theorie, da die Wärme-, Kälte- und Vibrationsempfindung bei anorektischen Patienten unverändert war. Die beschriebene negative Korrelation zwischen Schmerzschwelle und Hauttemperatur führte zu der These, eine **sympathische Dysregulation** bzw. eine **veränderte Rezeptoraktivität** für die reduzierte Schmerzsensibilität verantwortlich zu machen; der Beweis hierfür steht jedoch noch aus (Lautenbacher et al. 1991). Eine enge Korrelation konnte auch zwischen den vegetativen Veränderungen und der Schmerzwahrnehmung während der Erkrankung gezeigt werden. So ist ein ausgeprägter **Vagotonus**, gemessen an der Pupille, mit hohen Schmerzschwellen assoziiert (Bär et al. 2006a). Obwohl bekanntermaßen eine Veränderung der vagalen Aktivität die Schmerzwahrnehmung beeinflusst (Kirchner et al. 2006), kann bisher für die Anorexie nur eine Assoziation, aber keine Kausalität beschrieben werden.

Trotz dieser starken Verminderung der Schmerzwahrnehmung sind dennoch **Schmerzbeschwerden** bei Anorexiepatienten häufig. In einer neueren Studie (Coughlin et al. 2008) wurden bei 70 % der Anorexiepatientinnen Schmerzbeschwerden in 2 oder mehr Körperregionen gefunden. Schwere Schmerzen wurden von einem Viertel dieser Patientinnen beklagt, die sich damit von der gesunden Vergleichsgruppe unterschieden. Diese Beschwerden waren aber mit der Schwere von **depressiven Symptomen** assoziiert. Dieser Befund legt die Behandlung depressiver Symptome im Rahmen von Essstörungen nahe und könnte auch bedeuten, dass unterschiedliche Mechanismen bei der Depression und Anorexie die Schmerzwahrnehmung modulieren.

35.4.2 Neuroanatomie

Bisher liegen wenige gesicherte Daten über die neuronalen Korrelate der verminderten Schmerzwahrnehmung bei der Anorexie vor. Neuere Studien weisen in 2 wesentliche Richtungen: Zum einen konnte eine **veränderte Schmerzverarbeitung** in der Insula und eine **verstärkte Schmerzhemmung** im Hirnstamm gezeigt werden (Bär et al. 2013). Zum anderen wurde in einer neuen Studie ein Zusammenhang zwischen veränderter Schmerzwahrnehmung und einer Atrophie im medialen zingulären Kortex gezeigt (Bär et al. 2015). Da in dieser Region auch körpereigene Signale verarbeitet werden, wurde postuliert, dass die veränderte Schmerzwahrnehmung auch im Kontext der Körperschemastörung der Patienten verstanden werden könnte.

35.4.3 Neurochemie

Lautenbacher et al. (1990) vermuteten als Ursache der verminderten Schmerzschwelle **erhöhte Opiatkonzentrationen** im Liquor essgestörter Patienten. »Corticotropin releasing hormone« (CRH) liegt bei Magersüchtigen in vermehrter Konzentration vor.

◘ Tab. 35.1 Abweichende Schmerzsensibilitäten bei verschiedenen psychischen Störungen. *BPS* Borderline-Persönlichkeitsstörung, *PTBS* posttraumatische Belastungsstörung, *SK* Schmerzkomponente

	Sensorische SK	Affektive SK	Kognitive SK
BPS/PTBS	0	++	+
Depression	0	++	++
Schizophrenie	?	?	++
Anorexie	++	+	+

0: wahrscheinlich nicht gestört, +: leichtere Störung, ++: schwerere Störung, ?: unklar

Dessen Vorläuferhormon Proopiomelanocortin spaltet neben CRH auch Opioidvorstufen ab. Opioide vermitteln eine zentrale Analgesie, die durch den Antagonisten Naloxon aufhebbar sein sollte. Jedoch zeigte sich nach Naloxonapplikation keine Normalisierung der Schmerzschwelle (Lautenbacher et al. 1990). Eine erhöhte Serumkonzentration von Kortisol ist bei der Anorexie hinlänglich bekannt (Misra et al. 2004); diese korreliert mit der verminderten Schmerzwahrnehmung (Bär et al. 2006a).

Erniedrigte Schilddrüsenhormonwerte sind seit Längerem als Indikator für Fastenzustände bekannt. Die Patientinnen zeigen oft Symptome einer hypothyreoten Stoffwechsellage wie Bradykardie, Thermoregulationsstörungen und einen reduzierten Grundumsatz. Studien konnten eine lineare negative Korrelation der Schmerzschwelle mit dem freien Trijodthyronin (T3) nachweisen (Bär et al. 2006a). Entsprechende Zusammenhänge zwischen erniedrigtem freiem T3 und einer Schmerzschwellenanhebung waren auch bei hypothyreoten Patienten beobachtet worden. Die Vielzahl von veränderten Hormonen bei der Anorexie erlaubt verschiedene Konstellationen von Hormonkonzentrationen, die im Einzelnen noch wissenschaftlich untersucht werden müssen.

Zusammengefasst sind die erhöhten Schmerzschwellen bei der Anorexie beeindruckend. Diese korrelieren negativ mit dem Gewicht und sind teilweise reversibel, da sie nach Behandlung und Erreichen des früheren Gewichtes auf Normalniveau absinken (Bär et al. 2006a). Die Ursachen sind bisher noch nicht sicher geklärt. Eine Störung der sensorischen Komponente kann neben einer kog-

nitiven Störung der Schmerzverarbeitung vermutet werden, die möglicherweise mit der Körperschemastörung assoziiert ist. Ob ähnlich wie den epidemiologischen Beschreibungen des Zusammenhangs von Depressivität und Schmerzbeschwerden in der Anorexie auch die affektive Komponente an der akuten Schmerzverarbeitung beteiligt ist, muss in zukünftigen Studien untersucht werden. Funktionell bildgebende Untersuchungen weisen auf ganz andere Mechanismen hin.

35.5 Fazit

Wir haben anhand von 4 Störungsbildern exemplarisch Störungen der Schmerzwahrnehmung und -verarbeitung bei psychischen Erkrankungen (BPS/PTBS, Depression, Schizophrenie und Anorexie) beschrieben. Bei allen diesen Störungsbildern findet man klinisch eine veränderte Schmerzwahrnehmung. Aufgrund der dargestellten experimentellen Befunde lassen sich unterschiedliche Konstellationen von Störungen der 3 Schmerzkomponenten (sensorisch, affektiv und kognitiv) vermuten, wobei anzumerken ist, dass die Datenlage in den meisten Fällen noch unzureichend und die in ◘ Tab. 35.1 dargestellte Übersicht daher als spekulativ anzusehen ist.

Wir gehen davon aus, dass bei den traumaassoziierten Störungen **BPS und PTBS** insbesondere eine Störung der affektiven (und in geringerem Umfang der kognitiven) Schmerzverarbeitung vorliegt, die sensorische Schmerzverarbeitung aber intakt ist. Bei der **Depression** kann vermutet werden, dass sowohl die affektive als auch die kognitive Schmerzkompo-

Poole H, White S, Blake C, Murphy P, Bramwell R (2009) Depression in chronic pain patients: prevalence and measurement. Pain Pract 9: 173–180

Peterson C, Maier SF, Seligman MEP (1993) Learned Helplessness. Oxford University Press, Oxford

Petrovic P, Carlsson K, Petersson KM, Hansson P, Ingvar M (2004) Context-dependent deactivation of the amygdala during pain. J Cogn Neurosci 16: 1289–1301

Pitman RK, van der Kolk BA, Orr SP, Greenberg MS (1990) Naloxone-reversible analgesic response to combat-related stimuli in posttraumatic stress disorder. A pilot study. Arch Gen Psychiatry 47: 541–545

Price DD (2000) Psychological and neural mechanisms of the affective dimension of pain. Science 288: 1769–1772

Rainville P, Bao QV, Chretien P (2005) Pain-related emotions modulate experimental pain perception and autonomic responses. Pain 118: 306–318

Reitz S, Krause-Utz A, Pogatzki-Zahn EM, Ebner-Priemer U, Bohus M, Schmahl C (2012) Stress regulation and incision in borderline personality disorder – a pilot study modelling cutting behavior. J Pers Disord 26: 605–615

Reitz S, Kluetsch R, Niedtfeld I, Knorz T, Lis S, Paret C, Kirsch P, Meyer-Lindenberg A, Treede RD, Baumgärtner U, Bohus M, Schmahl C (2015) Incision and stress regulation in borderline personality disorder: neurobiological mechanisms of self-injurious behavior. Br J Psychiatry 207: 165–172

Russ MJ, Roth SD, Kakuma T, Harrison K, Hull JW (1994) Pain perception in self-injurious borderline patients: naloxone effects. Biol Psychiatry 35: 207–209

Schmahl C, Greffrath W, Baumgärtner U, Schlereth T, Magerl W, Philipsen A, Lieb K, Bohus M, Treede RD (2004) Differential nociceptive deficits in patients with borderline personality disorder and self-injurious behavior: laser-evoked potentials, spatial discrimination of noxious stimuli, and pain ratings. Pain 110: 470–479

Schmahl C, Bohus M, Esposito F, Treede RD, Di Salle F, Greffrath W, Ludaescher P, Jochims A, Lieb K, Scheffler K, Hennig J, Seifritz E (2006) Neural correlates of antinociception in borderline personality disorder. Arch Gen Psychiatry 63: 659–667

Schmahl C, Kleindienst N, Limberger M, Ludäscher P, Mauchnik J, Deibler P, Brünen S, Hiemke C, Lieb K, Herpertz S, Reicherzer M, Berger M, Bohus M (2012) Evaluation of naltrexone for dissociative symptoms in borderline personality disorder. Int Clin Psychopharmacol 27: 61–68

Sharp TJ, Harvey AG (2001) Chronic pain and posttraumatic stress disorder: mutual maintenance? Clin Psychol Rev 21: 857–877

Simeon D, Knutelska M (2005). An open trial of naltrexone in the treatment of depersonalization disorder. J Clin Psychopharmacol 25: 267–270

Sonne S, Rubey R, Brady K, Malcolm R, Morris T (1996) Naltrexone treatment of self-injurious thoughts and behaviors. J Nerv Ment Dis 184: 192–195

Strigo IA, Simmons AN, Matthews SC, Craig AD, Paulus MP (2008) Association of major depressive disorder with altered functional brain response during anticipation and processing of heat pain. Arch Gen Psychiatry 65: 1275–1284

Strigo IA, Simmons AN, Matthews SC, Grimes EM, Allard CB, Reinhardt LE, Paulus MP, Stein MB (2010) Neural correlates of altered pain response in women with posttraumatic stress disorder from intimate partner violence. Biol Psychiatry 68: 442–450

Terhaar J, Boettger MK, Schwier C, Wagner G, Israel AK, Bär KJ (2010) Increased sensitivity to heat pain after sad mood induction in female patients with major depression. Eur J Pain 14: 559–563

Tiefenbacher S, Novak MA, Lutz CK, Meyer JS (2005) The physiology and neurochemistry of self-injurious behavior: A nonhuman primate model. Front Biosci 10: 1–11

Ward NG, Bloom VL, Dworkin S, Fawcett J, Narasimhachari N, Friedel RO (1982) Psychobiological markers in coexisting pain and depression: toward a unified theory. J Clin Psychiatry 43: 32–41

Williams DC, Golding J, Phillips K, Towell A (2004) Perceived control, locus of control and preparatory information: effects on the perception of an acute pain stimulus. Pers Individ Dif 36: 1681–1691

Zanarini MC (2000) Childhood experiences associated with the development of borderline personality disorder. Psychiatr Clin North Am 23: 89–101

Schmerz und Geschlecht

C. Zimmer-Albert und E. Pogatzki-Zahn

36.1   Einleitung   – 700

36.2   Geschlechtsbezogene Unterschiede in der Epidemiologie von
        Schmerzsymptomen und klinischen Schmerzsyndromen   – 701

36.3   Geschlechtsbezogene Unterschiede bei experimentell
        induziertem Schmerz   – 704

36.4   Zusammenhang zwischen experimentellen und klinischen
        Befunden   – 706

36.5   Geschlechtsbezogene Unterschiede in der Schmerzsensitivität –
        Einflussfaktoren und Mechanismen   – 707

36.6   Praktische und klinische Implikationen   – 717

36.7   Fazit   – 718

        Literatur   – 718

B. Kröner-Herwig et al. (Hrsg.), *Schmerzpsychotherapie*,
DOI 10.1007/978-3-662-50512-0_36, © Springer-Verlag Berlin Heidelberg 2017

anhand der deutschen Version des Short-Form-Health-Surveys (SF-8), des Chronic-Pain-Grade-Questionnaires (CPG) und des Kurzmoduls des Patient Health Questionnaires (PHQ-4) sowie weiterer Fragen (insbesondere zu Behandlungsaspekten) kein Unterschied bezüglich Prävalenz, Schweregrad und Behandlungsaspekten zwischen den Geschlechtern aufgezeigt werden.

Bei der Erhebung im Jahre 1975 wurden bei fast allen untersuchten Schmerzlokalisationen **signifikante geschlechtsbezogene Unterschiede** erkennbar: Frauen berichteten über ausgeprägtere Glieder-, Rücken-, Nacken- und Kopfschmerzen. Lediglich bei Magenschmerzen ergab sich kein signifikanter Geschlechtseffekt. Interessanterweise zeigten sich in der Folgestudie von 1994 signifikante geschlechtsbezogene Unterschiede allein noch bei Nacken- und Kopfschmerzen, während sich die Prävalenzraten bei Glieder-, Rücken- und Magenschmerzen zwischen Frauen und Männern nicht bedeutsam voneinander unterschieden (Schumacher u. Brähler 1999). Die Geschlechtsabhängigkeit von körperlichen Beschwerden scheint demnach in der deutschen Bevölkerung zurückgegangen zu sein.

Das **Bundesgesundheitssurvey 1998** beinhaltete schmerzepidemiologische Fragen und gestattete für die deutsche Bevölkerung erstmals differenzierte Aussagen zur Prävalenz von Schmerzen sowie zu deren Lokalisation und Intensität und ermöglichte eine Differenzierung nach Alter, Geschlecht und Schichtzugehörigkeit. Bei Frauen ergab sich über alle Schmerzlokalisationen und Altersgruppen hinweg durchgängig eine größere Prävalenz von Schmerzen (Bellach et al. 2000). Insgesamt geben Frauen am häufigsten Kopfschmerzen an, Männer am häufigsten Rückenschmerzen. Allerdings ist die Prävalenz der Schmerzen je nach Lokalisation stark altersabhängig. Während bei Kopfschmerzen die Prävalenz bei beiden Geschlechtern bis zur 6. Lebensdekade sinkt, steigt die Prävalenz für Schmerzen bei den meisten anderen Schmerzlokalisationen bis zur 6. Lebensdekade an, um dann zu stagnieren oder wieder leicht abzufallen. Dies zeigt sich auch in einer epidemiologischen Studie von Macfarlane et al. (2012), in der auch die Prävalenz bei Menschen im hohen Lebensalter untersucht wurde: Während

Rückenschmerzen am häufigsten zwischen 40 und 60 Jahren sind, geben Menschen über 80 im Vergleich zu allen anderen Altersgruppen die wenigsten Rückenschmerzen an. Allerdings stieg der Schweregrad der Beeinträchtigung durch die Schmerzen, ermittelt mit der CPG-Skala (Von Korff et al. 1992), mit zunehmendem Alter kontinuierlich an und erreichte das Maximum bei den Menschen über 70 Jahren.

Dies steht im relativen Gegensatz zu Befunden aus anderen Studien, in denen eine graduelle Verminderung der Schmerzhäufigkeit mit steigendem Alter gefunden wurde (Unruh 1996). Dieser augenscheinliche Widerspruch kann dadurch aufgelöst werden, dass zum einen zwischen Schmerz und Alter häufig eine umgekehrt U-förmige Beziehung mit einem Prävalenzmaximum in der Altersgruppe der 45- bis 64-Jährigen zu finden ist (Brattberg et al. 1989) und zeigt, wie wichtig bei der Untersuchung von Geschlechtsunterschieden die Angaben zum Alter sind. Zum anderen muss die Schmerzart berücksichtigt werden. Brustschmerz nimmt beispielsweise bei beiden Geschlechtern mit dem Alter zu, abdomineller Schmerz dagegen nur bei Frauen. Muskuloskelettale Schmerzen steigen bei Männern insgesamt mit dem Alter an; dies gilt mittlerweile auch für den Rückenschmerz, der in den 1990er-Jahren noch im Alter abnahm (Brattberg et al. 1997), jetzt aber im 20. Jahrhundert in beiden Geschlechtern bis zum 65. Lebensjahr mit dem Alter zunimmt (Kohler u. Ziese 2004). Frauen sind dabei in allen Altersgruppen häufiger betroffen (Kohler u. Ziese 2004). Ab dem 65. und insbesondere im höheren Lebensalter berichten beide Geschlechter dann eher über weniger Rückenschmerz; diese Abnahme ist geschlechterunabhängig und kann sowohl mit somatischen Prozessen (natürliche Versteifung der Wirbelsäule) als auch mit Besonderheiten der Schmerzverarbeitungsprozesse im Alter zusammenhängen (▶ Kap. 34). Es ergaben sich somit bereits sehr **differenzierte Prävalenzmuster**, wenn man lediglich die Prävalenzen der verschiedenen Schmerzarten in ihren Altersverläufen untersucht. Berücksichtigt man zusätzlich das Geschlecht, so werden, wie im Folgenden zu sehen sein wird, die Muster noch komplexer.

❯ **Geschlechtsbezogene Unterschiede im Auftreten von Schmerzen sind in fast allen Altersstufen zu verzeichnen (Brattberg et al. 1989, 1996, 1997), unterscheiden sich aber abhängig von der Art der Erkrankung.**

Brattberg et al. (1996) konnten aufzeigen, dass Frauen im Vergleich zu Männern im Alter von etwa 18–44 Jahren und schließlich im hohen Alter ab 77 Jahren mehr Schmerzen angeben. Dieser **Geschlechterunterschied** ist in den mittleren Jahren und im frühen Alter weniger stark ausgeprägt.

LeResche (2000) berichtet hinsichtlich der Prävalenz von insgesamt 5 verschiedenen chronischen Schmerzzuständen (Rückenschmerz, Kopfschmerz, Magenschmerz, Brustschmerz und temporomandibulärer Schmerz), dass Frauen bis zum Alter von etwa 65 Jahren sowohl häufiger Schmerzen als auch mehr Schmerzlokalisationen angeben als Männer. Im höheren Lebensalter nähern sich Frauen und Männer wieder einander an. Dennoch sind die Zusammenhänge auch hier nicht ganz so einfach, wie eben dargestellt. Die **Prävalenzraten** von Gelenkschmerzen, Fibromyalgie und Schulterschmerz sind bei Frauen höher als bei Männern, zudem steigen sie bei beiden Geschlechtern bis zum Alter von 65 Jahren an. Allerdings gibt es auch im Rahmen der Fibromyalgie zumindest relativierende Ergebnisse, was die Ausprägung der Schmerzen bei Fibromyalgiepatienten anbelangt (Häuser et al. 2014). Bei Rückenschmerz sind die Geschlechtsunterschiede weniger stark ausgeprägt, aber vorhanden. Zu einem ähnlichen Ergebnis kam auch eine Prävalenzstudie von Schneider et al. (2006) in Deutschland. Es zeigte sich, dass signifikant mehr Frauen als Männer über Rückenschmerzen berichten. Selbst bei statistischer Kontrolle einer Reihe von biopsychosozialen Risikofaktoren zeigte sich ein höheres Rückenschmerzrisiko für die Frauen. Keine der untersuchten Variablen konnte zu einer zufriedenstellenden Erklärung für die gefundenen Geschlechterunterschiede beitragen. Die Autoren schließen daraus, dass es notwendig sei, weitere Konstrukte wie Geschlechterrollenerwartungen, Angst oder auch familiäre Faktoren in künftige Untersuchungen mit einzubeziehen.

Ein weiteres interessantes Ergebnis ist auch, dass sich bei der statistischen Kontrolle von soziodemo-grafischen Variablen wie Bildungsstand und ethnischer Zugehörigkeit sowie somatischer und psychiatrischer Komorbidität der **Einfluss des Geschlechts auf die Anzahl der Symptome** nicht verringerte, sondern sich vielmehr akzentuierte (Kroenke u. Spitzer 1998).

❯ **Der Geschlechtseffekt scheint also unabhängig von soziodemografischen Variablen und der psychiatrischen Komorbidität zu bestehen.**

Nach Berkley (1997) entstehen Probleme bei der Beurteilung geschlechtsbezogener Unterschiede bei Schmerzen zusätzlich durch die Tatsache, dass sich auch die **Symptome bestimmter Erkrankungen** (z. B. Colon irritabile, Migräne, koronare Herzerkrankung) bei beiden Geschlechtern in unterschiedlicher Form präsentieren, wodurch die Diagnose und damit die Prävalenz der Erkrankung beeinflusst werden.

In diesem Zusammenhang wird meist die Frage gestellt, ob Schmerzen bzw. mit Schmerzen verbundene Störungen bei Frauen wirklich häufiger auftreten oder ob Frauen lediglich auf gleich starke Schmerzreize intensiver reagieren als Männer, was bedeuten würde, dass sich die Prozesse der Schmerzverarbeitung zwischen den Geschlechtern unterscheiden. Neben den geschlechtsbezogenen Unterschieden in Häufigkeit, Intensität und Dauer von Schmerzen berichten klinische Studien tatsächlich von **geschlechtsbezogenen Differenzen in der Verarbeitung der Schmerzen** sowie in den beobachteten Schmerzfolgen (Fillingim 2000b). So zeigten sich zwar keine Unterschiede im Gesamtniveau der Depressionswerte von Patientinnen und Patienten mit chronischen Schmerzen, die Geschlechter unterschieden sich aber qualitativ hinsichtlich der Ausprägung einer Reihe von depressiven Symptomen wie Erschöpfung und Verzerrung der Körperwahrnehmung. Darüber hinaus war das **Ausmaß der Depressivität** bei den Schmerzpatientinnen mit der Schmerzintensität assoziiert, bei den männlichen Schmerzpatienten dagegen mit der schmerzbedingten körperlichen Behinderung.

> **Geschlechtsbezogene Unterschiede in der Epidemiologie von Schmerzsymptomen und klinischen Schmerzsyndromen**
> Es kann festgehalten werden, dass
> - Frauen häufiger über Schmerzen berichten,
> - es für bestimmte Schmerzarten entweder eine weibliche oder eine männliche Dominanz gibt,
> - sich die Symptome einiger mit Schmerzen verbundener Erkrankungen bei Frauen und Männern unterscheiden,
> - sich Unterschiede zwischen Frauen und Männern in der Prävalenz von Schmerzen in jüngster Zeit zum Teil verringern,
> - sich Prozesse der Verarbeitung chronischer Schmerzen möglicherweise geschlechtsbezogen unterscheiden.

36.3 Geschlechtsbezogene Unterschiede bei experimentell induziertem Schmerz

Geschlechtsbezogene Unterschiede bei laborexperimentell induzierten Schmerzen wurden mit einer Vielzahl unterschiedlicher Schmerzinduktionsmethoden und Schmerzmessmethoden untersucht. Fillingim u. Maixner (1995) berichten in einer Übersichtsarbeit, dass Frauen bei **Druckschmerz** durchweg eine höhere Schmerzsensitivität aufweisen als Männer. Neuere Studien konnten dies bestätigen (Chesterton et al. 2003). Auch in Studien, die mit **elektrischer Stimulation** arbeiten, ergibt sich bis auf wenige Ausnahmen eine **höhere Schmerzsensitivität bei den Frauen**.

Weniger einheitlich sind die Ergebnisse von Studien zu Hitzeschmerz sowie anderen Schmerzmodalitäten, die teilweise keine geschlechtsbezogenen Unterschiede feststellen konnten, andererseits aber herausfanden, dass Frauen die Schmerzstimulation früher abbrachen und somit weniger als die an der Studie teilnehmenden Männer motiviert waren, auch intensive Reize zu tolerieren.

> **Lautenbacher und Rollman (1993) konnten in einer Studie unter Verwendung von 2 unter-**

schiedlichen Schmerzstimulationsmethoden belegen, dass der Nachweis geschlechtsbezogener Unterschiede von der Art der Schmerzstimulation abhängt. Inkonsistente Ergebnisse in experimentellen Schmerzstudien können folglich durch die verwendete Stimulationsmethode bedingt sein (Fillingim 2000c).

Fillingim u. Maixner (1995) vertreten die Auffassung, dass geschlechtsbezogene Unterschiede am ehesten bei **Schmerzinduktionsmethoden** zu beobachten sind, die eine tiefe, tonische Schmerzsensation bewirken (z. B. mechanischer, ischämischer oder Kälteschmerz) und somit »natürlichen« Schmerzen ähnlich sind (z. B. Kopfschmerz, Krämpfe, Muskelschmerzen). Diese Auffassung wird bestätigt durch eine Metaanalyse, die quantitative Daten über das Ausmaß von geschlechtsbezogenen Unterschieden bei experimentell induziertem Schmerz erbringen sollte (Riley et al. 1998). Die Analyse ergab mittlere bis hohe Effektstärken in Abhängigkeit von der verwendeten Schmerzinduktionsmethode sowie vom eingesetzten Schmerzmessparameter. Die höchsten Effektstärken ergaben sich sowohl für die Schmerz- als auch für die Toleranzschwellen bei Druckschmerz und elektrischer Stimulation. Hitzeschmerzreize zeigten geringere und variablere Effekte. Berkley (1997) konstatiert in ihrer Übersicht, dass bei sorgfältiger Betrachtung die gefundenen geschlechtsbezogenen Unterschiede in experimentellen Studien letztlich nur gering und zudem unter streng kontrollierten experimentellen Bedingungen nur inkonsistent nachweisbar seien. Die neueste semiquantitative Metaanalyse zu diesem Themengebiet, die Studien bis 2008 umfasst, kommt zu einem sehr ähnlichen Ergebnis (Racine et al. 2012). Besonders konstant und stark waren Unterschiede zwischen Frauen und Männern bei Hitzeschmerz, Kälteschmerz und Druckschmerz, z. B. wenn die Schmerztoleranz und zum Teil auch noch die Schmerzschwellen oder Schmerzintensität ermittelt wurden. Bei Ischämie- und Muskelschmerzen und auch elektrisch induziertem Schmerz ergaben sich weniger deutliche bzw. keine Geschlechtsunterschiede; allerdings war die Anzahl der Studien, die eingeschlossen werden konnte, für diese experimentellen Schmerzreize auch deutlich geringer (Racine et al. 2012). In dem vielleicht größten Datenbankvergleich mit alters- und geschlechtsabhängigen Werten zu Schmerzschwellen und überschwelligen Schmerzratings bei gesunden Frauen und Männern konnten Magerl et al. (2010) ebenfalls über alle Bereiche hinweg Geschlechtsunterschiede feststellen. Interessant war hier die Interaktion von Geschlecht und Alter: Während für einige Variablen (Hitze- und Kälteschmerzschwellenwerte) die Geschlechtsunterschiede unabhängig vom Alter waren, war dies bei mechanischen Reizen nicht der Fall. Es zeigte sich sogar ein altersabhängig unterschiedlicher Effekt bei mechanischer Sensitivität auf Pinprick-Reize (Geschlechtsunterschiede im Alter größer als bei jungen Probanden) und Druckschmerzschwellen (in jungen Jahren vorhanden, aber im Alter nicht mehr). Da sich, bis auf Pinprick-Reize, auch starke altersabhängige Effekte für die einzelnen Variablen ergeben, ist eine Angabe des Alters bzw. eine Confounderanalyse bei Untersuchungen zu Geschlechtsunterschieden dringend erforderlich.

Neuere experimentelle Studien versuchen, geschlechtsbedingte Unterschiede nicht nur bei Applikation nozizeptiver Schmerzreize, sondern auch für pathophysiologisch relevantere Schmerzphänomene (z. B. Hyperalgesie und Allodynie) und damit für die **Schmerzchronifizierung** herauszuarbeiten. So zeigen sich z. B. deutliche Unterschiede bei der Ausprägung einer Hyperalgesie nach Injektion von Glutamat; Frauen weisen z. B. nach subkutaner Injektion von Glutamat im Stirnbereich ein deutlich größeres Hyperalgesieareal auf (Gazerani et al. 2006). Wiederholte Glutamatinjektionen im Bereich des M. trapezius führten bei Frauen zu einer deutlich geringeren Adaptation der Schmerzintensität (Ge et al. 2005). Hierzu passen Befunde schon älterer Arbeiten, bei denen gezeigt werden konnte, dass Frauen bei repetitiver Reizung ein deutlich stärkeres Wind-up-Phänomen zeigen (Riley et al. 1998, Sarlani u. Greenspan 2002, Sarlani et al. 2004). Allerdings ist in der Gesamtheit der Studien hierzu das Bild ebenfalls nicht einheitlich. Frauen zeigen in einigen, aber nicht allen Studien, in denen Glutamat als induzierende Substanz verwendet wurde, stärkere Schmerzintensitäten und größere Hyperalgesieareale (Racine et al. 2012).

Fillingim (2000b) kommt zu dem Ergebnis, dass die zusammengetragenen Daten zwar die **Annahme einer erhöhten Schmerzsensitivität bei Frauen** bestätigen, aber eine große Variabilität im Ausmaß dieser Effekte vorliege. Darüber hinaus sind die Methoden der Studien sehr unterschiedlich, fast alle Studien sind unterpowert und damit die Aussage der Einzelstudie so gut wie unbrauchbar. Geeignete quantitative Metaanalysen sind vor allem durch die sehr unterschiedlichen Studienmethoden nicht möglich (Racine et al. 2012). Die Frage: »Gibt es geschlechtsbezogene Unterschiede in der Schmerzwahrnehmung?«, kennzeichnet aber in jedem Fall nur den Anfang der Forschung auf diesem Gebiet. Mittlerweile gilt es, komplexere Sachverhalte zu untersuchen, z. B. die Art des Zusammenspiels der an der Entstehung dieser Unterschiede beteiligten Mechanismen. Insbesondere für die Chronifizierung relevante Mechanismen sollten hierbei im Vordergrund stehen, da erste experimentelle Ansätze hierzu deutliche Geschlechtsunterschiede postulieren. Dies ist insofern von Bedeutung, als geschlechtsbedingte Unterschiede bei Chronifizierungsprozessen geeignet wären, Ansätze für die Therapie chronischer Schmerzen geschlechtsspezifisch zu entwickeln.

> **Geschlechterunterschiede der Schmerzsensitivität gelten in laborexperimentellen Studien zumindest für einige Modalitäten (Kälte-, Hitze- und Druckschmerz) als gesichert. Bei allen anderen Schmerzmodalitäten sind die Datenlage deutlich schlechter und die Ergebnisse deutlich variabler, sodass eine generelle Aussage nicht möglich ist. Wichtig ist hierbei, das Alter in Betracht zu ziehen, da sich die Sensitivität auf die meisten Reize altersabhängig unterscheidet und eine Interaktion zwischen Alter und Geschlecht besteht. Erste Untersuchungen zeigen auch einen Unterschied bei den möglicherweise mit der Schmerzchronifizierung im Zusammenhang stehenden Mechanismen zwischen den Geschlechtern (Sensibilisierungsprozesse, Adaptation). Diese Ergebnisse müssen aber an geeigneten Schmerzmodellen und bei Patienten mit chronischen Schmerzen verifiziert werden.**

36.4   Zusammenhang zwischen experimentellen und klinischen Befunden

Gibt es einen Zusammenhang zwischen der größeren Schmerzsensitivität bei Frauen in laborexperimentellen Studien und der in epidemiologischen Studien gefundenen höheren Prävalenz von Schmerzerkrankungen bei Frauen? Fillingim (2000b) vertritt die Hypothese, dass geschlechtsbezogene Unterschiede in der Sensitivität für experimentelle Schmerzreize einen **Risikofaktor für die Entwicklung chronischer Schmerzsyndrome bei Frauen** darstellen.

Bisher gibt es für diese Annahme fast ausschließlich korrelative Befunde. So zeichnen sich beispielsweise einige bei Frauen häufiger als bei Männern vorkommende Schmerzsyndrome (z. B. Kopfschmerz vom Spannungstyp, Fibromyalgie, temporomandibulärer Schmerz und Colon irritabile) durch eine **erhöhte Schmerzsensitivität** bei experimentell induziertem Schmerz aus. Weiterhin konnten Studien belegen, dass eine **stärkere Schmerzwahrnehmung** im Laborexperiment mit intensiver erlebtem klinischem Schmerz einherging.

Da nicht auszuschließen ist, dass eine in einer klinischen Stichprobe erhöhte Schmerzsensitivität im Laborexperiment eine Folge und nicht eine Ursache der **chronischen Schmerzsymptomatik** darstellt, gingen Fillingim et al. (1999) der Frage nach, ob gesunde Probandinnen und Probanden, die über häufigere Schmerzereignisse im letzten Monat berichteten, ebenfalls eine erhöhte Sensibilität bei der Messung von Schmerzschwelle und -toleranz auf einen thermischen Schmerzreiz erkennen ließen. Es stellte sich heraus, dass die weiblichen Versuchsteilnehmer eine höhere Anzahl an Schmerzorten sowie eine höhere Sensibilität bei der experimentellen Schmerzstimulation aufwiesen. Besonders interessant war, dass eine höhere Anzahl an Schmerzepisoden im letzten Monat lediglich bei Frauen mit einer höheren Schmerzsensibilität bei der thermischen Stimulation zusammenhing, nicht aber bei den untersuchten Männern.

> ❯ Es gibt bisher nur wenige Studien, die den direkten Zusammenhang zwischen klinischen und experimentellen Schmerzen untersuchen. Die existierenden Studien lassen vermuten, dass klinischer und experimenteller Schmerz miteinander in Beziehung stehen könnten. Dieser Zusammenhang scheint vor allem für Frauen klinisch relevant zu sein, muss aber in weiteren Studien noch bestätigt werden.

Ein weiterer relevanter biologischer Mechanismus, der geschlechterspezifische Unterschiede im Schmerzgeschehen bei Patienten zumindest miterklären kann, ist möglicherweise die unterschiedliche Ausprägung des **endogenen absteigenden Systems**. Dieses System moduliert die Schmerzwahrnehmung und Schmerzverarbeitung, ausgehend von subkortikalen Hirnarealen absteigend auf Rückenmarksebene. Die Beeinflussung kann sowohl fazilitierend (also erregungssteigernd) als auch hemmend sein. Interessanterweise lassen generelle Studien zum absteigenden (hemmenden) System der letzten Jahre vermuten, dass die Chronifizierung von Schmerzen möglicherweise begünstigt wird, wenn das individuelle endogene absteigende System verminderte Hemmeffekte aufweist (z. B. Yarnitsky et al. 2008). Auch konnten erste Studien mit pharmakologischen Substanzen, die eine modulierende Wirkung auf die endogene Schmerzhemmung haben, zeigen, dass Patienten mit schlechter endogener Hemmung möglicherweise besser von einer Therapie profitieren als andere (Yarnitsky et al. 2012). Das endogene absteigende System ist damit zu einem interessanten Forschungsgebiet gerade in der humanen Scherzforschung geworden.

Interessant sind nun – auch durch eine erste Metaanalyse zumindest teilweise bestätigt (Popescu et al. 2010) – Befunde, dass dieses absteigende System bei Frauen und Männern unterschiedlich ausgeprägt zu sein scheint. Frauen scheinen insgesamt ein schlechteres endogenes Hemmsystem zu haben als Männer. Die zugrunde liegenden Befunde beruhen auf einer indirekten Messung der endogenen Hemmung im Sinne einer konditionierten Schmerzmodulation (»conditioned pain modulation«, CPM). Hierbei wird ein Schmerzreiz (Testreiz) dann schwächer wahrgenommen, wenn dieser gleichzeitig mit einem 2. Schmerzreiz (konditionierender Reiz) verabreicht wird. Der Testreiz wird dabei in der Regel an einer Extremität erzeugt, der konditionierte Reiz an der kontralateralen Seite. Allerdings ist das in den Studien zur endogenen Hemmung mittels psychophysiologischer CPM-Testung angewandte Studiendesign sehr heterogen und macht es schwierig, die vorhandenen Studien (z. B. in einer Metaanalyse) zusammenzufassen und zu vergleichen (Popescu et al. 2010). Trotzdem sind die Ergebnisse insofern relativ eindeutig, als dass bei Frauen eine geringere endogene Schmerzhemmung nachgewiesen werden kann, wenn die Schmerzintensitäten auf einen Testreiz das primäre Outcome darstellen. Diese Befunde – zusammen mit interessanten Ergebnissen aus fMRT-Studien (Burgmer et al. 2012, Smith et al. 2006) – lassen vermuten, dass Frauen wahrscheinlich schlechter »in der Lage sind« (unbewusst), bei einem auftretenden schmerzhaften Ereignis die Schmerzempfindung zu unterdrücken; dies kann möglicherweise die (epidemiologisch für viele Schmerzerkrankungen nachgewiesene) Chronifizierung von Schmerzen bei Frauen miterklären und in Zukunft ggf. auch die Therapie zumindest zum Teil mitbestimmten.

36.5 Geschlechtsbezogene Unterschiede in der Schmerzsensitivität – Einflussfaktoren und Mechanismen

Auf welche Faktoren sind diese gefundenen Unterschiede im Schmerzgeschehen zwischen Frauen und Männern zurückzuführen? Es konnte in ▶ Abschn. 36.4 dargestellt werden, dass Frauen eine **höhere Wahrnehmungssensitivität** für noxische Reize haben und ihre Schmerzintensitäten bei gleichen Reizen höher liegen als die bei Männern. Darüber hinaus sind Hemmmechanismen bei Frauen angesprochen worden, die möglicherweise geringer ausgeprägt sind und damit bei eintreffenden schmerzhaften Reizen (vor allem bei starken und kontinuierlichen Reizen), die Frauen vor den Auswirkungen wie Chronifizierung weniger gut »schützen«. Die Frage ist nun, welche Faktoren zu diesen biologisch vorhandenen Unterschieden zwischen Männern und Frauen führen: Werden diese durch Sexualhormone oder Gene hervorgerufen? Oder sind Sozialisationsunterschiede dafür verantwortlich, dass Frauen ihren Schmerz zeigen, da dies für sie bzw. ihr soziales Umfeld akzeptabel ist? Kann es

vielleicht auch sein, dass psychologische Faktoren, die Schmerzen möglicherweise verstärken oder deren Chronifizierung begünstigen (z. B. Katastrophisieren, Angst, Depressionen), bei Frauen gehäuft auftreten und dadurch das Schmerzgeschehen negativ beeinflussen?

> **Die heute favorisierten multidimensionalen und biopsychosozialen Modelle gehen von einem komplexen Zusammenspiel biologischer, psychologischer und sozialer Faktoren aus.**

Geschlechtsbezogene Unterschiede können auf mehreren **Ebenen der Schmerzverarbeitung** auftreten, sodass die anspruchsvolle Aufgabe in einer Klärung der Rolle und des Zusammenspiels der einzelnen Faktoren und Ebenen besteht.

Pragmatisch wird zumeist zwischen **biologischen und psychosozialen Erklärungsansätzen** unterschieden. Diese Differenzierung darf die Interaktionen und Interdependenzen der beteiligten Mechanismen nicht vernachlässigen: So entfalten psychologische und psychosoziale Faktoren ihre Effekte über biologische Mechanismen, und biologische Zustände können wiederum auf psychologische und psychosoziale Prozesse einwirken. ◻ Abb. 36.1 zeigt die schematische Darstellung einer biopsychosozialen Sichtweise von geschlechtsbezogenen Unterschieden bei Schmerz mit den wichtigsten Einflussfaktoren, die heute diskutiert werden.

Wenn man nun davon ausgeht, dass die aufgeführten Aspekte die **verschiedenen Stadien der Verarbeitung eines Schmerzreizes** beeinflussen können, und wenn man zudem annimmt, dass sich Frauen und Männer in einigen dieser Bereiche unterscheiden, so wäre es eher überraschend, keine geschlechtsbezogenen Unterschiede in der Reaktion auf Schmerzen zu finden. Notwendig ist es nun, anhand der vorliegenden Einzelergebnisse ein komplexes theoretisches Modell zu entwickeln, das die bisherigen Befunde einordnet und spezifische Hypothesen für die weitere Forschung ermöglicht.

36.5.1 Biologische Unterschiede

Welche biologischen Unterschiede in den Mechanismen der Schmerzverarbeitung führen dazu, dass Frauen eine höhere Schmerzsensitivität aufweisen

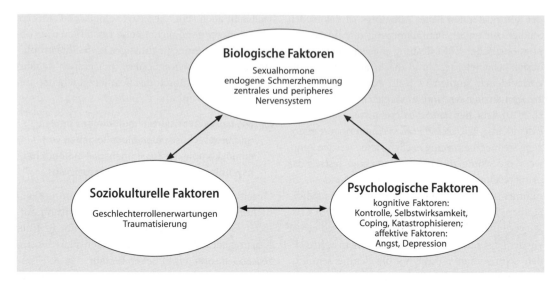

□ Abb. 36.1 Schematische Darstellung von Einflussfaktoren auf die Entwicklung geschlechtsbezogener Unterschiede bei Schmerz. (Mod. nach Fillingim 2000a)

als Männer? Als besonders bedeutsam in diesem Zusammenhang werden **hormonelle Faktoren**, speziell die Sexualhormone, sowie Unterschiede in der **Funktionsweise endogener Schmerzkontroll- und Neurotransmittersysteme** eingeschätzt (Berkley 1997, Fillingim 2000c). Als weitere biologische Faktoren werden Blutdruck und Körpergröße genannt, deren differenzieller Einfluss auf die Schmerzsensitivität bei Frauen und Männern nach heutigem Erkenntnisstand aber eher als gering beurteilt werden muss (Rollman et al. 2000).

Hormonelle Faktoren – Einfluss der Sexualhormone auf Schmerz

Die 3 Sexual- oder Steroidhormone **Östrogen, Progesteron und Testosteron** sind jeweils bei beiden Geschlechtern vorhanden, sodass es eigentlich nicht korrekt ist, von »weiblichen« und »männlichen« Hormonen zu sprechen. Allerdings bestehen zwischen den Geschlechtern große Unterschiede sowohl in der Produktion, den Biorhythmen und den biologischen Funktionen als auch im Metabolismus der Sexualhormone. Allein diese Differenzen legen die Annahme nahe, dass Sexualhormone an Prozessen, bei denen geschlechtsbezogene Unterschiede beobachtet werden, beteiligt sind.

Weiterhin kann vermutet werden, dass diejenigen biologischen Prozesse, an denen Sexualhor-

mone beteiligt sind, geschlechtsbezogene Unterschiede aufweisen (Berkley 1997). Dementsprechend wird die **Wirkung der Steroidhormone** häufig zur Erklärung geschlechtsbezogener Unterschiede in der Schmerzwahrnehmung herangezogen. Tatsächlich gibt es sowohl aus tierexperimentellen Untersuchungen als auch aus Untersuchungen am Menschen deutliche Hinweise für die schmerzmodulierenden Eigenschaften von Sexualhormonen. So ist beispielsweise aus Tierstudien bekannt, dass die Nozizeption und endogene Schmerzmodulation bei weiblichen Tieren mit dem Menstruationszyklus variieren. Eine Beteiligung von Sexualhormonen an nozizeptiven Prozessen zeigen auch experimentelle Studien im Humanbereich (Berkley 1997, Fillingim 2000b, Riley et al. 1998). Dieses Ergebnis wurde bereits vor 18 Jahren durch eine Metaanalyse von Studien bestätigt, die Schmerzreaktionen auf verschiedene experimentelle Schmerzreize in Abhängigkeit von der menstruellen Zyklusphase untersuchten (Riley et al. 1998). Allerdings wissen wir heute, dass – vor allem aufgrund methodischer Probleme der älteren Studien (z. B. kleine Stichprobengrößen, unklare Zyklusphasen und -vergleiche, fehlende Ovulationsermittlung, keine Hormonabnahmen zur Verifizierung der Zyklusphasen) – die Ergebnisse nicht valide sind (Sherman u. LeResche 2006). Spätere Übersichtsarbeiten lassen vermuten, dass eher geringe Effekte der Sexualhormone und des Menstruationszyklus auf schmerzhafte experimentelle Reize zu finden sind (Iacovides et al. 2015). Wenn Effekte in Studien vorhanden sind, ist dies primär bei Druckschmerz der Fall, nicht aber bei Hitze-, Kälte und ischämischem Schmerz (Tousignant-Laflamme u. Marchand 2009). Andere klinisch relevantere Reize sind bisher nicht explizit in neueren Studien untersucht worden. Möglich wäre noch ein Effekt der Hormone auf die endogene Inhibition; allerdings liegen nur begrenzt Studien hierzu vor.

❯ Aus humanexperimentellen Studien ist bisher unklar, ob experimentell induzierter Schmerz vom Menstruationszyklus abhängig ist. In den neueren Studien scheint dies eher nicht der Fall zu sein. Eine Differenzierung zwischen verschiedenen Modalitäten weist allerdings auf eine differenzierte Beeinflussbarkeit (z. B. Druckschmerz) hin. Erste Studien zu klinischen Schmerzsyndromen und Hormonen ergeben zurzeit noch kein einheitliches Bild.

In den neueren humanexperimentellen Studien wird die Schmerzreaktion bei Frauen nicht von der Zyklusphase beeinflusst (Klatzkin et al. 2010).

Wenn Unterschiede – meist in älteren Studien – gefunden wurden, war die Schmerzsensitivität bei fast allen experimentellen Schmerzstressoren während der **Lutealphase** (wenn der Östrogen- und Progesteronspiegel hoch sind) am höchsten. Dies stimmt überein mit Untersuchungen an Patienten mit chronischen Schmerzen (z. B. Fibromyalgiepatientinnen), deren Schmerz am stärksten in der Lutealphase war (Korszun et al. 2000). Allerdings gibt es hierzu auch Studien, die dies bei Patienten nicht bestätigen können (Iacovides et al. 2015). Eine Bedeutung hoher Östrogenplasmaspiegel für klinisch relevante Schmerzen wie Migräne, Kopfschmerzen oder temporomandibuläre Schmerzen konnte ebenfalls gezeigt werden (Dao u. LeResche 2000, Hellstrom u. Anderberg 2003, Marcus 1995).

Insgesamt besteht noch deutlicher Forschungsbedarf hinsichtlich des Einflusses des Menstruationszyklus und der Sexualhormone auf Schmerzen, insbesondere bei verschiedenen klinisch relevanten Schmerzerkrankungen. Der derzeitige Er-

kenntnisstand lässt bisher ausschließlich den Schluss zu, dass Zykluseffekte – wenn überhaupt – nur einen Teil der Variabilität von weiblichen und männlichen Schmerzreaktionen erklären können. Wichtig ist aber in diesem Zusammenhang, dass in zukünftigen Studien zur Geschlechtsabhängigkeit von Schmerzen der Hormonstatus von Frauen mit in die Auswertung einbezogen werden muss.

Weiblicher Zyklus und Lernmechanismen

Obwohl auch Männer chronobiologischen Veränderungen unterworfen sind, erfahren sie insgesamt wesentlich geringere Hormonschwankungen als Frauen. Berkley (1997) nimmt an, dass sowohl akute Schmerzreaktionen als auch persistierende Schmerzen bei Frauen über den **Lernmechanismus der klassischen Konditionierung** beeinflusst sein könnten.

❯ Im Rahmen der hormonellen Veränderungen während des weiblichen Zyklus könnten Menstruationsschmerzen über Lernprozesse eine Kopplung mit einer bestimmten Hormonkonzentration erfahren. Letztere wird zu einem konditionierten Stimulus und damit zum Schmerzanlass.

Dies könnte auch Schmerzen von Frauen nach der Menopause erklären, die weiterhin unter Symptomen von Dysmenorrhö leiden. Obwohl es aus Tierstudien einige Belege für solche **Konditionierungsprozesse** gibt, ist derzeit noch unklar, ob dies auch für den Menschen zutrifft. Allerdings könnten assoziative Lernprozesse eine gute Erklärung für Schmerzzustände ohne Vorliegen einer klaren Organpathologie liefern.

Sexualhormone und endogene Schmerzhemmung

Endogene Systeme, die die **Schmerzwahrnehmung modulieren**, scheinen bei Frauen und Männern nicht nur unterschiedlich zu reagieren (▶ Abschn. 36.4), sondern können möglicherweise sogar abhängig von Sexualhormonen sein. So fand man, dass weibliche Ratten bei verschiedenen Stressoren sowohl eine geringere opioid- als auch nichtopioidvermittelte stressinduzierte Analgesie (SIA) zeigten als männliche Ratten. Diese Effekte sind offenbar durch Sexualhormone vermittelt (Berkley 1997, Fillingim 2000c).

❯ Generell scheinen hormonelle Bedingungen, die entweder durch einen erhöhten Östrogenspiegel oder auch durch einen erhöhten Östrogen- und Progesteronspiegel gekennzeichnet sind, mit gesteigerten Schmerzreaktionen und verminderten analgetischen Reaktionen auf Stress in Zusammenhang zu stehen (Fillingim u. Ness 2000).

Mogil et al. (1993) konnten zudem im Tierversuch qualitative Unterschiede der Morphinwirkung belegen. Diese Autoren fanden, dass weibliche und männliche Mäuse zwar ein gleiches Ausmaß an Analgesie bei Schwimmstress aufwiesen, diese aber bei den männlichen Tieren durch eine Opioidrezeptorblockade aufgehoben werden konnte, bei den Weibchen dagegen nicht.

❯ In Belastungssituationen ist die stressinduzierte (opioidvermittelte) Analgesie bei Frauen wahrscheinlich schwächer ausgeprägt als bei Männern.

Auch humanexperimentelle Studien konnten Unterschiede in **endogenen Hemmmechanismen** zwischen Frauen und Männern nachweisen, bei denen wahrscheinlich Sexualhormone eine modulierende Rolle spielen (Granot et al. 2008, Tousignant-Laflamme u. Marchand 2009). Um zu verstehen, warum das so ist, wurden bildgebende Untersuchungen, insbesondere PET-Untersuchungen, durchgeführt. Mithilfe dieser Technik konnte z. B. gezeigt werden, dass bei Frauen (zyklus- und altersabhängig) eine deutlich verminderte basale Opioidrezeptorexpression in solchen Hirnregionen vorliegt, die an endogenen Hemmmechanismen beteiligt sind (Smith et al. 1998, Zubieta et al. 1999). Dies scheint eine funktionelle Bedeutung zu haben.

Eine ausgesprochen interessante Studie aus diesem Bereich konnte darauf aufmerksam machen, dass ein als identisch empfundener Schmerzreiz bei Männern eine stärkere opioidvermittelte Aktivierung in für endogene Hemmung wichtigen Hirnarealen auslöst als bei Frauen (Zubieta et al. 2002). Bei Frauen kam es nicht nur zu einer verminderten Aktivierung, sondern sogar zum Teil zu einer Deaktivierung dieser Hirnareale. Während es somit bei Männern zu einer aktiven (deszendierenden) Hemmung der Schmerzen kommt, wird bei Frauen eine

derartige Hemmung nicht ausgelöst, sondern eher sogar verringert und Schmerz damit verstärkt (Zubieta et al. 2002).

Dies macht deutlich, dass Frauen wahrscheinlich schlechter »in der Lage sind«, bei einem auftretenden schmerzhaften Ereignis die Schmerzempfindung zu unterdrücken, und deshalb den Schmerz möglicherweise stärker empfinden bzw. eher zu einer Chronifizierung der Schmerzen neigen. Hierbei spielen Östrogene möglicherweise eine Rolle. PET-Studien konnten zeigen, dass **viszerale Schmerzen** im Gehirn bei Frauen und Männern unterschiedlich verarbeitet werden und ähnlich wie bei somatischen Schmerzen deszendierende Hemmsysteme hierbei eine mögliche Rolle spielen (Berman et al. 2006). In einer anderen Studie konnte in der Follikelphase (d. h. bei niedrigem Östrogenspiegel) die Deaktivierung der hemmenden Hirnareale bei Frauen (die möglicherweise zu mehr Schmerz führt) durch exogene Östrogenzufuhr umgekehrt und damit der Aktivierung bei Männern angenähert werden (Smith et al. 2006). Welche Bedeutung dies bei Frauen mit normalem Zyklus für Schmerzschwellenwerte, bei Frauen mit oralen Antikontrazeptiva (kontinuierlich erniedrigte Östrogenwerte) und bei schwangeren Frauen hat (erhöhter Östrogenspiegel), ist aber noch unklar. Ähnliches gilt für die Bedeutung bei Schmerzpatienten. Erwartet hätte man eher eine erniedrigte endogene Aktivierung bei hohen Östrogenwerten (die auch in der Lutealphase bestehen, in der ja die Frauen eher sensibler sind als in der Follikelphase). Allerdings steigen in der Lutealphase neben dem Östrogen- auch der Progesteronspiegel deutlich an, sodass man vermuten kann, dass Progesteron hier eine große Rolle spielt. Weitere Studien sind erforderlich, die diese Ergebnisse bestätigen und weitere Erkenntnisse zu diesen Fragestellungen erbringen könnten.

Beeinflussung des zentralen und peripheren Nervensystems durch Sexualhormone

Sexualhormone beeinflussen mehrere Wege der Schmerzmodulation, bei denen das zentrale Nervensystem beteiligt ist. So verändern sie die Konzentrationen einer Reihe von neuroaktiven Substanzen, die an der Schmerzverarbeitung beteiligt sind, z. B. Substanz P, Aminosäuren wie GABA (γ-Aminobuttersäure) und Glutamat sowie andere Neurotransmitter wie Serotonin, Dopamin und Noradrenalin (Berkley 1997, Fillingim u. Ness 2000).

> **Interaktionen zwischen den Sexualhormonen und zentralen neuromodulatorischen Systemen könnten die grundlegende Schmerzsensitivität sowohl durch eine Herabregulierung der endogenen Schmerzkontrollmechanismen als auch durch die Modulation der analgetischen Reaktionen auf pharmakologische Substanzen verändern (Fillingim u. Ness 2000).**

Neben der Wirkung auf zentralnervöse Prozesse wird weiterhin angenommen, dass Sexualhormone die **Nozizeption** bereits in der Peripherie auf der Ebene der primären Afferenzen beeinflussen. Hier gibt es Ergebnisse aus Tierstudien, dass eine Östrogengabe Eigenschaften der rezeptiven Felder der primären Afferenzen des Trigeminusnervs verändern kann. Schwangerschaft und das Hormon Progesteron beeinflussen die Nervenleitfähigkeit von somatischen und viszeralen peripheren Nerven für die Wirkung von Lokalanästhetika (Fillingim u. Ness 2000). Die bisherige Forschungslage legt nahe, dass Sexualhormone periphere wie auch zentrale Effekte ausüben, die die Schmerzmodulation beeinflussen. Allerdings muss die praktische Relevanz dieser Befunde noch geklärt werden.

> **Die Sexualsteroide beeinflussen sowohl periphere als auch zentrale Mechanismen, die an der Verarbeitung eines Schmerzreizes beteiligt sind. Allerdings sind das Ausmaß der Effekte sowie die Rolle, die sie in der Pathophysiologie spielen, derzeit noch unklar.**

Die Sexualsteroide können die vorgefundenen **Unterschiede in der Schmerzsensitivität** zwischen Männern und Frauen nicht vollständig erklären. Es muss davon ausgegangen werden, dass der Einfluss soziodemografischer, psychologischer und psychosozialer Faktoren diese Beziehungen modulieren oder auch maskieren kann.

Genetische Faktoren

In den letzten Jahren konnten genetische Faktoren identifiziert werden, die neben hormonellen Effekten für geschlechtsabhängige Unterschiede in der Schmerzempfindlichkeit eine Rolle spielen könn-

ten. Eines der bekanntesten Beispiele ist das Melanocortin-1-Rezeptor-Gen, das einen modulierenden Effekt auf die Wirkung von Opioiden zu haben scheint. Interessant hierbei ist, dass bei Frauen mit 2 Allelvarianten des Melanocortin-1-Rezeptorgens, die typischerweise rotes Haar und blasse Haut aufweisen (Mogil et al. 2003), κ-Opioide analgetisch wirken, bei Männern mit dieser Allelvariante (und bei Frauen und Männern ohne diese Variante) nicht. Da der Melanocortin-1-Rezeptor in Gliazellen des Gehirns und Neuronen des periaquäduktalen Grau (einer Hirnregion, die bei deszendierenden Hemmmechanismen eine Rolle spielt) vorkommt, ist seine Beteiligung an antinozizeptiven Prozessen nicht überraschend. Dennoch ist die Tatsache, dass dies nur bei den weiblichen und nicht den männlichen Allelträgern von Bedeutung für den Schmerz zu sein scheint, interessant und ursächlich bisher nicht erklärbar – insbesondere auch deshalb, da das Gen für diesen Rezeptor nicht auf einem Geschlechtschromosom liegt.

> **Genetische Faktoren spielen eine wichtige Rolle bei geschlechtsbedingten Unterschieden bei Schmerzen und der Wirksamkeit von Schmerzmitteln. Zu diesem Punkt befindet sich die Forschung allerdings noch in den »Kinderschuhen«.**

Weitere Beispiele für die Bedeutung genetischer Faktoren für Geschlechterunterschiede beim Schmerzgeschehen sind z. B. G-Protein-gekoppelte, einwärts strömende Kaliumkanäle (GIRK), die postsynaptische G-Protein-gekoppelte Rezeptor-Agonisten-Effekte (z. B. über Opioidrezeptoren) und die präsynaptische Inhibition einer Neurotransmitterausschüttung vermitteln. Die Mutation des GIRK-2-Kanals führt bei männlichen Mäusen zu einer reduzierten Schmerzschwelle und einer verminderten analgetischen Wirkung von Clonidin, die den unter normalen Bedingungen bestehenden Unterschied zwischen weiblichen und männlichen Mäusen aufhebt (weibliche Mäuse zeigten eine reduzierte Schmerzschwelle und verminderte Effekte bei Gabe von Clonidin; Mitrovic et al. 2003). Möglicherweise kann also eine vermehrte GIRK-2-Expression in männlichen Mäusen (und ggf. parallel dazu beim Menschen) die verminderte Schmerzsensitivität von Männern (über endogene adrenerge Mechanismen) erklären.

Unterschiedliche Analgetikawirkungen

Frauen und Männer zeigen in vielerlei Hinsicht unterschiedliche Reaktionen auf Analgetika. Hierbei ist zu beachten, dass viele Unterschiede gerade alter, seit Langem zugelassener Substanzen gar nicht bekannt sind; bis zum Jahr 1994 war es nämlich unerheblich, welche Geschlechter in Studien eingeschlossen wurden, die zur Zulassung und Anwendung von Pharmaka führen sollten. Dies führte dazu, dass vor 1994 in die meisten Studien ausschließlich Männer eingeschlossen wurden (der Grund für die mangelnde Berücksichtigung von Frauen waren Probleme für das Studiendesign wie Schwangerschaften, mögliche Varianzen aufgrund von Hormonschwankungen). Der in diesen einseitig durchgeführten Studien erhobene Effekt (einschließlich Dosierung, Nebenwirkungsspektrum) wurde und wird noch immer in der klinischen Praxis auf beide Geschlechter übertragen (da es in den meisten Fällen keine neueren Studien auch an Frauen gibt). Seitdem 1994 von den National Institutes of Health (NIH) eine Richtlinie ausgegeben wurde, die besagt, dass auch Frauen (und Minderheiten) in klinische Studien eingeschlossen werden müssen, hat sich die Situation verbessert. Pharmakologische Studien, die ausreichende Kraft haben, Unterschiede zwischen den Geschlechtern zu identifizieren, sind aber immer noch selten.

> **❯** Wahrscheinlich gibt es deutlich mehr Unterschiede zwischen den Geschlechtern hinsichtlich der Wirksamkeit verschiedener Analgetika als bisher bekannt. Da vor 1994 aber die meisten Studien an Männern durchgeführt worden sind und viele Zulassungen von Analgetika auf diesen Studien beruhen, ist über unterschiedliche Analgetikawirkungen bei Frauen und Männern, insbesondere der »alten« Substanzen, wenig bekannt.

Zu unterscheiden ist im Zusammenhang mit pharmakologischen Unterschieden der pharmakokinetische (der Einfluss des Organismus auf die Wirkung von Medikamenten) vom pharmakodynamischen Aspekt (der Einfluss des Medikamentes auf den Organismus).

Ein **pharmakokinetischer Unterschied** zwischen Frauen und Männern beruht darauf, dass Frauen einen höheren Körperfettanteil und ein vermindertes Körperwasservolumen aufweisen. Dies führt dazu, dass bei einer Initialdosis einer lipophilen Substanz die Plasmakonzentration bei Frauen geringer ist, bei einer hydrophilen Substanz hingegen höher. Bei Langzeitgabe einer Substanz ist dies jedoch nicht mehr relevant. Wichtig ist auch, dass Frauen meist ein geringeres Gewicht aufweisen als Männer.

Ein weiterer wichtiger pharmakokinetischer Unterschied zwischen Frauen und Männern besteht in der Aktivität von Leberenzymen, die Analgetika abbauen bzw. in Metaboliten umwandeln, z. B. verschiedene Zytochrom-P450-Enzyme. Dies führt zu einer unterschiedlichen Metabolisierungsrate der Analgetika und damit zu unterschiedlichen Wirkstärken (z. B. bei Tramadol, Morphin) oder Nebenwirkungsraten (z. B. bei Morphin). Ursächlich spielen hierbei u. a. Hormone eine Rolle, sodass dieser Effekt zum Teil abhängig vom Menstruationszyklus sein kann. Ebenfalls interessant ist der Effekt oraler Kontrazeptiva oder einer Schwangerschaft auf verschiedene CYP-Enzyme (Pleym et al. 2003). Nicht zu vergessen ist die unterschiedliche Glukuronidierungsrate bei Frauen und Männern, die den Abbau verschiedener Analgetika (z. B. Morphin, Paracetamol) beeinflusst. Inwieweit pharmakokinetische Unterschiede bestimmter Analgetika (z. B. für Morphin und Paracetamol) deren Effekte und Nebenwirkungen bestimmten, ist allerdings bisher weitgehend unklar.

Pharmakodynamische Unterschiede von Analgetika sind deutlich weniger bekannt, da sie bisher selten untersucht worden sind. Am besten erforscht sind unterschiedliche pharmakodynamische Effekte von Opioiden bei beiden Geschlechtern. So konnte z. B. gezeigt werden, dass Frauen ein größeres μ-Opioidrezeptor-Bindungspotenzial aufweisen als Männer (Zubieta et al. 1999). Dementsprechend scheint die **analgetische Wirkung von Opioiden** bei Frauen insgesamt stärker ausgeprägt zu sein; das belegen insbesondere Studien bei postoperativen Patienten mit einer Morphin-PCIA (patientenkontrollierte intravenöse Analgesie; Gear et al. 1999, Niesters et al. 2010). In diese Richtung weisen auch weitere Untersuchungen, die die analgetische Wirkung unterschiedlicher Morphinderivate prüften (Fillingim 2000a). Besonders interessant sind Befunde, die zeigen, dass κ-Opioidrezeptoren einen zum Teil gegensätzlichen Effekt bei Frauen und Männern haben. Während sie bei Frauen dosisabhängig zu einer Analgesie führen, sind sie bei Männern (in niedrigen Dosierungen) eher hyperalgetisch wirksam (Gear et al. 1996, 1999). Klinisch gesichert sind allerdings insbesondere stärkere Effekte von Morphin bei Frauen (Niesters et al. 2010).

> ❯❯ Die analgetische Wirkung von
> μ-Opioidagonisten scheint bei Frauen stärker
> ausgeprägt zu sein. Opioidagonisten am
> κ-Rezeptor zeigen bei Frauen in bestimmten
> Dosierungen eine schmerzhemmende
> (agonistische) und bei Männern eine
> schmerzsteigernde (hyperalgetische)
> Wirkung; Letzteres ist aber primär experi-
> mentell belegt.

Der analgetische, nicht aber der hyperalgetische Effekt, konnte hierbei durch Naloxon antagonisiert werden. Inwieweit diese Effekte klinische Relevanz haben, muss noch geprüft werden. Nicht zuletzt gibt es auch kontroverse Ergebnisse, die auf eine gesteigerte Wirkung von Morphin bei Männern hinweisen könnten. Aubrun et al. (2005) konnten z. B. zeigen, dass Frauen in der frühen Phase nach Operationen deutlich mehr Morphin benötigen als Männer. Dieser Effekt scheint sich mit höherem Lebensalter aufzuheben. Möglicherweise spielt hier die unterschiedliche pharmakokinetische Wirkung von Morphin bei Frauen und Männern eine Rolle; bei Frauen flutet Morphin später an, wirkt aber dafür länger (Sarton et al. 2000). Wenn Frauen Opioide (allerdings in dieser Studie epidural) selber via patientenkontrolliertem Modus anfordern können, tun sie das im Mittel weniger als Männer. Dies ist ggf. durch eine höhere PONV-Rate (»postoperative nausea and vomiting«) erklärbar und spricht dafür, dass Frauen (nachgewiesenermaßen) eher unter Übelkeit und Erbrechen leiden und folglich weniger Medikation anfordern, die die Übelkeit verstärken würde. Der Schmerz war dadurch bei den Frauen stärker ausgeprägt (Schnabel et al. 2012).

Pharmakodynamische Unterschiede anderer Analgetika sind wenig untersucht. Eine experimentelle Studie fand eine deutlich bessere analgetische Wirkung von **Ibuprofen** bei Männern (Walker u. Carmody 1998). Die klinische Relevanz dieser Untersuchung ist jedoch fragwürdig.

36.5.2 Psychologische Faktoren

Kognitive Faktoren

Der Einfluss kognitiver Faktoren bei der Untersuchung geschlechtsbezogener Unterschiede in der Schmerzverarbeitung wird zunehmend in experimentellen, aber auch naturalistischen Studien berücksichtigt.

Kontrolle und Selbstwirksamkeitserwartungen Seit einiger Zeit wird dem Einfluss von Selbstwirksamkeitserwartungen auf die Schmerzsensitivität vermehrt Beachtung geschenkt. Die Befundlage ist allerdings uneinheitlich, und es ist bisher auch nur unzureichend geklärt, über welche Mechanismen Selbstwirksamkeitserwartungen ihre Wirkung entfalten. Sie könnten zum einen direkte Einflüsse auf die Evaluation von Schmerzen ausüben, zum anderen aber auch als kognitive Mediatoren von eingesetzten Copingstrategien wirksam werden.

> ❯❯ Bei der Betrachtung experimenteller Studien
> zum Zusammenhang zwischen kognitivem
> Coping, Selbstwirksamkeitserwartungen und
> Schmerz zeigt sich, dass ausgeprägte
> Selbstwirksamkeitserwartungen die Anwen-
> dung von Schmerzbewältigungsstrategien
> sowie den Grad der Schmerztoleranz günstig
> beeinflussen.

Kognitive Copingstrategien Diese zeigten bessere Effekte, wenn sie mit positiven statt mit negativen Selbstwirksamkeitserwartungen verbunden waren. Fillingim et al. (1996) wiesen allerdings nach, dass sich die Korrelationsmuster zwischen psychologischen Variablen und der Reaktion auf einen thermischen Schmerzreiz geschlechtsbezogen unterscheiden: Höher ausgeprägte Kontrollannahmen und Selbstwirksamkeitserwartungen waren ausschließlich bei Frauen mit einer geringeren Schmerzsensitivität assoziiert. Bei Männern dagegen bestand eine positive Korrelation zwischen Angst und Schmerzsensitivität. Die psychologischen Variablen »Selbstwirksamkeit« und »Kontrollerwartung« könnten also in geschlechtsbezogener Weise die Schmerzreaktionen von Frauen und Männern beeinflussen, allerdings bieten die Autoren nur Spekulationen über die Ursache der beobachteten Unterschiede an.

Copingstile und katastrophisierende Kognitionen Es wird angenommen, dass Frauen und Männer durch soziale Einflüsse unterschiedliche Copingstile zum Umgang mit Schmerzen erwerben (Robinson et al. 2000). Eine Umfrage von Unruh et al. (1999) ergab beispielsweise, dass Frauen mehr bewältigende Selbstinstruktionen aufwiesen und mehr soziale Unterstützung einholten. Auch palliative Bewältigungsformen wurden eher von Frauen angewendet. Insgesamt gesehen legt die Literatur nach der Übersichtsarbeit von Robinson et al. (2000) nahe, dass Frauen und Männer solche Copingstile zur Stressbewältigung einsetzen, die den gängigen Geschlechtsrollenstereotypen entsprechen: Danach konzentrieren sich Frauen mehr auf interpersonale und emotionale Aspekte einer Situation, während Männer eher instrumentelle und problemlösende Strategien verfolgen. Lange et al. (2010) untersuchten die geschlechtsspezifische Verarbeitung von Patientinnen und Patienten mit Fibromyalgiesyndrom. Während in den Schmerzparametern keine geschlechtsabhängigen Unterschiede gefunden wurden, zeigten Frauen im Vergleich zu Männern eine höhere psychische Beeinträchtigung (Angst und Depression) mit vermehrter Anwendung von kognitiven und behavioralen Schmerzverarbeitungsstrategien. Die Autoren nehmen an, dass die größere psychische Beeinträchtigung bei Frauen den Chronifizierungsprozess begünstigen könnte. Die vermehrte Anwendung von Schmerzverarbeitungstechniken könnte den Versuch darstellen, die Symptome zu lindern, aber auch die größere Bereitschaft von Frauen widerspiegeln, gesundheitsbezogenes Verhalten zu zeigen. Studien, die Schmerzbewältigungsstrategien bei Männern und Frauen untersuchten, zeigen übereinstimmend auf, dass Frauen eine breitere Palette verschiedener Copingstrategien verwenden, diese Strategien eher in den Alltag integrieren und mit höherer Wahrscheinlichkeit soziale Unterstützung erbitten. Männer ignorieren oder reinterpretieren ihre Schmerzen häufiger und verwenden mehr bewältigende Selbstinstruktionen. Aus klinischen Studien gibt es Hinweise darauf, dass Copingstrategien differenzielle Wirkungen entfalten können: Aktive Copingstrategien (z. B. über kognitive Umstrukturierung, Handlungsplanung und Kompetenzerleben) scheinen mit positiven Behandlungserfolgen assoziiert zu sein, während eher passive Strategien und die Suche nach sozialer Unterstützung auch maladaptiv wirken können (Hechler et al. 2010, Lange et al. 2010).

Katastrophisierende Kognitionen Diese werden übereinstimmend als weiterer wichtiger Faktor sowohl für die Schmerzbeurteilung als auch für die Beziehung zwischen Schmerz und negativem Affekt angesehen. So konnte in einer experimentellen Studie mit dem Cold-Pressor-Test gezeigt werden, dass das Ausmaß des Katastrophisierens Geschlechterunterschiede in Schmerzintensität und Schmerzverhalten erklären kann (Keefe et al. 2000, Sullivan et al. 2000, 2001). Obwohl nur wenige Studien vorliegen und die Befundlage zudem uneinheitlich ist, lässt sich vorsichtig schlussfolgern, dass Frauen eine stärkere Tendenz zu katastrophisierenden Kognitionen aufweisen als Männer. Dieser Befund müsste allerdings durch weitere Studien erhärtet werden.

Eine Studie von Lautenbacher et al. (2009) untersuchte die Bedeutung eines verwandten Konstrukts, nämlich der **Hypervigilanz**, d. h. der Fokussierung der Aufmerksamkeit auf schmerzhafte Reize, auf den Verlauf postoperativer Schmerzen, und die Anforderung von postoperativen Analgetika. Hier zeigte sich, dass Hypervigilanz ein guter Prädiktor für den subjektiv wahrgenommenen postoperativen Schmerz war. Allerdings wurde diese Untersuchung nur an männlichen Probanden durchgeführt, sodass hier lediglich auf die mögliche Bedeutung dieser Variable für akute postoperative Schmerzen hingewiesen werden kann.

> ❯ Schmerzbezogene Copingstile und Kognitionen werden als bedeutsame Faktoren bei der Ausprägung geschlechtsbezogener Unterschiede sowohl im klinischen als auch im experimentellen Bereich angesehen.

Bisherige Studien, die sich mit der Überprüfung unterschiedlicher Kognitionen und Bewältigungsstrategien sowie mit der Frage beschäftigen, auf welche Weise sich **geschlechtsbezogene Unterschiede** auf die Schmerzsensitivität bzw. auf den Zusammenhang zwischen Schmerz und negativem Affekt auswirken könnten, legen nahe, dass geschlechtsbezogene Copingstile und Kognitionen bedeutsame Variablen sind. Durch Berücksichtigung bei der

Schmerztherapie könnten Therapieergebnisse positiv beeinflusst werden.

Affektive Faktoren – Unterscheiden sich Frauen und Männer in ihren affektiven Reaktionen auf Schmerz?

Die im Zusammenhang mit Schmerz am meisten untersuchten emotionalen Reaktionen sind **Angst und depressive Verstimmung**. Mittlerweile wird auch der Bedeutung anderer Emotionen – z. B. Ärger oder Frustration – mehr Beachtung geschenkt. Es existieren aber nur wenige Studien, die sich in diesem Zusammenhang mit geschlechtsbezogenen Unterschieden auseinandergesetzt haben. Daher wird im Folgenden das Augenmerk vor allem auf Angst und Depression gerichtet.

Rollman (1995) nimmt an, dass geschlechtsbezogene Unterschiede bei laborexperimentellen Schmerzen durch Angst mitbedingt sein könnten. Im Rahmen von Experimenten, bei denen die »State-Angst« als affektives Maß erfasst wurde, stellte sich heraus, dass Frauen signifikant höhere Werte aufwiesen als Männer. Darüber hinaus zeigte sich in einer Studie, in der mehrfach **Bestimmungen der Schmerzschwelle** vorgenommen wurden, bei Frauen ein Anstieg der Ängstlichkeitsscores, wohingegen bei Männern die Werte stabil blieben. Der Autor vertritt zudem die Annahme, dass Frauen und Männer der experimentellen Untersuchungssituation mit unterschiedlichen Angstniveaus begegnen und die gefundenen Unterschiede in der Schmerzsensitivität durch die **Konfundierung von Schmerz und Angst** bedingt sein könnten. Als Beleg dafür wertet er die Tatsache, dass jene männlichen und weiblichen Versuchspersonen, die gleiche Werte für »State-Angst« aufwiesen, bei Schmerzinduktion durch einen Hitzereiz keine signifikanten Unterschiede hinsichtlich ihrer Schmerzschwellen erkennen ließen.

Klinisch ist gut belegt, dass Angst und Depression bei Frauen häufiger auftreten als bei Männern und zudem eine hohe Komorbidität mit Schmerz sowie mit anderen physischen Symptomen besteht (Kroenke u. Spitzer 1998).

Robinson et al. (2000) geben einen Überblick über affektive Reaktionen bei klinischem Schmerz und vermuten, dass sich **geschlechtsbezogene Unterschiede in der emotionalen Schmerzreaktion** auf die Schilderung klinischer Schmerzen auswirken könnten. So scheint bei Frauen ein signifikanter Zusammenhang zwischen Depression und Schmerz zu bestehen, während bei Männern ein Zusammenhang zwischen Depression und Aktivitätsgrad, nicht aber zwischen Depression und Schmerz beobachtet wird.

Michalski et al. (2005) untersuchten das Ausmaß von Angst und Depression bei Patienten mit chronischen Rückenschmerzen und mögliche Beziehungen zu Kontrollüberzeugungen und muskulärer Leistungsfähigkeit. Patienten mit erhöhten Angst- und Depressionswerten zeigten in ihrer Studie eine signifikant niedrigere internale Kontrollüberzeugung und eine geringere muskuläre Leistungsfähigkeit. Die Autoren nehmen an, dass Angst und Depression auf diese Weise als vermittelnde Variablen Chronifizierungsprozesse begünstigen könnten. Sie stellten fest, dass Frauen gegenüber Männern signifikant höhere Angstwerte aufwiesen.

> **Angst und Depression sind die hinsichtlich ihrer Einflussnahme auf Schmerz am besten untersuchten affektiven Reaktionen. Insgesamt gesehen weisen Frauen ein höheres Ausmaß an Angst sowohl in experimentellen Schmerzsituationen als auch in klinischen Studien auf, sodass sich eine Konfundierung von Schmerz und Angst vermuten lässt. Weiterhin ist bei Frauen der Zusammenhang zwischen Schmerz und Depression stärker ausgeprägt als bei Männern.**

36.5.3 Soziokulturelle Faktoren

Geschlechterrollenerwartungen

Geschlechterrollenerwartungen und **soziale Rollenmodelle** werden häufig als Einflussfaktoren auf Schmerz angenommen, wurden aber relativ selten direkt untersucht (Robinson et al. 2000).

> **Nach traditionellem Rollenverständnis wird erwartet, dass der Mann fähig ist, Schmerz zu unterdrücken, um nicht unmännlich zu erscheinen, während Frauen die Rolle zukommt, emotional expressiv zu sein, offenes Schmerzverhalten zu zeigen sowie soziale Unterstützung zu suchen.**

In Bestätigung dieser Annahmen berichteten männliche Versuchsteilnehmer in der Studie von Klonoff et al. (1993), dass es ihnen peinlich sei, Schmerzen zu zeigen, und sie dies vermeiden würden. Die an der Studie beteiligten Frauen äußerten dagegen, dass sie auf Schmerzen mit **Angst und Irritation** reagierten und dies mit hoher Wahrscheinlichkeit auch ihrer Umwelt mitteilen würden. Auch Unruh (1996) betont, dass Frauen und Mädchen bei Schmerzen stärker offen irritiert sind und Unruhe zeigen.

In einer viel zitierten Studie versuchten Levine u. De Simone (1991) die **Auswirkungen von Geschlechterrollenstereotypen** direkt während eines Experiments mit dem Eiswassertest zu untersuchen. Weibliche und männliche Probanden wurden randomisiert weiblichen oder männlichen Versuchsleitern zugeteilt, die nach ihrer physischen Attraktivität ausgewählt worden waren und für das Experiment mit Minirock bzw. Muskelshirt in geschlechtsstereotyper Weise gekleidet waren. Es stellte sich heraus, dass die männlichen Probanden bei der weiblichen Versuchsleiterin signifikant weniger Schmerzen angaben als bei dem männlichen Versuchsleiter. Dieser Unterschied war bei den weiblichen Versuchspersonen nicht signifikant, obwohl auch sie tendenziell dem männlichen Versuchsleiter mehr Schmerzen mitteilten.

> ❯ Die Autoren schlossen daraus, dass die
> Schmerzkommunikation durch den sozialen
> Kontext beeinflusst ist und sich die Unterschiede in den Schmerzschilderungen zwischen den Geschlechtern nicht allein auf die
> Schmerzsensitivität zurückführen lassen.

Zu beachten ist, dass Feine et al. (1991) die geschilderten **Interaktionen** ohne die Geschlechterrollen betonende Kleidung und die Attraktivitätsattribute Kleidung nicht nachweisen konnten.

Otto und Dougher (1985) untersuchten die Beziehung zwischen biologischem Geschlecht, psychologischem Geschlecht (Gender), sozialer Erwünschtheit und der Schmerzsensitivität bei Frauen und Männern. Zur **Erfassung des psychologischen Geschlechts** wurde das Bem Sex Role Inventory verwendet, welches Einstellungen und Erwartungen zu weiblichen und männlichen Geschlechterrollen (Femininität und Maskulinität) erfragt. Die Ergebnisse zeigten eine signifikante Interaktion

zwischen den Scores für Maskulinität und Femininität und biologischem Geschlecht: Männer mit hohen Werten in der Maskulinitätsskala wiesen – ganz dem männlichen Geschlechterrollenstereotyp entsprechend – die höchsten Werte für die Schmerztoleranz auf. Die Schmerztoleranz bei Frauen hingegen wurde nicht durch ihr psychologisches Geschlecht beeinflusst.

Jones und Rollman (1999) untersuchten ebenfalls den Einfluss der Geschlechterrolle auf die Schmerzreaktion. Höhere Werte in der Bem-Femininitätsskala gingen bei Frauen mit einer niedrigeren Schmerzschwelle sowie höheren Ratings der Schmerzintensität einher. Bei Männern korrelierten hohe Werte in der Maskulinitätsskala mit geringeren Schmerzratings. Die Autoren nehmen an, dass diese Ergebnisse frühe **Sozialisationsunterschiede** hinsichtlich des Umgangs mit Schmerz reflektieren.

In einer Arbeit zur geschlechtsspezifischen Placeboresponse schließen Weimer et al. (2010), dass Geschlechtsunterschiede vor allem aufgrund der psychosozialen Variablen (bestehende Geschlechtsrollenerwartungen, Vertrauen) zwischen Versuchsleitern und Probanden bzw. Therapeuten und Patienten entstehen und nicht durch physiologische Unterschiede bedingt sind.

Offen bleibt die Frage, ob sich der **Einfluss dieser geschlechtsbezogenen Einstellungen** nicht nur auf den experimentellen, sondern auch auf den klinischen Schmerz bezieht, der im Gegensatz zum experimentellen Schmerz zumeist länger andauert und sich vor allem der Kontrolle des Individuums entzieht. Aussagekräftige Daten hierzu fehlen.

Traumatisierung

> ❯ Es gibt eine wachsende Anzahl von Belegen
> für die Annahme einer Beziehung zwischen
> chronischem Schmerz und körperlichem oder
> sexuellem Missbrauch.

Toomey et al. (1995) berichten bei Schmerzpatienten von Prävalenzraten zwischen 34 % und 66 % über verschiedene Schmerzsyndrome und Arten des Missbrauchs hinweg und stellten dar, dass betroffene Frauen vor allem unter **chronischen Abdominalschmerzen und Kopfschmerzen** leiden. Es bestehe eine positive Beziehung zwischen Missbrauch, der Diagnose einer funktionellen Störung sowie einem hohen Ausmaß der Inanspruchnahme des Gesundheitswesens. Während sich die Schmerzbeschreibungen zwischen Missbrauchsopfern und Nichtmissbrauchten nicht voneinander unterschieden, ergaben sich signifikant ungünstigere Scores im Copingverhalten, der Belastung und der Inanspruchnahme des Gesundheitswesens für die Missbrauchsopfer.

Spertus et al. (1999) berichten, dass eine **traumatische Erfahrung** (die Definition beinhaltete hier neben Erfahrungen von körperlichem oder sexuellem Missbrauch auch lebensbedrohliche Ereignisse, traumatische Todesfälle und Zeugenschaft bei traumatischen Ereignissen) vor allem bei Männern die Fähigkeit, mit chronischen Schmerzen konstruktiv umzugehen, negativ beeinflusste.

> **Soziodemografische Faktoren beeinflussen den berichteten Schmerz:** In laborexperimentellen Untersuchungen sind die Reaktionen auf Schmerz abhängig von psychosozialen Variablen wie den Geschlechtsrollenstereotypen, die die Beteiligten aufweisen. In klinischen Studien wird die große Bedeutung von Traumatisierungen für das Schmerzerleben deutlich, wobei möglicherweise Männer durch Traumata in der Schmerzbewältigung stärker beeinträchtigt werden als Frauen.

36.6 Praktische und klinische Implikationen

Die Untersuchung geschlechtsbezogener Unterschiede in der Schmerzsensitivität von Frauen und Männern ist nicht nur von akademischem Interesse, sondern hat weitreichende praktische und klinische Implikationen.

> **Fillingim (2000c)** führte bereits im Jahr 2000 aus, dass die Untersuchung von geschlechtsbezogenen Unterschieden bei Schmerz helfen könnte, die Pathophysiologie bestimmter Schmerzerkrankungen besser als bisher zu klären. Darüber hinaus gibt es zunehmend Erkenntnisse zur Frage, wie medizinische und psychologische Therapieangebote durch die Berücksichtigung der Erkenntnisse zu Ge-

schlechtsunterschieden in psychosozialen und psychologischen Variablen modifiziert und verbessert werden könnten.

Dies gilt auch für interdisziplinäre und schmerzpsychotherapeutische Konzepte. Da psychologische und psychosoziale Faktoren Schmerz in geschlechtsbezogener Weise beeinflussen, liegt die Vermutung nahe, dass sich eine optimale psychologische Schmerzbehandlung bei Frauen und Männern unterscheiden muss. So stellten Pieh et al. (2012) in einer naturalistischen Studie fest, dass Frauen mit **Depressionen und komorbider Schmerzsymptomatik** von einem multimodalen Therapiekonzept deutlich besser profitieren als Männer.

Eine Pilotstudie mit der Fragestellung, inwiefern Depressivität und Geschlecht den **Rehabilitationserfolg bei chronischem Rückenschmerz** beeinflussen (Mohr et al. 2008) ergab stabilere Rehabilitationserfolge bei Frauen in Schmerzintensität, Funktionsbeeinträchtigung und in Parametern der Schmerzbewältigung. Insbesondere Männer mit höheren depressiven Symptomen zeigten rückläufige Rehabilitationseffekte in schmerzbezogenen Kennwerten und tendenziell der Schmerzbewältigung auf, bezüglich der Funktionskapazität und der Somatisierung sogar eine Verschlechterung im Vergleich zum Rehabilitationsbeginn. Neben der Bestätigung der Relevanz der Depressivität legen die Ergebnisse nahe, dass Rehabilitationsmaßnahmen zukünftig besser auf die Bedürfnisse der Geschlechter angepasst werden sollten.

In der bereits erwähnten Arbeit von Lange et al. (2010) an **Fibromyalgiepatienten** kommen die Autoren zu dem Schluss, dass bei weiblichen Patienten die frühzeitige Diagnostik psychischer Beeinträchtigungen (z. B. Depressivität) sinnvoll sei und psychotherapeutische Elemente zur Depressionsbewältigung integriert werden sollten. Die symptomatische Belastung von Männern wiederum, die im Vergleich zu Frauen in geringerem Ausmaß Schmerzbewältigungsstrategien einsetzten, könnte durch den gezielten Aufbau von Techniken zur Schmerzbewältigung reduziert werden.

Die vorliegenden Ergebnisse lassen die vorsichtige Interpretation zu, dass es in Zukunft ggf. möglich ist, durch eine geschlechts- und gendersensitive Prävention, Therapie und Rehabilitation, die geschlechtsspezifische Schmerzverarbeitungs- und -bewältigungsformen berücksichtigt und in ihre Konzepte einfließen lässt, für beide Geschlechter ein besseres Outcome zu erzielen. Hier besteht aber noch weiterhin ein großer Forschungs- und Handlungsbedarf.

36.7   Fazit

Die Untersuchung von geschlechtsbezogenen Unterschieden in der Schmerzsensitivität ist von weitreichendem klinischem Interesse. Epidemiologische Studien weisen eine etwa **1,5-fach erhöhte Prävalenz von Schmerz bei Frauen** nach, wobei allerdings nach der Schmerzart differenziert werden muss. Experimentelle Schmerzstudien zeigen, dass Frauen eine erhöhte Schmerzsensitivität auf gewisse Schmerzreize aufweisen. Die höchsten Effektstärken finden sich für Druckschmerz und elektrische Stimulation.

Es wird vermutet, dass klinischer und experimenteller Schmerz miteinander in Beziehung stehen und die experimentell vorgefundene Schmerzsensitivität, insbesondere aber eine verminderte endogene Hemmung vor allem bei Frauen, ein **Prädiktor für die Entwicklung von Schmerzerkrankungen** sein könnte.

Obwohl die Theoriebildung noch nicht abgeschlossen ist, gibt es Befunde, die das **komplexe Ineinandergreifen von biologischen, psychologischen und psychosozialen Faktoren** beleuchten. Unter biologischer Perspektive beeinflussen Sexualsteroide sowohl periphere als auch zentrale Mechanismen, die an der Verarbeitung eines Schmerzreizes beteiligt sind. Der Nettoeffekt und vor allem die Bedeutung von Sexualhormonen für klinisch relevante Schmerzen sind aber völlig unklar. Auch die analgetische Wirkung einiger Opioide ist bei Frauen und Männern verschieden, was nahelegt, medizinische und analgetische Behandlungen auf das Geschlecht abzustimmen. Hier besteht allerdings noch deutlicher Forschungsbedarf hinsichtlich geschlechtsbedingter pharmakodynamischer Unterschiede einzelner Analgetika. Nicht zuletzt spielen auch genetische Faktoren eine Rolle für geschlechtsspezifische Unterschiede zwischen Männern und Frauen; auch hier muss die Zukunft zeigen, inwie-

weit diese Faktoren eine Bedeutung für klinisch relevante Schmerzen haben.

In Bezug auf **psychosoziale Variablen** wissen wir, dass Frauen im Vergleich zu Männern ein höheres Ausmaß an katastrophisierenden Kognitionen aufweisen. Sie scheinen allerdings eine breitere Palette an Copingstrategien zur Verfügung zu haben und diese aktiv zu nutzen. In experimentellen Schmerzsituationen zeigen sie ein höheres Ausmaß an Angst, sodass sich eine Konfundierung von Schmerz und Angst vermuten lässt. Weiterhin ist bei Frauen der Zusammenhang zwischen Schmerz und Depression stärker ausgeprägt als bei Männern. Traditionelle Geschlechtsrollenerwartungen zeigen zwar einen Einfluss auf Schmerzbewertungen, können diese aber weniger gut vorhersagen als das biologische Geschlecht.

Bisher ist noch nicht geklärt, in welchem Ausmaß alle diese Faktoren geschlechtsbezogene Unterschiede bei Schmerz erklären können. Mittlerweile liegen interessante Ergebnisse zur Differenzierung von Behandlungsangeboten an **unterschiedliche Bedürfnisse von Frauen und Männern** vor. Weitere Forschung ist notwendig, um diese Ergebnisse weiter zu differenzieren und nutzbar zu machen.

Literatur

Aubrun F, Salvi N, Coriat P, Riou B (2005) Sex- and age-related differences in morphine requirements for postoperative pain relief. Anesthesiology 103: 156–160

Bellach BM, Ellert U, Radoschewski M (2000) Epidemiologie des Schmerzes – Ergebnisse des Bundes-Gesundheitssurveys 1998. Bundesgesundheitsblätter Gesundheitsforschung Gesundheitsschutz 43: 424–431

Berkley KJ (1992) Vive la difference! Trends in Neurosci 15: 331–332

Berkley KJ (1997) Sex differences in pain. Behav Pain Sci 20: 371–380

Berman SM, Naliboff BD, Suyenobu B, Labus JS, Stains J, Bueller JA, Ruby K, Mayer EA (2006) Sex differences in regional brain response to aversive pelvic visceral stimuli. Am J Physiol Regul Integr Comp Physiol 291: R268–R276

Brattberg G, Thorslund M, Wikman A (1989) The prevalence of pain in a general population. The results of a postal survey in a county of Sweden. Pain 37: 215–222

Brattberg G, Parker MG, Thorslund M (1996) The prevalence of pain among the oldest old in Sweden. Pain 67: 29–34

Brattberg G, Parker MG, Thorslund M (1997) A longitudinal study of pain: reported pain from middle age to old age. Clinical J Pain 13: 144–149

Burgmer M, Pfleiderer B, Maihöfner C, Gaubitz M, Wessolleck E, Heuft G, Pogatzki-Zahn E (2012) Cerebral mechanisms of experimental hyperalgesia in fibromyalgia. Eur J Pain 16: 636–647

Chesterton LS, Barlas P, Foster NE, Baxter GD, Wright CC (2003) Gender differences in pressure pain threshold in healthy humans. Pain 101: 259–266

Dao TT, LeResche L (2000) Gender differences in pain. J Orofac Pain 14: 169–184

Feine JS, Bushnell MC, Mirron D, Duncan GH (1991) Sex differences in the perception of noxious heat stimuli. Pain 44: 255–262

Fillingim RB (2000a) Sex, gender and pain: a biopsychosocial framework. In: Fillingim RB (ed) Sex, Gender and Pain. IASP Press, Seattle, pp 1–6

Fillingim RB (2000b) Sex, Gender and Pain: women and men really are different. Curr Rev Pain 4: 24–30

Fillingim RB (2000c) Sex-related differences in the experience of pain. APS Bulletin 10: 1–15

Fillingim RB, Gear RW (2004) Sex differences in opioid analgesia: clinical and experimental findings. Eur J Pain 8: 413–425

Fillingim RB, Maixner W (1995) Gender differences in the response to noxious stimuli. Pain Forum 4: 209–221

Fillingim RB, Ness TJ (2000) Sex-related hormonal influences on pain and analgesic responses. Neurosci Biobehav Rev 24: 485–501

Fillingim RB, Keefe FJ, Light KC, Booker DK, Maixner W (1996) The influence of gender and psychological factors on pain perception. J Gender Cult Health 1: 21–36

Fillingim RB, Edwards RR, Powell T (1999) The relationship of sex and clinical pain to experimental pain responses. Pain 83: 419–425

Gazerani P, Wang K, Cairns BE, Svensson P, Arendt-Nielsen L (2006) Effects of subcutaneous administration of glutamate on pain, sensitization and vasomotor responses in healthy men and women. Pain 124: 338–348

Ge IIY, Madeleine P, Arendt-Nielsen L (2005) Gender differences in pain modulation evoked by repeated injections of glutamate into the human trapezius muscle. Pain 113: 134–140

Gear RW, Miaskowski C, Gordon NC, Paul S, Heller PH, Levine JD (1996) Significantly greater analgesia in females compared to males after j-opioids. Nat Med 2: 1248–1250

Gear RW, Miaskowski C, Gordon NC, Paul SM, Heller PH, Levine JD (1999) The kappa opioid nalbuphine produces gender and dose dependent analgesia and antianalgesia in patients with postoperative pain. Pain 83: 339–345

Granot M, Weissman-Fogel I, Crispel Y, Pud D, Granovsky Y, Sprecher E, Yarnitsky D (2008) Determinants of endogenous analgesia magnitude in a diffuse noxious inhibitory control (DNIC) paradigm: do conditioning stimulus painfulness, gender and personality variables matter? Pain 136: 142–149

Häuser W, Wolfe F, Henningsen P, Schmutzer G, Brähler E, Hinz A (2014) Untying chronic pain: prevalence and societal burden of chronic pain stages in the general population – a cross-sectional survey. BMC Public Health 14: 352

Hechler T, Kosfelder J, Vocks S, Mönninger T, Blankenburg M, Dobe M, Gerlach AL, Denecke H, Zernikow B (2010) Changes in pain-related coping strategies and their importance for treatment outcome following multimodal inpatient treatment: Does sex matter? J Pain 11: 472–483

Hellstrom B, Anderberg UM (2003) Pain perception across the menstrual cycle phases in women with chronic pain. Percept Mot Skills 96: 201–211

Iacovides S, Avidon I, Baker FC (2015) Does pain vary across the menstrual cycle? A review. Eur J Pain 19: 1389–1405

Jones KS, Rollman GB (1999) Gender-related differences in response to experimentally induced pain: the influence of psychosocial variables. Abstracts of the 18th Annual Meeting of the American Pain Society. American Pain Society, Chicago, p 127

Keefe FJ, Lefebvre JC, Egert JR, Affleck G, Sullivan MJ, Caldwell DS (2000). The relationship of gender to pain, pain behavior and disability in osteoarthritis patients: the role of catastrophizing. Pain 87: 325–334

Klatzkin RR, Mechlin B, Girdler SS (2010) Menstrual cycle phase does not influence gender differences in experimental pain sensitivity. Eur J Pain14: 77–82

Klonoff EA, Landrine H, Brown M (1993) Appraisal and response to pain may be a function of its bodily location. J Psychosom Res 37: 661–670

Kohler M, Ziese T (2004) Telefonischer Gesundheitssurvey des Robert Koch-Instituts zu chronischen Krankheiten und ihren Bedingungen. Beiträge zur Gesundheitsbericht-erstattung des Bundes. Robert Koch-Institut, Berlin

Kohlmann T, Raspe HH (1992) Deskriptive Epidemiologie chronischer Schmerzen. In: Geissner E, Jungnitsch G (Hrsg) Psychologie des Schmerzes. Beltz Psychologische Verlags-Union, Weinheim, S 11–23

Korszun A, Young EA, Engleberg NC, Masterson L, Dawson EC, Spindler K, McClure I A, Brown MB, Crofford LJ (2000) Follicular phase hypothalamic-pituitary-gonadal axis function in women with fibromyalgia and chronic fatigue syndrome. J Rheumatol 27: 1526–1530

Kroenke K, Spitzer RL (1998) Gender differences in the reporting of physical and somatoform symptoms. Psychosom Med 60: 150–155

Lange M, Karpinski N, Krohn-Grimberghe B, Petermann F (2010) Geschlechtsunterschiede beim Fibromyalgiesyndrom. Schmerz 24: 262–266

Lautenbacher S, Rollman G (1993) Sex differences in responsiveness to painful and non-painful stimuli are dependent upon the stimulation method. Pain 53: 255–264

Lautenbacher S, Huber C, Kunz M, Parthum A, Weber P, Griessinger N, Sittl R (2009) Hypervigilance as predictor of postoperative acute pain: its predictive potency compared with experimental pain sensitivity, cortisol reactivity, and affective state. Clin J Pain 25: 92–100

LeResche L (2000) Epidemiologic perspectives on sex differences in pain. In: Fillingim RB (ed) Sex, Gender and Pain. IASP Press, Seattle, pp 233–249

Levine FM, De Simone LL (1991) The effects on experimenter gender on pain report in male and female subjects. Pain 44: 69–72

Magerl W, Krumova E, Baron R, Tölle T, Treede RD, Maier C (2010) Reference data for quantitative sensory testing (QST): Refined stratification for age and a novel method for statistical comparison of group data. Pain 151: 598–605

Marcus DA (1995) Interrelationships of neurochemicals, estrogen, and recurring headache. Pain 62: 129–139

Macfarlane GJ, Beasley M, Jones EA, Prescott GJ, Docking R, Keeley P, McBeth J, Jones GT; MUSICIAN Study Team (2012) The prevalence and management of low back pain across adulthood: results from a population-based cross-sectional study (the MUSICIAN study). Pain 153: 27–32

Michalski D, Hinz A (2006) Angst und Depression bei chronischen Rückenschmerzpatienten Psychother Psychosom Med Psychol 56: 30–38

Mitrovic I, Margeta-Mitrovic M, Bader S, Stoffel M, Jan LY, Basbaum AI (2003) Contribution of GIRK2-mediated postsynaptic signaling to opiate and alpha 2-adrenergic analgesia and analgesic sex differences. Proc Natl Acad Sci USA 100: 271–276

Mogil JS, Sternberg WF, Kest B, Marek P, Liebeskind JC (1993) Sex differences in the antagonism of swim stress-induced analgesia: effects of gonadectomy and estrogen replacement. Pain 53: 17–25

Mogil JS, Wilson SG, Chesler EJ, Rankin AL, Nemmani KV, Lariviere WR, Groce MK, Wallace MR, Kaplan L, Staud R, Ness TJ, Glover TL, Stankova M, Mayorov A, Hruby VJ, Grisel JE, Fillingim RB (2003) The melanocortin-1 receptor gene mediates female-specific mechanisms of analgesia in mice and humans. Proc Natl Acad Sci U S A 100: 4867–4872

Mohr B, Gräf T, Forster M, Krohn-Grimberghe B, Kurzeja R, Mantel F, Thomsen M, Hampel P (2008) Der Einfluss von Depressivität und Geschlecht auf den Rehabilitationserfolg bei chronischem Rückenschmerz: Eine Pilotstudie. Rehabilitation 47: 284–298

Niesters M, Dahan A, Kest B, Zacny J, Stijnen T, Aarts L, Sarton E (2010) Do sex differences exist in opioid analgesia? A systematic review and meta-analysis of human experimental and clinical studies. Pain 151: 61–68

Otto MW, Dougher MJ (1985) Sex differences and personality factors in responsivity to pain. Percept Mot Skills 61: 383–390

Pieh C, Altmeppen J, Neumeier S, Loew T, Angerer M, Lahmann C (2012) Gender differences in outcomes of a multimodal pain management program. Pain 153: 197–202

Pleym H, Spigset O, Kharasch ED, Dale O (2003) Gender differences in drug effects: implications for anesthesiologists. Acta Anaesthesiol Scand 47: 241–259

Popescu A, LeResche L, Truelove EL, Drangsholt MT (2010) Gender differences in pain modulation by diffuse noxious inhibitory controls: A systematic review. Pain 150: 309–318

Racine M, Tousignant-Laflamme Y, Kloda LA, Dion D, Dupuis G, Choinière M (2012) A systematic literature review of 10 years of research on sex/gender and pain perception – part 1: are there really differences between women and men? Pain 153: 602–618

Riley JL 3rd, Robinson ME, Wise EA, Myers CD, Fillingim R (1998) Sex differences in the perception of noxious experimental stimuli: a meta-analysis. Pain 74: 181–187

Robinson ME, Riley JL 3rd, Myers CD (2000) Psychosocial contributions to sex-related differences in pain responses. In: Fillingim RB (ed) Sex, Gender and Pain. IASP Press, Seattle, pp 41–68

Rollman GB (1995) Gender differences in pain. Pain Forum 4: 231–234

Rollman GB, Lautenbacher S, Jones KS (2000) Sex and gender differences in responses to experimentally induced pain in humans. In: Fillingim RB (ed) Sex, Gender and Pain. IASP Press, Seattle, pp 165–190

Sarlani E, Greenspan JD (2002) Gender differences in temporal summation of mechanically evoked pain. Pain 97: 163–169

Sarlani E, Grace EG, Reynolds MA, Greenspan JD (2004) Sex differences in temporal summation of pain and aftersensations following repetitive noxious mechanical stimulation. Pain 109: 115–123

Sarton E, Olofsen E, Romberg R, den Hartigh J, Kest B, Nieuwenhuijs D, Burm A, Teppema L, Dahan A (2000) Sex differences in morphine analgesia: an experimental study in healthy volunteers. Anesthesiology 93: 1245–1254

Schnabel A, Poepping DM, Gerss J, Zahn PK, Pogatzki-Zahn EM (2012) Sex-related differences of patient-controlled epidural analgesia for postoperative pain. Pain 153: 238–244

Schneider S, Randoll D, Buchner M (2006) Why do women have back pain more than men? Clin J Pain 22: 738–747

Schumacher J, Brähler E (1999) Prävalenz von Schmerzen in der deutschen Bevölkerung. Ergebnisse repräsentativer Erhebungen mit dem Gießener Beschwerdebogen. Schmerz 13: 375–384

Sherman JJ, LeResche L (2006) Does experimental pain response vary across the menstrual cycle? A methodological review. Am J Physiol Regul Integr Comp Physiol 291: R245–R256

Smith YR, Zubieta JK, Del Carmen M, Dannals RF, Ravert H, Zacur H, Frost JJ (1998) Brain opioid receptor measurements by positron emission tomography in normal cycling women: relationship to luteinizing hormone pulsatility and gonadal steroid hormones. J Clin Endocrinol Metab 83: 4498–4505

Smith YR, Stohler CS, Nichols TE, Bueller JA, Koeppe RA, Zubieta JK (2006) Pronociceptive and antinociceptive effects of estradiol through endogenous opioid neurotransmission in women. J Neurosci 26: 5777–5785

Spertus IL, Burns J, Glenn B, Lofland K, McCracken L (1999) Gender differences in associations between trauma history and adjustment among chronic pain patients. Pain 82: 97–102

Sullivan MJL, Tripp DA, Santor D (2000) Gender differences in pain and pain behavior: the role of catastrophizing. Cognit Ther Res 24: 121–134

Sullivan MJL, Thorn B, Haythornthwaite JA, Keefe F, Martin M, Bradley LA, Lefebvre JC (2001) Theoretical perspectives on the relation between catastrophizing and pain. Clin J Pain 17: 52–64

Toomey TC, Seville JL, Mann D, Abashian SW, Grant JR (1995) Relationship of sexual and physical abuse to pain description, coping, psychological distress, and healthcare utilization in a chronic pain sample. Clin J Pain 11: 307–315

Tousignant-Laflamme Y, Marchand S (2009) Excitatory and inhibitory pain mechanisms during the menstrual cycle in healthy women. Pain 146: 47–55

Unruh AM (1996) Gender variations in clinical pain experience. Pain 65: 123–167

Unruh AM, Ritchie JRN, Merskey HDM (1999) Does gender affect appraisal of pain and pain coping strategies? Clin J Pain 15: 31–40

Von Korff M, Ormel J, Keefe FJ, Dworkin SF (1992) Grading the severity of chronic pain. Pain 50: 133–149

Walker JS, Carmody JJ (1998) Experimental pain in healthy human subjects: gender differences in nociception and in response to ibuprofen. Anesth Analg 86: 1257–1262

Weimer K, Enck P, Klosterhalfen S (2010) Geschlechtseffekte bei der Placeboresponse. Z Med Psychol 19: 146–153

Yarnitsky D, Crispel Y, Eisenberg E, Granovsky Y, Ben-Nun A, Sprecher E, Best LA, Granot M (2008) Prediction of chronic post-operative pain: pre-operative DNIC testing identifies patients at risk. Pain 138: 22–28

Yarnitsky D, Granot M, Nahman-Averbuch H, Khamaisi M, Granovsky Y (2012) Conditioned pain modulation predicts duloxetine efficacy in painful diabetic neuropathy. Pain 153: 1193–1198

Zubieta JK, Dannals RF, Frost JJ (1999) Gender and age influences on human brain mu-opioid receptor binding measured by PET. Am J Psychiatry 156: 842–848

Zubieta JK, Smith YR, Bueller JA, Xu Y, Woike T, Kilbourn M, Meyer C, Koeppe RA, Stohler CS (2002) Opioid receptor mediated antinociception differs in men and women. J Neurosci 22: 5100–5107

Schmerz bei Migranten aus der Türkei

Y. Erim und B. Glier

37.1   Einleitung   – 724

37.2   Leitsymptom »Schmerz«   – 725

37.3   Probleme im herkömmlichen medizinisch-therapeutischen Versorgungssystem   – 727

37.4   Medizinische, psychologische und soziale Besonderheiten türkischer Schmerzpatienten   – 729

37.5   Kulturspezifische Dynamik der Schmerzsymptomatik   – 731

37.6   Konsequenzen für adäquate Behandlungsstrukturen und Therapieangebote   – 732

37.7   Fazit   – 737

        Literatur   – 738

B. Kröner-Herwig et al. (Hrsg.), *Schmerzpsychotherapie*,
DOI 10.1007/978-3-662-50512-0_37, © Springer-Verlag Berlin Heidelberg 2017

Lernziele

Der Beitrag konzentriert sich auf somatoforme Beschwerden und somatoforme Schmerzen bei türkischstämmigen Migranten. Als Korrelate psychischen Stresses sind Form und Ausprägung im spezifischen kulturellen Kontext eingebettet. Studien zur Häufigkeit und Ausdrucksform somatoformer Schmerzen bestätigen Besonderheiten dieser Patientengruppe. Für die Diagnostik und Therapie ist das Verständnis dieses Bedingungsgefüge wichtig, allerdings nicht ausreichend. Auch die mit der besonderen Lebenssituation zusammenhängenden Belastungen, Schicht- und damit verbundene Bildungseffekte spielen bei der Schmerzentwicklung und Chronifizierung eine bedeutende Rolle. Konsequenzen für die Interaktion mit den Patienten, die zentrale Rolle familiärer und kultureller Bindungen sowie darauf bezogene direkte Interventionen im Therapieprozess werden dargestellt.

37.1   Einleitung

Somatoforme Beschwerden und somatoformer Schmerz sind universelle Symptome; sie stellen Korrelate psychischen Stresses dar. Ihre Form und Ausprägung wird durch Laientheorien, im kulturellen Kontext eingebettet, wesentlich mitbestimmt. Ob somatoforme Beschwerden bei Migranten häufiger vorkommen als bei Einheimischen und ob die Bereitschaft, psychische Belastungen durch somatoforme Syndrome darzustellen, mit der zunehmenden Integration in die neue Gesellschaft abnimmt, wurde in vielen Studien untersucht und in der Mehrheit bestätigt. Die Somatisierungsbereitschaft der Migranten wurde nicht nur durch den kulturellen Unterschied, sondern auch durch den Migrationsstress erklärt. Auch das Nachlassen der somatoformen Beschwerden bei zunehmender Aufenthaltsdauer im neuen Land kann im Zusammenhang mit der Abnahme des Migrationsstresses gesehen werden. Diese These wurde in neueren Studien auch für deutsche Verhältnisse bestätigt. Neben einer »unterschiedlichen kulturellen Prägung« scheinen also die schwierigen Lebensbedingungen und schichtspezifische Belastungen eine wichtige Rolle in der Genese somatoformer Beschwerden bei Migranten zu spielen.

Nicht nur sprachliche Verständigungsschwierigkeiten, sondern insbesondere unzureichende kulturspezifische Kenntnisse und Kompetenzen der Behandler sowie geringe Kenntnisse über die Angebote des Versorgungssystems aufseiten der Migranten behindern Akzeptanz und Wirksamkeit therapeutischer Angebote. In der Diagnostik sollte deswegen eine ausführliche Anamnese der aktuellen Lebensbedingungen einschließlich der stattgefundenen Veränderungen erhoben werden. Wichtige Prädiktoren für chronischen Schmerz bei Migranten sind geringe Adaptation in die Aufnahmegesellschaft, Inaktivität, weibliches Geschlecht und unkritischer Umgang mit Schmerzmitteln. Aus diesem Grund sollten die Förderung der Integration in die neue Lebenswelt, körperliche Aktivierung und Psychoedukation Ziele in der Psychotherapie sein.

Dieses Kapitel befasst sich ausschließlich mit **somatoformen Schmerzen**. Es sollte jedoch nicht übersehen werden, dass auch organisch begründeter Schmerz bei Migranten vorkommt und kulturspezifisch verarbeitet wird. Im allgemeinärztlichen, aber auch psychotherapeutischen Alltag wird oft angenommen, dass Migranten ihre emotionalen Belastungen nicht durch psychische, sondern durch somatische Beschwerden zum Ausdruck bringen und somatoforme Störungen, insbesondere somatoforme Schmerzstörungen, bei ihnen häufig vorkommen. Eine Reihe internationaler Studien hat die Beziehung zwischen unterschiedlichen Kulturen und der Somatisierung sowie den Einfluss von Migration und Akkulturation auf somatoforme Symptombildungen untersucht (Übersicht bei Escobar u. Gureje 2007).

Es gibt eine universelle Tendenz, psychologische Belastungen in Form von körperlichen Symptomen darzustellen und hierfür die Aufmerksamkeit der behandelnden Mediziner zu bekommen. In den meisten Kulturen sind die somatoformen Symptome bekannt und führen zu vermehrter Frequentierung der Ärzte sowie zur Durchführung nicht notwendiger medizinischer Untersuchungen mit der Möglichkeit, dass diese Prozesse iatrogene Schäden hervorrufen können. In einer Studie der Weltgesundheitsorganisation, in die 15 Zentren aus 14 Ländern einbezogen wurden (n = 5.438), konnte lediglich ein konsistentes Ergebnis im internationalen Vergleich festgestellt werden: In lateinameri-

37

nischen Ländern gibt es eine signifikant erhöhte Somatisierungsrate (Gureje 2004).

Somatoforme Symptome stellen Korrelate des erlebten psychischen Stresses dar. Laientheorien (Bermejo u. Muthny 2008), in den kulturellen Kontext eingebettet, bestimmen ihre Form und ihre Ausprägung wesentlich mit. Wie Körpersensationen und körperliche Krankheit in der jeweiligen Kultur wahrgenommen und welche Gewohnheiten der ärztlichen Inanspruchnahme kulturell vorgegeben werden, mag dabei eine wichtige Rolle spielen. Im internationalen Vergleich wird deutlich, dass die Unterschiede weniger in der Prävalenz somatoformer Störungen als vielmehr in deren Ausgestaltung liegen. Symptomlisten ermöglichen diesen Vergleich.

Folgt man aktuellen epidemiologischen Untersuchungen zur **Prävalenz von Schmerzen** in der deutschen Bevölkerung (Zimmermann 2000), so gehören Schmerzen sowohl in der Allgemeinbevölkerung als auch in klinischen Populationen zu den am häufigsten berichteten körperlichen Beschwerden. Ein vergleichsweise hoher Anteil dieser Schmerzen ist als chronisch einzustufen, da sie länger anhaltend oder dauerhaft bestehen oder aber immer wiederkehrend auftreten.

> ❯ Von ca. 80 Mio. Einwohnern der Bundesrepublik Deutschland sollen mindestens 5 Mio. Menschen von starken und lebensbestimmenden chronischen Schmerzen betroffen sein.

Angaben hierzu schwanken je nach Studie und darin verwendeter Erhebungsmethode. In klinischen Populationen liegt die **Prävalenzrate für chronische Schmerzen** deutlich höher. Willweber-Strumpf et al. (2000) ermittelten die Häufigkeit chronischer Schmerzen an 900 Patienten, die 5 Bochumer Facharztpraxen aufgesucht hatten. Sie lag bei 36 %. Die häufigsten Schmerzlokalisationen waren der Rücken, der Kopf, die Gelenke und die Beine. Frauen waren doppelt so häufig betroffen wie Männer. Die Erhebung wurde nur an deutschen Patienten durchgeführt.

In den letzten 15 Jahren wurde sowohl in der Forschung als auch in der Versorgung ein erfreulicher Trend deutlich, was die Entwicklung **spezifischer schmerztherapeutischer Versorgungsstruk-**

turen und Behandlungsangebote betrifft. Leider fehlen wichtige, z. B. epidemiologische Untersuchungen im Bereich von Migranten. Auch konnten die Migranten von dem Umschwung im Versorgungsbereich noch nicht profitieren. Dabei nimmt die Anzahl von Patienten mit Migrationshintergrund in der Inanspruchnahmeklientel von medizinischen Einrichtungen parallel zu der stetigen Zunahme von Migranten in der Allgemeinbevölkerung zu (Birg 2000; Goldberg et al. 2003).

Die türkischstämmige Gruppe, die hier beispielhaft skizziert wird, bildet mit 2.637.000 die größte ethnisch-kulturelle Einheit unter den Migranten, zusätzlich sind ca. 500.000 kurdischstämmige Menschen – aus der Türkei kommend – oft über die türkische Sprache erreichbar (Sauer 2003). Anfang der 1960er-Jahre beginnend, wurden bis zum Anwerbestopp im Jahr 1973 Arbeitsmigranten aus der Türkei rekrutiert. Danach setzte sich die Migration durch den Zuzug der Ehepartner, ca. 16.000 Personen jährlich, und der politischen Flüchtlinge fort (Goldberg et al. 2003).

37.2 Leitsymptom »Schmerz«

> ❯ Wenn sich türkische Migranten in ärztliche Behandlung begeben, geschieht dies häufig über das Leitsymptom »Schmerz«.

Nach einer Untersuchung von Borde und David (2007) klagten 6 % der deutschen und 20 % der türkischen Patienten in der Notfallambulanz über Kopfschmerzen. Demnach scheint Schmerz im **Beschwerdebild türkischer Patienten** einen besonderen Stellenwert einzunehmen. Wer sich allerdings für genauere Angaben zu Krankheitsbildern oder zu Fragen der Inanspruchnahme des Gesundheitswesens oder Versorgungswünschen dieser Klientel interessiert, findet kaum aktuelle Daten.

In einer Untersuchung an einer Gruppe von 275 türkischen Migranten (Glier u. Rodewig 2000), die im Jahre 1999 eine stationäre psychosomatische Rehabilitationsmaßnahme absolviert hatten, fanden sich

— 240 Patienten (87 %), die im Erstinterview über Schmerzen als vorrangige Symptomatik berichteten,

- 180 Patienten (75 %), bei denen chronisch-unspezifische Rückenschmerzen an erster Stelle des Beschwerdebildes standen,
- 140 Patienten (51 %), die die Kriterien einer somatoformen Schmerzstörung laut ICD-10 erfüllten und
- 170 Patienten (61 %), bei denen eine depressive Störung mit Schmerzen als Leitsymptom unter den somatischen Äquivalenten vorlag.

Betrachtet man die **soziodemografischen und sozioökonomischen Kennwerte** für Schmerzpatienten der genannten Untersuchungsgruppe, fallen folgende Besonderheiten auf (vgl. auch Glier et al. 1998):

- Der überwiegende Anteil (ca. 90 %) entstammt der **1. Migrantengeneration**. Es handelt sich um türkische Mitbürger, die in der Regel im jungen Erwachsenenalter aus wirtschaftlichen und finanziellen Gründen emigrierten.
- Migranten der 1. Generation sind in der Türkei zumeist in einem **ländlichen Lebensumfeld** aufgewachsen. In dieser sozialen Umgebung ist die **Schul- oder Berufsausbildung** der konkreten Bewältigung alltäglicher Lebensaufgaben nachgeordnet. Folgerichtig war in dieser Klientel ein hoher Anteil von Patienten, die keine Schule besucht haben (18 %), einen kürzeren Schulbesuch aufweisen und keinen Schulabschluss erlangt haben (17 %). Von mangelnder schulischer Qualifikation sind vor allem die weiblichen Patienten betroffen, weil sie als junge Mädchen überwiegend im Haushalt der Mutter oder in der Landwirtschaft helfen mussten.
- Entsprechend der mangelnden Schulbildung findet sich in dieser Klientel mit einem Anteil von 18 % eine große Anzahl **Analphabeten**. Ähnliche Zahlen (ca. 20 %) berichtet Collatz (1996) von seinen Untersuchungsbefunden an türkischen Mitbürgern der 1. Migrantengeneration. Damit lässt sich auch erklären, dass die Fähigkeiten zum Erlernen einer neuen Sprache begrenzt sind und ein Großteil ungenügende deutsche Sprachkenntnisse aufweist.
- Hinsichtlich der **beruflichen Situation** fällt auf, dass über 90 % der Patienten in der zuletzt ausgeübten Tätigkeit angelernte Arbeiter waren. Nur jeder 4. Patient verfügt über eine abgeschlossene Berufsausbildung. Damit findet das niedrige Bildungsniveau auch in der beruflichen Qualifikation seine Entsprechung.
- Hinzu kommt, dass ein Großteil der Patienten langzeitarbeitsunfähig und arbeitslos ist. Nur jeder 5. Patient bezieht sein Einkommen aus eigenem Arbeitsverdienst. 80 % erhalten ihre Einkünfte aus Einrichtungen der sozialen Sicherung. Es handelt sich somit um eine Klientel mit einem hohen Anteil **sozialmedizinischer Problemfälle**.
- Beim **Familienstatus** fällt auf, dass der überwiegende Teil der Patienten (86 %) verheiratet ist. Nur 8 % sind geschieden oder getrennt lebend, 3 % sind ledig. In einer Vergleichspopulation deutscher Patienten finden sich dagegen 56 % Verheiratete und 37 % Alleinstehende (Geschiedene und Ledige). Von den verheirateten türkischen Migranten geben 43 % an, dass ihre Ehe traditionell vermittelt wurde, ein Hinweis, der für die kulturelle Verbundenheit mit traditionellen Wertvorstellungen in dieser Generation spricht.
- Mit ca. 65 % ist ein auffallend hoher **Frauenanteil** vertreten, der in einer deutschen Vergleichspopulation bei 55 % deutlich niedriger liegt.

Für die Bewertung solcher Daten, insbesondere auch des hohen Anteils an Patienten mit einer chronischen Schmerzsymptomatik, muss allerdings einschränkend hervorgehoben werden, dass es sich bei der genannten Studie um die Untersuchung einer speziellen **Inanspruchnahmepopulation** handelt, hier einer Klientel, die sich in einem hoch chronifizierten Krankheitsstadium befindet, bei der ambulante Behandlungsmöglichkeiten weitestgehend ausgeschöpft sind und die Rehamaßnahme häufig von Leistungsträgern unseres Sozialversicherungssystems (Rentenversicherungsträger, Krankenkassen) veranlasst worden ist.

Im Unterschied dazu fiel der Anteil chronischer Schmerzsyndrome in der Klientel türkischer Patienten, die die Ambulanz der Klinik für Psychotherapie und Psychosomatik in Essen aufgesucht haben, erheblich niedriger aus. Von 109 türkischen Patienten des Jahres 1999 wiesen insgesamt nur 9 Patienten

(8,2 %) die Diagnose einer somatoformen Schmerz-störung auf. Die Symptomdauer umfasste eine Range von 6 Monaten bis 8 Jahren. Depressive Störungsbilder bildeten die häufigste komorbide Diagnose. Dass Schmerzstörungen in der Inan-spruchnahmeklientel der Ambulanz in Essen nicht so stark vertreten sind wie in der Stichprobe der Fachklinik Hochsauerland, ist möglicherweise da-durch zu erklären, dass die Essener Klinik den Pa-tienten in einem frühen Stadium der Symptombil-dung mit einem heimatnahen Angebot begegnet und überregionale Angebote vermehrt von »ausge-suchten« chronifizierten Patienten genutzt werden. Denkbar ist darüber hinaus auch, dass sich Schmerz-patienten mit einem traditionell eher **somatischen Krankheits- und Behandlungskonzept** weniger durch eine psychotherapeutische Ambulanz ange-sprochen fühlen.

In ihrer Übersichtsarbeit hebt Boos-Nünning (1998) hervor, dass Migranten immer wieder ein höheres Gesundheitsrisiko und eine höhere Anfäl-ligkeit für Krankheitsbilder zugeschrieben wird, epidemiologische Untersuchungen, die einen Ver-gleich türkischer Migranten mit der einheimischen Bevölkerung ermöglichen, jedoch bis heute fehlen.

> ❯ **Die meisten Studien zur Prävalenz von Störungsbildern bei Migranten untersuchen Inanspruchnahmepopulationen.**

In der Studie von Borde und David (2007) klagten 6 % der deutschen und 20 % der türkischen Patien-ten in der Notfallambulanz über Kopfschmerzen. Die Migranten nahmen die Notaufnahme häufiger in Anspruch, wurden jedoch seltener stationär auf-genommen. Die behandelnden Ärzte stellten bei den Migranten eine niedrigere Kooperationsbereit-schaft als bei einheimischen Patienten fest, was durch die sprachlichen und interkulturellen Ver-ständigungsprobleme zu erklären ist. Kavuk et al. (2006) untersuchten Häufigkeiten **chronischer Kopfschmerzen**, Integrationsgrad und Inanspruch-nahmeverhalten bei türkischen und einheimischen Mitarbeitern (n = 523) eines Unternehmens. 7,2 % der Untersuchten wiesen chronische Kopfschmer-zen auf. Diese waren mit unkritischem Gebrauch von Kopfschmerzmedikamenten und der Zugehö-rigkeit zur 1. Migrantengeneration assoziiert. In der 2. Generation war die Prävalenz von Kopfschmer-

zen nicht erhöht. Die Migranten der 1. Generation hatten keine Kontakte zum Facharzt und wurden nicht migräneprophylaktisch behandelt, waren also unzureichend versorgt.

37.3 Probleme im herkömmlichen medizinisch-therapeutischen Versorgungssystem

> ❯ Wenn türkische Migranten wegen Schmerzen die Praxis eines deutschen Arztes aufsuchen, verlaufen solche Kontakte oftmals für beide Seiten unbefriedigend und frustrierend. Neben sprachlichen Verständigungsproble-men bestehen Kommunikationsbarrieren häufig in kulturell bedingten Missverständ-nissen (◫ Abb. 37.1).

So berichteten deutsche Ärztinnen in der Diskus-sion nach einer Fortbildungsveranstaltung (es han-delte sich um einen Qualitätszirkel für Hausärztin-nen), dass es ihnen wegen sprachlicher und kultu-reller Barrieren schwerfalle, diffuse Angaben zur Schmerzsymptomatik bei türkischen Migrantinnen weiter zu klarifizieren, da sie befürchteten, von den Patientinnen als »zu streng« oder »zu bestimmend« erlebt zu werden. Diese **»Berührungsangst«** ging sogar so weit, dass sie Patientinnen im angekleide-ten Zustand untersuchten und nicht darauf bestan-den, z. B. den Oberkörper frei zu machen. Sie ver-muteten, dass das Auskleiden beim Arztbesuch Schamgefühle auslösen oder verpönt sein könnte. Bei deutschen Patienten würden sie dies auf keinen Fall zulassen. Es konnte im Weiteren erarbeitet wer-den, dass hinter diesem Verhalten **Schuldgefühle** der Ärztinnen gegenüber den Migrantinnen stan-den. Als Zugehörige der »Dominanzkultur« (Rom-melspacher 2000) waren sie bestrebt, besonders einfühlsam und rücksichtsvoll gegenüber einer Gruppe zu sein, die sie als sozial benachteiligt erleb-ten. Schließlich fühlten sich die türkischen Patien-tinnen möglicherweise benachteiligt, weil sie nicht so gründlich untersucht wurden wie Deutsche.

Mangelnde Sprachkompetenz und unzurei-chende kulturspezifische Kenntnisse und Kompe-tenzen führen häufig dazu, dass nicht nur die sprachliche Verständigung, sondern auch die emo-

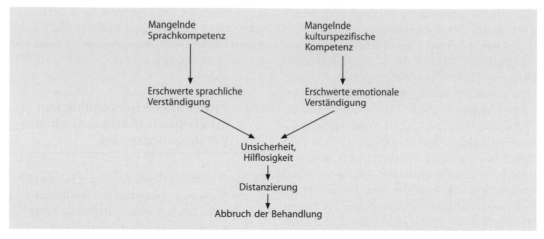

○ **Abb. 37.1** Interaktionsprobleme in bikulturellen Arzt-/Therapeut-Patient-Kontakten

tionale Verständigung in der Arzt-Patienten-Beziehung erschwert abläuft. Daraus resultieren auf Behandlerseite oftmals Gefühle von Unsicherheit und Hilflosigkeit, auf die dann mit Distanzierung zum Patienten reagiert wird, der auf die empfundene Ablehnung mit dem Abbruch der Behandlung reagiert. Gerade **Schmerzäußerungen** türkischer Migranten, aber auch anderer Ethnien aus südeuropäischen Ländern werden von deutschen Ärzten und Therapeuten häufig als übertrieben wahrgenommen und in ihrem Krankheitswert und ihrer Bedeutung für den Hilfe suchenden Patienten abgewertet, z. B. mit Bezeichnungen wie »Mittelmeersyndrom« oder »Morbus Bosporus«. Daten einer älteren Studie des Zentralinstituts für die Kassenärztliche Versorgung in Deutschland, die aus den 1980er-Jahren stammt, weisen darauf hin, dass Migranten ihre Beschwerden größtenteils als schwerwiegend einschätzten, während die behandelnden Ärzte gegenteiliger Auffassung waren (EVaS-Studie; Schach et al. 1989).

Dabei ist Schmerz wie kaum eine andere Empfindung durch **kulturbedingte Einflüsse** geprägt, die zwangsläufig Auswirkungen auf das Krankheitserleben, das Krankheitsverständnis und das Krankheitsverhalten nach sich ziehen (McGoldrick 1982).

> **Vor diesem Hintergrund kommt dem Verständnis der Laientheorien (Bermejo u. Muthny 2008), fremdartiger subjektiver Schmerzkonzepte und daraus resultierender Behandlungserwartungen ein besonderer Stellenwert zu. Dazu gehört auch die Aufgabe, zu erkennen und zu verstehen, welche Bedeutung den geklagten Schmerzen in der Gestaltung und im Erleben zwischenmenschlicher Beziehungen zukommt, einem Bereich, der deutlich kulturspezifisch geprägt ist.**

Fehlen diese interkulturellen Kompetenzen, trifft man auf erhöhte Abbruchraten (Erim 2009a, Gün 2007), wird in Ermangelung adäquater medizinisch-therapeutischer Behandlungsmöglichkeiten häufig eine übermäßige Verordnung von Medikamenten, insbesondere Psychopharmaka, vorgenommen (Korporal 1985), kommt es zu vermehrten Krankschreibungen und auch zu einer deutlich höheren Rate von Frühberentungen im Vergleich zu deutschen Versicherten (Hackhausen 1999). Sabbioni und Eugster (2001) stellten in einer 2-Jahres-Katamnese nach einer psychosomatischen Schmerzbehandlung fest, dass der Grad der Integration das Therapie-Outcome bei Schmerzstörungen beeinflusst. Einheimische Schweizer gaben bessere Therapieergebnisse an als Patienten italienischer oder spanischer Herkunft. Migranten mit besserer Integration berichteten ein besseres Outcome.

Auch in deutscher Sprache liegen Untersuchungen vor, die einen geringen Therapieerfolg bei somatoformen Syndromen türkischstämmiger Migranten konstatieren (Schmeling-Kludas et al. 2003).

37.4 Medizinische, psychologische und soziale Besonderheiten türkischer Schmerzpatienten

37.4.1 Symptom- und Krankheitspräsentation

Häufig wird die Frage des Arztes oder Therapeuten nach den vorliegenden Beschwerden mit der Feststellung beantwortet, dass »der ganze Körper schmerzt« (Kizilhan 2009). Während für eine sorgfältige Diagnostik möglichst genaue anatomische Angaben erwartet werden, antwortet der Patient mit einer Beschreibung seines **Befindens**.

> ❯ Das Schmerzerleben ist ganzheitlich körperbezogen und wird auch so geäußert.

Auch die von den Migranten oft angegebene hohe **Schmerzintensität** war oft Gegenstand von Untersuchungen. Lien et al. (2005) untersuchten Migranten der 1. oder 2. Generation. Frauen waren höher durch Schmerzen belastet. Die Schmerzen waren deutlich mit psychischen Belastungen korreliert. Zwischen der Anzahl der Schmerzstellen und dem psychischen Disstress wurde eine starke Assoziation festgestellt. Hals- und Schulterschmerzen hatten das höchste Odds Ratio. Löfvander und Taloyan (2008) verglichen 3 Migrantengruppen, eine türkische, eine südeuropäische und eine gemischte, bezüglich der Schmerzintensität. Zwischen den kulturellen Gruppen wurden keine Unterschiede festgestellt. Bei Männern waren Depressivität und geringe Schulbildung, bei Frauen die Depressivität Prädiktoren für hohe Schmerzintensität. Frauen gaben insgesamt eine höhere Schmerzintensität als Männer an.

In einer eigenen Studie lag nach dem Screening für Somatoforme Störungen (SOMS; Rief et al. 1997) die Häufigkeit somatoformer Symptome – der Beschwerdenindex – bei türkischen Ambulanzpatienten (n = 114) sowohl im Vergleich zu deutschen Patienten der Referenzgruppe als auch gegenüber gesunden türkischen Migranten (n = 105) signifikant höher. Türkische gesunde Migranten wiesen verglichen mit deutschen Kontrollpersonen ebenfalls einen signifikant höheren Beschwerdenindex auf (Erim et al. 2009c). Hinsichtlich der Schmerzsymptomatik wurden von türkischen Patienten häufiger Schmerzen in den Armen oder Beinen, Schmerzen beim Geschlechtsverkehr, Schmerzen beim Wasserlassen sowie Schmerzen im Enddarm berichtet als von Patienten in der Validierungsstichprobe.

Kulturübergreifend muss berücksichtigt werden, dass körpernahe Symptomdarstellungen und auch Somatisierungssymptome häufiger in Patientengruppen mit niedrigem sozialem Status anzutreffen sind, wie Freedman und Hollingshead bereits 1957 in ihrer bekannt gewordenen Arbeit über die Prävalenz von neurotischen Erkrankungen in unterschiedlichen sozialen Schichten aufzeigen konnten. In einer neueren Studie von Brekke und Hjortdahl (2004) war der Migrantenstatus neben der Zugehörigkeit zu schwachen sozialen Schichten, körperlicher Inaktivität und psychischen Belastungen der wichtigste Prädiktor für das Vorliegen von Schmerzen im Bewegungssystem.

> ❯ Somit müssen einige Auffälligkeiten in der Klientel türkischer Schmerzpatienten, z. B. die in ▶ Abschn. 37.4.2 erwähnten Wissensdefizite bezüglich Anatomie und Funktionsweise des eigenen Körpers, auch unter schichtspezifischem und nicht ausschließlich kulturspezifischem Blickwinkel gewertet werden.

Eine andere Besonderheit besteht darin, dass türkische Patienten Schmerzempfindungen oftmals in einer sehr **symbol- und bildhaften Sprache** mitteilen: Sie sprechen von einer Schlange, die durch ihren Körper wandert, oder von Zwergen, die im Körper sitzen und ihm Schmerzen zufügen, oder von kribbelnden Ameisen, die im Körper umherwandern. In Unkenntnis dieser sprachlichen Besonderheiten laufen solche Patienten unter Umständen Gefahr, fälschlicherweise psychotische Symptome diagnostiziert zu bekommen.

37.4.2 Wissensdefizite

Aufgrund der geringen schulischen Bildung trifft man auf beträchtliche **Defizite in Bezug auf medizinische und biologische Grundkenntnisse**. So berichtet Kentenich aus dem Fachgebiet der Frauenheilkunde und Geburtshilfe, dass in einem Wissenstest auf die Frage zum Zusammenhang zwischen Hormonen und Monatsblutung nur 13 % der türkischen Frauen die richtige Antwort identifizierten (im Vergleich zu 40 % der deutschen Frauen; zit. nach Rieser 2000). Wissensdefizite bestehen auch hinsichtlich biopsychosozialer Zusammenhänge. Wie Özelsel (1990) in ihrer Untersuchung zeigen konnte, verfügen Türken gegenüber Deutschen (bei ähnlicher Schulbildung) über ein signifikant geringeres Wissen um die psychische und soziale Mitbedingtheit von Erkrankungen – ein Umstand, der gerade auch in der Behandlung chronischer Schmerzen von großer Bedeutung ist.

37.4.3 Subjektive Krankheits- und Körperkonzepte

In den volksmedizinischen Vorstellungen orientalischer Länder wird Krankheit als etwas betrachtet, das »von außen kommt«, beispielsweise durch Luft oder Wasser übertragen wird oder durch den »bösen Blick« oder magische Einflüsse zustande kommt. Neurologische oder psychiatrische Krankheitsbilder werden in diesem Kontext auch oftmals durch Besessenheit von Geistern erklärt (Ruhkopf et al. 1993). In der Klientel türkischer Schmerzpatienten in der Fachklinik Hochsauerland (Glier u. Rodewig 2000) nehmen 75 % der Fälle eine **externale Ursachenzuschreibung** vor. Am häufigsten werden belastende Umweltbedingungen, Schicksal, Strafe oder magische Vorstellungen genannt. In Übereinstimmung damit steht die Kontrollattribution und Behandlungserwartung. Hier nehmen über 60 % der Patienten eine **fatalistisch-passive Haltung** ein, 15 % erwarten eine Veränderung ihrer gesundheitlichen Situation durch andere Personen (Ärzte, Therapeuten, Heiler, Angehörige).

Bei bevorzugter **Inanspruchnahme religiöser Heiler** (Hodca) sollte grundsätzlich bedacht werden, inwieweit ein solches Verhalten auch beeinflusst sein kann durch unzureichende institutionelle Strukturen und Angebote in der medizinischen Versorgung. So ist der Kontakt zu religiösen Heilern für türkische Migranten der 1. Generation in ländlichen Gebieten möglicherweise die einzige »Behandlungsmöglichkeit« gewesen. Eine Untersuchung der Kinder- und Jugendpsychiatrischen Universitätsklinik in Essen konnte darüber hinaus aufzeigen, dass in türkisch-

stämmigen Migrantenfamilien westliche und traditionelle Bewältigungsstrategien nebeneinander eingesetzt werden (Schepker et al. 1999). Ein ähnlicher Polypragmatismus wäre auch in der Schmerzbehandlung denkbar. Es fehlen jedoch noch systematisch erhobene empirische Belege.

37.4.4 Kollektives Selbstbild

Türkische Migranten der 1. Generation stammen zumeist aus Gebieten mit eher agrarischer Lebensweise, in denen noch eine weitgehend **systemische Sichtweise** vorherrscht. Der Einzelne ist wichtig im Sinne seiner Einbettung in die übergeordneten Systeme der Großfamilie und der Nachbarschaft (Özelsel 2000). Die Beziehungsstrukturen sind von großer interpersoneller Verbundenheit in festgelegten, einander ergänzenden sozialen Rollen geprägt.

> Damit wird eine Gruppe von Menschen zu einem einzigen »kollektiven« Lebewesen. Der Einzelne erlebt sich nicht als individuelles, autonomes Selbst, sondern als kollektives Selbst.

Man ist einander sozial verpflichtet, jeder Einzelne ist verantwortlich für die Funktion der Gemeinschaft. In einer solchen traditionellen **kohäsiven Familienstruktur** sind Männer gegenüber Frauen, Ältere gegenüber Jüngeren dominant. Wichtige traditionelle Wertvorstellungen in diesem sozialen Gefüge sind Ehre und Integrität (Erim-Frodermann 2000).

Das kollektive Selbstbild korrespondiert mit den in ▶ Abschn. 37.4.3 erwähnten Besonderheiten im Krankheitserleben und Krankheitsverständnis und erklärt, warum die Suche nach Entstehungsbedingungen bevorzugt externalisiert abläuft. Nicht der Einzelne mit seinen persönlichen Merkmalen und eigenen Anteilen, sondern **außerhalb des Individuums liegende Faktoren** wie familiäre, berufliche oder soziale Bedingungen werden in hohem Maße verantwortlich gemacht für Wohlergehen oder Erkrankung. Eigene Schwächen werden eher als Folge äußerer gesellschaftlicher Verhältnisse verstanden.

So begründet ein türkischer Schmerzpatient seine Beschwerden etwa mit dem nicht kulturkonformen Verhalten von Familienangehörigen (z. B. die Tochter, die ihren türkischen Ehemann verlassen hat und die Scheidung will) oder mit schlechten Bedingungen am Arbeitsplatz. Demzufolge sieht er auch seine Genesung in der Veränderung externaler Bedingungen. Daraus resultiert aus unserer Sicht ein passives Krankheitsverhalten mit Schon- und Rückzugsverhalten als bevorzugten Copingstrategien.

Bei chronischen Schmerzen von Frauen mittleren Alters spielen externale Attributionen und projektive Abwehrmechanismen eine wichtige Rolle. Die Patientinnen erleben sich im Rückblick auf ihre weibliche Biografie als hilflos, ausgeliefert, zuerst ihren Eltern, anschließend ihren Ehemännern unterworfen. Obwohl sie inzwischen als ältere Frauen mehr Einfluss auf eigene und familiäre Entscheidungen haben, nutzen sie diese Freiräume nicht und ziehen sich mit der Schmerzsymptomatik aus dem Alltagsleben zurück. Oft wird der Schmerz eingesetzt, um die Aufmerksamkeit und Zuwendung der Kinder zu erhalten.

> **In der Therapie ist eine systemische Sichtweise empfehlenswert, welche die Dynamiken innerhalb der Familie nicht übersieht, die sich im Kontext der Schmerzbeschwerden formieren (▶ Fallbeispiel 1 und 2; ▶ Abschn. 37.5).**

37.4.5 Religiöses Weltbild

Die meisten Migranten der 1. Generation, vor allem solche, die aus dörflichen oder kleinstädtischen Strukturen stammen, sind religiös mit dem Islam verwurzelt, richten sich in ihrem alltäglichen Leben danach aus und gehen den allgemeinen Pflichten nach. Die oben beschriebene kollektive Verbundenheit in der Familie ist auch als **religiöse Gemeinschaft** zu verstehen. Im Unterschied zum Christentum, das mehr Individuation und Einflussmöglichkeiten des Einzelnen auf die eigene Lebensgestaltung fördert, betont der Islam, Lebensereignisse als Schicksal und Gottgegebenheit zu verstehen und anzunehmen. Krankheiten oder andere Schicksalsschläge können vor diesem Hintergrund auch **religiöse Bedeutungszuschreibungen** erhalten, indem sie als göttliche Bestrafung oder Prüfung verstanden werden.

37.5 Kulturspezifische Dynamik der Schmerzsymptomatik

Wie bereits in ▶ Abschn. 37.4 angesprochen, ist die traditionelle türkische Familie einerseits von kollektiver Verbundenheit, andererseits von einer geschlechts- und generationenabhängigen Hierarchie geprägt. In der traditionellen Familienorganisation haben beide Generationen durch die kohäsive Beziehungsstruktur Vorteile. Die erwachsenen Kinder können einen erheblichen Teil der Kinderbetreuung an die Elterngeneration abgeben, dadurch kann jungen Frauen die Fortsetzung ihrer Berufstätigkeit erheblich erleichtert werden. Die ältere Generation, insbesondere die Frauen, ziehen sich mit dem Eintritt in die Großelternschaft, die nach ihrer eigenen zeitigen Heirat oft sehr früh realisiert ist, aus dem außerhäuslichen Erwerbsleben zurück. Sie beteiligen sich intensiv am Leben ihrer Kinder, dadurch wird ein Gefühl von Zusammengehörigkeit der Familie über 3 Generationen hinweg aufrechterhalten. Die »Ehrerbietung« der jüngeren gegenüber der älteren Generation, die Einbeziehung dieser Generation in wichtigste Entscheidungen wie Berufswahl und sogar Partnerfindung gehören zu diesem kohäsiven »Familienselbstbild«.

In der türkischen Sprache wird diese Zusammengehörigkeit der beiden Generationen verdeutlicht im Begriff des »mürüvvet«, ein Wort, das das Teilhaben der Elterngeneration an dem (Entwicklungs-)Glück der jüngeren Generation bedeutet. Ereignisse wie Beschneidungsfeier, Schulabschlüsse und Hochzeiten werden als »mürüvvet« bezeichnet. Die Eltern gehören dabei nicht mehr zu den aktiv Agierenden. Für die jüngere Generation ist es wichtig, dass die Älteren ihren Segen für die bevorstehenden Lebensabschnitte geben. Diese Absegnung wird in vielen **rituellen Handlungen** auch symbolisch abgebildet. Eine ähnliche Abhängigkeit der jüngeren Generation von der älteren, des Sohnes vom Vater, beschreibt Ardjomandi (1993) für den persischen Kulturkreis. Im Alter von Kindern und einer zusammenhaltenden Familie umgeben zu sein, ist das höchste Lebensglück für Senioren dieses Kulturkreises. Ein enger familiärer Zusammenschluss gilt als Zeichen für funktionierende, wertschätzende Beziehungen in der Familie.

> Vor diesem Hintergrund ist nachvollziehbar, dass es für die ältere Generation eine große psychische Belastung bedeutet, die enge Bindung zu und ihren Einfluss auf ihre Kinder zu verlieren oder gar zu vereinsamen (▶ Fallbeispiel 1 und 2).

Diese **Vereinsamungsängste** können im Entstehen von Schmerzsymptomen eine große Rolle spielen und sind für einheimische Psychotherapeuten, die sich mit den kulturellen Besonderheiten ihrer Patienten noch nicht auseinandergesetzt haben, zunächst nicht verstehbar. Letztere sehen nämlich im Auszug und in der Ablösung der erwachsenen Kinder eher einen wichtigen Schritt in einer autonomen Entwicklung und halten die Nähewünsche der türkischen Patienten für übertrieben oder krankhaft.

Die **Stellung der Frauen in der Familienhierarchie** steigt mit ihrem Alter. Sie gewinnen gleichzeitig im Sinne der oben beschriebenen Ehrerbietung mehr Einfluss. So wird ein »milder« Schmerz manchmal als symbolisches Attribut des Alterns eingesetzt und hat die Funktion, die neue Rolle einer Frau im System der Familie deutlich zu machen.

37.6 Konsequenzen für adäquate Behandlungsstrukturen und Therapieangebote

37.6.1 Therapeutische Qualifikation

Die besonderen Merkmale der Klientel türkischer Schmerzpatienten machen für eine angemessene Behandlung Personal erforderlich, das über die fachspezifischen Qualifikationen hinausgehend sowohl über entsprechende sprachliche als auch kulturspezifische Kompetenzen verfügt. Solche Bedingungen sind in jenen Einrichtungen optimal realisiert, die über bilinguales Fachpersonal verfügen. Wird auf diese Weise ethnomedizinischen Besonderheiten Rechnung getragen, wächst auch die Bereitschaft und Motivation zur Inanspruchnahme solcher therapeutischer Angebote. Erim-Frodermann (1998) berichtet hierzu, dass nach Einführung eines muttersprachlichen Angebotes für türkische Mitbürger in der Klinik für Psychotherapie und Psychosomatik der Universitätsklinik Essen die Anzahl der Patienten zunahm und innerhalb von 2 Jahren das Dreifache erreichte.

Fallbeispiel 1

Frau G., 42 Jahre, war in einer türkischen Kleinstadt als Dritte von 4 Geschwistern aufgewachsen. Die Eltern waren Landwirte und verheirateten die Patientin im Alter von 19 Jahren mit einem Cousin väterlicherseits, mit dem sie als Arbeitsmigrantin nach Deutschland zog. Aus der Ehe gingen 2 Söhne, 23 und 18 Jahre alt, hervor. Die Patientin ist in Deutschland jahrelang als Fabrikarbeiterin berufstätig gewesen.
Als der Ehemann sich nach Bekanntschaft mit einer neuen Partnerin abrupt von der Patientin trennte, entwickelte diese zuerst eine depressive Symptomatik, die sich anschließend trotz stationärer psychosomatischer Behandlung in eine anhaltende Schmerzsymptomatik wandelte. Sie habe ständig Schmerzen »in allen Gelenken und in inneren Organen«. Wenige Monate nach Entwicklung

der Schmerzsymptomatik gab der 22-jährige Sohn seine gemeinsame Wohnung mit einer jungen Frau auf und kehrte nach Hause zurück, um die Patientin zu betreuen. Er befürchtete, dass die Mutter bei den nächtlichen Schmerzzuständen ersticken könnte. Durch die Schmerzsymptomatik sicherte die Patientin die emotionale Zuwendung wichtiger Bezugspersonen, deren Verlust sie befürchtete.
In der Behandlung dieser Patientin war es schwierig, angemessene persönliche Therapieziele zu finden. Ausgehend von den oben beschriebenen traditionellen Aufgaben im Lebenszyklus schien uns die Progression am ehesten im Zusammenhang mit Entwicklungsaufgaben der Kinder möglich, denen die Patientin ihre Unterstützung geben könnte. So ergab sich in Familiengesprächen

als mögliches Ziel für die Patientin die Unterstützung ihres Sohnes bei der Suche nach einer neuen Partnerin.
Bei Abschluss der Behandlung waren die Schmerzen weitestgehend zurückgegangen. Im Vordergrund hatte die Bearbeitung der Trauer gestanden. Die Patientin dekompensierte bei Belastungen immer wieder mit depressiven Beschwerden und wurde nach langen Krankschreibungen berentet. Mutter und Sohn verständigten sich schließlich darauf, dass es noch nicht an der Zeit sei, sich nach einer Partnerin für diesen umzuschauen. Der Sohn blieb weiterhin bei der Patientin wohnen.
Die Patientin konnte zu diesem Zeitpunkt die Vorstellung zulassen, dass sich ihre Befindlichkeit mit der Zeit stabilisieren würde.

Fallbeispiel 2

Frau F., 45 Jahre, war als Tochter einer Migrantenfamilie in Istanbul aufgewachsen. Die Eltern, muslimische Albaner, waren kurz vor ihrer Geburt in die Türkei ausgesiedelt. Der Vater war ein selbstständiger, tüchtiger Schreinermeister, der sich in der neuen Stadt schnell hocharbeitete, die Mutter Hausfrau. Als Jüngste von 3 Geschwistern und einzige Tochter wurde die Patientin von ihren Eltern in jeder Hinsicht gefördert und verwöhnt. Sie beschrieb eine sehr enge Bindung an beide Eltern, die es ihr schwer gemacht hätte, sich im Alter von 20 Jahren für ihre Heirat zu entscheiden und zu ihrem Ehemann nach Deutschland zu ziehen. Mit diesem verstand sie sich gut. Bis auf ihren Erziehungsurlaub war sie als Fabrikarbeiterin tätig. Sie bekam 3 Kinder, eine 22-jährige Tochter und 2 Söhne, 20 und 15 Jahre alt.

Bei dem jüngsten Sohn wurden im Alter von 3 Jahren eine Entwicklungsstörung und später eine Minderbegabung festgestellt. Die Patientin ging überbehütend mit diesem um, was u. a. dazu führte, dass der Sohn keine behindertengerechte Erziehung bekam. Zu ihrer Tochter, die sie als ihre nächste Vertraute bezeichnete, hatte die Patientin eine sehr enge Beziehung. Als die Tochter mit 21 Jahren einen »guten Aspiranten« hatte und in eine vermittelte Ehe mit einem BWL-Studenten einwilligte, reagierte die Patientin mit ambivalenten Gefühlen. Einerseits nahm sie ihre traditionelle Aufgabe als Mutter wahr, indem sie sich in die Fertigstellung der Aussteuer und die Hochzeitsvorbereitungen stürzte, andererseits wurde sie schwer krank. Ihr Diabetes war nicht mehr durch orale Antidiabetika einzustellen, sie wurde auf Insulin eingestellt. Anschließend setzte eine heftige Schmerzsymptomatik ein, wobei alle Extremitäten, vor allem aber beide Arme, einbezogen waren. Von neurochirurgischer Seite wurde eine Bandscheibenprotrusion in der Halswirbelsäule festgestellt, die die Schmerzsymptomatik jedoch nicht ausreichend erklären konnte. Der unbewusste Versuch der Patientin, die Tochter durch die körperlichen Beschwerden zu binden, scheiterte. Nach Heirat und Auszug der Tochter suchte sie eine muttersprachliche Therapie auf. In der therapeutischen Beziehung erlangte sie immer wieder eine Erleichterung und Beruhigung, nachdem sie über ihre als aussichtslos erlebte Lebenssituation berichtet hatte. Dabei ging es in erster Linie um die Betreuung ihres behinderten Sohnes, der nachts einnässte und aggressive Verhaltensweisen entwickelte.

Leider gelang es der Patientin wenig, anstehende Veränderungen in ihrem Familiensystem oder eigene Individuationsschritte zuzulassen. In der Psychotherapie kam es zu einer zeitlich begrenzten Symptombesserung, wobei die Therapeutin als sog. Partialobjekt genutzt wurde. Die Patientin erwartete von der Therapeutin, dass diese den Berichten über äußere Geschehnisse zuhörte und ihre Sichtweise bestätigte. Mit klärenden oder gar konfrontierenden Interventionen konnte sie nur schwer umgehen, war vielmehr erstaunt und enttäuscht, wenn die Therapeutin ihre Lebenssituation abweichend beurteilte. In diesem Zusammenhang wurde ihre enge und ungelöste Bindung an die Mutter deutlich.

Bei Versuchen, die Therapie zu beenden, kam es zu einem Sistieren der Schmerzsymptomatik. Immer mehr rückte die Beziehungsproblematik in den Vordergrund der therapeutischen Arbeit. Es wurde deutlich, dass die symbiotisch anmutenden Beziehungsstrukturen in der Ursprungsfamilie der Patientin der Abwehr von unbearbeiteter Trauer bezüglich der ersten Migration von Albanien in die Türkei gegolten hatten. Nachdem sie diese Hintergründe bearbeitet hatte, gelang es der Patientin, sich von ihrer Tochter mehr abzulösen und einige hilfreiche Veränderungen in der Betreuung ihres Sohnes vorzunehmen. Die Schmerzsymptomatik reduzierte sich danach auf ein niedrigeres Niveau.

Von solchen wünschenswerten Konstellationen sind wir aber in der Realität noch weit entfernt. Macht man sich die Tatsache bewusst, dass eine adäquate Behandlung von Patienten mit chronischen Schmerzen ohnehin an ein interdisziplinär arbeitendes Fachteam gebunden ist, so wird man gegenwärtig nur wenige Institutionen finden, die sowohl die fachlichen als auch die sprach- und kulturspezifischen Voraussetzungen erfüllen.

Andererseits sind seit Beginn der Gründung spezieller medizinischer und psychotherapeutischer Versorgungseinrichtungen für türkische Migranten in der ersten Hälfte der 1990er-Jahre inzwischen weitere qualifizierte Anbieter hinzugekommen, was auf einen insgesamt positiven Trend auch für diese besondere Klientel hinweist.

37.6.2 Therapeutische Haltung

- **Interkulturelle Offenheit**

Unter interkultureller Offenheit des Therapeuten verstehen wir eine neugierige, respektvolle und akzeptierende Haltung gegenüber dem fremden Patienten. Viele Autoren (u. a. Eberding 1995, El Hachimi u. von Schlippe 2000) machen auf die Notwendigkeit aufmerksam, den kulturellen Hintergrund von Begriffen im Wertesystem des fremden Patienten zu verstehen.

> ❯ An erster Stelle sind die Einfälle des Patienten in der therapeutischen Sitzung wichtig. Sie geben oft Hinweise auf seine besondere Konfliktdynamik.

In der oben geschilderten 2. Kasuistik würde die Patientin auf die Frage, warum sie die Förderung ihres minderbegabten Sohnes in einer Spezialschule nicht zugelassen habe, erwidern, dass es nach ihrer Vorstellung eine Schande sei, wenn Eltern ihre Kinder, seien sie noch so schwierig in der Erziehung, an andere abgeben und nicht selbst versorgen. Neben diesem höchsten kulturellen Gebot würde man erste biografische Hinweise auf Objektverlustängste und daraus resultierende Nähewünsche der Patientin erhalten.

- ▪ **Frühzeitige Therapiezielbestimmung**
Es empfiehlt sich, bei der Klärung der Therapieziele den kohäsiven Familienstrukturen mit einem systemischen Ansatz Rechnung zu tragen und die Therapieziele bezüglich ihrer Tragbarkeit in Familie und Bezugsgruppe zu überprüfen.

- ▪ **Aktive unterstützende Interventionen des Therapeuten**
Der Therapeut sollte aktiv intervenieren, wenn er durch offene Unterstützung das Eintreten des gewünschten Verhaltens beschleunigen kann. Hierzu gehört auch die Beratung des Patienten in wesentlichen alltagspraktischen Bereichen mit Informationen über den Umgang mit Behörden, Einschulung, Einbürgerung usw. Im Sinne der verhaltenstherapeutischen Methode des Shaping sollte der Patient im Aufbau von sozial kompetentem, z. B. durchsetzungsfähigem, Verhalten gefördert werden.

- ▪ **Förderung der Individuation**
Dazu gehört in erster Linie die Erschließung abgegrenzter sozialer Beziehungen, z. B. durch Teilnahme an regelmäßigen Aktivitäten bei Vereinen, Sprachkursen oder durch die Unterstreichung einer **Abgrenzung des Individuums** durch Aktivitäten wie Lesen, Spazierengehen usw.

> ❯ Eine gute Möglichkeit, den innerpsychischen Raum des Patienten zu betonen, besteht in der Arbeit mit Metaphern. Hierbei kann man den Patienten z. B. fragen, ob ihm zu einem bestimmten Thema ein Sprichwort in seiner Muttersprache, eine Fabel oder ein Märchen einfällt.

- ▪ **Ressourcen des Kollektivs erfragen und aktivieren**
Man kann direkt erfragen, ob der Patient jemanden aus seinem Bekanntenkreis kennt, der mit einem ähnlichen Problem zu tun hatte, und welche Lösungswege dieser gefunden hat. So lassen sich mögliche Lösungswege in Erfahrung bringen, die für die ethnische Bezugsgruppe akzeptierbar sind. Mit dem Patienten kann dann überlegt werden, ob diese Lösungen auch für ihn infrage kämen.

37.6.3 Psychoedukation

Psychoedukative Maßnahmen gehören mittlerweile zum Standard eines jeden multimodalen Schmerztherapieangebotes und bilden die Grundlage für gezielte kompetenzfördernde Interventionen zur verbesserten Schmerzbewältigung. Die Bedeutung der Psychoedukation wächst mit dem Ausmaß an Defiziten in Bezug auf medizinische und biologische Grundkenntnisse. Neben der Vermittlung grundlegender anatomischer und physiologischer Sachverhalte steht hierbei als weitere Aufgabe das geleitete Entdecken und Verstehen **psychophysiologischer und biopsychosozialer Zusammenhänge** im Fokus der therapeutischen Arbeit.

> ❯ Angesichts eines potenziell hohen Anteils an türkischen Schmerzpatienten, die Analphabeten sein können, ist es wichtig, nicht nur schriftliches Informationsmaterial bereitzuhalten, sondern Informationsvermittlung möglichst auch über Videos anzubieten.

37.6.4 Kompetenzförderung

Schmerzedukation bildet üblicherweise die Vorstufe für das anschließend darauf aufbauende Training

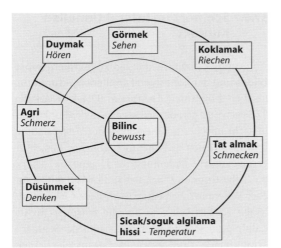

Abb. 37.2 Aufmerksamkeitsscheinwerfer »Ilgi Feneri«

von Methoden, mit denen Schmerzerleben und Schmerzverhalten beeinflusst werden können (Entspannung, Schmerzdefokussierung, positive Selbstinstruktion etc.). In Anlehnung an bekannte und bewährte Schmerzbewältigungstrainingsprogramme, die im deutschen Sprachraum bereits existieren (Basler 2001, Basler u. Kröner-Herwig 1998), sind Materialien entstanden, die sich auch in der therapeutischen Arbeit mit türkischen Schmerzpatienten einsetzen lassen. **Abb. 37.2** enthält als Beispiel hierfür den sog. Aufmerksamkeitsscheinwerfer, anhand dessen die Funktionsweise menschlicher Wahrnehmung erläutert werden kann, als Grundlage für Übungen zum Erlernen internaler und externaler **Aufmerksamkeitslenkung**.

Um solche Methoden in der Therapie mit türkischen Schmerzpatienten erfolgreich vermitteln zu können, bedarf es vor allem vieler konkreter, anschaulicher, einfach verständlicher und erlebnisnaher praktischer Beispiele aus dem gewöhnlichen Alltagsleben, um den Patienten **Selbstwirksamkeitserfahrungen** zu verdeutlichen und zu einem **aktiven Verarbeitungs- und Bewältigungsmodus** ihrer Schmerzsymptomatik anzuregen – Erfahrungen, die Dissonanzen zu traditionellen schicksalsabhängigen und -beeinflussten Krankheitskonzepten hervorrufen sollen.

Zur Vermittlung von Schmerzbewältigungstechniken gehört auch die Förderung von **Entspannungsfähigkeit**. »Westliche« Entspannungsmetho-

den wie die progressive Muskelrelaxation (PMR) existieren inzwischen auch in türkischer Sprache und sind auch als Audio-CD erhältlich (u. a. über das DRK Schmerz-Zentrum Mainz). Weniger rationale, sondern mehr erlebnisorientierte Zugänge zu verbesserter Entspannungsfähigkeit, die dem orientalischen Kulturkreis entstammen und von vielen traditionell verbundenen türkischen Schmerzpatienten bevorzugt werden, lassen sich über meditative türkische Musik oder das Rezitieren von Koranversen vermitteln.

Aus der Sicht der Psychoanalyse und der Tiefenpsychologie stellen **Märchen** als Produkte des gemeinsamen Unbewussten Vorbilder menschlichen Verhaltens dar, schildern Konflikte und Reifungskrisen, die in der Natur des Menschen liegen und im Rahmen des jeweiligen kulturellen Umfeldes und kulturspezifischer Verhaltensmuster gelöst werden (Bettelheim 1975, Kast 1988). Märchen oder Erzählungen, die den Patienten aus ihrer Kindheit vertraut sind und in denen Helden zu aktiv handelnden Menschen werden, die Herausforderungen auf sich nehmen und bewältigen, bieten die Themen der Autonomie und der Selbstwirksamkeit in einer symbolhaften Verdichtung an. Diese Themen steigen nach der Beschäftigung mit dem Märchen schneller ins Bewusstsein und werden schneller bearbeitet. Patienten können in Identifikation mit diesen Figuren und quasi über solche »Stellvertreter« ein Erleben von Stärke und Mobilisierung eigener Kräfte herbeiführen (Erim 2009d).

37.6.5 Körperliche Aktivierung

Wie geschildert, verdeutlichen die Ergebnisse wissenschaftlicher Studien immer klarer, dass körperliche Inaktivität mit somatoformen Schmerzstörungen assoziiert ist. Um die antidepressive Wirkung von körperlicher Aktivität zu nutzen und körperliche Ursachen der Schmerzentstehung wie Übergewicht zu reduzieren, ist es empfehlenswert, Programme zur Förderung der körperlichen Aktivität in die Therapie einzubauen.

37.6.6 Bearbeitung schmerzassoziierter Problembereiche

Hierbei geht es schwerpunktmäßig um die Klärung, Bewältigung oder Lösung häufig anzutreffender **Problem- und Belastungssituationen** von Migranten, von denen anzunehmen ist, dass sie die chronische Schmerzsymptomatik begünstigen und aufrechterhalten. Zu diesen Themen gehören beispielsweise Probleme mit der Kindererziehung in Deutschland, speziell auch der religiösen Erziehung, oder Probleme im Umgang zwischen Männern und Frauen, des Weiteren die Bewältigung des Verlustes der ursprünglichen Heimat oder die Auseinandersetzung mit misslungener Integration.

In der Fachklinik Hochsauerland wurde hierzu im stationären Setting eine **themenzentrierte interaktionelle Gruppentherapie** geschaffen (vgl. Rodewig 2000). Über die Vorgabe bestimmter häufig vorkommender Problem- und Konfliktsituationen durch den Therapeuten werden so die Schamgrenzen des Einzelnen im Eingeständnis persönlicher Schwierigkeiten und Schwächen berücksichtigt und respektiert. Damit verringert sich die Hemmschwelle für die Beteiligung an der Gruppentherapie.

> ❯❯ Die allgemeine, mit anderen Gruppenteilnehmern stattfindende Erarbeitung von Lösungs- und Veränderungsmöglichkeiten erlaubt es, über einen solchen »indirekten« Weg auch zu individuellen Wegen der Problem- oder Konfliktklärung zu gelangen.

In einer muttersprachlichen Gruppentherapie, die in der Klinik für Psychosomatische Medizin und Psychotherapie etabliert wurde, fällt es den Teilnehmerinnen nicht schwer, über ihre interpersonellen Probleme zu sprechen. Ritualisiert tauchen körperliche Beschwerden und Schmerzen immer wieder dann auf, wenn die Bearbeitung von interaktionellen und zentralen unbewussten Konflikten schwierig wird und psychische Kraft erfordert (Erim 2009b).

37.6.7 Schmerz im interaktionellen Kontext

Aufgrund des kulturbedingten **kollektiven Selbstbildes** und der **kohäsiven Familienstrukturen** türkischer Migranten (▶ Abschn. 37.4.4, ▶ Abschn. 37.5) gewinnt gerade die Frage nach der Funktionalität chronischer Schmerzen in der Ausgestaltung und im Erleben zwischenmenschlicher Beziehungen besondere Bedeutung für Diagnostik, Therapiezielbestimmung und Behandlungsplanung solcher Patienten. Die beiden in ▶ Abschn. 37.5 dargelegten Kasuistiken sind beredte Beispiele für die kulturspezifische Beziehungsdynamik der Schmerzsymptomatik und lassen es ratsam erscheinen, möglichst frühzeitig den Partner oder die Familie in den Therapie- und Veränderungsprozess mit einzubeziehen.

37.6.8 Therapieraum als interkultureller Raum, der eine bessere Integration ermöglicht

Ausgehend von unserer klinischen Erfahrung, dass eine kultur- und sprachfremde Umgebung Angst und Disstress auslöst, und den oben zitierten wissenschaftlichen Ergebnissen, dass Schmerzwahrnehmung oft mit geringer Integration ins Aufnahmeland assoziiert ist, erachten wir Maßnahmen als ratsam, die die **kulturelle Integration** der Patienten fördern. Schon der Kontakt zu einer einheimischen Institution und zu einheimischen Behandlern hat hier eine besondere Bedeutung und heilsame Effekte. In den Therapien nehmen Patientinnen parallel zur Auflösung ihrer Konflikte und zum Gelingen von Verhaltensänderungen den Wunsch wahr, eine stärkere Bindung zu der Gesellschaft aufzunehmen, in der sie leben. Dieser Wunsch wird durch Sprachkurse, die Rückkehr zur Arbeitstätigkeit oder die Übernahme ehrenamtlicher Aufgaben realisiert. Dieser Aspekt sollte berücksichtigt und die neue »Beheimatung« der Patienten in der Therapie durch aktive Maßnahmen gefördert werden.

37.6.9 Sozialmedizinische Begutachtung

> In der Begutachtung ausländischer Patienten bzw. Klienten sollte grundsätzlich besonderer Wert darauf gelegt werden zu prüfen, ob der Proband tatsächlich die sprachlichen Voraussetzungen für eine ausreichende Verständigung besitzt, die auch emotionale Aspekte umfasst. Anderenfalls sollte die Übersetzung des Gesprächs durch vereidigte Dolmetscher übernommen werden.

Unter den Probanden, die in die psychosomatische Begutachtung kommen, nehmen Schmerzsyndrome einen großen Raum ein (Knecht 2009). Oft handelt es sich dabei um lang anhaltende Beschwerdebilder sowie um einen überdurchschnittlich langen Begutachtungsprozess. Viele Gutachter bleiben in der Beurteilung der verbliebenen Leistungsfähigkeit zurückhaltend, obwohl sie eine psychische Beeinträchtigung und die somatoforme Schmerzstörung als psychische Störung beschreiben. Dieses führt zu wiederholten Gutachtenerstellungen, die Probanden fühlen sich in diesem Prozess unzureichend wahrgenommen und verstanden. Von den Betroffenen wird die **Begutachtung als eine wiederholte Kränkung** erlebt. So begegnen die Schmerzpatienten dem Untersucher oft mit Gefühlen von Wut und Aggression, weil sie eine Enttäuschung erwarten.

Solche spürbaren Emotionen offen anzusprechen, kann die Atmosphäre in der Begutachtungssituation entspannen helfen. Oftmals müssen muttersprachliche Gutachter feststellen, dass die Rentenantragsteller über die bei ihnen diagnostizierten somatischen Krankheiten **nicht ausreichend informiert** sind. Diesen somatischen Krankheitsbildern wird dann unter Umständen unnötigerweise eine große Gefährdung der eigenen Gesundheit oder eine Lebenszeitverkürzung zugeschrieben. Eine problemlos internistisch behandelbare Eisenmangelanämie kann z. B. mit der Bezeichnung »Blutarmut« fälschlicherweise als lebensbedrohliche Krankheit missverstanden werden.

> In der Beurteilung der Leistungsfähigkeit können Kenntnisse der traditionellen kulturspezifischen Alltagsgestaltung von Nutzen sein.

Dabei ist die Beschreibung des Tagesablaufs ein wichtiger Ankerpunkt. Oft wird bei einer genauen Schilderung des Tagesablaufs erst deutlich, ob die Probanden auf der psychischen, körperlichen und sozialkommunikativen Ebene Einbußen erlitten haben oder einen Rückzug aus dem Arbeitsleben praktizieren, wie er ihren **kulturellen Vorstellungen vom Lebenszyklus** entspricht. Die Rentenanwartszeit in der Türkei ist um 15 Jahre kürzer als in Deutschland. Eine mit Schmerzen einhergehende Schonhaltung kann nach Knecht (2009) für die Betroffenen eine Möglichkeit bieten, einen Rückzug aus »einer klaren Überlastungssituation«, z. B. als Mutter, Hausfrau und Berufstätige, anzutreten.

Es ist auch zu berücksichtigen, dass die Migranten der 1. Generation bis auf wenige Ausnahmen Kinderarbeit geleistet haben, in der Schulzeit von Haus- und Feldarbeit nicht verschont wurden und die **Lebensarbeitszeit** insgesamt deutlich länger ist als die von gleichaltrigen Einheimischen. Wenn die Betroffenen zusätzlich die Ich-Fähigkeiten der adaptiven Regression zur Entspannung und Erholung nicht haben, wird ihr Erschöpfungsgefühl und ihr Erleben, seit langen Jahren überlastet zu sein und keine Kraft mehr zu haben, noch deutlicher sein. Schließlich beschreibt Leyer (1991) die Tendenz der Migranten, sich mit Arbeit zu überlasten und aufnahmeunfähig zu machen, um die Unsicherheits- und Hilflosigkeitsgefühle in kulturfremder Umgebung zu verdrängen.

37.7 Fazit

In der Gruppe der türkischstämmigen Migranten sind somatoforme Schmerzen häufiger als in der übrigen Bevölkerung. Das trifft vor allem auf die ersten Generationen zu. Inzwischen nähern sich die Prävalenzen einander an. Zu differenzieren sind kulturspezifische Faktoren dieser Patientengruppe (Krankheitskonzepte, familiäre Strukturen) von Belastungen, die mit den schwierigen Bedingungen durch die Lebenssituation zusammenhängen. Dazu zählen z. B. soziale Schicht, Bildungstand und sprachliche Kompetenzen. Entsprechend muss die Schmerzdiagnostik zwar kulturelle Besonderheiten im Blick haben, eine Einengung auf die »kulturelle Prägung« aber vermeiden.

Für die therapeutische Haltung, die Festlegung von Behandlungszielen und -methoden sind besondere therapeutische Kompetenzen erforderlich. Notwendig ist es, das »System« der Patienten, ihrer Familien und das engere soziale Beziehungsgefüge detailliert zu explorieren, in die Therapie zu integrieren und zu nutzen. Das Ziel einer Therapie sollte nicht nur die »Beseitigung« der Symptomatik sein, eine Behandlung muss auch die kulturelle Integration der Patienten im Blick haben und fördern.

Literatur

Ardjomandi ME (1993) Die fremde Kultur der Schiiten. Scham, Schuld und Narzißmus in der psychoanalytischen und psychotherapeutischen Behandlung von Iranern. In: Streeck U (Hrsg) Das Fremde in der Psychoanalyse. 2. Aufl. Pfeiffer, München, S 65–77

Basler H-D (2001) Chronische Kopf- und Rückenschmerzen. Psychologisches Trainingsprogramm. Vandenhoeck & Ruprecht, Göttingen

Basler H-D, Kröner-Herwig B (1998) Psychologische Therapie bei Kopf- und Rückenschmerzen. Quintessenz, München

Bermejo I, Muthny FA (2008) Laientheorien zu Krebs und Herzinfarkt – ein transkultureller Vergleich gesunder Deutscher und Spanier. In: Muthny FA, Bermejo I (Hrsg) Interkulturelle Medizin – Laientheorien, Psychosomatik und Migrationsfolgen. Deutscher Ärzte-Verlag, Köln, S 15–26

Bettelheim B (1975) Kinder brauchen Märchen. dtv, München

Birg H (2000) Perspektiven der Bevölkerungs- und Wanderungsentwicklung mit ihren Chancen und Risiken für den Wirtschafts- und Wohnstandort »Ländlicher Raum«. In: ILS (Hrsg) Ländliche Räume in Nordrhein-Westfalen. ILS-Schriften 85, herausgegeben vom Institut für Landes- und Siedlungsentwicklungsforschung (ILS) im Auftrag des Ministers für Umwelt, Raumordnung und Landwirtschaft des Landes Nordrhein-Westfalen und von der Akademie für Raumforschung und Landesplanung. ILS, Dortmund, S 29

Boos-Nünning U (1998) Migrationsforschung unter geschlechtsspezifischer Perspektive. In: Schepker, R (Hrsg) Chancen und Risiken von Migration. Lambertus, Freiburg im Breisgau, S 293–297

Borde T, David M (2007) Nutzen Migranten die Notfallambulanz häufiger? MMW Fortschr Med 42: 38–39

Brekke M, Hjortdahl P (2004) Musculo-skeletal pain among 40- and 45-year olds in Oslo: differences between two socioeconomically contrasting areas, and their possible explanations. Int J Equity Health 3: 10

Collatz J (1996) Die Lebenssituation von Migranten und strukturelle Bedingungen ihrer psychosozialen und medizinischen Versorgung. Vortrag auf der Bad Frede-

burger Tagung zur Psychosomatik und Psychotherapie, Bad Fredeburg

Eberding A (1995) Sprache und Migration. Verlag für interkulturelle Kommunikation, Frankfurt am Main

El Hachimi M, von Schlippe A (2000) Systemische Therapie und Supervision in multikulturellen Kontexten. System Familie 13: 3–13

Erim Y (2009a) Interkulturelle Beziehungsdynamik, kollektive Übertragungsbereitschft von Migranten, einheimischen und ethnischen Therapeuten. In: Erim Y (Hrsg) Klinische Interkulturelle Psychotherapie. Ein Lehr- und Praxisbuch. Kohlhammer, Stuttgart, S 42–50

Erim Y (2009b) Muttersprachliche Gruppentherapie mit türkeistämmigen Migrantinnen. In: Erim Y (Hrsg) Klinische Interkulturelle Psychotherapie. Ein Lehr- und Praxisbuch. Kohlhammer, Stuttgart, S 226–241

Erim Y (2009c) Somatoforme Symptome bei türkischstämmigen MigrantInnen: Die Validierung der türkischen Version des SOMS. In: Schneider F, Grözinger G (Hrsg) Psychische Erkrankungen in der Lebensspanne – Abstractband zum DGPPN Kongress 2009, 25.–28. November 2009 in Berlin. Deutsche Gesellschaft für Psychiatrie, Psychotherapie und Nervenheilkunde

Erim Y (2009b) Türkischstämmige Patientinnen mit masochistischen Persönlichkeitsanteilen und der Einsatz von Märchen als kultursensible Intervention. In: Erim Y (Hrsg) Klinische Interkulturelle Psychotherapie. Ein Lehr- und Praxisbuch. Kohlhammer, Stuttgart, S 64–76

Erim-Frodermann Y (1998) Muttersprachliche Psychotherapie als Ort der interkulturellen Begegnung in der einheimischen Institution. In: Kiesel D, von Lüpke H (Hrsg) Vom Wahn und vom Sinn. Brandes & Apsel, Frankfurt am Main, S 71–85

Erim-Frodermann Y (2000) Psychotherapie mit Migranten – Aspekte der interkulturellen Psychotherapie. In: Senf W, Broda M (Hrsg) Praxis der Psychotherapie. Thieme, Stuttgart, S 634–638

Escobar JI, Gureje O (2007) Influence of cultural and social factors on the epidemiology of idiopathic somatic complaints and syndroms. Review. Psychosom Med 69: 841–845

Freedman LZ, Hollingshead AB (1957) Neurosis and social class. Am J Psychiatry 3: 769–775

Glier B, Rodewig K (2000) Schmerz bei türkischen Migranten. Schmerz 14 (Suppl 1): 17

Glier B, Tietz G, Rodewig K (1998) Stationäre psychosomatische Rehabilitation für Migranten aus der Türkei. In: David M, Borde T, Kentenich H (Hrsg) Migration und Gesundheit. Mabuse, Frankfurt am Main, S 189–205

Goldberg A, Halm D, Sauer M (Hrsg) (2003) Migrationsbericht des Zentrums für Türkeistudien. Bd 4. LIT-Verlag, Münster

Gün AK (2007) Interkulturelle Missverständnisse in der Psychotherapie. Gegenseitiges Verstehen zwischen einheimischen Therapeuten und türkeistämmigen Klienten. Lambertus, Freiburg

Gureje O (2004) What can we learn from a cross-national study of somatic distress? J Psychosom Res 56: 409–412

Hackhausen W (1999) Qualitätsmanagement in der sozialmedizinischen Begutachtung. Überlegungen zur Entwicklungsperspektive in der Sozialmedizin, Prävention und Rehabilitation – mit einem Exkurs über die Begutachtung von Arbeitsmigranten. In: Collatz J, Hackhausen W, Salman R (Hrsg) Begutachtung im interkulturellen Feld. Verlag für Wissenschaft und Bildung, Berlin, S 57–86

Kast V (1988) Wege zur Autonomie. Märchen psychologisch gedeutet. dtv, München

Kavuk I, Weimar C, Kim BT, Gueneyli G, Araz M, Klieser E, Limmroth V, Diener HC, Katsarava Z (2006) One-year prevalence and socio-cultural aspects of chronic headache in Turkish immigrants and German natives. Cephalalgia 26: 1177–1181

Kizilhan JI (2009) Interkulturelle Aspekte bei der Behandlung somatoformer Störungen. Psychotherapeut 54: 281–288

Knecht T (2009) Somatoforme Schmerzstörungen. Kann abnormales Krankheitsverhalten adaptiv sein? Neurologie 3: 31–34

Korporal J (1985) Arzneimittelverordnungen, physikalische Therapie, Heilverfahren und Rehabilitation bei Arbeitsmigranten. In: Collatz J, Kürsat-Ahlers E, Korporal J (Hrsg) Gesundheit für alle. Die medizinische Versorgung türkischer Familien in der BRD. ebv, Rissen bei Hamburg, S 213–229

Leyer EM (1991) Migration, Kulturkonflikt und Krankheit. Westdeutscher Verlag, Opladen

Lien L, Claussen B, Hauff E, Thoresen M, Bjertness E (2005) Bodily pain and associated mental distress among immigrant adolescents. A population-based cross-sectional study. Eur Child Adolesc Psychiatry 14: 371–375

Löfvander M, Taloyan M (2008) Pain intensity and severe pain in young immigrant patients with long-standing back pain. Eur Spine J 17: 89–96

McGoldrick M (1982) Ethnicity and family therapy: an overwiev. In: McGoldrick M, Pearce JK, Giordano J (eds) Ethnicity and family therapy. The Guilford Press, New York London, pp 3–30

Özelsel M (1990) Gesundheit und Migration – eine empirische Untersuchung an Deutschen sowie Türken in Deutschland und in der Türkei. Profil, München

Özelsel M (2000) Die »andere Mentalität« – Eine empirische Untersuchung zur sekundären Krankheitssicht türkischer MitbürgerInnen. In: Rodewig K (Hrsg) Identität, Integration und psychosoziale Gesundheit. Psychosozial-Verlag, Gießen, S 171–181

Rief W, Hiller W, Heuser J (1997) SOMS – Das Screening für Somatoforme Störungen. Manual zum Fragebogen. Hans Huber, Bern

Rieser S (2000) Migranten im Gesundheitswesen. »Türken haben Kultur, Deutsche eine Psyche«. Dtsch Arztebl Int 97: 344–345

Rodewig K (2000) Stationäre psychosomatische Rehabilitation von Migranten aus der Türkei. Sind monokulturelle Behandlungseinheiten sinnvoll? Psychotherapeut 45: 350–355

Rommelspacher B (2000) Interkulturelle Beziehungsdynamik in Beratung und Therapie. In: Strauß B, Geyer M (Hrsg) Psychotherapie in Zeiten der Veränderung. Westdeutscher Verlag, Gießen, S 161–171

Ruhkopf H, Zimmermann E, Bartels S (1993) Das Krankheits- und Therapieverständnis türkischer Migranten in der Bundesrepublik Deutschland. In: Nestmann F, Niepel N (Hrsg) Beratung von Migranten. Neue Wege der psychosozialen Versorgung. VWB, Berlin, S 233–254

Sabbioni ME, Eugster S (2001) Interactions of a history of migration with the course of pain disorder. J Psychosom Res 50: 267–269

Sauer M (2003) Die Einbürgerung türkischer Migranten in Deutschland. Befragung zu Einbürgerungsabsichten und dem Für und Wider der Einbürgerung. In: Goldberg A, Halm D, Sauer M (Hrsg) Migrationsbericht des Zentrums für Türkeistudien. Bd 4. LIT-Verlag, Münster, S 165–228

Schach E, Schwartz FW, Kerek-Bodden HE (1989) Die EVaS-Studie: Eine Erhebung über die ambulante medizinische Versorgung in der Bundesrepublik Deutschland. Deutscher Ärzte-Verlag, Köln

Schepker R, Toker M, Eberding A (1999) Eine Institution in der psychosozialen Versorgung von türkischen Migrantenfamilien. Praxisrelevante Ergebnisse des Projekts »Familiäre Bewältigungsstrategien«. In: Gogolin I, Nauck B (Hrsg) Migration, gesellschaftliche Differenzierung und Bildung. Resultate des Forschungsschwerpunktes FABER (Folgen der Arbeitsmigration für Bildung und Erziehung). Leske & Buderich, Leverkusen, S 255–278

Schmeling-Kludas C, Fröschlin R, Boll-Klatt A (2003) Stationäre psychosomatische Rehabilitation für türkische Migranten: Was ist realisierbar, was ist erreichbar? Rehabilitation 42: 363–370

Willweber-Strumpf A, Zenz M, Bartz D (2000) Epidemiologie chronischer Schmerzen – Eine Befragung in 5 Facharztpraxen in Bochum. Schmerz 14: 84–91

Zimmermann M (2000) Epidemiologie des Schmerzes. Schmerz 14: 67–68

Fort- und Weiterbildung

Kapitel 38   Fort- und Weiterbildung
»Spezielle Schmerzpsychotherapie«   – 743
M. Hüppe, A. Scharfenstein und G. Fritsche

Fort- und Weiterbildung »Spezielle Schmerzpsycho- therapie«

M. Hüppe, A. Scharfenstein und G. Fritsche

38.1   Evidenz der Schmerzpsychotherapie   – 744

38.2   Gesundheitspolitische Aspekte   – 744

38.3   Struktur und Inhalte der Fort- bzw. Weiterbildung »Spezielle Schmerzpsychotherapie«   – 745

38.4   Berufspolitische Bedeutung   – 746

38.5   Fazit   – 748

Literatur   – 748

B. Kröner-Herwig et al. (Hrsg.), *Schmerzpsychotherapie*,
DOI 10.1007/978-3-662-50512-0_38, © Springer-Verlag Berlin Heidelberg 2017

Lernziele

Eine qualitativ hochwertige psychotherapeutische
Behandlung von Patienten mit dem Leitsymptom
Schmerz setzt spezielle Kenntnisse in diesem Bereich
voraus. Diese können in einer Fort-/Weiterbildung
»Spezielle Schmerzpsychotherapie« erworben werden.

38.1 Evidenz der Schmerzpsychotherapie

Nach einer repräsentativen Umfrage haben 26,9 %
der deutschen Bevölkerung seit mindestens 3 Monaten ständige oder häufig auftretende nicht tumorbedingte Schmerzen. 7,4 % sind durch die Schmerzen hoch beeinträchtigt (Häuser et al. 2014).

Eine ausschließliche Charakterisierung chronischer Schmerzen durch das Schmerzerleben (Lokalisation, Intensität, Qualität, Variabilität) ist unzureichend. Diese Erkrankung wird im Verlauf der
Chronifizierung insbesondere im Verhalten, in
Stimmungen und Gefühlen, in Gedanken, Erwartungen und Überzeugungen sichtbar. Die Beeinträchtigung der Lebensqualität der Patienten ist
dabei wesentlich bestimmt durch **kognitive, emotionale und behaviorale Faktoren** und damit
durch psychische Funktionen. Kröner-Herwig
führt dies bei der Gegenstandsbestimmung chronischer Schmerzen in ► Kap. 1 aus. Weitere Merkmale
chronischer Schmerzen sind oft weitreichende soziale und wirtschaftliche Beeinträchtigungen für die
Patienten.

Die **gesamtwirtschaftlichen Folgen** chronischer Schmerzen sind enorm. So entstehen allein
durch Rückenschmerzen jährlich hohe direkte (Behandlungskosten) und indirekte (eingeschränkte
Arbeits-, Berufs- und Erwerbsfähigkeit) Kosten im
zweistelligen Milliardenbereich; Studien für
Deutschland ergaben Berechnungen bis 50 Mrd. €
(Wenig et al. 2009). Der gesundheitspolitische Bedarf an wirksamer Behandlung chronischer
Schmerzen ist damit offensichtlich.

38

> Die effektivsten Ansätze zur Behandlung
> chronischer Schmerzen sind interdisziplinäre
> Ansätze, die unter dem Verständnis eines
> biopsychosozialen Schmerzmodells realisiert
> werden.

Im optimalen Fall kooperieren dabei Ärzte (mit
Weiterbildung »Spezielle Schmerztherapie«), psychologische Psychotherapeuten (mit Weiter- bzw.
Fortbildung »Spezielle Schmerzpsychotherapie«)
und Physiotherapeuten. Weitere Berufsgruppen
(z. B. soziale Beratungsdienste) sind fallbezogen
einzubeziehen. Interdisziplinäre Ansätze unter Beteiligung von psychologischen Psychotherapeuten
sind deutlich effektiver als unimodale medizinische
Ansätze (Basler u. Kröner-Herwig 1998, Flor et al.
1992, Kröner-Herwig 2009; ► Kap. 15). **Kognitiv-
verhaltenstherapeutische Interventionsmaßnah-
men** sind dabei als wirksame psychotherapeutische
Behandlungsansätze gut belegt (Kröner-Herwig
2014, Morley et al. 1999), Kröner-Herwig u. Hoefert
(1999) erachten sie als **unabdingbaren Bestandteil**
in der interdisziplinären Behandlung von Schmerzerkrankungen mit hohem Chronifizierungsgrad
(► Kap. 19).

Die AWMF-Leitlinien und die Krankenkassen in
Deutschland empfehlen zur Behandlung chronischer
Schmerzen die **multimodale Schmerztherapie**. Primäres Ziel der multimodalen Schmerztherapie ist es,
die Chronifizierung von Schmerzen durch wirksame
Akuttherapie und Prophylaxe zu verhindern. Die
Ein- und Ausschlusskriterien für einen stationären
multimodalen Behandlungsansatz orientieren sich in
Deutschland an den Kriterien des OPS-Kodes 8-918.
Der OPS-Kode 8-918 erfordert die Mitarbeit von
mindestens 2 Fachdisziplinen, davon eine psychiatrische, psychosomatische oder psychologische Disziplin. Die Schwerpunktsetzung auf eine »Psychologische Disziplin« resultiert aus der Erkenntnis, dass
neben den klinisch-somatischen vor allem die psychosozialen Risikofaktoren »Lebensstil«, »Umfeld«,
»Arbeitsplatz« und »psychische Komorbidität« das
Chronifizierungsrisiko wesentlich mitbestimmen.
Die Indikation für eine Verhaltenstherapie leitet sich
weniger aus der Schwere des Schmerzes ab, sondern
vielmehr aus dem Ausmaß der subjektiven Beeinträchtigung des Patienten.

38.2 Gesundheitspolitische Aspekte

Dem Wissen über Notwendigkeit und Effektivität
psychologischer Behandlungen chronischer
Schmerzen stehen aktuell **erhebliche Defizite** in

38.3 · Struktur und Inhalte der Fort- bzw. Weiterbildung »Spezielle Schmerzpsychotherapie«

745   **38**

der Versorgung gegenüber, die deutlich von Pfingsten und Nilges (2007) dargestellt wurden. So ergab eine Befragung von Willweber-Strumpf et al. (2000) in verschiedenen Facharztpraxen, dass 36 % aller dort befragten Patienten an chronischen Schmerzen litten, aber nur 2,1 % von ihnen eine psychotherapeutische Behandlung erhalten hatten.

Diese schmerzpsychotherapeutische Unterversorgung von Patienten lässt sich nicht einfach mit mangelnder Kooperationsbereitschaft der Ärzte und Ärztinnen begründen. Oft suchen diese nach Möglichkeiten, ihre Schmerzpatienten psychotherapeutisch (mit-)behandeln zu lassen, sie scheitern aber an der Verfügbarkeit geeigneter und kooperationswilliger Psychotherapeuten (Nilges 2016). Pfingsten und Nilges (2007) berichten von einer Befragung aller (ärztlichen und psychologischen) Psychotherapeuten des KV-Bereiches Göttingen nach deren Bereitschaft bzw. Möglichkeit der Kooperation in Bezug auf Schmerzpatienten. Von denjenigen, die überhaupt antworteten (45 %), signalisierten 31 % Kooperationsbereitschaft, aber nur 7,5 % gaben Wartezeiten von weniger als 4 Wochen an. 37,5 % der kooperationswilligen Psychotherapeuten benannten Wartezeiten von mehr als 6 Monaten.

38.3 Struktur und Inhalte der Fort- bzw. Weiterbildung »Spezielle Schmerzpsychotherapie«

Für eine adäquate schmerzpsychotherapeutische Qualifikation sind **spezielle Kenntnisse** zu psychologischen und somatischen Mechanismen der Chronifizierung von Schmerzen, zur Diagnostik psychologischer Faktoren der Entstehung, Aufrechterhaltung und Verstärkung von Schmerzen und schmerzbedingten Beeinträchtigungen sowie zu den zum Teil syndromspezifischen Behandlungsmöglichkeiten notwendig. Diese Qualifikation wird weder im Studium noch in der Psychotherapieausbildung hinreichend vermittelt.

> **❯** Um die spezifischen Kenntnisse und Fertigkeiten für die Behandlung von Patienten mit dem Leitsymptom Schmerz zu vermitteln, existiert eine Fort- bzw. Weiterbildung »Spezielle Schmerzpsychotherapie« (SSPT).

Der Unterschied zwischen einer Fort- und einer Weiterbildung liegt im Status der Anerkennung durch die Landespsychotherapeutenkammern.

Weiterbildungen sind in Weiterbildungsordnungen (WBO) der Psychotherapeutenkammern geregelt. Eine Weiterbildung beinhaltet eine deutliche Vertiefung und Spezialisierung des bereits vorher (in der Ausbildung) erworbenen Fachwissens, das in dieser Tiefe aber nicht bereits in der Ausbildung erworben wurde. Zur Weiterbildung gehören ein theoretischer und ein praktischer Teil.

Demgegenüber beinhaltet eine **Fortbildung** lediglich eine »Aktualisierung« des Wissens und der Kompetenz für eine Tätigkeit, die vorher bereits erlernt wurde. Fortbildungsordnungen verpflichten, die Heilkunde nach dem aktuellen Stand der Forschung auszuführen.

> **❯** Die Fort- bzw. Weiterbildung »Spezielle Schmerzpsychotherapie« richtet sich vor allem an approbierte psychologische Psychotherapeuten, ist aber auch für Mediziner mit vergleichbarer Facharztweiterbildung möglich.

Die 4 deutschen Schmerzgesellschaften
- Deutsche Gesellschaft für psychologische Schmerztherapie und -forschung (DGPSF),
- Deutsche Schmerzgesellschaft,
- Deutsche Gesellschaft für Schmerztherapie (DGS) und
- Deutsche Migräne- und Kopfschmerzgesellschaft (DMKG)

haben 2003 gemeinsame Richtlinien zur Fort- bzw. Weiterbildung »Spezielle Schmerzpsychotherapie« formuliert. Die Weiterbildung soll psychotherapeutische Kompetenzen für wissenschaftlich fundierte psychologische Diagnostik und Therapie bei Patienten mit Schmerzen vermitteln und die Fähigkeit zur Kommunikation mit anderen Berufsgruppen fördern, die Patienten mit chronischen Schmerzen behandeln. Die inhaltliche und formale Qualitätssicherung hat eine von allen 4 Gesellschaften bestückte **Gemeinsame Prüfungskommission** übernommen.

Die Ausbildungsstruktur der Fort- bzw. Weiterbildung »Spezielle Schmerzpsychotherapie« besteht im Wesentlichen aus 3 Bereichen:

- Theoretische Ausbildung
- Praktische Ausbildung
- Dokumentation der Ausbildung

38.3.1 Theoretische Ausbildung

In einem 80 Unterrichtsstunden umfassenden Curriculum »Spezielle Schmerzpsychotherapie« werden zum einen Kenntnisse über die **biopsychosozialen Grundlagen** des (chronischen) Schmerzes vermittelt. Dies schließt somatische und psychische Vorgänge der Nozizeption, der Schmerzinformationsverarbeitung, der Chronifizierungsmechanismen sowie der Pharmakotherapie ein (16 Unterrichtsstunden). Des Weiteren werden Kompetenzen in der **schmerzpsychotherapeutischen Anamnese, Diagnostik und Therapie** erworben. Letzteres umfasst insbesondere edukative, psychophysiologische, kognitive, verhaltensbezogene sowie emotions- und konfliktbezogene Interventionsansätze (40 Unterrichtsstunden). Schließlich werden vertiefende Kenntnisse zu den häufigsten **chronischen Schmerzsyndromen** (Rückenschmerzen, Kopfschmerzen, Gesichtsschmerzen, viszerale Schmerzen, Tumorschmerzen, neuropathische Schmerzen und muskuloskelettale Schmerzen) und ihren Behandlungsmethoden vermittelt (24 Unterrichtsstunden).

Das Curriculum wird von der Akademie für Schmerzpsychotherapie der DGPSF in Bochum, Mainz, Dresden und Norddeutschland angeboten. Weitere Ausbildungseinrichtungen, die nicht von der Akademie betrieben werden, befinden sich in Berlin und München. Die Ausbildung findet an 5 Wochenenden statt (online unter: http://www.schmerzpsychotherapie.net/).

> Es werden nur theoretische Ausbildungen anerkannt, die im Rahmen eines von der Prüfungskommission akkreditierten Curriculums erworben wurden.

38.3.2 Praktische Ausbildung

Der 2. Bereich besteht aus der **praktisch-klinischen Tätigkeit** in der Versorgung von Schmerzpatienten.

Diese Tätigkeit findet über eine Dauer von mindestens 6 Monaten in frei zu wählenden Einrichtungen statt, die in der Versorgung von Patienten mit chronischen Schmerzen eingebunden sind. Ein qualifizierter Schmerzpsychotherapeut soll in der Einrichtung tätig sein. Alternativ kann eine **Kooperation** über mindestens 2 Jahre mit einer solchen Einrichtung stattfinden. Des Weiteren gehört zu diesem Anforderungsbereich die regelmäßige Teilnahme an interdisziplinären **Schmerzkonferenzen** über einen Zeitraum von mindestens 2 Jahren mit einer Frequenz von durchschnittlich 1-mal pro Monat.

38.3.3 Dokumentation der Ausbildung

Der 3. Bereich besteht in der Durchführung und Dokumentation der klinisch-psychologischen Anamnese, Diagnostik und Behandlung von Patienten mit chronischem Schmerz (10 Falldokumentationen mit 25 h Supervision).

Wenn die Leistungsnachweise in den 3 Bereichen erbracht sind, führt eine **Abschlussprüfung**, die von der gemeinsamen Prüfungskommission der 4 Schmerzgesellschaften organisiert wird, zu einem Zertifikat, das die Zusatzqualifikation »Spezielle Schmerzpsychotherapie« bescheinigt. Diese Qualifikation haben gegenwärtig in Deutschland 270 tätige Psychotherapeuten (Stand: April 2016). Eine Liste dieser Personen ist im Internet verfügbar unter: http://www.schmerzpsychotherapie.net/. Auch Kinder- und Jugendlichenpsychotherapeuten können mit einem für ihr Klientel spezifizierten Curriculum die Zusatzqualifikation erlangen.

38.4 Berufspolitische Bedeutung

Die Zusatzqualifikation »Spezielle Schmerzpsychotherapie« ist seit 2005 von der Landespsychotherapeutenkammer Rheinland-Pfalz als **ankündigungsfähiger Zusatztitel** gemäß der Weiterbildungsordnung (in Abgrenzung zur Fortbildung) anerkannt. Für die anderen Bundesländer muss dieser Status noch erarbeitet werden. Die Ostdeutsche Psychotherapeutenkammer (OPK) bietet seit 2016 eine Fortbildungsqualifikation »Spezielle Schmerzpsychotherapie OPK« an. Aktuelle Bestrebungen gehen dahin, die »Spezielle Schmerzpsychotherapie« von der Bundespsychotherapeutenkammer als Weiterbildung anerkennen zu lassen bzw. sie dazu in der Muster-Weiterbildungsordnung der Bundespsychotherapeutenkammer zu verankern.

Die »Gemeinsame Kommission der Fachgesellschaften und Verbände für Qualität in der Schmerzmedizin« hat 2015 eine **Klassifikation schmerzmedizinischer Einrichtungen** in Deutschland erarbeitet, in der erstmalig die »Schmerzpsychotherapeutische Einrichtung« (neben 5 anderen schmerzmedizinischen Einrichtungen) charakterisiert wird. Ein Kriterium dafür ist ein ständiger psychologischer Leiter/Leiterin mit der Zusatzqualifikation »Spezielle Schmerzpsychotherapie« (Müller-Schwefe et al. 2015). Für 3 weitere Einrichtungsformen (Zentrum für interdisziplinäre Schmerzmedizin; Interdisziplinäres Kopfschmerz-/Rückenzentrum; Ambulanz bzw. Praxis für spezielle Schmerztherapie) ist ein psychologischer Psychotherapeut mit Zusatzbezeichnung »Schmerzpsychotherapie« als Mitglied des Behandlungsteams notwendig.

> »Spezielle Schmerzpsychotherapie« bescheinigt damit eine besondere Befähigung für die psychotherapeutische Behandlung von Patienten, die an (chronischen) Schmerzen leiden, ohne Kolleginnen und Kollegen einzuschränken, die ohne diesen Weiterbildungsnachweis Patienten mit Schmerzen behandeln. Es ist das erklärte Ziel der Psychotherapeutenkammern, durch Weiterbildungsordnungen keine Einschränkung der durch die Approbation erlangten Kompetenzen bzw. Tätigkeitsfelder zu schaffen.

Für Leistungsträger wird es zunehmend notwendig werden, Psychotherapeuten mit dem qualifizierenden Nachweis einer Fort- bzw. Weiterbildung »Spezielle Schmerzpsychotherapie« für besondere Zwecke zu gewinnen und zu vergüten.

Im **ambulanten Bereich** wäre dies denkbar im Zusammenhang mit Strukturverträgen nach § 73c SGB V, mit integrierten Versorgungsverträgen nach § 140 SGB V oder mit schmerztherapeutischen Modellprojekten einzelner Krankenkassen nach § 63 SGB V.

Im **stationären Bereich** ist die Integration der speziellen Schmerzpsychotherapie in das Fallpauschalensystem in Vorbereitung. Schließlich könnten Leistungsträger auch die Qualität interdisziplinärer teilstationärer schmerztherapeutischer Behandlungen über Sonderverträge mit solchen schmerztherapeutischen Tageskliniken sicherstellen, mit denen die Zusatzqualifikation in spezieller Schmerzpsychotherapie als Merkmal der Strukturqualität vereinbart wurde.

> Mittelfristiges Ziel der Fachgesellschaften ist es, die Schmerzpsychotherapie als spezialisierte, qualitätsgesicherte Leistung in der Versorgung zu etablieren. Damit weisen die Vertragspartner, z. B. Praxen, Versorgungszentren oder Kliniken, die zusätzlichen Qualifikationsanforderungen gegenüber den Kostenträgern nach. Dafür ist eine bundesweite berufsrechtliche Regelung Voraussetzung.

Weiterhin müssen Schmerzpsychotherapeuten in den Gremien, die für die Vertragsgestaltung und Qualitätssicherung verantwortlich sind, z. B. in den Schmerztherapiekommissionen der Kassenärztlichen Vereinigungen, beteiligt werden. In der Qualitätssicherungsvereinbarung, die die fachgruppenübergreifenden spezialisierten Leistungen des EBM-Kapitels 30 (30700–30708) regelt, sollten sie entsprechend ihrer Bedeutung angemessen berücksichtigt werden. Insbesondere wird im Rahmen der integrierten Versorgung, die ambulante und stationäre Behandlung sinnvoll verbindet, sowie im Rahmen spezieller Angebote medizinischer Versorgungszentren eine Etablierung der Schmerzpsychotherapie außerhalb der Richtlinienpsychotherapie angestrebt.

Die Möglichkeit einer berufspolitischen Interessensvertretung ist im 2006 gegründeten **Berufsverband der Ärzte und Psychologischen Psychotherapeuten in der Schmerz- und Palliativmedizin in Deutschland (BVSD)** gegeben, in dem psychologische Psychotherapeuten mit Weiter-/Fortbildung »Spezielle Schmerzpsychotherapie« Mitglied werden können.

38.5   Fazit

Durch die Fort- und Weiterbildung »Spezielle Schmerzpsychotherapie« nach den Richtlinien der 4 deutschen Schmerzgesellschaften wird psychotherapeutische Kompetenz für die Behandlung von Menschen mit chronischen Schmerzen erworben. Diese Qualifikation und ihr Nachweis gewinnen zunehmend an Bedeutung.

Literatur

Basler H-D, Kröner-Herwig B (Hrsg) (1998) Psychologische Therapie bei Kopf- und Rückenschmerzen. Quintessenz, München

Flor H, Fydrich T, Turk DC (1992) Efficacy of multidisciplinary pain treatment centers: a meta-analytic review. Pain 49: 221–230

Häuser W, Schmutzer G, Henningsten P, Brähler E (2014) Chronische Schmerzen, Schmerzkrankheit und Zufriedenheit der Betroffenen mit der Schmerzbehandlung in Deutschland. Schmerz 28: 483–492

Kröner-Herwig B (2009) Chronic pain syndromes and their treatment by psychological interventions. Curr Opin Psychiatry 22: 200–204

Kröner-Herwig B (2014) Chronischer Schmerz: Psychologische Behandlungsansätze und Stand der Evidenz. Verhaltenstherapie & Verhaltensmedizin 35: 57–74

Kröner-Herwig B, Hoefert H-W (1999) Zum Stand der Schmerzbehandlung in Deutschland. In: Hoefert H-W, Kröner-Herwig B (Hrsg) Schmerzbehandlung. Psychologische und medikamentöse Interventionen. Ernst Reinhard, München, S 7–21

Morley S, Eccleston C, Williams A (1999) Systematic review and meta-analysis of randomized controlled trials of cognitive behaviour therapy and behaviour therapy for chronic pain in adults, excluding headache. Pain 80: 1–13

Müller-Schwefe GHH, Nadstawek J, Tölle T et al (2015) Struktur der schmerzmedizinischen Versorgung in Deutschland: Klassifikation schmerzmedizinischer Einrichtungen. Schmerzmedizin 31: 22–29

Nilges P (2016) Warum wir eine Weiterbildung Schmerzpsychotherapie brauchen. Psychotherapie aktuell 8: 21–25

Pfingsten M, Nilges P (2007) Patienten mit chronischen Schmerzen – Versorgungsdefizite auch bei Psychotherapie. Report Psychologie 32: 122–130

Wenig CM, Schmidt CO, Kohlmann T, Schweikert B (2009) Costs of back pain in Germany. Eur J Pain 13: 280–286

Willweber-Strumpf A, Zenz M, Bartz D (2000) Epidemiologie chronischer Schmerzen. Schmerz 14: 84–91

Serviceteil

Anhang – 750

Stichwortverzeichnis – 768

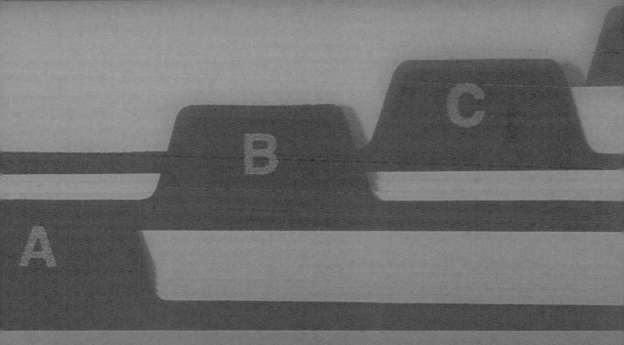

B. Kröner-Herwig et al. (Hrsg.), *Schmerzpsychotherapie*,
DOI 10.1007/978-3-662-50512-0, © Springer-Verlag Berlin Heidelberg 2017

A   Anhang

A1   Mainzer Stadienmodell der Schmerzchronifizierung (MPSS)

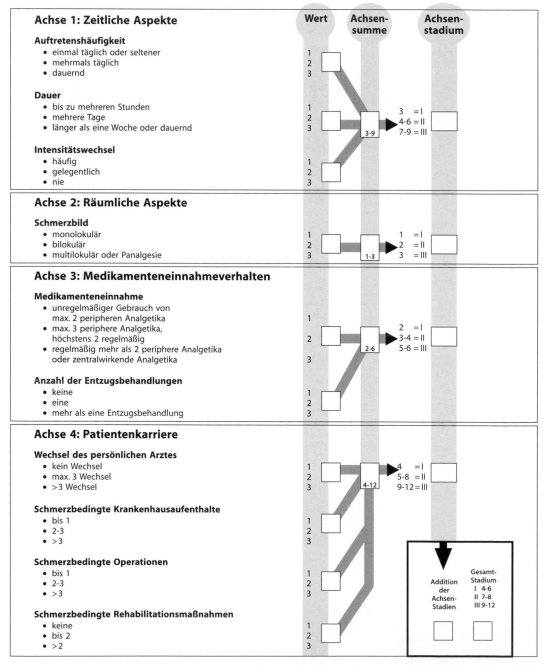

Achse 1: Zeitliche Aspekte

Auftretenshäufigkeit
- einmal täglich oder seltener   1
- mehrmals täglich   2
- dauernd   3

Dauer
- bis zu mehreren Stunden   1
- mehrere Tage   2
- länger als eine Woche oder dauernd   3

Intensitätswechsel
- häufig   1
- gelegentlich   2
- nie   3

Wert   Achsen-summe   Achsen-stadium

3-9

3   = I
4-6 = II
7-9 = III

Achse 2: Räumliche Aspekte

Schmerzbild
- monolokulär   1
- bilokulär   2
- multilokulär oder Panalgesie   3

1-3

1   = I
2   = II
3   = III

Achse 3: Medikamenteneinnahmeverhalten

Medikamenteneinnahme
- unregelmäßiger Gebrauch von max. 2 peripheren Analgetika   1
- max. 3 periphere Analgetika, höchstens 2 regelmäßig   2
- regelmäßig mehr als 2 periphere Analgetika oder zentralwirkende Analgetika   3

Anzahl der Entzugsbehandlungen
- keine   1
- eine   2
- mehr als eine Entzugsbehandlung   3

2-6

2   = I
3-4 = II
5-6 = III

Achse 4: Patientenkarriere

Wechsel des persönlichen Arztes
- kein Wechsel   1
- max. 3 Wechsel   2
- >3 Wechsel   3

Schmerzbedingte Krankenhausaufenthalte
- bis 1   1
- 2-3   2
- >3   3

Schmerzbedingte Operationen
- bis 1   1
- 2-3   2
- >3   3

Schmerzbedingte Rehabilitationsmaßnahmen
- keine   1
- bis 2   2
- >2   3

4-12

4   = I
5-8 = II
9-12 = III

Addition der Achsen-Stadien

Gesamt-Stadium
I   4-6
II 7-8
III 9-12

◻ **Abb. A1** Mainzer Stadienmodell der Schmerzchronifizierung (MPSS). (Mod. nach Nagel et al. 2002)

A2 Multiaxiale Schmerzklassifikation – psychosoziale Dimension (MASK-P)

MASK

MULTIAXIALE SCHMERZKLASSIFIKATION – PSYCHOSOZIALE DIMENSION (MASK-P)

RATING-BOGEN

Patientin / Patient: _____geb.:_____Datum:_____

Achsenzusatzkodierung: *Für alle MASK-P Achsen wird jeweils eines der folgenden Merkmale vergeben:*

    1   Achse wurde nicht untersucht

    2   keine Auffälligkeiten identifizierbar

    3   Patient/in sieht Auffälligkeiten nicht

    4   Patient/in sieht Auffälligkeiten

Achse 1   Motorisch-verhaltensmäßige Schmerzverarbeitung

Achsenzusatzkodierung *(kodiere 1, 2, 3 oder 4)*

    1   Ausgeprägt non-verbales Schmerzverhalten

    2   Ausgeprägt verbales Schmerzverhalten

    3   Diskrepanz zwischen verbalem und non-verbalem Schmerzverhalten

    4   Defizite im Bitten um soziale Unterstützung

    5   Ausgeprägte Vermeidung körperlicher Aktivitäten

    6   Ausgeprägte Vermeidung sozialer Aktivitäten

    7   Ausgeprägtes Durchhalteverhalten

    8   Nichteinhaltung erforderlichen Gesundheitsverhaltens

Achse 2   Emotionale Schmerzverarbeitung

Achsenzusatzkodierung *(kodiere 1, 2, 3 oder 4)*

    1   Traurig-niedergeschlagene Stimmung

    2   Ärgerlich-gereizte Stimmung

    3   Ängstliche Stimmung

    4   Leichte innere Erregbarkeit

    5   Eingeschränktes emotionales Erleben

    6   Mangelnder Emotionsausdruck

    7   Übertrieben positiver Emotionsausdruck

Achse 3   Kognitive Schmerzverarbeitung

Achsenzusatzkodierung *(kodiere 1, 2, 3 oder 4)*

    1   Hilflosigkeit / Katastrophisieren

    2   Resignation / Hoffnungslosigkeit

    3   Suizidgedanken

    4   Mangelhafte Wahrnehmung körperlicher Vorgänge

    5   Ausgeprägte Bagatellisierung körperlicher Vorgänge

    6   Ausgeprägte Selbstaufmerksamkeit für körperliche Vorgänge

    7   Ausgeprägter Durchhalteappell

◼ **Abb. A2** Multiaxiale Schmerzklassifikation – psychosoziale Dimension (MASK-P)

| MASK-P | Rating-Bogen | 2 |

Achse 4   Krankheitsbezogene Metakognitionen

Achsenzusatzkodierung *(kodiere 1, 2, 3 oder 4)*

1   Ausgeprägtes somatisches Krankheitsmodell
2   Ausgeprägte stabile Ursachenattribution
3   Ausgeprägte externale Kontrollattribution
4   Ausgeprägte internale Kontrollattribution
5   Schuldzuschreibungen
6   Ausgeprägte Fear-Avoidance-Beliefs
7   Ausgeprägte Endurance-Beliefs

Achse 5   Aktuelle Stressoren

Achsenzusatzkodierung *(kodiere 1, 2, 3 oder 4)*

1   Physikalische Belastungen am Arbeitsplatz
2   Psychosoziale Belastungen am Arbeitsplatz
3   Unklarer beruflicher Status
4   Erhebliche finanzielle Belastungen
5   Probleme im Familien- und/oder Freundeskreis
6   Ehe- / Partnerschaftsprobleme
7   Belastungen durch zusätzliche gesundheitliche Probleme
8   Krisenhafte Ereignisse
9   Belastungen im Freizeitbereich

Achse 6   Traumata / Belastungen in der Lebensgeschichte

Achsenzusatzkodierung *(kodiere 1, 2, 3 oder 4)*

1   Verlust naher Angehöriger / Bezugspersonen
2   Konflikte innerhalb der Familie / Partnerschaft
3   Konflikte am Arbeitsplatz
4   Körperliche und/oder psychische Mißhandlungen
5   Verlust / Bedrohung der existenziellen Basis
6   Akute Lebensbedrohung
7   Harte Erziehungsbedingungen mit emotionaler Entbehrung
8   Schwere körperliche / psychische Erkrankung naher Bezugspersonen
9   Eigene schwere körperliche / psychische Erkrankung

↑

Zeit-Zusatzkodierung: *(für jede beobachtete Belastung ist der relevante Zeitraum zu kodieren)*

1   Kindheit (bis 6 Jahre)
2   Jugendzeit (bis 18 Jahre)
3   Erwachsenenalter (ab 18 Jahre)
4   Kindheit und Jugendzeit
5   Jugendzeit und Erwachsenenalter
6   Kindheit und Erwachsenenalter
7   Kindheit, Jugend und Erwachsenenalter

■ **Abb. A2** (Fortsetzung)

| MASK-P | Rating-Bogen | 3 |

Achse 7 Habituelle Personen-Merkmale

Achsenzusatzkodierung *(kodiere 1, 2, 3 oder 4)*

1 Selbstüberforderung bei exzessivem Leistungsanspruch
2 Mangelnde soziale Kompetenz
3 Selbstwertdefizite
4 Starre Norm- und Wertvorstellungen
5 Mangelnde Selbstreflexion / Introspektionsfähigkeit
6 Mangelnde Fähigkeit zur Wahrnehmung eigener Streßreaktionen
7 Psychophysiologische Reaktionsstereotypie
8 Abhängigkeitsverhalten

Achse 8 Maladaptive Streßverarbeitung

Achsenzusatzkodierung *(kodiere 1, 2, 3 oder 4)*

1 Katastrophisierend-/ vermeidende Streßverarbeitung
2 Resignativ-/ rückzugsbetonte Streßverarbeitung
3 Ärgerbetonte Streßverarbeitung und Kontrollillusion
4 Mangelnde Wahrnehmung und Bagatellisierung von Streßreaktionen
5 Übermäßige körperliche Ablenkung bei Streß
6 Mangel an entspannungsfördernden Formen der Streßbewältigung
7 Mangel an emotionsregulierenden Formen der Streßbewältigung
8 Mangel an sozial kompetenter Streßverarbeitung

Achse 9 Psychophysiologische Dysregulation

Achsenzusatzkodierung *(kodiere 1, 2, 3 oder 4)*

1 Situationsspezifisch erhöhte Aktivität symptomrelevanter Muskulatur
2 Habituell erhöhte Aktivität symptomrelevanter Muskulatur
3 Situationsspezifisch erhöhte Aktivität verschiedener Muskeln
4 Habituell erhöhte motorische Unruhe
5 Situationsspezifisch erhöhte symptomrelevante vegetative Aktivität
6 Habituell erhöhte symptomrelevante vegetative Aktivität
7 Situationsspezisch erhöhte Aktivität verschiedener vegetativer Systeme
8 Habituell erhöhte Aktivität verschiedener vegetativer Systeme

Achse 10 Konflikt-Verarbeitungsstil

Achsenzusatzkodierung *(kodiere 1, 2, 3 oder 4)*

1 Schizoider Verarbeitungsstil
2 Depressiver Verarbeitungsstil
3 Zwanghafter Verarbeitungsstil
4 Histrionischer Verarbeitungsstil
5 Narzißtischer Verarbeitungsstil
6 Borderline-Verarbeitungsstil

◘ **Abb. A2** (Fortsetzung)

Achse 11   MASK-P- Diagnosen: Funktionale Zusammenhänge

Schmerzlokalisation: _____

Achsenzusatzkodierung *(kodiere 1, 2, 3 oder 4 bei jeder zutreffenden Diagnose vor dem Punkt)*

_.111 bei maladaptiver Schmerzverarbeitung

    _.1111   bei ängstlich-vermeidender Schmerzverarbeitung
    _.1112   bei depressiv-suppressiver Schmerzverarbeitung
    _.1113   bei betont heiter-suppressiver Schmerzverarbeitung
    _.1114   bei ärgerlich-gereizter Schmerzverarbeitung
    _.1115   bei aufmerksamkeitsfokussierter Schmerzverarbeitung

_.112   bei klassischen Konditionierungsprozessen

    _.1121   bei sensorischer Konditionierung
    _.1122   bei interozeptiver Konditionierung
    _.1123   bei emotionaler Konditionierung

_.113 bei operanten Konditionierungsprozessen

    _.1131   bei schmerzkontingenter negativer Verstärkung durch das soziale Umfeld
    _.1132   bei schmerzkontingenter positiver Verstärkung durch das soziale Umfeld
    _.1133   bei negativer Verstärkung durch Verringerung von Streß und Konflikten
    _.1134   bei negativer Verstärkung durch Vermeidung einer Selbstwertbedrohung
    _.1135   bei positiver Verstärkung durch Erhöhung des Selbstwertempfindens

_.114 bei Einfluß von psychosozialem Streß

    _.1141   bei Einfluß aktueller Stressoren
    _.1142   bei Einfluß maladaptiver Streßverarbeitung

_.115 bei Schmerz als Teil einer Reaktion auf schwere Belastungen und kritische Lebensereignisse

_.116 bei Somatisierung psychischen Leidens

    _.1161   bei Umwandlung von Affekten in eine psychophysische Daueranspannung
    _.1162   bei Konversion
    _.1163   bei narzißtischem Mechanismus

_.117 bei Schmerz auf der Basis früherer Belastungen und Überforderungen

_.118 bei beziehungsstabilisierender Funktion

    _.1181   bei beziehungsstabilisierender Funktion im partnerschaftl. / familiär. System
    _.1182   bei beziehungsstabilisierender Funktion im beruflichen System
    _.1183   bei beziehungsstabilisierender Funktion im Behandlungskontext

◻ **Abb. A2** (Fortsetzung)

A3   Schmerztagebuch

Positive Erfahrungen, Gedanken, Empfindungen: Notieren Sie ein "+", "++" oder "+++", je nachdem, wieviel Positives Sie in der betroffenen Stunde erlebt haben. Falls gar nichts Positives zu berichten ist, notieren Sie "-".
Aktivität: Schreiben Sie auf, welche *Haupt*aktivität Sie in den verschiedenen Positionen durchgeführt haben. Notieren Sie wieviel Zeit in Minuten Sie in der Stunde im Sitzen, Gehen/Stehen bzw. Liegen verbracht haben. Die Zeiten 1, 2 und 3 müssen zusammen pro Zeile *60* min ergeben. Bitte kontrollieren Sie das!
Medikamente: Notieren Sie den Buchstaben des unten von Ihnen aufgeführten Medikaments und die eingenommene Dosis.
Schmerzstärke: Notieren Sie die durchschnittliche Stärke des Schmerzes pro Stunde (0 = kein Schmerz, 10 = stärkster vorstellbarer Schmerz).

Tag: _____   **Datum:** _____

Uhr-zeit	Positive Erfahrungen Gedanken Empfindungen	Aktivität						Zeit 1 + Zeit 2 + Zeit 3 = 60 min	Medikamente		Schmerz-stärke
		sitzend	Zeit 1	gehend	Zeit 2	liegend	Zeit 3		Art	Dosis	(0-10)
24-1											
1-2											
2-3											
3-4											
4-5											
5-6											
6-7											
7-8											
8-9											
9-10											
10-11											
11 12											
12-13											
13-14											
14-15											
15-16											
16-17											
17-18											
18-19											
19-20											
20-21											
21-22											
22-23											
23-24											

Haben Sie sich heute durch Ihre Schmerzen beeinträchtigt gefühlt?   gar nicht   sehr stark

Medikamente
A: __ __ __ __ __ __ __ __
B: __ __ __ __ __ __ __ __
C: __ __ __ __ __ __ __ __
D: __ __ __ __ __ __ __ __

Von der Klinik auszufüllen:		Bezogen auf die WZ:	Med-Typ	AM	AK	AO	AR	VK
Z1 (min)		max S	EE					
Z2 (min)		min S	Med-Typ	BB	TR	NE	AD	SO
Z3 (min)		x S	EE					
WZ (Std)		sf Std						
Gesamt +								

◧ **Abb. A3** Schmerztagebuch

A4 Kopfschmerzkalender der Deutschen Migräne- und Kopfschmerzgesellschaft (DMKG)

DEUTSCHE MIGRÄNE- UND KOPFSCHMERZ-GESELLSCHAFT

Kopfschmerz-Kalender

Bitte vermerken Sie Ihre Medikamente, die Sie bei Kopfschmerzen einnehmen:

A: ....

B: ....

C: ....

Schmerzstärke:

✗ stark ▌ mittel ✓ leicht

Dauer:

○ weniger als 6 Stunden

● 7-12 Stunden

▼ länger als 12 Stunden

Psychische und körperliche Auslöser

1. Aufregung/Stress
2. Erholungsphase
3. Änderung im Schlaf/Wach-Rhythmus
4. Menstruation
5. Ihr persönlicher Auslöser..............................
6. Ein weiterer persönlicher Auslöser..............................

Nahrungsmittel/Getränke als Auslöser

A. Käse

B. Alkoholische Getränke

C. Schokolade

D. Kaffee, Cola

E. Ihr persönlicher Auslöser..............................

F. Ein weiterer Auslöser..............................

Bitte tragen Sie Symbol, Zahl oder Buchstabe ein.

MONAT ....

			Schmerzart und Ort				Begleitsymptome				
Tag	Stärke	Dauer	pulsierend/ pochend	dumpf/ drückend	Einseitig	Beidseitig	Erbrechen	Übelkeit	Lärmscheu	Lichtscheu	Sehstörungen
1											
2											
3											
4											
5											
6											
7											
8											
9											
10											
11											
12											
13											
14											
15											
16											
17											
18											
19											
20											
21											
22											
23											
24											
25											
26											
27											
28											
29											
30											
31											

			Anzahl der			Hat Ihnen das Mittel geholfen		
Tag	Auslöser	Medikamente	Tropfen	Tabletten	Zäpfchen	ja	nein	wenig
1								
2								
3								
4								
5								
6								
7								
8								
9								
10								
11								
12								
13								
14								
15								
16								
17								
18								
19								
20								
21								
22								
23								
24								
25								
26								
27								
28								
29								
30								
31								

Abb. A4 Kopfschmerzkalender der Deutschen Migräne- und Kopfschmerzgesellschaft (DMKG; Website-Download http://www.dmkg.de). Der Kalender steht in folgenden Sprachen zur Verfügung: Deutsch, Türkisch, Griechisch, Kroatisch, Englisch, Spanisch, Portugiesisch, Russisch, Lettisch

A5 Fragebogen zur Graduierung chronischer orofazialer Schmerzen

Graduierung chronischer Schmerzen

Bitte beantworten Sie die folgenden sieben Fragen!

Frage 1:
An ungefähr wie vielen Tagen konnten Sie in den letzten sechs Monaten aufgrund Ihrer Schmerzen im Gesichtsbereich Ihren normalen Beschäftigungen (Beruf, Schule/Studium, Hausarbeit) nicht nachgehen?

_____   Tage

*In den folgenden Fragen 2 bis 4 geht es um die **Stärke Ihrer Schmerzen** im Gesichtsbereich. Sie können die Angaben jeweils auf einer Skala von 0–10 abstufen. Der Wert 0 bedeutet, dass Sie keine Schmerzen haben/hatten, der Wert 10 bedeutet, dass die Schmerzen nicht schlimmer sein könnten. Mit den dazwischen liegenden Werten können Sie Abstufungen vornehmen.*

Frage 2:
Wie würden Sie Ihre Schmerzen im Gesichtsbereich, wie sie *in diesem Augenblick* sind, einstufen?

[0] [1] [2] [3] [4] [5] [6] [7] [8] [9] [10]
Keine   Stärkster
Schmerzen
vorstellbarer

Schmerz

Frage 3:
Wenn Sie an die Tage denken, an denen Sie in den letzten sechs Monaten Schmerzen im Gesichtsbereich hatten, wie würden Sie Ihre *stärksten* Schmerzen einstufen?

[0] [1] [2] [3] [4] [5] [6] [7] [8] [9] [10]
Keine   Stärkster
Schmerzen
vorstellbarer

Schmerz

Frage 4:
Wenn Sie an die Tage denken, an denen Sie in den letzten sechs Monaten Schmerzen im Gesichtsbereich hatten, wie würden Sie die *durchschnittliche Stärke* der Schmerzen einstufen?

[0] [1] [2] [3] [4] [5] [6] [7] [8] [9] [10]
Keine   Stärkster
Schmerzen
vorstellbarer

Schmerz

◘ **Abb. A5** Fragebogen zur Graduierung chronischer orofazialer Schmerzen. (Aus: Türp u. Nilges 2000)

Im Folgenden (Fragen 5 bis 7) geht es um die **Beeinträchtigung von Aktivitäten** *durch Schmerzen im Gesichtsbereich. Sie können Ihre Angaben jeweils auf einer Skala von 0–10 abstufen. Der Wert 0 bedeutet keine Beeinträchtigung, der Wert 10 bedeutet, dass Sie außerstande sind/waren, irgendetwas zu tun. Mit den dazwischen liegenden Werten können Sie Abstufungen vornehmen.*

Frage 5:
Inwieweit haben Ihre Schmerzen im Gesichtsbereich Sie in den letzten sechs Monaten bei Ihren *alltäglichen Beschäftigungen* beeinträchtigt?

[0]	[1]	[2]	[3]	[4]	[5]	[6]	[7]	[8]	[9]	[10]
Keine Beein- trächtigung										Ich war außerstande, irgendetwas zu tun

Frage 6:
Inwieweit haben in den letzten sechs Monaten die Schmerzen im Gesichtsbereich Ihre Fähigkeit, an *Familien- oder Freizeitaktivitäten* teilzunehmen, beeinträchtigt?

[0]	[1]	[2]	[3]	[4]	[5]	[6]	[7]	[8]	[9]	[10]
Keine Beein- trächtigung										Ich war außerstande, irgendetwas zu tun

Frage 7:
Und inwieweit haben in den letzten sechs Monaten die Schmerzen im Gesichtsbereich Ihre Fähigkeit beeinträchtigt, Ihre *Arbeit/Hausarbeit* zu verrichten?

[0]	[1]	[2]	[3]	[4]	[5]	[6]	[7]	[8]	[9]	[10]
Keine Beein- trächtigung										Ich war außerstande, irgendetwas zu tun

◘ **Abb. A5** (Fortsetzung)

A6 Zeichnung zur Eintragung der Schmerzlokalisation

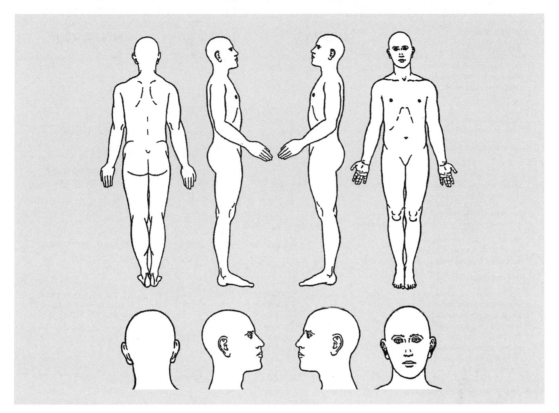

☐ **Abb. A6** Zeichnung zur Eintragung der Schmerzlokalisation. (Aus: Deutscher Schmerzfragebogen der Deutschen Schmerzgesellschaft)

A7 Faces Pain Scale – Revised

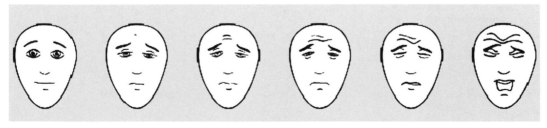

☐ **Abb. A7** Faces Pain Scale – Revised. (Nach: Hicks et al. 2001, mit freundlicher Genehmigung der International Association for the Study of Pain. Für weitere Informationen ▶ http://www.iasp-pain.org/)

A8 Kopfschmerztagebuch des Deutschen Kinderschmerzzentrums, Vestische Kinder- und Jugendklinik Datteln

Woche vom.................... bis..............................	MONTAG	DIENSTAG	MITTWOCH
Hast Du heute etwas Besonderes erlebt? Wenn ja, war es etwas Schönes ☺ oder Unangenehmes? ☹ Was war es denn?	☐ Ja ☐ Nein ☐ ☺ ☐ ☹	☐ Ja ☐ Nein ☐ ☺ ☐ ☹	☐ Ja ☐ Nein ☐ ☺ ☐ ☹
Hattest Du heute Kopfschmerzen? Bei „Ja" weiter ausfüllen, bei „Nein" aufhören.	☐ Ja ☐ Nein, aufhören	☐ Ja ☐ Nein, aufhören	☐ Ja ☐ Nein, aufhören
Wie stark waren Deine Kopfschmerzen?	☐☐☐☐☐☐☐☐☐☐☐ 0 1 2 3 4 5 6 7 8 9 10	☐☐☐☐☐☐☐☐☐☐☐ 0 1 2 3 4 5 6 7 8 9 10	☐☐☐☐☐☐☐☐☐☐☐ 0 1 2 3 4 5 6 7 8 9 10
Wann hattest Du Kopfschmerzen? Kreuze alle Stundenkästchen an, an denen Du Kopfschmerzen hattest. Wenn Du ein Medikament genommen hast, mache um dieses Stundenkästchen einen Kreis.	0 1 2 3 4 5 6 7 8 9 10 11 12 13 14 15 16 17 18 19 20 21 22 23	0 1 2 3 4 5 6 7 8 9 10 11 12 13 14 15 16 17 18 19 20 21 22 23	0 1 2 3 4 5 6 7 8 9 10 11 12 13 14 15 16 17 18 19 20 21 22 23
Wurde Dein Kopfschmerz schlimmer, wenn Du Dich bewegt hast? (z.B. beim Treppen steigen, Hüpfen, Laufen)	☐ Ja ☐ Nein	☐ Ja ☐ Nein	☐ Ja ☐ Nein
Was war sonst noch?			
War Dir übel oder schlecht?	☐ Ja ☐ Nein	☐ Ja ☐ Nein	☐ Ja ☐ Nein
Musstest Du erbrechen?	☐ Ja ☐ Nein	☐ Ja ☐ Nein	☐ Ja ☐ Nein
Warst Du lichtempfindlich?	☐ Ja ☐ Nein	☐ Ja ☐ Nein	☐ Ja ☐ Nein
Warst Du geräuschempfindlich?	☐ Ja ☐ Nein	☐ Ja ☐ Nein	☐ Ja ☐ Nein
War Dir schwindelig?	☐ Ja ☐ Nein	☐ Ja ☐ Nein	☐ Ja ☐ Nein
Hattest Du Probleme beim Sehen?	☐ Ja ☐ Nein	☐ Ja ☐ Nein	☐ Ja ☐ Nein
War sonst noch etwas? Wenn ja, was?	☐ Ja ☐ Nein	☐ Ja ☐ Nein	☐ Ja ☐ Nein
Hast Du wegen der Kopfschmerzen ein Medikament genommen? Wenn ja, welches?	☐ Ja ☐ Nein	☐ Ja ☐ Nein	☐ Ja ☐ Nein
Wie gut hat es geholfen? Vergib bitte eine Schulnote.	Note 1–6:................	Note 1–6:................	Note 1–6:................
Was hast Du außerdem gemacht, als Du die Kopfschmerzen hattest? (z.B. Ablenkung, Spielen, Ausruhen)			
Wenn ja, wie gut hat das geholfen?	Note 1–6:................	Note 1–6:................	Note 1–6:................
Haben Dich die Kopfschmerzen vom Schulbesuch abgehalten?	☐ Ja ☐ Nein	☐ Ja ☐ Nein	☐ Ja ☐ Nein
Oder haben Dich die Kopfschmerzen von irgendetwas anderem abgehalten? (z.B. Hausaufgaben, Sport, Verabredung) Wenn ja, wovon?	☐ Ja ☐ Nein	☐ Ja ☐ Nein	☐ Ja ☐ Nein
Gab es heute noch etwas Besonderes bezüglich der Schmerzen?	☐ Ja ☐ Nein	☐ Ja ☐ Nein	☐ Ja ☐ Nein
Wenn nein, dann: Toll, dass Du heute dein Kopfschmerztagebuch ausgefüllt hast. Zur Belohnung darfst Du in dieses Feld malen, schreiben, stempeln oder kleben – ganz wie Du magst!			

◼ **Abb. A8** Kopfschmerztagebuch des Deutschen Kinderschmerzzentrums, Vestische Kinder- und Jugendklinik Datteln. (© Prof. Dr. med. B. Zernikow)

DONNERSTAG	FREITAG	SAMSTAG	SONNTAG
☐ Ja ☐ Nein	☐ Ja ☐ Nein	☐ Ja ☐ Nein	☐ Ja ☐ Nein
☐ ☺ ☐ ☹	☐ ☺ ☐ ☹	☐ ☺ ☐ ☹	☐ ☺ ☐ ☹
☐ Ja ☐ Nein, aufhören	☐ Ja ☐ Nein, aufhören	☐ Ja ☐ Nein, aufhören	☐ Ja ☐ Nein, aufhören

DONNERSTAG	FREITAG	SAMSTAG	SONNTAG
☐☐☐☐☐☐☐☐☐☐☐ 0 1 2 3 4 5 6 7 8 9 10	☐☐☐☐☐☐☐☐☐☐☐ 0 1 2 3 4 5 6 7 8 9 10	☐☐☐☐☐☐☐☐☐☐☐ 0 1 2 3 4 5 6 7 8 9 10	☐☐☐☐☐☐☐☐☐☐☐ 0 1 2 3 4 5 6 7 8 9 10
0 1 2 3 4 5 6 7 8 9 10 11 12 13 14 15 16 17 18 19 20 21 22 23	0 1 2 3 4 5 6 7 8 9 10 11 12 13 14 15 16 17 18 19 20 21 22 23	0 1 2 3 4 5 6 7 8 9 10 11 12 13 14 15 16 17 18 19 20 21 22 23	0 1 2 3 4 5 6 7 8 9 10 11 12 13 14 15 16 17 18 19 20 21 22 23
☐ Ja ☐ Nein	☐ Ja ☐ Nein	☐ Ja ☐ Nein	☐ Ja ☐ Nein
☐ Ja ☐ Nein ☐ Ja ☐ Nein ☐ Ja ☐ Nein ☐ Ja ☐ Nein ☐ Ja ☐ Nein ☐ Ja ☐ Nein ☐ Ja ☐ Nein	☐ Ja ☐ Nein ☐ Ja ☐ Nein ☐ Ja ☐ Nein ☐ Ja ☐ Nein ☐ Ja ☐ Nein ☐ Ja ☐ Nein ☐ Ja ☐ Nein	☐ Ja ☐ Nein ☐ Ja ☐ Nein ☐ Ja ☐ Nein ☐ Ja ☐ Nein ☐ Ja ☐ Nein ☐ Ja ☐ Nein ☐ Ja ☐ Nein	☐ Ja ☐ Nein ☐ Ja ☐ Nein ☐ Ja ☐ Nein ☐ Ja ☐ Nein ☐ Ja ☐ Nein ☐ Ja ☐ Nein ☐ Ja ☐ Nein
☐ Ja ☐ Nein	☐ Ja ☐ Nein	☐ Ja ☐ Nein	☐ Ja ☐ Nein
Note 1–6:	Note 1–6:	Note 1–6:	Note 1–6: ....
Note 1–6:	Note 1–6:	Note 1–6:	Note 1–6: ....
☐ Ja ☐ Nein	☐ Ja ☐ Nein	☐ Ja ☐ Nein	☐ Ja ☐ Nein
☐ Ja ☐ Nein	☐ Ja ☐ Nein	☐ Ja ☐ Nein	☐ Ja ☐ Nein
☐ Ja ☐ Nein	☐ Ja ☐ Nein	☐ Ja ☐ Nein	☐ Ja ☐ Nein

◘ **Abb. A8** (Fortsetzung)

A9   Pediatric Migraine Disability Assessment (PedMIDAS)

PedMIDAS – deutsche Version

1. **An wie vielen Tagen hattest du in den letzten 3 Monaten Kopfschmerzen? Denke an die Zeit seit Beginn der Sommerferien!**
    An ungefähr |_|_|_| Tagen

2. **An wie vielen Tagen hattest du in den letzten drei Monaten ganze Schultage wegen Kopfschmerzen versäumt?**
    An ungefähr |_|_|_| Tagen

3. **An wie vielen Tagen hattest du in den letzten drei Monaten einzelne Schulstunden wegen Kopfschmerzen versäumt?** (Bitte hier nicht die Tage mitzählen, an denen Du den ganzen Tag gefehlt hast!)
    An ungefähr |_|_|_| Tagen

4. **An wie vielen Tagen warst du trotz Kopfschmerzen in der Schule, hast dich aber nur halb so gut konzentrieren und mitmachen können wie sonst?** (Bitte nicht die Tage, die in den beiden vorherigen Fragen gezählt wurden, hinzuzählen!)
    An ungefähr |_|_|_| Tagen

5. **An wie vielen Tagen konntest du wegen Kopfschmerzen keine Aufgaben zu Hause (z.B. Hausaufgaben, Zimmer aufräumen) machen?**
    An ungefähr |_|_|_| Tagen

6. **An wie vielen Tagen hast du wegen Kopfschmerzen bei Unternehmungen in der Familie oder bei Spielen mit Freunden gar nicht mitmachen können?**
    An ungefähr |_|_|_| Tagen

7. **An wie vielen Tagen hast du wegen Kopfschmerzen bei Unternehmungen in der Familie oder bei Spielen und Unternehmungen mit Freunden nur halb so viel wie sonst mitmachen können?** (Bitte hier nicht die Tage mitzählen, an denen du gar nicht dabei warst!)
    An ungefähr |_|_|_| Tagen

◨ **Abb. A9** Pediatric Migraine Disability Assessment (PedMIDAS) – deutsche Version. (Mod. nach Hershey 2001)

A10 Beobachtung des Schmerzverhaltens bei Demenz

Name des/der Beobachteten: ....

Beobachten Sie den Patienten/die Patientin zunächst 2 Minuten lang. Dann kreuzen Sie die beobachteten Verhaltensweisen an. Im Zweifelsfall entscheiden Sie sich für das vermeintlich beobachtete Verhalten. Setzen Sie die Kreuze in die vorgesehenen Kästchen. Mehrere positive Antworten (außer bei Trost) sind möglich.

☐ Ruhe
☐ Mobilisation, und zwar durch folgende Tätigkeit: ....

Beobachter/in: ....

Atmung (unabhängig von Lautäußerungen)	Nein	Ja	Punkt wert
Normal	☐	☐	0
Gelegentlich angestrengtes Atmen	☐	☐	1
Kurze Phasen von Hyperventilation (schnelle und tiefe Atemzüge)	☐	☐	
Lautstarkes angestrengtes Atmen	☐	☐	2
Lange Phasen von Hyperventilation (schnelle und tiefe Atemzüge)	☐	☐	
Cheyne-Stokes-Atmung (tiefer werdende und wieder abflachende Atemzüge mit Atempausen)	☐	☐	
Negative Lautäußerungen			
Keine	☐	☐	0
Gelegentliches Stöhnen oder Ächzen	☐	☐	1
Leise negative oder missbilligende Äußerungen	☐	☐	
Wiederholtes beunruhigtes Rufen	☐	☐	2
Lautes Stöhnen oder Ächzen	☐	☐	
Weinen	☐	☐	

◘ **Abb. A10** Beobachtung des Schmerzverhaltens bei Demenz (BESD). (Aus: Basler et al. 2006)

Name des/der Beobachteten: ....

Gesichtsausdruck	nein	ja	Punkt-wert
Lächelnd oder nichtssagend	☐	☐	0
Traurig	☐	☐	
Ängstlich	☐	☐	1
Sorgenvoll	☐	☐	
Grimassierend	☐	☐	2
Körpersprache			
Entspannt	☐	☐	0
Angespannte Körperhaltung	☐	☐	
Nervöses Hin-und-her-Gehen	☐	☐	1
Nesteln	☐	☐	
Starre Körpersprache	☐	☐	
Geballte Fäuste	☐	☐	
Angezogene Knie	☐	☐	2
Sich-Entziehen oder Wegstoßen	☐	☐	
Schlagen	☐	☐	
Trost			
Trösten nicht notwendig	☐	☐	0
Stimmt es, dass bei oben genanntem Verhalten Ablenkung oder Beruhigung durch Stimme oder Berührung **möglich** ist?	☐	☐	1
Stimmt es, dass bei oben genanntem Verhalten Trösten, Ablenkung, Beruhigung **nicht möglich** ist?	☐	☐	2
Gesamtpunktzahl von Maximalpunktzahl			__/10

Andere Auffälligkeiten:

....

....

....

◘ **Abb. A10** (Fortsetzung)

A11 Physiologie und Nozizeption von Schmerz

A11.1 Entzündungsbedingte Modulation der Nozizeptorerregbarkeit (Sensibilisierung) unter Beteiligung des Immunsystems

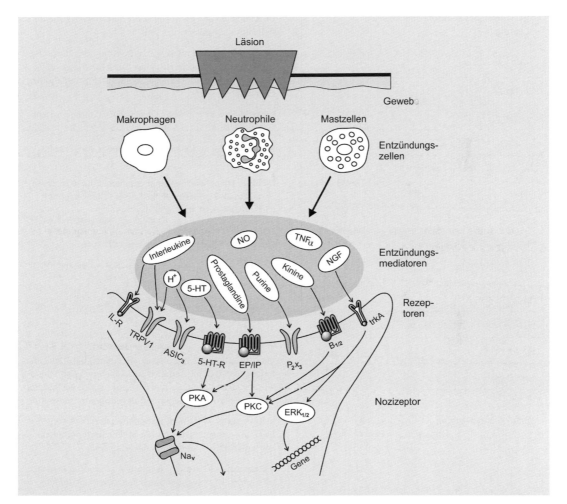

◙ **Abb. A11** Entzündungsbedingte Modulation der Nozizeptorerregbarkeit (Sensibilisierung) unter Beteiligung des Immunsystems. Immunologische Modulation der Nozizeption (Sensitivierung) im Bereich der nozizeptiven Endigung. Die Schädigung des umgebenden Gewebes führt zur Aktivierung von Entzündungszellen (Mastzellen, Neutrophilen, Makrophagen) und zur Entstehung von sensibilisierenden Gewebshormonen wie Tumornekrosefaktor a (*TNFα*), Kininen (z. B. Bradykinin), Serotonin (*5-HT*), Lipiden (wie den Interleukinen IL-1β, IL-6, Prostaglandinen), Stickoxid (*NO*) und Nervenwachstumsfaktor (*NGF*), die über spezifische Membranrezeptoren intrazelluläre Signalwege aktivieren, z. B. Proteinkinase A und C (*PKA, PKC*), oder durch extrazelluläre Signale aktivierte Kinasen (*ERK1/2*). Rezeptoren für diese Mediatoren ► Anhang A11.2

A11.2 Auf Nozizeptoren exprimierte Membranrezeptormoleküle

◻ **Tab. A1** Auf Nozizeptoren exprimierte Membranrezeptormoleküle

Rezeptortyp	Kürzel	Merkmale, Funktion
Transienter Rezeptorpotenzialkanal (Transient Receptor Potential Channel)	TRP	Superfamilie von Membranrezeptoren mit zahlreichen Unterfamilien und Mitgliedern, die durch eine transiente Aktivierung charakterisiert sind
	TRPV1	Nichtselektiver Kationenkanal; aktivierbar durch noxische Hitze >43 °C, Capsaicin, Histamin, Säure (pH-Werte <6,9), Lipide des Arachidonsäuremetabolismus (Prostaglandine, Cannabinoide etc.)
	TRPV2	Nichtselektiver Kationenkanal; aktivierbar durch noxische Hitze >52 °C
	TRPA1	Nichtselektiver Kationenkanal; aktivierbar durch Senföl, Allicin, noxische Kälte <17 °C
	TRPM8	Nichtselektiver Kationenkanal; aktivierbar durch Menthol und Kälte (8–28 °C); eine Rolle bei der Kältenozizeption wird diskutiert, ist aber nicht gesichert
Säuresensitive Ionenkanäle (Acid Sensing Ion Channels, ASIC)	DRASIC (ASIC3)	Transiente und anhaltende Natrium-/Kaliumströme; in Spinalganglienzellen; aktivierbar durch Säure
Purinrezeptoren	P2×2	Ionenkanal; aktivierbar durch Adenosintriphosphat (ATP)
	P2×3	Ionenkanal; aktivierbar durch ATP
Cannabinoidrezeptoren	CB1	Metabotroper (G-Protein-gekoppelter) Rezeptor; koexprimiert in nozizeptiven Neuronen CB1 spielt im zentralen Nervensystem eine bedeutende Rolle bei der aktivitätsabhängigen Begrenzung der Erregungsübertragung an Synapsen (Reduktion der Transmitterfreisetzung durch negative Rückkopplung); Cannabinoide aus der postsynaptischen Endigung, z. B. 2-Acylglycerol (2-AG) agieren dabei hemmend als retrograde Transmitter
Bradykininrezeptoren	B1	Metabotroper (G-Protein-gekoppelter) Rezeptor; konstitutiv kaum vorhanden, exprimiert bei Entzündung; aktivierbar durch aktive Metaboliten des Bradykinin
	B2	Metabotroper (G-Protein-gekoppelter) Rezeptor; konstitutiv exprimiert; aktivierbar durch Bradykinin und andere Kinine
Histaminrezeptor	H1	Metabotroper (G-Protein-gekoppelter) Rezeptor; aktivierbar durch Histamin
Serotoninrezeptoren	5-HT1A	Metabotroper (G-Protein-gekoppelter) Rezeptor; aktivierbar durch 5-Hydroxytryptamin (5-HT, Serotonin)
Prostaglandinrezeptoren	EP1–4, IP	Metabotrope (G-Protein-gekoppelter) Rezeptoren; aktivierbar durch Prostaglandine
Tyrosinkinaserezeptoren (trk)	trkA	Metabotroper (Tyrosinkinase-gekoppelter) Rezeptor; aktivierbar durch den Nervenwachstumsfaktor NGF (Nerve Growth Factor); NGF bestimmt den Phänotyp des Nozizeptors während der Entwicklung und nach abgeschlossener Differenzierung (Phänotypkonversion)

Literatur

Basler HD, Hüger D, Kunz R, Luckmann J, Lukas A, Nikolaus T,
Schuler MS (2006) Beurteilung von Schmerz bei Demenz
(BESD) – Untersuchung zur Validität eines Verfahrens zur
Beobachtung des Schmerzverhaltens. Schmerz 20:
519–526

Hershey AD, Powers SW, Vockell AL, LeCates S, Kabbouche
MA, Maynard MK (2001) PedMIDAS development of a
questionnaire to assess disability of migraines in children.
Neurology 57: 2034–2039

Hicks CL, von Bayer CL, Spafford PA, van Korlaar I, Goodenough B (2001) The Faces Pain Scale – Revised: Toward a
common metric in pediatric pain measurement. Pain 93:
173–183

Nagel B, Gerbershagen HU, Linden G, Pfingsten M (2002)
Entwicklung und empirische Überprüfung des
Deutschen Schmerzfragebogens der DGSS. Schmerz 16:
263–270

Türp JC, Nilges P (2000) Diagnostik von Patienten mit chronischen orofazialen Schmerzen. Die deutsche Version des
»Graded Chronic Pain Status«. Quintessenz 51: 721–727

Zernikow B (Hrsg) (2015) Schmerztherapie bei Kindern,
Jugendlichen und jungen Erwachsenen, 5. Aufl. Springer,
Berlin Heidelberg, S 536–537

Stichwortverzeichnis

A

ABF (Alltagsbelastungsfragebogen) 462
Abhängigkeit
- Definition 414
- Opioide 414
- physische 416
Abhängigkeitssyndrom, ICD-Kriterien 508
Ablenkungsstrategie, Akutschmerz 80
Absetzplan 425
Abusus ► Medikamentenmissbrauch und -abhängigkeit
Abususrisikoprofil 513
ACC (anteriorer zingulärer Kortex) 57
- Borderline-Persönlichkeitsstörung 689
Achtsamkeit 338, 341
Achtsamkeitsmeditation 319
- Wirksamkeit 320
ACT (Akzeptanz- und Commitment-Therapie) 289, 320, 337, 345
- Ergebnisziel 343
- Evidenz 346
- Module 339
- Richtungsziel 343
- therapeutische Haltung 345
ADS (Allgemeine Depressionsskala) 200
Affektenlehre 167
Affekttheorie 169
Aggravation, Begutachtung 268
Agranulozytose 389
Aktivierungsreaktionen, autonome und motorische 7
Aktivierungssystem, aufsteigendes retikuläres (ARAS) 34, 53
Aktivitätsmodifikation, KVT 356, 357, 358
Aktivitätsniveau, negative Verstärkung 93
Akutschmerz ► Schmerz, akuter
Akutschmerzkonzept 196
Akzeptanz 338, 339
Akzeptanz- und Commitment-Therapie ► ACT
Allgemeine Depressionsskala (ADS) 200
Allodynie 62, 402, 488
- Bildgebung 111
- zentrale Sensibilisierung 89
Alltagsbelastungsfragebogen (ABF) 462

Alltagsstress 462
Altersregression 327
- hypnotische 330
Amputationsareal, kortikales 91
Amygdala, nozizeptive Funktionen 53
Analgesie
- hypnotische 326
- Opioidanalgesie, patientenkontrollierte (PCA) 650, 712
- Placeboanalgesie 144, 146, 147, 150
- stressinduzierte (SIA) 709
Analgetikatherapie, allgemeine Regeln 386
Analgetikum 92, 387
- Aufmerksamkeitslenkung 152
- Fehlgebrauch 506
- geschlechtsspezifische Wirkunterschiede 712
- KST 466
- Mischanalgetikum 420
- Noceboreaktion 152
- offene Gabe 152
- Substanzklassen 387
Analphabet, türkische Migranten 726, 734
Anamnese, biografische 201, 262
Anamnesegespräch 184, 186
Angst 598, 715
- Bewegung 95
- Exploration 200
- im Alter 681, 683
- MOH 507
- präoperative 74
- Risikofaktor für Chronifizierung 118
- Tumorschmerzpatient 634
- Vereinsamungsangst 732
Ängstlichkeit, bei Kindern 654
Angstvermeidungsverhalten, horizontale Verhaltensanalyse 204
Anorexie 694
- erhöhte Schmerzschwelle 694
Antidepressivum 400
- KST 467
- neuropathischer Schmerz 68
- trizyklisches 420, 562, 616
Antiemetikum 490
Antikonvulsivum 402, 562
- Migräne 492
- neuropathischer Schmerz 68
Aquin, Thomas von 165
ARAS (aufsteigendes retikuläres Aktivierungssystem) 34, 53

Arbeitsunfähigkeitstage, Statistiken 26
Aristoteles, Empfindungslehre 164
Artefaktsyndrom 568
Arthritis, juvenile 651, 666
Arzt-Patient-Beziehung (► auch Erstkontakt; ► auch Therapeut-Patient-Beziehung) 9, 206, 635
- bikulturelle 728
- Hilflosigkeit 8
- Placeboreaktion 145
ASS (Azetylsalizylsäure) 387, 391
Assoziationstheorie 167
Aufklärung ► Patientenaufklärung
Aufmerksamkeitsablenkung 118
- bei Kindern 660
Aufmerksamkeit, selektive 146, 148
Aufmerksamkeitslenkung 735
- Analgetikum 152
- bei Kindern 660
- KVT 355
Aura 478
Ausdrucksverhalten (► auch Schmerzexpression), nichtverbales 121
autogenes Training 306, 310, 312
Avoidance-Endurance-Modell 126
Azetylsalizylsäure (ASS) 387, 391

B

Bagatellisieren 118
Bahnung, deszendierende 56
Bandscheibe 537
Bandscheibenvorfall 536, 539, 556
Barbiturat 419
Barorezeptorsensitivität 615
Bauchschmerz
- bei Kindern 653
- Reizdarmsyndrom 595
- rezidivierender idiopathischer (RIB) 654, 665
Beck-Depressionsinventar (BDI) 229
Bedingungsmodell, funktionales 204
Beeinträchtigung
- subjektive 231
- Testverfahren 267
Begutachtung 251, 252
- Beschwerdevalidierung 257
- Gutachter-Proband-Interaktion 259
- Planung, Aufbau und Formulierung 260
- Proband 258

- rechtliche Stellung des Sachverständigen 252
- Testübersicht 265
- türkischer Migranten 737
- Untersuchungsmethoden und -instrumente 265
Begutachtungsbedarf, psychologischer 252
Begutachtungssituation, Psychologie 256
Behinderung, Grad der (GdB) 255
Belastungsstörung, posttraumatische ▶ PTBS
Belohnungssystem, Placeboreaktion 146
Benzodiazepin 404
- Niedrigdosisabhängigkeit 420
Berentung, vorzeitige 26
- Statistiken 26
Berufsverband der Ärzte und Psychologischen Psychotherapeuten in der Schmerz- und Palliativmedizin in Deutschland (BVSD) 747
Beschwerdevalidierung 257, 265, 269
- Ergebnisse 263
- Testverfahren 267
BESD-Skala (Beurteilung von Schmerz bei Demenz) 681
Beugereflex, nozifensiver (R-III-Reflex) 221
Beurteilungsskala, Schmerzerfassung 219
Bewältigungskompetenz
- Aufbau und Festigung 353
- Modifikation 356
Bewältigungsstrategie, Erfassung 227
Bezugsperson
- hohes Verstärkerpotenzial 92
- Schmerzanamnese 195
- Tipps 209
Bildgebung
- Morphometrie 105
- pathogenetische Mechanismen 109
- schmerzaktivierte Hirnregion 106
- Schmerzmodulation 111
Bindungstheorie 137
Biofeedback 99, 312
- bei Kindern 662
- chronischer Rückenschmerz 315
- Durchführung 314
- Effizienz bei Schmerzstörungen 316
- fokussierte Prozesse 306
- KST 315, 468
- Migräne 315, 493
- Modalitäten 313

- myoarthropathischer Schmerz 525
- Phantomschmerz 566
- Wirkmechanismen 313
- Ziele 312
Bisphosphonat 403
Blutfluss, regionaler zerebraler (rCBF) 111
Borderline-Persönlichkeitsstörung ▶ BPS
Botulinumtoxin 404, 562
BPS (Borderline-Persönlichkeitsstörung) 688, 690
Bruxismus 520
Buprenorphin 399
BVSD (Berufsverband der Ärzte und Psychologischen Psychotherapeuten in der Schmerz- und Palliativmedizin in Deutschland) 747

C

Cannabinoid 404
CCBT (Contextual Cognitive Behavioral Therapy) 320
CCP (chronic pelvic pain) 592, 595, 598, 601
CCPS (chronic pelvic pain syndrome) 592
Celsus 164
Chordotomie, anterolaterale 51
Chronic Pain Acceptance Questionnaire (CPAQ) 197
chronic pelvic pain (CPP) 592, 595, 598, 601
chronic pelvic pain syndrome (CPPS) 592
chronic prostatitis/chronic pelvic pain syndrome (CP/CPPS) 592, 595, 599
chronic tension-type headache (CTTH) 452
Chronifizierung
- aktuelle Stressoren im Alltag 121
- emotionale Stimmung 117
- explizites Gedächtnis 97
- Fragebogen GCS/GCPS 523
- Graduierung chronischer Schmerzen (GCS) 523, 524
- Hochrisikopatienten-Subgruppen 126
- iatrogene Faktoren 121
- kognitiv-behaviorales Modell 544
- neurobiologische Grundlagen 88
- postoperative 82
- psychodynamisches Konzept 139
- psychologische Mechanismen 115, 117
- psychosoziale Risikofaktoren 126

- Schema nach Gerbershagen 181
- Schmerzanamnese 193
- schmerzbezogene Kognition 118
- Stadien 128
- verhaltensbezogene Schmerzbewältigung 119
- yellow flag 82
Chronifizierungsausmaß, Erfassungsmethoden 127
Chronifizierungsfaktor
- KST 466
- Rückenschmerz 542
Clonidin 404
Codein 397, 408
- Koanalgetikum 419
- Mischanalgetikum 420
Colitis ulcerosa 244
Commitment 338, 344
complex regional pain syndrome ▶ CRPS
Compliance, Tumorschmerzpatient 633
Conditioned Pain Modulation (CPM) 223
Contextual Cognitive Behavioral Therapy (CCBT) 320
Coping (▶ auch Schmerzbewältigung) 12, 75
Copingstil
- Geschlechterunterschiede 714
- situationsübergreifender 270
Copingstrategie
- kognitive 713
- türkischer Migranten 731
- verhaltensbezogene 119
Coxib 387, 391
- unerwünschte Wirkungen 390
CPAQ (Chronic Pain Acceptance Questionnaire) 197
CP/CPPS (chronic prostatitis/chronic pelvic pain syndrome) 592, 595, 599
CPM (Conditioned Pain Modulation) 223
Craving 416
CRPS (complex regional pain syndrome) 5, 312, 556, 567, 652
- Differenzialdiagnosen 570
- Epidemiologie und auslösende Faktoren 570
- Fallbeispiel 579, 582, 585
- interdisziplinäre Therapie 579
- klinisches Bild 567
- multimodale Stufentherapie 581
- Pathophysiologie 572
- psychische Symptome und Mechanismen 573
- psychologische Diagnostik 578

CRPS (complex regional pain syndrome)
– psychotherapeutische Intervention 580, 585, 586
– Schweregrad, Verlauf und Prognose 571
– Typ I/II 567
CTTH (chronic tension-type headache) 452

D

Darmerkrankung, chronisch-entzündliche 597
DASS (Depressions-Angst-Stress-Skalen) 200, 523
Dattelner Schmerzfragebogen für Kinder und Jugendliche 657
DBS (deep brain stimulation) 55
DCS (dorsal column stimulation) 55
deep brain stimulation (DBS) 55
Defusion, kognitive 338, 342
Demenzpatient
– analgetische Unterversorgung 678
– BESD-Skala 681
– Pflege 685
– Schmerzverhalten 680
Demografie 674
Depression 598, 690, 715
– Diagnostik 200
– dysfunktionale Schmerzverarbeitung 691
– im Alter 681
– MOH 507
– Psychopathologie erhöhter Schmerzsensitivität 690
Depressions-Angst-Stress-Skalen (DASS) 200, 523
Depressivität 703
– bei Kindern 657
– Exploration 199
– präoperative 74
– Risikofaktor für Chronifizierung 117
Descartes 167, 168
Desensibilisierung
– ergotherapeutische 583
– systematische 307
Deutscher Schmerzfragebogen (DSF) 224
– Erfassungsbereiche 225
Deutscher Schmerzfragebogen für Kinder und Jugendliche (DSF-KJ) 657
Diagnostisches und Statistisches Manual Psychischer Störungen (DSM) 12, 181, 207, 241, 415

Diätetik, hippokratische 164
Diathese-Stress-Modell 485
diffuse noxious inhibitory controls (DNIC) 56, 217, 223
Diffusions-Tensor-Bildgebung (DTI) 105
Dihydrocodein 397
Diskriminationstraining, sensorisches 99
Diskriminationsvermögen 676
Dissimulation
– Begutachtung 270
– Proband in Begutachtung 259
Dissonanz, kognitive 633
Dissoziation 138
– abspaltende 327
– Bewusstseinsinhalte 326
– heraustretende 327
DNIC (diffuse noxious inhibitory controls) 56, 217, 223
DOLOPLUS-2-Skala 680
dorsal column stimulation (DCS) 55
Druckalgesimetrie 454
Druckschmerz 704
Druckschmerzempfindlichkeit, erhöhte 460, 466
DSF-KJ (Deutscher Schmerzfragebogen für Kinder und Jugendliche) 657
DSM (Diagnostisches und Statistisches Manual Psychischer Störungen) 12, 181, 207, 241, 415
DTI (Diffusions-Tensor-Bildgebung) 105
Durchhalteappell, Risikofaktor für Chronifizierung 205
Durchhaltestrategie 95, 120, 199
Dysmenorrhö 595, 597, 709

E

EEG (Elektroenzephalografie) 104, 105
Eigenschaftsangst 75
Einzeltherapie vs. Gruppenbehandlung 290
Elektroenzephalografie (EEG) 104, 105
EMDR (Eye Movement Desensitization and Reprocessing) 369, 566
EMG-Biofeedback 468
Empathie 5, 96
Endometriose 592
Endorphin 461
Entspannungsreaktion 305, 312, 468, 615
– Zeichen 305

Entspannungstechnik
– Akutschmerz 80
– bei Kindern 660
Entspannungstraining 307
– KST 468
– myoarthropathischer Schmerz 526
Entspannungsverfahren 305, 341
– fokussierte Prozesse 306
– klassische 306
– KVT 354
Entzugsbehandlung
– medizinische 509
– MOH 504
– stationäre 194
– Symptommanagementtraining 424
Entzugserscheinungen 396
– Therapie 510
Entzugskopfschmerz 509, 510
Entzugspatient
– psychologisches Behandlungsprogramm 513
– Rückfallgefährdung 511
Entzündung, neurogene 41
EOS (endogenes Opioidsystem) 689
episodic tension-type headache (ETTH) 452
ereigniskorreliertes Potenzial ▶ MEG
Ergotamin 490
Erlebnisübung 339
Erstkontakt (▶ auch Arzt-Patient-Beziehung; ▶ auch Therapeut-Patient-Beziehung)
– beispielhafte Patientenreaktion 186
– Formen und Hindernisse 182
Erwartungen, negative 97
Erwartungstheorie, Placeboreaktion 148
Erwerbsfähigkeit, Minderung (MdE) 255
Erythemreaktion 41
ETTH (episodic tension-type headache) 452
Exploration, Ziele 187
Expositionstraining 566
Extinktion aversiver Gedächtnisinhalte 99
Eye Movement Desensitization and Reprocessing (EMDR) 369, 566

F

FABQ (Fear-Avoidance Beliefs Questionnaire) 200, 227
failed back surgery syndrome 538

Fallbeispiel
– angeborene Schmerzunempfind-
  lichkeit 7, 13
– CRPS 585
– psychodynamische Psychotherapie
  378, 379, 380, 381
– psychodynamische Sicht von
  Schmerzzuständen 140
– Selbstbeobachtung 353
Familienanamnese 201
Familienbeziehung 201
– Beeinträchtigung 10
Familienstruktur, kohäsive 730, 736
Fazilitation, deszendierende 89
fear-avoidance beliefs 118, 119, 120,
  125, 198, 227
Fear-Avoidance Beliefs Questionnaire
  (FABQ) 200, 227
Fear-Avoidance-Modell 227, 356, 543
Female Sexual Function Index (FSFI)
  600
Fentanyl 399
FESV (Fragebogen zur Erfassung der
  Schmerzverarbeitung) 200
FFbH (Funktionsfragebogen Hannover)
  196, 231
FF-STABS (Freiburger Fragebogen zu
  den Stadien der Bewältigung von
  chronischen Schmerzen) 198
Fibromyalgie (FM) 607
– biopsychosoziales Modell 609
– Definition und zusätzliche
  Symptome 608
– Habituationsdefizit 90
– Pathogenesefaktoren 608, 610
– Patientensubgruppen 610
– psychische Komorbidität 612
– psychophysiologische Subtypen
  615
– Schmerzverhalten 613
– Therapie 616, 619
– verhaltenstherapeutisches Extink-
  tionstraining 113
Flucht in die Psyche 186
Flucht-Kampf-Muster 135
Flupirtin 392
fMRT (funktionelle Magnetresonanz-
  tomografie) 6, 104, 109
– Borderline-Persönlichkeitsstörung
  689
Fragebogen/Schmerzerfassung
– ABF (Alltagsbelastungsfragebogen)
  462
– DSF (Deutscher Schmerzfragebogen) 224
– DSF-KJ (Deutscher Schmerzfragebogen für Kinder und Jugendliche)
  657

– FESV (Fragebogen zur Erfassung der
  Schmerzverarbeitung) 200
– FF-STABS (Freiburger Fragebogen zu
  den Stadien der Bewältigung von
  chronischen Schmerzen) 198
– FSS (Erfassung schmerzbezogener
  Selbstinstruktionen) 227
– GCS/GCPS (Graded Chronic Pain
  Scale) 522
– HKF-R10 (Heidelberger Kurzfrage-
  bogen Rückenschmerz) 125
Fragebogen zur Erfassung schmerz-
  bezogener Selbstinstruktionen (FSS)
  227
Freiburger Fragebogen zu den Stadien
  der Bewältigung von chronischen
  Schmerzen (FF-STABS) 198
Fremdanamnese 203
Frühberentung 25
FSFI (Female Sexual Function Index)
  600
FSS (Fragebogen zur Erfassung
  schmerzbezogener Selbstinstruk-
  tionen) 227
Functional-Restoration-Behandlung
  288, 549
funktionelle Magnetresonanztomo-
  grafie (fMRT) 6, 104, 109
Funktionsfragebogen Hannover (FFbH)
  196, 231
Funktionsstörung, sexuelle 594
Fusion 342

G

Galen, Schmerzlokalisation im zentra-
  len Nervensystem 164
Ganzkörperdissoziation 327
Gastrointestinaltrakt 390
Gate-Control-Theorie 54, 168
GdB-Bewertung 264
GdB (Grad der Behinderung) 255
GdS-Bewertung 264
GdS (Grad der Schädigungsfolgen)
  255
Gedächtnisprozesse, nicht deklarative
  88
Gehemmtheit, emotionale 465
Gehirn
– Bildgebung 104
– regionale Aktivitätsmessung 104,
  105
– schmerzaktivierte Areale 107
– zerebrale Durchblutungsverände-
  rung 104
Gender 716
Generalisierung, distale 567

Gesamtschmerz 630, 636
Geschlechterrollenerwartungen 715
Geschlechterunterschied 701, 703,
  704, 707, 712, 713
– pharmakodynamischer 712
– pharmakokinetischer 712
– Schmerzwahrnehmung 705
Geschlecht, psychologisches 716
Gesichtsneuralgie 560
Gesichtsschmerz, muskuloskelettaler
  (▶ auch Schmerz, myoarthro-
  pathischer) 519, 524
Gesundheitssystem
– Inanspruchnahme 25
– Verantwortung 15
Gewebshormon 41
Grad der Behinderung (GdB) 255
Grad der Schädigungsfolgen (GdS)
  255
Gruppentherapie vs. Einzelbehandlung
  290
Gutachten
– Anforderung 253
– Beispiel 260, 263, 264
– Definition 253
– Fragestellungen und Auftraggeber
  254
– Gliederung 260
– Schlussformel 265
– Untersuchungsbericht 261
Gutachterentscheidung, interindivi-
  duelle Variabilität 268
Gyrus cinguli 53, 57
– anteriorer ▶ ACC

H

Habituation 40, 89
Habituationsübungen 99
HADS (Hospital Anxiety and
  Depression Scale) 200
Hämophilie 652
HCP (Health Care Professionals) 122
Head-Zone 49
Health Care Professionals (HCP) 122
Heidelberger Kurzfragebogen Rücken-
  schmerz (HKF-R10) 125
Heiler, religiöser 730
Hemmung
– deszendierende 55
– fehlende exterozeptive 460
– segmentale 54
Herpes-zoster-Infektion 560
Hilf-/Hoffnungslosigkeit, Risikofaktor
  für Chronifizierung 118
Hilflosigkeit 75
– Arzt-Patient-Beziehung 8

hippokratische Lehre 164
Hirnpotenziale, schmerzevozierte 221
Hirnstimulation
– DBS (deep brain stimulation) 55
– TMS (transkranielle Magnet-
  stimulation) 106
Hitzehyperalgesie 557
HKF-R10 (Heidelberger Kurzfrage-
  bogen Rückenschmerz) 125
Hochdosisabhängigkeit ► Medikamen-
  tenmissbrauch und -abhängigkeit
Hoffnungslosigkeit 8, 340
Hospital Anxiety and Depression Scale
  (HADS) 200, 229
Hydromorphon 399
Hyperalgesie 145, 705
– Bildgebung 111
– Hitzehyperalgesie 557
– mechanische 557
– primäre 59
– sekundäre 61, 62
– zentrale Sensibilisierung 89
Hyperreagibilität, kortikale 89
Hypersensibilität, Migräne 487
Hypervigilanz 714
Hypnose, Akutschmerz 80
Hypnotherapie 325
– Abgrenzung klassische Suggestiv-
  hypnose 331
– assoziative Technik 328
– dissoziative Technik 327
– Effektivität 333
– Indikation, Kontraindikation und
  Nichtindikation 326
– labor- und klinische Studien 332
– myoarthropathischer Schmerz 526
– psychodynamisches Vorgehen 330
– Schmerzkontrolle 332
– symbolische Technik 329
– symptom- und problemorientiertes
  Vorgehen 331

I

IASP (International Association for the
  Study of Pain) 4
IASP-Taxonomie 246
iatrogene Faktoren, Chronifizierungs-
  prozess 121
ICD (Internationale Klassifikation von
  Krankheiten) 241
ICHD-III (International Classification of
  Headache Disorders) 246, 481
IHS-Kopfschmerzklassifikation
  ► ICHD-III
IIEF (International Index of Erectile
  Function) 600

Imagination 316
– Akutschmerz 80
– Formen 317
Imaginationstechnik 317, 470, 566
Individuation, Förderung 734
Infantilisierung 685
Informationsdefizit, Schmerzpatient
  208
Informationsmangel, iatrogener Faktor
  122
Information, vorbereitende 89
Inselregion 107
Integration, kulturelle 736
integrierte Versorgung (IV) Kopf-
  schmerz 497
intensive psychodynamische Kurzzeit-
  psychotherapie (ISTDP) 382
Interaktion, gestörte 139
Interdisziplinarität, Diagnostik und
  Therapie 281
International Association for the Study
  of Pain (IASP) 4
International Classification of Hea-
  dache Disorders (ICHD-III) 246,
  481
International Index of Erectile Function
  (IIEF) 600
Interview, klinisches ► Schmerz-
  anamnese
Irritans 39
ISTDP (intensive psychodynamische
  Kurzzeitpsychotherapie) 382
Ist-Soll-Diskrepanz 204
IV Kopfschmerz/Migräne (integrierte
  Versorgung) 497

J

Jucken 38

K

Karpaltunnelsyndrom 560
Katastrophisieren 118, 227
– Geschlechterunterschied 714
– Teilaspekte 75
Kausalattribution 8
– Erfassung 227
Kiefergelenk 520
– Schmerzdiagnose 521
Kiefergelenkschmerz
– Diagnose 521
– Epidemiologie 520
Kiefermuskel 520
– Schmerzdiagnose 521
Kieler Schmerz-Inventar (KSI) 203

KiGGS (Kinder- und Jugendgesund-
  heitssurvey) 20, 25
Kind
– Ablenkungs- und Copingtechniken
  81
– Dattelner Schmerzfragebogen für
  Kinder und Jugendliche 657
– Entwicklungsphasen nach Piaget
  647
– erhöhte Zuwendung 81
– Interventionen bei Akutschmerz
  81
– Schmerzprobleme 648
Kinderarbeit 737
Kinder- und Jugendgesundheitssurvey
  (KiGGS) 20, 25
Kindliche Unbehagens- und Schmerz-
  skala (KUSS) 656
Klassifikationssystem, psychische
  Störungen 207
Koanalgetikum (► auch Mischanal-
  getikum) 400, 420
Kodein ► Codein
Koffein 194, 466, 490
– Abususpotenzial 512
– Mischanalgetikum 420
Koffeinentzug 479
– KST-Auslöser 462
Kognition
– attributionale 118
– dysfunktionale 358
– katastrophisierende 597
– schmerzbezogene 118
– steuernde Funktion 350
kognitiv-behaviorale Therapie ► KVT
Kompetenzerleben 714
Kompressionssyndrom 560
Konditionierung
– klassische 95, 147, 150, 151, 152,
  153, 709
– operante 95
– respondente 94
Kontraktur 567
Kontrollattribution 8
– Erfassung 227
Kontrollerwartung 713
Kontrollüberzeugung 148
Konvergenz-Projektions-Theorie 49
Konversionskonzept, psychoanalytisches 135
Kopfschmerzerkrankung, primäre und
  sekundäre 24
Kopfschmerzkalender 491
Kopfschmerz (► auch Gesichts-
  schmerz, muskuloskelettaler;
  ► auch Migräne) 476, 521
– bei Kindern 653
– chronischer 24, 27, 452, 662

- Entstehung und Aufrechterhaltung 457
- Entzugskopfschmerz 510
- episodischer 452
- IHS-Klassifikation 246, 452
- medikamenteninduzierter 24
- myofaszialer 463
- myogener 458, 459, 465
- primärer 456, 481
- sekundärer 481
- Spannungstyp ▶ KST
- triptaninduzierter 510
Kopfschmerztagebuch 468
Kopfschmerztherapie, Kinder und Jugendliche 662, 664
Körperbeziehungsstörung 134
Körperbild 577
Körperbildstörung 577, 585
Körperschema 577
Körperschemastörung
- Anorexie 694
- CRPS 585
Kortex 107
- Amputationsareal 91
- anteriorer zingulärer ▶ ACC
- Hyperreagibilität und Reorganisation 89
- medialer zingulärer (MCC) 57
- nozizeptive Funktionen 57
- somatosensorischer, Reorganisation 52, 89, 91
Kortikosteroid 403
Krankenhaus, schmerzfreies 78
Krankheitsauslösung, aktualisierter innerpsychischer Konflikt 139
Krankheitsdisposition, inner psychischer Konflikt 138
Krankheitsfolge, WHO-Klassifikation 675
Krankheitsgewinn, sekundärer 285, 328
Krankheitskonzept
- Exploration 196
- monokausales 9
- psychodynamisches 138
- somatisches 197, 211
- türkischer Migranten 730
Krankheitsverständnis, psycho- dynamisches 134
Krankheitswert 264
Krebsschmerz ▶ Tumorschmerz
KSI (Kieler Schmerz-Inventar) 203, 228
KST (Kopfschmerz vom Spannungstyp) 24, 451
- Biofeedback 315
- Chronifizierungsfaktor 466
- chronischer 466

- diagnostische Kriterien und Probleme 452
- Differenzialdiagnose 454
- Epidemiologie 456
- episodischer 453
- erhöhte Schmerzempfindlichkeit 459, 460
- Kombination muskulärer und vaskulärer Faktoren 459
- Kombinationsbehandlung 471
- komorbide psychische Störungen 456
- Medikamentenabusus 506
- mit und ohne muskuläre Störung 458
- myofasziale Mechanismen 457
- neurophysiologische Mechanismen 459
- psychologische Faktoren 461
- psychophysiologische Grundlagen 457
- Psychotherapie 467
- somatologisches Verfahren 466
- verhaltensmedizinisches Konzept 463
- zentrale Schmerzmechanismen 460
Kurzzeittherapie 601
KUSS (Kindliche Unbehagens- und Schmerzskala) 656
KVT (kognitive Verhaltenstherapie) 96, 287, 349
- Analyse und Modifikation dysfunktionaler Kognitionen 358
- Aufmerksamkeitslenkung 355
- chronischer Schmerz 350
- Effektivität 295
- Entspannungsverfahren 354
- Grundannahmen 96
- Indikation bei chronischem Schmerz 363, 366
- klinisch-psychologische Diagnostik 350
- kognitives Modell 350
- Modifikation und Fortentwicklung bei chronischem Schmerz 368
- Phasen der Schmerzbehandlung 350
- Schmerzedukation 352
- Selbstbeobachtung 353
- Transfer und Rückfallprophylaxe 361
- Wirksamkeit bei chronischem Schmerz 367

L

Labilität, emotionale 75
Langzeitanwendung von Opioiden bei nicht tumorbedingten Schmerzen (LONTS) 410
Langzeitdepression (LTD), Schmerzge- dächtnis 64
Langzeitpotenzierung (LTP) 89, 461
- Schmerzgedächtnis 63
Lateralisationstraining 566, 586
Lebensalter, Unterteilung 674
Lebensperspektive, Einengung 9
Lebensqualität, Schmerzdiagnostik 233
Leistungsdiagnostik, Testverfahren 267
Lernen
- implizites 95
- kindlicher Umgang mit Schmerz 647
- operantes 91
- respondentes 94
- soziales ▶ Modelllernen
Levomethadon 400
Lidocain 68
- neuropathischer Schmerz 68
Lidocainpflaster 112, 403
LONTS (Langzeitanwendung von Opioiden bei nicht tumorbedingten Schmerzen) 410
LTD (Langzeitdepression) 63, 64
LTP (Langzeitpotenzierung) 63, 461
- Schmerzgedächtnis 63

M

Magnetenzephalografie (MEG) 104, 105
Magnetresonanzspektroskopie (MRS) 104
Magnetresonanztomografie (MRT) 104
- funktionelle ▶ fMRT
Magnetstimulation, transkranielle (TMS) 106
Mainzer Stadienmodell der Schmerz- chronifizierung (MPSS) 5, 127, 232
Marburger Schmerzbewältigungs- programm 470
Märchen 734, 735
MASK-P (Multiaxiale Schmerzklassifika- tion – Psychosoziale Dimension) 15, 187, 235, 239, 247, 469
MBSR (Mindfulness-Based Stress Reduction) 320, 436
MCC (medialer zingulärer Kortex) 57

McGill Pain Questionnaire 600
MdE-Bewertung 264
MdE (Minderung der Erwerbsfähigkeit)
255
medication overuse headache ▶ MOH
Medikamenteneinnahme 92
– Kontrolle und Dokumentation 193,
231, 511
– Modifikation 359
– schmerzkontingente 119
– zeitkontingente 682
– zeit- vs. schmerzkontingente 93, 629
Medikamentenentzug, MOH-Therapie
510
Medikamentenmissbrauch und
-abhängigkeit 24
– chronischer Schmerzpatient 418
– Definition 416
– diagnostisches und therapeutisches
Vorgehen 423, 425
– Entstehungsbedingungen
– der Umwelt 422
– individuelle 420
– pharmako(psycho)logische 418
– Entwicklungsmodelle 422
– Hochdosisabhängigkeit 424
– Niedrigdosisabhängigkeit 424
– Benzodiazepine 420
– Prädiktoren 511
– Prävention 426
– Rückfall 511
– S2-Leitlinie 412
Medikation
– im Alter 682
– offene Gabe 152
– Übergebrauch ▶ MOH
Medikationsfehler, iatrogener Faktor
122
Meditationsverfahren 318
Meditation, transzendentale 319
MEG (Magnetenzephalografie) 104,
105
Menstruationsschmerz 709
Menstruationszyklus 708
Metakognition, krankheitsbezogene
118
Metamizol 389
Migräne 24, 475
– Biofeedback 315
– chronische (CM) 487
– Epidemiologie 482
– IHS-Klassifikation 481
– integrierte Versorgung (IV) 497
– kindliche Therapie 494
– klinisches Bild 477
– Komorbidität 488
– kortikale Reizverarbeitungsstörung
485

– Medikamentenabusus 504, 506
– medikamentöse Therapie 490
– Pathophysiologie 482
– psychologische Mechanismen 484
– syndromspezifische psychologische
Therapie 495
– Verhaltenstherapie 492
Migräneattacke, Phasen 478
Migränepersönlichkeit 484, 489
Migräneprophylaxe, medikamentöse
491
Migrant
– 1. Generation 726, 727
– somatoforme Schmerzen 724
– türkischer 737
Minderung der Erwerbsfähigkeit (MdE)
255
Mindfulness-Based Stress Reduction
(MBSR) 320, 436
Minussymptom, Zusammenspiel mit
Plussymptomen 478, 557
Mischanalgetikum (▶ auch Koanal-
getikum) 420
– Abhängigkeitspotenzial 420
Missbrauch, Assoziation mit
chronischem Schmerz 716
Missbrauchserfahrung 598
Missempfindung 158, 558
Missverständnis, kulturell bedingtes
727
Mitgefühl
– Berührung 445
– therapeutisches Prinzip 443
Modelllernen 96
– kindliches 647
MOH (medication overuse headache)
504
– Behandlungsziele 512
– Entstehungsmechanismen 507
– Epidemiologie und Kosten 506
– Klassifikation 504
– klinische Aspekte 506
– medizinische Entzugsbehandlung
509, 511
– Pathophysiologie 506
– psychologisches Behandlungs-
programm 513
– psychologische Therapie 512, 513
– Risikofaktoren 506
Morbus
– Bechterew 309, 536
– Fabry 559
– Parkinson 562
– Sudeck ▶ CRPS
Morphin 392, 398
Morphium 408
Morphometrie 105
Motivationsblockade, Ursachen 208

Motivationsklärung 211
Motivierungsstrategie 210
MPI (Multidimensional Pain Inventory)
196
MPSQ (Örebro Musculoskeletal Pain
Screening Questionnaire) 125
MPSS (Mainzer Stadienmodell der
Schmerzchronifizierung) 5, 127,
232
MRS (Magnetresonanzspektroskopie)
104
MRT (Magnetresonanztomografie)
104
– funktionelle ▶ fMRT
Multiaxiale Schmerzklassifikation –
Psychosoziale Dimension (MASK-P)
15, 187, 235, 239, 247, 282, 469
Multidimensional Pain Inventory (MPI)
196
Multimorbidität im Alter 681, 682,
683
Münchhausen-Syndrom 568
Muskelentspannung, progressive
(PMR) 306, 308, 310
Muskelspannung 458
– Wahrnehmungsdefizit 464
Muskelspannungserhöhung 6
– Auslöser 461
– gelerntes Verhalten 94
Myoarthropathie, schmerzhafte
(▶ auch Gesichtsschmerz, musku-
loskelettaler; ▶ auch Schmerz,
myorthropatischer) 521
Myogelose 458
Myom 597

N

Nähe-Distanz-Regulation 285
Naloxon 397
Nationale Versorgungs-Leitlinie
Rückenschmerzen 122
National Institutes of Health Chronic
Prostatitis Symptom Index
(NIH-CPSI) 592, 594, 599
Neglect-like-Syndrom 569, 576, 577,
585
Nervenfasern, nozizeptive 36
Nervenschmerz ▶ Schmerz, neuro-
pathischer
Nervenwachstumsfaktor (NGF) 39
Neugeborenes, Schmerzverhalten
647
Neuralgie 560
Neuroimaging ▶ Bildgebung
Neuroleptikum 420
Neurom 66

Neuron, nozizeptives
– spinales 47, 49
– zentralnervöses 46
Neuropathie 539
– Abgrenzung neuropathischer
  Schmerz 556
– nicht schmerzhafte 556
– periphere 560
– Small-Fiber-Neuropathie (SFN) 559
Neuropeptid, sensorisches 41
Neuroplastizität ▶ Plastizität
Neurose 134, 135
Neurotizismus 75
Nichtopioidanalgetikum 387
Niedrigdosisabhängigkeit ▶ Medika-
  mentenmissbrauch und -abhängig-
  keit
NIH-CPSI (National Institutes of Health
  Chronic Prostatitis Symptom Index)
  592, 594, 599
Noceboeffekt (▶ auch Nocebo-
  reaktion) 79, 144
Nocebohyperalgesie 147
Noceboreaktion 145, 147, 148, 152
– klassische Konditionierung 148
NO (Stickstoffmonoxid) 458
Nozizeption 33
– Abgrenzung vom Schmerz 32
– Definition 33
– Hormonmodulation 711
– molekulare Grundlagen 38
– nozizeptives Projektionssystem 33
– Physiologie 35
– trigeminale 35, 483
nozizeptives System 33
– Entwicklung 42
Nozizeptor 36
– Adaptation und Ermüdung 40
– Aδ- und C-Faser 37
– Intensitätskodierung noxischer
  Reize 39
– polymodaler 37
– Sensibilisierung 59, 89
– stummer 38, 61
NRS (numerische Ratingskala) 679
NSAR (nichtsteroidale Antirheumatika)
  387
– traditionelle 391
– unerwünschte Wirkungen 390
– Wirkmechanismen 389
numerische Ratingskala (NRS) 679

O

Off-Label-Use 400
Opiat (▶ auch Opioid) 408
– Definition 392

– Tumorschmerztherapie 628
Opiatsystem (▶ auch Opioidsystem)
– Depression 692
– endogenes 146
Opioidanalgesie, patientenkontrol-
  lierte (PCA) 650, 712
Opioidanalgetikum 392
Opioidentzug 416, 417
Opioidrezeptor 393
Opioid (▶ auch Opiat) 408, 562, 682,
  711
– Anwendung 394
– Definition 392
– Geschlechterunterschiede 712
– Grenzen der Therapie 409
– hochpotentes 397
– Indikation 393
– inflationäre Verschreibung 278
– Langzeit- vs. Daueranwendung
  411
– Missbrauchspotenzial 419
– mittelpotentes 397
– Nebenwirkungen 395
– nicht bestimmungsgemäßer
  Gebrauch 413
– rationeller Umgang 409
– Toleranz/Abhängigkeit 396
– Wirkmechanismus 392
Opioidsystem, endogenes (EOS,
  ▶ auch Opiatsystem) 689
Örebro Musculoskeletal Pain Screening
  Questionnaire (MPSQ) 125
OVT (operante Verhaltenstherapie)
  617
Oxycodon 398

P

Pain Catastrophizing Scale (PCS) 600
Pain Disability Index (PDI) 196, 231,
  600
Palliativmedizin 637, 639
Paracelsus, eschatologische Entien-
  lehre 165
Paracetamol 387, 388
Pathologisierung, selbsterfüllende
  Prophezeiung 197
Patientenaufklärung
– präoperative 77
– Tumorschmerz 625
Patient Health Questionnaire (PHQ-D)
  600
PCS (Pain Catastrophizing Scale) 600
PDI (Pain Disability Index) 196, 231,
  600
Pelvipathiesyndrom 382
Peptide, vasodilatorische 41

Periodenprävalenz 18
Persönlichkeitseigenschaft 75
Persönlichkeitsstörung, Borderline
  ▶ BPS
PET (Positronenemissionstomografie)
  104, 111
Phantomempfindung, nicht schmerz-
  hafte 564
Phantomschmerz 90, 91, 564
– Krankheitsbild 564
– psychotherapeutische Intervention
  566
– Therapie 99, 565
Pharmakodynamik, Geschlechterunter-
  schied 712
Pharmakokinetik, Geschlechterunter-
  schied 712
PHODA (Photograph Series of Daily
  Activities) 196
Photograph Series of Daily Activities
  (PHODA) 196
PHQ-D (Patient Health Questionnaire)
  600
Physiotherapie 601
Placeboanalgesie 144, 146, 147, 150
– klassische Konditionierung und
  Erwartung 150
Placeboeffektivität, zusätzliche 152
Placeboeffekt (▶ auch Placebo-
  reaktion) 79, 144
Placeboparadigma, verdecktes 144
Placeboreaktion 144, 145
– Aufrechterhaltung 147, 150
– Erwartungstheorie 148
– intermittierende Verstärkung 153
– klassische Konditionierung 147
– klinisch-praktische Relevanz 151
Plananalyse 205
Plastizität
– funktionelle 88
– strukturelle 88, 91
– zentrale, maladaptive 97
Plussymptom, Zusammenspiel mit
  Minussymptomen 478, 558
PMR (progressive Muskelentspannung)
  306, 308, 310
Polyneuropathie 558, 561
Positronenemissionstomografie (PET)
  104, 111
Postchordotomiesyndrom 51
Postdiskotomiesyndrom 538
posttraumatische Belastungsstörung
  ▶ PTBS
Potenzial, ereigniskorreliertes ▶ MEG
Priming 95
Problemanalyse 204
Problemverhalten, Markierung 210
Prognosekriterium 297

progressive Muskelentspannung (PMR) 306, 308, 310
Prostaglandin 390, 391
Prostatitis 592, 594
Pruritozeption 38
Pseudosucht, Definition 416
Psychoanalyse 138, 162, 374, 735
Psychodiagnostik, allgemeine klinische 233
psychodynamische Diagnostik 379
psychodynamische Psychotherapie
– bei chronischem Schmerz 373, 374
– bewältigungsorientiertes Vorgehen 376
– Grundannahme 374, 375
– intensive psychodynamische Kurzzeitpsychotherapie (ISTDP) 382
– kausal-lösungsorientiertes Vorgehen 377
– Verfahren 375
– Wirksamkeit 382
psychodynamisches Konzept 138
– Fallbeispiel 140
– Schmerzzustände 135
– somatoforme Störung 134
Psychoedukation 425
– bei Kindern 663
– türkischer Migranten 734
psychologische Faktoren, professionelle Vernachlässigung 122
Psychopathologie 687, 689, 690, 693, 696
Psychopharmakon ▸ Koanalgetikum; psychotrope Substanz
psychosomatische Klinik 292
psychotrope Substanz
– Missbrauch und Abhängigkeit 419
– Substanzgruppen 419
– Zusatz zu Schmerzmitteln 420
PTBS (posttraumatische Belastungsstörung) 688, 689
– bei CRPS-Patient 578
Punktprävalenz 18

Q

QST (Quantitative Sensory Testing) 220, 559
Quantitative Sensory Testing (QST) 220, 559
Quotenplan 93

R

Radikulopathie 539, 556
Ratingskala, numerische (NRS) 191

rCBF (regionaler zerebraler Blutfluss) 111
RDC/TMD (Research Diagnostic Criteria for Temporomandibular Disorders) 521, 522
Reaktion
– konditionierte (CR) 147
– unkonditionierte (UR) 148
red flag 15
– Rückenschmerz 538
Reflex
– nozizeptiver 45
– spinaler 45
Reflexdystrophie ▸ CRPS
Reiter-Syndrom 536
Reizdarmsyndrom 244
Relational-Frame-Theorie (RFT) 338
Relaxation ▸ Entspannung
Rentenverfahren, Therapieprognose 297
Rentenwunsch 258, 259
Repräsentation, Einwandern 91
Repräsentationsareal, vergrößertes 89
Research Diagnostic Criteria for Temporomandibular Disorders (RDC/TMD) 521, 522
Ressourcenorientierung 441
Reye-Syndrom 391
Rezeptpflicht, fehlende 422
rezidivierender idiopathischer Bauchschmerz (RIB) 654, 665
RFT (Relational-Frame-Theorie) 338
RIB (rezidivierender idiopathischer Bauchschmerz) 654, 665
RISC-R (Risikoscreening zur Schmerzchronifizierung bei Rückenschmerzen) 125
Risikofaktor (▸ auch yellow flag), Chronifizierung 123
Risikoscreening zur Schmerzchronifizierung bei Rückenschmerzen (RISC-R) 125
Ritual
– hypnotisches 326
– schamanisches 162
Rückenmark
– aufsteigende Bahnen 50
– spinale Eingänge und laminäre Struktur 42
– synaptische Übertragung an Neuronen 43
Rückenmarkverletzung 402, 561
Rückenschmerz 531
– akuter 550
– Arbeitsplatzbedingung 545
– bildgebende Verfahren 122
– Chronifizierung 123

– Gesundheitssystem 15
– kognitiv-behaviorales Modell 544
– psychosoziale Einflussfaktoren 542
– chronischer 21, 27, 315, 551
– Epidemiologie und sozialmedizinische Bedeutung 532
– im Kindes- und Jugendalter 654
– kognitive Bewertung 542
– Krankheitsverlauf 533
– Management 550
– nichtradikulärer Schmerz 537
– nichtspezifischer 535
– radikulärer Schmerz 536
– somatische Bedingungen 536
– somatische Diagnostik 538
– unspezifischer 23
Rückenschmerztherapie
– aktuelle Defizite 548
– multimodale 549
– Verlaufskontrolle 551
Rückfallprophylaxe 363

S

SBT (STarT Back Screening Tool) 125
Schädigungsfolgen, Grad der (GdS) 255
Schizophrenie 693
– Psychopathologie gestörter Schmerzverarbeitung 693
Schlafstörung im Alter 681
Schmerz 12
– affektiv-motivationale Komponente 107
– akuter ▸ Schmerz, akuter
– bei Kindern ▸ Schmerz, bei Kindern
– beobachteter 96
– Bildgebung 106
– Bild vom eigenen 444
– brennender oder bohrender 569
– chronischer ▸ Schmerz, chronischer
– Definition 4, 5
– Depressionsäquivalent 181
– Differenzierung akut/chronisch 5, 8, 88
– diskogener 537
– Etymologie 159
– evozierbarer 569
– evozierter 62, 559
– im Alter 673, 674, 675, 676, 678, 681
– kognitiv-emotionale Bewertung 7
– Kommunikationsphänomen 160
– Kontrollierbarkeit 77
– Konvergenz-Projektions-Theorie 49
– kulturbedingte Einflüsse 728

- Kulturgeschichte 158
- künstlerische Darstellung und Bewältigung 171
- Menstruationszyklus 709
- myoarthropathischer 520, 522, 524
  - Patientenuntergruppen 523
  - Therapie 524
- neuropathischer ▶ Schmerz, neuropathischer
- neuropathischer vs. nozizeptiver 556
- nichtradikulärer 537
- nozizeptiver 556
- organisch aufklärbarer 12
- postoperativer 650
- posttraumatischer 649
- psychischer 4
- psychogener/somatogener 11
- Psychologisierung 435
- radikulärer 536, 556
- Rückenmarkverletzung 561
- sensorisch-diskriminative Komponente 107
- somatoformer 724
- Spontanschmerz 111
- thalamischer 53
- transkultureller Vergleich 171
- übertragener 49
- Unterdiagnostizierung 678
- Verknüpfung
  - mit der Wegnahme negativer Folgen 94
  - mit positiven Folgen 94
- zerebraler 561
Schmerz, akuter 5
- Akutschmerzkonzept 196
- biologische Bedeutung 6
- Erleben 5
- kindliche Traumata 648
- Medikamentengabe 77, 79
- postoperative Chronifizierung 82
- psychologische Einflussfaktoren 74
- psychologische Intervention 77, 80, 81
Schmerzakzeptanz 118, 346
- mangelnde 197
Schmerzakzeptanzfragebogen 228
Schmerzanamnese
- Bewältigungsstrategien 202
- Datenauswertung 203
- diagnostische Schlussfolgerung 207
- Dokumentation 188
- Einflussfaktoren und -bedingungen 194
- Erstkontakt 185
- Exploration 187, 193
- Familienanamnese 201
- gerontologische 680

- Gutachten 262
- Kontaktaufnahme 183
- Krankheitskonzept 196
- Mangel an Standardisierung 180
- Medikation 194
- psychologische 179
- sonstige Beschwerden 198
- Themenschwerpunkte 188
- Vorbehalte der Patienten 183
- Vorbereitung 184
- Ziele 207
Schmerzangst 229
Schmerzasymbolie 53, 59
Schmerzaufrechterhaltung, Bearbeitung operanter Aspekte 360
Schmerzbeginn, Anamnese 192, 193
Schmerz, bei Kindern 645
- akuter 81
  - Intervention 81, 649
  - Traumata 649
- Diagnostik 655
- durch medizinische Interventionen 649
- funktioneller 653
- krankheitsbedingter 651
- Messinstrumente 656
- postoperativer 650
- psychologische Faktoren 654
- Therapie 658, 662
Schmerzbeschreibung, Patient 136, 191
Schmerzbewältigung (▶ auch Coping) 12
- dysfunktionale vs. funktionale 433
- Exploration 202
- interkulturelle Differenzen 76
- Marburger Schmerzbewältigungsprogramm 470
- verhaltensbezogene 119
Schmerzbewältigungsstrategie
- Erfassung 202
- Geschlechterunterschiede 714
Schmerzbewältigungstraining 493, 631, 662, 735
Schmerzbewältigungsverhalten, kindliches 647
Schmerzbewusstsein, kulturelles 158
Schmerzchronifizierung (▶ auch Chronifizierung), Mainzer Stadienmodell 5
Schmerz, chronischer
- altersabhängige Lokalisation 21
- ausgebreiteter (widespread) 19
- biopsychosoziales Konzept 9
- Epidemiologie 17, 19
- Erfassung behavioraler Aspekte 229
- Erfassung kognitiv-emotionaler Prozesse 226

- gesundheitsökonomische Bedeutung 25
- Gesundheitspolitik 744
- Graduierung chronischer Schmerzen (GCS) 522
- Inanspruchnahme medizinischer Leistungen 25
- Klassifikation 240, 247
- Kosten 27
- KVT 350, 370
- pathogenetische Mechanismen 109
- Prävalenzunterschied der Geschlechter 703
- Präventionsansätze 126
- psychodynamische Psychotherapie 133
- Status quo der Behandlung 278
- typischer negativer Therapieverlauf 8
- ungünstiges Krankheitsverhalten 11
- Unterbauchschmerzsyndrom 592
- Zeitkriterium 5
Schmerzdiagnose, pseudowissenschaftliche medizinische 185
Schmerzdiagnostik
- Aufgaben 224
- behaviorale Aspekte 229
- bei Kindern und Jugendlichen 655
- im Alter 678
- interdisziplinäre 183
- kognitiv-emotionale Prozesse 226
- komplexerer Verarbeitungsprozesse 226
- Schmerzerleben 225
- soziale Aspekte 232
- Standardinstrumente 234
- subjektive Beeinträchtigung 231
- Testverfahren 266
Schmerzdimension ▶ Schmerzqualität
Schmerzedukation 352
Schmerzempfindlichkeit 713
Schmerzempfindungsskala (SES) 226
Schmerzepidemiologie 18
Schmerzerkrankung, altersbedingte 674
Schmerzerleben
- Diagnostik beim Kind 656
- im Alter 676
- klinische Diagnostik 225
Schmerzexpression 7
- übertrieben wahrgenommene 728
Schmerzfragebogen (▶ auch Fragebogen) 224
- Dattelner, für Kinder und Jugendliche (DSF-KJ) 657
- Deutscher (DSF) 224

Schmerzgedächtnis
- Aufbau 96
- explizites oder deklaratives 97
- Langzeitpotenzierung und
  -depression 63
- somatosensorisches 90
- zentrales 100
Schmerzgesellschaften, deutsche 745
Schmerzgestalt
- Auflösung 327
- externalisierte 329
- Konstruktion und Modifikation
  328, 329
Schmerzhemmung 223
- endogene 709
- Erfassung von Defiziten 223
Schmerzindikator, objektiver 6
Schmerzinduktionstechnik 216, 218,
  704
Schmerzintegration ins eigene Leben
  433
Schmerzintensität
- Anamneseerhebung 191
- Diagnostik 679
Schmerzinterview, problemanaly-
  tisches 232
Schmerzkarriere, Beginn 11
Schmerzklassifikation, chronischer
  Schmerz 240
Schmerzklassifikationssystem, multi-
  axiales ► MASK-P
Schmerzkomponente
- emotionale 51, 53
- sensorisch-diskriminative 51
Schmerzkontrolle
- hypnotische ► Hypnotherapie
- überschätzte 433
Schmerzkontrolltechnik, patienten-
  gesteuerte 78, 79
Schmerzkonzept (► auch Schmerz-
  vorstellung) 169
- hippokratisches Modell 163
- kindliches 648
- monokausales 9, 181
Schmerzkrankheit 169, 693
Schmerzlokalisation
- Auflösungsvermögen 36
- Differenzierung akut/chronisch 6
- Dokumentation 680
- Geschlechterunterschiede 702
Schmerzmanagement, perioperatives
  78, 80
Schmerzmatrix 106
Schmerzmedikation
- offene Handhabung 79
- unzureichende 649
Schmerzmessung
- experimentelle 216

- psychophysikalische 218
- psychophysiologische 221
Schmerzminderung, altersabhängige
  Interventionen bei Kindern 659
Schmerzmittel ► Analgetikum
Schmerzmitteleinnahme ► Medika-
  menteneinnahme
Schmerzmodulation
- Analyse und Modifikation von
  Faktoren 356
- Bildgebung 111
- endogene 710
- kognitive und affektive 96
Schmerz, neuropathischer (► auch
  CRPS; ► auch Phantomschmerz)
  65, 70, 90, 555
- Definition 556
- Diagnostik 558
- Pathophysiologie 69, 557
- Therapie 562
- typische Krankheitsbilder 560
- Untersuchungsverfahren 559
Schmerzpatient
- chronischer ► Schmerzpatient,
  chronischer
- Entindividualisierung und Pathologisierung 435, 436
- erwünschtes, direkt beobachtbares
  Verhalten 210
- geriatrischer 674
- Klassifizierung 234
- präventionsorientierte Behandlungsprinzipien 127
- psychologisch relevante Subgruppen 284
- psychosoziale Folgen 9
- schwieriger Patient 182
- Selbstwerterleben 442
- türkische Migranten 725, 737
- typischer 435
- unzutreffende Therapievorstel-
  lungen und Annahmen 351
- Wertesystem 442, 497
- Zielkonflikte 284, 286
Schmerzpatient, chronischer
- ACT 339, 347
- Definition Sucht/Abhängigkeit 415
- Interaktionsverhalten 182, 205,
  261, 269
- Kriterien für Medikamentenmissbrauch und -abhängigkeit 413, 416
- psychologische Subgruppen 363
Schmerzpersönlichkeit, überholtes
  Konzept 13
Schmerzphilosophie 173
Schmerzphysiologie 31
Schmerzpotenzial, sensorisch
  evoziertes (SEP) 6

Schmerzpsychotherapie
- Behandlungsverfahren 288
- Effektivität 294
- Evidenz 744
- Fort- und Weiterbildung 745, 746
- interdisziplinäre 298
- Spezielle (SSPT), Fort- und Weiter-
  bildung 293, 745
- Stagnation, unerklärliche 209
- Versorgungsdefizite 745
- Zusatzqualifikation 746
Schmerzqualität 35, 191
- Dimensionen nach Melzack 190
- erlebte 226
- Verbalisierung 160
Schmerzschwelle 676
- Messung 218
Schmerzsensibilität
- basale 216
- Messung im aktivierten Schmerz-
  system 222
Schmerzsensitivität ► Schmerzemp-
  findlichkeit; Schmerzwahrneh-
  mung)
Schmerzsituation, psychologische
  Merkmale 76
Schmerzsprache 159
Schmerzstörung
- anhaltende somatoforme (F45.40)
  243
- chronische 244
- in Verbindung mit psychischen
  Faktoren 245
- somatoforme 139
Schmerzsymptomatik, kulturspezifische Dynamik 731
Schmerzsyndrom
- Aufrechterhaltungsbedingungen
  11
- Chronifizierungsstadien 128
- chronisches 279
  - interdisziplinärer Therapieansatz
    744
  - Prozessmodell 11
- Epidemiologie, Geschlechterunterschiede 701
- klinische Diagnostik 223
- komplexes regionales ► CRPS
- multidimensionales 9
- nichtneuropathisches, Fallbeispiel
  557
- psychisch bedingtes 134
Schmerzsystem
- laterales 106
- mediales 106
- Reifung 646
Schmerztagebuch 194, 225, 684
- bei Kindern 657

Schmerztherapeut
- Berufsverband (BVSD)   747
- Welt- und Menschenbild   439, 441,
  443, 445
schmerztherapeutische Praxis   668
Schmerztherapie
- achtsamkeits- und akzeptanzbezogene Intervention   319, 369
- ambulante vs. stationäre   291
- bei Kindern   658, 661
- bildgebende Grundlagenforschung
  112
- Einzel- vs. Gruppentherapie   290
- gerontologische   681, 683
- Grundannahmen und Grenzen
  432
- Institutionen   292
- interdisziplinäre   294, 296
- interkulturelle Offenheit   733
- kognitiv-behaviorale   662, 665
- manualisierte vs. individualisierte
  290
- medikamentöse ▶ Analgetikum;
  Medikamenteneinnahme
- Motivationsfrage   284
- Patientenperspektive   431
- Placeboreaktion   151
- progressive Muskelrelaxation   308
- psychologische   287, 683
  - Stagnation, unerklärliche   209
- schamanische Rituale   162
- tagesklinische Behandlung   291
- türkischer Migranten   732
Schmerztoleranz   676
Schmerzunempfindlichkeit,
  angeborene   7, 74
Schmerzverarbeitung
- Belohnung   94
- Exploration   203
- Fragebogen zur Erfassung   228
- geschlechtsbezogene Differenzen
  703, 707
- Hirnareale   107
Schmerzverhalten   5, 6
- Beobachtungskategorien   680
- Demenzpatient   680
- Erfassung   229, 231
  - bei Kindern   656
- Extinktion   98
- Fibromyalgie   613
- gelerntes   92
- Geschlechterunterschiede   715
- implizites   98
- kindliches   647
- männliche Sozialisation   700
- negative Verstärkung   92
- Neugeborenes   647
- operant konditionierbares   91

Schmerzverständnis, anerkennendes
  432
Schmerzvorstellung (▶ auch Schmerzkonzept)   169
- arabisch-islamische   166
- christliche Leidensethik   164
- ethnische Unterschiede   170
- ganzheitliche   170, 171
- Kulturgeschichte   161, 166
- mechanistische   167
- neuzeitliche   166
Schmerzwahrnehmung
- altersbedingte Veränderung   676
- Entwicklung in Kindheit   646
- Geschlechterunterschiede   704,
  707
- reduzierte   688
- sensorisch-diskriminative Kompo-
  nente   48
Schmerzwahrnehmungsstörung
- Anorexie   694
- Borderline-Persönlichkeitsstörung
  688
- Depression   690
- posttraumatische Belastungs-
  störung   688
- Schizophrenie   693
Schmerzzentren, klinische   292
Schutzreflex   6
Schwangerschaft   712
SCL-90-R   200
Selbst
- als Kontext   338, 342
- kollektives   730
Selbstauskunft, Schmerzerfassung   18
Selbstbeobachtung   353
Selbsthilfegruppe   362
Selbstkontrollstrategie   601
Selbstkonzept, negative Verände-
  rungen   11
Selbstverbalisation, momentbezogene
  118
Selbstwerterleben   442
Selbstwirksamkeit   79, 80
Selbstwirksamkeitserwartung   713
- geringe   421
Sensibilisierung   33
- periphere am Nozizeptor   59, 89
- zentrale   49, 61, 89
Sensibilisierungsprozess, physiolo-
  gischer   557
Sensitivierung   222
SEP (sensorisch evoziertes Schmerz-
  potenzial)   6
Serotonin   461
SES (Schmerzempfindungsskala)   226
Sexualhormon
- Einfluss auf Nervensystem   710

- Einfluss auf Schmerz   708, 709
Sexualsteroide   711
sexuelle Funktionsstörung   594
SIA (stressinduzierte Analgesie)   709
Sichelzellenanämie   652, 665
SII-Kortex   109, 112
SI-Kortex   107
Simulation, Begutachtung   268
Somatisierung   724
somatoforme Störung   134, 598
somatosensorisches System, nozi-
  zeptive Bahnen   33
Sozialleistungsbegehren   285
Sozialschichtgradient   23
Spannungskopfschmerz ▶ KST
Spiegeltherapie   99, 565
- CRPS   586
Spontanschmerz   111, 559
SSPT ▶ Schmerzpsychotherapie,
  Spezielle
STAI (State-Trait Anxiety Inventory)
  189
Standhalten   440
STarT Back Screening Tool (SBT)   125
State-Trait Anxiety Inventory (STAI)
  189
Stellungnahme, gutachterliche   263
Steroidhormon   708
Stickstoffmonoxid (NO)   66, 458, 461
Stigmatisierung   284, 366
Stimmung, emotionale   117
Stimulus
- konditionierter (CS)   147
- unkonditionierter (US)   147
Stimulus-Substitutions-Modell   147
Stress
- traumatischer   688
- Verhaltensexploration   194
Stressanalgesie   95
Stressbelastung
- bei Kindern   655
- Risikofaktor für Chronifizierung
  121
stressinduzierte Analgesie (SIA)   709
Stressreaktion, autonome und
  endokrine   6
Stresssituation und Chronifizierung
  95
Stressverarbeitung   75
Substanzmissbrauch   423
Sucht   598
- Definition   413, 416
Suggestibilität, hypnotische   326
Suggestion   310, 326
Summation, räumliche   223
Systemregeln   205

T

Teambesprechung 207
Teilkörperdissoziation 327
Temporomandibulargelenk (TMD)
▶ Kiefergelenk
TENS (transkutane elektrische Nerven-
stimulation) 54, 64
Testübersicht 265
Thalamus, nozizeptive Funktionen 51,
53
THC (9-Tetrahydrocannabinol) 404
Therapeut-Patient-Beziehung 206,
728
Therapieerfolg, Prognose 297
Therapiemonitoring, Bildgebung 112
Therapiesetting 289, 291
Tiefenpsychologie 138
Tilidin 397
TMS (transkranielle Magnet-
stimulation) 106
Toleranz
– Definition 414
– pharmakologische 416
Toleranzschwelle 218
total pain 630, 636
Tractus
– spinomesencephalicus 50, 53
– spinoparabrachialis 50
– spinoreticularis 50, 53
– spinoreticulothalamicus 53
– spinothalamicus 50
Training
– autogenes 306, 310, 312
– sensomotorisch-perzeptives 562
Tramadol 397
Trance, hypnotische 326
Transfer 362
transkraniellen Magnetstimulation
(TMS) 106
transkutane elektrische Nerven-
stimulation (TENS) 54
Trauer, Abwertung 434
Trias, neurologische 568
trigeminovaskuläres System 486
Trigeminusneuralgie 559, 560
Trigger, Migräne 479, 495
Triptan 490, 491
– Entzug 510
– Kopfschmerzinduktion 510
– Übergebrauch 506
Tumorschmerz 623, 653
– Diagnostik und Therapie aus
ärztlicher Sicht 626
– seelische Folgeerscheinungen
634
Tumorschmerzdiagnostik, psycholo-
gische 630

Tumorschmerzpatient
– Angst 634
– Aufklärung 625, 636
– Bedeutung der Angehörigen 636
– Compliance 633
Tumorschmerztherapie
– medizinische 626, 629
– psychologische 632, 635
– WHO-Stufenschema 682
– Zielsetzung 631

U

Üben, mentales 317
Überdiagnostik, iatrogener Faktor
122
Überempfindlichkeitssymptom 557
U-Fragebogen 203
Umbewerten, mentales 317
Umstrukturierung, kognitive 358
Unterbauchschmerzsyndrom,
chronisches 591
– Ätiologie 595
– Definition 593
– Epidemiologie 594
– Fragebogendiagnostik 599
– interdisziplinäre Diagnostik 600
– Leitlinien 599
– Lokalisation 593
– Schmerzqualität 593
– Therapie 601
Unterdiagnostizierung, Schmerz
im Alter 678
UPOINT-Modell 593, 596

V

VAS (visuelle Analogskala) 679
Veränderungserwartung 198
Verbrennung 651
Verdeutlichungstendenz, Begutach-
tung 268
Vereinsamungsangst 732
Verhaltensanalyse 179
Verhaltenstherapie
– 1. bis 3. Welle 304
– Fibromyalgie 616
– Extinktionstraining 113
– kognitive ▶ KVT 350
– operante ▶ OVT 350
Verlustsymptom 557
Vermeidungsreflex 7
Vermeidungsverhalten 95, 421
– CRPS 575
– soziale Aktivitäten 119
Verstärkerpotenzial, Bezugsperson 92

Verstärkung
– negative 92
– nicht wahrnehmbare 94
– positive 92
Verstärkungserwartung 650
Visualisierung ▶ Imagination
visuelle Analogskala (VAS) 679
Von-Korff-Index 232
Vorbereitung, Intervention beim Kind
658

W

Wachstumsfaktor 39
Warnsignal 7, 163, 167
Wegziehreflex 37, 45
Wertekompass 344
Wertorientierung 343, 441, 443
Willensanspannung, zumutbare 271
Wind-up 48, 89, 222
Wirbelsäule 537
– degenerative Veränderungen 535
Wirbelsäulenoperation 82, 123, 540
Wissensdefizite türkischer Migranten
729
work-hardening 549

Y

yellow flag 15, 82, 282
– Chronifizierung 123
– Rückenschmerz 542

Z

Zahnarztbesuch, Kind 651
Zielanalyse 206
Zielkonflikte 284, 361
Zukunftsvorstellung, negative berufs-
bezogene 258
Zustandsmerkmal 75

Printing: Ten Brink, Meppel, The Netherlands
Binding: Ten Brink, Meppel, The Netherlands